国家卫生健康委员会"十四五"规划教材

全国高等学校教材

供本科护理学类专业用

儿科护理学

第 **7** 版

主　编　崔　焱　张玉侠

副主编　林素兰　张琳琪　周乐山　陈　华

编　者　（以姓氏笔画为序）

王　茜（蚌埠医学院护理学院）　　　　　　陈　慧（天津医科大学护理学院）

王　菊（山东大学护理与康复学院）　　　　林素兰（新疆医科大学）

王玉香（山西医科大学汾阳学院）　　　　　林晓云（福建医科大学护理学院）

尹惠茹（吉林大学护理学院）　　　　　　　周乐山（中南大学湘雅护理学院）

肖　倩（首都医科大学护理学院）　　　　　赵秀芳（四川大学华西第二医院）

沈　曲（厦门大学医学院）　　　　　　　　高海霞（南京中医药大学护理学院）

张　慧（哈尔滨医科大学护理学院）　　　　崔　焱（南京医科大学护理学院）

张玉侠（复旦大学附属中山医院）　　　　　董　玲（南京医科大学护理学院）

张利峰（中山大学护理学院）　　　　　　　蒋小平（重庆医科大学附属儿童医院）

张琳琪（首都医科大学附属北京儿童医院）　蒋文慧（西安交通大学医学部）

陈　华（北京大学护理学院）

人民卫生出版社

·北　京·

图书在版编目（CIP）数据

儿科护理学/崔焱，张玉侠主编. —7 版. —北京：
人民卫生出版社，2021.12（2024.5重印）
ISBN 978-7-117-32436-6

Ⅰ.①儿⋯　Ⅱ.①崔⋯②张⋯　Ⅲ.①儿科学-护理
学-高等学校-教材　Ⅳ.①R473.72

中国版本图书馆 CIP 数据核字（2021）第 236054 号

人卫智网	www.ipmph.com	医学教育、学术、考试、健康，购书智慧智能综合服务平台
人卫官网	www.pmph.com	人卫官方资讯发布平台

儿科护理学

Erke Hulixue

第 7 版

主　　编：崔　焱　张玉侠
出版发行：人民卫生出版社（中继线 010-59780011）
地　　址：北京市朝阳区潘家园南里 19 号
邮　　编：100021
E - mail：pmph @ pmph. com
购书热线：010-59787592　010-59787584　010-65264830
印　　刷：北京瑞禾彩色印刷有限公司
经　　销：新华书店
开　　本：850×1168　1/16　　印张：32　　插页：1
字　　数：947 千字
版　　次：1988 年 4 月第 1 版　　2021 年 12 月第 7 版
印　　次：2024 年 5 月第 6 次印刷
标准书号：ISBN 978-7-117-32436-6
定　　价：88.00 元

打击盗版举报电话：010-59787491　E-mail：WQ @ pmph. com
质量问题联系电话：010-59787234　E-mail：zhiliang @ pmph. com

第七轮修订说明

2020年9月国务院办公厅印发《关于加快医学教育创新发展的指导意见》(国办发〔2020〕34号),提出以新理念谋划医学发展、以新定位推进医学教育发展、以新内涵强化医学生培养、以新医科统领医学教育创新,并明确提出"加强护理专业人才培养,构建理论、实践教学与临床护理实际有效衔接的课程体系,加快建设高水平'双师型'护理教师队伍,提升学生的评判性思维和临床实践能力。"为更好地适应新时期医学教育改革发展要求,培养能够满足人民健康需求的高素质护理人才,在"十四五"期间做好护理学类专业教材的顶层设计和规划出版工作,人民卫生出版社成立了第五届全国高等学校护理学类专业教材评审委员会。人民卫生出版社在国家卫生健康委员会、教育部等的领导下,在教育部高等学校护理学类专业教学指导委员会的指导和参与下,在第六轮规划教材建设的基础上,经过深入调研和充分论证,全面启动第七轮规划教材的修订工作,并明确了在对原有教材品种优化的基础上,新增《护理临床综合思维训练》《护理信息学》《护理学专业创新创业与就业指导》等教材,在新医科背景下,更好地服务于护理教育事业和护理专业人才培养。

根据教育部《关于加快建设高水平本科教育 全面提高人才培养能力的意见》等文件要求以及人民卫生出版社对本轮教材的规划,第五届全国高等学校护理学类专业教材评审委员会确定本轮教材修订的指导思想为:立足立德树人,渗透课程思政理念;紧扣培养目标,建设护理"干细胞"教材;突出新时代护理教育理念,服务护理人才培养;深化融合理念,打造新时代融合教材。

本轮教材的编写原则如下:

1. 坚持"三基五性" 教材编写坚持"三基五性"的原则。"三基":基本知识、基本理论、基本技能;"五性":思想性、科学性、先进性、启发性、适用性。

2. 体现专业特色 护理学类专业特色体现在专业思想、专业知识、专业工作方法和技能上。教材编写体现对"人"的整体护理观,体现"以病人为中心"的优质护理指导思想,并在教材中加强对学生人文素质的培养,引领学生将预防疾病、解除病痛和维护群众健康作为自己的职业责任。

3. 把握传承与创新 修订教材在对原有教材的体系、编写体裁及优点进行继承的同时,结合上一轮教材调研的反馈意见,进一步修订和完善,并紧随学科发展,及时更新已有定论的新知识及实践发展成果,使教材更加贴近实际教学需求。同时,对于新增教材,能体现教育教学改革的先进理念,满足新时代护理人才培养在知识结构更新和综合能力提升等方面的需求。

4. 强调整体优化 教材的编写在保证单本教材的系统和全面的同时,更强调全套教材的体系性和整体性。各教材之间有序衔接、有机联系,注重多学科内容的融合,避免遗漏和不必要的重复。

5. 结合理论与实践　针对护理学科实践性强的特点,教材在强调理论知识的同时注重对实践应用的思考,通过引入案例与问题的编写形式,强化理论知识与护理实践的联系,利于培养学生应用知识、分析问题、解决问题的综合能力。

6. 推进融合创新　全套教材均为融合教材,通过扫描二维码形式,获取丰富的数字内容,增强教材的纸数融合性,增强线上与线下学习的联动性,增强教材育人育才的效果,打造具有新时代特色的本科护理学类专业融合教材。

全套教材共 59 种,均为国家卫生健康委员会"十四五"规划教材。

主编简介

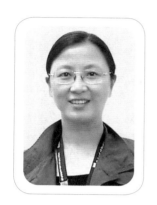

崔焱,教授,博士生导师,南京医科大学护理学院原院长。江苏省一级学科重点学科带头人,国家一流专业建设点、省品牌专业、省重点专业负责人。教育部全国医学专业学位研究生教育指导委员会委员,教育部高等学校护理学类专业教学指导委员会委员,教育部护理学专业认证工作委员会委员,第五届全国高等学校护理学类专业教材评审委员会副主任委员,全国高等医学教育学会护理教育分会副理事长,华东地区高等护理教育学会副理事长,江苏省护理学会副理事长。

主要研究方向为儿童健康与妇女保健、慢性病的临床与社区护理、护理创新人才培养。代表性论文120余篇,主编国家级规划教材《儿科护理学》等8部,获全国高等学校医药优秀教材一等奖,省高校重点教材,省高等教育科学研究优秀成果三等奖,江苏省教学成果一等奖、二等奖,中华护理学会科技奖三等奖等。

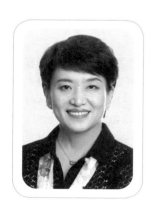

张玉侠,主任护师,博士生导师,复旦大学附属中山医院护理部主任、复旦大学护理学院副院长。担任美国护理科学院外籍院士(FAAN)、中国优生优育协会护理专委会副主任委员、中华医学会儿科分会护理学组组长、中国医药教育协会护理分会副主任委员、上海现代护理职业教育集团副理事长、全国护理学专业临床学术专家指导委员会常委等职务。

主要研究方向为新生儿护理、慢性管理、急危重症护理、专科护士的岗位管理等。承担国家临床重点专科项目、上海市重要薄弱学科建设项目、复旦大学"双一流"建设项目。主持上海市哲学社会科学规划办公室、上海申康中心等科研项目。主编教材5部,发表论文120余篇,其中SCI论文20余篇,获得中华护理学会科技奖二、三等奖。

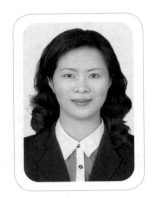

林素兰,教授,主任护师,硕士生导师,在新疆医科大学工作至今。主要承担护理本科儿科护理学、健康评估和硕士研究生护理理论等课程。

主要研究方向为儿童社区护理、慢性病管理。近年来,在儿童哮喘发作的影响因素和预防干预护理等方面开展系列研究,主持和参与厅局级、省部级和国家级课题多项,发表学术论文近50篇;主编和参编全国高等护理教育本科、专科教材7部,其中主编2部、副主编3部。

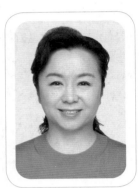

张琳琪,主任护师,首都医科大学附属儿童医院护理部主任。中华护理学会理事、中华护理学会儿科专业委员会副主任委员、科普工作委员会副主任委员;国家护理专业质控中心专家委员会委员;中华医学会儿科分会护理学组副组长;中华医学会小儿外科分会护理学组副组长;北京护理学会副秘书长,北京护理学会儿科专业委员会主任委员;《中华护理杂志》《中华现代护理杂志》《护理管理杂志》《中国护理管理》编委。

主要研究方向为儿科护理及护理管理。国家临床重点专科(儿科护理)项目负责人;近5年主编《实用儿科护理学》等专业书籍10余部;发表论文20余篇。

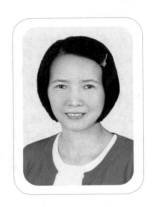

周乐山,教授,博士,硕士生导师,中南大学湘雅护理学院临床护理学系主任。

担任本科生儿科护理学课程负责人、研究生儿童健康管理与促进课程负责人;担任创新教材《儿科护理学》主编、百校千课共享联盟护理学专业融媒体教材《儿科护理学》主编;近年主持省部级和校级教改课题8项;获省级和校级教学成果奖3项;获中南大学优秀课程思政案例、课程思政示范教师及课程思政教学竞赛"三十佳"称号;获首批国家一流本科课程。

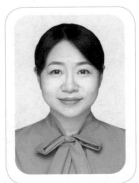

陈华,副教授,博士,北京大学护理学院妇儿教研室副主任。教育部高等学校护理学类专业教学指导委员会秘书、教育部护理学专业认证工作委员会秘书、第五届全国高等学校护理类专业教材建设指导委员会秘书。

主要研究方向为新生儿护理、慢性病儿童的健康管理和护理教育。主持及参与中华医学基金会(CMB)、联合国人口基金(UNFPA)、联合国儿童基金会(UNICEF)等多项科研项目;主持中华医学会教育分委会、北大医学部等多项教育课题;担任人民卫生出版社《儿科护理学》等教材副主编,参编教材十余本,核心期刊发表论文30余篇。

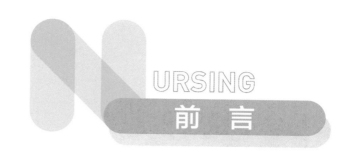

前　言

为加强高等医药教材建设,全国高等学校护理学类专业教材评审委员会组织启动了第七轮本科规划教材的修订编写工作,《儿科护理学》为其中之一。

本教材立足立德树人,依据教育部护理学类教指委制订的国家标准,紧扣护理学本科教育的培养目标,坚持以学生为中心,以能力培养为导向,严格把握"三基五性"编写原则。在编写内容上,更加注重知识更新,在总结第6版教材编写质量的基础上,依据学科发展趋势,对教材的部分内容进行了修改、增新和扩展,力求反映本学科新成果、新知识、新技术,充分体现教材的时代感;更加注重人文知识向专业知识的渗透,引领学生将预防疾病、解除病痛和促进健康作为自己的职业责任;更加注重儿童与成人的区别,系统疾病护理部分每章之前均介绍该系统的解剖生理特点,在疾病的病因、发病机制、临床表现和护理等方面突出儿童的特点;更加注重对儿童心理行为问题的干预,完善保健指导和康复护理内容,反映临床护理向预防、康复、健康指导、社区干预、家庭护理等领域的扩展,体现儿科护理的连续性、整体性、延伸性和主动性,顺应儿科护理发展。

在编写体例上,本教材突出"以儿童及其家庭为中心,以问题为引导,以护理程序为框架"的模式,重点疾病护理采用情境(典型案例)导入、提出问题的方式,将护理程序有机贯穿于其中,反映本学科特有的思维方法,引导学生建立临床思维,培养观察、分析、判断、决策能力,为学生提供理论与实践相结合的范例。因教材篇幅有限,各系统选1~2个疾病护理作为代表,按护理程序的完整步骤进行编写,其余疾病的护理则仅阐述常见护理诊断/问题与护理措施。

在编写结构上,本教材章前设立学习目标;正文中设置"box",建立相关链接,引导学生对学科前沿、研究热点、最新研究成果等进行深层次思考,鼓励学生发散思维;章后设置案例型思考题等,赋予学生运用知识去实践和创新的动力和兴趣。

本教材采用了纸质内容与数字内容相结合的模式,大幅度扩充了数字内容,设置章二维码,通过扫描二维码可以查阅教学课件、目标测试、案例、视频、图片等数字内容,推动实现学生在数字化环境中的自主性学习、个性化学习和协作学习。

本教材在编写过程中得到了各参编院校领导和同仁的帮助与支持,在此谨致真诚的感谢!

本教材编写力求概念清楚、数字准确、内容新颖、理论联系实际,但由于水平有限,难免存在不当之处,敬请各兄弟院校同仁和广大读者批评指正。

本教材中所列药物及给药剂量仅供参考。

崔　焱　张玉侠

2021年10月

N URSING

目　录

第一章　绪论 …………………………………………………………… 1

第一节　儿科护理学的任务和范围 ……………………………… 2

一、儿科护理学的任务 ……………………………………… 2

二、儿科护理学的范围 ……………………………………… 2

第二节　儿童年龄分期 …………………………………………… 2

一、胎儿期 …………………………………………………… 3

二、新生儿期 ………………………………………………… 3

三、婴儿期 …………………………………………………… 3

四、幼儿期 …………………………………………………… 3

五、学龄前期 ………………………………………………… 4

六、学龄期 …………………………………………………… 4

七、青春期 …………………………………………………… 4

第三节　儿科特点及儿科护理的一般原则 …………………… 4

一、儿科特点 ………………………………………………… 4

二、儿科护理的一般原则 …………………………………… 6

第四节　儿科护士的角色与素质要求 ………………………… 7

一、儿科护士的角色 ………………………………………… 7

二、儿科护士的素质要求 …………………………………… 7

第五节　儿科护理学的发展与展望 …………………………… 8

第二章　儿童生长发育 …………………………………………… 11

第一节　生长发育规律及影响因素 …………………………… 12

一、生长发育规律 …………………………………………… 12

二、影响生长发育的因素 …………………………………… 13

第二节　儿童体格生长发育及评价 …………………………… 15

一、体格生长常用指标 ……………………………………… 15

二、出生至青春前期体格生长规律 ………………………… 15

三、青春期体格生长特点 …………………………………… 17

四、体格生长评价 …………………………………………………………………… 17
第三节 与体格生长有关的其他系统发育 ……………………………………… 20
一、骨骼发育 …………………………………………………………………… 20
二、牙齿发育 …………………………………………………………………… 21
三、生殖系统发育 ……………………………………………………………… 22
第四节 儿童神经心理发育及评价 ……………………………………………… 22
一、神经系统的发育 …………………………………………………………… 22
二、感知觉的发育 ……………………………………………………………… 23
三、运动的发育 ………………………………………………………………… 24
四、语言的发育 ………………………………………………………………… 25
五、心理活动的发展 …………………………………………………………… 26
六、社会行为的发展 …………………………………………………………… 28
七、儿童睡眠 …………………………………………………………………… 30
八、神经心理发育的评价 ……………………………………………………… 30
第五节 儿童发展理论 …………………………………………………………… 35
一、弗洛伊德的性心理发展理论 ……………………………………………… 35
二、艾瑞克森的心理社会发展理论 …………………………………………… 36
三、皮亚杰的认知发展理论 …………………………………………………… 37
四、科尔伯格的道德发展理论 ………………………………………………… 38
第六节 儿童生长偏离与心理行为问题 ………………………………………… 39
一、儿童体格生长偏离 ………………………………………………………… 39
二、儿童常见发育与行为问题 ………………………………………………… 39
二、青春期常见心理行为问题 ………………………………………………… 42

第三章 儿童保健 …………………………………………………………………… 45
第一节 各年龄期儿童特点及保健 ……………………………………………… 46
一、胎儿特点及保健 …………………………………………………………… 46
二、新生儿特点及保健 ………………………………………………………… 47
三、婴儿特点及保健 …………………………………………………………… 48
四、幼儿特点及保健 …………………………………………………………… 50
五、学龄前儿童特点及保健 …………………………………………………… 52
六、学龄儿童特点及保健 ……………………………………………………… 53
七、青少年特点及保健 ………………………………………………………… 53
第二节 儿童游戏 ………………………………………………………………… 54
一、游戏的功能 ………………………………………………………………… 54
二、不同年龄阶段游戏的特点 ………………………………………………… 55
第三节 体格锻炼 ………………………………………………………………… 55
第四节 事故伤害预防 …………………………………………………………… 56
第五节 免疫规划 ………………………………………………………………… 58
一、免疫规划内容 ……………………………………………………………… 58
二、免疫规划程序 ……………………………………………………………… 59
三、预防接种的准备及注意事项 ……………………………………………… 63

四、预防接种的反应 …………………………………………………………………… 63

第四章　儿童营养 ………………………………………………………………………… 65
　第一节　能量与营养素的需要 ……………………………………………………… 66
　　一、能量的需要 …………………………………………………………………… 66
　　二、营养素的需要 ………………………………………………………………… 67
　第二节　儿童喂养与膳食安排 ……………………………………………………… 69
　　一、婴儿喂养 ……………………………………………………………………… 69
　　二、幼儿膳食安排 ………………………………………………………………… 76
　　三、学龄前儿童膳食安排 ………………………………………………………… 76
　　四、学龄儿童和青春期少年膳食安排 …………………………………………… 76
　第三节　儿童营养状况评估 ………………………………………………………… 77
　　一、健康史询问 …………………………………………………………………… 77
　　二、营养调查 ……………………………………………………………………… 77

第五章　患病儿童护理及其家庭支持 …………………………………………………… 79
　第一节　儿童医疗机构的设置及护理管理 ………………………………………… 80
　　一、儿科门诊 ……………………………………………………………………… 80
　　二、儿科急诊 ……………………………………………………………………… 81
　　三、儿科病房 ……………………………………………………………………… 81
　第二节　与患儿及其家长的沟通 …………………………………………………… 83
　　一、与患儿的沟通 ………………………………………………………………… 83
　　二、与患儿家长的沟通 …………………………………………………………… 84
　第三节　儿童健康评估的特点 ……………………………………………………… 85
　　一、健康史的采集 ………………………………………………………………… 85
　　二、身体评估 ……………………………………………………………………… 86
　　三、家庭评估 ……………………………………………………………………… 91
　第四节　患病儿童的心理反应与护理 ……………………………………………… 91
　　一、各年龄阶段患儿对疾病的认识 ……………………………………………… 92
　　二、患儿对住院的心理反应及护理 ……………………………………………… 92
　第五节　住院患儿的家庭应对及护理 ……………………………………………… 94
　　一、家庭对患儿住院的反应 ……………………………………………………… 94
　　二、住院患儿的家庭支持 ………………………………………………………… 95
　第六节　患儿临终关怀与家庭的情感支持 ………………………………………… 96
　　一、住院患儿的临终关怀 ………………………………………………………… 96
　　二、对临终患儿家庭的情感支持 ………………………………………………… 97
　第七节　儿童疼痛管理 ……………………………………………………………… 98
　　一、儿童疼痛的评估 ……………………………………………………………… 98
　　二、儿童疼痛的护理 ……………………………………………………………… 99
　第八节　儿童用药特点及护理 ……………………………………………………… 101
　　一、儿童用药特点 ………………………………………………………………… 101
　　二、儿童药物选用及护理 ………………………………………………………… 102

三、儿童药物剂量计算 ………………………………………………………………… 102

四、儿童给药方法 ……………………………………………………………………… 103

第九节 儿童体液平衡特点及液体疗法 ……………………………………………… 104

一、儿童体液平衡特点 ………………………………………………………………… 105

二、水、电解质和酸碱平衡紊乱 ……………………………………………………… 106

三、液体疗法 …………………………………………………………………………… 109

第六章 儿科常用护理技术 …………………………………………………………… 113

第一节 皮肤护理 ……………………………………………………………………… 114

一、更换尿布法 ………………………………………………………………………… 114

二、婴儿沐浴法 ………………………………………………………………………… 115

第二节 婴儿抚触 ……………………………………………………………………… 116

第三节 儿童喂养 ……………………………………………………………………… 117

一、管饲喂养 …………………………………………………………………………… 117

二、奶瓶喂养 …………………………………………………………………………… 118

第四节 约束保护法 …………………………………………………………………… 119

第五节 静脉输液 ……………………………………………………………………… 120

一、静脉留置管术 ……………………………………………………………………… 120

二、头皮静脉输液法 …………………………………………………………………… 121

三、外周导入中心静脉置管 …………………………………………………………… 122

四、植入式静脉输液港 ………………………………………………………………… 124

第六节 股静脉穿刺法 ………………………………………………………………… 125

第七节 婴幼儿灌肠法 ………………………………………………………………… 126

第八节 温箱使用法 …………………………………………………………………… 127

第九节 光照疗法 ……………………………………………………………………… 128

第十节 换血疗法 ……………………………………………………………………… 130

第七章 新生儿及新生儿疾病患儿的护理 …………………………………………… 133

第一节 新生儿分类 …………………………………………………………………… 134

第二节 正常足月儿和早产儿的特点及护理 ………………………………………… 137

一、正常足月儿的特点及护理 ………………………………………………………… 137

二、早产儿的特点和护理 ……………………………………………………………… 140

第三节 小于胎龄儿及大于胎龄儿的护理 …………………………………………… 143

一、小于胎龄儿及其护理 ……………………………………………………………… 143

二、大于胎龄儿及其护理 ……………………………………………………………… 144

第四节 新生儿重症监护 ……………………………………………………………… 145

第五节 新生儿窒息 …………………………………………………………………… 148

第六节 新生儿缺氧缺血性脑病 ……………………………………………………… 151

第七节 新生儿颅内出血 ……………………………………………………………… 153

第八节 新生儿胎粪吸入综合征 ……………………………………………………… 155

第九节 新生儿肺透明膜病 …………………………………………………………… 156

第十节 新生儿黄疸 …………………………………………………………………… 160

第十一节　新生儿溶血病 ……………………………………………………………… 163
第十二节　新生儿感染性疾病 ………………………………………………………… 165
　　一、新生儿脐炎 ……………………………………………………………………… 165
　　二、新生儿败血症 …………………………………………………………………… 166
　　三、新生儿感染性肺炎 ……………………………………………………………… 167
　　四、新生儿破伤风 …………………………………………………………………… 168
　　五、新生儿巨细胞病毒感染 ………………………………………………………… 169
　　六、新生儿梅毒 ……………………………………………………………………… 170
第十三节　新生儿寒冷损伤综合征 …………………………………………………… 172
第十四节　新生儿坏死性小肠结肠炎 ………………………………………………… 174
第十五节　新生儿出血症 ……………………………………………………………… 176
第十六节　新生儿糖代谢紊乱 ………………………………………………………… 178
　　一、新生儿低血糖 …………………………………………………………………… 178
　　二、新生儿高血糖 …………………………………………………………………… 179
第十七节　新生儿低钙血症 …………………………………………………………… 179
第十八节　新生儿产伤性疾病 ………………………………………………………… 180
　　一、头皮血肿 ………………………………………………………………………… 180
　　二、锁骨骨折 ………………………………………………………………………… 181
　　三、臂丛神经损伤 …………………………………………………………………… 182
　　四、皮肤软组织损伤 ………………………………………………………………… 183

第八章　营养障碍疾病患儿的护理 …………………………………………………… 186
第一节　蛋白质-能量营养障碍 ……………………………………………………… 187
　　一、蛋白质-能量营养不良 ………………………………………………………… 187
　　二、单纯性肥胖 ……………………………………………………………………… 192
第二节　维生素营养障碍 ……………………………………………………………… 194
　　一、营养性维生素 D 缺乏性佝偻病 ……………………………………………… 194
　　二、维生素 D 缺乏性手足搐搦症 ………………………………………………… 202
　　三、其他维生素营养障碍 …………………………………………………………… 205
第三节　微量元素缺乏 ………………………………………………………………… 210
　　一、锌缺乏 …………………………………………………………………………… 210
　　二、碘缺乏症 ………………………………………………………………………… 211

第九章　消化系统疾病患儿的护理 …………………………………………………… 214
第一节　儿童消化系统解剖生理特点 ………………………………………………… 215
第二节　口炎 …………………………………………………………………………… 216
　　一、鹅口疮 …………………………………………………………………………… 216
　　二、疱疹性口炎 ……………………………………………………………………… 216
　　三、溃疡性口炎 ……………………………………………………………………… 217
　　四、口炎护理 ………………………………………………………………………… 217
第三节　腹泻病 ………………………………………………………………………… 218
第四节　胃食管反流 …………………………………………………………………… 226

第五节 肠套叠 ……………………………………………………………… 229

第六节 先天性巨结肠 ………………………………………………………… 231

第七节 先天性胆道疾病 ……………………………………………………… 232

　　一、先天性胆道闭锁 …………………………………………………… 232

　　二、先天性胆管扩张症 ………………………………………………… 233

　　三、先天性胆道疾病患儿的护理 ……………………………………… 235

第八节 先天性直肠肛管畸形 ………………………………………………… 235

第十章 呼吸系统疾病患儿的护理 ……………………………………………… 238

第一节 儿童呼吸系统解剖生理特点 ………………………………………… 239

第二节 急性上呼吸道感染 …………………………………………………… 241

第三节 急性支气管炎 ………………………………………………………… 243

第四节 肺炎 …………………………………………………………………… 244

　　一、支气管肺炎 ………………………………………………………… 245

　　二、几种不同病原体所致肺炎的特点 ………………………………… 250

第五节 支气管哮喘 …………………………………………………………… 251

第十一章 心血管系统疾病患儿的护理 ………………………………………… 258

第一节 儿童心血管系统解剖生理特点 ……………………………………… 259

　　一、心脏的胚胎发育 …………………………………………………… 259

　　二、胎儿血液循环和出生后的改变 …………………………………… 259

　　三、正常各年龄儿童心脏、心率、血压的特点 ……………………… 260

第二节 先天性心脏病 ………………………………………………………… 260

　　一、概述 ………………………………………………………………… 260

　　二、临床常见的先天性心脏病 ………………………………………… 261

　　三、先天性心脏病患儿的护理 ………………………………………… 268

第三节 病毒性心肌炎 ………………………………………………………… 272

第十二章 泌尿系统疾病患儿的护理 …………………………………………… 276

第一节 儿童泌尿系统解剖生理特点 ………………………………………… 277

第二节 急性肾小球肾炎 ……………………………………………………… 278

第三节 肾病综合征 …………………………………………………………… 284

第四节 泌尿道感染 …………………………………………………………… 288

第五节 儿童泌尿系统常见异常 ……………………………………………… 291

　　一、尿道下裂 …………………………………………………………… 291

　　二、隐睾症 ……………………………………………………………… 292

　　三、包茎及嵌顿包茎 …………………………………………………… 293

　　四、护理 ………………………………………………………………… 293

第十三章 造血系统疾病患儿的护理 …………………………………………… 296

第一节 儿童造血和血象特点 ………………………………………………… 297

　　一、造血特点 …………………………………………………………… 297

　　二、血象特点 ……………………………………………………………… 298
　第二节　贫血 ………………………………………………………………… 298
　　一、概述 …………………………………………………………………… 298
　　二、营养性缺铁性贫血 …………………………………………………… 300
　　三、营养性巨幼细胞贫血 ………………………………………………… 306
　第三节　出血性疾病 ………………………………………………………… 309
　　一、免疫性血小板减少症 ………………………………………………… 309
　　二、血友病 ………………………………………………………………… 313

第十四章　神经系统疾病患儿的护理 ………………………………………… 318
　第一节　儿童神经系统解剖生理特点 ……………………………………… 319
　第二节　急性细菌性脑膜炎 ………………………………………………… 320
　第三节　病毒性脑炎 ………………………………………………………… 325
　第四节　癫痫发作和癫痫 …………………………………………………… 327
　第五节　脑性瘫痪 …………………………………………………………… 330
　第六节　吉兰-巴雷综合征 ………………………………………………… 334

第十五章　内分泌系统疾病患儿的护理 ……………………………………… 338
　第一节　先天性甲状腺功能减退症 ………………………………………… 339
　第二节　生长激素缺乏症 …………………………………………………… 344
　第三节　中枢性尿崩症 ……………………………………………………… 347
　第四节　性早熟 ……………………………………………………………… 350
　第五节　儿童糖尿病 ………………………………………………………… 353

第十六章　免疫性疾病患儿的护理 …………………………………………… 360
　第一节　儿童免疫系统发育特点 …………………………………………… 361
　　一、非特异性免疫 ………………………………………………………… 361
　　二、特异性免疫 …………………………………………………………… 361
　第二节　原发性免疫缺陷病 ………………………………………………… 362
　第三节　继发性免疫缺陷病 ………………………………………………… 364
　　一、概述 …………………………………………………………………… 364
　　二、获得性免疫缺陷综合征（艾滋病） ………………………………… 365
　第四节　风湿热 ……………………………………………………………… 368
　第五节　幼年特发性关节炎 ………………………………………………… 372
　第六节　过敏性紫癜 ………………………………………………………… 374
　第七节　川崎病 ……………………………………………………………… 376

第十七章　遗传性疾病患儿的护理 …………………………………………… 380
　第一节　概述 ………………………………………………………………… 381
　第二节　21-三体综合征 …………………………………………………… 384
　第三节　苯丙酮尿症 ………………………………………………………… 388
　第四节　糖原贮积症 ………………………………………………………… 391

第十八章 运动系统畸形患儿的护理 …………………………………………………… 394
　第一节 先天性肌性斜颈 …………………………………………………………… 395
　第二节 发育性髋关节发育不良 …………………………………………………… 397
　第三节 先天性马蹄内翻足 ………………………………………………………… 402

第十九章 感染性疾病患儿的护理 ……………………………………………………… 406
　第一节 病毒感染 …………………………………………………………………… 407
　　一、麻疹 …………………………………………………………………………… 407
　　二、水痘 …………………………………………………………………………… 411
　　三、传染性单核细胞增多症 ……………………………………………………… 413
　　四、流行性腮腺炎 ………………………………………………………………… 415
　　五、手足口病 ……………………………………………………………………… 418
　第二节 细菌感染 …………………………………………………………………… 420
　　一、中毒型细菌性痢疾 …………………………………………………………… 420
　　二、猩红热 ………………………………………………………………………… 422
　第三节 结核病 ……………………………………………………………………… 424
　　一、概述 …………………………………………………………………………… 424
　　二、原发型肺结核 ………………………………………………………………… 428
　　三、结核性脑膜炎 ………………………………………………………………… 431
　第四节 寄生虫病 …………………………………………………………………… 434
　　一、蛔虫病 ………………………………………………………………………… 434
　　二、蛲虫病 ………………………………………………………………………… 435

第二十章 危重症患儿的护理 …………………………………………………………… 438
　第一节 惊厥 ………………………………………………………………………… 439
　第二节 脓毒性休克 ………………………………………………………………… 441
　第三节 急性颅内压增高 …………………………………………………………… 444
　第四节 急性呼吸衰竭 ……………………………………………………………… 447
　第五节 充血性心力衰竭 …………………………………………………………… 450
　第六节 急性肾衰竭 ………………………………………………………………… 454
　第七节 心跳呼吸骤停 ……………………………………………………………… 457

第二十一章 常见肿瘤患儿的护理 ……………………………………………………… 462
　第一节 急性白血病 ………………………………………………………………… 463
　第二节 淋巴瘤 ……………………………………………………………………… 470
　　一、霍奇金淋巴瘤 ………………………………………………………………… 470
　　二、非霍奇金淋巴瘤 ……………………………………………………………… 471
　　三、淋巴瘤患儿的护理 …………………………………………………………… 472
　第三节 肾母细胞瘤 ………………………………………………………………… 473
　第四节 神经母细胞瘤 ……………………………………………………………… 474

附录 …………………………………………………………………………………………… 478

附录 1　2015 年中国九市儿童体格发育测量值 ……………………………………… 478

附录 2　中国儿童膳食营养素参考摄入量 ………………………………………… 480

中英文名词对照索引 ……………………………………………………………… 483

参考文献 ………………………………………………………………………… 492

URSING

第一章

绪　论

01章　数字内容

学 习 目 标

- **知识目标：**

  1. 掌握儿童年龄分期。

  2. 熟悉儿科护理学任务和范围；儿科特点；儿科护理的一般原则；儿科护士角色与素质要求。

  3. 了解儿科护理发展趋势。

- **能力目标：**

  1. 能正确对儿童进行年龄段划分。

  2. 能跟踪学科前沿，关注儿科护理发展。

- **素质目标：**

  具备积极专业态度，关爱儿童，具有为儿童健康服务的奉献精神。

儿科护理学(pediatric nursing)是研究儿童生长发育规律及其影响因素、儿童保健、疾病防治、康复与护理,以保护和促进儿童身心健康,提高其生命质量的一门专科护理学。儿科护理学的服务对象是自胎儿至青春期的儿童,他们具有不同于成人的特征及需要。

第一节 儿科护理学的任务和范围

一、儿科护理学的任务

儿科护理学的任务是从体格、智能、行为和社会适应性等各方面来研究和保护儿童,充分利用先进的医学、护理学及相关学科的理论和技术,提供"以儿童及其家庭为中心"的全方位整体护理,以增强儿童体质,维护和改善儿童心理发展和社会适应能力,降低儿童疾病发生率和死亡率,提高疾病治愈率,保护和促进儿童健康,提高儿童生命质量和人类整体健康素质。

二、儿科护理学的范围

凡涉及儿童健康保健、疾病防护和康复的问题都属于儿科护理学研究和实践的范畴,包括儿童生长发育、儿童营养与喂养、儿童身心方面的保健、儿童疾病的防治护理与康复,并与产科学、预防医学、心理学、社会学、环境科学、教育学等多门学科有着广泛联系。近年来,围生期医学(perinatal medicine)和青春期医学(adolescent medicine)等新兴学科迅速发展,因此,多学科协作,共同研究和处理问题是儿科护理学发展的必然趋势。

随着医学和护理学研究的进展,儿科护理学的任务、范围不断拓展。儿科护理已由疾病护理发展为以儿童及其家庭为中心的身心整体护理;由患儿护理扩展为包括所有儿童的生长发育、疾病防治与护理及促进儿童身心健康的研究;由医疗保健机构承担其任务发展为全社会都参与儿童疾病的预防、保健和护理工作。因此,儿科护理要达到保护和促进儿童健康的目的,儿科护理工作者应树立整体护理理念,不断学习新理论、新知识、新技术,不断跟踪最新的进展,同时必须将科学育儿知识普及到社区、家庭,并取得社会各方面的支持,以适应儿科护理学的飞速发展。

知 识 拓 展

儿童疾病的三级预防

Ⅰ级预防(primary prevention):也称基础预防,是疾病发生前的干预、预防促进性措施,面向所有儿童,带有社会性,如健康教育、营养指导、心理支持、预防接种、环境保护等。

Ⅱ级预防(secondary prevention):是疾病症状前的干预措施,及早发现偏离或异常,即早发现、早诊断、早干预和治疗,避免严重后果。包括定期体格检查、生长监测、疾病早期筛查、产检检查等。

Ⅲ级预防(tertiary prevention):即疾病期的彻底治疗,防止并发症和后遗症,争取全面康复。包括家庭护理、心理治疗、促进功能恢复等。

第二节 儿童年龄分期

儿童的生长发育是一个连续、渐进的动态过程,不应被人为地割裂认识,但在这个过程中,随着年龄的增长,儿童的解剖结构、生理功能和心理行为等确实在不同的阶段表现出与年龄相关的规律性。因此,在实际工作中,一般将儿童年龄划分为七期。

一、胎儿期

从受精卵形成至胎儿娩出止为胎儿期（fetal period），共 40 周。胎儿周龄即为胎龄，或称妊娠龄。按照胎龄胎儿期分为胚胎期（0~8 周）和胎儿期（9~40 周）（图 1-1），相当于母亲妊娠早期和妊娠中、晚期。受精后前 8 周受精卵迅速分化形成胚胎，至 12 周时胎儿器官基本形成，已可辨别性别，是胎儿发育关键期。胎儿中期（13~28 周）组织、器官迅速生长，功能趋于成熟，但肺发育不成熟，若早产存活率低。胎儿后期（29~40 周）脂肪、肌肉组织迅速增长致体重迅速增加，营养需求十分重要。胚胎对致畸物质敏感，母亲妊娠期间如受感染、创伤、药物、放射线、毒品、营养缺乏、严重疾病等不利因素影响，可能导致流产、畸形或宫内发育不良，甚至胎儿夭折。

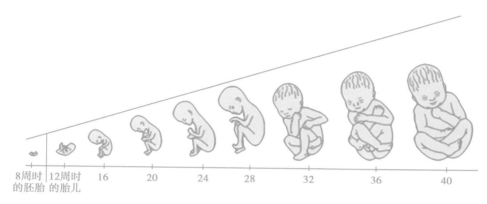

| 8 周时的胚胎 | 12 周时的胎儿 | 16 | 20 | 24 | 28 | 32 | 36 | 40 |

图 1-1　胎儿发育

二、新生儿期

自胎儿娩出脐带结扎至出生 28d 称新生儿期（neonatal period）。出生不满 7d 的阶段称新生儿早期。按年龄划分，新生儿期实际包含在婴儿期内，但由于此期婴儿在生长发育和疾病方面具有非常明显的特殊性，故将婴儿期中的这一特殊时期单列为新生儿期。

新生儿期是儿童生理功能进行调整以逐渐适应外界环境的阶段，此期新生儿脱离母体独立生存，体内外环境发生根本变化，由于其生理调节和适应能力尚不成熟，体温维持不够稳定，不仅发病率高，死亡率也高，尤以新生儿早期为高。新生儿期死亡人数占婴儿期死亡总数的 60%~70%，出生后 7d 以内死亡者又占新生儿期死亡总数的 70%。此外，分娩过程中的损伤、感染延续存在，先天畸形也常在此期表现，因此，新生儿时期应特别加强护理，如保温、喂养、清洁卫生、消毒隔离等。

胎龄满 28 周至出生后 7 足天，称围生期（perinatal period），此期的胎儿、新生儿为围生儿。此期包括了妊娠后期、分娩过程和新生儿早期 3 个阶段，是小儿经历巨大变化和生命遭到最大危险的时期，须重视优生优育，抓好围生期保健。

三、婴儿期

自出生到 1 周岁之前为婴儿期（infant period）。此期是儿童出生后生长发育最快的时期，因此对能量和营养素尤其是蛋白质的需要量相对较大，但婴儿消化吸收功能尚未完善，易发生消化紊乱和营养不良，提倡母乳喂养和合理的营养指导十分重要。同时，此期婴儿体内来自母体的免疫抗体逐渐减少，而自身免疫功能尚不成熟，易发生各种感染和传染性疾病，需要有计划地接受预防接种，并应重视卫生习惯的培养和注意消毒隔离。

四、幼儿期

自 1 周岁到满 3 周岁之前为幼儿期（toddler age）。此期儿童体格生长发育速度较前稍减慢，行为发育迅速,活动范围渐广,接触周围事物的机会增多,智能发育较前突出,语言、思维和社会适应能力增强,自主性和独立性不断发展,但对危险的识别能力和自我保护能力不足,伤害发生率高。此期自身免疫力仍低,传染病发病率仍较高,防病仍为保健重点。此阶段消化功能仍不完善,营养需求量仍然相对较高,合理喂养仍然是保持正常生长发育的重要环节。

五、学龄前期

自 3 周岁到 6~7 岁入小学前为学龄前期(preschool age)。此期儿童体格生长发育处于稳步增长状态,而智能发育更趋完善,好奇、多问、好模仿,语言和思维能力进一步发展,自理能力和初步社交能力得到锻炼。因此期儿童具有较大的可塑性,应加强早期教育,培养其良好的道德品质和生活自理能力,为入学作好准备。学龄前期儿童防病能力有所增强,但因接触面广,仍可发生传染病和各种意外,也易患急性肾炎、风湿病等免疫性疾病。应根据这些特点,做好预防保健工作。

六、学龄期

自 6~7 岁入小学始到进入青春期前(一般 11~12 岁)为学龄期(school age)。此期儿童体格仍稳步增长,除生殖系统外各器官发育基本接近成人水平,智能发育较前更成熟,理解、分析、综合能力逐步增强,可以接受系统的科学文化教育。这个时期儿童感染性疾病的发病率较前为低,但要注意预防近视眼和龋齿,端正坐、立、行姿势,安排有规律的生活、学习和锻炼,保证充足的营养和休息,防止精神、情绪和行为等方面的问题。

七、青春期

青春期(adolescence)指从第二性征出现到生殖功能发育成熟、身高停止增长的时期。女孩一般为 11~12 岁至 17~18 岁,男孩 13~15 岁至 19~21 岁。女孩青春期开始年龄和结束年龄都比男孩早 2 年左右。青春期进入和结束年龄存在较大个体差异,可相差 2~4 岁。此期儿童体格生长发育再次加速,出现第二个生长高峰,生殖系统发育加速并趋于成熟。与其他年龄组儿童相比,此期的患病率和死亡率相对较低,但由于接触社会增多,遇到不少新问题,外界环境对其影响越来越大,常出现心理、行为、精神方面的问题。因此,此期除了要保证供给足够营养以满足生长发育加速所需,加强体格锻炼和注意充分休息外,应及时进行生理、心理卫生和性知识的教育,使之树立正确的人生观和养成优良的道德品质,建立健康的生活方式。

第三节 儿科特点及儿科护理的一般原则

年龄和发展程度是影响护理活动的两个最重要的因素。儿童从生命开始直到长大成人,整个阶段都处在不断生长发育的过程中,在解剖、生理、病理、免疫、疾病诊治、心理社会等方面均与成人不同,且各个发育阶段儿童在各器官功能、对疾病的免疫能力、对疾病的反应、药物剂量和对药物的耐受程度、心智发育和运动能力、情绪反应方式和类型等方面也均表现明显差异,在护理上有其独特之处。因此,学习儿科护理学时绝不可将儿童视为成人的缩影。

一、儿科特点

(一)儿童解剖生理特点

1. **解剖特点** 随着体格生长发育的进展,儿童在外观上不断变化,各器官的发育亦随年龄增长而有所不同。如体重、身高(长)、头围、胸围、臂围等的增长,身体各部分比例的改变,骨骼的发育,牙齿的萌出等。熟悉儿童的正常生长发育规律,才能做好保健护理工作。如新生儿和小婴儿头部相对较大,颈部肌肉和颈椎发育相对滞后,抱婴儿时应注意保护头部;儿童骨骼比较柔软并富有弹性,不易折断,但长期受压易变形;儿童髋关节附近的韧带较松,臼窝较浅,易脱臼及损伤,护理中动作应轻柔,避免过度牵拉。

2. 生理生化特点 儿童生长发育快,代谢旺盛,对营养物质(特别是蛋白质和水)及能量的需要量相对比成人多,但胃肠消化功能未趋成熟,故极易发生营养缺乏和消化紊乱;婴儿代谢旺盛而肾功能较差,容易发生水和电解质紊乱;年幼儿神经系统功能不成熟,受刺激后神经传导易于扩散兴奋,故高热易引起惊厥。此外,不同年龄的儿童有不同的生理生化正常值,如心率、血压、呼吸、周围血象、体液成分等。熟悉这些生理生化特点才能作出正确的判断和处理。

3. 免疫特点 儿童免疫系统发育不成熟,防御能力差。新生儿虽可从母体获得IgG,但3~5个月后逐渐下降,而自行合成IgG的能力一般要到6~7岁时才达到成人水平;母体IgM不能通过胎盘,故新生儿血清IgM浓度低,易患革兰氏阴性细菌感染;婴幼儿期SIgA也缺乏,易患呼吸道及胃肠道感染。因此,适当的预防措施对儿童特别重要。

（二）儿童心理社会特点

感知觉的发育、情感的表达、性格的形成、语言的发展等使不同年龄阶段儿童具有不同的心理行为特征。儿童身心未成熟,缺乏适应及满足需要的能力,依赖性较强,合作性差,需特别的保护和照顾;儿童好奇、好动、缺乏经验,容易发生各种意外,同时儿童心理发育过程也受家庭、环境的影响。获得家庭、社会的关注和正确引导,对儿童的身心健康极为重要。在护理中应以儿童及其家庭为中心,与儿童父母、幼教工作者、学校教师等共同合作,根据不同年龄阶段儿童的心理发育特征和心理需求,提供相应措施,促进其心理健康发展。

（三）儿科临床特点

1. 病理特点 机体对病原体的反应因年龄不同而有差异,相同的致病因子在不同年龄可引起不同的发病过程和病理变化。如维生素D缺乏时,婴儿可出现佝偻病,而成人则表现为骨软化症、骨质疏松症;肺炎球菌所致的肺部感染在婴幼儿常为支气管肺炎,而在年长儿或成人则多见局限于一个肺叶的大叶性肺炎。

2. 疾病特点 儿童疾病种类及临床表现与成人有很大不同,不同年龄儿童的疾病种类也有相当差异。如新生儿疾病常与先天遗传和围生期因素有关,婴幼儿疾病中以感染性疾病占多数;儿童白血病以急性淋巴细胞白血病占多数,而成人以粒细胞白血病为多;心血管疾病中,儿童先天性心脏病多见,而成人则以冠心病多见。婴幼儿患感染性疾病时往往起病急、来势凶,感染易扩散甚至发展成败血症;婴幼儿病情严重时有时表现为各种反应低下,如表情淡漠、体温不升、不吃不哭等,而缺乏典型临床表现。此外,儿童病情发展过程易反复、波动,变化多端。故应密切观察才能及时发现问题、及时处理。

3. 诊治特点 不同年龄阶段儿童患病有其独特的临床表现,故在临床诊断中应重视年龄因素。以惊厥为例,发生在新生儿早期,应多考虑产伤、缺血缺氧性脑病、颅内出血、先天异常等;发生在婴儿期的无热惊厥首先考虑手足搐搦症;发生在年长儿的惊厥则应考虑癫痫;婴儿有热惊厥除高热惊厥外,应考虑中枢神经系统感染。儿童语言表达能力有限,往往不能主动反映或准确诉说病情,多由家长或其照顾者代述,其可靠性与代述者的既往经验及其与患儿的亲密程度有关。学龄儿虽能简单陈述病情,但他们的时间和空间知觉尚未发育完善,陈述的可靠性降低;部分儿童可能因害怕打针、吃药而隐瞒病情,少数儿童为逃避上学而假报或夸大病情,使病史/健康史可靠性受到干扰。因此,在诊治过程中,除应详细向家长等询问病史/健康史,还须细致观察儿童表情、姿势、动作并结合全面的体格检查和必要的辅助检查进行研判,才能作出确切的诊断和处理。儿童用药剂量与成人不同,应按年龄和体表面积计算。

4. 预后特点 儿童处于生长发育时期,生命力旺盛,组织修复和再生能力强,儿童患病时虽起病急、来势猛、变化多,但如处理及时、有效,护理得当,度过危险期后,往往好转恢复也快,后遗症一般较成人为少。但年幼、体弱、营养不良者病情容易突变,需严密监护、积极处理。

5. **预防特点**　儿童自身防护能力弱,加强预防措施是使儿童发病率和死亡率下降的重要环节。由于开展预防接种,加强公共卫生与社区保健,使儿童传染性疾病和感染性疾病得以控制;由于重视儿童保健工作,也使营养不良、肺炎、腹泻等多发病、常见病的发病率和病死率明显降低。及早筛查和发现先天性、遗传性疾病以及视觉、听觉障碍和智力异常,并加以干预和矫治,可防止发展为严重伤残;注意合理营养,积极进行体育锻炼,可防止儿童肥胖症,并对成年后出现的高血压、糖尿病和动脉粥样硬化等起到预防作用。可见儿童时期的预防工作十分重要,不仅可增强儿童体质,使其不生病、少生病,还可促进儿童各方面的健康。因此,儿科医护人员应将照顾的焦点从疾病的治疗移至疾病的预防和健康的促进上。

二、儿科护理的一般原则

1. **以儿童及其家庭为中心**　家庭是儿童生活的中心,家庭对儿童成长和健康起着十分重要的作用。儿科工作者必须鼓励、支持、尊重并提高家庭的功能,重视不同年龄阶段儿童的特点,关注家庭成员的心理感受和服务需求,与儿童及其家庭建立信任、尊重的合作关系;为儿童家长创造机会和途径,让他们展示照顾儿童的才能,获得对家庭生活的把握感;为儿童及其家庭提供预防保健、健康指导、疾病护理和家庭支持等服务,让儿童及家庭有效地参与到健康照护的各个方面,将健康信念和健康行为的重点放在健康保护和健康促进上。

2. **实施身心整体护理**　护理工作既要满足儿童的生理需要和维持已有的发育状况,还要维护和促进儿童心理行为的发展和精神心理的健康;除关心儿童机体各系统器官功能的协调平衡,还应使儿童的生理、心理活动状态与社会环境相适应,并应重视环境带给儿童的影响。

3. **减少创伤和疼痛**　对于儿童来说,大多数治疗手段是有创的、疼痛的,是令他们害怕的。儿科工作者应充分认识疾病本身及其诊治和护理过程对儿童及其家庭带来的影响,安全执行各项护理操作,防止或减少儿童的创伤和疼痛,并应采取有效措施防止或减少儿童与家庭的分离,帮助儿童及其家庭建立把握感和控制感。

4. **遵守法律和伦理道德规范**　儿科工作者应自觉遵守法律和伦理道德规范,尊重儿童的人格和尊严,保障儿童的权利,促进儿童身、心两方面的健康成长。

5. **多学科协同护理**　儿科护理涉及多个学科,需要多个学科的协同来实现保护和促进儿童健康的目标。

> ### 知 识 链 接
>
> #### 以家庭为中心的护理
>
> 随着医学发展从强调"治愈(cure)"向强调"关怀照顾(care)"转化,"以家庭为中心的护理(family-centered care,FCC)"的护理模式逐渐受到重视。
>
> "以家庭为中心"护理的特征是以建立患者、家庭和照顾者之间良好关系为基础,传递健康信念,尊重患者和家庭的选择权,强调三者间的协作。其最具特色的措施体现在邀请家庭积极地参与护理评估、计划、措施实施以及评价。
>
> "以家庭为中心的护理"要求医务人员不再单纯重视患者的医疗问题,而要意识到患者属于一个家庭、一个社区和一种生命或文化的特殊形式。虽然医疗护理行为发生在医院内,但通过患者就医,除了促使患者能通过自我管理和家庭帮助实现健康恢复外,还能使整个家庭获得疾病预防、治疗、护理、康复等相关知识,促进整个家庭健康行为的形成。

第四节　儿科护士的角色与素质要求

一、儿科护士的角色

随着护理学科的发展,护士的角色有了更大范围的扩展,儿科护士作为一个有专门知识的独立的实践者,被赋予多元化角色。

（一）专业照护者（caregiver）

儿童机体各系统、器官的功能发育尚未完善,生活尚不能自理或不能完全自理。儿科护士最重要的角色是在帮助儿童促进、保持或恢复健康的过程中,为儿童及其家庭提供直接的专业照护,如营养的摄取、感染的预防、药物的给予、心理的支持、健康的指导等以满足儿童身、心两方面的需要。

（二）护理计划者（planner）

为促进儿童身心健康发展,护士必须运用专业的知识和技能,收集儿童生理、心理、社会状况等方面资料,全面评估儿童的健康状况以及儿童家庭在面临疾病和伤害时所产生的反应,找出健康问题,并根据儿童生长发育不同阶段的特点,制订系统全面的、切实可行的护理计划,采取有效的护理措施,以减轻儿童的痛苦,帮助儿童适应医院、社区、家庭的生活。

（三）健康教育者（educator）

在护理儿童的过程中,护士应依据各年龄阶段儿童智力发展的水平,向他们解释疾病治疗和护理过程,帮助他们建立自我保健意识,培养他们良好的生活习惯,纠正其不良行为。同时护士还应向儿童家长宣传科学育儿的知识,帮助家长了解诊断和治疗过程,为儿童和家庭介绍相关的医疗保健机构和相关组织,使他们采取健康的态度和健康行为,以达到预防疾病、促进健康的目的。

（四）健康协调者（coordinator）

护士需联系并协调与有关人员及机构的相互关系,维持一个有效的沟通网,以使诊断、治疗、救助与有关的儿童保健工作得以互相协调、配合,保证儿童获得最适宜的整体性医护照护。如护士需与医生联络,讨论有关治疗和护理方案;护士需与营养师联系,讨论有关膳食的安排;护士还需与儿童及其家长进行有效的沟通,让家庭共同参与儿童护理过程,以保证护理计划的贯彻执行。

（五）健康咨询者（consultant）

护士通过倾听患儿及其家长的倾诉、关心儿童及其家长在医院环境中的感受、触摸和陪伴患儿、解答他们的问题、提供有关治疗的信息、给予健康指导等,澄清儿童及其家长对疾病和与健康有关问题的疑惑,使他们能够以积极有效的方式去应付压力,找到满足生理、心理、社会需要的最习惯和最适宜的方法。

（六）儿童及其家庭代言人（advocate）

护士是儿童及其家庭权益的维护者,在儿童不会表达或表达不清自己的要求和意愿时,护士有责任解释并维护儿童及其家庭的权益不受侵犯或损害。护士还需评估有碍儿童健康的问题和事件,提供给医院行政部门改进,或提供给卫生行政单位作为拟定卫生政策和计划的参考。

（七）护理研究者（researcher）

护士应积极进行护理研究工作,通过研究来验证、扩展护理理论和知识,发展护理新技术,指导、改进护理工作,提高儿科护理质量,促进专业发展。同时,护士还需探讨隐藏在儿童症状及表面行为下的真正问题,以能更实际、更深入地帮助他们。

二、儿科护士的素质要求

（一）思想道德素质

1. 热爱护理事业,有高度的责任感和严谨求实的工作态度,关爱儿童,具有为儿童健康服务的奉

Note:

献精神。

2. 具有诚实的品格、较高的慎独修养、高尚的道德情操。以理解、友善、平等的心态,为儿童及其家庭提供帮助。

3. 具有正视现实、面向未来的目光,追求崇高的理想,忠于职守,救死扶伤,廉洁奉公,实行人道主义。

（二）科学文化素质

1. 具备一定的文化素养和自然科学、社会科学、人文科学等多学科知识。

2. 掌握一门外语及现代科学发展的新理论、新技术。

（三）专业素质

1. 具有合理的知识结构及比较系统完整的专业理论知识和较强的实践能力,以保证安全有效的专业实践。

2. 具有敏锐的观察力和综合分析判断能力,具有与儿童及其家庭和其他卫生保健人员有效沟通的能力,多学科合作为儿童实施身心整体护理。

3. 具有开展护理教育和护理研究的能力,勇于创新进取。

（四）身体心理素质

1. 具有健康的心理,乐观、开朗、稳定的情绪,宽容豁达的胸怀。有健康的身体和良好的言行举止。

2. 具有较强的适应能力,良好的忍耐力及自我控制力,善于应变,灵活敏捷。

3. 具有强烈的进取心,不断求取知识,丰富和完善自己。

4. 具有与儿童成为好朋友、与儿童家长建立良好人际关系的能力,同仁间相互尊重,团结协作。

第五节　儿科护理学的发展与展望

祖国医学在儿童疾病的防治与护理方面有丰富的经验。从祖国医学发展史和丰富的医学典籍及历代名医传记中,经常可见到有关儿童保健、疾病预防等方面的记载,如我国现存最早的医学经典著作《黄帝内经》中对儿科病症已有记录;唐代杰出医学家孙思邈所著的《备急千金要方》中,比较系统地解释了儿童的发育过程,并重视儿童保育和预防,提出了儿童喂养和清洁等方面的护理原则。

19世纪下半叶,西方医学传入并逐渐在我国发展。各国传教士在我国开办了教会医院并附设了护士学校,医院中设立了产科、儿科门诊及病房,护理工作重点放在对住院患儿的生活照顾和护理上,逐渐形成了我国的护理事业和儿科护理学。

新中国成立以后,党和政府高度重视儿童健康事业,制定并实施了《母婴保健法》《中国儿童发展纲要》(每十年修订),将保障儿童健康作为重大战略和重点任务,努力维护儿童健康福祉。儿科护理工作不断发展,从加强孕产期保健、开展爱婴医院建设、广泛推行科学接生、实行预防接种、大力开展城乡儿童保健、提倡科学育儿、推广普及妇幼卫生适宜技术、开发和推广应用儿科护理新技术,直至形成和发展了儿科监护病房(PICU)和新生儿监护病房(NICU)等专科护理。儿科护理范围不断拓展、工作内容不断丰富、护理质量不断提升。

2011年国务院颁发《中国儿童发展纲要(2011—2020年)》(以下简称《纲要》),提出了改善儿童卫生保健服务,提高儿童健康水平的更明确要求。2020年12月国家统计局公布的2019年《中国儿童发展纲要(2011—2020年)》统计监测报告表明,《纲要》实施总体进展顺利,绝大多数指标已提前实现目标。儿童健康水平显著提升,儿童死亡率持续下降(图1-2),儿童发育状况不断改善,儿童疾病防治效果显著,儿童生命质量不断提高。

2021年9月,国务院印发《中国儿童发展纲要(2021—2030年)》。纲要提出,到2030年,保障儿童权利的法律法规政策体系更加健全,促进儿童发展的工作机制更加完善,儿童优先的社会风尚普遍

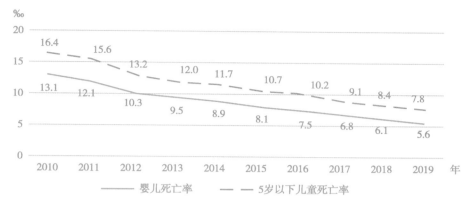

图 1-2 2010—2019 年婴儿死亡率及 5 岁以下儿童死亡率

形成,城乡、区域、群体之间的儿童发展差距明显缩小;儿童享有更加均等和可及的基本公共服务,享有更加普惠和优越的福利保障,享有更加和谐友好的家庭和社会环境;儿童在健康、安全、教育、福利、家庭、环境、法律保护等领域的权利进一步实现,思想道德素养和全面发展水平显著提升,获得感、幸福感、安全感明显增强。围绕健康、安全、教育、福利、家庭、环境、法律保护 7 个领域,纲要提出了 70 项主要目标和 89 项策略措施。

为适应儿科护理学的发展,儿科护士队伍的建设也受到极大重视。20 世纪 80 年代初,我国恢复了中断 30 余年的高等护理教育,90 年代始又发展了护理研究生教育,培养了一大批儿科护理骨干人才,使儿科护理队伍向高层次、高素质方向发展。随着科学技术的突飞猛进,新理论、新知识、新技术不断涌现,对儿科护士的继续教育也日趋受到重视。儿科护理学已逐渐发展成为有独特功能的专门学科,其研究内容、范围、任务涉及影响儿童健康的生物、心理、社会等各个方面,儿科护士成为儿童保健的主要力量。随着社会经济的发展、新技术的出现以及临床实践领域分工的细化,护理进入一个专业化发展的阶段,专科护士的职能在广度和深度上都有了很大的延伸,儿科专科护士已成为专科护士发展的一个重要组成部分。

随着快速的经济发展而出现的工业化、城镇化、现代化和全球化带来的新的健康问题,儿童健康也面临着许多新的问题和挑战,突出表现在环境因素、社会因素、人们行为和生活方式对儿童的影响,不仅影响儿童期的健康,还会对儿童发育、成长构成影响,甚至影响终身。因此,儿科护理学的任务更应着眼于保障儿童健康,提高生命质量的远大目标,以儿童及其家庭为中心,以儿童健康问题及护理趋势为导向,将循证护理应用于实践。①"医教结合"关注儿童成长发展。儿童与青少年面临着许多影响他们成长与发展的挑战,如睡眠时间不足、长时间静息式学习、活动量不足、饮食结构不合理等,这些与大环境、学习、家庭有关的压力源不同程度地影响着儿童的健康。针对这些问题,医学界及教育界联合提出"医教结合"模式,将医疗、护理与学校负责学生健康的医护人员组成"联合体",通过相互沟通、相互理解,共同关注儿童成长期的生理与心理健康问题,以降低各种压力对其健康的影响。②重视儿童早期发展干预和康复。儿童时期疾患的后遗症可能影响其今后一生的健康和幸福,而处于生长发育阶段的儿童具有非常强的修复和再塑能力,在适宜的康复治疗和护理下往往可能获得令人难以想象的效果。③重视成人疾病的儿童期预防。疾病预防的范围不应仅局限于感染性疾病,许多疾病在成人后(或老年期)出现临床表现,实际上发病过程在儿童期已经开始,如能在儿童期进行早期预防干预,可避免危险因素的积累,就可能预防或延缓疾病的发生、发展。④关注儿童慢性病,提供延展性服务。随着世界范围内流行病学模式的转变和疾病谱的变化,与儿童发育相关的慢性病发病率明显上升,并成为全球关注的公共卫生问题。在儿童慢性病的治疗与康复过程中,如何将慢性病的照护延伸到社区及家庭,体现慢病的延伸性照护是目前较为关注的议题。⑤关注儿童心理行为异常。与儿童心理问题相关的因素包括家庭关系、同伴压力、学习负担、环境因素等。随着网络技术的发展和获取信息渠道的日新月异,儿童青少年遨游于网络虚拟世界已成为常见的活动之一,"网络成瘾""网络暴力"问题也越来越引起人们的关注;同时儿童发育障碍及行为问题不断增加,成为影响家庭与社会和谐的问题之一,因此更需医护团队与学校、家庭合作努力,通过药物、精神及心理治疗,帮助儿童尽早走出心理问题的困境。⑥推广儿科循证护理。提供以循证护理为依据的护理实践是现代护理人不可推卸的责任和使命。儿科护理还需将新的循证护理证据与护理实践相结合,以提高护理服务的质量,改善儿童治疗与护理的结局。⑦做好健康信息服务。信息化的高速发展为儿科护理的信息化提出了更高的要求,儿科护理应积极利用新媒体,拓宽儿童健康知识的科普宣传、教育和咨询渠道,普及儿童疾病防治护理常识,引导人们形成科学就医理念和习惯,营造重视和关注儿童健康服务的良好氛围。儿科护士应熟悉国内外儿科护理所关注的议题以及有待改善的领域,关心儿科医疗的快速发展,将儿童的生长发育与疾病的影响结合起来,将护理患儿的范畴由医院拓展到社区及学校,创造一个以儿科护理为专业发展方向的实践环境,为提高儿童健康水平和中华民族的整体素质做出更大贡献。

（崔　焱）

思　考　题

女婴,30d,足月顺产,出生体重3.3kg。近1周来哭闹增多,每逢哭闹即喂母乳,每次哺乳后都会吐出少许奶汁。母亲前来咨询想停哺母乳,改喂配方奶。查体:体重3.9kg,身长53.1cm,排除了器质性病变引起的哭闹。

请思考:

（1）儿童年龄分几期?

（2）该女童处于哪一年龄期? 有何特点?

（3）对家长应进行怎样的指导?

NURSING

第二章

儿童生长发育

02章 数字内容

学习目标

知识目标：

1. 掌握体重、身高、头围等体格生长各项指标的正常值、计算方法及临床意义；骨骼、牙齿的发育；感知、运动、语言的发展。

2. 熟悉儿童生长发育的规律，影响儿童生长发育的因素；青春期体格生长特点；生殖系统发育；神经系统发育；儿童常见发育与行为问题。

3. 了解儿童心理活动、社会行为的发展；儿童睡眠；常用心理测验方法的适用年龄和特点；儿童发展理论；青春期常见心理行为问题。

能力目标：

能选择合适的正常儿童体格生长标准参照值作为比较，正确评价儿童生长发育状况。

素质目标：

具有与儿童及其家庭有效沟通的能力，以理解、友善、平等的心态，为儿童及其家庭提供帮助。

儿童的健康与其生长发育息息相关,儿童与成人最大区别在于儿童处于不断的生长发育过程中。生长(growth)是指随年龄的增长,儿童各器官、系统的长大,主要表现为形态变化(morphological growth),可以通过具体的测量值来表示,是"量"的改变;发育(development)指细胞、组织、器官分化与功能成熟,为"质"的变化,包括情感-心理的发育成熟过程。生长和发育密不可分,生长过程伴有发育成熟,两者共同表示机体连续渐进的动态变化过程。生长过程中量的变化可在一定程度上反映器官、系统的成熟状况。

儿童生长发育过程非常复杂,并受许多因素影响。临床上许多问题涉及生长发育,异常的生长发育可能是某些疾病的主要临床表现。监测和促进儿童生长发育是儿科工作者的重要职责之一。

第一节　生长发育规律及影响因素

一、生长发育规律

每个儿童生长发育模式不尽相同,但遵循共同的规律。认识儿童生长发育规律有助于对儿童生长发育状况进行正确评价和指导。

（一）生长发育的连续性和阶段性

生长发育过程贯穿整个儿童期,即体格生长是一个连续的过程,但各年龄段生长发育有一定的特点,不同年龄阶段生长速度不同,呈非匀速性生长。例如,出生后第1年,体重和身长的增长最快,为生后的第一个生长高峰;第2年以后生长速度逐渐减慢,至青春期又迅速加快,出现第二个生长高峰。整个儿童期体格生长曲线呈一个横"S"形(图2-1)。

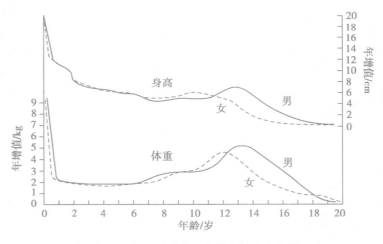

图2-1　男女童身高、体重生长速度曲线

（二）各系统器官发育的不平衡性

各系统器官的发育有先有后、快慢不一,与其在不同年龄阶段的生理功能有关。如神经系统发育早于其他系统组织,生后2年内发育最快,6~7岁基本达成人水平;淋巴系统在儿童期迅速生长,于青春期前达高峰,以后逐渐下降到成人水平;生殖系统发育最晚,在青春期前处于幼稚期,青春期迅速发育达到成熟;其他系统如呼吸、循环、消化、泌尿、肌肉等的发育基本与体格生长平行(图2-2)。各系统生长发育的不平衡使生长发育速度曲线呈波浪式。

（三）生长发育的顺序性

生长发育通常遵循由上到下、由近到远、由粗到细、由低级到高级、由简单到复杂的顺序或一般规

Note:

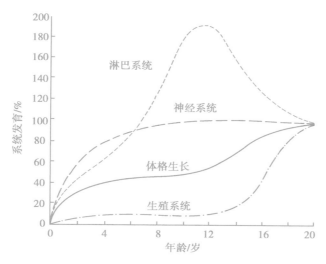

图 2-2　各系统器官发育不平衡

律。如出生后运动发育的规律是：先抬头、后抬胸，再会坐、立、行（从上到下）；先抬肩、伸臂，再双手握物；先会控制腿，再控制脚的活动（由近到远）；先会用全手掌抓握物品，再发展到能以手指端摘取（从粗到细）；先会画直线，进而能画图形、画人（由简单到复杂）；先会看、听和感觉事物、认识事物的表面属性，再发展到思维、分析、判断事物的类别属性（由低级到高级）。

（四）生长发育的个体差异

受遗传、环境的影响，儿童生长发育存在着较大的个体差异，每个人生长的"轨迹（trajectory）"不完全相同。如同年龄、同性别的儿童群体中，每个儿童的生长水平、生长速度、体型特点等都不完全相同。因此，儿童的生长发育水平有一定的正常范围，所谓"正常值"不是绝对的，评价时必须考虑各种因素对个体的影响，并应作连续动态的观察，才能作出正确的判断。

二、影响生长发育的因素

遗传因素和环境因素是影响儿童生长发育的两个最基本因素。遗传决定了生长发育的潜力，这种潜力又受到一系列环境因素的作用和调节，两方面相互作用，决定了每个儿童的生长发育水平。

（一）遗传因素

儿童生长发育的"轨迹"或特征、潜力、趋势等，由父母双方的遗传因素共同决定。种族、家族的遗传信息影响深远，如皮肤和头发的颜色、面部特征、身材高矮、体型、性成熟的迟早及对传染病的易感性等都与遗传有关；遗传性疾病无论是染色体畸变或代谢缺陷对生长发育均有显著影响。

男女性别也可造成生长发育的差异。如女孩的平均身高、体重低于同龄男孩，而女孩的语言、运动发育略早于男孩。因此在评价儿童生长发育时应分别按男、女标准进行。

（二）环境因素

1. 营养　合理的营养是儿童生长发育的物质基础，年龄越小受营养的影响越大。当各种营养素供给比例恰当，生活环境适宜，儿童生长潜能就可能得到最好的发挥。宫内营养不良的胎儿，不仅体格生长落后，严重时脑的发育也迟缓；生后营养不良，特别是生后第 1～2 年严重营养不良，可影响体格生长和使机体的免疫、内分泌、神经调节等功能低下，影响智力、心理和社会适应能力的发展。宫内营养不良和超重儿童成年后发生胰岛素抵抗、糖尿病、动脉粥样硬化、高血压等的几率将增加。

健康与疾病发育起源学说

"健康与疾病发育起源(developmental origins of health and disease,DOHaD,音译'都哈')"学说是生物医学近30年来的突破性进展。该学说指出:如果生命在发育过程的早期(包括胎儿和婴幼儿时期)经历不利因素(子宫胎盘功能不良,营养不良等),将会增加其成年后患肥胖、2型糖尿病、心血管疾病、骨质疏松症、慢性阻塞性肺部疾病以及代谢紊乱等慢性疾病的发病,这种影响甚至会持续好几代人。

相关研究显示,母亲营养不良可以编制儿童在成年期发生心血管疾病、肥胖症和代谢综合征的程序。即孕期营养直接影响胎儿早期发育,从而影响成年后的健康和疾病易感性;祖母的饮食对孙代患病风险也具有重要意义。这些研究,更为我们提供了加强孕期营养教育的理论依据。在关键窗口期的合理营养,不但对宝宝的成年健康有着很重要的意义,而且可能影响几代人。

2. 疾病 任何引起生理功能紊乱的急、慢性疾病均可直接影响儿童的体格生长,如急性腹泻、肺炎常引起儿童体重不增和下降;长期慢性疾病则影响体重和身高的增长;某些内分泌疾病,如先天性甲状腺功能减退症等常引起骨骼生长和神经系统发育迟缓;先天性疾病,如先天性心脏病时常伴随生长迟缓。

3. 孕母情况 胎儿在宫内的生长发育与孕母生活环境、营养、情绪、健康状况等密切相关。妊娠期母亲生活环境舒适、营养丰富、心情愉快、身体健康,胎儿发育良好。如妊娠期母亲严重营养不良、抽烟、酗酒、滥用药物、感染、创伤、接触放射线物质和环境中毒物可致胎儿流产、畸形、发育迟缓或先天性疾病。

TORCH 感染与出生缺陷

TORCH 是指可引起先天性宫内感染及围生期感染至围生儿畸形的病原体,1971年由 Nahmias 提出,其中 T 代表弓形虫(toxoplasma),R 代表风疹(rubella),C 代表巨细胞病毒(cyto megalovirus,CMV),H 代表单纯疱疹病毒(herpesvirus),O 指其他病原(others)如梅毒等。

TORCH 感染是导致出生缺陷发生的主要生物因素之一,不仅危害母体,往往对胎儿产生严重不良后果,可致流产、早产、死胎或胎儿生长迟缓、发育畸形,且通过产道和母乳还可引起新生儿感染;如累及神经系统,可造成不同程度的智力障碍及各种瘫痪、失聪、失明等后遗症,严重影响人口素质。

为减少病残儿的出生率及提高出生人口素质,医务工作者应进一步加强对孕妇的宣传教育,积极做好 TORCH 感染的血清学筛查以便及早发现不良妊娠并及时处理;对新生儿也应常规开展 TORCH 检测,了解新生儿 TORCH 感染情况,以便早干预、早治疗。

4. 生活环境 良好的居住环境、卫生条件,如阳光充足、空气新鲜、季节气候适宜、水源清洁、居住条件舒适等,能促进儿童生长发育,反之,则带来不良影响。家庭生活模式、亲子关系、父母育儿观念、父母婚姻质量等直接影响儿童的早期发展水平。健康的生活方式、科学的护理、正确的教养、适当的锻炼、完善的医疗保健服务、良好的教育体制都是促进儿童体格生长、神经心理发育达到最佳状态的重要因素。

了解儿童生长发育规律及内、外因素的影响,可使医护人员根据不同年龄儿童的发育特点,创造有利条件,预防不利因素,以促进儿童正常生长发育。

Note:

第二节　儿童体格生长发育及评价

———— 导入情境与思考 ————

　　男婴,10 个月,体重 9.8kg,身长 73cm,头围 46cm,胸围 45cm,前囟 0.5cm×0.5cm,出牙 4 颗,扶着栏杆能站稳,能用拇、示指拿取小球。

　　请思考:

　　1. 该男婴体格生长发育是否正常?

　　2. 10 个月婴儿语言发育可达到怎样的水平?

一、体格生长常用指标

　　体格生长通常选用易于测量、有较好人群代表性的指标来表示。常用的指标有体重、身高(长)、坐高(顶臀长)、头围、胸围、上臂围、皮下脂肪厚度等,其中体重、身高是最重要的体格生长指标。

二、出生至青春前期体格生长规律

(一)体重的增长

　　体重(weight)是身体各器官、组织及体液的总重量。因体脂和体液变化较大,体重在体格生长指标中最易波动,是反映儿童体格生长,尤其是营养状况的最易获得的敏感指标,也是儿科临床计算药量、输液量等的重要依据。

　　新生儿出生体重与胎次、胎龄、性别及宫内营养状况有关。我国 2015 年九市城区儿童体格发育调查结果显示,平均男婴出生体重为(3.38±0.40)kg,女婴为(3.26±0.40)kg。

　　出生后体重增长应为胎儿宫内体重增长曲线的延续。新生儿在生后数天内,由于摄入不足、胎粪及水分的排出,体重会暂时性下降,称生理性体重下降(physiological weight loss)。一般下降范围为原有体重的 3%~9%,多在生后 3~4d 达到最低点,以后逐渐回升,至第 7~10d 恢复到出生体重。早产儿体重恢复较慢。如体重下降超过 10% 或至第 10d 体重未恢复到出生时水平,应考虑喂养不足或病理原因所致。生后如及早合理喂哺可减轻甚至避免生理性体重下降的发生。

　　儿童年龄越小,体重增长越快。我国儿童体格发育调查资料显示,正常足月儿生后第 1 个月体重增长可达 1~1.7kg,生后 3~4 个月时体重约为出生体重的 2 倍;出生前 3 个月体重的增长约等于后 9 个月体重的增长,即 12 月龄时婴儿体重约为出生体重的 3 倍(10kg)。生后第 1 年是体重增长最快速的时期,为"第一个生长高峰"。生后第 2 年体重增加 2.5~3.0kg;2 岁后到青春前期体重增长趋于稳定,年增长 2~3kg。进入青春期后体格生长再次加快,呈现"第二个生长高峰"。

　　儿童体重增长为非匀速增长,存在个体差异,故大规模儿童生长发育指标测量所得的数据均值只能提供参考。评价某一儿童的生长发育状况时,应连续定期监测其体重,以个体儿童自己体重的变化为依据,发现体重增长过多或不足,须追寻原因。当无条件测量体重时,为便于医务人员计算儿童用药量和液体量,可用公式估算体重(表 2-1)。

(二)身高(长)的增长

　　身高(height)指头顶至足底的垂直距离,是头、躯干(脊柱)与下肢长度的总和。3 岁以下儿童立位测量不易准确,应仰卧位测量,称身长(recumbent length);3 岁以后立位测量,称身高。卧位与立位测量值相差 1~2cm。

　　身高(长)的增长规律与体重增长相似,年龄越小增长越快,也出现婴儿期和青春期两个生长高峰。新生儿出生时身长平均为 50cm。生后第 1 年身长平均增长约 25cm,其中前 3 个月增长 11~

13cm，约等于后 9 个月的增长，故 1 岁时身长约 75cm。第 2 年增加速度减慢，平均为 10~12cm，到 2 岁时身长 85~87cm。2~6 岁平均每年增长 6~8cm，此后到青春前期身高稳步增长，平均每年增长 5~7cm，至青春期出现第 2 个身高增长加速期。若 2 岁以后每年身高增长低于 5cm，为生长速度缓慢。身长（高）的估算公式见表 2-1。

表 2-1 正常儿童体重、身高估算公式

年龄	体重/kg	年龄	身高（长）/cm
出生	3.25	出生	50
3~12 个月	［年龄（月）+9］/2	12 个月	75
1~6 岁	年龄（岁）×2+8	2~6 岁	年龄（岁）×7+75
7~12 岁	［年龄（岁）×7-5］/2	7~10 岁	年龄（岁）×6+80

身高（长）包括头、躯干（脊柱）和下肢的长度。这 3 部分的增长速度并不一致。在宫内和婴幼儿期，头部领先生长；躯干、下肢生长较晚，生长时间也较长。因此，各年龄期儿童头、躯干和下肢所占身高（长）的比例在生长进程中发生变化，头占身长（高）的比例从婴幼儿的 1/4 减为成人的 1/8（图 2-3）。

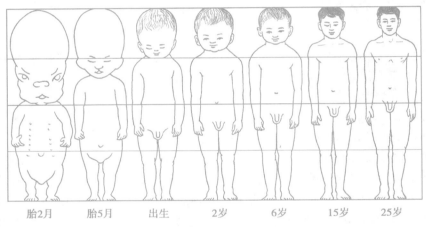

| 胎 2 月 | 胎 5 月 | 出生 | 2 岁 | 6 岁 | 15 岁 | 25 岁 |

图 2-3 头与身长（高）的比例

身高（长）的增长与遗传、种族、内分泌、营养、运动和疾病等因素有关。明显的身材异常往往由甲状腺功能减低、生长激素缺乏、长期严重营养不良、佝偻病等引起。短期的疾病与营养波动不会明显影响身高（长）。

（三）坐高的增长

坐高（sitting height）指由头顶至坐骨结节的垂直距离，3 岁以下仰卧位测量，称顶臀长（crown-rump length）；3 岁后采用坐位测量，称坐高。坐高反映头颅与脊柱的生长。由于下肢增长速度随年龄增长而加快，坐高占身高的百分数则随年龄增长而下降，由出生时的 67% 降至 14 岁时的 53%。此百分数显示了身体上、下部比例的改变，反映了身材的匀称性，比坐高绝对值更有意义。任何影响下肢生长的疾病，如甲状腺功能低下和软骨营养不良，可使坐高（顶臀长）与身高的比例停留在幼年状态。

（四）头围的增长

头围（head circumference，HC）指自眉弓上缘经枕骨结节绕头一周的长度，是反映脑发育和颅骨生长的一个重要指标。胎儿时期脑发育居各系统的领先地位，故出生时头围相对较大，平均 34~35cm。头围在 1 岁以内增长较快，前 3 个月和后 9 个月都增长 6~7cm，故 3 个月时约 40cm，1 岁时 45~47cm。1 岁以后头围增长明显减慢，2 岁时 47~49cm；5 岁时 50~51cm；15 岁时接近成人，为 54~58cm。头围测量在 2 岁以内最有价值。头围过小常提示脑发育不良；头围过大或增长过快则提示脑积水、脑肿瘤的可能。

（五）胸围的增长

胸围（chest circumference,CC）指平乳头下缘经肩胛骨角下绕胸一周的长度,反映肺和胸廓的发育。出生时胸围比头围小 1~2cm,32~33cm。1 岁左右胸围约等于头围,出现头围、胸围生长曲线交叉;1 岁以后胸围发育开始超过头围,1 岁至青春前期胸围超过头围的厘米数约等于儿童年龄（岁）减1。头围、胸围生长曲线交叉时间与儿童营养和胸廓发育有关,肥胖儿由于胸部皮下脂肪厚,胸围可于3~4 个月时暂时超过头围;营养较差、佝偻病等儿童的胸围超过头围的时间可推迟到 1.5 岁以后。

（六）上臂围的增长

上臂围（upper arm circumference,UAC）指沿肩峰与尺骨鹰嘴连线中点绕上臂一周的长度,反映上臂骨骼、肌肉、皮下脂肪和皮肤的发育水平。常用以评估儿童营养状况。生后第 1 年内上臂围增长迅速,1~5 岁期间增长缓慢。在测量体重、身高不方便的地区,可测量左上臂围以普查 5 岁以下儿童的营养状况。评估标准为:>13.5cm 为营养良好;12.5~13.5cm 为营养中等;<12.5cm 为营养不良。

三、青春期体格生长特点

青春期是儿童到成人的过渡期,受性激素等因素的影响,体格生长出现生后的第二个高峰,尤其身高增长迅速,称身高增长高峰（peak height velocity,PHV）,有明显的性别差异。

女孩多在 9~11 岁乳房发育,男孩多在 11~13 岁睾丸增大,标志青春期开始。青春期始动 1~2 年后,身高开始加速增长,达 PHV,并持续 2.5~3 年,女孩平均年增高 6~8cm,整个突增期平均长高25cm;男孩平均年增高 7~9cm,最多可达 10~12cm,整个突增期平均长高 28cm。女孩约于 18 岁、男孩约于 20 岁时身高停止生长。青春期开始和持续的时间受多种因素的影响,个体差异较大。现有研究显示,儿童第二性征出现年龄有提前趋势。生长高峰提前者,身高的停止增长较早。男孩的 PHV 约晚女孩 2 年,且每年身高增长值大于女孩,因此男孩一般比同龄女孩高。一般男孩骨龄 15 岁、女孩骨龄 13 岁时,身高已达最终身高的 95%。

青春期体重的增长与身高平行,同时内脏器官亦迅速增长。体重年增长达 4~5kg,持续 2~3 年。

青春期儿童体型发生显著改变,女孩逐渐形成身体曲线,耻骨与髂骨下部的生长和脂肪堆积,使臀围加大。男孩则显示肩部增宽,下肢较长,肌肉增强的体型特点。

四、体格生长评价

儿童处于快速生长发育阶段,身体形态和各部分比例变化较大。充分了解儿童生长发育规律和特点,定期生长发育监测,正确评价其生长发育状况,给予适当的指导和干预,对促进儿童的健康成长十分重要。

（一）体格生长评价常用方法

1. 均值离差法（标准差法）　适用于正态分布状况。根据不同年龄、性别,固定分组,通过大量人群的横断面调查算出均值（$\bar{x}$）和标准差（SD）,以 $\bar{x} \pm SD$ 来表示。$\bar{x} \pm 1SD$ 包含68.3%的受检总体,$\bar{x} \pm 2SD$ 包含 95.4%的受检总体,$\bar{x} \pm 3SD$ 包含 99.7%的受检总体。通常以 $\bar{x} \pm 2SD$（包含95%的受检总体）为正常范围。用儿童体格生长指标的实测值与均值比较,根据实测值在均数上下所处的位置,确定和评价儿童发育等级。国内最常用五等级评价标准（图 2-4）。

2. 中位数、百分位数法　适用于正态和非正态分布状况。将一组变量值（如

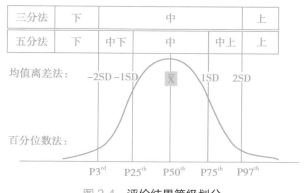

图 2-4　评价结果等级划分

身高、体重)按大小顺序排列,求出某个百分位的数值,然后将百分位数列表。以第50百分位数(P_{50})为中位数,其余百分位数为离散距,常用 P_3、P_{10}、P_{25}、P_{50}、P_{75}、P_{90}、P_{97}。当测量值呈非正态分布时,百分位数法能更准确反映所测数值的分布情况。当大量数据呈正态分布时,P_{50} 相当于均值离差法的均数 $\bar{x}$,P_3 相当于 $\bar{x}-2SD$,P_{97} 相当于 $\bar{x}+2SD$。通常以 $P_3 \sim P_{97}$ 为正常范围。可直接用百分位进行分级评价(图2-4)。

3. **标准差的离差法(standard deviation score,SDS;Z 积分,Z-score)**　该方法用偏离该年龄组标准差的程度来反映生长情况,可用于不同人群间的比较。

Z 值 $=(X-\bar{x})/SD$,其中,X 为实际测量值,$\bar{x}$ 为均值,SD 为标准差。Z 在 ± 2.0 以内属正常范围,Z=0 表示实际测量值与该年龄组均值相等。

4. **指数法**　用两项指标间相互关系做比较。①Kaup 指数,即体重(kg)/身高(cm)$^2 \times 10^4$,其含义为单位面积的体重值,主要反映体格发育水平及营养状况,尤其适用于婴幼儿。②体质指数(body mass index,BMI),即体重(kg)/身高(m)^2,它能较为敏感地反映体型胖瘦,受身高的影响较小,与皮脂厚度、上臂围等反映体脂累积程度指标的相关性较高,常用于区别正常或肥胖和评价肥胖程度。

5. **生长曲线(growth chart)评价法**　将同性别、各年龄组儿童的某项体格生长指标(如身高、体重等)值按离差法或百分位数法的等级绘成曲线,制成生长曲线图(图2-5),将定期连续测量的个体儿童的体格生长指标数值每月或每年点于图上并绘成曲线与标准曲线做比较,可了解该儿童目前所处生长水平;比较前后数据,可看出其生长趋势和生长速度为正常、向下(增长不足、下降)、向上(增长加速)或平坦(不增),及时发现偏离,分析原因予以干预,这种连续动态测量较单次测量更能说明问题。

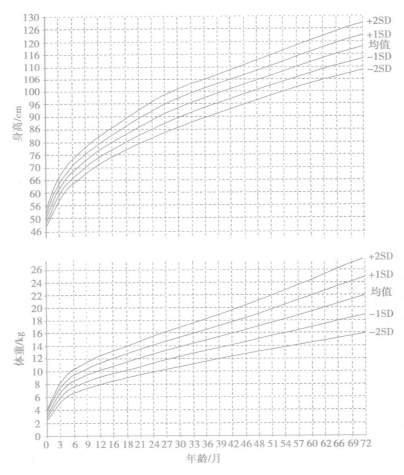

图2-5　生长曲线

（二）体格生长评价内容

体格生长评价须包括生长水平、生长速度和匀称程度 3 个方面。

1. **生长水平（growth level）** 将儿童某一年龄时点的某一项体格生长指标测量值（横断面测量），如体重、身高（长）、头围、胸围、上臂围等与参照人群值进行比较（横向比较），即得到该儿童该项体格生长指标在同质人群中所处的位置，即该儿童生长的现实水平，通常以等级表示，但不能预示其生长趋势。

2. **生长速度（growth velocity）** 定期连续测量儿童某项体格生长指标（纵向观察）如身高（长）、体重，获得该项指标在某一年龄阶段的增长值，即为该儿童该项指标的生长速度。这种动态纵向观察，可发现个体儿童自身的"生长轨迹"，预示其生长趋势，与参照人群值比较，可及时发现生长偏离。因此，生长速度的评价较生长水平更能真实反映儿童生长情况。生长速度正常的儿童生长基本正常。以生长曲线图观察儿童生长速度最简单、直观。建议常规测量的时间和频率为：6 个月内的婴儿每月 1 次，6~12 个月每 2 个月 1 次，1~2 岁每 3 个月 1 次，3~6 岁每半年 1 次，6 岁以上每年 1 次。高危儿适当增加观察次数。

3. **匀称程度（proportion of body）** 评估儿童体格发育各项指标间的关系。①体型匀称：常以身高（长）的体重（weight for length，W/L）与参照人群值比较，反映体型生长的比例关系，即一定身高的相应体重增长范围。②身材匀称：以坐高（顶臀长）/身长（高）的比值与参照人群值比较，反映儿童下肢发育状况，评价身材是否匀称。

（三）体格生长评价注意事项

1. 采用规范的测量工具及正确的测量方法，获取准确的体重、身高、头围、胸围、臂围等指标数据进行统计分析。

2. 选择合适的正常儿童体格生长标准参照值作为比较，并采用适当的体格生长评价方法。建议根据情况选择 2006 年 WHO 发布的儿童生长标准或 2015 年中国 9 市儿童的体格发育数据制定的中国儿童生长参照值。

3. 应定期、连续地纵向观察，以了解儿童的生长趋势，不可单凭一次检查结果就作出结论。

4. 早产儿体格生长有一允许的"落后"年龄范围，对早产儿进行生长水平评价时，应矫正胎龄至 40 周（足月）后再评价。一般头围至 18 月龄、体重至 24 月龄、身长至 40 月龄不再矫正。

5. 采用多种指标综合评价，以防单一指标评价的局限性。WHO 推荐使用年龄别体重（weight for age）、年龄别身高（height for age）和身高别体重（weight for height）对儿童的生长进行评价。

6. 体格测量的评价结果应与全面体格检查、实验室检验数据、生活现状及健康史结合起来综合分析，以便得出较确切和实际的判断。

学 术 前 沿

追赶生长利与弊

儿童生长发育遵循一定的轨迹。当儿童营养不良、患病或缺乏激素时，就会逐渐偏离生长发育的轨道，出现生长迟缓。而一旦这些阻碍生长的因素被去除，儿童将以超过相应年龄正常的速度加速生长，重新回归到其遗传学编程的正常生长轨迹。这一现象称为追赶生长（catch-up growth）。追赶生长可以发生在生长的任何阶段，但最常见于出生后的最初 2 年中。

追赶生长是人类生长的一种特性，长期以来被看作是从生长发育迟缓对发育和健康的不利影响中恢复的一个必需特征。然而，近年的流行病学研究提示，追赶生长也可有远期的健康危害。胎儿期生长受限和/或在婴儿期生长不良，但以后有追赶生长者，有较明显的发生代谢综合征的倾向。因此，正确认识追赶生长的利弊，对指导不同生长类型新生儿的喂养策略具有重要意义。在进行喂养推荐时，必须权衡利弊：需要"适当地"追赶生长而不是快速地"加速生长"。

第三节　与体格生长有关的其他系统发育

一、骨骼发育

（一）颅骨发育

颅骨随脑的发育而增长,故其发育较面部骨骼(包括鼻骨、下颌骨)为早。颅骨间小的缝隙为骨缝,大的缝隙为囟门。可根据头围大小,骨缝及前、后囟闭合迟早来评价颅骨的发育。因为分娩时婴儿头颅通过产道,故出生时骨缝稍有重叠,生后 2~3 个月颅骨重叠逐渐消失。顶骨和额骨边缘形成的菱形间隙称前囟(图 2-6),其对边中点连线长度在出生时 1.5~2.0cm,后随颅骨发育而增大,6 个月后逐渐骨化而变小,一般 12~18 个月闭合,最迟于 2 岁闭合。顶骨与枕骨边缘形成的三角形间隙称后囟,出生时即已很小(大约 0.5cm)或已闭合,最迟生后 6~8 周闭合。

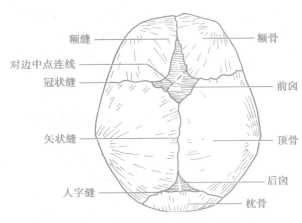

图 2-6　颅骨骨缝、前囟与后囟

前囟检查在儿科非常重要,大小及张力的变化均提示某些疾病的可能。前囟早闭、头围小提示脑发育不良、小头畸形;前囟迟闭、过大见于佝偻病、甲状腺功能减低症等;前囟张力增加常示颅内压增高,而前囟凹陷则见于脱水者。

（二）脊柱发育

脊柱的增长反映脊椎骨的发育。出生后第 1 年脊柱增长先于四肢,以后四肢增长快于脊柱。新生儿时脊柱仅轻微后凸。婴儿 3~4 个月抬头动作的发育使颈椎前凸,形成颈曲;6~7 个月会坐时,胸椎后凸形成胸曲;1 岁左右开始行走,腰椎前凸逐渐形

成腰曲,脊柱形成类似于 S 形的弯曲。6~7 岁时韧带发育完善,这 3 个脊柱自然弯曲为韧带所固定。生理弯曲的形成与直立姿势有关,是人类的特征,可吸收、缓冲运动过程中产生的压力,有利于身体保持韧性和平衡。不正确的坐、立、行姿势及骨骼病变均可能引起脊柱发育异常或造成脊柱畸形。

（三）长骨发育

长骨的生长主要依靠其干骺端软骨骨化和骨膜下成骨作用使之增长、增粗。干骺端骨性融合,标志长骨生长结束。

随着年龄的增长,长骨干骺端的软骨次级骨化中心按一定的顺序和骨解剖部位有规律地出现。如出生时股骨远端及胫骨近端出现的次级骨化中心,是新生儿长骨发育成熟的标志;而到 4~6 个月龄,婴儿腕部才出现次级骨化中心,并在腕部的次级骨化中心,相对最集中(图 2-7)。因此,次级骨化中心的出现可反映长骨生长发育成熟程度。通过 X 线检查不同年龄儿童长骨骨骺端骨化中心的出现时间、数目、形态、密度等,并将其标准化,即为骨龄(bone age)。骨龄测量主要采用左手腕 X 线摄片,若小婴儿或临床上考虑有骨发育延迟的婴幼儿应加摄膝部 X 线片。腕部次级骨化中心出现顺序为:头状骨、钩骨(3~4 个月);下桡骨骺(约 1 岁);三角骨(2~2.5 岁);月骨(3 岁左右);大、小多角骨(3.5~5 岁);舟骨(5~6 岁);下尺骨骺(6~8 岁);豆状骨(9~10 岁)。10 岁时出全,共 10 个,故 1~9 岁腕部骨化中心的数目约为其岁数加 1。正常骨化中心出现的年龄有较大个体差异,临床上判断骨龄异常应慎重,需结合临床综合分析。

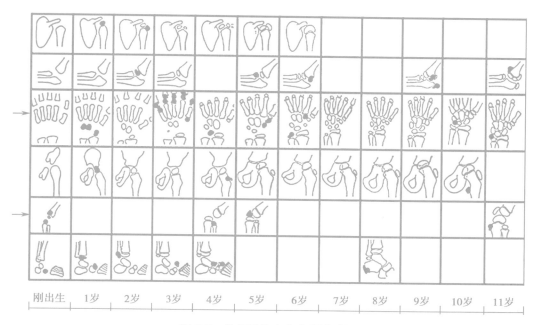

刚出生　1岁　2岁　3岁　4岁　5岁　6岁　7岁　8岁　9岁　10岁　11岁

图 2-7　次级骨化中心出现模式图

二、牙齿发育

牙齿的发育与骨骼发育有一定的关系,但因胚胎来源不完全相同,故发育速度也不平行。人一生有两副牙齿,即乳牙(deciduous teeth/primary teeth,共 20 个)和恒牙(permanent teeth,共 32 个)。

出生时在颌骨中已有骨化的乳牙牙胞,被牙龈覆盖,生后 4~10 个月乳牙开始萌出,3 岁前出齐,2 岁以内乳牙的数目约为月龄减 4~6。乳牙萌出顺序一般下颌先于上颌、自前向后进行,即下正中切牙、上正中切牙、上侧切牙、下侧切牙、第一乳磨牙、尖牙、第二乳磨牙(图 2-8)。但乳牙的萌出时间、萌出顺序和出齐时间存在较大的个体差异,13 个月龄后仍未萌牙称为萌牙延迟。

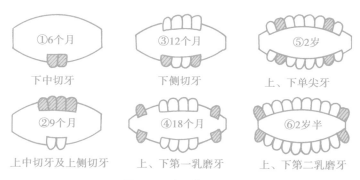

① 6个月　下中切牙
② 9个月　上中切牙及上侧切牙
③ 12个月　下侧切牙
④ 18个月　上、下第一乳磨牙
⑤ 2岁　上、下单尖牙
⑥ 2岁半　上、下第二乳磨牙

图 2-8　乳牙萌出顺序

恒牙的骨化从新生儿时期开始,6 岁左右开始出第一颗恒牙即第一磨牙,长于第二乳磨牙之后,又称为 6 龄齿;6~12 岁乳牙按萌出先后逐个被同位恒牙代替,其中第一、二前磨牙代替第一、二乳磨牙;12 岁左右出第二磨牙;17~18 岁以后出第三磨牙(智齿),但也有人终身不出此牙。恒牙一般 20~30 岁时出齐(表 2-2)。第一磨牙对颌骨的形态发育及牙齿的排列起重要作用,第二乳磨牙的存在则扶持前者的位置,故必须注意对乳磨牙的保护。

出牙为生理现象,但个别儿童可有低热、流涎、睡眠不安、烦躁等反应。牙的生长与蛋白质、钙、磷、氟、维生素 A、维生素 C 和维生素 D 等营养素及甲状腺激素有关。食物的咀嚼有利于牙齿生长。牙齿发育异常包括萌牙延迟、排列紊乱、缺牙、牙釉质异常等。

Note:

表 2-2 恒牙萌出顺序

恒牙	出牙年龄/岁		恒牙	出牙年龄/岁	
	上颌	下颌		上颌	下颌
第一磨牙	6~7	6~7	尖牙	11~12	9~11
中切牙	7~8	6~7	第二前磨牙	10~12	11~13
侧切牙	8~9	7~8	第二磨牙	12~13	12~13
第一前磨牙	10~11	10~12	第三磨牙	17~30	17~30

三、生殖系统发育

（一）女性生殖系统发育

女性生殖系统发育包括女性生殖器官的形态、功能发育和第二性征发育。第二性征发育顺序为乳房、阴毛、腋毛发育。乳房发育是第二性征中出现最早的征象，为青春期始动的标志，女孩多在 9~11 岁，继而阴毛和外生殖器发育，出现月经来潮及腋毛发育。女孩从乳房增大到月经初潮平均历时 2.5~3 年。月经初潮来临，标志女性生殖功能发育成熟。

（二）男性生殖系统发育

男性生殖系统发育包括男性生殖器官的形态、功能发育和第二性征发育。第二性征发育顺序为睾丸、阴茎、阴囊、阴毛、腋毛、变声、胡须及喉结。出生时睾丸大多已降至阴囊，约 10% 尚位于下降途中某一部位，一般于 1 岁内都会下降到阴囊，少数未降者即为隐睾。睾丸增大是男孩青春期的第一征象，其分泌的雄激素促进第二性征的出现。首次遗精标志男性性功能发育成熟。从睾丸增大到遗精出现平均历时 3 年。

青春期开始、持续时间及第二性征出现的顺序有很大的个体差异。女孩在 8 岁以前，男孩在 9 岁以前出现第二性征，为性早熟（precocious puberty），即青春期提前；女孩 14 岁、男孩 16 岁后仍无第二性征出现，为性发育延迟（delayed puberty），多与遗传及疾病有关。

第四节　儿童神经心理发育及评价

在成长过程中，儿童神经心理的发育与体格生长具有同等重要的意义。神经心理发育大量反映为日常的行为，包括感知、运动、语言的发育，以及记忆、思维、情感、性格等心理活动的发展，故此期的发育也称之为行为发育。儿童神经心理发育的基础是神经系统的发育，尤其是脑的发育。除先天遗传因素外，神经心理的发育与环境密切相关。

一、神经系统的发育

胎儿时期神经系统发育最早，尤其是脑的发育最为迅速。出生时脑重已达成人脑重的 25%（约 390g），大脑体积是成人的 1/3，而此时脑细胞数目已与成人相同（100 亿~140 亿），但其树突与轴突少而短。出生后脑重的增加主要由于神经细胞体积增大和树突的增多、加长，以及神经髓鞘的形成和发育。神经纤维髓鞘化约在 4 岁左右完成，故婴儿时期由于髓鞘形成不完善，刺激引起的神经冲动传导慢，而且易于泛化，不易形成明显的兴奋灶，儿童易疲劳而进入睡眠状态。

出生时大脑皮质下中枢如丘脑、下丘脑、苍白球系统发育已较成熟，故初生时的活动主要由皮质下系统调节，动作不自主且肌张力高，以后随脑实质逐渐增长、成熟，运动转为由大脑皮质中枢调节，对皮质下中枢的抑制作用也趋明显。生长时期的脑组织耗氧较大，儿童脑耗氧在基础代谢状态下占总耗氧量的 50%，而成人为 20%。长期营养缺乏可引起脑的生长发育落后。

脊髓的发育在出生时相对较成熟,其发育与运动功能进展平行,随年龄而增重、加长。脊髓下端在胎儿时位于第 2 腰椎下缘,4 岁时上移至第 1 腰椎,做腰椎穿刺时应注意。

出生时婴儿即具有觅食、吸吮、吞咽、拥抱、握持等一些非条件反射和对强光、寒冷、疼痛的反应。其中有些无条件反射如觅食、吸吮、握持、拥抱等反射会随年龄增长和大脑皮层的发育而逐渐消退,否则将影响动作发育。如握持反射应于 3 个月后消失,如继续存在则将妨碍手指精细动作的发育。新生儿和婴儿肌腱反射不如成人灵敏,腹壁反射和提睾反射也不易引出,到 1 岁时才稳定。3~4 个月前婴儿肌张力较高,凯尔尼格征(Kernig sign)可为阳性;2 岁以下巴宾斯基(Barbinski)征阳性亦可为生理现象。

出生后 2 周左右即可形成第 1 个条件反射,即抱起喂奶时出现吸吮动作;2 个月开始逐渐形成与视觉、听觉、味觉、嗅觉、触觉等相关的条件反射;3~4 个月开始出现兴奋性和抑制性条件反射;2~3 岁时皮质抑制功能发育完善,到 7~14 岁时皮质抑制调节功能达到一定强度。随着条件反射的形成和积累,儿童综合分析能力逐渐提高,智力发展也逐渐趋于复杂和完善。

二、感知觉的发育

感觉是通过各种感觉器官从环境中选择性地获取信息的能力。知觉是人脑对直接作用于感觉器官的事物整体的反映,是对感觉信息的组织和解释过程。感知觉的发育对儿童运动、语言、社会适应能力的发育起着重要促进作用。

(一)视感知发育

新生儿已有视觉感应功能,瞳孔有对光反应,但因视网膜视黄斑区发育不全和眼外肌协调较差,视觉不敏锐,只有在 15~20cm 内视觉才最清晰,在清醒和安静状态下可短暂注视和追随近处缓慢移动的物体;由于对晶状体形状的调节功能和眼外肌反馈系统发育不成熟,不少新生儿可出现一时性斜视和眼球震颤,3~4 周内自动消失。新生儿期后视感知发育迅速,第 2 个月起可协调地注视物体,开始有头眼协调,视线和头可随物体水平移动 90°;3~4 个月时头眼协调较好,可追物 180°,辨别彩色和非彩色物体;6~7 个月时目光可随上下移动的物体垂直转动,出现眼手协调动作,追随跌落的物体,开始认识母亲和常见物品如奶瓶,喜红色等鲜艳明亮的颜色;8~9 个月时开始出现视深度的感觉,能看到小物体;18 个月时能辨别形状,喜看图画;2 岁时两眼调节好,视力达 0.5,可区别垂直线和横线,逐渐学会辨别红、白、黄、绿等颜色;4~5 岁时视深度充分发育,视力达 1.0。

(二)听感知发育

出生时因鼓室无空气,听力较差,但可辨认母亲的心音及其节奏;出生 3~7d 后听力已良好,50~90dB 的声音可引起呼吸节律改变;3~4 个月时头可转向声源(定向反应),听到悦耳声时会微笑;6 个月时能区别父母声音,唤其名有应答表示,能对发声的玩具感兴趣;7~9 个月时能确定声源,区别语言的意义;13~16 个月可寻找不同响度的声源;2 岁时能听懂简单命令;4 岁时听觉发育已经完善。

听感知发育与语言发育直接相关,听力障碍如不能在语言发育的关键期内(6 个月内)得到确诊和干预,则可因聋致哑。新生儿听力筛查(neonatal hearing screening,NHS)是早期发现听力障碍的有效办法,我国逐步将其纳入常规新生儿筛查内容。

(三)味觉和嗅觉发育

出生时味觉发育已很完善。新生儿对不同味道如甜、酸、苦、咸等可产生不同的面部表情;4~5 个月的婴儿对食物味道的轻微改变已很敏感,喜欢原味食物,是"味觉发育关键期",应适时添加各类换乳期食物。

出生时嗅觉发育已成熟。生后 1~2 周的新生儿已可辨别母亲和他人的气味,3~4 个月时能区别愉快和不愉快的气味,7~8 个月开始对芳香气味有反应,2 岁左右能很好地辨别各种气味。

(四)皮肤感觉发育

皮肤感觉包括触觉、痛觉、温度觉和深感觉。触觉是引起某些反射的基础,新生儿触觉已很灵敏,尤以眼、口周、手掌、足底等部位最为敏感,触之即有瞬眼、张口、缩回手足等反应,而前臂、大腿、躯干部触觉则较迟钝。新生儿已有痛觉,但较迟钝,疼痛刺激后出现泛化的现象,第2个月起才逐渐改善。新生儿温度觉很灵敏,冷的刺激比热的刺激更能引起明显的反应,如出生时离开母体环境、温度骤降就啼哭。2~3岁时儿童通过接触能区分物体的软、硬、冷、热等属性;5~6岁时能分辨体积和重量不同的物体。

(五)知觉发育

知觉为人对事物各种属性的综合反映。知觉的发育与听、视、触等感觉的发育密切相关。生后5~6个月时婴儿已有手眼协调动作,通过看、摸、闻、咬、敲击等逐步了解物体各方面的属性,其后随着语言的发展,知觉开始在语言的调节下进行。1岁末开始有空间和时间知觉的萌芽;3岁能辨上下;4岁辨前后;5岁开始辨别以自身为中心的左右。4~5岁时已有时间的概念,能区别早上、晚上、今天、明天、昨天;5~6岁时逐渐掌握周内时序、四季等概念。

三、运动的发育

运动发育可分为大运动(包括平衡)和精细运动发育两大类(图2-9)。

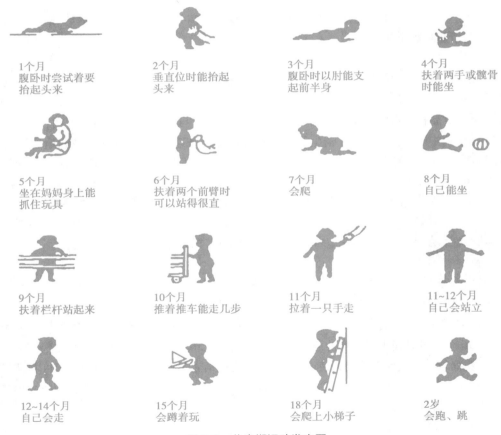

1个月
腹卧时尝试着要抬起头来

2个月
垂直位时能抬起头来

3个月
腹卧时以肘能支起前半身

4个月
扶着两手或髋骨时能坐

5个月
坐在妈妈身上能抓住玩具

6个月
扶着两个前臂时可以站得很直

7个月
会爬

8个月
自己能坐

9个月
扶着栏杆站起来

10个月
推着推车能走几步

11个月
拉着一只手走

11~12个月
自己会站立

12~14个月
自己会走

15个月
会蹲着玩

18个月
会爬上小梯子

2岁
会跑、跳

图2-9 儿童期运动发育图

(一)平衡与大运动

大运动(gross motor)指身体对大动作的控制,包括颈肌、腰肌的平衡能力,以及爬、站、走、跑、跳等动作。

1. 抬头 颈后肌发育先于颈前肌,故婴儿最先出现的是俯卧位抬头。新生儿俯卧位时能抬头1~2s;2~3个月时俯卧可抬头45°,5~6个月俯卧抬头90°。3个月直立状态时能竖直头部;4个月时抬头很稳并能自由转动(图2-10、图2-11)。

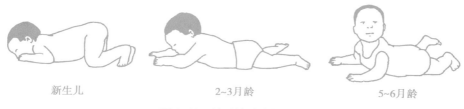

图 2-10　俯卧抬头姿势发育

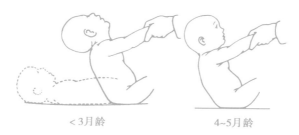

图 2-11　竖颈姿势发育

2. **翻身**　1~2 个月婴儿可伸展脊柱从侧卧位到仰卧位。4~5 个月可较有意识地以身体为一体从侧卧位到仰卧位,但无身体转动。5~6 个月时可由仰卧位翻身至侧卧位,或从俯卧位至仰卧位。7~8 个月可有意从仰卧位翻至俯卧位,再从俯卧位翻至仰卧位。

3. **坐**　新生儿腰肌无力,至 3 个月扶坐时腰仍呈弧形;6 个月时能靠双手向前支撑稳坐片刻;8~9 个月时能坐稳并能左右转身。

4. **匍匐、爬**　婴儿 2 个月时俯卧能交替踢腿;3~4 个月时可用手撑起上身数分钟;7~8 个月时已能用手支撑胸腹,可后退或在原地转动身体;8~9 个月时可用双上肢向前爬;12 个月时能手膝并用爬行;15 个月后能够爬楼梯。学习爬的动作有助于胸部及智力的发育,并能提早接触周围环境(如手拿不到的东西,通过爬可以拿到),促进神经系统的发育。

5. **站、走、跳**　新生儿直立时双下肢稍能负重,出现踏步反射和立足反射;5~6 个月扶立时双下肢可负重,并上下跳动;8~9 个月可扶站片刻;10~14 个月独站和扶走;15~18 个月走路较稳;24 个月时已能跑和双足并跳;2~2.5 岁能单足站;3 岁能上下楼梯,可并足跳远、单足跳。

（二）精细运动

精细运动(fine motor)指手和手指的动作,如抓握物品、涂画、叠方木等。

婴儿 3 个月握持反射消失后,试用全手掌抓握物体;5~6 个月时主动伸手抓物;6~8 个月能独自摇摆或玩弄小物体,出现换手及捏、敲等探索性动作;9~10 个月可用拇、示指取物,喜撕纸;12~18 个月能拿笔乱画,几页、几页地翻书;18 个月能叠 2~3 块方积木,拉脱手套或袜子;2 岁能叠纸、叠 6~7 块方积木,一页一页翻书,模仿画直线和圆,拿住杯子喝水;2~2.5 岁用积木搭桥;3~4 岁会使用一些"工具性"玩具;4~5 岁穿鞋带、剪纸;5~6 岁时能学习写字、折纸、剪复杂图形。

四、语言的发育

语言(language)为人类特有的高级神经活动,是儿童学习、社会交往、个性发展中的一个重要能力,与智能关系密切。儿童语言发育是儿童全面发育的标志。正常儿童天生具备发展语言技能的机制和潜能,但是环境必须提供适当的条件,如与周围人群进行语言交往,其语言能力才能得以发展。通过语言符号,儿童获得更丰富的概念,提高解决问题的能力,同时吸收社会文化中的信念、习俗及价值观。语言发育必须听觉、发音器官和大脑功能正常并须经过发音、理解和表达 3 个阶段。

1. **发音阶段**　新生儿已会哭叫,并且饥饿、疼痛等不同刺激所反映出来的哭叫声在音响度、音调上有所区别。婴儿 3~4 个月咿呀发音,7~8 个月能发"爸爸""妈妈"等语音,8~9 个月时喜欢模仿成人的口唇动作练习发音。

2. 理解语言阶段　婴儿在发音的过程中逐渐理解语言。婴儿通过视觉、触觉、体位觉等与听觉的联系,逐步理解一些日常用品,如奶瓶、电灯等的名称。6~7个月时婴儿能听懂自己的名字,9个月左右已能听懂简单的词语,如"再见""把手给我"等。亲人对婴儿发音及时、恰当的应答,多次的反复,可促进儿童逐渐理解这些语音的特定含义。10个月左右的婴儿已能有意识地叫"爸爸""妈妈"。

3. 表达语言阶段　在理解的基础上,儿童学会表达语言。一般12月龄开始会说单词,如"再见""没了";18个月时能用15~20个字,并指认、说出家庭主要成员的称谓;24个月时能指出简单的人、物品和图片,会说2~3个字构成的短句;3岁时能指认常见的物品、图画,会说短歌谣;4岁时能讲述简单的故事情节。

儿童说话的早晚与父母的教育、关注是分不开的。当婴儿说出第1个有意义的字时,意味着他真正开始用语言与人交往。语言发育的过程中,须注意下列现象:①乱语:又称隐语。1~2岁的孩子,很想用语言表达自己的需求,但由于词汇有限,常常说出一些成人听不懂的话语即乱语。遇到此种情况要耐心分析,不要加以训斥,否则会影响说话及表达思维的积极性。②口吃:3~4岁的孩子,词汇增多,但常常发音不准或句法不妥,如把老师发音为"老希",愈是急于纠正愈容易出现口吃。遇此情况不必急于纠正,一般情况下会逐渐转为发音正常。③自言自语:自言自语是儿童从出声的外部语言向不出声的内部语言(沉默思考时的语言)转化过程中的一种过渡形式,是幼儿语言发展过程中的必经阶段,为儿童进入小学、很快发展内部语言打下基础。一般7岁以后,儿童不会再出现自言自语,如继续存在,则应引起注意。

五、心理活动的发展

（一）注意的发展

注意(attention)是人的心理活动集中于一定的人或物,是一切认知过程的基础。注意可分无意注意和有意注意,前者为自然发生的,不需要任何努力;后者为自觉的、有目的的行为。两者在一定条件下可以互相转化。

新生儿已有非条件的定向反射,如大声说话可使其停止活动。婴儿期以无意注意为主,3个月开始能短暂地集中注意人脸和声音,强烈的刺激如鲜艳的色彩、较大的声音或需要的物品(奶瓶等)都能成为婴儿无意注意的对象。随年龄的增长、活动范围的扩大、生活内容的丰富、动作语言的发育,儿童逐渐出现有意注意,但幼儿时期注意的稳定性差,易分散、转移;5~6岁后儿童才能较好地控制自己的注意力。

（二）记忆的发展

记忆(memory)是将所获得的信息"储存"和"读出"的神经活动过程,可分为感觉、短暂记忆和长久记忆3个阶段。长久记忆又分为再认和重现两种,再认是以前感知的事物在眼前重现时能认识;重现则是以前感知的事物虽不在眼前出现,但可在脑中重现,即被想起。

1岁内婴儿只有再认而无重现,随年龄增长,重现能力亦增强。3岁儿童可重现几个星期前的事情,4岁可重现几个月前的事。婴幼儿时期的记忆特点是时间短、内容少,易记忆带有欢乐、愤怒、恐惧等情绪的事情,且以机械记忆为主,精确性差。随着年龄的增长和思维、理解、分析能力的发展,儿童有意识的逻辑记忆逐渐发展,记忆内容也越来越广泛、复杂,记忆的时间也越来越长。

（三）思维的发展

思维(thinking)是人应用理解、记忆和综合分析能力来认识事物的本质和掌握其发展规律的一种精神活动,是心理活动的高级形式。

1岁以后儿童开始产生思维。婴幼儿的思维为直觉行动思维,即思维与客观物体及行动分不开,不能脱离人物和行动来主动思考,如拿着玩具汽车边推边说"汽车来了",如果将汽车拿走,活动则停止。学龄前期儿童则以具体形象思维为主,即凭具体形象引起的联想来进行思维,尚不能考虑事物间

Note:

的逻辑关系和进行演绎推理,如在计算活动中,知道 3 个苹果加 3 个苹果是 6 个苹果,但对 3+3＝6 的计算感到困难,必须经过实物的图形等多次计算后才能掌握。随着年龄增大,儿童逐渐学会综合、分析、分类、比较等抽象思维方法,使思维具有目的性、灵活性和判断性,在此基础上进一步发展独立思考的能力。

（四）想象的发展

想象(imagination)是对感知过的事物进行思维加工、改组、创造出现实中从未有过的事物形象的思维活动,常常通过讲述、画图、写作、唱歌等表达出来。

新生儿没有想象能力;1～2 岁儿童由于生活经验少,语言尚未充分发育,仅有想象的萌芽,局限于模拟成人生活中的某些个别的动作,如模拟妈妈的动作给布娃娃喂饭;3 岁后儿童想象内容稍多,但仍为片段、零星的;学龄前期儿童想象力有所发展,但以无意想象和再造想象为主,想象的主题易变;学龄期儿童有意想象和创造性想象迅速发展。

（五）情绪、情感的发展

情绪(emotion)是个体生理或心理需要是否得到满足时的心理体验和表现。情感(feeling)则是在情绪的基础上产生的对人、物的关系的体验,属较高级复杂的情绪。外界环境对情绪的影响甚大。

新生儿因不适应宫外环境,常表现出不安、啼哭等消极情绪,而哺乳、抚摸、抱、摇等则可使其情绪愉快。6 个月后儿童能辨认陌生人时逐渐产生对母亲的依恋及分离性焦虑,9～12 个月时依恋达高峰,以后随着与别人交往的增多,逐渐产生比较复杂的情绪,如喜、怒和初步的爱、憎等,也会产生一些不良的情绪,如见人怕羞、怕黑、嫉妒、爱发脾气等。婴幼儿情绪表现特点为时间短暂,反应强烈,容易变化,外显而真实,易冲动,但反应不一致。随年龄增长和与周围人交往的增加,儿童对客观事物的认识逐步深化,对不愉快因素的耐受性逐渐增强,逐渐能有意识地控制自己的情绪,情绪反应渐趋稳定,情感也日益分化,产生信任感、安全感、荣誉感、责任感、道德感等。有规律的生活,融洽的家庭气氛,适度的社交活动和避免精神紧张与创伤,能使儿童维持良好、稳定的情绪和情感,有益于智能发展和优良品德的养成。

（六）意志的发展

意志(will)为自觉地、主动地调节自己的行为,克服困难以达到预期目标或完成任务的心理过程。

新生儿无意志,随着语言、思维的发展,婴幼儿开始有意行动或抑制自己某些行动时即为意志的萌芽。随着年龄增长,语言思维不断发展,社会交往也越来越多,加上成人教育的影响,儿童意志逐步形成和发展。积极的意志主要表现为自觉、坚持、果断和自制;消极的意志则表现为依赖、顽固和易冲动等。成人可通过日常生活、游戏和学习等来培养孩子积极的意志,增强其自制力、独立性和责任感。

（七）个性和性格的发展

个性(personality)是个人处理环境关系时所表现出来的与他人不同的习惯行为方式和倾向性,包括思想方法、情绪反应、行为风格等。每个人都有特定的生活环境和自己的心理特点,因此表现在兴趣、能力、气质等方面的个性各不相同。性格(character)是个性心理特征的重要方面,是在人的内动力与外环境产生矛盾和解决矛盾的过程中发展起来的,具有阶段性。

婴儿期由于一切生理需要均依赖成人,逐渐建立对亲人的依赖性和信赖感,如不能产生依恋关系,将产生不安全感。幼儿时期儿童已能独立行走,说出自己的需要,自我控制大小便,故有一定自主感,但又未脱离对亲人的依赖,常出现违拗言行与依赖行为相交替现象。学龄前期儿童生活基本能自理,主动性增强,但主动行为失败时易出现失望和内疚。学龄期儿童开始正规学习生活,重视自己勤奋学习的成就,如不能发现自己学习潜力将产生自卑。青春期少年体格生长和性发育开始成熟,社交增多,心理适应能力加强但容易波动,在感情问题、伙伴问题、职业选择、道德评价和人生观等问题上处理不当时易发生性格变化。

在儿童性格的发展中,父母教育有着十分重要的影响(表 2-3)。

表2-3 父母教育态度与儿童性格的关系

父母态度	儿童性格
民主	独立、大胆、机灵、善于与人交往、协作、有分析思考能力
过于严厉,经常打骂	冷酷无情、顽固、缺乏自信及自尊
溺爱	骄傲、自私、任性、缺乏独立性
过于保护	依赖性强、被动、沉默、缺乏社交能力
父母意见分歧	两面讨好、投机取巧、易说谎
支配性	顺从、依赖、缺乏独立性

知 识 拓 展

儿 童 气 质

气质(temperament)是个体对体内、外刺激以情绪反应为基础的行为方式,是个性心理特征之一,主要表现在心理活动的强度(情绪、意志)、速度(操作、适应)、稳定性(情绪、注意)、灵活性(反应性)和指向性(内、外向,兴趣)等方面,其特点是通过人与人相互交往中显现出来的。

现代儿童气质理论(child temperament theory)的最早研究者是美国的儿童精神病医生托马斯(Thomas)和切斯(Chess),他们发现婴儿出生后不久即在气质上表现出彼此不同的个体差异,提出了儿童气质有9个维度(特征、因子):

①活动水平:指在日常生活中的运动量;②节律性:指饥饿、睡眠、大小便等生理活动是否有规律;③趋避性:指对新刺激的初始反应特点是接受还是躲避;④适应性:指对新环境或新刺激的适应过程的快慢;⑤反应强度:指反应的能量,不管它的性质或方向;⑥心境特点:指儿童日常生活中友好的、愉快的、高兴的行为与不友好的、不高兴的行为数量之比.即主导心境状态;⑦注意广度和坚持性:指专心于活动的时间,分心对活动的影响;⑧注意分散度:指注意力是否容易从正在进行的活动中转移;⑨反应阈值:指唤起一个可以分辨的反应所要的刺激(如光、噪音或其他)的强度。

根据上述9个特征以及行为表现,将儿童气质分为4种类型:

易养型:生物功能规律性强,易接受新事物和陌生人,情绪多为积极、反应中等,适应快,易抚养。约占儿童的40%。

难养型:生物功能不规律,对新事物和陌生人退缩,适应慢,经常表现消极情绪且反应强烈,难抚养。约占儿童的10%。

启动缓慢型:对新事物和陌生人最初反应是退缩,适应慢,反应强度低,消极情绪较多。约占儿童的15%。

中间型:是以上几种类型的混合类型。约占35%。

儿童气质评定可采用不同年龄儿童气质评定量表或问卷。

儿童气质类型没有好坏之分,但它决定着儿童的行为方式,同时对儿童行为问题的发生有较大影响。了解儿童气质特点,预测儿童的行为问题,并针对不同的气质特征采取不同的抚养方式和教育方式,即注重与气质特点的"调适",将有助于预防行为问题的发生。

六、社会行为的发展

儿童社会行为(personal-social behavior)是各年龄阶段心理行为发展的综合表现,其发展受外界环境的影响,也与家庭、学校、社会对儿童的教育有密切关系,并受神经系统发育程度的制约。新生儿醒觉时间短,对周围环境反应少,但不舒服时会哭叫,抱起来即安静;2~3个月时能以笑、停止啼哭、发音

Note:

等行为表示认识父母;3~4个月时开始出现社会反应性的大笑,对母亲声音表示愉快;7~8个月时表现出认生,对发声玩具感兴趣等;9~12个月是认生的高峰,会模仿别人的动作,呼其全名会转头;12~13个月喜欢玩变戏法和躲猫猫游戏;18个月时逐渐有自我控制能力,成人在附近时可独自玩很久;2岁时不再认生,易与父母分开,爱表现自己,吸引别人注意,喜听故事、看画片,能执行简单命令;3岁时人际交往更熟练,与人同玩游戏,能遵守游戏规则;此后,随着接触面的不断扩大,对周围人和环境的反应能力更趋完善。

儿童神经精神发育进程见表 2-4。

表 2-4　儿童神经精神发育进程

年龄	粗细动作	语言	适应周围人和物的能力及行为
新生儿	无规律,不协调动作,紧握掌	能哭叫	铃声使全身活动减少;或哭渐止,有握持发射
2 个月	直立位及俯卧位时能抬头	发出和谐的喉音	能微笑,有面部表情,眼随物转动
3 个月	仰卧位变为侧卧位,用手摸东西	咿呀发音	头可随看到的物品或听到的声音转动180°,注意自己的手
4 个月	扶着髋部时能坐,或在俯卧位时用两手支持抬起胸部,手能握持玩具	笑出声	抓面前物体,自己玩手,见食物表示喜悦,较有意识地哭笑
5 个月	扶腋下能站得直,两手各握一玩具	能喃喃地发出单调音节	伸手取物,能辨别人声,望镜中人笑
6 个月	能独坐一会,用手摇玩具	能听懂自己的名字	能认识熟人和陌生人,自拉衣服,自握足玩
7 个月	会翻身,自己独坐很久,将玩具从一手换入另一手	能发"爸爸""妈妈"等复音,但无意识	能听懂自己的名字,自握饼干吃
8 个月	会爬,会自己坐起来,躺下去,会扶着栏杆站起来,会拍手	重复大人所发简单音节	注意观察大人的行动,开始认识物体,两手会传递玩具
9 个月	试独站,会从抽屉中取出玩具	能懂几个较复杂的词句,如"再见"等	看见熟人会手伸出来要抱,或与人合作游戏
10~11 个月	能独站片刻,扶椅或推车能走几步,拇、示指对指拿东西	开始用单词,一个单词表示很多意义	能模仿成人的动作,招手"再见",抱奶瓶自食
12 个月	独走,弯腰拾东西,会将圆圈套在木棍上	能叫出物品名字,如灯、碗,指出自己的手、眼	对人和事物有喜憎之分,穿衣能合作,用杯喝水
15 个月	走得好,能蹲着玩,能叠一块方木	能说出几个词和自己的名字	能表示同意、不同意
18 个月	能爬台阶,有目标地扔皮球	能认识和指出身体各部分	会表示大小便,懂命令,会自己进食
2 岁	能双脚跳,手的动作更准确,会用勺子吃饭	会说 2~3 字构成的句子	能完成简单的动作,如拾起地上的物品,能表达喜、怒、怕、懂
3 岁	能跑,会骑三轮车,会洗手、洗脸,脱、穿简单衣服	能说短歌谣,数几个数	能认识画上的东西,认识男女,自称"我",表现自尊心、同情心,害羞
4 岁	能爬梯子,会穿鞋	能唱歌,讲述简单故事情节	能画人像,初步思考问题,记忆力强,好发问
5 岁	能单腿跳,会系鞋带	开始识字	能分辨颜色,数 10 个数,知物品用途及性能
6~7 岁	参加简单劳动,如扫地、擦桌子、剪纸、泥塑、结绳等	能讲故事、开始写字	能数几十个数,可简单加减,喜独立自主

Note:

七、儿童睡眠

睡眠是生命中的一个重要生理过程,人的一生中有 1/3 的时间在睡眠中度过。在儿童,睡眠是早期发育中脑的基本活动,在生命的早期所需睡眠时间更长。

新生儿总睡眠时间在各期儿童中最长,每天 16~20h,昼夜睡眠时间基本相等。婴儿 1~2 个月时,开始随光线强度变化调整睡眠;2~3 个月是建立昼夜睡眠规律的关键期;2~12 个月每天总睡眠时间 12~13h,其中夜间睡眠 9~10h,日间睡眠 3~4h;2~5 岁儿童,夜间睡眠 9~11h,多有 1 次日间小睡。高质量睡眠有助于儿童的智力发育,与儿童的认知功能、学习和注意力密切相关并能促进体格生长。

八、神经心理发育的评价

儿童神经心理发育水平表现在感知、运动、语言和心理过程等各种能力及性格方面,对这些能力和特征的检查称为心理测验(psychometry)。婴幼儿期心理测验常称为发育测验或发育评估。采用的儿童心理测验方法有发育量表、智能测验、适应行为等多种类型,依据其作用和目的又可分为筛查性测验(screening tests)和诊断性测验(diagnostic tests)两大类(表 2-5)。

表 2-5 儿童智能(发育)筛查法与诊断法的区别

	筛查法	诊断法
测验目的	了解被测儿童发育程度,将智力发育可疑有问题的儿童筛查出来	对智力发育有问题的儿童做全面评估
量表特点	方法简单	设计严谨,方法复杂
测试时间	10~15min	1~2h
结果判断	正常或可疑、异常	智商或发育商
适用对象	正常儿童、高危儿以及可能有问题的儿童	筛查结果有问题的儿童、需要早期干预的对象

(一)发育水平测验

1. 筛查性测验

(1)丹佛发育筛查测验(denver developmental screening test,DDST):是测量儿童心理发育最常用的方法,适用于 2 个月~6 岁儿童(实际应用<4.5 岁)。共 104 个项目,各以横条代表,分布于个人-社会、精细动作-适应性、语言、大运动 4 个能区(图 2-12),检查时逐项检测并评定其及格或失败,最后评定结果为正常、可疑、异常、无法解释。对可疑或异常者应进一步作诊断性测验。

(2)0~6 岁儿童智能发育筛查测验(developmental screening test for child under six,DST):由复旦大学附属儿科医院编制,特别针对 DDST 在 4 岁以上项目较少及文化差异等问题做了改进。量表测验内容分为运动、社会适应、智力 3 个领域,共 120 个项目。

(3)年龄与发育进程问卷-中文版(age and stages questionnaire-Chinese edition,ASQ-C):适用于 1~66 个月儿童的发育筛查,分为沟通、粗大运动、精细运动、解决问题和个人-社会 5 个能区,各有 6 个项目,共 30 个问题。主要由家长(看护者)回答问题,不明确的可现场测试。

(4)Peabody 图片词汇测验(Peabody picture vocabulary test,PPVT):适用于 4~9 岁儿童。测验由 120 张图片组成,每张印有 4 幅不同的图画。检查时测试者讲一个词汇,要求儿童指出其中相应的一幅画。该法可测试儿童听觉、视觉、知识、语言词汇、推理、综合分析、注意力、记忆力等,方法简便,测试时间短,尤其适用于语言或运动障碍者。PPVT 与言语智商相关性好,与操作智商相关性较差。

(5)绘人测验(human figure drawings,HFDs):适用于 5~9.5 岁儿童。要求儿童根据自己的想象在一张白纸上用铅笔画一全身正面人像,然后根据人像身体部位、各部比例和表达方式的合理性等进行评分。绘图结构不良、细节变形或随意涂改构图等,都提示可能存在认知水平、手眼协调、精细动作

小 儿 发 育 筛 查 表

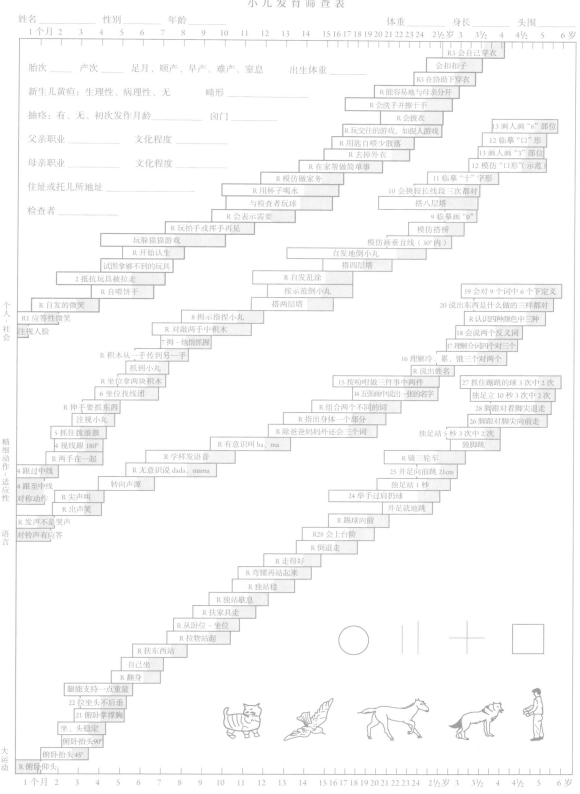

图 2-12　DDST 发育筛查表

控制以及情绪方面的问题。HFD 方法简便,易于儿童接受,10~15min 可完成,不需语言交往,可用于不同语言地区。儿童绘人能力取决于神经系统的成熟程度,较少取决于画人的技巧。绘人测验结果与其他智能测验的相关系数在 0.5 以上,与推理、空间概念、感知能力的相关性更显著。

（6）学前儿童智能筛查量表(简称"50 项"):适用于 4~7 岁儿童。主要了解儿童一般智力发育水平,可作为儿童入学前参考。量表分为回答问题和操作两大类共 50 个题目,包括自我认识能力 13 项,如指出身体的各部位,说出姓名及家庭住址等;运动能力 13 项,如负重跑、双脚并足起跳、自己穿衣裤等;记忆能力 4 项,如复述数字、故事;观察能力 6 项,如指出图片中的缺损、错误等;思维能力 9 项,如左右、日期等概念,对故事内容进行推理分析等;常识 5 项,如说出颜色、几何图形、食物的来源等。

2. 诊断性测验

（1）盖瑟尔发育量表(Gesell developmental schedules,GDS):适用于 4 周~6 周岁儿童。评价和诊断儿童神经系统发育及功能成熟情况。从适应性行为、大运动、精细运动、语言、个人-社会 5 个方面进行检查,并把 4 周、16 周、28 周、40 周、52 周、18 个月、2 岁、3 岁、4 岁、5 岁、6 岁作为关键年龄(key-age),即在这些阶段显示出飞跃进展,测得结查以发育商(developmental quotient,DQ)表示。

（2）贝莉婴儿发育量表(Bayley scales of infant development,BSID):美国儿童心理学家 Bayley 编制,2006 年完成第 3 版(BSID Ⅲ)修订。适用于 1~42 个月的儿童。测试心理发育水平,确定是否有发育迟缓及干预后的效果,也是研究儿童神经心理发育的工具。从认知、语言、运动、社会情感和适应性行为 5 个领域评估儿童发展。

（3）格里菲斯精神发育量表(Griffiths mental development scales,GMDS):适用于 0~8 岁儿童,评估内容包含运动、个人-社会、语言、手眼协调、行为表现及实际推理 6 个领域,通过各个测试以此尽可能早期发现是否存在行为发育落后。

（4）韦氏学前及初小智能量表(Wechsler preschool and primary scale of intelligence,WPPSI)和韦氏儿童智能量表(Wechsler intelligence scale for children,WISC):WPPSI 适用于 4~6.5 岁儿童,WISC 适用于 6~16 岁儿童。测试内容包括词语类及操作类两大部分,测查一般智力水平、言语和操作水平,以及各种具体能力,如知识、计算、记忆、抽象思维等,是智力评估和智力低下诊断的重要方法之一。

（5）斯坦福-比奈智能量表(Standford-Binet intelligence scale,S-B):适用于 2~18 岁的儿童青少年。测评一般智力水平或用于对精神发育迟滞作出诊断和程度分类。测试内容包括幼儿的具体智能如感知、认知和记忆,以及年长儿的抽象智能如思维、逻辑、数量和词汇等。结果以智商(IQ)表示。

（二）适应性行为评定

适应性行为指人适应外环境赖以生存的能力,即个人处理日常生活和承担社会责任达到他的年龄和所处社会文化条件所期望的程度。

1. 婴儿-初中学生社会生活能力量表　是目前国内普遍采用的一种适应性行为检查量表,根据日本"S-M 社会生活能力检查表"修订,适用于 6 个月~15 岁儿童青少年。全量表共 132 项,包括 6 种行为能力:①独立生活能力,包括进食、脱穿衣服、料理大小便、个人和集体清洁卫生等;②运动能力,包括走路、上台阶、认识交通标志等;③作业能力,包括抓握物品、画剪图形、系鞋带、使用电器和烧水、做菜等;④交往能力,包括叫名转头、说话、懂简单指令、打电话、写信和日记等;⑤参加集体活动,包括做游戏、值日、参加文体活动等;⑥自我管理,包括不随便拿别人东西、控制自己不提无理要求等。

2. Achenbach 儿童行为量表(child behavior checklist,CBCL)　适用于 4~16 岁,筛查儿童的社会能力和行为问题。量表分 3 个部分。第一部分为一般项目,包括姓名、性别、年龄、父母职业等;第二部分为社会能力,包括参加运动情况、参加活动情况、参加课余爱好小组情况、课余爱好及家务劳动、交友情况、与家人及伙伴相处情况、在校学习情况 7 项;第三部分为行为问题,共 113 项,是量表的主要部分,由父母根据儿童最近半年内的表现填写。量表内容全面,能够发现不同性别、年龄段的不同行为问题。

3. 中国儿童气质量表(Chinese child temperament scale,CCTS)　评价儿童气质的工具。通过父母或教师对儿童行为的评定,推测出儿童在以下 9 个维度上的特征,即活动水平、生理活动节律、趋避性、适应性、感觉阈限、情绪表达强度、心境特性、注意分散度、坚持性与注意广度。根据这九方面的特征,儿童的气质可被划分为 5 个类型:平易型(亦称随和型或容易抚育型)、麻烦型(亦称困难型)、发动缓慢型(也称缓慢型)、中间型包括中间偏平易型和中间偏麻烦型。

4. Conners 儿童行为量表(Conners child behavior checklist)　适用于 3~17 岁儿童,主要用于评估儿童行为问题,特别是儿童注意缺陷多动障碍(ADHD),分为 Conner 父母用症状问卷(PSQ)、Conner 教师用评定量表(TRS)及 Conner 简明症状问卷(ASQ),内容涉及注意力缺陷、多动-冲动和品行问题 3 个方面。

5. 孤独症行为量表(austism behavior checklist,ABC)　适用于 8 个月~28 岁。量表列出了 57 项孤独症儿童的行为特征,包括感觉能力(S)、交往能力(R)、运动能力(B)、语言能力(L)和自我照顾能力(S)5 个方面。

6. 改良婴幼儿孤独症量表(modified checklist for autism in toddlers,M-CHAT)　是初期孤独症筛查工具,适用于 16~48 个月的儿童,共 23 个条目,由父母或代养人完成,专业人员评分并给出结论。

7. 儿童孤独症评定量表(childhood autism rating scale,CARS)　是临床常用的孤独症诊断量表,不仅能区分智障者和孤独症,也能对孤独症的轻重程度加以判断,适用于 2 岁以上儿童,包括 15 个评定项目:人际关系、模仿(词和动作)、情感反应、躯体运动能力、与非生命物体的关系、对环境变化的适应、视觉反应、听觉反应、近处感觉反应、焦虑反应、语言交流、非语言交流、活动水平、智力功能、总的印象。

（三）心理测验注意事项

儿童心理测验只用于评定儿童神经心理发育水平,不能诊断疾病;发育量表的功能是测验儿童在某一年龄段的神经心理功能发育水平,并不能完全预示以后能力的高低。心理测验必须由经过专门训练的专业人员进行;根据目的选择测验;测试过程中与被试儿童建立友好、信任的关系,根据儿童年龄、性别、情绪等调整交流方式;正确解释测验结果并对结果保密。受试儿童宜精神饱满、无身体不适。测试环境光线柔和、温度适宜、安静、舒适,测试开始后避免他人进出测试房间。

【附】　丹佛发育筛查测验（DDST）

检查对象: 一般为 6 岁以下儿童。此法属筛查性,并非发育诊断方法,不能测智商,无法对儿童将来的发育起预测作用,也不能诊断和评价发育障碍名称和程度。检查者须受严格训练,并按照标准规定方法及物品进行检查。

测验工具: ①红色绒线团 1 个(直径 10cm);②葡萄干或类似大小的糖丸若干粒;③细柄摇荡鼓 1 个;④8 块每边 2.5cm 长的正方形木块(红色 5 块,蓝、黄、绿色各 1 块);⑤透明无色玻璃小瓶 1 个,口径 1.5cm;⑥小铃铛 1 只;⑦小皮球 1 只(直径 7~10cm);⑧红铅笔 1 支、白纸 1 张。

测验项目: DDST(图 2-11)共有 104 个项目,分布于 4 个能区:个人-社会、精细动作-适应性、语言、大运动。图的顶边线及底边线划有年龄标记。104 个项目各以横条代表,置于年龄线间的各能区内,每一横条上标有 4 个点,分别代表 25%、50%、75% 及 90% 的正常儿童能完成该项目的年龄刻度。横条内有"R"的项目,表示该项目允许向家长询问而得结果(report)。横条内注有"1、2……28"是注解,测试时按注解进行。

测验前准备: 测验的成功需要儿童的配合,因此,必须使儿童安定舒适,双手能接触到检查工具。测验前检查者应向家长说明 DDST 为发育筛查性测验,并非测智商,测验项目并不要求儿童全部正确完成,并希望家长配合,对询问的项目要如实反映,不必紧张。每次测验前首先按儿童年龄(根据生日查明岁、月、天确切年龄;早产儿须矫正年龄,1 岁后不再矫正)在测验图上从顶线至底线,经各能区划一条正确的年龄线,并在顶线点上写明检查日期。

测验程序: 一般按测验图排列的先后进行。每个能区先测年龄线左侧的项目,至少先做 3 个项目,再测右侧的项目,因右侧项目的难度渐高。或选儿童容易成功的项目先做,以树立其信心。每一项目可重复测试 3 次,再决定成败,提问时切忌暗示答案。各项目评分记在该项目横条的 50% 处,评分标记"P"表示通过,"F"为失败,"R"为儿童不合作,"NO"为儿童无机会或无条件完成,"NO"在计算总分时不予考虑。年龄线左侧3个项目失败者为发育延迟,切年龄线的项目失败者不能认为发育延迟。测验时检查者应同时观察儿童的行为、表情、注意力、自信心、语言表达情况、有无异常行为、与家长关系及与检查者配合等情况。

注解:

1. 检查者试逗引小儿笑。检查者自己向小儿微笑或交谈或挥手,但不要接触小儿,小儿作出微笑应答。

2. 当小儿正在高兴地玩着玩具时,检查者硬把玩具拿开,他若表示抗拒算及格。

3. 自己穿鞋时不要求系带,穿衣时不要求自己扣背部纽扣。

4. 以弧线方式将毛线球向左右交替移动,毛线球距离小儿面部15cm,小儿视线跟随目标以中线为中央移动90°,过中央线180°算通过。

5. 把摇荡鼓接触小儿指端,小儿能握住它。

6. 小球从桌边滚下时,小儿视线会跟随它,好像在追逐它,直到小球不见或想看它究竟滚向哪里。检查者掷球时,应敏捷使球滚出,几乎不令小儿见到检查者手,掷球时勿挥臂。

7. 小儿用拇指和另一指摘小丸(平剪摘)。

8. 用示指、拇指指端摘小丸,摘时腕部离桌面,从上面摘(垂指摘)。

9. 照样学画圈,不示范,不要说出式样。要求线的头尾连接成圈即可。

10. 先给看长短二线,然后问哪一条线长一些(不要问大一些),然后把纸旋转180°再问哪条长(3试3成或6试5成)。

11. 能画十字便及格(二线交叉),不要求指定角度,不示范,不要说出式样。

12. 先嘱小儿照样画,倘不能做,检查者便示范,不要说出式样。要求图案具有4个方角便及格。

13. 评分时对称部分每对算作一个单元(二臂、二腿、二眼等仅算作一个单元)。

14. 点画片嘱小儿说出名称(仅作声而未叫出名称,不通过)。

15. 检查者嘱小儿:"把积木给妈妈""把积木放在桌上""把积木放在地上",3试2成。注意:检查者不要指点或用头、眼示意。

16. 检查者问小儿:①冷了怎么办? ②饿了怎么办? ③累了怎么办? 3问2答对。

17. 检查者嘱小儿:①把积木放在桌面上;②放在桌子下;③放在椅子前;放在椅子后。注意:检查者不用手指点或用头、眼示意。4试3成。

18. 检查者问以下问题,嘱小儿回答(填空):①火是热的,冰是_____;②妈妈是女的,爸爸是_____;③马是大的,老鼠是_____。3题2对。

19. 嘱小儿解释下列9个字词的意义:球;湖(或河);桌子;房屋;香蕉(或其他水果);窗帘;天花板;篱笆(或围墙);人行道。能说出用途、结构、成分或分类都算及格(例如香蕉是水果,不只说颜色是黄的)。9项中有6项答对算通过。

20. 检查者问小儿:"汤匙(勺)是什么做的?";"鞋是什么做的?";门是什么做的?"。不准问其他事物代替。3试3成。

21. 小儿俯卧用双侧前臂及/或用双手撑起胸部离开桌面。

22. 检查者握住小儿双手轻轻拉他,从仰卧位到坐位,这时小儿头不后仰为及格。

23. 小儿上楼梯时允许手扶墙壁或栏杆,但不准成人搀扶或爬行。

24. 小儿举手过肩掷球给1米外的检查者。

25. 能并足平地跳远约21cm。

26. 嘱小儿向前步行,前后两脚间距离不超过2.5cm。检查者可示范,要求小儿连续走4步,3试2成。

27. 检查者在90cm外,把球拍给小儿,要求小儿能用手接球,不准用臂抱球。3试2成。

28. 嘱小儿后退走,前后两足距离不超过2.5cm。检查者可示范,要求小儿连续退4步,3试2成。

测验结果评定:DDST最后结果评定可分为正常、可疑、异常、无法解释。

异常:2个或更多能区,每个能区有2项或更多项目发育延迟。

异常:1个能区具有2项或更多的项目发育延迟,加上1个能区或更多能区有1项发育延迟和该能区切年龄线的项目均为"F"。

可疑:1个能区具有2项或更多项目发育延迟。

可疑:1个或更多能区具有1项发育延迟和该能区切年龄线的项目均为"F"。

无法解释:由于儿童不合作,评为"NO"的项目太多,以至结果无法评定。注意不能将不合作误评为失败。

正常:无上述情况。

第一次测验结果为异常、可疑或无法解释者,2~3周后应予复试。复试时应更为慎重,选择更为合适的时间和环境,如复试结果仍为异常、可疑或无法解释,家长认为检查结果与儿童日常表现一致,应进一步作诊断性测验,或转至有关专业人员(心理学、神经病学、视听觉学、发育儿科学等)处做进一步检查和评价。

1981年Frankenberg对DDST再次修订,精简检测项目,即先测查年龄线左侧的3个项目,4个能区共12个项目,缩短了筛查时间。如12个项目全部通过,评定结构为正常。若12个项目不是全部通过,则按照前述方法,切年龄线项目都要检查,再做出结果判定。

第五节　儿童发展理论

几个世纪以来,生物学家、社会学家及心理学家都从不同的角度研究了人的生长发育,由此产生了许多理论。这些理论对于帮助人们了解人在各个生长发育时期的心理及行为特点有重要的意义,并使我们能更深刻地认识人的本质。

一、弗洛伊德的性心理发展理论

弗洛伊德(Sigmund Freud),著名奥地利精神病学家,被誉为"现代心理学之父",通过精神分析法观察人的行为,创建了性心理发展理论(theory of psychosexual development)。弗洛伊德的理论注重于儿童性心理的发展、对自己身体的欣赏及与他人关系的建立。他认为性本能是个性发展过程中具有重要意义的因素。他用"性心理"来描绘感官愉悦的体验,认为人的性心理发展分为5个阶段,如果某一阶段的需要未得到满足,便会产生心理及情绪问题,并影响下一阶段的发展。

(一)口腔期(oral stage,0~1岁)

此期婴儿专注于与口有关的活动,通过吸吮、吞咽、咀嚼等经口的活动来获得快乐与安全感。如口部欲望得到满足,则有助于婴儿情绪及人格的正常发展。如此期发展不顺利,则会造成以后自恋、悲观、退缩、嫉妒、猜疑、苛求等人格特征,有些人会出现咬指甲、吸烟、吸毒、酗酒等不良行为。

(二)肛门期(anal stage,1~3岁)

此期儿童关心与直肠及肛门有关的活动,愉快感主要来自排泄所带来的快感及自己对排泄的控制。排便环境和氛围对儿童的个性有着深远的影响,如父母在这段时期对儿童的大小便训练恰当,则孩子能与父母产生和谐的关系,养成有秩序的习惯,学会控制自己,并形成日后人际关系的基础。如父母对儿童的大小便训练出现问题或儿童有与排泄有关的不愉快经历,则会形成缺乏自我意识或自以为是、冷酷无情、顽固、吝啬、暴躁等人格特征。

(三)性蕾期(phallic stage,3~6岁)

此期儿童对自己的性器官感兴趣,并察觉到性别差异。男孩经由恋母情结而偏爱母亲,女孩则经恋父情结而偏爱父亲。健康的发展在于与同性别的父亲或母亲建立起性别认同感,有利于形成正确的性别行为和道德观念。如发展不顺利,则会产生性别认同困难或由此而产生其他的道德问题。

(四)潜伏期(latent stage,6~12岁)

此期儿童早期的性欲冲动被压抑到潜意识领域,把精力投放到智力及身体的活动上,儿童的兴趣不再限于自己的身体,转而注意自己周围环境中的事物,愉快感来自对外界环境的体验,喜欢与同性别的伙伴游戏或一起活动。如果发展好,可获得许多人际交往经验,促进自我发展。此期发展不顺利,则会造成强迫性人格。

(五)生殖期(genital stage,12岁以后)

此期深藏于潜意识中的性欲冲动,随青春期的到来开始涌现。儿童对异性发生兴趣,注意力由父母转移到所喜爱的性伴侣,有了与性别有关的职业计划、婚姻理想。如此期性心理发展不顺利,会导致严重的功能不全或病态人格。

性心理发展理论的主要贡献在于发现了潜意识及其在人类行为中所起的作用。人们常常不注意潜意识,因而往往无法认清一些影响人们情绪和支配人们行为的真正动机。性心理发展理论有助于护士正确理解和评估不同年龄阶段儿童外在的焦虑、紧张、愤怒等不良情绪和反常行为作为一种心理防卫所反映出的内心深处的需要和期盼,及时采取有效的护理措施,并指导家长根据不同年龄阶段性心理发展的特点,养育和训练儿童,以利于儿童健康人格的发展。如当幼儿住院时,应询问其在家时的排便方式和习惯,并应尽量维持其已养成的习惯;对于12岁以上的孩子应进行必要的性知识教育,护理时注意保护其隐私。

二、艾瑞克森的心理社会发展理论

艾瑞克森(Erik H Erikson),美籍丹麦裔心理学家,将弗洛伊德的理论扩展至社会方面,形成了心理社会发展理论(theory of psychosocial development)。艾瑞克森的理论强调文化及社会环境对人发展的影响,认为生命的历程就是不断达到心理社会平衡的过程。他将人的一生分为8个心理社会发展阶段(前5个阶段与儿童的心理社会发展有关),并认为每个阶段均有一个特定的发展问题,这些问题即是儿童健康人格的形成和发展过程中所必须遇到的挑战或危机。成功地解决每一阶段的发展问题,就可健康地步入下一阶段;反之,将导致不健康的结果而影响后一阶段的发展。

(一)婴儿期(0~1岁)

主要的心理社会发展问题:信任对不信任(trust vs mistrust)。信任感是发展健全人格最初且最重要的因素,人生第一年的发展任务是与照顾者(通常是父母)建立起信任感,学习爱和被爱。良好的照料是发展婴儿信任感的基本条件。婴儿来到一个陌生的环境,必须依靠他人来满足自己的需要,如果母亲或母亲代理人的喂养、抚摸等使儿童的各种需要得到满足,儿童的感受是愉快的和良好的,其对父母的信任感就得以建立,这一信任感是儿童对外界和他人产生信任感的来源。信任感发展的结果是乐观,对环境和将来有信心,形成有希望的品质(virtue of hope)。与此相反,如果儿童经常感受到的是痛苦、危险和无人爱抚,便会产生不信任感和不安全感,婴儿会把对外界的恐惧和怀疑情绪带入以后的发展阶段。

(二)幼儿期(1~3岁)

主要的心理社会发展问题:自主对羞怯或怀疑(autonomy vs shame or doubt)。

此阶段幼儿通过爬、走、跳等动作来探索外部世界,很快明确独立与依赖之间的区别,并开始觉察到自己的行为会影响周围环境与环境中的人,从而形成独立自主感,他们在许多领域开始独立的探索,通过模仿他人的动作和行为进行学习;同时由于缺乏社会规范,儿童任性行为达到高峰,喜欢以"不"来满足自己独立自主的需要。当幼儿自我实现得到满足和鼓励时,其自主性得到发展。此时,如果父母替孩子包办一切,而不允许他们去做想做的事,或对其独立行为缺乏耐心,进行嘲笑、否定和斥责,将会使儿童产生羞愧和疑虑,儿童将怀疑自己的能力,并停止各种尝试和努力。因此,父母对孩子合理的自主行为必须给予支持和鼓励,避免过分干预;同时,应用温和、适当的方式约束孩子,使其按社会能接受的方式行事,学会适应社会规则。此期顺利发展的结果是自我控制和自信,形成有意志的品质(virtue of will)。

(三)学龄前期(3~6岁)

主要的心理社会发展问题:主动对内疚或罪恶感(initiative vs guilt)。

随着身体活动能力和语言的发展,儿童探究范围扩大,他们开始主动探索周围的世界,敢于有目的地去影响和改变环境,并能以现实的态度去评价个人行为。如果对他们的好奇和探究给予积极鼓励和正确引导,则有助于他们主动性的发展,这意味着他们愿意发明或尝试一些新活动或新语言,他们自己订计划、定目标,并极力争取达到目标,而不是单纯地模仿其他孩子或父母的行为。反之,如果成人总是指责孩子的行动是不好的,禁止他们有一些离奇的想法或游戏活动,或要求他们完成其力所不能及的任务,都会使他们产生内疚感、缺乏自信、态度消极、怕出错、过于限制自己的活动。此期顺利发展的结果是建立方向感和目标感,形成有目的的品质(virtue of purpose)。

(四)学龄期(6~12岁)

主要的心理社会发展问题:勤奋对自卑(industry vs inferiority)。

此期是成长过程中的一个决定性阶段。儿童迫切地学习文化知识和各种技能,学会遵守规则,从完成任务中获得乐趣,并强烈追求如何将事情做得完美。如果在这个时期儿童能出色地完成任务并受到鼓励和赞扬,则可发展勤奋感;如果无法胜任父母或老师所指定的任务,遭受挫折和指责,就会产生自卑感。此期顺利发展的结果应是学会与他人竞争,求得创造和自我发展,形成有能力的品质(virtue of competence)。父母、老师等都有责任帮助儿童发掘其自身的勤奋潜力。

(五)青春期(12~18岁)

主要的心理社会发展问题:角色认同对角色混淆(identity vs role confusion)。

随着身体迅速而显著的变化,青少年开始关注自我,探究自我,经常思考我是怎样一个人或适合怎样的社会职业(角色)的问题。他们极为关注别人对自己的看法,并与自我概念相比较,一方面要适应自己必须承担的社会角色,同时又想扮演自己喜欢的新潮形象,因此,他们为追求个人价值观与社会观念的统一而困惑和奋斗。正常的社会心理发展主要来自建立其独立自主的人生观念,并完善自己的社会能力和发展自身的潜能,形成忠诚的品质(virtue of fidelity)。如无法解决上述冲突,则会导致角色混淆,没有自控力,没有安全感。

心理社会发展理论有助于护士认识儿童发展过程中所面临的问题或矛盾,并认识到疾病常常引起这些矛盾的激化进而影响和改变儿童生活及心理的正常发展;在此基础上,护士能更好地理解儿童的行为,更准确地发现护理问题,采取有效的护理措施。如护理婴儿时,应经常抱起或抚摸,鼓励家长参与护理活动,以利于其信任感的形成;对幼儿应鼓励其进行力所能及的自理活动;允许学龄儿帮助准备或整理用物(如准备胶布等),使其有成就感;对儿童提出的各种问题应予耐心解答,对儿童有益的主动行为要加以赞赏。

三、皮亚杰的认知发展理论

皮亚杰(Jean Piaget),瑞士心理学家,基于对儿童行为的长期观察,提出了儿童认知发展理论(theory of cognitive development)。皮亚杰认为儿童的智力起源于他们的动作或行为,智力的发展就是儿童与经常变化着的、要求其不断作出新反应的外部环境相互作用的结果。皮亚杰把认知发展过程分为4个原则阶段,每个阶段都是对前一个阶段的完善,并为后一阶段打下基础。各个阶段的发展与年龄有一定关系,但每个人又由于其他因素的影响而各不相同。

(一)感觉运动期(sensorimotor stage,0~2岁)

儿童通过与周围事物的感觉运动性接触,如吸吮、咬、抓握、触摸、敲打等行动来认识世界,其间经历6个亚阶段,主要特征是形成自主协调运动,能区分自我及周围的环境,构成了自我概念的雏形,开始出现心理表征,能将事物具体化,对空间有一定的概念,并具有简单的思考能力,形成客体永久概

Note:

念,即意识到物体是永远存在的而不会神秘消失。

(二) 前运思期 (preoperational stage, 2~7 岁)

此期儿童能用语言符号、象征性游戏等手段来表达外部事物。思维特点是以自我为中心、单维、不可逆,即从自己的角度去考虑和看待事物,不能理解他人的观点,只注意事物的一个方面,不理解事物的转化或逆向运动;能将事物依次接连起来,但缺乏正确的逻辑推论能力。

(三) 具体运思期 (concrete operational stage, 7~11 岁)

此期儿童能比较客观地看待周围事物,不再以自我为中心,学会从别人的观点看问题,能理解事物的转化,并能凭借具体形象的支持,进行逻辑推理活动,形成守恒概念,即能认识到客体外形变化,其特有的属性可以不变,能进行可逆性思维。

(四) 形式运思期 (formal operational stage, 12 岁以上)

此阶段儿童的思维能力开始接近成人水平,他们不仅思考具体的(现存的)事物,也能思考抽象的(可能发生的)情境,并具有综合性的思维能力、逻辑推论能力及决策能力。

认知发展理论可帮助护士了解不同发展阶段儿童的思维和行为方式,设计出刺激和促进儿童发展的活动,并采取儿童能够接受的语言和方式与之沟通;根据不同时期儿童智力发展水平,为他们选择治疗性的玩具、图书、画片或阅读材料,向他们有效地解释治疗和护理过程,以及传授健康保健的方法,以提高护理质量。例如,可根据具体运思期儿童依赖具体形象进行逻辑推理的特点,运用生动形象的图片、模型、事例帮助他们理解护理要求,使他们能自觉配合和参与护理活动。

四、科尔伯格的道德发展理论

科尔伯格(Lawrence Kohlberg),美国哈佛大学教授,基于对儿童和成人道德发展的研究,提出了 3 期 6 段的道德发展学说(theory of moral development)。科尔伯格认为,所谓道德发展,指个体在社会化过程中,随年龄的增长而逐渐学到的是非判断标准,以及按该标准去表现的道德行为。

(一) 前习俗期 (preconventional stage, 1~6 岁)

此期儿童固守家长和其他权威人物的教导,对他们来说,道德是外来的概念。当面对道德的两难情境,进行好坏、对错的判断时,他们往往依据外界对其的限制,而不能兼顾行为后果是否符合社会习俗或道德规范。此期又分为 2 个阶段:①惩罚-顺从导向阶段:儿童根据行为的结果而不是行为本身来判断好坏,是非观念建立在回避惩罚的基础上,因害怕惩罚,他们无条件地遵从规则,服从家长、老师或其他权威人士,他们没有语言和行为一致的观念。②相对功利导向阶段:是非观念主要建立在满足自身需要的基础上,以自我为中心。儿童认为正确的行为是指与自己的需求相一致的行为。尽管他们也有公平、回报、共享的概念,但这些概念是很实际的、具体的,而没有公正、感激、忠诚的含义。

(二) 习俗期 (conventional stage, 6~12 岁)

此期儿童的道德观念开始形成。当面对道德的两难情境时,他们一般以社会习俗或规范为准则,行为动机主要为符合父母、家庭、社会的需要,能遵守社会道德及法规,有了忠诚和服从的概念。此期包括 2 个阶段:①好孩子导向阶段:儿童的思维和行为都集中在他人的反应上,一切行为均为得到他人的认可,认为只有个人做得好才能赢得赞扬。儿童在理解他人感受的基础上,达到父母或他人的期望。②社会秩序导向阶段:道德发展从关心他人发展到明确社会需求上,思维和行为能遵守社会习俗和法规,服从团体规则,尊重法律权威,有责任心,有义务感,有一定的法制观念。

(三) 后习俗期 (postconventional stage, 12 岁以上)

此期儿童将社会道德规范内化,形成个人的道德理想和良心,能全面地进行自我约束,有个人需要、团体利益的道德观念和原则。当面对道德的两难情境时,他们凭自己的良心及个人的价值观念进行是非善恶的判断,而未必受传统习俗或社会规范的限制。达到此道德水平的人,并非在思想上反抗社会规范,而是在符合大众利益的基础上,寻求更适合的社会规范。此期也分为 2 个阶段:①社会契约导向阶段:尊重法规,认为人生的目标就是要对社会负责,保证大多数人的利益。②普遍道德原则导向阶段:个体将普遍的道德原则内化,凭借自己的良心判断是非,追求平等、博爱的人生原则,诸如公平、正义、尊重人格等。这些原则是个人自主选择的,并非每个人的道德水平都能达到这个阶段。

在护理过程中,护士可应用此理论对儿童及其家长进行指导,促进儿童道德的发展。如教育儿童养成良好的道德观念,首先要教育他们遵守社会规范,在适当的场合表现适当的行为;学龄期儿童处于好孩子导向阶段,要向他们说明必要的规章制度,对他们的行为多鼓励赞赏,使他们能够按照严格的规章制度指导自己的行为,这样不仅有利于他们道德观念的形成和发展,也有利于他们服从治疗护理方案,如按时服药等。

第六节　儿童生长偏离与心理行为问题

在良好适宜的环境下大多数儿童按遗传所赋予的潜力,遵循一定的规律或轨道正常生长发育,但由于受体内外各种因素的影响,有些儿童在发展过程中可能出现偏离正常规律或轨道的现象,因此必须定期监测,以及早发现问题,找寻原因加以干预。

一、儿童体格生长偏离

体格生长偏离(growth deviation)是指儿童体格生长偏离正常的轨道,是儿童生长发育过程中最常见的问题。导致体格生长偏离的原因复杂,有些可起始于胎儿期,部分为遗传、代谢、内分泌疾病所致,还有少数与神经心理因素有关,但多数仍为后天营养和疾病的影响。

(一)体重生长偏离

1. **低体重(underweight)**　儿童体重低于同年龄、同性别儿童体重正常参照值的均值减 2 个标准差($<\bar{x}-2SD$),或第 3 百分位数以下($<P_3$)。凡在生长监测过程中发现儿童年龄别体重曲线上升幅度不如前阶段,即体重增长速度减慢呈低平或下降趋势时,就应注意寻找原因,积极处理。低体重常见原因包括喂养不当、摄食过少、挑食偏食、神经心理压抑等所致的能量和蛋白质摄入不足;急慢性疾病所致的消化吸收障碍和代谢消耗增加。干预原则为补充营养物质,积极治疗原发疾病,去除有关心理因素,培养良好的饮食习惯。

2. **超重/肥胖(overweight/obesity)**　儿童体重/身长在同年龄、同性别儿童参照值的第 85 至第 97 百分位数($P_{85}\sim P_{97}$)为超重,超过第 97 百分位数($>P_{97}$)为肥胖。超重/肥胖的常见原因包括营养素摄入过多,活动量过少;病理性体重增加。干预原则为减少热能性食物的摄入和增加机体对能量的消耗;积极治疗原发疾病。

(二)身高(长)生长偏离

1. **身材矮小(short stature)**　儿童身高(长)低于同年龄、同性别儿童身高(长)正常参照值的均值减 2 个标准差($<\bar{x}-2SD$),或第 3 百分位数以下($<P_3$)。身材矮小的原因较复杂,可受父母身材矮小的影响,或由于宫内营养不良所致;某些内分泌疾病如生长激素缺乏症、甲状腺功能减低症,遗传性疾病如 21-三体综合征、Turner 综合征、黏多糖病、糖原贮积症等以及精神、心理障碍也都可导致身材矮小;但常见原因仍是长期喂养不当、慢性疾病、以及严重畸形所致的重症营养不良。在纵向生长监测中必须随访身高,尽早发现身材矮小,分析原因早期干预。

2. **身材过高(tall stature)**　儿童身高(长)高于同年龄、同性别儿童身高(长)正常参照值的均值加 2 个标准差($>\bar{x}+2SD$),或第 97 百分位数以上($>P_{97}$)。见于正常的家族性高身材、真性性早熟、某些内分泌疾病(如垂体性肢端肥大症)、结缔组织病(如马方综合征)。

二、儿童常见发育与行为问题

(一)儿童常见心理行为问题

心理行为问题在儿童生长发育过程中较为常见,对儿童身心健康的影响较大。调查显示,我国儿童行为问题检出率为 13.97% ~ 19.57%。儿童行为问题多表现在儿童日常生活中,容易被家长忽略或被过分夸大。因此,区别正常或异常的儿童行为非常必要。

儿童行为问题一般可分为:①生物功能行为问题,如遗尿、夜惊、睡眠不安、磨牙等;②运动行为问题,如吮手指、咬指甲、挖鼻孔、儿童擦腿综合征、活动过多等;③社会行为问题,如攻击、破坏、说谎等;④性格行为问题,如忧郁、社交退缩、违拗、发脾气、屏气发作、胆怯、过分依赖、嫉妒等;⑤语言问题,如口吃等。儿童行为问题的发生与生活环境、父母教养方式、父母对子女的期望等显著相关。男孩的行为问题多于女孩,男孩多表现为运动行为问题和社会行为问题,女孩多为性格行为问题。多数行为问题可在发育过程中自行消失。

1. **屏气发作**　又称呼吸暂停症,指儿童因发脾气或需求未得到满足而剧烈哭闹时突然出现呼吸暂停的现象,多见于 6~18 个月的婴幼儿。3~4 岁后,随着语言表达能力的增强和剧烈哭闹现象的减少,屏气发作自然缓解,6 岁后很少出现。发作时常有换气过度,使呼吸中枢受抑制,哭喊时屏气,脑血管扩张,脑缺氧可有昏厥、意识丧失、口唇发绀、躯干及四肢挺直、甚至四肢抽动,持续 0.5~1min 后呼吸恢复,症状缓解,唇指返红,全身肌肉松弛而清醒。屏气发作与惊厥发生无关。婴幼儿性格多暴躁、任性,好发脾气。父母的焦虑、过度呵护与关注儿童,可强化屏气发作。应加强家庭教养,避免粗暴打骂及过度迁就。发作时,需注意保持呼吸道通畅,防止异物吸入和意外受伤。

2. **吮拇指与咬指甲**　3~4 个月后的婴儿生理上有吸吮要求,常自吮手指尤其是拇指以安定自己。这种行为多在安静、寂寞、饥饿、身体疲乏时和睡前出现,随年龄增长而消失。但有时儿童因心理需要得不到满足而精神紧张、恐惧焦急,或未获得父母充分的爱,而又缺少玩具等视听觉刺激,便吮指或咬指甲自娱,渐成习惯,直到年长尚不能戒除独自读书玩耍时吮拇指或咬指甲的行为。长期吮手指可影响牙齿、牙龈及下颌发育,致下颌前突、齿列不齐,妨碍咀嚼。对这类孩子要多加关心和爱护,消除其抑郁孤独心理,当其吮拇指或咬指甲时应分散其注意力,应鼓励儿童建立改正坏习惯的信心,切勿打骂讽刺或在手指上涂抹苦药等。大多数儿童入学后受同学的影响会自然放弃此不良习惯。

3. **儿童擦腿综合征**　是儿童通过摩擦引起兴奋的一种运动行为障碍。多在入睡前、睡醒后或在独自玩耍时发生。发作时,儿童双腿伸直交叉夹紧,手握拳或抓住东西使劲,女孩喜坐硬物,手按腿或下腹部;男孩多伏卧在床上、来回蹭。女孩可伴外阴充血,男孩可有阴茎勃起。制止会引起不满和反抗哭闹。有认为儿童擦腿综合征是因外阴局部受刺激引起后渐成习惯,持续反复发生。有研究认为发作时儿童有性激素水平紊乱。因原因不明,治疗意见亦不统一,但使儿童生活轻松愉快,解除儿童心理压力,鼓励其参与各种游戏活动等心理行为治疗是公认的必要措施。应注意会阴部清洁卫生,除每日清洗外,婴幼儿白天玩耍时也应使用尿布或纸尿裤,尽早穿封裆裤以保护会阴皮肤、避免感染,衣裤、被褥不可太厚、太紧;在发作时以有趣事物分散其注意力,睡前安排适当活动使之疲劳易于入睡,睡醒后立即穿衣起床以减少发作机会;鼓励儿童参加各种游戏和活动,使其生活轻松愉快。此习惯动作多随年龄增长而逐渐自行缓解。

4. **遗尿症**　2~3 岁儿童多已能控制膀胱排尿,如 5 岁后仍发生不随意排尿即为遗尿症(enuresis),大多发生在夜间熟睡时,称夜间遗尿症。遗尿症可分为原发性和继发性两类:原发性遗尿症多因控制排尿的能力迟滞所致而无器质性病变,多有家族史,男多于女(2:1~3:1),多发生在夜间,频率不一,自每周 1~2 次至每夜 1 次、甚至一夜数次不等。健康欠佳、劳累、过度兴奋、紧张、情绪波动等可使症状加重,有时症状自动减轻或消失,又可复发。约 50% 儿童可于 3~4 年内发作次数逐渐减少而自愈,也有部分持续遗尿直至青春期或成人,往往造成严重心理负担,影响正常生活和学习;继发性遗尿症大多因全身性或泌尿系统疾病如尿崩症、糖尿病等引起,其他如智力低下、神经精神创伤、泌尿道畸形、感染,尤其是膀胱炎、尿道炎、会阴部炎症等也都可以引起继发性遗尿现象。处理原发疾病后症状即可消失。

对遗尿症儿童必须首先排除全身或局部疾病,应详细询问健康史,了解儿童家庭、学校、周围环境等情况,及训练儿童排尿的过程;帮助儿童建立信心,进行激励性行为矫正、正强化的行为干预,避免责骂、讽刺、处罚等;指导家长合理安排生活和坚持排尿训练,帮助儿童建立条件反射,晚餐后适当控制饮水量并避免兴奋活动,睡前排尿,睡熟后父母可在其经常遗尿时间之前叫醒,使其习惯于觉醒时主动排尿,亦可采用警报器协助训练;训练儿童膀胱功能,逐渐延长排尿间隔时间;必要时给予药物治疗。此外,尚可考虑针灸推拿、中药秘方治疗。

5. **违抗、发脾气**　当愿望与环境发生冲突而受到挫折时,儿童常常发生违抗或发脾气以释放他们的情绪,通常是躺在地板上、踢腿、并大声喊叫,有时会摇头,父母如以惩罚的方式对待则会加重其对立情绪。应理解儿童的情绪失控是对挫折的合情理的反应,应给其恢复情绪的时间和空间,发过脾气后给予玩具或以活动转移其注意力。如果儿童不能恢复而表现继续对立,家长可先不去理睬,但应注意防止其受伤,事后进行语言上的规劝。家长应成为控制情绪的榜样,同时帮助儿童认识到控制情绪是最简单的、父母可接受的选择。

6. **攻击性行为**　有些儿童在游戏时会表现出攻击性行为,他们屡次无缘无故地咬、抓或打伤别人。出现攻击性行为的原因较复杂,可受成人行为的影响,如生长在不和睦家庭的孩子会学习父母争吵和打架的行为;或儿童遭受挫折,如受到父母的惩罚、讥讽等;好嫉妒的儿童也可能通过伤害兄弟姊妹或其他小朋友以获得父母或老师的关注;父母过度溺爱、娇纵时儿童也可出现攻击性行为。对有攻击性行为的儿童不应采用体罚的方式,可在制止其行为后带他到安静的地方,让其自己反省,学会控制自己;应理解并尊重孩子,帮助孩子使用适当的社会能接受的方式发泄情绪,培养他们同情心和助人为乐,并帮助他们获得团体的认同。

7. **破坏性行为**　儿童因好奇、取乐、欲显示自己的能力或精力旺盛无处宣泄而无意中破坏东西,有的儿童则由于无法控制自己的愤怒、嫉妒或无助的情绪而有意采取破坏行动。对此类孩子应仔细分析原因,给予正确引导和行为治疗,避免斥责和体罚。

（二）注意缺陷多动障碍

注意缺陷多动障碍(attention deficit hyperactivity disorder,ADHD)也称多动症,是指智力正常或基本正常的儿童,表现出与年龄不相称的注意力不集中,不分场合的过度活动,情绪冲动并可有认知障碍或学习困难的一组症候群,是儿童青少年最多见的发育行为问题之一。ADHD 发病率为 3%~5%,男孩明显高于女孩。ADHD 病因和发病机制尚不十分清楚,多数研究认为是生物-心理-社会因素共同导致。诊断主要依据病史和对特殊行为表现的观察与评定。临床常用评定量表有 Conner 注意力缺陷多动障碍儿童行为量表、Vanderbilt 注意力缺陷多动障碍儿童行为量表等。ADHD 的治疗主要包括药物治疗和行为治疗两方面。行为治疗与指导对 ADHD 儿童的预后非常重要,需要医院-学校-家庭三方协作,并需按照慢病管理方案进行治疗和随访。

（三）孤独症谱系障碍

孤独症(自闭症)谱系障碍(autism spectrum disorder,ASD),是一组以社交障碍、语言交流障碍、兴趣和活动范围狭窄以及重复刻板行为为主要特征的神经发育性障碍。自 1943 年 Kanner 首次报道以来,随着对其研究和认识的不断深入,有关名称和诊断标准也相应发生演变。ASD 病因至今尚不明确,也没有特殊的药物治疗,但早期筛查、早期合理系统化干预训练,绝大部分儿童会有不同程度改善,一部分孩子可能获得基本痊愈或基本具备自主生活、学习和工作能力。常用的筛查量表有孤独症行为量表(ABC)、克氏孤独症行为量表(CABS)、改良婴幼儿孤独症量表(M-CHAT)。训练干预方法主要有应用行为分析疗法(ABA)、孤独症以及相关障碍儿童治疗教育课程(TEACCH)训练、人际关系发展干预疗法等。药物辅助治疗可以改善患儿的一些情绪和行为症状,如情绪不稳、注意缺陷和多动、冲动行为、攻击行为、自伤和自杀行为、抽动和强迫症状以及精神病性症状等,提高训练和教育效果。

（四）睡眠障碍

睡眠障碍(sleep disorder,SD)是指在睡眠过程中出现的各种影响睡眠的异常表现,常见的有入睡相关障碍、睡眠昼夜节律紊乱、夜惊、梦魇、睡行症、遗尿症、磨牙等,可直接影响儿童的睡眠结构、睡眠质量及睡眠后复原程度。睡眠障碍的病因复杂,涉及躯体疾病、饥饿、口渴或过饱、养育方式不当、睡眠习惯不良、精神因素和环境因素等,还会受社会心理因素,如家庭纠纷、父母亲抚养儿童观念的差别、学校里老师的态度、与同学的交往等因素的影响。儿童睡眠障碍可能随年龄增长,成为成人后睡眠障碍(以失眠症为主)的主要发生因素,即使是在儿童期,睡眠障碍也容易使儿童产生认知功能障碍、情绪障碍,并影响其他系统和器官的发育成长。睡眠障碍的治疗以行为治疗为主,父母的支持、鼓励和安慰对睡眠问题的解决相当重要,家长应了解孩子潜在的忧虑并随时给以可能的支持,不可粗暴地恐吓和惩罚。

(五)学习障碍

学习障碍(learning disorder,LD)属特殊发育障碍,是指在获得和运用听、说、读、写、计算、推理等特殊技能上有明显困难,并表现出相应的多种障碍综合征。学龄儿发生学习障碍的较多,小学 2~3 年级是发病高峰,男孩多于女孩。学习障碍可有学习能力的偏离,理解与语言表达困难、阅读障碍、书写困难、计算困难、视觉-空间知觉障碍。学习障碍的儿童智力不一定低下,但由于其认知特性导致他们不能适应学校学习和日常生活。拒绝上学的儿童中有相当部分是学习障碍者。对学习障碍的儿童应仔细了解情况,分析其原因,针对具体的心理障碍进行重点矫治,加强教育训练,同时须取得家长的理解和密切配合。

三、青春期常见心理行为问题

青春期的青少年身体处于加速发育阶段,尤其是生殖系统迅速发育达到性成熟,而心理和社会适应能力发展相对滞后,因此容易在心理上引起骚扰和波动,形成复杂的青春期心理卫生问题,如焦虑、抑郁、不良习惯等。这些问题绝大多数是暂时现象,只要得到适当的引导和帮助便能得到解决;但若不及时解决,持续时间长,问题可能会变得复杂、严重,造成心理缺陷,甚至影响一生的健康、学习、工作和行为,严重者还可能危及家庭和社会。

(一)青春期综合征

青春期综合征是青少年特有的生理失衡和由此引发的心理失衡病症。主要表现为:①脑神经功能失衡:记忆力下降、注意力分散、思维迟钝、学习成绩下降;白天精神萎靡,夜晚大脑兴奋,难以入眠;②性神经功能失衡:性冲动频繁,形成不良的性习惯,过度手淫,并且难以用毅力克服;③心理功能失衡:自卑自责、忧虑抑郁、烦躁消极、敏感多疑、缺乏学习兴趣,甚至出现自暴自弃、厌学、离家出走,严重者有自虐、轻生现象。

青春期综合征虽然不属于严重心理异常范畴,但严重影响青少年身心健康和人格健全。社区、学校和家庭均应高度重视,应引导和教育青少年正确评价自我,用理智战胜情感,用顽强的意志力去克服自己的不良行为,健康平稳地度过青春期。

(二)青春期焦虑症

焦虑症(anxiety disorder)即焦虑性神经症,是一种紧张不安、恐惧的情绪体验,患者以焦虑情绪反应为主要症状,同时伴有心慌、气短、出汗及坐立不安等自主神经系统功能紊乱。青春期是焦虑症的易发期,这个时期个体的发育加快,身心变化处于一个转折点,个体对自身在体态、生理等方面的变化会产生一种神秘感,甚至不知所措。如女孩由于乳房发育而不敢挺胸、月经初潮而紧张不安;男孩出现性冲动、遗精、手淫后的追悔自责等,这些都将对青少年的心理、情绪及行为带来很大影响。青春期焦虑症会严重危害青少年的身心健康,因此,必须及时予以合理治疗,一般以心理治疗为主,并配合药物治疗。

(三)青春期抑郁症

抑郁症(depression)是以抑郁情感为突出症状的心理障碍,表现为情绪低落、思维迟钝、动作和语言减少,伴有焦虑、躯体不适和睡眠障碍。青春期的情绪改变是对身体改变、社会角色和各种关系变化的一种适应,特点是反应强度大且易变化,尤其是在遇到挫折和烦恼的情况下,神经系统的功能很容易失调。如果反应异乎寻常的强烈和低落,可出现持续性的紧张、焦虑、抑郁、内疚、恐慌等状态,以致发生抑郁症。青春期抑郁症的表现多种多样,例如,有些青少年自暴自弃、自责、自怨自艾,认为自己笨拙、愚蠢、丑陋和无价值感;有些青少年不愿与同学、朋友、家人交流,故意回避熟人,容易冲动并攻击别人;有些青少年整天心情不畅,郁郁寡欢,感觉周围一切都是灰暗的,甚至出现离家出走、厌世、自残、自杀等行为。所以防治青春期抑郁症是青少年保健工作的重点内容。

药物治疗是治疗抑郁症的首选方法;在药物治疗缓解抑郁症状的基础上,认知行为治疗是有效的心理治疗方法之一;家庭、学校、社区应创造宽松、和谐的治疗环境。

(四) 物质滥用

物质滥用(substance abuse)是指反复、大量地使用与医疗目的无关且具有依赖性的一类有害物质,包括烟、酒、某些药物,如镇静药、镇痛药、鸦片类、大麻、可卡因、幻觉剂、有同化作用的激素类药物等。由于青春期的心理特点、现代社会的复杂性增加及各种药物的广泛可得,使得越来越多的青少年滥用这些物质,造成青少年身心损伤。物质滥用造成青少年身心损伤已经成为全世界一大公害。滥用物质的种类随年龄、性别、地区、种族和地理因素不同而不同。青少年中常见的滥用物质及其损害有酒精、烟草、致幻剂、镇静催眠药、兴奋剂、阿片类等。

预防青春期物质滥用的有效方法是加强青春期抵制药物滥用的宣传和教育,积极对青少年进行心理疏导和精神帮助,控制或者限制可以获得药物的途径。对物质滥用的青少年,成功的长期处理方法是,在生理解毒后进行连续的医学随访和提供适宜的社会和心理支持。

(五) 网络/游戏成瘾

网络成瘾(internet addiction,IA,简称网瘾)是指上网者由于长时间地和习惯性地沉浸在网络时空当中,对互联网产生强烈的依赖,以致达到了痴迷的程度而难以自我摆脱的行为状态和心理状态。其判断的基本标准主要包括四个方面:①行为和心理上的依赖感;②行为的自我约束和自我控制能力基本丧失;③学习和生活的正常秩序被打乱;④身心健康受到较严重的损害。

青少年因网络引发的众多问题给社会和家庭带来的影响是不言而喻的,这与青少年心理、生理的发育规律有一定的关系,也受家庭、学校、社会环境的影响。从这个意义上讲,"禁网"不是解决网瘾的有效办法,对青少年的网络行为要立足于青少年的心理健康教育、网络教育及社会-学校-家庭的整体教育,正确引导青少年上网,使其能真正利用网上的丰富资源促进自身发展。

(六) 进食障碍

进食障碍(eating disorder)主要指在心理因素、社会因素以及特定文化因素交互作用下导致的、以反常的摄食行为和心理紊乱为特征的、伴有显著体重改变或生理功能紊乱的一组综合征。包括神经性厌食、神经性贪食、暴食症等,多见于女性青少年。

神经性厌食症(anorexia nervosa,AN)是一种由不良心理社会因素引起的进食行为障碍。由于对肥胖的恐惧和对体型的过度关注,从而通过限制饮食,并采取过度运动、呕吐、导泻等方法减轻体重,使体重降至明显低于正常标准,常伴有一系列生理、行为和心理改变,如体重明显下降、身体虚弱、心率变缓、血压下降、皮肤粗糙和闭经等,还可能出现一些精神症状和行为失常,如不及时治疗将会导致严重后果。本病尚无系统性治疗方法,以心理治疗为主,结合行为调节、营养康复。

神经性贪食症(bulimia nervosa,BN)是指反复发作和不可控制的摄食欲望及暴食行为,并伴有不适当的代偿行为阻止体重的增长。因害怕体重增加,常采取引吐、导泻、节食等方法以消除暴食引起的发胖。很多人在每次贪食发作之后产生情绪抑郁。反复呕吐和导泻可出现食管以及胃部的撕裂伤、低钾血症、低氯性碱中毒等。治疗方法有心理治疗(认知-行为或人际治疗)和应用抗抑郁药治疗。

(崔　焱)

思 考 题

1. 女婴,体重 4kg,前囟 1.5cm×1.5cm,能微笑,头不能竖立,已形成第 1 个条件反射,即抱起喂奶时出现吸吮动作。

请思考:

(1) 该婴儿最可能的月龄是多少?

(2) 第 1 个条件反射何时出现?

2. 男孩,由家长带来医院进行体格检查。体检结果:体重 11.2kg,身长 80cm,前囟已闭,出牙 12 颗,胸围大于头围。

请思考:

(1) 衡量儿童营养状况的最佳指标是什么?

(2) 孩子最可能的年龄是多少?

(3) 孩子能完成哪些精细运动?

NURSING

第三章

儿童保健

03章 数字内容

学习目标

知识目标：
1. 掌握免疫规划程序的具体内容。
2. 熟悉各年龄期儿童特点及保健。
3. 了解儿童游戏的功能；常见儿童体格锻炼的方式；常见意外事故种类。

能力目标：
1. 能指导家长采取合适的保健措施促进儿童健康成长。
2. 能根据儿童年龄的特点，指导家长选择合适的玩具，采取适当的游戏和体格锻炼的方法。
3. 能举例说明儿童常见事故伤害发生的原因，并列出相应的预防措施。
4. 能正确指导家长处理预防接种的反应，解答家长关于常见预防接种的疑惑。

素质目标：
具备人文关怀理念、沟通交流技巧、团队合作精神、自主学习能力。

儿童保健(pediatric health care)是研究儿童生长发育规律及其影响因素,采取有效措施促进儿童身心及社会适应健康发展的一门综合性临床学科。儿童保健内容涉及发育儿科学、预防儿科学、社会儿科学、临床儿科学、儿童营养学等多学科知识,以预防为主,防治结合,群体保健干预和个体保健服务相结合,包括Ⅰ、Ⅱ级预防和部分Ⅲ级预防内容,旨在促进儿童的整体健康。

第一节 各年龄期儿童特点及保健

一、胎儿特点及保健

(一)胎儿的特点

胎儿的发育与孕母的生理健康、营养状况、生活环境和心理卫生等密切相关。故胎儿期保健应以孕母的保健为重点,通过对孕母的产前保健达到保护胎儿健康成长的目的。

(二)胎儿的保健

1. 产前保健

(1)预防遗传性疾病与先天畸形:婚前遗传咨询,禁止近亲结婚。遗传咨询的重点对象有:确诊或怀疑有遗传性疾病者、家族连续发生不明疾病者、家族有与遗传相关的先天畸形或智力低下者。

胎儿期是致畸敏感期,尤其是前3个月。引起先天畸形的原因有药物、射线、营养以及感染等。为了儿童的健康成长,应采取有效措施,预防和减少先天畸形的发生。例如:预防孕期感染,特别是妊娠早期;避免接触放射线和化学毒物;不吸烟、酗酒;患有严重慢性疾病的育龄妇女应在医生指导下确定是否怀孕及孕期用药(表3-1);高危孕母除定期产前检查外,应加强观察。一旦出现异常,及时就诊。

表 3-1 药物对胎儿的影响

药物	对胎儿的影响	药物	对胎儿的影响
肾上腺皮质激素	腭裂、无脑儿	甲苯磺丁脲(D860)	畸形、唇裂、腭裂、先天性心脏病
地西泮	唇裂、畸形、核黄疸	甲巯咪唑	甲状腺肿
苯妥英钠	唇裂、腭裂、先天性心脏病	胰岛素	死亡、畸形、唇裂、腭裂、先天性心脏病
维生素D	主动脉狭窄、高钙血症		
链霉素	失聪、小鼻、多发性骨畸形	环磷酰胺	畸形、死亡
^{131}I	甲状腺肿、甲状腺功能减退、畸形		

（2）保证充足营养：胎儿生长发育所需要的营养物质完全依赖孕母供给。不同阶段的营养不良可影响此阶段主要器官的发育，如胎儿早期的营养不良可导致胎脑发育不良。胎儿所需要的营养素比例在不同阶段也略有不同，胎儿早期要注意补充叶酸、铁和碘，中晚期要适当增加能量和各种营养素。妊娠后3个月的营养对保证胎儿加速生长和储存产后泌乳所需能量非常重要。因此，孕母要注意膳食平衡，保证各种营养物质的摄入。与此同时，孕母也要防止营养物质摄入过多而导致胎儿体重过重，影响分娩及出生后的健康状况。

（3）保证孕母良好的生活环境：孕母应注意生活规律，保持心情轻松、愉快，注意劳逸结合，尽量避开污染的环境。

（4）预防及管理高危妊娠：加强早孕登记，重视产前检查，以便对妊娠高危因素早发现、早干预；加强高危孕妇的随访。

2. 产时保健 重点是注意预防产伤及产时感染。帮助孕母选择正确的分娩方式，权衡各种助产方式的利弊，合理使用器械助产。凡有胎膜早破、胎粪吸入、脐带脱垂以及产程延长等情况，胎儿感染机会明显增加，应予以特殊监护和积极处理。

3. 胎儿期心理卫生 注意做好优生准备及适宜的胎教。胎教可分为音乐胎教、运动胎教和言语胎教。

此外，每个孕母妊娠末期，社区保健工作者应至少做1次家庭访视，了解孕母为即将出生的新生儿所作的心理准备和物品准备，向每个孕母进行有关新生儿喂养、保暖和预防疾病等方面的健康教育，使每个新生儿在出生后就能得到恰当的护理。

二、新生儿特点及保健

（一）新生儿的特点

新生儿脱离母体后需经历解剖、生理上的巨大变化，才能适应宫外的新环境，而新生儿身体各组织和器官的功能发育尚不成熟，对外界环境变化的适应性和调节性差，抵抗力弱，易患各种疾病，且病情变化快，发病率和死亡率较高。

（二）新生儿的保健

1. 产时及产后保健 产房温度保持在25~28℃；新生儿娩出后迅速擦干并清除口鼻腔内黏液；及时眼部用药；严格消毒、结扎脐带；记录出生时Apgar评分、生命体征、体重与身长。经评估，新生儿及母亲状况良好者，保持母婴皮肤接触至少90min。正常儿送入母婴室，按需哺乳，鼓励母婴皮肤多接触，注意观察有无黄疸，常规给予维生素K_1，接种卡介苗和乙肝疫苗；早产儿、低体重儿等高危儿送入监护室，预防并及时处理新生儿缺氧、窒息、低体温、低血糖和颅内出血等情况。

2. 居家保健

（1）家庭访视：社区卫生服务中心的妇幼保健人员在新生儿期一般家访至少2次，分别是出院后7d内和生后28d。高危儿或者检查发现有异常者适当增加访视的次数。家访的目的在于早期发现问题，早期干预，从而降低新生儿疾病发生率或减轻疾病的严重程度。访视内容有：①询问新生儿出生情况及出生后生活状态（喂养、睡眠、排泄等）、预防接种、听力及遗传代谢病筛查等情况；②观察居住环境（室内温湿度、通风、卫生条件等）及母乳喂养等护理方法；③体格检查；④指导及咨询，如喂养、日常护理。在访视中，发现问题严重者应立即就诊。

（2）合理喂养：母乳是新生儿的最佳食品，应鼓励和支持母乳喂养，宣传母乳喂养的优点，教授哺乳的方法和技巧，指导母亲观察乳汁分泌是否充足，新生儿吸吮是否有力。若母乳充足，新生儿哺乳后安静入睡，小便每天不少于6次，体重每周增长不少于125g；母亲可有乳房胀痛感或乳汁溢出等现象。早产儿、低出生体重儿吸吮力强者可按正常新生儿的喂养方法进行，按需授乳；吸吮力弱者可将母乳挤出,用小勺或滴管哺喂,一次量不宜过大,以免吸入气管。部分药物可通过乳汁分泌,如氨基糖苷类、异烟肼、氯霉素等,故乳母应在医生指导下用药。如确系母乳不足或者无法进行母乳喂养者,则及时使用配方奶喂养。

（3）室温:新生儿房间应阳光充足,通风良好,温湿度适宜。冬季环境温度过低可使新生儿(特别是低出生体重儿)体温不升,影响代谢和血液循环,甚至发生新生儿寒冷损伤综合征。夏季环境温度过高、衣被过厚或包裹过严,可引起新生儿体温上升。因此,要随着气温的变化,调节环境温度,增减衣被、包裹。

知 识 链 接

捂热综合征

捂热综合征又称"婴儿蒙被缺氧综合征",是由于过度保暖、捂闷过久引起婴儿高热、缺氧、大汗、脱水、抽搐、昏迷,乃至呼吸、循环衰竭的一种冬季常见急症。好发于每年11月至次年4月的婴儿,特别是新生儿。婴儿体温调节中枢尚未发育完善,排汗散热功能弱,反应能力较差。包盖过紧、过严、过厚时,婴儿无力摆脱不利环境,出现高热、大汗淋漓,严重者会造成脱水和电解质紊乱,甚至循环衰竭。此时,若室内通风不良或空气污浊,还将引起婴儿呼吸困难,甚至呼吸衰竭、惊厥或昏迷。若抢救不及时,很快出现休克甚至死亡。侥幸存活的患儿,可能出现智力低下、运动障碍、聋哑、癫痫等严重后遗症。

（4）日常护理:指导家长观察新生儿的精神状态、面色、呼吸、体温、哭声和大小便等情况。保持新生儿皮肤清洁,介绍正确的五官、皮肤和脐部的护理方法。新生儿脐带未脱落前要注意保持局部清洁干燥。用柔软、浅色、吸水性强的棉布制作衣服、被褥和尿布,避免使用合成制品或羊毛织物,以防过敏。衣服式样简单,易于穿脱,宽松不妨碍肢体活动。保持臀部皮肤清洁干燥,以防尿布性皮炎。新生儿不宜穿得过多,保证新生儿活动自如及双下肢屈曲(此状态利于髋关节的发育)。存放新生儿衣物的衣柜不宜放置樟脑丸,以免引发新生儿溶血。

（5）预防疾病和事故:定时开窗通风,保持室内空气清新。新生儿用具单独使用,食具用后要消毒;保持衣服、被褥和尿布清洁干燥。母亲在哺乳和护理新生儿前应洗手。家人患感冒时必须戴口罩接触新生儿。尽量减少亲友探视,避免交叉感染。新生儿出生后应及时补充维生素 D,有一定的户外活动时间,以预防佝偻病的发生。注意防止因包被蒙头过严、哺乳姿势不当、乳房堵塞新生儿口鼻等造成新生儿窒息。新生儿早期应进行法定的遗传代谢性疾病(先天性甲状腺功能减退症、苯丙酮尿症)和听力筛查。随着串联质谱技术发展,也有地区将筛查的遗传代谢性疾病病种扩展到几十种。

（6）早期教养:新生儿的视、听、触觉已初步发展,在此基础上,可通过反复的视觉和听觉训练,建立各种条件反射,培养新生儿对周围环境的定向力以及反应能力。家长在教养中起着重要作用,应鼓励家长与新生儿进行眼与眼交流、皮肤与皮肤接触,多交流,促进父母与新生儿的情感连接以及其感知觉和智力发育。

三、婴儿特点及保健

（一）婴儿的特点

婴儿的生长发育是出生后最迅速的,因此,其对能量和营养素尤其是蛋白质的需要量相对较多,而其消化和吸收功能尚未发育完善,故易出现消化功能紊乱和营养不良等疾病。此期也是婴儿感知觉和行为发育最快的时期,是视觉、情感、语言发育的关键期。随着月龄的增加,婴儿通过胎盘从母体获得的免疫物质逐渐减少,而自身的免疫功能尚未成熟,故易患肺炎等感染性疾病和传染病。

(二)婴儿的保健

1. 合理喂养 目前,WHO推荐纯母乳喂养至6个月;部分母乳喂养或人工喂养儿应选择合适的配方奶。6个月以上婴儿要及时引入其他食品,为接受成人食品做准备;并使其适应多种食物,减少以后挑食、偏食的发生。家长应掌握其他食品引入的顺序和原则、食物的选择和制作方法等。在引入其他食品的过程中,家长要注意观察婴儿的粪便,及时判断食品引入是否恰当;注意避免或减少食物过敏的发生。此期乳类供能不应低于总能量的1/2。婴儿出生数天后,即可给予维生素 D 400IU/d,直至青少年期。

自引入其他食品起,即应训练婴儿用勺进食;7~8个月后学习用杯喝奶和水,促进咀嚼、吞咽及口腔协调动作的发育;9~10个月的婴儿开始有主动进食的要求,可先训练其自己抓取食物的能力,尽早让婴儿学习自己用勺进食,促进眼、手协调,有益于其手部肌肉发育,同时也使婴儿的独立性、自主性得到发展。

2. 日常护理

(1)清洁卫生:有条件者每日沐浴,天气炎热、出汗多时应酌情增加沐浴次数。浴后,要特别注意揩干皮肤皱褶处。婴儿头部前囟处易形成鳞状污垢或痂皮,可涂植物油,待痂皮软化后用婴儿专用洗发液和温水洗净,不可强行剥落,以免引起皮肤破损和出血。耳部及外耳道的可见部分,每日以细软毛巾揩净;鼻孔分泌物,用棉签蘸水揩除,切勿将棉签插入鼻腔。在哺乳或进食后可喂少量温开水清洁口腔。

(2)衣着:婴儿衣着应简单,宽松而少接缝,避免摩擦皮肤,便于穿脱及四肢活动。婴儿颈短,上衣不宜有领;最好穿连衣裤或背带裤,以利胸廓发育。注意按季节增减衣服和被褥,尤其是冬季不宜穿得过多、过厚,以免影响四肢循环和活动。

(3)睡眠:充足的睡眠是保证婴儿健康的先决条件之一。婴儿所需的睡眠时间个体差异较大。随年龄增长睡眠时间逐渐减少,且两次睡眠的间隔时间延长。为保证充足的睡眠,必须在出生后即培养良好的睡眠习惯。一般0~3个月小婴儿尚未建立昼夜生活节律,胃容量小,可夜间哺乳2~3次,但不应含奶头入睡;4~6个月后逐渐停止夜间哺乳,任其熟睡。婴儿的睡眠环境不需要过分安静,白天光线柔和,夜间熄灯睡觉。婴儿睡前避免过度兴奋。婴儿应有固定的睡眠场所和睡眠时间,独自睡觉,可利用固定的乐曲催眠,不拍、不摇、不抱。习惯养成后,不要轻易破坏。

(4)牙齿:4~10个月乳牙开始萌出,婴儿会有一些不舒服的表现,严重的会表现为烦躁不安、无法入睡和拒食等。可给较大婴儿一些稍硬的食物咀嚼,使其感到舒适。乳牙萌出后,每晚用指套牙刷或软布清洁乳牙。婴儿不宜含着奶嘴入睡,以免发生"奶瓶龋病"。不良吸吮习惯可对口腔产生异常压力,导致反𬌗、错𬌗、颜面狭窄等畸形,注意吸吮奶嘴的正确姿势。

(5)户外活动:家长应每日带婴儿进行户外活动,呼吸新鲜空气和晒太阳,以增强体质和预防佝偻病的发生。

3. 早期教育

(1)大小便训练:儿童控制排便的能力与神经系统的成熟度有关,存在个体差异,且受遗传因素的影响。随着食物性质的改变和消化功能的成熟,婴儿大便次数逐渐减少至每日1~2次时,即可开始训练定时大便。婴儿会坐后可以练习大便坐盆,每次3~5min。婴儿坐盆时不要分散其注意力。

(2)视、听能力训练:对3个月内的婴儿,可以在婴儿床上悬吊颜色鲜艳、能发声及转动的玩具,逗引婴儿注意;每天定时放悦耳的音乐;家人经常面对婴儿说话、唱歌。3~6个月婴儿可选择各种颜色、形状、发声的玩具,逗引婴儿看、摸和听。注意培养婴儿分辨声调和好坏的能力,用温柔的声音表示赞许、鼓励,用严厉的声音表示禁止、批评。对 6~12 个月的婴儿应培养其稍长时间的注意力,引导其观察周围事物,促使其逐渐认识和熟悉常见物品;以询问方式让其看、指、找,从而使其视觉、听觉与心理活动紧密联系起来。

（3）动作的发展:家长应为婴儿提供运动的空间和机会。2~3 周时,婴儿可开始练习空腹俯卧,并逐渐延长俯卧的时间,培养俯卧抬头,扩大婴儿的视野。3~6 个月,婴儿能够抓握细小的玩具,应用玩具练习婴儿的抓握能力;训练翻身、独坐。7~9 个月,用玩具逗引婴儿爬行,同时练习婴儿站立、坐下和迈步,以增强婴儿的活动能力。10~12 个月,鼓励婴儿学走路。

（4）语言的培养:语言的发展是一个连续的有序过程。最先是练习发音,然后是感受语言或理解语言,最后才是用语言表达。婴儿出生后,家长就要利用一切机会和婴儿说话或逗引婴儿“咿呀”学语,利用日常接触的人和物,引导婴儿把语言同人和物及动作联系起来。5、6 个月婴儿可以培养其对简单语言做出动作反应,如用眼睛寻找询问的物品,用动作回答简单的要求,以发展理解语言的能力。9 个月开始注意培养婴儿有意识地模仿发音,如“爸爸”“妈妈”等。

4. 防止事故　此期常见的事故有异物吸入、窒息、跌伤、触电、溺水和烫伤等。应向家长特别强调事故的预防。

5. 预防疾病和促进健康　婴儿对传染性疾病普遍易感,必须切实完成基础免疫,并注意在某种传染病流行期间尽量避免婴儿到人群拥挤处。同时,要定期为婴儿做体格检查,进行生长发育监测,以便及早发现问题,及时干预和治疗。检查的内容包括:①体格测量及评价;②询问个人史及既往史;③各系统检查;④常见疾病的实验室检查,如营养不良、缺铁性贫血(1 岁内至少检查血常规 1 次)、佝偻病、发育迟缓等。检查的频率:<6 个月的婴儿一般为每 1~2 个月检查 1 次;>6 个月的婴儿一般为每 2~3 个月检查 1 次;婴儿期至少 4 次(3、6、8、12 月龄),高危儿、体弱儿适当增加检查次数。婴儿期常见的健康问题还包括婴儿腹泻、食物过敏、湿疹、尿布性皮炎和脂溢性皮炎等,保健人员应根据具体情况给予健康指导。

6. 婴儿心理卫生　随着婴儿神经细胞的迅速生长及髓鞘化的形成,适时地给予婴儿不同的感官刺激,可以促进其运动、感知觉、语言和社会交往能力的迅速发展,为其一生的认知功能的发展奠定基础。同时,母亲要能及时、准确地满足婴儿的各种需求,以促进婴儿建立安全型依恋,为其日后具有良好的社会适应打好基础。

四、幼儿特点及保健

（一）幼儿的特点

幼儿生长发育速度较前减慢,但神经心理发育迅速,对周围环境产生好奇,乐于模仿;随着幼儿自主性和独立性的不断发展,行走和语言能力增强,活动范围增加,与外界环境接触机会增多,幼儿的社会心理发育迅速。但因其免疫功能仍不健全,且对危险事物的识别能力差,故感染性和传染性疾病发病率仍较高,事故伤害发生率增加。

（二）幼儿的保健

1. 合理安排膳食　幼儿仍处于生长发育较快的时期,应注意供给足够的能量和优质蛋白,保证各种营养素充足且均衡。乳类供应不低于总能量的 1/3。每日 5~6 餐为宜。在 2~2.5 岁以前,幼儿乳牙未出齐,咀嚼和消化能力较弱,食物应细、软、烂。食物的种类和制作方法需经常变换,做到多样化,以增进幼儿食欲。由于幼儿期生长速度较婴儿期减缓,需要量相对下降,以及受外界环境的吸引,18 个月左右可能出现生理性厌食(physiologic anorexia),幼儿明显表现出对食物缺乏兴趣和偏食。保健人员应帮助家长了解幼儿进食的特点,指导家长掌握合理的喂养方法和技巧。例如:幼儿自主性增加,应鼓励幼儿自己进食,为其提供小块、可以用手拿的食物;在幼儿碗里不要一次放入大量的食物,有效的办法是先放少量食物,吃完后再添加,使其不感到家长的强迫;保持愉快、宽松的就餐环境,不要惩罚幼儿,以免影响食欲。幼儿还喜欢将各种食物分开,吃完一种再吃另一种。他们就餐时比较注重仪式,如喜欢固定时间用固定的碗、杯和汤匙等。

在注意幼儿的膳食质量的同时,还要注意培养幼儿良好的进食习惯。就餐前 15min 使幼儿做好心理和生理上的就餐准备,避免过度兴奋或疲劳。进餐时不玩耍,鼓励和培养其自用餐具,养成不吃零食、不挑食、不偏食、不撒饭菜等良好习惯。成人自己要改正不良饮食习惯,为幼儿树立良好榜样。此外,还要注意培养幼儿的就餐礼仪,如不将自己喜欢的菜拿到自己面前等。

2. 日常护理 由于幼儿的自理能力不断增加,家长既要促进幼儿的独立生活能力,又要保证安全和卫生。

(1)衣着:幼儿衣着应颜色鲜艳便于识别,穿脱简便便于自理。幼儿 3 岁左右应学习穿脱衣服、整理自己的用物。成人应为他们创造自理条件,如鞋子不用系带式。

(2)睡眠:幼儿的睡眠时间随年龄的增长而减少。一般每晚可睡 10~12h,白天小睡 1~2 次。幼儿睡前常需有人陪伴,或带一个喜欢的玩具上床,以使他们有安全感。就寝前不要给幼儿阅读紧张的故事或做剧烈的游戏,可用低沉的声音重复讲故事帮助其入眠。

(3)口腔保健:幼儿不能自理时,家长可用软布或软毛牙刷清洁幼儿牙齿。2~3 岁后,幼儿在父母的指导下自己刷牙,早晚各一次,饭后漱口。为保护牙齿应少吃易致龋病的食物,如糖果、甜点等,并去除不良习惯,如喝着牛奶或果汁入睡。家长每半年或 1 年带幼儿进行一次口腔检查。

3. 早期教育

(1)大小便训练:1~2 岁幼儿开始能够控制肛门和尿道括约肌,而且认知的发展使他们能够表示便意,理解应在什么地方排泄,为大小便训练做好了生理和心理的准备。在训练过程中,家长应注意多采用赞赏和鼓励的方式,训练失败时不要表示失望或责备幼儿。在此期间,幼儿应穿易脱的裤子,以利排便习惯的培养。在环境突然变化时,幼儿已经形成的排泄习惯会改变,但当幼儿情绪平稳后,排泄习惯会恢复。用尿布不会影响控制大小便能力的培养。2~3 岁幼儿多已能控制膀胱排尿,如 5 岁后仍不能随意控制排尿则应就诊。

(2)动作的发展:根据不同的年龄选择合适的玩具。走路令 12~15 个月幼儿感觉愉快,他们以扔和捡东西,或放东西到袋中再取出为乐。18 个月大的幼儿喜欢能推拉的玩具。因此,1~2 岁幼儿要选择发展走、跳、投掷、攀登和发展肌肉活动的玩具,如球类、拖拉车、积木、滑梯等。2 岁后的幼儿开始模仿成人的活动,喜欢玩水、沙土、橡皮泥等,还喜欢奔跑、蹦跳等激烈的运动,并喜欢在纸上随意涂画,故 2~3 岁幼儿要选择能发展动作、注意、想象、思维等能力的玩具,如形象玩具、能装拆的玩具、三轮车、攀登架等。成人可从旁引导或帮助幼儿玩耍,以发展其动作的协调性。

(3)语言的发展:幼儿有强烈的好奇心、求知欲和表现欲,喜欢问问题、唱简单的歌谣、看动画片等。成人应满足其欲望,经常与其交谈,鼓励其多说话,通过游戏、讲故事、唱歌等促进幼儿语言发育,可借助动画片等电视节目扩大其词汇量,纠正其发音。

(4)卫生习惯的培养:培养幼儿定时洗澡,勤换衣裤,勤剪指甲,养成饭前便后洗手,不喝生水,不吃未洗净的瓜果,不食掉在地上的食物,不随地吐痰和大小便,不乱扔瓜果纸屑等习惯。

(5)品德教育:幼儿应学习与他人分享、互助友爱、尊敬长辈、使用礼貌用语等。成人对幼儿教育的态度和要求应一致,以免引起心理紊乱和造成幼儿缺乏信心或顽固任性。当幼儿破坏了家长一再强调的某些规则时,可给予适当的惩罚。

4. 预防疾病和事故 继续加强预防接种和防病工作,每 3~6 个月为幼儿做健康检查一次,每年至少 2 次,预防营养不良、单纯性肥胖、缺铁性贫血、龋病、视力异常、寄生虫感染等疾病。指导家长防止事故发生,如异物吸入、烫伤、跌伤、溺水、中毒、电击伤等。

5. 幼儿心理卫生 幼儿常见的心理行为问题包括违抗、发脾气、破坏性行为和生理性口吃等。幼儿控制情绪的能力与其语言、思维的发展和父母的教养有关。此期，幼儿语言的表达往往落后于其思维，所以容易发生生理性口吃。父母应耐心等待，帮助幼儿保持平静，及时应答他们的需要。如其需求经常得不到满足，则幼儿可能控制不住自己的情绪而发脾气或破坏性行为。此外，父母尽量预见性的处理问题，减少幼儿产生消极行为的机会；并用诱导的方法而不是强制的方法处理幼儿的行为问题以减少对立情绪。

五、学龄前儿童特点及保健

（一）学龄前儿童的特点

学龄前儿童体格发育较前减慢，但语言、思维、动作、神经精神发育仍较快，具有好奇、多问的特点。此外，学龄前儿童的防病能力虽然有所增强，但仍易患免疫性疾病；且因接触面广，喜模仿而无经验，易发生各种事故。学龄前期是儿童性格形成的关键时期，此期儿童具有较大的可塑性。

（二）学龄前儿童的保健

1. 合理营养 学龄前儿童饮食接近成人，食品制作要多样化，并做到粗细、荤素搭配，保证能量和蛋白质的摄入，每日摄入优质蛋白占总蛋白的1/2，乳类供能占总能量的1/3。每日3餐主食，1~2餐点心。注意培养儿童健康的饮食习惯和良好的进餐礼仪。学龄前儿童喜欢参与食品制作和餐桌的布置，家长可利用此机会进行营养知识、食品卫生和防止烫伤等健康教育。

2. 日常护理

（1）自理能力：学龄前儿童已有部分自理能力，但其动作缓慢、不协调，常需他人协助，可能要花费成人更多的时间和精力，此时仍应鼓励儿童自理，不能包办。

（2）睡眠：因学龄前儿童想象力极其丰富，可导致其怕黑、做噩梦等，儿童不敢一个人在卧室睡觉，常需要成人的陪伴。成人可在儿童入睡前与其进行一些轻松、愉快的活动，以减轻紧张情绪。还可在卧室内开一盏小夜灯。

3. 预防疾病和事故 通过游戏和体育活动，增强儿童体质。儿童每年进行1~2次体格检查。3岁后每年测视力、血压一次，每6个月或每年检查口腔1次，筛查与矫治近视、龋病、缺铁性贫血、肾脏疾病、寄生虫感染及发育行为异常等，预防接种可在此期进行加强。集体机构儿童特别注意传染病的预防，如水痘、痢疾等。

对学龄前儿童开展安全教育，采取相应的安全措施，以预防外伤、溺水、中毒、交通等事故发生。

4. 心理卫生

（1）意志品质的培养：在游戏中，培养儿童关心集体、遵守规则、团结协作、互相谦让、热爱劳动等品质。在日常生活、游戏或学习中，有意识地培养儿童克服困难的意志，增强其自觉、坚持、果断和自制的能力。安排儿童学习手工制作、绘画、弹奏乐器、唱歌和跳舞，参观动物园、植物园和博物馆等活动，培养他们多方面的兴趣和想象、思维能力，陶冶情操。

（2）促进智力发展：学龄前儿童绘画、搭积木、剪帖和做模型的复杂性和技巧性明显增加；且游戏的模仿性更强，如玩"过家家"等。成人应有意识地引导儿童进行较复杂的智力游戏，增强其思维能力、动手能力和想象力、创造力。

（3）促进社会交往能力发展：社会交往是个体心理健康发展的必要条件。家长要为儿童创造一定的社会交往，教给儿童适宜的交往方式和基本的社会规则，鼓励儿童正确表达自己的意见，解决矛盾和问题。

（4）防治常见的心理行为问题：学龄前儿童常见的心理行为问题包括吮拇指和咬指甲、遗尿、手淫、攻击性或破坏性行为等，家长应针对原因采取有效措施。

六、学龄儿童特点及保健

（一）学龄儿童的特点

学龄儿童大脑皮质功能发育更加成熟,对事物具有一定的分析、理解能力,认知和社会心理发展非常迅速。学龄期是儿童接受科学文化教育的重要时期,也是儿童心理发展上的一个重大转折时期,同伴、学校和社会环境对其影响较大。学龄儿童机体抵抗力增强,发病率较低,但要注意用眼卫生和口腔卫生,端正坐、立、行姿势,防治精神、情绪和行为等方面的问题。

（二）学龄儿童的保健

1. **合理营养**　重视早餐和课间加餐,注意保证早餐的质和量,最好于上午课间补充营养食品;重视补充强化铁食品,以减低贫血发病率。保证牛奶每天摄入量 400~500ml。学校应开设营养教育课程,进行营养卫生宣教,纠正挑食、偏食、吃零食、暴饮暴食等不良习惯。

2. **体格锻炼**　学龄儿童应每天进行户外活动和体格锻炼。系统的体育锻炼,如体操、跑步、球类活动、游泳等均能促进儿童体力、耐力的发展。课间参加户外活动还可清醒头脑,缓解躯体疲劳。体格锻炼时,内容要适当,循序渐进,不能操之过急。

3. **预防疾病**　保证学龄儿童充分的睡眠,每年体格检查 1 次,继续按时预防接种。学校和家庭还应注意培养儿童正确的坐、立、行走和读书等姿势,预防近视及脊柱异常弯曲等畸形的发生。

4. **防止事故**　学龄儿童常发生的事故伤害包括车祸、溺水,以及在活动时发生擦伤、割伤、挫伤、扭伤或骨折等。儿童必须学习交通规则和事故的防范知识,学习灾难发生时的紧急应对和自救措施,以减少伤残的发生。

5. **心理卫生**

（1）培养良好的学习习惯:学习是此期儿童生活的重要组成部分。家长应帮助儿童提高学习兴趣,促进求知欲,帮助儿童养成热爱学习、快乐学习、独立学习的良好习惯。

（2）促进社会性发展:教会儿童听懂老师的要求,能向老师提出自己的请求。帮助儿童建立良好的同伴关系,使儿童尽快适应学校生活,获得安全感和归属感。此外,要充分利用各种机会和宣传工具,有计划、有目的地帮助儿童抵制社会上各种不良风气。

（3）保护自尊心:学龄儿童,尤其是小学高年级儿童,对各种事件会有自己的看法。父母应尊重孩子,遇事多听孩子的想法,多与孩子商量,帮助儿童分析问题,判断对错,促进儿童自信心、自尊心的发展。

（4）防治常见的心理行为问题:学龄儿童对学校不适应是比较常见的问题,表现为焦虑、恐惧或拒绝上学。其原因较多,家长一定要查明原因,采取相应措施。同时,需要学校和家长的相互配合,帮助儿童适应学校生活。学习困难儿童应排除注意缺陷多动障碍、情绪行为问题及特殊发育障碍等。

七、青少年特点及保健

青春期是个体由儿童过渡到成人的时期,是儿童生长发育的最后阶段,也是人的一生中决定体格、体质、心理、智力发育和发展的关键时期。

（一）青少年的特点

1. **体格及性器官发育迅速**　此期青少年的生长发育在性激素的作用下明显加快,表现为体重、身高明显增加,体格发育呈现第二个高峰期,并有明显的性别差异。

2. **心理与社会适应能力发展相对缓慢**　此期青少年生理发育十分迅速,使他们产生了成人感,在对人对事的态度、情绪、情感的表达以及行为的内容和方式等方面都发生了明显的变化。他们渴望社会、学校和家长能给予他们成人式的信任和尊重。但他们的心理水平尚处于从幼稚向成熟发展的过渡时期,思维方式还处于从经验型向理论型的过渡,看待事物带有很大的片面性及表面性;在人格特点上,还缺乏成人那种深刻而稳定的情绪体验,缺乏承受压力、克服困难的意志力;社会经验也十分欠缺。故其身心发展处在一种非平衡状态,容易出现心理冲突和矛盾。此外,由于性的成熟,他们对异性产生了好奇,滋生了对性的渴望,但这种愿望和情绪又不能公开表现,所以,他们常感到压抑。

3. 神经内分泌调节不稳定　由于性激素、甲状腺激素、生长激素和体内各种激素分泌不稳定,神经系统及免疫功能受到一定的影响。

（二）青少年的保健

1. 供给充足营养　青少年体格生长迅速,脑力劳动和体力运动消耗亦增加,所以,必须供给充足的能量、蛋白质、维生素及矿物质(如铁、钙、碘等)。青少年的食欲通常十分旺盛,但由于缺乏营养知识以及受大众传媒的鼓动和同伴间的相互影响,他们喜欢吃一些营养成分不均衡的流行食品,并常常不吃早餐,从而造成营养不良。当女孩开始关心自己的外貌和身材时,她们会对正常范围内的体重增加和脂肪增长担心,形成过度偏食或挑食,甚至发生厌食症,严重危及其身体健康。家长、学校和保健人员均有责任指导青少年选择营养适当的食物和保持良好的饮食习惯。

2. 培养良好的卫生习惯　重点加强少女的经期卫生指导,如保持生活规律,避免受凉、剧烈运动及重体力劳动,注意会阴部卫生,避免坐浴等。

3. 保证充足睡眠　青少年需要充足的睡眠和休息以满足此期迅速生长的需求,应养成早睡早起的睡眠习惯。家长和其他成人应起到榜样和监督作用。

4. 预防疾病和事故　青少年应重点防治结核病、风湿病、沙眼、屈光不正、龋病、肥胖、缺铁性贫血、营养不良、神经性厌食和脊柱弯曲等疾病,可通过定期健康检查早期发现、早期治疗。由于青少年神经内分泌调节不够稳定,还可能出现良性甲状腺肿、痤疮、高血压、自主神经功能紊乱等,女孩易出现月经不规则、痛经等。创伤和事故是青少年,尤其是男孩常见的问题,包括运动创伤、车祸、溺水、打架斗殴所致损伤等,应继续进行安全教育。

5. 心理卫生

（1）培养自觉性和自制性:青少年思想尚未稳定,易受外界一些错误的或不健康的因素影响。应加强正面教育,利用多种方法大力宣传吸烟、酗酒、吸毒及滥用药物的危害,强调青少年应开始对自己的生活方式和健康负责,帮助其养成良好的生活习惯。同时,青少年需要接受系统的法制教育。

（2）性教育:性教育是青春期健康教育的一个重要内容,家长、学校和保健人员可通过交谈、宣传手册、上卫生课等方式进行,提倡正常的男女同学之间交往,并自觉抵制黄色书刊、录像等。对于青少年的自慰行为应给予正确引导,避免夸大其对健康的危害,以减少恐惧、苦恼和追悔的心理冲突和压力。

（3）防治常见的心理行为问题:青少年最常见的心理行为问题为多种原因引起的出走、自杀及对自我形象不满等。家庭及社会应给予重视,并采取积极的措施解决此类问题。

第二节　儿 童 游 戏

游戏是儿童生活中的一个重要组成部分。通过游戏,儿童能够识别自我及外界环境,发展智力及动作的协调性,初步建立社会交往模式,学会解决简单的人际关系等。游戏是儿童的全球性语言,是儿童与他人沟通的一种重要方式。

一、游戏的功能

1. 促进儿童感觉运动功能的发展及体格发育　通过游戏,儿童的视、听、触、走、跑、跳等感觉功能及运动能力得到大力发展,动作的协调性越来越好,复杂性越来越高。同时,游戏增加了儿童的活动量,可以强身健体。

2. 促进儿童智力的发展 通过游戏,儿童可以学习识别物品的颜色、形状、大小、质地及用途,理解数字的含义,了解空间及时间等抽象概念,增进语言表达能力及技巧,获得解决简单问题的能力。

3. 促进儿童的社会化及自我认同 通过一些集体游戏,儿童学会与他人分享,关心集体,认识自己在集体中所处的地位,并能适应自己的社会角色;同时,儿童在游戏中能够测试自己的能力并逐渐调整自己的行为举止,遵守社会所接受的各种行为准则,建立一定的社会关系,并学习解决相应的人际问题。婴幼儿还通过游戏探索自己的身体,并把自己与外界环境分开。

4. 促进儿童的创造性 在游戏中,儿童可以充分发挥自己的想象,发明新的游戏方法,塑造新的模型,绘制新的图案等。不管结果如何,成人如对他们的想法或试验经常给予鼓励,将有助于其创造力的发展。

5. 治疗性价值 对于住院患儿来说,游戏还具有一定的辅助治疗作用。一方面,它为患儿提供了发泄不良情绪,缓解其紧张或压力的机会;另一方面,它为护理人员提供了观察患儿病情变化,了解患儿对疾病的认识、对住院、治疗及护理等经历的感受,同时,它还为护理人员向患儿解释治疗和护理过程、进行健康教育等提供机会。

二、不同年龄阶段游戏的特点

1. 婴儿期 多为单独性游戏。婴儿自己的身体往往就是他们游戏的主要内容,玩手脚、翻身、爬行和学步等身体动作带给他们极大的乐趣,喉部发出的各种声响也使他们无比兴奋,他们喜欢用眼、口、手来探索陌生事物,对一些颜色鲜艳、能发出声响的玩具感兴趣。

2. 幼儿期 多为平行性游戏,即幼儿与其他小朋友一起玩耍,但没有联合或合作性行动,玩伴之间偶有语言的沟通和玩具的交换,主要是自己独自玩耍,如看书、搭积木、奔跑等。

3. 学龄前期 多为联合性或合作性游戏。许多儿童共同参加一个游戏,彼此能够交换意见并相互影响,但游戏团体没有严谨的组织、明确的领袖和共同的目标,每个儿童可以按照自己的意愿去表现。这期儿童的想象力非常丰富,模仿性强,绘画、搭积木、剪贴和做模型的复杂性、技巧性明显增加。

4. 学龄期 多为竞赛性游戏。儿童在游戏中制订一些规则,彼此遵守,并进行角色分工,以完成某个目标,如制造某个东西、完成一项比赛或表演等。游戏的竞争性和合作性高度发展,并出现游戏的中心人物。此期儿童希望有更多的时间与同伴一起玩耍。

5. 青春期 青少年的游戏内容因性别而有很大的差异。女孩一般对社交性活动感兴趣,喜欢参加聚会,爱看小说、电影及电视节目,并与朋友讨论自己的感受。男孩则喜欢运动中的竞争及胜利感,对机械和电器装置感兴趣。青少年对父母的依赖进一步减少,愿意花更多的时间与朋友在一起。他们主要从朋友处获得自我认同。

第三节 体 格 锻 炼

体格锻炼是促进儿童生长发育、增进健康、增强体质的积极措施。通过体格锻炼能提高机体对外界环境的耐受力和抵抗力,培养儿童坚强的意志和性格,促进儿童德、智、体、美全面发展。

儿童体格锻炼的形式多种多样,必须根据其生理解剖特点安排适宜的锻炼内容、运动量、环境及用具。应充分利用自然因素,如阳光、空气和水进行锻炼。

(一)户外活动

一年四季均可进行,可增强儿童体温调节功能及对外界气温变化的适应能力,同时可促进儿童生长及预防佝偻病的发生。婴儿出生后应尽早户外活动,到人少处接触新鲜空气。户外活动时间由开始每日 1~2 次,每次 10~15min,逐渐延长到 1~2h。年长儿除恶劣气候外,应多在户外玩耍。外出时,衣着适宜,避免过多。

（二）皮肤锻炼

1. **婴儿抚触** 研究表明,抚触有益于促进婴儿生长发育,增强免疫力,促进消化与吸收功能,减少婴儿哭闹,改善睡眠。皮肤抚触不仅给婴儿以愉快的刺激,同时也是父母与婴儿之间最好的交流方式之一,发展对父母的信任感。抚触可以从新生儿期开始。一般在婴儿洗澡后进行。抚触时房间温度要适宜;每日 2~3 次,每次 15~20min;抚触力度应逐渐增加,以婴儿舒适合作为宜。婴儿情绪不佳、过饥过饱、剧烈哭闹、身体不适时不宜进行。

2. **水浴** 利用水的机械作用和水的温度刺激机体,使皮肤血管收缩或舒张,以促进机体的血液循环、新陈代谢及体温调节,增强机体对温度变化的适应能力。

（1）温水浴:温水浴不仅可保持皮肤清洁,还可促进新陈代谢,增加食欲,有利于睡眠和生长发育,有益于抵抗疾病。新生儿在脐带脱落后即可进行温水浴。

（2）游泳:有条件者可从小训练,但注意应有成人在旁照顾。浴场应选择平坦、活水、水底为沙质、水质清洁、附近无污染源的地方,或在游泳池进行。水温不低于 25℃。游泳前,先用冷水浸湿头部和胸部,然后全身浸入水中。游泳持续时间逐渐延长。如有寒冷或寒战等不良反应应立即出水,擦干身体,并做柔软运动以使身体产生热量。在空腹或刚进食后不可游泳。

（三）体育运动

1. **体操** 体操可促进肌肉、骨骼的生长,增强呼吸、循环功能,从而达到增强体质、预防疾病的目的。

（1）婴儿被动操:适合于 2~6 个月的婴儿。婴儿完全在成人帮助下进行四肢伸屈运动。每日 1~2 次。被动操可促进婴儿大运动的发育,改善全身血液循环。

（2）婴儿主动操:7~12 个月的婴儿有部分主动动作,在成人的适当扶持下,可以进行爬、坐、仰卧起身、扶站、扶走、双手取物等动作。主动操可以扩大婴儿的视野,促进其智力的发展。

（3）幼儿体操:12~18 个月的幼儿,在成人的扶持下进行有节奏的活动,主要锻炼走、前进、后退、平衡、过障碍物等。内容由简到繁,每天 1~2 次。模仿操适用于 18 个月~3 岁的幼儿,此年龄阶段的幼儿模仿性强,可配合儿歌或音乐进行有节奏的运动。

（4）儿童体操:广播体操和健美操等适用于 3~6 岁的儿童,以增强大肌群、肩胛带、背及腹肌的运动,协调手脚运动,有益于肌肉骨骼的发育。在集体儿童机构中,每天按时进行广播体操,最好四季不间断。

2. **游戏、田径及球类** 托儿所及幼儿园可以组织小体育课,采用的活动性游戏如赛跑、扔沙包、滚球、丢手绢、立定跳远等。年长儿可利用器械进行锻炼,如木马、滑梯,还可以由老师组织各种田径、球类、舞蹈、跳绳等活动。

儿童在进行体格锻炼时,应注意做到坚持不懈,持之以恒,循序渐进,量力而行。

第四节 事故伤害预防

事故伤害(unintentional injury)是指因各种因素综合作用而引起的人体损伤。它已成为威胁儿童健康和生命的主要问题,是 5 岁以下儿童死亡的首位原因。事故伤害是可预防的,可通过 5E(education 教育、engineering 技术、enforcement 执行、economics 经济、evaluation 评估)综合策略避免事故的发生。

我国儿童事故伤害预防控制

我国政府出台一系列法律法规,如国务院颁布的《"健康中国 2030"规划纲要》《中国儿童发展纲要(2021—2030)》等,为开展儿童伤害防控工作提供法律与政策保障。

国家卫生健康委会同多部门发布《中国儿童溺水干预技术指南》《中国儿童道路交通伤害干预技术指南》等。教育部指导各地贯彻落实《中小学幼儿园安全管理办法》《中小学幼儿园应急疏散演练指南》《中小学德育工作指南》等文件要求,将安全教育内容纳入德育课程中,并将青少年自护教育纳入学生综合实践中。《0~6 岁儿童健康管理服务规范》中,明确规定从新生儿访视到儿童满 6 岁,共 13 次健康管理中,要求对家长开展预防伤害指导,从源头预防儿童伤害的发生。

(一)窒息与异物进入机体

1. **窒息的原因**　窒息是 3 个月内婴儿较常见的事故,多发生于严冬季节。如婴儿包裹过严,床上的大毛巾等物品不慎盖在婴儿脸上,或因母亲与婴儿同床,熟睡后误将身体或被子捂住婴儿的脸部而导致婴儿窒息等。另外,婴儿易发生溢奶,如家长未能及时发现,婴儿可将奶液或奶块呛入气管引起窒息。

2. **异物进入机体的可能**　由于婴幼儿的好奇心重,在玩耍时,他们可能会将小物品如豆类、塑料小玩具、硬币、纽扣等塞入鼻腔、外耳道或放入口内,从而引起这些部位异物进入,多见于 1~5 岁儿童。呼吸道异物则多见于学龄前儿童。儿童将果冻、瓜子、花生等放入口中,因哭闹、嬉笑或突然的惊吓而引起深吸气,使异物进入呼吸道;也有因成人喂药不当而引起。

3. **预防措施**

(1)对易发生事故的情况有预见性。比如,经常检查衣服纽扣是否松动、去掉衣服上的小装饰物等。

(2)婴儿与母亲分床睡,婴儿床上无杂物。

(3)儿童在进餐时成人切勿惊吓、逗乐、责骂儿童,以免儿童大笑、大哭而将食物吸入气管。

(4)培养儿童良好的饮食习惯,细嚼慢咽,以免将鱼刺、骨头或果核吞入。

(5)不给婴幼儿小的圆形坚硬的食物和物品,如整粒的瓜子、花生、小珠子、纽扣等,及带刺、带骨、带核的食品。

(6)购买玩具时,要注意查看关于年龄限制安全说明,并经常检查玩具是否有部件或碎片脱落。

(二)中毒

引起儿童中毒的物品较多,常见的物品有有毒动植物、药物、化学药品等。儿童中毒的预防措施有:

1. 保证儿童食物的清洁和新鲜,防止食物在制作、储备、运输、出售过程中处理不当所致的细菌性食物中毒;腐败变质及过期的食品不能食用;生吃蔬菜瓜果要洗净。

2. 教育儿童勿随便采集植物及野果,避免食用有毒的植物。

3. 口服药物及日常使用的灭虫、灭蚊、灭鼠等剧毒物品应放置在儿童拿不到的地方,使用时应充分考虑儿童的安全;家长喂药前要认真核对药瓶标签、用量及服法,切勿提供变质、标签不清的药物。WHO 建议,立法对药品和有毒物质进行儿童防护式包装;包装内容物不得达到致死剂量。

4. 冬季室内使用煤炉或烤火炉应注意室内通风,并定期清扫管道,避免管道阻塞。经常检查煤气是否漏气,以免一氧化碳中毒。

(三)外伤

常见的外伤有骨折、关节脱位、灼伤及电击伤等。儿童外伤的预防措施有:

Note:

1. 婴幼儿居室的窗户、楼梯、阳台、睡床等都设有合适的栏杆,防止发生坠床或跌伤。家具边缘最好是圆角,以减少碰伤。

2. 儿童最好远离厨房,避免开水、油、汤等烫伤;热水瓶、热锅应放在儿童不能触及的地方;给儿童洗澡时,要先倒冷水后加热水;暖气片应加罩;指导家长正确使用热水袋。

3. 妥善存放易燃、易爆、易损品。教育年长儿不可随意玩火柴、打火机、煤气等。WHO 建议,制定并执行烟雾报警器、防儿童开启打火机、热水温度调节器等的相关使用标准及法律。

4. 室内电器、电源应有防止触电的安全装置;雷雨时,勿在大树下、电线杆旁或高层的墙檐下避雨。

5. 大型玩具如滑梯、跷跷板、攀登架等,应符合安全标准并专门为儿童设计,定期检查,及时维修;儿童玩耍时,应有成人在旁照顾。

6. 户外活动场地应平整,最好有草坪;室内地面宜用地板或铺有地毯。

（四）溺水与交通事故

溺水是水网地区儿童常见的事故伤害。交通事故也很常见。儿童溺水与交通事故的预防措施有:

1. 幼托机构应远离公路、河塘等,以免发生车祸及溺水。在农村房前屋后的水缸、粪缸均应加盖,以免儿童失足跌入。游泳池四围设立护栏。

2. 教育儿童不可去无安全措施的池塘、江河玩水或游泳;正确使用救生衣。绝不可将婴幼儿单独留在澡盆中。

3. 教育儿童遵守交通规则,识别红绿灯,走人行道;勿在马路上玩耍。家长做好儿童接送工作。

4. 教育儿童骑车时佩戴头盔。坐汽车时,系上安全带或使用儿童约束装置,不可坐在第一排。

5. 在校园、居住区和游戏场所周围强制车辆减速。建议机动车安装昼间行驶灯。不同车辆和行人分道行驶。

教会年长儿掌握常见急救电话号码,遇见火灾拨打 119,意外受伤拨打 120,感觉不安全拨打 110。

第五节 免疫规划

免疫规划(programme on immunization)是根据免疫学原理、不同人群免疫特点和传染性疾病发生的规律制定的国家传染性疾病防治规划,使用有效的疫苗(vaccine)对易感人群进行有计划的预防接种策略,以达到预防和控制特定传染病发生和流行的目的。

一、免疫规划内容

免疫规划的核心是预防接种。预防接种的方式有常规接种、临时接种、群体性接种和应急接种等。免疫规划属于常规接种。用于预防接种的免疫制剂有主动免疫制剂和被动免疫制剂。

主动免疫制剂(主要指疫苗),是利用病原微生物(如病毒、细菌等)及其代谢产物,通过人工减毒、灭活或基因重组等方法制成,具有抗原性。疫苗接种后所产生的免疫应答反应是人工诱导宿主对特异性抗原所产生的特异性反应,与自然感染所引起的免疫应答反应是一致的。根据疫苗的性质,疫苗可分为减毒活疫苗、灭活疫苗、多糖疫苗、亚单位疫苗、基因工程疫苗和合成疫苗等类型。我国从管理上将疫苗分为一类疫苗和二类疫苗。一类疫苗是指政府免费向公民提供,公民应当依照政府的规定而接种的疫苗,包括国家免疫规划疫苗、地方人民政府根据辖区传染病流行情况和人群免疫状况提供的免费疫苗、应急接种或群体性预防接种的疫苗。二类疫苗是指由公民自费并且自愿接种的其他疫苗。

被动免疫制剂属于特异性免疫球蛋白,如抗毒素、抗血清等,具有抗体属性,可增加机体被动免疫力,主要用于应急预防和治疗。例如,给尚未注射麻疹疫苗的麻疹易感儿(接触了可疑患者)注射丙种球蛋白;受伤时注射破伤风抗毒素等。

二、免疫规划程序

免疫规划程序的内容包括接种年龄、次数、剂量和途径,间隔时间,加强免疫和联合免疫等。接种部位通常为上臂外侧三角肌处(皮内注射在三角肌中部略下处;皮下注射在三角肌下缘附着处)和大腿前外侧中部。当多种疫苗同时注射接种(包括肌内、皮下和皮内注射)时,可在左右上臂、左右大腿分别接种,卡介苗选择上臂。两种及以上注射类减毒活疫苗如果未同时接种,应间隔不小于28d进行接种。国家免疫规划使用的灭活疫苗和口服类减毒活疫苗,如果与其他灭活疫苗、注射或口服类减毒活疫苗未同时接种,对接种间隔不做限制。未按照推荐年龄完成国家免疫规划规定剂次接种的小于18周岁人群,应尽早进行补种,只需补种未完成的剂次。

我国国家免疫规划疫苗儿童免疫程序包括11种疫苗,预防12种传染性疾病。它们是乙型病毒性肝炎、结核病(主要指结核性脑膜炎、粟粒性肺结核等)、脊髓灰质炎、百日咳、白喉、破伤风、麻疹、风疹、流行性腮腺炎、流行性乙型脑炎、流行性脑脊髓膜炎、甲型病毒性肝炎。2021年3月国家卫健委发布《国家免疫规划疫苗儿童免疫程序及说明(2021年版)》(表3-2),疫苗免疫规划有了新调整。

（一）每种疫苗的使用注意事项

1. **重组乙型肝炎疫苗(乙肝疫苗,HepB)**　①第1剂在新生儿出生后24h内接种。第2剂与第1剂间隔应不小于28d,第3剂与第2剂间隔应不小于60d,第3剂与第1剂间隔不小于4个月。②重组(酵母)HepB每剂次10μg,无论产妇乙肝病毒表面抗原(HBsAg)阳性或阴性,新生儿均接种10μg的HepB。③重组[中国仓鼠卵巢(CHO)细胞]HepB每剂次10μg或20μg,HBsAg阴性产妇所生新生儿接种10μg的HepB,HBsAg阳性产妇所生新生儿接种20μg的HepB。④HBsAg阳性产妇所生新生儿,可按医嘱肌内注射100国际单位乙肝免疫球蛋白(HBIG),同时在不同(肢体)部位接种第1剂HepB。HepB、HBIG和卡介苗(BCG)可在不同部位同时接种。⑤HBsAg阳性或不详产妇所生新生儿建议在出生后12h内尽早接种第1剂HepB;HBsAg阳性或不详产妇所生新生儿体重小于2 000g者,也应在出生后尽早接种第1剂HepB,并在婴儿满1月龄、2月龄、7月龄时按程序再完成3剂次HepB接种。⑥危重症新生儿,如极低出生体重儿(出生体重小于1 500g者)、严重出生缺陷、重度窒息、呼吸窘迫综合征等,应在生命体征平稳后尽早接种第1剂HepB。⑦母亲为HBsAg阳性的儿童接种最后一剂HepB后1~2个月进行HBsAg和乙肝病毒表面抗体(抗-HBs)检测,若发现HBsAg阴性、抗-HBs阴性或小于10mIU/ml,可再按程序免费接种3剂次HepB。

2. **皮内注射用卡介苗(卡介苗,BCG)**　①早产儿胎龄大于31孕周且医学评估稳定后,可以接种BCG。胎龄小于或等于31孕周的早产儿,医学评估稳定后可在出院前接种。②与免疫球蛋白接种间隔不做特别限制。③未接种BCG的小于3月龄儿童可直接补种。④3月龄~3岁儿童对结核菌素纯蛋白衍生物(TB-PPD)或卡介菌蛋白衍生物(BCG-PPD)试验阴性者,应予补种。⑤大于或等于4岁儿童不予补种。⑥已接种BCG的儿童,即使卡痕未形成也不再予以补种。

3. **脊髓灰质炎(脊灰)灭活疫苗(IPV)、二价脊灰减毒活疫苗(脊灰减毒活疫苗,bOPV)**　①糖丸剂型每次1粒,溶于5ml凉开水中服用;液体剂型每次2滴(约0.1ml),直接滴入儿童口中。②以下人群建议按照说明书全程使用IPV:原发性免疫缺陷、胸腺疾病、HIV感染、正在接受化疗的恶性肿瘤、近期接受造血干细胞移植、正在使用具有免疫抑制或免疫调节作用的药物、目前或近期曾接受免疫细胞靶向放射治疗。③小于4岁儿童未达到3剂(含补充免疫等),应补种完成3剂;大于或等于4岁儿童未达到4剂(含补充免疫等),应补种完成4剂。补种时遵循先IPV后bOPV的原则。两剂次间隔不小于28d。对于补种后满4剂次脊灰疫苗接种的儿童,可视为完成脊灰疫苗全程免疫。④既往已有三价脊灰减毒活疫苗(tOPV)免疫史(无论剂次数)的迟种、漏种儿童,用bOPV补种即可,

Note:

表 3-2 国家免疫规划疫苗儿童免疫程序表（2021 年版）

疫苗种类	接种途径³	剂量	接种年龄														
			出生时	1个月	2个月	3个月	4个月	5个月	6个月	8个月	9个月	18个月	2岁	3岁	4岁	5岁	6岁
乙肝疫苗	IM	10 或 20μg	1	2					3								
卡介苗	ID	0.1ml	1														
脊灰灭活疫苗	IM	0.5ml			1	2											
脊灰减毒活疫苗	PO	1 粒或 2 滴					3								4		
百白破疫苗	IM	0.5ml				1	2	3				4					
白破疫苗	IM	0.5ml															5
麻腮风疫苗	IH	0.5ml								1		2					
乙脑减毒活疫苗¹	IH	0.5ml								1			2				
乙脑灭活疫苗	IM	0.5ml								1,2			3		4		
A 群流脑多糖疫苗	IH	0.5ml							1		2						
A 群 C 群流脑多糖疫苗	IH	0.5ml												3			4
甲肝减毒活疫苗²	IH	0.5 或 1.0ml										1					
甲肝灭活疫苗	IM	0.5ml										1	2				

注:¹选择乙脑减毒活疫苗接种时,采用两剂次接种程序。选择乙脑灭活疫苗接种时,采用四剂次接种程序;乙脑灭活疫苗第 1、2 剂次同隔 7～10d。
²选择甲肝减毒活疫苗接种时,采用一剂次接种程序。选择甲肝灭活疫苗接种时,采用两剂次接种程序。
³接种途径:PO 口服,ID 皮内注射,IH 皮下注射,IM 肌内注射。

不再补种 IPV。既往无 tOPV 免疫史的儿童,2019 年 10 月 1 日(早于该时间已实施 2 剂 IPV 免疫程序的省份,可根据具体实施日期确定)之前出生的补齐 1 剂 IPV,2019 年 10 月 1 日之后出生的补齐 2 剂 IPV。

4. **吸附无细胞百白破联合疫苗（百白破疫苗，DtaP）、吸附白喉破伤风联合疫苗（白破疫苗，DT）**　①根据接种时的年龄选择疫苗种类,3 月龄~5 周岁使用 DTaP,6~11 周岁使用儿童型 DT。②3 月龄~5 周岁未完成 DTaP 规定剂次的儿童需补种未完成的剂次,前 3 剂每剂间隔不小于 28d,第 4 剂与第 3 剂间隔不小于 6 个月。③大于或等于 6 周岁儿童补种参考以下原则:接种 DTaP 和 DT 累计小于 3 剂的,用 DT 补齐 3 剂,第 2 剂与第 1 剂间隔 1~2 月,第 3 剂与第 2 剂间隔 6~12 个月。DTaP 和 DT 累计大于或等于 3 剂的,若已接种至少 1 剂 DT,则无须补种;若仅接种了 3 剂 DTaP,则接种 1 剂 DT,DT 与第 3 剂 DTaP 间隔不小于 6 个月;若接种了 4 剂 DTaP,但满 7 周岁时未接种 DT,则补种 1 剂 DT,DT 与第 4 剂 DTaP 间隔不小于 12 个月。

5. **麻疹腮腺炎风疹联合减毒活疫苗（麻腮风疫苗，MMR）**　①如需接种包括 MMR 在内多种疫苗,但无法同时完成接种时,应优先接种 MMR 疫苗。②注射免疫球蛋白者应间隔不小于 3 个月接种 MMR,接种 MMR 后 2 周内避免使用免疫球蛋白。③当针对麻疹疫情开展应急接种时,可根据疫情流行病学特征考虑对疫情波及范围内的 6~7 月龄儿童接种 1 剂含麻疹成分疫苗,但不计入常规免疫剂次。④自 2020 年 6 月 1 日起,2019 年 10 月 1 日及以后出生儿童未按程序完成 2 剂 MMR 接种的,使用 MMR 补齐。⑤2007 年扩免后至 2019 年 9 月 30 日出生的儿童,应至少接种 2 剂含麻疹成分疫苗、1 剂含风疹成分疫苗和 1 剂含腮腺炎成分疫苗,对不足上述剂次者,使用 MMR 补齐。⑥2007 年扩免前出生的小于 18 周岁人群,如未完成 2 剂含麻疹成分的疫苗接种,使用 MMR 补齐。⑦如果需补种两剂 MMR,接种间隔应不小于 28d。

6. **乙型脑炎减毒活疫苗（乙脑减毒活疫苗，JE-L）**　①青海、新疆和西藏地区无乙脑疫苗免疫史的居民迁居其他省份或在乙脑流行季节前往其他省份旅行时,建议接种 1 剂 JE-L。②注射免疫球蛋白者应间隔不小于 3 个月接种 JE-L。③乙脑疫苗纳入免疫规划后出生且未接种乙脑疫苗的适龄儿童,如果使用 JE-L 进行补种,应补齐 2 剂,接种间隔不小于 12 个月。

7. **乙型脑炎灭活疫苗（乙脑灭活疫苗，JE-I）**　①注射免疫球蛋白者应间隔不小于 1 个月接种 JE-I。②乙脑疫苗纳入免疫规划后出生且未接种乙脑疫苗的适龄儿童,如果使用 JE-I 进行补种,应补齐 4 剂,第 1 剂与第 2 剂接种间隔为 7~10d,第 2 剂与第 3 剂接种间隔不小于 12 个月,第 3 剂与第 4 剂接种间隔不小于 3 年。

8. **A 群脑膜炎球菌多糖疫苗(A 群流脑多糖疫苗，MPSV-A)、A 群 C 群脑膜炎球菌多糖疫苗(A 群 C 群流脑多糖疫苗，MPSV-AC)**　①两剂次 MPSV-A 间隔不小于 3 个月;第 1 剂 MPSV-AC 与第 2 剂 MPSV-A 间隔不小于 12 个月;两剂次 MPSV-AC 间隔不小于 3 年,3 年内避免重复接种。②当针对流脑疫情开展应急接种时,应根据引起疫情的菌群和流行病学特征,选择相应种类流脑疫苗。③流脑疫苗纳入免疫规划后出生的适龄儿童,如未接种流脑疫苗或未完成规定剂次,根据补种时的年龄选择流脑疫苗的种类:小于 24 月龄儿童补齐 MPSV-A 剂次;大于或等于 24 月龄儿童不再补种或接种 MPSV-A,仍需完成两剂次 MPSV-AC;大于或等于 24 月龄儿童如未接种过 MPSV-A,可在 3 周岁前尽早接种 MPSV-AC;如已接种过 1 剂次 MPSV-A,间隔不小于 3 个月尽早接种 MPSV-AC。

9. **甲型肝炎减毒活疫苗（甲肝减毒活疫苗，HepA-L）**　①注射免疫球蛋白后应间隔不小于 3 个月接种 HepA-L。②甲肝疫苗纳入免疫规划后出生且未接种甲肝疫苗的适龄儿童,如果使用 HepA-L 进行补种,补种 1 剂 HepA-L。

10. **甲型肝炎灭活疫苗（甲肝灭活疫苗，HepA-I）**　①甲肝疫苗纳入免疫规划后出生且未接甲肝疫苗的适龄儿童,如果使用 HepA-I 进行补种,应补齐 2 剂 HepA-I,接种间隔不小于 6 个月。②如已接种过 1 剂次 HepA-I,但无条件接种第 2 剂 HepA-I 时,可接种 1 剂 HepA-L 完成补种,间隔不小于 6 个月。

(二) 常见特殊健康状态儿童接种

1. 早产儿与低出生体重儿 早产儿和低出生体重儿如医学评估稳定并且处于持续恢复状态(无须持续治疗的严重感染、代谢性疾病、急性肾脏疾病、肝脏疾病、心血管疾病、神经和呼吸道疾病),按照出生后实际月龄接种疫苗。

2. 过敏 所谓"过敏性体质"不是疫苗接种禁忌。对已知疫苗成分严重过敏或既往因接种疫苗发生喉头水肿、过敏性休克及其他全身性严重过敏反应的,禁忌继续接种同种疫苗。

3. 人类免疫缺陷病毒(HIV)感染母亲所生儿童 ①HIV 感染母亲所生小于 18 月龄婴儿在接种前不必进行 HIV 抗体筛查,按 HIV 感染状况不详儿童进行接种。②非 HIV 感染母亲所生儿童,接种疫苗前无须常规开展 HIV 筛查;如果有其他暴露风险,确诊为 HIV 感染的,后续疫苗接种按照表 3-3 中 HIV 感染儿童的接种建议进行。

4. 免疫功能异常 除 HIV 感染者外的其他免疫缺陷或正在接受全身免疫抑制治疗者,可以接种灭活疫苗,原则上不予接种减毒活疫苗(补体缺陷患者除外)。

5. 其他特殊健康状况 ①下述常见疾病不作为疫苗接种禁忌:生理性和母乳性黄疸,单纯性热性惊厥史,癫痫控制处于稳定期,病情稳定的脑疾病、肝脏疾病、常见先天性疾病(先天性甲状腺功能减低、苯丙酮尿症、唐氏综合征、先天性心脏病)和先天性感染(梅毒、巨细胞病毒和风疹病毒)。②对于其他特殊健康状况儿童,如无明确证据表明接种疫苗存在安全风险,原则上可按照免疫程序进行疫苗接种。

表 3-3 HIV 感染母亲所生儿童接种国家免疫规划疫苗建议

疫苗种类	HIV 感染儿童		HIV 感染状况不详儿童		HIV 未感染儿童
	有症状或有免疫抑制	无症状或无免疫抑制	有症状或有免疫抑制	无症状	
乙肝疫苗	√	√	√	√	√
卡介苗	×	×	暂缓接种	暂缓接种	√
脊灰灭活疫苗	√	√	√	√	√
脊灰减毒活疫苗	×	√	×	×	√
百白破疫苗	√	√	√	√	√
白破疫苗	√	√	√	√	√
麻腮风疫苗	×	√	×	√	√
乙脑灭活疫苗	√	√	√	√	√
乙脑减毒活疫苗	×	√	×	×	√
A 群流脑多糖疫苗	√	√	√	√	√
A 群 C 群流脑多糖疫苗	√	√	√	√	√
甲肝减毒活疫苗	×	×	×	×	√
甲肝灭活疫苗	√	√	√	√	√

注:暂缓接种指当确认儿童 HIV 抗体阴性后再补种,确认 HIV 抗体阳性儿童不予接种;"√"表示"无特殊禁忌";"×"表示"禁止接种"。

三、预防接种的准备及注意事项

1. **环境准备**　接种场所光线明亮,空气新鲜,温湿度适宜;接种及急救物品(如肾上腺素)摆放有序。

2. **心理准备**　做好解释、宣传工作,消除家长和儿童的紧张、恐惧心理;接种不宜空腹进行。

3. **严格执行免疫规划程序**　掌握接种的剂量、次数、间隔时间和不同疫苗的联合免疫方案。一般接种活疫苗后需间隔4周、接种灭活疫苗后需间隔7~14d,再接种其他疫苗。及时记录及预约,交代接种后的注意事项及处理措施。

4. **严格掌握疫苗接种禁忌证**　通过问诊及查体,了解儿童有无接种禁忌证。①体温高于37.6℃以上者,或同时伴有其他明显症状的儿童暂缓接种,待康复并经过一段时间调养后再进行接种。②处于某种急性疾病的发病期或恢复期,或处于某种慢性疾病的急性发作期,应推迟接种。③患严重湿疹或其他皮肤疾病者,待治疗好转或痊愈后再行接种。④其他详见"常见特殊健康状态儿童接种"。

5. **严格执行查对制度及无菌操作原则**　仔细核对儿童姓名、年龄、疫苗名称及剂量、用药途径等;疫苗的运输、储存和使用的全过程应使用冷链系统,温度2~8℃,注意避光,脊灰减毒活疫苗要求−20℃以下储存;疫苗瓶有裂纹、标签不明或不清晰、有异物者均不可使用;用75%乙醇消毒皮肤,待干后方可注射;疫苗瓶开封后,疫苗应在2h内用完;接种后剩余活菌苗应烧毁。

四、预防接种的反应

疫苗对于人体来说是一种异体蛋白,在诱导人体免疫系统产生对特定疾病的保护力时,还可能会出现其他反应。这些与预防接种可能相关的反应称之为疑似预防接种异常反应(adverse events following immunization,AEFI)。目前,AEFI分为六类:

1. **不良反应**　是指合格的疫苗在实施规范的预防接种后,发生的与预防接种目的无关的或意外的有害反应,包括一般反应和异常反应。

(1) 一般反应:是由疫苗本身的特性引起的,对机体造成一过性生理功能障碍的反应,包括局部反应和全身反应。

局部反应表现为少数受种者接种后数小时至24h或稍后,局部出现红肿,伴有疼痛,一般在24~48h逐步消退。红肿直径和硬结<15mm时,一般不需处理;15~30mm者可用干净的毛巾先冷敷,出现硬结者可热敷,每日数次,每次10~15min;≥30mm者应及时到医院就诊。接种卡介苗2周左右,局部可出现红肿,随后化脓,形成小溃疡,大多在8~12周后结痂(卡疤),一般不需处理,保持局部清洁即可;不能热敷。

全身反应表现为少数受种者接种灭活疫苗24h内出现发热,一般持续1~2d;接种减毒活疫苗,发热出现稍晚,如麻疹疫苗,可在接种后6~10d出现。除发热症状,还可能出现头痛、头晕、乏力、全身不适等,一般持续1~2d。个别人出现恶心、呕吐、腹泻等胃肠道症状,以接种当天多见。发热在≤37.5℃时,应加强观察,适当休息,多饮水;>37.5℃或≤37.5℃并伴有其他全身症状、异常哭闹者应及时就诊。

(2) 异常反应:极少数儿童可能出现晕厥、过敏性休克、过敏性皮疹、血管神经性水肿等。晕厥多因精神或心理因素所致,在紧张、空腹、疲劳或室内闷热等情况下发生。此时,应立即安置患儿平卧,头稍低,保持安静;给予少量热开水或热糖水,一般不需要用药即可在短时间内恢复正常。过敏性休克一般于注射疫苗后数秒或数分钟内发生,应立即肌内注射1:1 000肾上腺素。必要时,尽快转医院继续治疗。

2. **其他 AEFI**　包括疫苗质量事故、预防接种事故、偶合症、心因性反应、不明原因反应。这些反应应及时报告当地卫生健康行政部门、药品监督管理部门,由省、市、县级及疾控机构成立预防接种异常反应调查诊断专家组进行调查。

(董 玲)

思 考 题

1. 患儿,男,3 岁。吃饭时突然剧咳,面色发青。听诊可闻及金属似的"拍击音",急诊胸片未见异物。

请思考:

(1) 为明确诊断,应考虑的其他检查方法有哪些?

(2) 如果高度怀疑是异物吸入,如何护理?

2. 患儿,女,96d。近日持续腹泻,每日 5~6 次。按免疫规划程序,今天该患儿应该接种脊髓灰质炎疫苗和百白破疫苗。

请思考:

(1) 该患儿能不能按计划进行预防接种?

(2) 如果患儿是健康的,能不能同时接种脊髓灰质炎疫苗和百白破疫苗?

URSING

儿童营养

04章 数字内容

───── 学 习 目 标 ─────

知识目标：

1. 掌握儿童能量消耗及儿童特殊能量需要；母乳喂养、人工喂养和食物转换的概念；辅助食物引入的原则。

2. 熟悉辅助食物引入的顺序；母乳喂养与人工喂养的护理。

3. 了解儿童营养状况评估的内容与方法。

能力目标：

能按照儿童月龄、体重、能量的需要，正确计算奶量并指导家长正确地进行人工喂养。

素质目标：

具备以儿童及其家庭健康为目标的营养理念与素养，科学促进儿童生长发育。

营养(nutrition)是指人体获得和利用食物维持生命活动的整个过程,是保证儿童正常生长发育、身心健康的重要因素。食物中经过消化吸收和代谢能够维持生命活动的物质称为营养素。营养素分为宏量营养素(蛋白质、脂类、碳水化合物)和微量营养素(矿物质,包括常量元素和微量元素,维生素),除营养素外,食物成分中还包括水和生物活性成分(植物化学物、有机化合物)。

为了维持生命和保证正常活动,人类从生命开始至生命结束都要不断地从外界摄取各种营养素。与成人不同,儿童除了需要营养素维持生命和一切生理活动以及修复组织损耗外,还要保证生长发育的需要。生长发育越迅速,儿童所需的营养素越多。由于受到遗传、生长速度、活动情况、气候以及内分泌调节等影响,不同儿童对营养素的需要存在差异,同一儿童在不同时期也可能有很大不同。因此,在处理儿童营养问题时必须注意个体差异。

第一节　能量与营养素的需要

一、能量的需要

儿童由于生长发育迅速,新陈代谢旺盛,摄入的膳食应当保证有足够的营养,满足体内新组织的增生和旧组织的修复,以便进行正常生理活动,避免发生营养缺乏性疾病。因此,供给适合儿童生理特点的营养种类和数量是促进儿童健康成长的重要环节。儿童所需要的能量主要来自食物中的宏量营养素。宏量营养素在体内产能分别为蛋白质 4kcal/g(16.8kJ/g)、脂肪 9kcal/g(37.8kJ/g)、碳水化合物 4kcal/g(16.8kJ/g)。它们提供的能量,是维持儿童健康的必要前提。能量缺乏与过剩均对身体健康不利。儿童能量消耗包括基础代谢、食物热力作用、生长、活动和排泄 5 个方面[注:能量是以千卡为单位(kcal)或以千焦耳(kJ)为单位,1kcal=4.184kJ,或 1kJ=0.239kcal]。

(一)基础代谢(basal metabolism,BM)

是指维持人体最基本生命活动所必需的最低能量需要。单位时间内人体基础代谢消耗的能量,称为基础代谢率(basal metabolism rate,BMR),BMR 代表了机体 BM 的水平。BMR 受年龄、体表面积、性别、内分泌、体温及应激状态等因素的影响。婴幼儿、儿童生长发育快,BMR 相对较高。随着年龄的增长,生长发育速度减慢,BMR 逐渐下降。婴幼儿时期,基础代谢的能量需要占总能量的 50%~60%。婴儿的 BMR 约为 55kcal(230.12kJ)/(kg·d),7 岁时 BMR 约为 44kcal(184.10kJ)/(kg·d),12 岁时约需 30kcal(125.52kJ)/(kg·d),成人时为 25kcal(104.6kJ)/(kg·d)。此外,由于儿童年龄不同,各器官在基础代谢中所占比例也存在差异。如脑代谢在婴儿时期占全部基础代谢的 30%,而成人则只占 25%。

(二)食物的热效应(thermic effect of food,TEF)

是指人体摄取食物而引起的机体能量代谢的额外增多,主要用于食物消化、吸收、转运、代谢和储存。不同食物的热效应不同。三大营养素中以蛋白质的热效应最高,为本身产生能量的 30%,碳水化合物为 5%~6%,脂肪为 4%~5%。婴儿摄入的食物中蛋白质多,食物的热力作用占总能量的 7%~8%;年长儿的膳食为混合食物,其食物热力作用占总能量的 5%。为了机体能量平衡,能量摄入量中必须考虑食物热效应额外消耗的能量,使摄入的能量与消耗的能量保持平衡。

(三)活动消耗(physical activity)

儿童活动所需能量与其身体大小、活动强度、活动持续时间、活动类型有关,活动所需能量个体波动较大,并随年龄增长而增加。当能量摄入不足时,儿童可首先表现为活动减少,以此节省能量,保证机体基本功能和满足重要脏器的代谢。

(四)生长发育(growth)

生长发育消耗的能量为儿童时期所特需,与儿童生长的速度成正比,即随年龄增长逐渐减少。婴儿生长最快,此项所需占总能量的 25%~30%。6 个月以内的婴儿,每日需 40~50kcal(167~209kJ)/kg;6 个月~1 岁每日需 15~20kcal(63~84kJ)/kg;1 岁以后儿童生长速度趋于平稳,能量需要随之减少,

Note:

每日需 5kcal(20kJ)/kg。至青春期体格发育再次加速,亦增加了能量的需要量。

（五）排泄消耗（excreta）

正常情况下未经消化吸收的食物排泄至体外所损失的能量约占总能量的 10% 以内,当腹泻或消化功能紊乱时可增加。

以上 5 部分能量的总和即是儿童能量需要的总量。不同年龄各项能量消耗见图 4-1。小于 6 月龄婴儿能量平均需要量为 90kcal(376.56kJ)/(kg·d),7~12 月龄为 80kcal(334.72kJ)/(kg·d),1 岁以后以每岁计算(见附录二)。

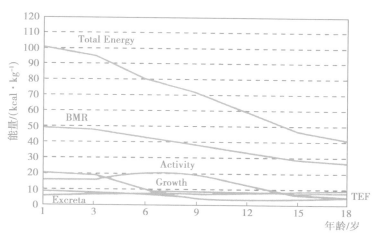

图 4-1　能量消耗随年龄变化曲线

二、营养素的需要

（一）宏量营养素

1. **蛋白质**　是构成人体组织、细胞的基本物质,也是体液、酶和激素的重要组成部分,此外,还有供能的作用,占总能量的 8%~15%。1 岁内婴儿蛋白质的推荐摄入量为 1.5~3g/(kg·d)。构成人体蛋白质的氨基酸主要有 20 种,其中 9 种是必需氨基酸(亮氨酸、异亮氨酸、缬氨酸、苏氨酸、蛋氨酸、苯丙氨酸、色氨酸、赖氨酸、组氨酸),需由食物提供。组成蛋白质的氨基酸模式与人体蛋白质氨基酸的模式接近的食物,生物利用率就高,称为优质蛋白,主要来源于动物和大豆蛋白质。

儿童生长发育迅速,所需蛋白质也相对较多,保证蛋白质供给的质与量是非常重要的,故婴幼儿食物中应有 50% 以上的优质蛋白。食物的合理搭配及加工可实现蛋白质互补,提高食物的生物价值。如米、小麦、玉米等赖氨酸含量低,蛋氨酸含量高,而豆类则相反,两者搭配可互相弥补不足。

2. **脂类**　包括脂肪和类脂,是机体第二供能营养素,所提供的能量占婴儿摄入总能量的 35%~50%。脂肪酸是构成脂肪的基本单位。机体需要,但不能自身合成而必须依赖食物提供的脂肪酸为必需脂肪酸,如 n-6 系的亚油酸(LA)和 n-3 系的 α-亚麻酸(LNA)。亚油酸主要来源于植物油、坚果类(核桃、花生)。n-6 系 LA 在体内经过酶的去饱和以及碳链延长可衍生多种 n-6 多不饱和脂肪酸,如花生四烯酸(AA)。亚麻酸主要存在于鱼类脂肪及坚果类,其也可衍生多种 n-3 多不饱和脂肪酸,如二十碳五烯酸(EPA)和二十二碳六烯酸(DHA)。必需脂肪酸参与构成线粒体膜和细胞膜,参与体内磷脂和前列腺素的合成;还参与胆固醇的代谢。DHA 和 AA 是构成脑和视网膜脂质的主要成分。若膳食中缺乏必需脂肪酸,会影响人体的正常功能,表现为皮肤角化、伤口愈合不良、生长停滞、生殖能力减退、心肌收缩力降低、免疫功能下降和血小板凝集障碍等。

3. **碳水化合物**　是儿童膳食的主要组成部分,为能量的主要来源。碳水化合物可与脂肪酸或蛋白质合成糖脂、糖蛋白和蛋白多糖,从而构成细胞和组织。6 月龄内婴儿的碳水化合物主要是乳糖、蔗糖、淀粉类。碳水化合物无推荐摄入量,常以其提供能量占总功能量的百分比表示适宜摄入量。

Note:

2岁以上儿童膳食中,碳水化合物所产生的能量应占总能量的50%~65%。

膳食纤维是碳水化合物的一部分,指一般不易被消化的食物营养素,主要成分是非淀粉多糖,如纤维素、半纤维素、果胶、树脂、木质素以及未被消化的单糖、双糖、低聚糖及抗性淀粉。膳食纤维可吸收大肠水分、软化大便、增加大便体积,有利于粪便的排出。膳食纤维可被结肠菌群部分或完全发酵,产生大量短链脂肪酸、甲烷、二氧化碳等气体,促进肠蠕动。此外,膳食纤维还具有降低胆固醇、预防结肠癌、降低餐后血糖、口腔保健以及控制体重等作用。婴幼儿可从谷类、新鲜蔬菜、水果中获得一定量的膳食纤维。

为满足儿童生长发育的需要,首先应保证能量供给,其次是蛋白质。宏量营养素应供给平衡,比例适当,否则易发生代谢紊乱。

(二)微量营养素

1. 矿物质 人体内除去碳、氢、氧、氮以外的元素称为矿物质。按其在体内含量的多少,分为常量元素和微量元素。

(1)常量元素:指在体内含量大于体重0.01%的矿物质。包括钙、磷、镁、钠、钾、氯和硫等,其中钙和磷接近人体总重量的6%,两者构成人体的牙齿、骨骼等组织,婴儿期钙的沉积高于生命的任何时期,2岁以下每日钙在骨骼增加约200mg。钙摄入过量可能造成一定的危害。乳类是钙的最好来源,大豆是钙的较好来源。

(2)微量元素:指体内含量小于体重的0.01%的矿物质,包括碘、锌、硒、铜、钼、铬、钴、铁、锰、镍、硅、锡和钒等。微量元素在体内含量很少,需通过食物摄入,是酶、维生素必需的活性因子。铁、碘、锌缺乏症是全球最主要的微量营养素缺乏病。

2. 维生素 维生素是维持人体正常生理功能所必需的一类有机化合物,在体内含量极少,但在机体代谢所必需的酶或辅酶中发挥核心作用。虽然需要量不多,但因体内不能合成或合成不足,必须由食物供给。维生素种类很多,根据其溶解性可分为脂溶性(维生素A、维生素D、维生素E、维生素K)与水溶性(B族和C)两大类。维生素A、维生素D、维生素C、维生素B、维生素K和叶酸是儿童容易缺乏的维生素。

常见矿物质和维生素的作用及来源见表4-1。

表4-1 常见矿物质和维生素的作用及来源

种类	作用	来源
钙	为凝血因子,能降低神经、肌肉的兴奋性,是构成骨骼、牙齿的主要成分	乳类、豆类、绿叶蔬菜
磷	是骨骼、牙齿、细胞核蛋白、各种酶的主要成分,协助糖、脂肪及蛋白质的代谢,参与缓冲系统,维持酸碱平衡	乳类、肉类、豆类、五谷类
镁	构成骨骼、牙齿成分,激活糖代谢酶,与神经肌肉兴奋性有关,为细胞内阳离子,参与细胞代谢过程,常与钙同时缺乏,导致手足搐搦症	谷类、豆类、干果、肉、乳类
铁	血红蛋白、肌红蛋白、细胞色素和其他酶系统的主要成分,帮助氧的运输	肝、蛋黄、血、豆类、肉类
锌	为多种酶的成分,如:与能量代谢有关的碳酸酐酶,与核酸代谢有关的酶,调节DNA的复制转录,促进蛋白质的合成,还参与和免疫有关酶的作用	贝壳类海产品、蛋、红肉及内脏、麦胚、全谷
碘	为甲状腺素主要成分,缺乏时引起单纯性甲状腺肿及地方性甲状腺功能减低症	海带、紫菜、海鱼
维生素A	促进生长发育,维持上皮细胞的完整性,增加皮肤黏膜的抵抗力,为形成视紫红质所必需的成分,促进免疫功能	肝、牛乳、鱼肝油、胡萝卜素

续表

种类	作　用	来源
维生素 B₁（硫胺素）	构成脱羧辅酶的主要成分,为糖代谢所必需,维持神经、心肌的活动功能,调节胃肠蠕动,促进生长发育	米糠、麦麸、豆、花生、酵母
维生素 B₂（核黄素）	为辅黄酶主要成分,参与机体氧化过程,维持皮肤、口腔和眼的健康	肝、蛋、乳类、蔬菜、酵母
维生素 B₆	为转氨酶和氨基酸脱羧酶的组成成分,参与神经、氨基酸及脂肪代谢	各种食物,含量最高的为白色肉类、蔬菜和水果也较多
维生素 B₁₂	参与核酸的合成,促进四氢叶酸的形成,促进细胞及细胞核的成熟,对生血和神经组织代谢有重要作用	肝、肾、肉等动物食品
叶酸	活性形式四氢叶酸是体内转移“一碳基团”的辅酶,参与核苷酸的合成,特别是胸腺嘧啶核苷酸的合成,有生血作用;胎儿期缺乏引起神经管畸形	绿叶蔬菜、肝、肾、酵母较丰富,乳类次之,羊乳含量甚少
维生素 PP（烟酸、尼克酸）	是辅酶Ⅰ及Ⅱ的组成成分,为体内氧化过程所必需;维持皮肤、黏膜和神经健康,防止癞皮病,促进消化系统的功能	肝、肉、谷类、花生、酵母
维生素 C	参与人体的羟化和还原过程,对胶原蛋白、细胞间黏合质、神经递质(去甲肾上腺素等)的合成,类固醇的羟化,氨基酸代谢,抗体及红细胞的生成等均有重要作用	新鲜水果及蔬菜,酸味水果含量较高
维生素 D	调节钙磷代谢,促进肠道对钙的吸收,维持血液钙浓度,有利骨骼矿化	鱼肝油、肝、蛋黄;人皮肤日光合成
维生素 E	促进细胞成熟与分化,是一种有效的抗氧化剂	麦胚油、豆类、蔬菜
维生素 K	由肝脏利用、合成凝血酶原	肝、蛋、豆类、青菜、肠内细菌合成

（三）其他膳食成分

1. **水**　是生命的重要元素,是人体不可或缺的重要组成部分,参与体内所有的新陈代谢及体温调节活动。儿童水的需要量与能量摄入、食物种类、肾功能成熟度、年龄等因素有关。婴儿新陈代谢旺盛,水的需要量相对较多,为 $150ml/(kg \cdot d)$,以后每 3 岁减少约 $25ml/(kg \cdot d)$。

2. **生物活性成分**　可分为植物性食物来源的植物化学物和动物来源有机化合物。植物化学物包括存在于植物性食物中的类胡萝卜素、植物固醇、多酚等,具有保护人体、预防心血管疾病和癌症作用。有机化合物包括肉碱和半胱氨酸,肉碱合成的前体物是必需氨基酸赖氨酸和蛋氨酸,半胱氨酸是合成辅酶 A 的前体。

第二节　儿童喂养与膳食安排

一、婴儿喂养

婴儿喂养的方式有母乳喂养、部分母乳喂养及人工喂养 3 种。

（一）母乳喂养

母乳是婴儿出生数月内天然的最好食物,母乳喂养是全球范围内提倡的婴儿健康饮食的重要方式,也是婴儿的权利。母乳不但可以提供优质、全面、充足和结构适宜的营养素,满足婴儿生长发育的需要,还可以完美地适应其尚未成熟的消化能力,同时促进其器官发育和功能成熟。母乳喂养可以满足 6 个月以内婴儿全部液体、能量和营养素的需要,母乳中的各种营养素和多种生物活性物质为婴儿提供全方位呵护,适应新环境,健康成长。

1. 母乳的特点

(1) 营养丰富:母乳生物效价高,易被婴儿利用。母乳含必需氨基酸比例适宜。母乳蛋白质以乳清蛋白为主,其在婴儿胃中形成细小的乳凝块,有利于消化。酪蛋白含量较少,所含酪蛋白为 β-酪蛋白,含磷少,凝块小。母乳中乳清蛋白与酪蛋白比值为 4:1,与牛乳(1:4)有明显差别,易被消化吸收。母乳所含 18 种游离氨基酸中由半胱氨酸转化而来的牛磺酸是牛乳的 10~30 倍,能促进婴儿神经系统和视网膜的发育。

母乳中乙型乳糖(β-双糖)含量丰富,利于脑发育,利于双歧杆菌和乳酸杆菌生长,并产生 B 族维生素,利于促进肠蠕动,利于钙、镁和氨基酸吸收。母乳中还含有糖脂、糖蛋白、核苷酸及低聚糖。低聚糖是母乳特有的,因其与肠黏膜上皮细胞的细胞黏附抗体的结构相似,可阻止细菌黏附于肠黏膜,促进乳酸杆菌生长。

母乳含较多不饱和脂肪酸,除含有亚油酸、亚麻酸外,还含有微量的花生四烯酸和 DHA,胆固醇亦丰富,这些物质有利于婴儿神经系统的发育。母乳中的脂肪酶使脂肪颗粒易于消化吸收。

母乳中电解质浓度低,适宜婴儿不成熟的肾脏发育水平,易被婴儿吸收。钙含量虽然低于牛乳,但钙、磷比例适当(2:1),钙吸收率(50%~70%)高于牛乳(20%);母乳中含低分子量的锌结合因子-配体,锌吸收率高;母乳中铁含量与牛乳(0.05mg/dl)相似,但母乳中铁吸收率(49%)高于牛乳(4%)。

除维生素 D、维生素 K 外,营养状况良好的乳母可提供婴儿所需的各种维生素。母乳中维生素 D 含量较低,因此婴儿出生后应尽早开始补充维生素 D,并鼓励家长尽早带婴儿户外活动。婴儿初生时维生素 K 储存量低,肠道正常菌群未建立不能合成维生素 K_1,所以新生儿出生后常规肌内注射维生素 K_1。

(2) 生物作用:对酸碱的缓冲力小。母乳 pH 为 3.6(牛乳 5.3),不影响胃液酸度,有利于酶发挥作用。

含有不可替代的免疫成分。初乳含有丰富的 SIgA,早产儿母亲乳汁中的 SIgA 高于足月儿,母乳中 SIgA 在胃中稳定,可黏附于肠黏膜上皮细胞表面,保护肠道黏膜,抑制病原体繁殖;母乳中含有大量免疫活性细胞,初乳中更多,免疫活性细胞如巨噬细胞和淋巴细胞通过释放多种细胞因子发挥免疫调节的作用;母乳中含较多乳铁蛋白,初乳中含量更丰富,乳铁蛋白对铁有强大的螯合能力,能夺走大肠埃希菌、大多数需氧菌和白色念珠菌赖以生长的铁,从而抑制细菌的生长,是母乳中重要的非特异性防御因子;母乳中的溶菌酶能水解细菌胞壁中的乙酰基多糖,使之破坏并增强抗体的杀菌效能;母乳的双歧因子含量也远远多于牛乳。双歧因子能促进双歧杆菌生长,抑制大肠埃希菌生长;低聚糖是母乳中所特有的,低聚糖与肠黏膜上皮细胞的细胞黏附抗体结构相似,可阻止细菌黏附于肠黏膜,促使双歧杆菌和乳酸杆菌生长。

母乳中含有生长调节因子。生长调节因子为母乳中一组对细胞增殖、发育有重要作用的因子。如牛磺酸、激素样蛋白(上皮生长因子、神经生长因子)、某些酶和干扰素。牛磺酸对肺、视网膜、肝、血小板、脑,特别是发育的脑和视网膜很重要,上皮生长因子能促进发育未成熟的胃肠上皮细胞、肝上皮细胞分化,神经生长因子可以促进神经元生长和分化。

(3) 其他:母乳还有温度适宜、经济方便、有利于婴儿心理健康、促进乳母产后子宫复原以及减少再受孕机会的特点。

2. 母乳成分的变化

(1) 各期母乳成分:分娩后 7d 以内的乳汁为初乳,7~15d 的乳汁为过渡乳,15d 以后的乳汁为成熟乳。初乳量少,质稠色微黄,含蛋白质高(90% 为乳清蛋白),脂肪低,同时含有较丰富的微量元素、必需氨基酸和免疫活性物质,应尽量给新生儿喂初乳。随着哺乳时间的延长,乳汁中的成分发生变化。各期母乳成分见表 4-2。

表 4-2 各期母乳成分

单位：g/L

成分	初乳	过渡乳	成熟乳
蛋白质	22.5	15.6	11.5
脂肪	28.5	43.7	32.6
糖类	75.9	77.4	75.0
矿物质	3.08	2.41	2.06
钙	0.33	0.29	0.35
磷	0.18	0.18	0.15

（2）每次哺乳过程中乳汁成分变化：乳汁的成分每次哺乳过程随时间亦有变化。如将哺乳过程分三部分，第一部分乳汁脂肪低而蛋白质高，第二部分乳汁脂肪含量逐渐增加而蛋白质含量逐渐降低，第三部分乳汁中脂肪含量最高。哺乳过程中各部分乳汁成分变化详见表 4-3。

表 4-3 各部分乳汁成分变化

单位：g/L

成分	第一部分	第二部分	第三部分
蛋白质	11.8	9.4	7.1
脂肪	17.1	27.7	55.1

（3）乳量：正常乳母在产后 6 个月内平均每天泌乳量随时间而增加，6 个月后平均每天泌乳量与乳汁的营养成分随时间而减少。初乳每日 15~45ml，成熟乳总量达高峰，泌乳总量每天可达 700~1 000ml。

知 识 链 接

乳汁分泌量是否充足的判断

1. 婴儿每天能得到 8~12 次较为满足的母乳喂养；哺喂时，婴儿有节律地吸吮，并可听见明显的吞咽声。

2. 出生后最初 2d，婴儿每天至少排尿 1~2 次；如果有粉红色尿酸盐结晶的尿，应在生后第 3d 消失；从出生后第 3d 开始，每 24h 排尿应达 6~8 次。

3. 出生后每 24h 至少排便 3~4 次，每次大便应多于 1 大汤匙。出生第 3d 后，每天可排软、黄便达 4 次（量多）~10 次（量少）。

3. 母乳喂养的优点

（1）营养素齐全，能全面满足婴儿生长发育的需要。母乳中含有的营养物质可以促进消化吸收，有利于婴幼儿的生长发育。

（2）母乳含有丰富的免疫活性物质，可增进婴儿抗感染能力。母乳含有较多的特异性免疫细胞和抗体，可吞噬、消化、杀伤病原微生物。含有的非特异性免疫物质可溶解、杀伤细菌、抑制细菌的繁殖以及致病菌的黏附和侵入。

（3）母乳是天然的婴儿食物，喂养经济方便。纯母乳喂养能有效地避免婴儿过早接触异源性蛋白质，减少对异源性蛋白质的暴露水平。温度和泌乳速度适宜，不需消毒，喂哺简便。

（4）母乳喂养可增进母子感情,促进母体产后恢复和避孕。母乳喂养时母亲和婴儿之间的亲密接触可使婴儿获得最大的安全感和情感满足感。哺乳行为可使母亲心情愉悦,引起催产素分泌和促进子宫收缩,乳汁的持续分泌可消耗贮备的体脂,有利于母亲产后恢复。哺乳期月经推迟,能起到一定的避孕作用。

（5）母乳喂养对婴儿早期健康生长发育和成年期慢性病风险具有保护效应。与配方奶相比,母乳喂养可降低远期肥胖风险。

4. 母乳喂养的护理

（1）产前准备:绝大部分孕妇是具有哺乳能力的,但要在产前做好身、心两方面的准备。孕妇应充分了解母乳喂养的优点,树立母乳喂养的信心;保证合理营养,使孕期体重增加适当（12~14kg）,有足够的脂肪贮备,供哺乳能量的消耗;保障充足的睡眠,防止各种有害因素的影响;做好乳头保健,即在妊娠后期每日用清水擦洗乳头,乳头内陷者用两手拇指从不同角度按捺乳头两侧并向周围牵拉,每日1至数次。

（2）指导哺乳技巧

1）尽早开奶,按需哺乳:婴儿出生后第一口食物应是母乳。如果顺利分娩,母子健康状况良好,婴儿娩出后应尽快吸吮母亲乳头,刺激乳汁分泌并获得初乳。开奶时间愈早愈好,正常新生儿第一次哺乳应在产房开始。出生后即可与母亲皮肤接触,并开始让婴儿分别吸吮双侧乳头各3~5min,可吸吮出数毫升初乳。这种亲子接触有利于乳汁的分泌。早开奶有利于预防婴儿过敏,并减轻新生儿黄疸、体质量下降和低血糖的发生。新生儿生后体质量下降只要不超过出生体质量的7%就应坚持纯母乳喂养。

2）促进乳汁分泌:婴儿出生后应尽早让其勤吸吮母乳（每侧乳头每隔2~3h要得到吸吮一次）,必要时（如婴儿吸吮次数有限）,可以通过吸奶泵辅助,增加吸奶次数。婴儿吸吮前不需过分擦拭或消毒乳头,母亲可先湿热敷乳房2~3min后,从外侧边缘向乳晕方向轻拍或按摩乳房,促进乳房感觉神经的传导和泌乳。两侧乳房应先后交替进行哺乳。若一侧乳房奶量已能满足婴儿需要,则将另一侧的乳汁用吸奶器吸出。每次哺乳应让乳汁排空,每天排空的次数为6~8次或者更多,充分排空乳房,会有效刺激泌乳素大量分泌,可以产生更多的乳汁。

3）每次哺乳时间不宜过长:每次哺乳时通常在开始哺乳的2~3min内乳汁分泌极快（占乳汁的50%）,4min时吸乳量约占全部乳量的80%~90%,以后乳汁渐少,因此每次哺乳时间大致保持每侧10min左右。

4）掌握正确的喂哺技巧:喂哺时可采取不同姿势,使母亲全身肌肉放松,体位舒适,一方面利于乳汁排出,另一方面可刺激婴儿的口腔动力,便于吸吮。一般喂哺时母亲采用坐位,一手怀抱婴儿,使其头、肩部枕于母亲哺乳侧肘部;另一手拇指和其余四指分别放在乳房上、下方,手掌托住乳房,将整个乳头和大部分乳晕置于婴儿口中。当奶流过急时,母亲可采取示、中指轻夹乳晕两旁的"剪刀式"喂哺姿势。哺乳结束时,用示指向下轻按婴儿下颌退出乳头,避免在口腔负压情况下拉出乳头造成局部疼痛或皮肤损伤。每次喂哺后将婴儿竖起、头部紧靠在母亲肩部,轻拍背将空气排出。正确的喂哺技巧还包括如何唤起婴儿的最佳进奶状态,如哺乳前母亲用乳房推压婴儿鼻子和嘴巴,让其舔母亲的乳房,哺乳时婴儿的气味、身体的接触可刺激乳母的射乳反射;等待哺乳的婴儿应处于清醒状态、有饥饿感。

5）保持心情愉快:因与泌乳有关的多种激素都直接或间接地受下丘脑的调节,故泌乳受情绪影响很大。心情压抑可以刺激肾上腺素分泌,使乳腺血流量减少,阻碍营养物质和有关激素进入乳房,从而使乳汁减少。因此,产后要充分地休养身体,放松精神,愉悦心情,享受哺喂和亲子互动,从生产的辛苦中多体会生育的幸福。

6）保证合理的营养:乳母的膳食及营养状况是影响泌乳的重要因素。因此乳母膳食应富含蛋白质、维生素、矿物质及充足的能量。

7）社会及家庭的支持：乳母能心情愉快、营养充足地进行母乳喂养与社会及家庭的支持分不开。在孕期就需要充分认识母乳喂养的重要性，并得到周围亲朋、家人的鼓励和支持，这也是成功母乳喂养的必需环境。

（3）掌握母乳喂养禁忌：母亲感染 HIV、患有严重疾病如活动性肺结核、癌症、精神类疾病以及重症心、肾疾病等不宜哺乳。乙型肝炎的母婴传播主要发生在临产或分娩时，是通过胎盘或血液传递的，因此乙肝病毒携带者并非哺乳禁忌，但这类婴儿应在出生后 24h 内给予特异性高效乙肝免疫球蛋白，继之接受乙肝疫苗免疫接种。母亲感染结核病，经治疗无临床症状时可继续哺乳。

5. 把握断乳时机　断乳指由完全依赖乳类喂养逐渐过渡到多元化食物的过程。随着婴儿年龄增长，母乳的质和量逐渐不能满足婴儿需要，同时婴儿消化吸收功能逐渐完善，乳牙萌出，已能适应流质过渡到半固体和固体膳食。此时应训练婴儿的咀嚼和吞咽功能。离断母乳需要有一个较长的过渡阶段，称为断奶过渡期。婴儿 6 个月开始引入半固体食物，并逐渐减少哺乳次数，增加引入食物的量。WHO 建议母乳喂养可持续到 24 个月及以上。

（二）部分母乳喂养

同时采用母乳与配方奶或动物乳喂养婴儿的方式为部分母乳喂养。

1. 补授法　是补充母乳量不足的方法。母乳喂哺次数一般不变，每次先喂母乳，两侧乳房吸空后，再根据婴儿需要补充配方奶或动物乳。补授法可使婴儿获得充分母乳，且能刺激乳汁分泌，使母亲乳汁分泌增多。补授的乳量可根据母乳量多少及婴儿的食欲大小而定。

2. 代授法　用配方奶或动物乳一次或数次替代母乳的方法。即在某一次母乳哺喂时，减少母乳量，增加配方奶或动物乳量，逐渐替代此次母乳量。依此类推直到完全替代所有母乳。

（三）人工喂养

以配方奶或动物乳(牛乳、羊乳等)完全替代母乳喂养的方法，称为人工喂养。配方奶粉是以牛乳为基础的改造奶制品，使宏量营养素成分尽量"接近"母乳，使之适合于婴儿的消化系统和肾功能，如降低酪蛋白、无机盐的含量等；添加一些重要的营养素，如乳清蛋白、不饱和脂肪酸、乳糖等；强化婴儿生长所需要的微量元素如核苷酸、维生素 A、维生素 D、β 胡萝卜素和微量元素铁、锌等，在不能进行母乳喂养时，配方奶粉应作为优先选择的乳类来源。

1. 摄入量估计　婴儿体重、推荐摄入量以及配方制品规格是估计婴儿配方奶粉摄入量的前提和条件，可按照配方奶粉的说明进行配制。一般市售婴儿配方奶粉 100g 供能约 500kcal，以小于 6 个月的婴儿为例，能量需要量为 90kcal/（kg·d），故需婴儿配方奶粉约 18g/（kg·d）。按规定调配的配方奶可满足婴儿每日营养素、能量及液体总量需要。

2. 人工喂养的注意事项

（1）选用适宜的奶嘴：目前奶嘴的种类很多，材质主要为硅胶和乳胶两种，根据奶嘴孔形状的不同又分为圆孔奶嘴(标准奶嘴)、十字形孔奶嘴和 Y 字形孔奶嘴等，应根据婴儿月龄选择适宜奶嘴。奶嘴的软硬度与奶嘴孔的大小适宜，孔的大小以奶瓶倒置时液体呈滴状连续滴出为宜。

（2）测试奶液的温度：奶液的温度应与体温相似。喂哺前先将乳汁滴在成人手腕掌侧测试温度，若无过热感，则表明温度适宜。

（3）保持正确的喂哺姿势：斜抱婴儿，使其头部枕于喂养者肘窝处，头高足低。喂哺时婴儿应处于完全醒觉状态。

（4）避免空气吸入：喂哺时持奶瓶呈斜位，使奶嘴及奶瓶的前半部充满乳汁，防止婴儿在吸奶同时吸入空气。每次喂哺后轻拍婴儿后背，促使其将吞咽的空气排出。

（5）加强奶具卫生：在无冷藏条件下，奶液应分次配制，每次配乳所用奶具等应洗净、消毒。

（6）及时调整奶量：婴儿食量存在个体差异，在初次配乳后，要观察婴儿食欲、体重、粪便的性状，随时调整奶量。婴儿获得合理喂养的标志是发育良好，二便正常，食奶后安静。

（四）婴儿食物转换

婴儿6月龄后,随着生长发育的逐渐成熟,纯乳类喂养不能满足其需要,故需向固体食物转换,以保障婴儿的健康。此期为婴儿食物的过渡期,又称换乳期。婴儿的食物转换过程是培养婴儿对其他食物的兴趣,让其逐渐适应各种食物的味道,并培养其自行进食能力及良好的饮食习惯,最终顺利地由乳类为主的食物过渡到进食固体为主的食物的过程。

1. **不同喂养方式婴儿的食物转换** 不同喂养方式婴儿的食物转换略有不同:纯母乳喂养婴儿的食物转换是逐渐用配方奶完全替代母乳,同时引入其他食物;部分母乳喂养和人工喂养婴儿的食物转换是逐渐引入其他食物。

2. **换乳期食物（辅助食品）** 是除母乳或配方奶外,为过渡到成人固体食物所添加的富含能量和各种营养素的泥状食物(半固体食物)(表4-4)。

表4-4　**换乳期食物的引入**

| 月龄 | 食物形状 | 引入的食物 | 餐　数 | | 进食技能 |
			主餐	辅餐	
6月龄	泥状食物	含铁配方米粉、配方奶、蛋黄、菜泥、水果泥等	6次奶（断夜间奶）	逐渐加至1次	适应勺喂
7~9月龄	末状食物	粥、烂面、鱼泥、肝泥、肉末、菜末、全蛋、豆腐、水果等	4次奶	1餐饭 1次水果	学用杯
10~12月龄	碎食物	软饭、面条、馒头、碎肉、碎菜、蛋、鱼肉、豆制品、水果等	3次奶	2餐饭 1次水果	抓食 断奶瓶 自用勺

3. **辅助食物引入的原则**

（1）从少到多:初次引入辅食可在哺乳后立即给予婴儿少量含铁米粉,用勺进食,6~7月龄后可代替一次乳量。

（2）从细到粗:从泥（茸）状到碎末状再过渡到固体食物,逐渐增加食物的能量密度。

（3）从软到硬:食物硬度的逐渐增加可促进婴儿牙齿的萌出以及咀嚼功能的形成。

（4）从一种到多种:如蔬菜的引入,应每种菜泥尝1~2次/d,直至3~4d婴儿习惯后再换另一种,以刺激味觉的发育。单一食物引入的方法可帮助了解婴儿是否出现食物过敏。

（5）注意进食技能的培养:让孩子主动参与进食,如7~9个月婴儿可抓食,1岁后可自己用勺进食,增加婴儿进食的兴趣,有利于手眼动作协调和独立能力的培养。不宜采用强迫、粗暴的被动喂养方式,可导致婴儿产生厌倦和恐惧进食的心理。

引入食物的质与量应循序渐进,先选择既易于婴儿消化吸收,又能满足其生长需要,同时又不易引发过敏的食物。天气炎热和婴儿患病时应暂停引入新食物。

4. **食物转换的步骤和方法** 应根据婴儿发育状况、消化系统成熟程度决定引入其他食物。

（1）6月龄:该阶段的婴儿唾液中已含有唾液淀粉酶,对淀粉类食物可以消化,同时此期婴儿体内的储存铁已消耗殆尽,故首先添加的食物是含铁的米粉,其次引入的食物是根块茎蔬菜、水果,以补充维生素、矿物质。在哺乳后给予婴儿少量含强化铁的米粉,先喂1~2勺,逐渐增至多勺,6~7月龄后可代替1~2次乳量。婴儿对其他食物有一个习惯过程,可通过多次体验改变其对新食物的抵抗。为培养婴儿的进食能力应注意引入的方法,如用勺、杯进食可帮助口腔动作协调,开始时将食物做成泥状,使其学习主动吞咽半固体食物、训练咀嚼能力。

（2）7~9月龄:该月龄婴儿乳牙已萌出,为了促进牙齿生长及锻炼咀嚼能力应及时添加末状食物,如粥、烂面等,并逐渐引入豆制品和动物性食物,如鱼、蛋类和肉类。应保证每日600~800ml的乳量，因乳类仍为此期婴儿营养的主要来源。让婴儿熟悉多种食物，如豆腐、碎菜、肉末、肝泥等，有利于完成食物转换。

知识链接

7~9月龄婴儿一天膳食安排

- 早上7点：母乳和/或配方奶。
- 早上10点：母乳和/或配方奶。
- 中午12点：各种泥糊状辅食，如婴儿米粉、稠厚的肉末粥、菜泥、果泥、蛋黄等。
- 下午3点：母乳和/或配方奶。
- 下午6点：各种泥糊状的辅食。
- 晚上9点：母乳和/或配方奶。
- 夜间可能还需要母乳和/或配方奶喂养1次。

（3）10~12月龄：食物的性状由泥状过渡到碎末状可帮助咀嚼，增加食物的能量密度。此期还应注意婴儿神经心理发育对食物转变的作用，如允许手抓食物，既可增加婴儿进食的兴趣，又有利于眼手动作协调和培养独立能力。

知识链接

10~12月龄婴儿一天膳食安排

- 早上7点：母乳和/或配方奶，加婴儿米粉或其他辅食。以喂奶为主，需要时再加辅食。
- 早上10点：母乳和/或配方奶。
- 中午12点：各种厚糊状或小颗粒状辅食，可以尝试软饭、肉末、碎菜。
- 下午3点：母乳和/或配方奶，加水果泥或其他辅食。以喂奶为主，需要时再加辅食。
- 下午6点：各种厚糊状或小颗粒状辅食。
- 晚上9点：母乳和/或配方奶。

（五）婴儿喂养常出现的问题

1. 溢乳 婴儿消化道具有胃呈水平位置，韧带松弛，贲门括约肌松弛，幽门括约肌发育好等解剖生理特点；因过度喂养、不成熟的胃肠运动类型、不稳定的进食时间等原因，婴儿常出现溢乳。为减轻溢乳，可在喂哺后竖起拍背，将胃内空气排出，并保持其右侧卧位，头位略高，以利于胃排空，防止反流或吸入造成窒息。

2. 母乳性黄疸 黄疸多于生后3~8d出现，4~12周消退。停止母乳3~5d黄疸减轻或消退有助于诊断，一般不需要治疗。

3. 生理性腹泻 多见于6个月以内婴儿，除大便次数增多外，无其他症状，食欲好，不影响生长发育，添加换乳期食物后大便逐渐转为正常。

4. 食物引入不当 过早或过晚引入半固体食物均不利于婴儿的健康成长。过早引入半固体食物可影响婴儿对母乳铁的吸收，增加了食物过敏及肠道感染的机会。过晚引入其他食物，错过婴儿味觉、咀嚼功能发育关键期，造成进食困难，甚至引发婴儿营养不良。将半固体食物采用奶瓶喂养，导致婴儿不会主动咀嚼、吞咽饭菜。添加有甜味剂的果汁、选用罐头水果、给予花生酱等易过敏食物、炎热夏季或患病时变换食物种类等方法均应避免。

Note:

5. 能量及营养素摄入不足 8~9个月的婴儿可接受能量密度较高的固体食物。如该月龄婴儿仍进食能量密度较低的食物,或摄入液体量过多,婴儿可表现进食后不满足,出现体重不增或下降,或常于夜间醒来要求进食。

6. 换乳困难 难以适应环境、过度敏感气质的婴儿常常有不稳定的进食时间,常表现换乳困难。

二、幼儿膳食安排

(一)营养特点

1岁后儿童生长速度减慢,对能量的需求较婴儿期相对减少,食欲有所下降,但仍处于快速生长发育的时期,且活动量大,需要保证充足的能量和优质蛋白质的摄入。咀嚼和胃肠消化吸收能力尚未健全,喂养不当易发生消化紊乱。幼儿期神经心理发育迅速,好奇心强,进食时表现出强烈的自我进食欲望,常有探索性行为及自主选择食物的欲望。应允许幼儿参与进食,满足其自我进食欲望,培养其独立进食能力。同时幼儿有判断能量摄入,调节进食的能力,可以通过自己选择食物种类及量而达到膳食平衡。

幼儿喜好模仿,家庭成员对食物的反应及进食行为可作为幼儿的榜样。因此家长应注意做到不挑食、不偏食、不暴饮暴食,进食要按时定量、细嚼慢咽。幼儿期注意力易分散,应避免边进食边玩、看电视等,可导致食欲下降和消化不良。

(二)膳食安排及进食技能培养

幼儿膳食中营养素和能量的摄入以及各营养素之间的配比应满足该年龄阶段儿童的生理需要。蛋白质每日40g左右,其中优质蛋白(动物蛋白质和豆类蛋白质)应占总蛋白的1/2。蛋白质、脂肪和碳水化合物产能比约(10%~15%):(30%~35%):(50%~60%)。膳食安排合理,食物种类,定时、定点、适量进餐,每日4~5餐为宜,进餐时间不宜过长,每次20~25min。

幼儿的进食技能、发育状况与婴儿期的训练有关,不规定进食方法,不强迫进食。幼儿在满12月龄后应与家人一起进餐,在继续提供辅食的同时,鼓励尝试家庭食物。随着幼儿自我意识的增强,鼓励幼儿自主进食,同时注意良好生活习惯和进食技能的培养,从喂食、抓食过渡到自己独立进食。

三、学龄前儿童膳食安排

(一)营养特点

学龄前儿童生长发育平稳发展,但仍需充足营养素。口腔功能较成熟,消化功能逐渐接近成人,已可进食成人食物。功能性便秘、营养性缺铁性贫血、肥胖在该年龄段发病率较高。

(二)膳食建议

谷类食物含有丰富的碳水化合物,是人体能量的主要来源。学龄前儿童的膳食应以谷类食物为主,并注意粗细粮的合理搭配。蛋白质每天30~50g,供能占总能量的14%~15%,建议一半来源于动物性食物蛋白质。足量的乳制品、豆制品以维持充足的钙摄入。注意每天摄入适量的膳食纤维,如全麦面包、麦片粥和蔬菜等。食物合理烹调,少调料、少油炸、油煎、少高糖饮料,科学选择零食。学习餐桌礼仪,规律就餐,自主进食,不挑食、不偏食,培养良好饮食习惯。鼓励儿童参与家庭食物的选择和制作,增进对食物的认知和喜爱。

四、学龄儿童和青春期少年膳食安排

(一)营养特点

学龄期和青少年时期是人一生体格和智力发育的关键时期,也是一个人行为和生活方式形成的重要时期。儿童乳牙脱落、恒牙萌出,口腔咀嚼功能发育成熟,消化吸收能力基本达到成人水平。学龄儿童学习任务重、体育活动量大,能量摄入量需满足生长发育、体育活动需要。青少年时期为儿童生长发育第二个高峰期,总能量的 20%~30% 用于生长发育,骨骼快速增长,骨量增加 45% 左右,矿物质需求量大于儿童期和成人期,各种维生素的需要量亦增加。注意营养性缺铁性贫血、神经性厌食和超重/肥胖的早期预防。

（二）膳食建议与健康教育

膳食安排与成人相同,保证足够的能量和蛋白质摄入。主食宜选用可保留 B 族维生素的粗加工谷类,食物种类多样,搭配合理。多食富含钙、铁、锌和维生素 C 的食物。

对学龄儿童和青少年进行预防营养性疾病的健康教育,使之学会选择健康的食物,如参考"中国居民平衡膳食宝塔",养成良好的饮食习惯,以及预防肥胖症、糖尿病、心脏病和高血压的相关知识。

第三节　儿童营养状况评估

儿童营养状况的评估是衡量儿童每日平均所摄入的营养素与其生理所需之间是否相称。常用的评估方法包括健康史询问和营养调查,营养调查包括膳食调查、体格检查、营养相关性体征的临床检查、实验室生化和功能检查。

一、健康史询问

通过询问了解儿童进食情况,如每日进食种类及数量,母乳喂养儿每日母乳喂养次数,人工喂养儿了解代乳品种类、调配浓度、数量及次数。询问其他食物引入情况,有无偏食习惯,有无腹泻及便秘等。此外,还要了解有无营养缺乏症状,如消瘦、面色苍白、出汗、夜惊、夜盲等。

二、营养调查

（一）膳食调查

膳食调查是了解儿童的膳食组成,计算每人每日膳食中各种营养素的摄入量,以及这些营养素是否能满足个体的每日所需,参照同年龄儿童每日膳食营养素推荐摄入量、体格发育指标参考值及生化检验正常值来整体评估膳食是否均衡合理。

1. **调查方法**　膳食调查有多种形式,包括称重法、记账法、询问法、化学分析法及食物频数法等。

（1）称重法:是一种比较准确的膳食调查方法。儿童膳食调查需要由其代理人完成。一般可称量 1~7d。儿童膳食单独加工烹调时,烹调前称量各种食物原料重量,称量食物生/熟重量比,然后餐后称量食物剩余量,再折算出剩余食物相应的原料生重。如果儿童没有专门、单独的食物烹制,则需要在衡量的全体成员膳食中估计儿童消费的分量。

（2）记账法:多用于集体儿童膳食调查,以食物出入库的量计算。记账法简单,但结果不准确,要求记录时间较长。计算与结果分析同称重法。

（3）询问法:是通过问答方式了解儿童前 1~3d 内的膳食情况,从而分析其营养状况。此方法适用于个人膳食调查。询问法简单,易于临床使用,但结果受被调查对象报告情况或调查者对市场供应情况以及器具熟悉程度的影响而不准确。

2. **膳食评价**　将膳食调查结果与推荐供给量比较,全面分析儿童营养状况。

（1）营养素摄入:当能量达到推荐摄入量的 85% 以上时,显示能量摄入足够,<70% 说明能量摄入不足;蛋白质、维生素、矿物质应达到 80% 以上为正常。

（2）宏量营养素供能比例:膳食中宏量营养素比例应适当,即蛋白质产能应占总能量的 10%~15%,7 岁以上脂类占总能量的 25%~30%,糖类占总能量的 50%~60%。

（3）膳食能量分配:每日三餐食物的供能宜适当,其中早餐供能应占一日总能量的 25%~30%,中餐占 35%~45%,晚餐占 25%~30%,加餐占 10%。

（4）进食行为评价:包括儿童进餐次数、零食习惯、饮水量以及进食环境等。

（二）体格检查及体格发育评估

1. **体格检查** 儿童体格生长可以反映儿童的营养状况及健康水平。定期准确测量体重、身高（长）、头围及胸围等体格指标，并据此绘制生长曲线，是诊断营养不良的必要条件。

2. **体格发育评估** 体重和身长是儿童体格测量最重要的两项指标。体重可反映儿童近期营养状况，如体重不足或增长缓慢、停滞，常提示营养不良或患有慢性疾病；体重增长过速，则应注意是否有肥胖症或内分泌系统疾病。身高（长）可以反映长期的营养状况，但它受遗传、疾病、精神状态、内分泌激素等诸多因素的影响，而且个体差异相对较大。因此，体重是反映身体营养状况最灵敏的体格指标。儿童体格生长状况常被认为是评价儿童营养状况的最佳指标。

（三）实验室检查

通过实验方法测定儿童体液或排泄物中各种营养素及其代谢产物或其他有关的化学成分，了解食物中营养素的吸收利用情况，了解机体某种营养素储存、缺乏水平。从而对疾病做出早期诊断。

（尹惠茹）

思 考 题

1. 6个月女孩，母乳喂养，体重8.0kg，精神状态佳。

请思考：

（1）该月龄婴儿可以添加哪些辅食？

（2）辅助食物引入的原则是什么？

（3）请为该婴儿制订喂养方案。

2. 10个月男孩，因皮肤、口唇黏膜苍白，精神状态差前来就诊。患儿体重6.9kg，生后一直母乳喂养，1个月前家长尝试给予母乳外食物，进食困难。

请思考：

（1）婴儿在喂养过程中常出现哪些问题？

（2）该患儿出现了什么问题？

（3）请为该患儿制订相应的护理方案。

患病儿童护理及其家庭支持

05章 数字内容

学 习 目 标

● 知识目标：

1. 掌握儿童健康评估的内容和注意事项；儿童疼痛评估及护理；脱水程度和性质的判断；液体疗法的实施与护理。

2. 熟悉患儿对住院的心理反应及护理，家庭对患儿住院的反应及住院患儿的家庭支持；临终患儿的护理及其家庭的情感支持；儿童用药特点及儿童药物选用，儿童常用给药方法；酸碱平衡紊乱的常见原因、临床表现及治疗要点；钾代谢异常的常见原因、临床表现及治疗要点；液体疗法常用溶液。

3. 了解儿童医疗机构的种类、设置以及护理管理的特色；各年龄阶段患儿对疾病的认识；各年龄阶段患儿对死亡的理解和认识；儿童体液平衡特点。

● 能力目标：

1. 能够运用沟通技巧，对患儿以及家庭进行健康评估。

2. 能够选用适合患儿年龄和发育水平的评估方式评估患儿疼痛，并采取适当的护理措施减轻疼痛。

3. 能够为不同年龄阶段儿童实施不同用药途径的给药管理。

4. 能依据临床表现和血清钠的水平，判断脱水的程度和性质。

● 素质目标：

具备高尚的职业道德，培养以儿童及其家庭为中心的全方位整体护理的能力，增强为患儿及其家庭服务的意识。

　　各个年龄阶段的患病儿童尤其是住院儿童,由于体格、认知、社会心理的不同水平,以及性别、个性、家庭和文化背景、所患疾病种类以及严重程度各异,对疾病、住院和诊疗以及护理活动的理解与接受程度与成人不同,住院时对压力的反应以及应对方式也有所差异。儿科护士应充分认识到不同年龄段患儿的生长发育水平,以及对患病、住院身心反应的差异性,同时认识到家庭支持在诊疗和护理活动过程以及帮助患儿应对住院压力方面的重要作用,运用理论知识、专业技能和良好的职业道德,对患病儿童进行详细的评估,做出全面的护理计划,为患儿及其家庭提供以家庭为中心、个性化、持续性的护理。

第一节　儿童医疗机构的设置及护理管理

　　目前,我国儿童医疗机构可以分为以下三类:综合医院的儿科专科、妇幼保健院及专门的儿童医院。不同的医疗机构以及规模和等级不同,其设置布局也有所不同,其中以儿童医院的设置最为全面,包括门诊、急诊和病房。

一、儿科门诊

(一) 儿科门诊的设置

　　儿科门诊与一般门诊设置类似,设置有预诊处、挂号处、候诊处、检查室、治疗室、采血中心、配液中心和输液室等,根据医疗机构的规模,儿科门诊的设置可缩减合并,但儿科由于就诊对象的特殊性,部分场所的设置具有儿科的独特性。

　　1. **预诊处**　体温、体重测量应设在预诊处,预诊主要是护士通过简明扼要的病史询问和必要的体格检查,能在较短的时间内对就诊儿童的病情做出初步判断,可以协助家长准确选择就诊科室,及时就诊。通过预检处护士的仔细筛查,检出传染病患儿,及时隔离,减少交叉感染,使儿科门诊预检处成为儿科患者就诊时的第一道防线。由于儿童病情变化快,年龄跨度大,通过预诊可帮助识别患儿病情的急、重、缓、轻,并给予适当安排,如遇危重患儿可直接护送至急诊室抢救;如遇体温高达 39℃ 以上者,应酌情给予退热处理,并优先安排就诊,以防高热惊厥。预诊处应设在医院内距大门最近处,或儿科门诊的入口处,与急诊、门诊相通,方便转运。同时护士应为患儿及家长提供良好、安全的预诊就医环境,最大限度满足了患儿及家长的需求。

　　2. **候诊处**　儿科门诊由于陪伴就诊人员多,人员流动量大,候诊处应宽敞、明亮、空气流通,有足够的候诊椅,并设有更换尿布、包裹之用的台面,提供热水等具有儿科特点的便民设施。有条件的医院,候诊处可以划分出发热儿童的专门区域。环境布置、装饰和摆设可尽量生活化,播放儿童影视节目,以减轻患儿的陌生感和恐惧感。

(二) 护理管理

　　儿科门诊的人员多、流动量大,而且患儿家长的焦急程度往往大于其他科室的就诊人员。因此,儿科门诊在护理管理上应着重做好以下几方面的工作:

　　1. **保证就诊秩序有条不紊**　安排经验丰富的工作人员进行分诊,做好每位就诊家长及患儿的沟通协调工作,必要时指派人员陪同他们到相应的诊查室。做好就诊前的准备、诊查中的协助及就诊后的解释工作。合理安排、组织及管理,缩短就诊等待时间,提高就诊速度和质量。

　　2. **密切观察病情**　儿童病情变化快,在预诊及门诊整个诊治过程中,护士应经常巡视观察患儿,发现问题及时联系医生和处理,如对体温过高患儿进行物理降温等处置。对病情危重或潜在病情变化的,须安排提前就诊。

　　3. **预防院内感染**　做好消毒隔离,严格遵守无菌技术操作规程,及时发现传染病的可疑征象,并予以隔离措施等处理。

4. 杜绝差错事故　严格执行核对制度,执行给药、注射等各项操作时应认真、仔细核对,避免差错事故的发生。

5. 提供健康宣教　儿科门诊是进行健康宣教的重要场所,可设置宣传栏和摆放宣教手册,播放健康教育节目;门诊护士也可以开展形式多样的健康教育,提供促进儿童生长发育、合理喂养以及常见病的预防和早期发现等护理知识。对慢性病患儿要了解其平时用药、营养、饮食、作息、生长发育等各个方面情况,给予正确的保健指导,减少或避免影响儿童健康的不利因素。

二、儿科急诊

(一)儿科急诊的特点

1. 儿童起病急、来势凶、病情变化快,突发情况多,应及时发现,做好抢救准备。

2. 儿童疾病表现常不典型,易延误诊断危及生命,如化脓性脑炎的感染性休克,医护人员应仔细观察尽快明确诊断。

3. 儿童疾病的种类和特点有一定的季节规律性,如冬季的呼吸道感染、夏季的腹泻等,应根据规律做好充足准备。

(二)儿科急诊的设置

儿科急诊一般设置有分诊处、抢救室、观察室等,与一般急诊类似,各室备有抢救设备和药物等,考虑到儿童年龄和体格差异,儿科急诊应备有适合各个年龄阶段儿童适用的医疗设备和药品,如不同规格的简易呼吸器、不同型号的气管插管、心脏除颤器、儿科急救尺(Broselow tape)等,及时准确地为患儿进行诊治。

(三)护理管理

1. 重视急诊五要素　人、医疗技术、药品、仪器设备和时间是急诊抢救的五要素,其中人起主要作用。急诊护士应具有高尚的医德、全面扎实的基础理论知识、精湛的技术和敏锐的观察力,出现紧急情况时,能迅速敏捷地配合医生抢救。为争取时间,危重患儿的就诊顺序可特殊安排,先就诊后再挂号,及时地进行抢救。

2. 执行急诊岗位责任制度　坚守岗位,分工明确,各司其职,随时做好抢救患儿的准备。经常巡视,观察病情变化并及时处理。对抢救药品和设备的使用、保管、补充、维护等应有明确的分工及交接班制度。

3. 建立并执行儿科常见急诊的抢救护理常规　儿科急诊护士应坚持学习,掌握各种常见疾病的抢救程序和护理要点,并不断更新知识和技能,勤于思考,总结经验,提高抢救成功率。

4. 加强急诊文件管理　应有完整规范的病历材料。紧急抢救中的口头医嘱,须当面复述确保无误后方可执行,并及时补记于病历上,方便日后核对并且为进一步治疗和护理提供依据。

5. 应用细节管理　细节管理是一种从各个细节均给患儿提供优质护理管理的护理模式,要求护理人员在急诊治疗的各个环节中均能给患儿提供良好的照护,确保护理工作的全面性、规范性,并且重视其中可能存在风险事件,预先采取相应护理措施规避这些风险事件的发生,同时能提高其异常征兆及时处理率,从而全面提高患儿预后效果。

三、儿科病房

儿科病房可分为普通病房和重症监护室,重症监护室还可分为新生儿监护病房(neonatal intensive care unit,NICU)、儿科监护病房(pediatric intensive care unit,PICU)和普通病房设置的监护室。

(一)儿科病房的设置

1. 普通病房设置　儿科普通病房设置与一般成人病房相似,设有病室、护士站、治疗室、值班室、配膳(奶)室、厕所等,有条件的病室可配置负压房和正压房及可提供游戏室或游戏区,也可提供适合不同年龄患儿的玩具和书籍,帮助患儿尽快适应住院生活。此外,病室的设置应符合儿童生长特点,如墙壁可粉刷为柔和的颜色并装饰患儿喜爱的卡通图案,配膳(奶)室备有配奶器具,新生儿病房设置婴儿沐浴设备等。儿科的病床也应有适合各年龄患儿的床栏,厕所可有门但不加门锁,浴室设有防滑垫等,以保障住院患儿的安全,防止意外事故伤害。

2. **重症监护室设置**　重症监护室主要收治病情危重、需要观察及抢救者。监护室应与普通病房、手术室邻近,方便转运和抢救,室内备有各种抢救设备和监护设备。监护室主要由监护病房、隔离病房和辅助用房(治疗室、护士站、医护办公室等)组成。监护病房的床位安排可分为集中式和分散式。集中式是将床位集中在一个大房间内,中央设置护士站,便于观察抢救;分散式是将床位分散于小房间内,房间之间用透明玻璃隔开,方便观察、防止交叉感染,较安静。为了满足患儿家长的探视需求,监护室的一面可设置为透明玻璃墙,特殊情况可采用视频等方式探视,体现人文关怀。

知 识 链 接

儿科感染病房区域化管理

儿科感染病房实行封闭式管理,主要划分为发热流感排查病房和新冠隔离病房。患儿入科前根据分诊情况确定进入何种病房。按"经空气传播疾病医院感染预防与控制规范"要求,将儿科感染病房分为清洁区、潜在污染区和污染区,三区之间设置缓冲间,缓冲间两侧的门不能同时开启,无逆流,不交叉。患儿单间安置,单间里有卫生间。实行双通道,医护人员从清洁区经潜在污染区进入隔离病房,患儿及陪同人员从病房另一侧出入。医护人员将诊疗操作集束化,尽量减少接触患儿。医护人员在采集呼吸道标本、气管插管、气管切开、无创通气、吸痰等可能产生气溶胶的操作时必须进行三级防护。

(二)护理管理

1. **环境管理**　病房环境应适合儿童心理、生理特点,可张贴或悬挂卡通画,以动物形象作为病房标记。病房窗帘及患儿被服可采用颜色鲜艳、图案活泼的布料制作。室内温、湿度应依患儿年龄大小而定(表 5-1)。普通病房夜间灯光应较暗,以免影响睡眠;NICU 则应控制光照和噪音,因为持续明亮的灯光对早产儿不利,过大的声音会带来压力刺激,可影响听力和情感发展,在需要时才开灯,避免灯光直射患儿眼部,人为活动应控制音量。美国儿科学院(American Academy of Pediatrics,AAP)环境健康委员会建议 NICU 最安全的声音水平为 45dB 以下。

表 5-1　不同年龄患儿适宜的温、湿度

年龄	室温/℃	相对湿度/%
早产儿	24~26	55~65
足月新生儿	22~24	55~65
婴幼儿	20~22	55~65
年长儿	18~20	50~60

2. **生活管理**　患儿的营养和膳食不仅要符合治疗的需要,也要满足其生长发育的要求。医院负责提供式样简单、布料柔软的患儿衣裤,经常换洗,保持整洁。根据患儿的疾病种类与病情决定其活动与休息的时间。注意不同年龄阶段患儿对住院压力的不同反应,如对长期住院的学龄期患儿要适

Note:

当安排学习时间,形成规律的作息生活,减轻或消除离开学校后的焦虑和失去控制力的心理。

3. **安全管理**　儿童病房安全管理的范围广泛,内容繁杂。无论是环境布置、设施、设备还是日常护理,都要考虑患儿的安全问题,防止跌伤、烫伤,防止用药差错、误饮误服。病房对紧急事件应有应急预案,每个病房门后粘贴紧急疏散图,发生紧急情况时根据病房所在方位按图中指示疏散。病房中的消防、照明器材应专人管理,护士应知道器材位置和使用方法,安全出口要保持通畅。新生儿病室和 NICU 还应注意防止新生儿丢失等问题,除加强人员管理和设置门禁外,还可引入射频识别(radio frequency identification, RFID)技术,给新生儿佩戴 RFID 手镯,未经许可抱离病区可发出警告。

4. **感染控制**　洗手是预防院内感染最简单有效的措施。护士应在操作前后洗手,严格执行医院的各项消毒隔离措施,作好监测统计。此外,应加强对患儿和家长的健康教育,提高其自我保护意识。

第二节　与患儿及其家长的沟通

儿童对住院的反应受到诸多因素的影响,与患儿的年龄、住院经历、对疾病的了解程度以及家庭的支持、亲子间的关系等多种因素有关。对儿科护士来说,运用良好的沟通技巧,包括语言与非语言的沟通,可以帮助护士建立良好的护患关系,解决患儿的心理健康问题,使患儿积极配合治疗。与患儿家长进行有效的沟通,有助于护士取得患儿家长的信任,使医护人员获得准确的病史资料,正确评估患儿及家庭的个性化需求,以满足患儿生理、心理、社会等多方面的需要,使患儿得到更好的治疗,促进患儿早日康复。

一、与患儿的沟通

(一)儿童沟通的特点

儿童在 8 岁前,语言沟通能力差,抽象思维发育不成熟,不能用语言正确表述自己的想法,但在非语言沟通方面,儿童已经能够熟练的通过他人的面部表情、着装、语调、手势等获取正确的信息,例如患儿看到身穿白色衣服、手持注射器的人,能很快联想到注射导致的疼痛,因而产生恐惧和哭闹。8 岁后语言沟通才能逐渐流利地使用,并逐渐接近成人。儿科护士应根据患儿的年龄灵活运用语言和非语言的沟通方式与患儿交流。

(二)与患儿沟通的原则和技巧

1. **采用适合患儿年龄和发育水平的沟通方式与患儿交流**　护士应根据患儿的年龄和发育水平选择适合的方式与患儿交流,以患儿能够理解的语言来表达,并能根据患儿的反应调整沟通的方式。例如:婴幼儿对陌生人的出现通常会感到恐惧,护士与这一时期的患儿初次接触时,可以从询问患儿喜爱的玩具或宠物入手,也可以先与主要照顾者建立关系,自然地让患儿接纳自己并开始交流。

2. **注意给予患儿平等尊重**　患儿虽是独立和不成熟的个体,但护士在与患儿交流时要给予尊重、平等对待。在体态上,护士与患儿交流时应保持目光的接触,与患儿的视线保持水平,必要时可坐下或蹲下。患儿表现恐惧、退化性行为和哭泣时,应给予理解和安慰,避免责备和羞辱。对青春期患儿,则应注意尊重患儿的想法和隐私,以客观而不加批判的开放态度与其交流。

3. **保持诚信**　护士与患儿交流时,应避免欺骗患儿,如在注射前,不应向患儿描述打针"一点都不痛",应诚实的向患儿提供有关知识,特别是患儿将要听到、看到和感受到的信息,不要试图隐瞒和欺骗,在诊疗程序结束时还应询问患儿的感受,避免前期交流中的误解导致患儿的不信任;另外,护士不要随意向患儿许诺,承诺的事情一定要实现,以免破坏护患之间的互信关系。

4. **恰当地使用语言沟通**　交谈时,护士应吐字清晰,注意用词、语速、语调和音量。尽量使用开放式的问题向患儿提问,避免答案是"是"或"不是"的闭合式问题,并在患儿回答时,耐心倾听。

5. **恰当地使用非语言沟通**　护士应外表整洁,给患儿安全感;在交流时,注意配合面部的表情、眼神、动作等;根据情况,在适当的时候使用肢体的接触,可给予患儿拥抱或抚摸,如轻拍患儿后背的简单动作就能传达出关心、安慰、信任和支持的含义。值得注意的是,任何年龄阶段的儿童接受侵入性检查或治疗措施后,需要身体接触的安抚时,其母亲或主要照顾者是最合适的人选。

6. **使用游戏作为护患沟通的桥梁**　护士应积极参与患儿的游戏,并善于利用游戏与患儿沟通交流。应用治疗性游戏(therapeutic play),不仅可以拉近护患的距离,还可以帮助护士了解患儿内心的想法,替代语言的安慰帮助患儿发泄痛苦;协助护士向患儿解释诊疗程序;协助儿童减少住院的压力,配合治疗护理措施。

知 识 链 接

治疗性游戏

治疗性游戏(therapeutic play)是指儿童生活专家(child life specialist,CLS)或护士通过游戏的方式协助患儿表达对疾病、医院及医护人员、检查和治疗措施的感受、期望和需要,以应对因患病及住院带来的生理和心理的变化。

护士首先要了解不同年龄阶段儿童的游戏发展、儿童在家中常进行的游戏以及儿童住院时的能力与限制,设计出安全、适合患儿的游戏。常见的游戏包括角色扮演、角色认同、团体游戏、讲故事与绘画等。

治疗性游戏可以分为三类:情绪宣泄性游戏、指导性游戏和生理健康促进性游戏。

---

(1)情绪宣泄性游戏:通过不同形式的游戏,可以使焦虑情绪得以缓解,暂时解决住院期间的冲突,如幼儿期可以选用合适的玩具,表达与家人分离的感受。

(2)指导性游戏:将有关住院环境、检查和治疗的相关信息提供给患儿以学习和熟悉。游戏也可以促进患儿表达,帮助护士理解患儿的想法,例如学龄期儿童可通过医生、护士和患儿的角色扮演游戏或木偶游戏了解患儿对疾病、住院、诊疗、手术的认知、感受和需求;可以通过绘画、讲故事的游戏了解患儿难以用语言表达的内心感受。

(3)生理健康促进性游戏:可以维持、促进其生理健康的游戏,如学龄前期的儿童可以吹泡泡,患儿术后需要进行深呼吸训练时,可以让患儿吹动风车分散注意力以缓解疼痛。

除此之外,与患儿的沟通,还可以通过一些特殊的沟通技巧,如第三者技巧、三个愿望、比喻法、看图说故事等,让儿童间接表达内心的想法和感受,常常比正式的访谈更有效。

二、与患儿家长的沟通

1. **建立良好的第一印象**　与患儿家长沟通时,护士的首要任务是取得患儿家长的信任。护士在与患儿家长初次接触时,应积极热情,展现自身良好的专业素质,体现对患儿健康状况的关心,耐心倾听患儿家长的观点和想法,了解患儿和患儿家庭面临的问题和困难;如果工作较忙,没有足够的时间进行充分的交流,应对患儿家长做出解释,并告知患儿家长如何获取护士的帮助,避免家长感到被冷落和忽视。

2. **使用开放性问题鼓励交谈**　护士应尽量使用开放性问题鼓励家长交谈,并注意倾听和观察语言和非语言信息,注意对谈话主题进行引导和限制,避免与患儿家长的交流偏离目标和主题。

3. **恰当的处理冲突**　由于担忧患儿的病情,患儿家长易产生怀疑,表现为挑剔、易怒。护士应换位思考,理解患儿家长的心情,针对家长的问题给予解答,不可搪塞应付、使用家长难以理解的医疗术语。进行各项操作时应给予耐心细致的解释,表现对患儿的关心爱护。例如患儿头皮静脉穿刺失败时,应安慰患儿,表示歉意,争取家长谅解,沉着熟练地重新操作或寻求同事协助,避免慌乱和无序操作,以免让患儿家长产生不信任感。

第三节　儿童健康评估的特点

　　儿童时期是机体处于不断生长发育的阶段,其解剖、生理和心理等功能在不同的阶段具有其特殊性,在评估儿童健康状况时,其健康史采集、体格检查、实验室检查结果的分析,以及下一步的护理诊断,均与成人有一定的差别,要掌握其身心特点,运用多方面知识和技能,以获得全面、准确的主客观资料,为制订治疗和护理方案提供保证。

　　值得注意的是,如遇急诊或危重患儿,应在简要评估病情的前提下首先配合医生抢救,待患儿病情稳定后再进行完整、详细的健康评估。

一、健康史的采集

　　健康史可由患儿、家长、其他照顾者以及有关医护人员的叙述获得。

(一)内容

　　1. 一般情况　包括患儿姓名、性别、年龄、民族、入院日期,患儿父母、监护人或抚养人的姓名、年龄、职业、文化程度、家庭地址、其他联系方式(如电话)等。注意患儿年龄记录要准确,采用实际年龄,新生儿记录到天数甚至小时数,婴儿记录到月数,1岁以上的儿童记录到几岁几个月,必要时注明出生年月。记录健康史叙述者与患儿的关系以便判断健康史的可靠程度。

　　2. 主诉　用病史提供者的语言概括主要症状或体征及其时间。例如"间歇腹痛3d""持续发热5d"。

　　3. 现病史　详细描述此次患病的情况,包括发病时间、起病过程、主要症状、病情发展及严重程度、接受过何种处理等,还包括其他系统和全身的伴随症状,以及同时存在的疾病等,即来院诊治的主要症状、病情发展和诊治经过。

　　4. 个人史　包括出生史、喂养史、生长发育史、免疫接种史、生活史情况,女性青少年还应详细询问月经史、性行为史等。询问时根据不同年龄及不同健康问题各有侧重。

　　(1)出生史:胎次、胎龄,分娩方式及过程,母孕期情况,出生时体重、身长,有无窒息、产伤、Apgar评分等。新生儿和小婴儿疑有中枢神经系统发育不全或智能发育迟缓等情况时,还应了解围生期的有关情况。

　　(2)喂养史:婴幼儿及患营养性疾病和消化系统疾病的患儿应详细询问喂养史,如喂养方式(母乳喂养及断奶情况、部分母乳喂养、人工喂养),人工喂养以何种乳品为主、如何配制,喂哺次数及量,添加换乳期食物的时间、品种及数量,进食及大小便情况。年长儿应了解有无挑食、偏食、吃零食等不良饮食习惯。了解喂养情况对患有营养性或消化系统疾病的儿童尤为重要。

　　(3)生长发育史:了解患儿体格生长指标如体重、身高(长)、头围及增长情况;前囟闭合时间及乳牙萌出时间、数目;会抬头、翻身、坐、爬、站、走的时间;语言的发展;对新环境的适应性;学龄儿童还应询问在校学习情况、行为表现以及同伴关系等。

　　(4)生活史:患儿的生活环境,卫生习惯,睡眠、休息、排泄习惯,是否有特殊行为问题,如吮拇指、咬指甲、异食癖等。

　　5. 既往史　包括既往一般健康状况、既往患病史、预防接种史、食物或药物过敏史等。

　　(1)既往一般健康状况:需询问患儿既往健康良好还是体弱多病。

　　(2)疾病史:患儿曾患过何种疾病,患病时间、病程和治疗情况、治疗效果,应着重了解传染病史,如过去曾患过麻疹而此次有发热、皮疹的患儿,在综合分析时应多考虑其他发热出疹性疾病。

　　(3)预防接种史:接种过何种疫苗,接种次数,接种年龄,接种后有何不良反应。

　　(4)食物药物过敏史:注意了解患儿是否对食物、药物或其他物质过敏,并详细记录,以供治疗时参考。

6. **家族史** 家族是否有遗传性、过敏性或急、慢性传染病病人;如有,则应详细了解与患儿接触的情况;父母是否近亲结婚,母亲妊娠史和分娩史情况;同胞的健康情况(死亡者应了解原因和死亡年龄),必要时要询问家庭成员及亲戚的健康状况。

7. **传染病接触史** 疑为传染性疾病者,应详细了解可疑的接触史,包括患儿与疑诊或确诊传染病者的关系、该患者的治疗经过和转归、患儿与该患者的接触方式和时间等。了解父母对传染病的认识和基本知识也有助于诊断。

8. **心理社会状况** 内容包括:①患儿的性格特征,是否开朗、活泼、好动或喜静、合群或孤僻、独立或依赖,以及同伴关系;②患儿及其家庭对住院的反应,是否了解住院的原因、对医院环境能否适应、对治疗护理能否配合、对医护人员是否信任;③患儿父母、监护人或抚养人的年龄、职业、文化程度、健康状况;④父母与患儿的互动方式;⑤家庭经济状况,居住环境等。

（二）注意事项

1. 收集健康史最常用的方法是交谈、观察。在交谈前,护理人员应明确谈话的目的,安排适当的时间和地点。

2. 儿科采集病史较困难,应耐心询问,认真倾听,语言通俗易懂,态度和蔼可亲,以取得家长和孩子的信任,获得准确的、完整的资料,同时应避免使用暗示的语气来引导家长或孩子做出主观期望的回答。

3. 对年长儿童可让其自己叙述病情,但患儿因为害怕各种诊疗活动,或表达能力欠缺,会导致信息失真,要注意分辨真伪。

4. 病情危急时,应简明扼要,边抢救边询问主要病史,以免耽误救治,详细的询问可在病情稳定后进行。

5. 要尊重家长和孩子的隐私,并为其保密。

二、身体评估

（一）儿童体格检查的原则

1. **建立良好关系** 开始检查前要与患儿交谈,微笑地称呼患儿的名字或小名、乳名,或用玩具逗引片刻,用鼓励表扬的语言或用手轻轻抚摸,消除患儿紧张恐惧心理,获得其信任与合作;并可借此观察患儿的精神状态,对外界的反应及智力情况。对年长儿童,可说明要检查的部位,有何感觉,使患儿能自觉配合体格检查。

2. **环境舒适** 体检室应光线充足,温、湿度适宜,安静。检查用品齐全、适用,环境布置可以卡通化,并可以根据需要提供玩具、书籍安抚患儿。为增加患儿的安全感,检查时应尽量让患儿与亲人在一起。检查时体位不强求一律,婴幼儿可坐或躺在家长的怀里检查,或由父母抱着检查。

3. **顺序灵活** 体格检查的顺序可根据患儿当时的情况灵活掌握,怕生的孩子可从背部查起。一般患儿安静时先进行心肺听诊、腹部触诊、数呼吸脉搏,因这些检查易受哭闹的影响;皮肤、四肢躯干、骨骼、全身淋巴结等容易观察到的部位则随时检查;口腔、咽部和眼结合膜、角膜等对患儿刺激大的检查应放在最后进行,有疼痛的部位也应放在最后检查;对急症或危重抢救病例,应先重点检查生命体征或与疾病有关的部位,全面的体格检查最好在病情稍稳定后进行,也可边抢救边检查。

4. **技术熟练** 检查尽可能迅速,动作轻柔,并注意观察患儿病情的变化。检查过程中既要全面仔细,又要注意保暖,不要过多暴露身体部位以免着凉,冬天检查者双手及听诊器胸件等应先温暖。

5. **保护和尊重患儿** 要尊重患儿并注意保护其隐私部位,尽量避免暴露与检查无关的部位,照顾其害羞心理和自尊心,尊重儿童自主权。在检查异性、畸形患儿时,态度要庄重。

6. **预防感染** 患儿免疫力弱,易感染疾病,要注意防止院内感染,检查前后洗手,听诊器应消毒,使用一次性或消毒后的压舌板;检查者的工作衣和听诊器要勤洗和消毒。

（二）体格检查的内容和方法

1. 一般状况　在询问健康史的过程中,可留心观察患儿发育与营养状况、精神状态、面部表情、皮肤颜色、哭声、语言应答、活动能力、对周围事物反应、体位、行走姿势、亲子关系等,由此得到的资料较为真实,可供正确判断一般情况。

2. 一般测量　除体温、呼吸、脉搏、血压外,患儿还应测量体重、身高(长)、头围、胸围、前囟、坐高等。

（1）体温:可根据小儿的年龄和病情选用合适的测温方法。

1）腋下测温法:最常用,也最安全、方便。将消毒后的体温计水银端放在儿童腋窝内,将上臂紧贴腋窝,测温时间 5min,36～37℃ 为正常。

2）口腔测温法:准确、方便,测温时间 3min,37℃ 为正常,适用于神志清楚而且能配合的 6 岁以上儿童,口腔疾患的患儿不宜此方法。

3）肛门内测温法:测温时间短,准确。儿童取侧卧位,下肢屈曲,将已涂满润滑油的肛表水银端轻轻插入肛门内 3～4cm,测温时间 3～5min,36.5～37.5℃ 为正常,1 岁以内婴儿、不合作的儿童以及昏迷、休克患儿可采用此方法。有肛门疾患和腹泻的患儿不宜此方法。

4）耳内测温法:准确、快速,不易造成交叉感染,也不会激惹患儿,该方法目前在临床或家庭使用已较为普遍。

（2）呼吸和脉搏:应在患儿安静时测量。婴儿以腹式呼吸为主,可按腹部起伏计数,而 1 岁以上的儿童则以胸部起伏计数。呼吸过快不易看清者可用听诊器听呼吸音计数,还可用少量棉花纤维贴近鼻孔边缘,观察棉花纤维摆动计数。除呼吸频率外,还应注意呼吸的节律及深浅。年幼儿腕部脉搏不易扪及,可计数颈动脉或股动脉搏动,也可通过心脏听诊测得。各年龄阶段呼吸和脉搏正常值见表 5-2。

表 5-2　各年龄段呼吸和脉搏正常值

单位:次/min

年龄	呼吸	脉搏	呼吸∶脉搏
新生儿	40～45	120～140	1∶3
1 岁以下	30～40	110～130	1∶3～1∶4
1～3 岁	25～30	100～120	1∶3～1∶4
4～7 岁	20～25	80～100	1∶4
8～14 岁	18～20	70～90	1∶4

（3）血压:对于儿童与青少年,常规测量坐位右上臂肱动脉血压。选择合适袖带,是准确测量儿童血压的重要前提。应根据患儿不同年龄以及上臂围的情况选择不同宽度的袖带,宽度应为上臂长度的 1/2～2/3,气囊长度应至少等于上臂围的 80%。袖带过宽测出的血压较实际值为低,太窄则测得值较实际值为高。年幼儿血压不易测准确。新生儿及小婴儿可用心电监护仪或简易潮红法测定。不同年龄的血压正常值可用公式估算:收缩压(mmHg)= 80+(年龄×2),舒张压为收缩压的 2/3。除测量上臂血压外,患儿还可测量下肢血压,1 岁以上儿童下肢收缩压较上臂血压高 10～40mmHg,而舒张压则一般没有差异。如果下肢血压低于上臂血压,需要进一步评估患儿是否有主动脉狭窄,也要注意脉压,脉压大于 50 或小于 10,有可能罹患先天性心脏病。

（4）体重:晨起空腹排尿后或进食后 2h 称量为佳。测量时应脱鞋,只穿内衣裤。衣服不能脱去时应减去衣服重量,以求准确。小婴儿用盘式杠杆秤测量(图 5-1),将小婴儿小心放置在测量盘上,电子秤直接读数,机械秤记录读数到 10g;稍大的婴幼儿用坐式杠杆秤测量(图 5-2),让儿童坐于杠杆秤座椅上,机械秤记录读数到50g;患儿能配合独自站立后用站式杠杆秤测量(图5-3),请儿童站到磅秤上,械秤记录读数到100g。测量前必须校正调零。称量时患儿不可接触其他物体或摇动。对不合作或危重患儿,由护理人员或家属抱着患儿一起称重,称后减去衣物及成人体重即为患儿体重。

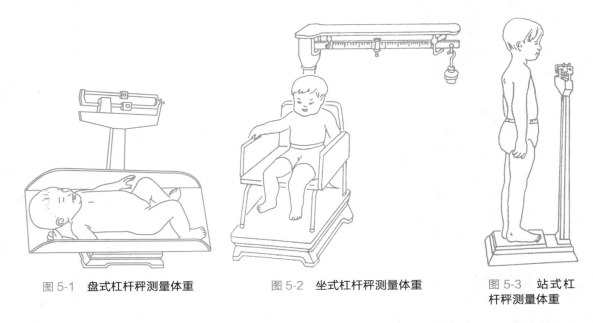

图 5-1 盘式杠杆秤测量体重　　　图 5-2 坐式杠杆秤测量体重　　　图 5-3 站式杠杆秤测量体重

(5) 身高(长):患儿脱帽、鞋、袜及外衣,仰卧于量板中线上。助手将患儿头扶正,使其头顶接触头板,测量者一手按直患儿膝部,使下肢伸直;一手移动足板使其紧贴患儿两侧足底并与底板相互垂直,当量板两侧数字相等时读数(图5-4),记录至小数点后一位数。3 岁以上患儿可用身高计或将皮尺钉在平直的墙上测量身高。要求患儿脱鞋、帽,直立,背靠身高计的立柱或墙壁,两眼正视前方,挺胸抬头,腹微收,两臂自然下垂,手指并拢,脚跟靠拢,脚尖分开约60°,使两足后跟、臀部、肩胛间和头部同时接触立柱或墙壁。测量者移动身高计头顶板与患儿头顶接触,板呈水平位时读数(图5-5),记录至小数点后一位数。

(6) 坐高(顶臀长):3 岁以下患儿卧于量板上测顶臀长。测量者一手握住患儿小腿使其膝关节屈曲,骶骨紧贴底板,大腿与底板垂直;一手移动足板紧压臀部,量板两侧刻度相等时读数(图5-6),记录至小数点后一位数。3 岁以上患儿用坐高计测坐高。患儿坐于坐高计凳上,骶部紧靠量板,再挺身坐直,大腿靠拢紧贴凳面与躯干呈直角,膝关节屈曲呈直角,两脚平放于地面;测量者移下头板与头顶接触读数(图5-7),记录至小数点后一位数。

(7) 头围:头围的测量在 2 岁以内最有价值,连续追踪测量头围比一次测量更重要。测量时,患儿取立位或坐位,测量者用左手拇指将软尺0 点固定于患儿头部右侧眉弓上缘,左手中指、示指固定软尺与枕骨粗隆,手掌稳定患儿头部;右手使软尺紧贴头皮(头发过多或有小辫者应将其拨开)绕枕骨结节最高点及左侧眉弓上缘回至0 点读数(图5-8),记录至小数点后一位数。

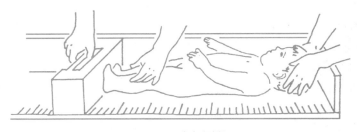

图 5-4 身长测量

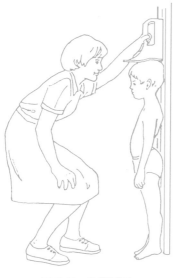

图 5-5　身高测量

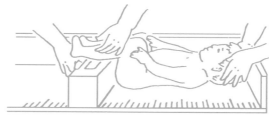

图 5-6　顶臀长测量

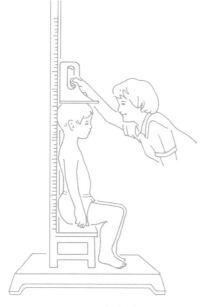

图 5-7　坐高测量

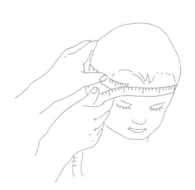

图 5-8　头围测量

（8）胸围：患儿取卧位或立位，3 岁以上取立位，两手自然平放或下垂，测量者一手将软尺 0 点固定于患儿一侧乳头下缘（乳腺已发育的女孩，固定于胸骨中线第 4 肋间），一手将软尺紧贴皮肤，经背部两侧肩胛骨下缘回至 0 点，取平静呼吸时的中间读数，或吸、呼气时的平均数，记录至小数点后一位数。

3. **皮肤和皮下组织**　观察皮肤颜色，注意有无苍白、潮红、黄疸、皮疹、出血点、紫癜、瘀斑等；观察毛发颜色、光泽，有无脱发；触摸皮肤温度、湿润度、弹性、皮下脂肪厚度，有无脱水、水肿等。

4. **淋巴结**　检查枕后、颈部、耳后、腋窝、腹股沟等处的淋巴结，注意大小、数目、质地和活动度等。

5. **头部**

（1）头颅：观察头颅形状、大小，注意前囟大小和紧张度，是否隆起或凹陷；颅缝是否分离；婴儿注意有无颅骨软化、血肿或颅骨缺损、枕秃；新生儿有无产瘤、血肿等。

Note：

（2）面部：观察有无特殊面容，眼距宽窄，鼻梁高低，注意双耳位置和形状等。

（3）眼耳鼻：注意眼睑有无水肿、下垂，眼球是否突出、斜视，结膜是否充血，巩膜是否黄染，角膜有无溃疡，瞳孔的大小和对光反射；注意外耳道有无分泌物，提耳时是否有疼痛表现；鼻翼是否煽动，有无鼻腔分泌物、鼻塞等。

（4）口腔：观察口唇是否苍白、发绀、干燥、口角糜烂、疱疹，有无张口呼吸，硬腭和颊黏膜有无溃疡、麻疹黏膜斑、鹅口疮，腮腺开口处有无红肿及分泌物，牙齿的数目和排列，有无龋齿。咽部检查放在体格检查最后进行，医生一手固定小儿头部使其面对光源，手持压舌板，在小儿张口时进入口腔，压住舌后根部，利用小儿反射性将口张大暴露咽部的短暂时间，迅速观察双侧扁桃体是否肿大，有无充血分泌物、脓点假膜及咽部有无溃疡、充血、滤泡增生、咽后壁胀肿等情况。

6. 颈部　观察有无斜颈等畸形，甲状腺是否肿大，气管是否居中，颈静脉充盈及搏动情况，有无颈抵抗等。

7. 胸部

（1）胸廓：检查胸廓是否对称，有无畸形，如肋骨串珠、鸡胸、漏斗胸等；肋间隙是否凹陷，有无"三凹征"等。

（2）肺脏：视诊应注意呼吸频率和节律有无异常，有无呼吸困难和呼吸深浅改变；吸气性呼吸困难时可出现吸气性凹陷，即锁骨上窝、胸骨上窝、肋间隙和剑突下在吸气时向内凹陷；呼气性呼吸困难时可出现呼气延长，触诊语颤有无改变（触诊在年幼儿可利用啼哭或说话时进行）；叩诊有无浊音、鼓音等（因儿童胸壁薄，叩诊反响比成人轻，故叩诊时用力要轻或可用直接叩诊法，用两个手指直接叩击胸壁）；听诊呼吸音是否正常，有无啰音等（听诊时正常儿童呼吸音较成人响，呈支气管肺泡呼吸音，应注意听腋下、肩胛间区及肩胛下区有无异常，因肺炎时这些部位较易听到湿啰音。听诊时尽量保持儿童安静，如儿童啼哭，在啼哭后深吸气时肺炎患儿常容易被闻及细湿啰音）。

（3）心脏：注意心前区是否隆起，心尖搏动是否移位；触诊有无震颤；叩诊心界大小，各年龄小儿心界参考表 5-3；听诊心率、节律、心音，注意有无杂音等。

表 5-3　各年龄小儿心界

年龄	左界	右界
<1 岁	左乳线外 1~2cm	沿右胸骨旁线
1~4 岁	左乳线外 1cm	右胸骨旁线与右胸骨线之间
5~12 岁	左乳线上或乳线内 0.5~1cm	接近右胸骨线
>12 岁	左乳线内 0.5~1cm	右胸骨线

8. 腹部　注意有无肠型，新生儿注意脐部是否有分泌物、出血或炎症，有无脐疝；触诊腹壁紧张度，有无压痛、反跳痛，有无肿块等。正常婴幼儿肝脏可在肋缘下 1~2cm，柔软无压痛；6~7 岁后不应再触及。叩诊有无移动性浊音；听诊有时可闻及肠鸣音亢进，如有血管杂音时应注意杂音的性质、强弱及部位。腹水患儿应测腹围。

9. 脊柱和四肢　观察脊柱有无畸形，如脊柱侧弯；四肢有无"O"形腿或"X"形腿，手镯、足镯征等佝偻病体征；观察手、足指/趾有无杵状指、多指/趾畸形等。

10. 肛门及外生殖器　观察有无畸形、肛裂，女孩阴道有无分泌物，男孩有无包皮过长、阴囊鞘膜积液、隐睾、腹股沟疝等。

11. 神经系统　根据病种、病情、年龄等选择必要的检查。

（1）一般检查：观察小儿的神志、精神状态、面部表情、反应灵敏度、动作语言能力、有无异常行为等。

（2）神经反射：新生儿期特有的反射如吸吮反射、拥抱反射、握持反射等是否存在。有些神经反射有其年龄特点,如新生儿和小婴儿期提睾反射、腹壁反射较弱或不能引出,但跟腱反射亢进,并可出现踝阵挛;2 岁以下的婴幼儿 Babinski 征可呈阳性,但一侧阳性,另一侧阴性则有临床意义。

（3）脑膜刺激征:如颈部有无抵抗、Kernig 征和 Brudzinski 征是否阳性,由于儿童不配合,要反复检查才能正确判定。正常小婴儿由于在胎内时屈肌占优势,故生后头几个月 Kernig 征和 Brudzinski 征也可阳性。因此,在解释检查结果的意义时一定要根据病情结合年龄特点全面考虑。

三、家庭评估

家庭成员以及家庭环境是影响儿童身心健康的重要因素。家庭评估包括家庭结构评估和家庭功能评估,是儿科健康评估的重要组成部分。

（一）家庭结构评估

1. **家庭组成**　应包括整个家庭支持系统。评估中应涉及父母目前的婚姻状况,是否有分居、离异及死亡情况,同时应了解患儿对家庭危机事件的反应。

2. **家庭成员的职业及教育情况**　父母的职业包括目前所从事的工作、工作强度、工作地离居住地的距离、工作满意度以及是否暴露于危险环境等,还应涉及家庭的经济状况、医疗保险情况等。父母的教育状况是指教育经历、所掌握的技能等。

3. **文化及生活习惯**　此方面的评估应注重家庭育儿观念、保健态度、饮食习惯等。

4. **家庭及社区环境**　包括住房类型、居住面积、房间布局、安全性等。社区环境包括邻里关系、学校位置、上学交通状况、娱乐空间和场所、环境中潜在的危险因素等。

（二）家庭功能评估

1. **家庭成员的关系及角色**　成员之间是否亲近、相互关心,有无偏爱、溺爱、冲突、紧张状态等。

2. **家庭中的决策方式**　评估父母的分工对家庭的影响,因文化背景不同而异。传统上,母亲在照顾家人生活和健康上承担更多责任,父亲在家庭重大事项的决策上起主导作用。

3. **家庭的沟通交流**　评估父母是否鼓励孩子与家长交流,孩子是否耐心倾听父母的意见,家庭是否具有促进患儿生理、心理和社会性成熟的条件;与社会的联系情况,是否能从中获得支持。

4. **家庭卫生保健功能**　评估家庭成员有无科学育儿的一般知识、家庭用药情况、对患儿疾病的认识、护理照顾患儿的能力等;同时,应了解家庭其他成员的健康状况。

（三）注意事项

护士应使用沟通技巧,获得家长的信任,涉及隐私的问题应注意保护,并对患儿家长进行解释,以获得家长的理解和支持。

对儿童进行健康评估,不同的医疗机构（医院、保健院或社区）,因儿童的情况不同,其评估的侧重点不同,也设计有不同的评估表格。对健康史以及家庭的评估,可采用戈登 11 项功能模式进行;虽然运用该模式进行儿童评估仍存在争议,但目前来说不失为一种有效的工具。此外,儿童健康评估还应该包括各种实验室以及影像学检查的结果,具体见各系统疾病患儿护理的相关内容。

第四节　患病儿童的心理反应与护理

儿童患病后,其生理功能和心理状态都会发生相应的变化,其心理状态受疾病本身的影响,反过来又影响疾病的发生和发展。同时,因儿童应对机制以及能力有限,因此,引发患儿的各种生理和心理问题,患儿可表现为沉默、哭泣,抵触各种治疗和护理,甚至剧烈反抗,拒绝配合治疗等。而曾有负性住院经历的患儿,再次入院后其心理问题往往表现得更为严重,表现为对治疗和护理难以配合,依从性差。由于发育水平的差异,不同年龄段的患儿对疾病的成因和后果、住院和各种治疗的理解有很大差异,了解各年龄段的患儿对疾病和住院的心理反应,有助于帮助患儿尽快适应疾病和住院导致的变化,尽量避免患儿产生负性的心理反应。

Note:

一、各年龄阶段患儿对疾病的认识

1. **婴儿** 5~6 个月大的婴儿开始意识到自己是独立于母亲的个体,他们能够意识到与父母或主要照顾者的分离,也会害怕陌生人。但对疾病缺乏认识。

2. **幼儿与学龄前儿童** 这一阶段患儿能对自己身体各部位和器官的名称有所了解,但对疾病的病因不了解,常用自身的感情和行为模式来解释,易将疾病和痛苦认为是对自身不良行为的惩罚。

3. **学龄儿童** 随着认知能力的提高,学龄期患儿开始了解身体各部分的功能,对疾病的病因有一定的认识,能听懂关于疾病和诊疗程序的解释,疾病常使其关注自己的身体和治疗,喜欢询问相关的问题,对身体的损伤和死亡感到恐惧。

4. **青春期少年** 认知水平的提高使青春期患儿能够理解疾病及治疗,但也易对疾病和治疗所导致的后果感到焦虑、恐惧。而自我意识增强,使青少年难以接受疾病造成的身体功能损害和外表改变。

二、患儿对住院的心理反应及护理

(一)住院患儿的心理反应

住院使患儿离开了熟悉的生活环境,由于医院规章制度的限制和各种诊疗、护理措施,患儿常出现各种心理反应。

1. **分离焦虑(separation anxiety)** 指由现实的或预期的与家庭、日常接触的人、事物分离时引起的情绪低落,甚至功能损伤。分离焦虑一般表现为 3 个阶段:

(1)反抗期(protest):患儿常表现为哭叫、认生、咒骂、愤怒和极度悲伤,拒绝医护人员的照顾和安慰等。

(2)失望期(despair):发现分离的现状经过自身的努力不能改变,表现为沉默、沮丧、顺从、退缩,以及对游戏和食物缺乏兴趣。部分患儿可出现退化现象,即倒退出现患儿过去发展阶段的行为,如尿床、吸吮奶嘴和过度依赖等,这是患儿逃避压力常用的一种行为方式。

(3)去依恋期(detachment)或否认期(denial):长期与父母或亲密者分离可进入此阶段。患儿克制自己的情感,能与周围人交往,配合医护人员的各种诊疗程序,以满不在乎的态度对待父母或亲密者的探视或离去。这一阶段往往会被误认为患儿对住院生活适应良好,但却使患儿与父母之间的信任关系受到损害,患儿成年后不易与他人建立信任关系,甚至影响成年后的人际交往,患儿还有可能出现注意力缺陷、以自我为中心以及智力下降等问题。

上述三个阶段,目前由于住院时间的缩短以及提倡以家庭为中心的护理照顾,第 3 阶段的分离焦虑已经不常见。

分离焦虑在不同年龄阶段的表现也会有所不同。婴幼儿对父母或照顾者的依恋十分强烈,6 个月后的婴儿就能意识到与父母或照顾者的分离,当父母离开时,常表现为黏着父母不放手、明显的哭叫行为、四处张望以寻找父母等行为,并表现为排斥陌生人的行为反应;幼儿对时间的概念并不清楚,是分离焦虑最明显的阶段;学龄前儿童由于进入一些日托机构接受学前教育,其社会交往范围较婴儿期扩大,已经可以忍受一段较长时间的分离,日常生活中对父母或照顾者的依恋不及婴幼儿期患儿表现明显,但在疾病和住院影响下,患儿往往希望获得陪伴和安慰,住院导致的分离焦虑常表现为偷偷哭泣,拒绝配合治疗,反复询问父母或照顾者探视的时间等,甚至出现呕吐、尿频、腹泻等身心症状;学龄期和青春期患儿已开始学校的学习生活,由于学校生活和同学朋友在其日常生活中所占位置越来越重要,住院的分离焦虑更多来自与同学和朋友的分离,患儿常担心学业的落后,感到孤独等。

2. **失控感(loss of control)** 是一种对生活中和周围所发生的事情感到有一种无法控制的感觉。医院的各项规章制度和住院期间的各种诊疗活动常使患儿体验到失控感,不同年龄段住院导致失控感的原因和后果也有所不同。

（1）婴儿期：此期患儿已能通过简单的表情、姿势等逐渐学会对外部世界的控制,婴儿与主要照顾者之间的依附关系对儿童的心理健康尤其重要,住院的诊疗活动,特别是侵入性的诊疗活动会使患儿有失控感,住院导致与亲人的分离而产生分离焦虑,易导致患儿产生不信任感和不安全感。

（2）幼儿及学龄前期：此期患儿正处于自主性发展的高峰,住院的规章制度和诊疗活动带来的失控感会使患儿感受强烈的挫折,患儿常有剧烈反抗,同时可能伴有明显的退化行为。

（3）学龄期：此期患儿已能较好地处理住院和诊疗活动导致的限制和挫折,但对死亡、残疾和失去同学朋友的恐惧会导致失控感。

（4）青春期：此期患儿独立自主意识增强,住院和诊疗活动常使其感到对自己身体和生活的控制受到威胁,感到挫折和愤怒,很难接受诊疗引起的外表和生活方式改变,从而导致对治疗的抵触和不依从。例如：用于治疗哮喘的皮质类固醇激素,会导致明显的外貌和体型变化,青春期患儿为了外表与同学朋友保持一致,常会减少服药次数,甚至拒绝服药。另外,青少年有可能通过压抑自我情绪而做出符合他人期望或社会要求的行为。

3. 焦虑（anxiety）或恐惧（fear）　以上所述的分离焦虑以及失控感,还有面对不熟悉的环境,如不熟悉的语言、食物,奇怪的设备和服装,以及各种医疗护理操作,特别是侵入性操作引起的疼痛,均会引起患儿恐惧或焦虑。对疼痛的恐惧在各年龄段都是相似的,但幼儿及学龄前期患儿会害怕身体的完整性受到破坏,对侵入性操作和手术过程尤其会感到焦虑或恐惧。

4. 羞耻感和罪恶感　幼儿和学龄前患儿易将患病和住院视为惩罚。如错误观念得不到纠正,随着学龄期道德观念的建立,患儿会产生羞愧、内疚和罪恶感等心理反应。

（二）住院患儿的心理护理

1. 入院前教育　在日常生活中,应鼓励父母、教师等通过图书、视频等多种媒体对孩子进行医院作用和功能的简单介绍,了解人体结构,学习简单的健康知识,注意引导孩子对医院的印象,禁止用住院或者诊疗行为恐吓孩子而导致其对住院和诊疗行为产生恐惧。

2. 防止或减少被分离的情况　有条件时,应鼓励父母和照顾者对住院患儿进行陪护,对缓解婴幼儿和学龄前儿童分离焦虑的效果尤为明显。护士应注意满足陪护者的生活需求,体现以家庭为中心的护理理念。

3. 减少分离的副作用　当住院导致的分离不可避免时,护士应与家长协作,采用积极的方式应对分离。

（1）护士在患儿入院时主动介绍自己,并且介绍医院的环境和同病室的其他患儿,鼓励患儿结交新朋友,有利于患儿对医院环境的尽快适应,缓解不安和焦虑。

（2）家长向患儿解释分离的原因,鼓励家长尽可能多探视和陪伴孩子。

（3）陌生的环境和工作人员可能使患儿感到陌生、恐惧,尤其对于年幼的患儿,护士可将病房布置为患儿熟悉的环境,建议家长准备患儿喜欢的柔软的物品,如玩具、毯子等,让患儿将依恋转移到寄托的物品上,使患儿适应与照顾者的分离。也可利用拥抱、轻拍等身体的接触,以及分散注意力的技巧,提供舒适和安全感,建立信任感。

（4）鼓励学龄期患儿与学校老师和同学保持联络,允许同学和老师来医院探视,可利用床边教学的方式,尽可能继续学业。

（5）鼓励青少年与朋友保持联络,鼓励朋友来访,并为会面安排舒适的情境。病情允许时,可尽量安排同年龄阶段、同性别患儿住在相同或相邻的房间。

4. 缓解失控感

（1）在不违反医院规定,以及在患儿病情允许的情况下,应鼓励患儿自由活动。

（2）有条件时,可尽量保持患儿住院前的日常活动,如收看患儿喜欢的电视节目、从事其喜爱的娱乐活动等。

（3）允许患儿表达其反抗及生气的情绪和行为反应,以及退化性行为,学龄期和青春期的患儿,尽可能让其参与讨论治疗护理计划的制订及执行。

（4）在诊疗活动中，护士也可给患儿提供一些自我决策的机会缓解失控感，如：在静脉输液时，提供各种颜色的止血带让患儿选择，固定针头时选择胶布的数量和长短等，这些都能明显的缓解住院带来的失控感。但要注意，护士在提供选择时，应避免询问患儿不能进行选择的情景，如询问患儿"要不要打针？"，会让患儿觉得可以不打针，应该询问患儿"要打针了，你想坐在凳子上打，还是躺在床上打呢？"。

5. 应用游戏或表达性活动来减轻焦虑或恐惧　游戏不仅有助于患儿的生长发育，在住院时也有助于患儿应对住院带来的各种压力。

6. 发掘住院的潜在正性心理效应　护士应积极地引导和发挥这种潜在的正性心理效应。

（1）住院虽然是不愉快的经历，但住院作为患儿生活中的一个应激事件，是促进父母和患儿的关系发展的契机。

（2）住院是一个教育过程，根据患儿及其家庭的需要和理解程度，护士能为其提供相关疾病的健康指导。

（3）成功地应对疾病能提高患儿的自我管理能力。患儿能发挥其独立能力，自我护理，从而更加自信。

（4）住院为患儿提供了一个特殊的接触社会的机会，能够近距离了解医务人员的工作，同其他患儿和家长交流，互相支持。

第五节　住院患儿的家庭应对及护理

儿童住院不但给患儿本人带来极大的压力，同时造成家庭成员日常生活以及角色责任的变化，给患儿的整个家庭带来危机，使家庭进入应激状态，家庭必须做出调整以应对危机，良好的适应能帮助和支持患儿应对疾病，并维持正常、健康的家庭功能。

一、家庭对患儿住院的反应

（一）家庭对患儿住院的心理反应

1. 父母对患儿住院的心理反应　在所有家庭成员中，因患儿住院而承受压力，首当其冲是其父母。从孩子的疾病一经诊断开始，父母就经历一系列的心理反应，其反应的程度受到不同因素的影响，如疾病发生的缓急和进程、严重程度、医疗护理措施以及其对疾病的认知程度。

（1）否认和质疑：在患儿确诊疾病和住院的初期，家庭处于震惊和慌乱中。如果患儿的疾病较为严重，父母往往对患儿的确诊表示质疑和难以接受。

（2）自责和内疚：患儿父母通常会追寻疾病的原因，如有线索提示父母有任何行为或因素导致患儿患病及病情加重，特别是当患儿病情严重时，父母常会感到自责和内疚。

（3）不平和愤怒：父母可能会感到不平和愤怒，并将这种愤怒向其他家庭成员和护士发泄，引发患儿父母与家庭成员以及护士之间的矛盾和冲突。

（4）挫折和无助：在目睹患儿忍受病痛和接受痛苦的诊疗程序时，父母会非常痛苦，面对压力不知所措，不知道什么该做什么不该做，产生无助、挫折和孤独感，尤其是如果未将父母纳入对患儿的医疗护理计划和过程，父母会倍感挫折。

（5）焦虑、悲伤和抑郁：患儿预后的不确定性，会让家庭成员焦虑、担忧和预期性的悲伤，严重时会产生心理障碍，以至于影响生理功能。患病儿童急性期过后，父母则可能会出现抑郁的心理反应。

2. 兄弟姐妹对患儿住院的心理反应　对于有多个孩子的家庭，患病儿童的住院常会给其兄弟姐妹带来焦虑、害怕等心理反应，并因不同的年龄而有不同的心理反应。患儿住院的初期，兄弟姐妹们可能会为过去与患儿打架或对其不够友爱而感到内疚，并认为他们的某些行为导致了患儿的疾病和住院,应为此负责。同时,兄弟姐妹可能对自己的身体健康表示担忧,害怕自己患上类似疾病,产生焦虑和不安。但是,随着患儿住院时间的延长,兄弟姐妹可能嫉妒患儿独占了父母的注意力和关爱,甚至产生怨恨的心理,可能出现较多的无礼行为;另外,他们也可能因父母忙于照顾患病的儿童而被要求更加独立,从而对他们造成更大的压力。

（二）患儿住院对家庭功能的影响

1. 确诊疾病和住院的初期　这一时期,家庭为了应对危机,会做出调整和妥协,家庭成员会更关心家庭事务,在工作、个人爱好和照顾患儿之间做出选择、让步和妥协,例如母亲可能会放弃工作或职业抱负去照顾患儿,兄弟姐妹可能会承担部分家务以支持父母。疾病可能会帮助家庭暂缓一些家庭所面临的危机,例如父母之间的冲突和未解决的婚姻问题,但是也有可能加剧矛盾,导致家庭成员对立和家庭的分裂。

2. 患病和住院的延续期　随着患儿住院时间的延长,家庭的重心将不会一直放在患儿身上,家庭成员会希望并逐渐恢复日常生活,如果患儿疾病未能好转或持续恶化,家庭需要接受由此导致的永久改变,家庭成员可能会因为患儿的疾病而感到筋疲力尽,甚至可能会出现失职行为。

二、住院患儿的家庭支持

儿科护理强调以家庭为中心,护士应与患儿家庭合作,帮助家庭应对危机,维持正常的家庭功能。护士应评估不同家庭的需要,提供倾听和支持的机会,协助家庭参与患儿的医疗护理计划和过程,有针对性地进行干预。

（一）对患儿父母的支持

1. 向父母介绍医院的环境、工作人员,讲解疾病的知识,解释患儿的情况,用药的目的等,帮助父母缓解患儿住院带来的无措感。

2. 鼓励父母探视患儿或陪护患儿,并提供父母院内陪护的各项便利措施,如陪护的床、简便的生活设施等。

3. 鼓励和提醒父母休息、活动和摄取足够营养,以保持身体健康,向父母强调只有保持身体健康才能更好地帮助和支持患儿。

4. 提醒或与家庭成员讨论,安排家庭成员轮换陪护照顾患儿,使父亲或母亲能得到休息。

5. 邀请父母参与患儿的护理,并指导父母参与对患儿的照顾。

6. 提供医院的电话和联系方式,在父母有疑问的时候可以与医院联系。

7. 组织住院患儿的父母们座谈,分享患儿住院后的感受和经验,互相提供支持。

8. 安排充足的时间与父母沟通,使用开放性问题向父母提问,倾听患儿父母的感受,减轻父母内心的压力。

9. 采用共情护理模式对患儿家属进行心理干预。共情护理是一种能站在患者的位置,正确地感知患者的情感,进入他们的世界,从内部去了解他们的一种护理方式,符合当下医疗服务观念的改变,更好地体现了"以患者为中心"的服务理念。尤其适用于高危患儿家属,可以提高患儿对早期护理干预的依从性,提高患儿家属对护理质量的满意度,有利于和谐医患关系的构建,提升整体医疗质量。

（二）对患儿兄弟姐妹的支持

1. 鼓励和提醒父母向患儿的兄弟姐妹解释患儿的情况,并公开地讨论,了解其内心的想法和感受,使疑惑能获得解答,避免兄弟姐妹自觉被家庭隔绝在外。

2. 允许兄弟姐妹到医院探视或通过电话与患儿交流,如果不能到医院探视,可以给兄弟姐妹提供患儿的照片;如到医院探视,应注意向兄弟姐妹介绍医院环境和设备,避免产生恐惧或发生意外。

3. 鼓励兄弟姐妹参与对患儿的护理。

4. 鼓励家庭集体活动,如家庭聚餐、集体游戏等。

5. 帮助父母理解、应对患儿兄弟姐妹所经历的反应,如果兄弟姐妹有内疚感,应注意评估,给予

Note:

关注,如果内疚感持续存在,则需要进一步的心理干预。

家庭成员之间可以利用现代化的交流手段,建立家庭交流平台,通过文字、语音、图片和视频,告知患儿的病情,探讨对患儿的照顾,分享各自的情绪和心理,互相鼓励和支持,减少因患儿住院对家庭的不良影响。

(林素兰)

第六节　患儿临终关怀与家庭的情感支持

临终关怀(hospice care)是一种积极的、全面的护理,其主要目的是缓解临终患儿及家庭在生理、社会、心理及精神方面的痛苦,帮助满足其生理、心理、社会和精神方面的需求。在对临终患儿护理中,应充分发挥患儿和家长在临终决策中的重要作用,同时护理人员应组建多学科团队并共同制订决策。当患儿及家长需要做出艰难决策时,应当给予患儿及家长充足的时间和不同选择让其考虑。在整个临终关怀的过程中,也应关注患儿家庭成员的悲伤情绪并给予相应的护理。

一、住院患儿的临终关怀

(一)各年龄阶段患儿对死亡的理解和认识

临终患儿的心理反应与其对死亡的理解和认识有关,不同的年龄阶段对死亡的理解不同。2岁前的婴幼儿把死亡看作是可逆的、暂时的,如同与父母或照顾者的分离;2~6岁患儿将死亡看作是可逆的,常认为死亡是一种做错事的惩罚;学龄期患儿开始认识死亡,能理解死亡不可逆转,开始用具体语言表达其内心对死亡的恐惧。但9岁前的儿童认为死亡并非不可避免,认为只要"躲起来",让代表死亡的魔鬼找不到,就不会死亡;9岁后的儿童则认为死亡是不可避免的过程,但对自己或亲友的死亡仍难以理解。对这一阶段的患儿来说,难以忍受的主要是疾病和治疗的痛苦及与亲人的分离,而不是死亡的威胁;能够缓解痛苦,与亲人在一起,便能有安全感。随着心理的发展,青春期患儿逐渐懂得死亡是生命的终结,是不可逆、普遍的和必然要发生的,自己也不例外,对死亡有了和成人相似的概念,但通常认为死亡会发生在遥远的未来,面临死亡时也有恐惧和痛苦的表现。

儿童对死亡的理解和认识还受到诸多因素的影响,例如与儿童第一次接触到死亡的年龄和经验、父母是否愿意与孩子讨论有关死亡的主题和事例、是否有宗教信仰、传播媒体、图书和不同的社会文化有关。

(二)临终患儿的护理

要做好对临终患儿的护理,除要了解不同年龄阶段患儿对死亡的理解和认识以及不同的影响因素外,还要了解临终患儿的心理反应及生理变化。

临终患儿常见的心理行为反应包括害怕,如害怕分离、害怕疼痛、害怕被遗弃和死亡本身,孤独、沮丧、悲伤、罪恶感、退缩以及愤怒,愤怒是儿童哀伤最常见的反应。死亡来临前,患儿的身体功能逐渐丧失,出现呼吸困难、肌张力丧失、血液循环与新陈代谢速率变慢以及意识状态模糊等,对光很敏感,听觉最后才丧失。

评估患儿的心理反应以及生理变化后,对临终患儿的护理包括营造环境、减轻躯体痛苦、提供心理社会支持等,最大限度地增进患儿舒适及生活质量。

1. 营造家庭式环境氛围　临终病房应具有家庭氛围,病房环境应安静、舒适,室内的家具和设备尽量贴近日常生活,允许患儿将喜爱的玩具带至病房摆放,给父母和亲人更多的时间和空间陪伴患儿,并鼓励父母更多地参与患儿的日常护理。

2. 减轻躯体痛苦,增进舒适　临终患儿多经历疼痛和躯体不适,护士应积极采取措施缓解患儿的痛苦,满足患儿的生理需要,如评估患儿对疼痛的反应以及原因,给予适当的措施缓解疼痛,止痛剂特别是阿片类麻醉剂是控制儿童疼痛的基本药物,此外,还可以通过父母陪伴、拥抱、听故事等非药物方法减轻疼痛。患儿还会出现厌食、嗜睡、呼吸模式改变、便秘等情况,护士应加强症状观察,做好皮肤护理和口腔护理,根据需要合理使用缓泻药物,保持患儿清洁、干燥、足够的水分摄入,增进躯体舒适度。

3. 提供心理社会支持　当患儿病情恶化,意识到生命即将结束时会出现一系列情绪反应,出于保护患儿的目的,很多父母会对患儿隐瞒病情或濒死的情况。根据情况,护士可鼓励父母循序渐进地、采用与患儿年龄相适应的方式告知患儿实情。父母和护士应经常询问和聆听患儿的需求和想法,并针对患儿的心理反应提供情感支持。对于学龄儿童,护士可协调学校、老师、同伴给予患儿关心和支持,帮助患儿顺利度过生命最后阶段。

二、对临终患儿家庭的情感支持

(一) 对临终患儿父母的情感支持

患儿临终时,父母承受着极大的心理压力,同时也担负着无可替代的作用,因此,对父母的情感支持是临终关怀不可缺少的部分。

1. 临终前

(1) 信息支持:患儿临终前,父母常会感到痛苦、孤独、无助和内疚等。护士应为父母提供尽可能多的有用信息,让他们知道患儿所需,帮助他们合理安排与患儿相处的剩余时间。当患儿家长表现出焦虑时,护士应谨慎、实事求是地将患儿的病情告知,与患儿家长针对患儿的进一步治疗进行讨论,让家长知晓他们可以选择的治疗方案及临终场所,以及可以为他们提供的资源或支持。

(2) 鼓励患儿父母参与制订护理计划:让患儿父母参与制订家庭护理计划,教会他们家中可能应用的护理方法,如皮肤护理、口腔护理等。

(3) 充分理解,尊重包容:医护人员应常与患儿父母保持沟通,对患儿情况的解释应保持一致,避免家长产生疑虑和不信任。护士应充分理解患儿父母的处境和心情,尊重患儿及其父母的意愿,对于他们提出的合理要求,应尽量予以满足,对父母的一些过激言行,应该以同理心容忍和谅解,在与患儿父母交流中用心倾听,适当运用肢体语言,适度采取沉默,不要过多的给予安抚性回答,或表示能够理解父母内心的痛苦,帮助他们减轻悲痛。

2. 死亡后　在患儿死亡后,父母常有一系列的心理反应。凡纳塔(Vannatta)和格哈特(Gerhardt)描述了患儿父母会经历的体验,包括深度的悲伤、负罪感、躯体症状、睡眠困难和愤怒。对家庭而言,由于父母总是预期孩子会比自己活得长久,患儿的死亡是对自然生命秩序的颠覆,所以与成人去世相比,失去患儿的父母悲伤持续的时间更长。

(1) 护士应正确理解患儿死亡后父母的心理反应,尊重患儿家庭的宗教文化习俗,对悲伤流泪的父母,护士可在一旁静静地陪同,轻握其手或轻抚其肩背等以安抚情绪,鼓励他们哭泣,以宣泄内心的痛苦;对于患儿父母在愤怒时出现的过激行为,应采取理解和克制的态度。

(2) 护士应给予父母充分的时间和空间与已故患儿做最后的告别,在父母的要求下,可让父母为已故患儿擦洗、更衣,进行最后的照顾。

(二) 对临终患儿同胞兄弟姐妹的情感支持

1. 兄弟姐妹的反应　在患儿临终过程中,悲伤的家庭成员常忽略家庭中其他孩子的需求,使患儿的同胞兄弟姐妹产生孤独感和被遗弃感。同时,患儿的兄弟姐妹还会对自身的健康表示忧虑,产生愤怒、抑郁和负罪感。这些都会使孩子的日常生活受到巨大影响,孩子会表现出对父母更加依赖、学习成绩的下降和躯体症状等。

2. 护理干预

(1) 在以家庭为中心的护理理念下,护士应建议患儿父母尽量保持其他孩子的日常生活作息,有条件时可寻求亲友的支持和帮助。

(2) 指导父母以不同年龄段儿童能够理解的方式,向患儿的兄弟姐妹解释患儿的疾病和死亡,例如:对幼儿可以用"身体停止工作"解释死亡,或利用曾有的经历帮助孩子理解,如宠物的死亡等。

（3）让孩子有机会表达他们的想法,或利用游戏帮助孩子释放压力,以促进父母与孩子的沟通交流。

第七节　儿童疼痛管理

疼痛是一种个体主观的体验,伴有一系列的生理变化及心理行为反应。不管处于何种年龄段,患儿都可能经历疼痛,年龄较小的患儿在经历疼痛时无法用语言表达疼痛的部位、程度以及如何缓解,患儿的疼痛易被忽略、低估,导致疼痛缺乏有效的控制,儿科护士应与患儿父母和其他医务人员协作,全面评估患儿的疼痛,帮助患儿控制疼痛。

一、儿童疼痛的评估

疼痛是一种个人主观体验,在进行儿童疼痛的评估时,可依据 QUESTT 原则进行:①询问儿童(Question the child);②使用疼痛量表(Use a reliable and valid pain scale);③评价行为以及生理学参数的变化(Evaluate the child's behavior and physiologic changes);④确保父母的参与(Secure the parent's involvement);⑤干预时考虑导致疼痛的原因(Take the cause of pain into account when intervening);⑥采取行动并评价成效(Take action and evaluate results)。

不同年龄阶段的儿童,对疼痛的表达和行为反应均不同,评估儿童疼痛的关键在于选用适合患儿年龄和发育水平的评估方式,同时结合患儿的病史资料,询问、观察和测定患儿的各项反应。

（一）各年龄阶段患儿对疼痛的表达方式和行为反应

1. **新生儿和婴幼儿**　这一阶段患儿在疼痛时可表现出持续的哭闹,哭声尖锐,面部有疼痛表情,如眼睛紧闭、眉毛和前额紧缩、嘴巴张开、肢体扭动,并拒绝他人的安抚;手术部位疼痛时,可反复抓挠疼痛部位;9~12 个月的婴儿则在感到疼痛时,用手推开他人,表现出抗拒行为。疼痛还可引起血压、心率、氧饱和度、皮肤颜色、肌张力和睡眠的改变。

2. **学龄前儿童**　这一阶段的患儿能够描述疼痛的位置及程度,但不具有测量、判断和排序的能力,不能对痛觉进行量化,患儿很难理解"能想到最厉害的疼痛",往往会选择疼痛评估量表中的最高分;难以理解疼痛的意义,不能将"打针"带来的身体疼痛与治愈疾病的积极后果联系起来,而将疼痛视为是一种对错误行为的惩罚,患儿为了避免注射和其他侵入性操作,甚至会否认疾病导致的疼痛;在预期疼痛的发生和疼痛出现时,患儿会剧烈反抗,甚至有攻击行为。

3. **学龄儿童**　这一阶段患儿能描述疼痛位置及程度。随着年龄长大,能够逐渐量化疼痛的程度,患儿会表现出勇敢以控制自己而忍受疼痛不予表达,甚至不期望他人发现他们的疼痛。在疼痛时患儿会表现得安静、沉默,护士应注意观察这些表现。

4. **青少年**　因既往经验的积累,青少年对疼痛的描述更熟练与准确,能用可接受的方式来表达疼痛,但出于自尊和对个人隐私的保护,在面对家人和朋友时,青少年会控制自己的表情和行为,否认疼痛的存在,所以,评估时应注意保护患儿隐私。

（二）疼痛患儿的病史采集

为了全面了解患儿疼痛的情况,在评估疼痛的原因、部位、时间、性质、程度、伴随症状、影响因素和缓解措施后,还要注意评估患儿疼痛的表达方式和行为表现、患儿既往疼痛的经历和行为表现,以及患儿父母对疼痛的反应。对于年幼的患儿,大部分信息需要父母提供,护士应积极地与患儿父母沟通,并鼓励患儿父母的参与。

（三）儿童疼痛评估工具

因为年龄、认知水平、情绪等因素的影响,不同儿童对疼痛的感受以及描述均有不同。选择合适的疼痛评估工具可以对患儿是否存在疼痛、疼痛的程度等进行较为准确的评估,目前儿童疼痛评估主

Note:

要有自我报告、行为观察和生理学参数测定 3 种方式进行。为了对患儿疼痛进行准确的评估,评估工具的选择应综合考虑患儿的年龄段、疾病的严重性、诊疗情况等因素,也可以联合使用多种评估工具以提高准确性。年龄较小患儿常用的疼痛评估工具见表 5-4;8 岁以上的患儿,可使用成人的疼痛评估工具,如视觉模拟评分法(visual analogue scale,VAS)、数字等级评分法(numerical rating scale,NRS)等。

表 5-4　疼痛评估工具

评估工具	适用年龄	评估项目	适用范围
新生儿面部编码系统(Neonatal Facial Coding System,NFCS)	早产和足月新生儿	皱眉、挤眼、鼻唇沟加深、张口、嘴垂直伸展、嘴水平伸展、舌呈杯状、下颌颤动、嘴呈"O"形、伸舌(只用于评估早产儿)	评估急性短期疼痛,如静脉穿刺
CRIES 术后疼痛评分(Crying Requires Increased Vital Signs Expression Sleeplessness)	32 孕周以上的新生儿	哭泣、SpO_2 达 95% 以上时对氧浓度的需求、心率和血压、表情、入睡情况	评估术后疼痛
FLACC 量表(the Face Legs Activity Cry Consolability Scale)	2 个月~7 岁	表情、腿部动作、活动度、哭闹、可安慰性	评估术后疼痛
儿童疼痛观察评分标准(The Pain Observation Scale for Young Children,POCIS)	1~4 岁	表情、哭泣、呼吸、身体紧张程度、手臂和手指的紧张程度、腿和脚趾的紧张程度、觉醒程度	评估急性和慢性疼痛
脸谱疼痛量表(FACES Pain Rating Scale)	3~4 岁	评估者向患儿描述疼痛程度与图片中脸谱的关系,患儿从中选择最能代表自己疼痛程度的脸谱(例如 0 是没有任何疼痛,5 是非常痛)	评估急性和慢性疼痛,特别适合急性疼痛
筹码片量表(Poker Chip Scale)	3~4 岁以上	筹码水平排列成一行,评估者向儿童说明:筹码的多少代表疼痛的程度(1 个代表轻微疼痛,4 个代表最痛),患儿选择筹码的数目	评估急性和慢性疼痛
修订版脸谱疼痛量表(the Faces Pain Scale-Revised,FPS-R)	4~16 岁	同脸谱疼痛量表	同脸谱疼痛量表

不同的医疗机构和单位对疼痛评估有专门的规定和程序,包括评估的频度、评估工具的选择,以及相应的处理措施。有研究表明:预防及处理婴儿的疼痛时,必须使用统一的疼痛量表,建立一致性的疼痛评估方法。

二、儿童疼痛的护理

对疼痛儿童的护理,其目标是缓解或控制疼痛,减轻或消除疼痛带来的不良生理变化及心理行为反应。主要有药物性和非药物性干预。

(一)药物性干预

使用药物控制疼痛时,应按时评估和记录患儿的疼痛水平,监测可能的不良反应和患儿的各项指标,如呼吸频率、SpO_2 和是否出现呕吐等,保证疼痛治疗的有效性和安全性。

1. 根据医嘱给止痛药　很多用于成人的止痛药物可以用于控制儿童疼痛,药代动力学与成人相似,但部分药物可能引起严重的副作用,要注意鉴别。

（1）非阿片类药物包括对乙酰氨基酚和非甾体抗炎药物如布洛芬,是世界卫生组织疼痛处理的一线药物,作用于周围神经系统,适用于轻度至中度的疼痛,其用药途径主要为口服或经肛门给药,不建议肌内注射给药;须注意阿司匹林可能引起瑞氏综合征(Reye syndrome),12岁以下患儿不能使用。

（2）阿片类药物如吗啡、可待因等,则作用于中枢神经系统,适用于中度至重度的疼痛,用药途径可以口服、经肛门、肌内注射或静脉给药,须注意抑制中枢神经系统的副作用。

（3）儿童肝脏功能不成熟,易产生药物副作用,应注意药物的准确计算和配制,并注意观察药物的副反应。

2. 使用 PCA 镇痛　5岁以上患儿,其认知程度能够了解操作目的和方法,可以采用患者自控式止痛法(patient controlled analgesia,PCA)镇痛,大多数的止痛药如吗啡、芬太尼都可以通过 PCA 应用;5岁以下患儿或者不能合作的患儿,可采用护士或家长控制镇痛的方法,护士应注意严密观察,防止患儿出现过度镇静和呼吸抑制。

（二）非药物性干预

除药物镇痛外,非药物性干预也有很好的镇痛效果,可联合镇痛药物使用或单独使用。

非药物性疼痛干预方式主要包括两类:认知-行为干预(包括放松训练、分散注意力、冥想法、正念疗法及生物反馈法)及生物物理干预(吸吮、冷热疗法以及按摩疗法)。放松训练如深呼吸,冥想法如想象喜爱的事件、场景,适用于学龄期以上的儿童。

1. 分散注意力　主要有两种方式,即被动型和主动型。两种类型都有较好的效果,并且简便易行。应鼓励患儿家长的积极参与,使用时应先创造舒适的物理环境和轻松友好的气氛。

（1）主动型:需要患儿参与。例如新生儿在接受疼痛性操作时,给予安慰奶嘴,采用非营养性吸吮的方法分散注意力;让幼儿和学龄前患儿吹肥皂泡,或者提供新奇的玩具给患儿游戏;让学龄期患儿唱歌,玩掌上型电动玩具;让青春期患儿玩电子游戏等,都有助于缓解患儿的疼痛。

（2）被动型:家长或医务人员采取帮助患儿分散注意力的行为。例如,用柔软的毯子将新生儿和婴儿包裹起来,或者让母亲将患儿抱在怀中,贴在胸前,进行直接的皮肤接触,给予抚触按摩;年龄较小的患儿可给予拥抱、摇晃和轻拍;可以给幼儿或学龄前患儿唱歌、播放音乐、讲故事;可指导青春期患儿放松训练、冥想、正念减压等。

2. 冷热疗法　热疗可以促进血液循环,使肌肉放松;冷疗可以减轻水肿,缓解急性软组织损伤的疼痛。

3. 蔗糖溶液或葡萄糖溶液　常用于新生儿镇痛。手术或疼痛性操作如足跟采血前2min,口服12%~24%蔗糖溶液或葡萄糖溶液2ml;早产儿根据孕周适当降低口服量,一般不低于0.5ml。超低出生体重儿以及血糖水平不稳定的婴儿须谨慎使用。

知 识 链 接

疼痛管理的 ABCDEs

1. 评估(assessment)　从多维度评估疼痛,不仅仅是疼痛强度的评分。

2. 信任(believe)　如通过病史或患儿报告支持疼痛的存在(行为或语言),请相信该患儿有疼痛。

3. 沟通(communication)　沟通要清晰、简洁、有耐心。

4. 行动(do)　采取干预措施应考虑患儿的年龄、疼痛的类型及强度。

5. 评价(evaluate)　评价干预的有效性。

第八节　儿童用药特点及护理

　　药物治疗是儿童综合治疗的重要组成部分和手段,合理、正确地用药在治疗中常常起到关键作用。由于不同年龄阶段的儿童其生理特点、器官结构与代谢能力随年龄变化而变化,对药物的处置能力、对药物作用反应的能力均与成年人不同,对药物的毒、副作用较成年人更为敏感;此外,儿童起病急、病情多变,因此掌握药物性能、作用机制、毒副作用、适应证,以及精确的计算剂量和适当的用药方法,根据医嘱合理给药,严格执行查对制度,并注意观察药物的作用和副作用非常重要。

知 识 链 接

儿童用药管理的八项 rights

1. 准确的药物(right medication)
2. 准确的患儿(right patient)
3. 准确的时间(right time)
4. 准确的用药途径(right route of administration)
5. 准确的剂量(right dose)
6. 准确的记录(right documentation)
7. 受教育的权利(right to be educated)
8. 拒绝的权利(right to refuse)

一、儿童用药特点

　　1. **儿童对药物的代谢及解毒功能较差**　儿童肝酶系统发育不成熟,延长了药物的半衰期,增加了血药浓度及毒性反应。如氯霉素在体内可与肝内葡萄糖醛酸结合后排出,但新生儿和早产儿肝葡萄糖醛酸含量少,使体内游离的氯霉素较多而导致中毒,产生"灰婴综合征",故早产儿及出生两周以下新生儿应避免使用。庆大霉素、巴比妥类药物等也可因儿童肾功能不成熟,延长药物在体内的滞留时间,从而增加了药物的毒、副作用。

　　2. **药物易通过儿童血脑屏障到达中枢神经系统**　药物进入儿童体内后,与血浆蛋白结合较少,游离药物浓度较高,通过血脑屏障容易引起中枢神经系统症状,因此使用中枢神经系统药物应慎重。如儿童对阿片类药物(吗啡、可待因等)特别敏感,易发生呼吸中枢抑制。用洛贝林(山梗菜碱)可引起婴儿运动性烦躁、不安及一过性呼吸暂停等。

　　3. **儿童年龄不同对药物反应存在差异**　3个月以内的婴儿慎用退热药,因为会导致婴儿出现虚脱;某些外用药如萘甲唑啉(滴鼻净)用于治疗婴儿鼻炎,可引起昏迷、呼吸暂停。

　　4. **胎儿、乳儿受母亲用药的影响**　孕妇用药时,药物可通过胎盘屏障,进入胎儿体内,对胎儿的影响与胎龄及其成熟度有关。用药剂量越大、时间越长、越易通过胎盘的药物,到达胎儿体内引起血药浓度亦越高、越持久,影响亦越大。一般乳母用药后,乳汁中药物浓度并不高,但也有某些药物在乳汁中浓度相当高,可引起乳儿发生毒性反应,如苯巴比妥、阿托品、水杨酸盐等药物,应慎用;而放射性药物、抗肿瘤药物、抗甲状腺激素等药物,哺乳期应禁用。

　　5. **儿童易发生水、电解质紊乱**　儿童体液占体重的比例较大,对水、电解质的调节功能较差,对影响水、电解质代谢和酸碱代谢的药物特别敏感,比成人容易中毒。因此,儿童应用利尿剂后极易发生低钠或低钾血症。

二、儿童药物选用及护理

儿童用药应慎重选择,不可滥用。医生用药时,会根据儿童的年龄、病种、病情以及儿童对药物的特殊反应和药物的远期影响,有针对性地选择药物。

(一)抗生素的应用及护理

严格掌握适应证,有针对性地使用,防止抗生素滥用。在应用抗生素时,要注意药物的毒、副作用,如儿童应用链霉素、卡那霉素等药物时,应注意有无听力和肾损害,且要注意用药的剂量和疗程,协助做好相关检查;婴儿长时间滥用广谱抗生素,容易发生鹅口疮、肠道菌群失调和消化功能紊乱等副作用。

(二)镇静药的应用及护理

儿童有高热、烦躁不安等情况,使用镇静药可以使其得到休息,利于病情恢复。常用的药物有苯巴比妥、地西泮、水合氯醛等,使用中应特别注意观察呼吸情况,以免发生呼吸抑制。12岁以内的儿童不宜使用阿司匹林,以免发生 Reye 综合征。

(三)镇咳祛痰药的应用及护理

婴幼儿支气管较窄,又不会主动咳嗽,炎症时易发生阻塞,引起呼吸困难。故婴幼儿一般不用镇咳药,多用祛痰药或雾化吸入稀释分泌物,配合体位引流排痰,使之易于咳出。哮喘患儿应用平喘药时,应注意观察有无精神兴奋、惊厥、心悸等。新生儿、小婴儿应慎用茶碱类药物。

(四)止泻药和泻药的应用及护理

儿童腹泻一般不主张使用止泻药,多采用调整饮食和补充液体等方法,因为使用止泻药后虽然腹泻可以暂时得到缓解,但加重了肠道毒素吸收甚至发生全身中毒现象。儿童便秘一般不用泻药,多采用调整饮食和外用通便法。

(五)退热药的应用及护理

儿童发热一般使用对乙酰氨基酚和布洛芬,但剂量不宜过大,可反复使用。用药后注意观察患儿的体温和出汗情况,及时补充液体。复方解热止痛片(APC),对胃有刺激性,且可引起白细胞减少、再生障碍性贫血、过敏等不良反应,大量服用时会因出汗过多、体温骤降而导致虚脱,婴幼儿应禁用此类药物。

(六)肾上腺皮质激素的应用及护理

严格掌握适应证,在诊断未明确时一般不用,以免掩盖病情,不可随意减量或停药,防止出现反弹现象。长期使用可抑制骨骼生长,影响水、电解质、蛋白质、脂肪代谢,降低机体免疫力,还可引起血压增高和库欣综合征。此外,水痘患儿禁用糖皮质激素,以免加重病情。

三、儿童药物剂量计算

儿童用药剂量较成人应更准确,可按下列方法计算。医生会根据患儿具体情况进行调整,得出比较确切的药物用量。

(一)按体重计算

此法是最常用、最基本的计算方法。多数药物已给出每公斤体重、每日或每次用药量,方便易行,故在临床广泛应用。

$$每日(次)剂量=患儿体重(kg)×每日(次)每千克体重所需药量$$

须连续数日用药者,如抗生素、维生素等,按每日剂量计算,再分 2~3 次服用;临时对症治疗用药者,如退热药、催眠药等,常按每次剂量计算。

患儿体重应按实际测得值为准,若计算结果超出成人量,则以成人量为限。

(二)按体表面积计算

此法计算药物剂量较其他方法更为准确,因其与基础代谢等生理活动的关系更为密切。

每日（次）剂量＝患儿体表面积（m^2）×每日（次）每平方米体表面积所需药量

儿童体表面积可按下列公式计算，也可按"儿童体表面积图或表"求得（图 5-9）。

体重≤30kg，儿童体表面积（m^2）＝体重（kg）×0.035+0.1

体重>30kg，儿童体表面积（m^2）＝［体重（kg）−30］×0.02+1.05

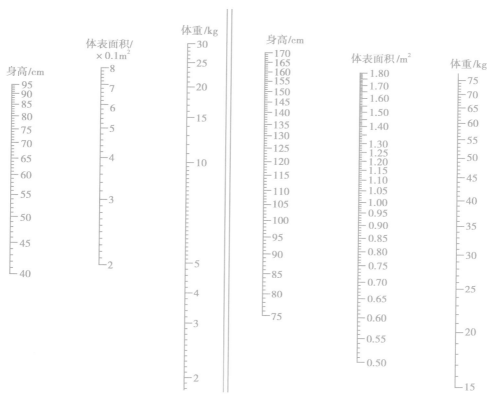

图 5-9　儿童体表面积图

（三）按年龄计算

此法简单易行，用于剂量大、不需十分精确的药物，如营养类药物。

（四）从成人剂量折算

此法仅用于未提供儿童剂量的药物，所得剂量一般偏小，故不常用。

儿童剂量＝成人剂量×儿童体重（kg）/50

四、儿童给药方法

儿童给药的方法应以保证用药效果和安全为原则，综合考虑患儿的年龄、疾病、病情，决定适当的剂型、给药途径，以排除各种不利因素，减少患儿的痛苦。

（一）口服法

是最常用的给药方法，对患儿身心的不良影响小，只要条件许可，尽量采用口服给药。

1. 婴幼儿通常选用糖浆、混悬剂、水剂或冲剂，也可将药片研碎加少量水或果汁（不超过一茶匙），但任何药物均不可混于奶中或主食哺喂，以免患儿因药物的苦味产生条件反射而拒绝进食。

2. 肠溶或时间缓释片剂、胶囊则不可研碎或打开服用，以免破坏药效。

3. 可选用滴管或去掉针头的注射器（注意避免与肌内注射和静脉推注的注射器相混淆，以减少用药途径错误）给药。

4. 用小药匙喂药,则从婴儿的口角处顺口颊方向慢慢倒入药液,待药液咽下后方将药匙拿开,以防患儿将药液吐出,每次量最多不超过 1ml。此外,可用拇指和示指轻捏双颊,使之吞咽。

5. 婴儿喂药应在喂奶前或两次喂奶间进行,最好抱起婴儿或抬高其头部,避免让婴儿完全平卧或在其哽咽时给药,不可以捏住鼻子强行灌药,以防呛咳。

6. 幼儿及学龄前儿童服药时,可以使用药杯给药,应用坚定的语气以及患儿能听懂的语言,解释服药目的,给药后,及时表扬患儿的合作行为,并可赠予患儿贴纸。

7. 5 岁以上的年长儿,常用片剂或药丸,可鼓励和训练其自己服药,并给予患儿较多的自主性与控制感,可以选择吞药丸或磨成粉末。如选择吞药丸,可以协助患儿将药丸置于舌根,以利于吞咽。不可以欺骗患儿,将药物当成糖果,以免患儿不信任照顾者或造成误服的危险。

8. 青少年服药与成人相似,应尊重患儿隐私权,并说明服药的目的和药物副作用,须确定患儿服完药后才可以离开。

9. 如果患儿有使用鼻胃管或胃造瘘管,口服药物可通过管道注入,不过并非所有药物均适用直接注入十二指肠或空肠。另外,必须是液体或将药片研碎加少量水溶解后才可以通过管道注入,用药后冲洗以保持管道通畅。

（二）注射法

1. **肌内注射法**　注射法给药起效快,但对儿童刺激大,引起疼痛,且肌内注射次数过多可造成臀肌挛缩,影响下肢功能,非病情必需不宜采用。肌内注射常用的部位有股外侧肌、腹臀肌、背臀肌以及上臂三角肌。

（1）年龄小于 2 岁患儿首选股外侧肌注射;2 岁至学龄期儿童首选腹臀肌注射;与成人不同的是,背臀肌建议 5 岁以上的患儿才考虑作注射部位,因为幼儿肌肉未完全发育而且坐骨神经占该区比例大容易误伤;上臂三角肌则适用于 3 岁以上的儿童,作小剂量药物的注射部位。

（2）疫苗接种的注射部位通常选择腹臀肌和三角肌,传统方法要回抽,以确保没有回血才注射,然而近年来研究显示不回抽能够减少疼痛不适感,而且股外侧肌和上臂三角肌没有大血管,不会出现并发症,因此美国 CDC 已不推荐免疫接种注射时回抽。

（3）对不合作、哭闹挣扎的婴幼儿,可采取"三快"的特殊注射技术,即进针、注药及拔针均快,以缩短时间,防止发生意外。

2. **静脉注射法**　静脉注射可以分为静脉推注和静脉输液。药效作用迅速。因静脉留置针的使用,可以减少因反复多次肌内注射所致的疼痛,常用于住院患儿,其不足之处在于儿童静脉细小容易穿刺失败。

（1）静脉推注多用于抢救。在推注时速度要慢,并密切观察,勿使药液外渗。

（2）静脉滴注不仅用于给药,还可以补充水分及营养、供给能量等。滴速应根据患儿年龄、病情进行调节,必要时应使用静脉输液泵,以确保准确的液体入量,并注意保持静脉的通畅。

（三）外用法

以软膏为多,也可用水剂、混悬剂、粉剂、膏剂等。根据不同的用药部位,可对患儿手进行适当约束,以免因患儿抓、摸使药物误入眼、口而发生意外。

（四）其他方法

雾化吸入较常应用,但需有人在旁照顾。灌肠给药采用不多,可用缓释栓剂,例如常用肛门给药法,给予通便剂或退热药。含剂、漱剂在婴幼儿使用不便,年长儿可以使用。经耳道给药时,注意正确的拉耳方法:3 岁以下,将耳垂往下往后拉;对 3 岁以上的儿童,则将耳垂往上往后轻拉,与用耳温计在外耳道内测温的方法相同。

第九节　儿童体液平衡特点及液体疗法

体液是人体的重要组成部分,保持体液平衡是维持生命的重要条件。体液平衡包括维持水、电解质、酸碱度和渗透压的正常,主要依赖于神经、内分泌系统、肺、肾等器官的正常调节功能。由于儿童体液占体重比例较大、器官功能发育尚未成熟、体液平衡调节功能差等生理特点,极易受疾病和外界环境的影响而发生体液失衡,如处理不当或不及时,可危及生命,因此液体疗法是儿科治疗中的重要内容,儿科护士应做好水与电解质状态的评估以及液体疗法的护理。

一、儿童体液平衡特点

（一）体液的总量和分布

体液包括细胞内液和细胞外液,其中细胞外液由血浆和间质液组成。体液的总量和分布与年龄有关,年龄越小,体液总量相对越多,这主要是间质液的比例较高,而血浆和细胞内液的比例基本稳定,与成人相近(表5-5)。

表5-5　不同年龄儿童的体液分布（占体重的%）

| 年龄 | 细胞内液 | 细胞外液 | | 体液总量 |
		血浆	间质液	
足月新生儿	35	6	37	78
1岁	40	5	25	70
2~14岁	40	5	20	65
成人	40~45	5	10~15	55~60

（二）体液的电解质组成

儿童体液的电解质组成与成人相似,只有生后数日的新生儿血钾、氯、磷和乳酸偏高,血钠、钙和碳酸氢盐偏低。但细胞内液与细胞外液的电解质组成差别显著,细胞内液以 K^+、Ca^{2+}、Mg^{2+}、HPO_4^{2-} 和蛋白质为主;细胞外液以 Na^+、Cl^- 和 HCO_3^- 为主,其中 Na^+ 含量占阳离子总量的90%以上,对维持细胞外液的渗透压起主要作用,临床上常可通过测定血钠来估算血浆渗透压,即血浆渗透压(mmol/L)＝(血钠+10)×2。

（三）水代谢的特点

1. 水的需要量相对较大,交换率高　体内水的出入量与体液保持动态平衡,即水的摄入量大致等于排出量。儿童由于新陈代谢旺盛,水的排出速度也较成人快,年龄越小,出入水量相对越多。婴儿每日水的交换量为细胞外液量的1/2,而成人仅为1/7,故婴儿体内水的交换率比成人快3~4倍。此外,儿童体表面积相对较大,呼吸频率较快,因此儿童年龄愈小,水的需要量相对愈大(表5-6),不显性失水相对愈多(表5-7),对缺水的耐受力也愈差,在病理情况下如呕吐、腹泻时则较容易出现脱水。

表5-6　儿童每日水的需要量

年龄	需水量	年龄	需水量
<1岁	120~160ml/kg	4~9岁	70~110ml/kg
1~3岁	100~140ml/kg	10~14岁	50~90ml/kg

表5-7　不同年龄儿童每日不显性失水量

不同年龄或体重	不显性失水量	不同年龄或体重	不显性失水量
早产儿或足月新生儿		>1 500g	26ml/kg
750~1 000g	82ml/kg	婴儿	19~24ml/kg
1 001~1 250g	56ml/kg	幼儿	14~17ml/kg
1 251~1 500g	46ml/kg	年长儿	12~14ml/kg

Note:

2. **体液平衡调节功能不成熟**　正常情况下,水分排出的多少主要靠肾浓缩和稀释功能调节,由于儿童肾功能不成熟,体液调节功能较差,年龄越小,肾脏的浓缩和稀释功能就越不成熟,越容易出现水、电解质代谢紊乱。儿童肾浓缩功能差,例如成人的浓缩能力可使尿液渗透压达到1 400mOsm/L(比重 1.035),只需要 0.7ml 水即可以排出 1mmol 溶质,但新生儿和幼婴最大的浓缩能力,只能使尿液渗透压浓缩到大约 700mOsm/L(比重 1.020),即排出 1mmol 溶质时需带出 1.0~2.0ml 水;故排出同量溶质所需水量较成人为多,当入水量不足或失水量增加时,易发生代谢产物滞留和高渗性脱水;虽然儿童肾稀释功能相对较好,但由于肾小球滤过率低,当摄水量过多时易致水肿和低钠血症。另外,由于儿童肾脏排钠、排酸、产氨能力差,因而也容易发生高钠血症和酸中毒。

二、水、电解质和酸碱平衡紊乱

(一)脱水

脱水(dehydration)是指水分摄入不足或丢失过多所引起的体液总量尤其是细胞外液量的减少。除失水外,尚有钠、钾和其他电解质的丢失。

1. **脱水程度**　指患病以来累积的体液损失量,以丢失液体量占体重的百分比表示,但临床实践中常根据病史和前囟、眼窝、皮肤弹性、循环情况和尿量等临床表现综合判断。不同性质的脱水其临床表现不尽相同,等渗性脱水的临床表现与分度见表 5-8。

表 5-8　等渗性脱水的临床表现与分度

	轻度	中度	重度
失水占体重比例	3%~5% (30~50ml/kg)	5%~10% (50~100ml/kg)	>10% (100~120ml/kg)
精神状态	稍差或略烦躁	萎靡或烦躁不安	淡漠或昏迷
皮肤	稍干、弹性稍差	干、苍白、弹性差	干燥、花纹、弹性极差
黏膜	稍干燥	干燥	极干燥或干裂
前囟和眼窝	稍凹陷	凹陷	明显凹陷
眼泪	有	少	无
口渴	轻	明显	烦渴
尿量	稍少	明显减少	极少或无尿
四肢	温	稍凉	厥冷
周围循环衰竭	无	不明显	明显

营养不良患儿因皮下脂肪少,皮肤弹性差,脱水程度易被高估;而肥胖患儿皮下脂肪多,脱水程度常易被低估,临床上应予注意,不能仅凭皮肤弹性来判断,应综合考虑。

2. **脱水性质**　指体液渗透压的改变,反映水和电解质的相对丢失量。钠是决定细胞外液渗透压的主要成分,所以根据血清钠的水平将脱水分为等渗、低渗、高渗性脱水 3 种(表 5-9)。临床以等渗性脱水最常见,其次为低渗性脱水,高渗性脱水少见。

(1)等渗性脱水(isotonic dehydration):水和电解质成比例丢失,血清钠浓度 130~150mmol/L,血浆渗透压正常,维持在 280~310mOsm/L。脱水后的体液仍呈等渗状态,主要是细胞外液减少,细胞内液量无明显变化,临床表现为一般脱水症状。急性呕吐、腹泻所致的脱水属于此类。

Note:

表5-9　不同性质脱水鉴别要点

	等渗性	低渗性	高渗性
主要原因	呕吐、腹泻	营养不良伴慢性腹泻	腹泻时补含钠液过多
水、电解质丢失比例	水、电解质成比例丢失	电解质丢失多于水	水丢失多于电解质
血钠	130~150mmol/L	<130mmol/L	>150mmol/L
渗透压	280~310mOsm/L	<280mOsm/L	>310mOsm/L
主要丧失液区	细胞外液	细胞外液	细胞内脱水
临床表现	一般脱水征(见表5-8)	脱水征伴循环衰竭	口渴、烦躁、高热、惊厥

（2）低渗性脱水（hypotonic dehydration）：多见于营养不良伴慢性腹泻、腹泻时补充非电解质溶液过多时。电解质丢失比例大于水的丢失，血清钠浓度<130mmol/L，血浆渗透压低于280mOsm/L。由于细胞外液呈低渗状态，水从细胞外转移至细胞内，使细胞外液量进一步减少和细胞内水肿，所以在失水量相同的情况下，其脱水症状较其他两种类型脱水严重。初期无口渴症状，除一般脱水体征如皮肤弹性降低、眼窝和前囟凹陷外，因循环血容量明显减少，多有四肢厥冷、皮肤发花、血压下降、尿量减少等休克症状；由于循环血量减少和组织缺氧，低钠严重者可发生脑水肿，而出现嗜睡、惊厥和昏迷等。

（3）高渗性脱水（hypertonic dehydration）：多见于腹泻伴高热，不显性失水增多而补水不足（如昏迷、发热、呼吸增快、光疗或红外线辐射保暖、早产儿等），口服或静脉输入含盐过高液体时。水丢失比例大于电解质的丢失，血清钠浓度>150mmol/L，血浆渗透压高于310mOsm/L。由于细胞外液呈高渗状态，水从细胞内转移至细胞外，使细胞内液减少，而血容量得到部分补偿，所以在失水量相同的情况下，其脱水症状较其他两种类型脱水轻。因细胞内缺水，表现为剧烈口渴、高热、烦躁不安、肌张力增高等，甚至发生惊厥。严重高渗性脱水可致神经细胞脱水、脑血管破裂出血等，引起脑部损伤。

（二）钾代谢异常

人体内钾主要存在于细胞内，正常血清钾浓度为3.5~5.5mmol/L。当血清钾低于3.5mmol/L时为低钾血症；血清钾高于5.5mmol/L时为高钾血症。低（高）钾血症临床症状的出现不仅取决于血钾的浓度，更重要的是与血钾变化的速度有关。

1. **低钾血症（hypokalemia）**　临床上较为多见。

（1）常见原因：①摄入不足：长期禁食或进食量小，液体疗法时补钾不足；②丢失增加：经消化道和肾脏失钾，如呕吐、腹泻、长期应用排钾利尿剂等；肾上腺皮质激素分泌过多，如原发性醛固酮增多症、糖尿病酮症酸中毒、甲状腺功能亢进；原发性失钾性肾病如肾小管性酸中毒等；③钾分布异常：碱中毒、胰岛素治疗等钾向细胞内转移，其他还见于家族性周期性麻痹等，均可使血钾过低。

（2）临床表现：①神经、肌肉兴奋性降低：如精神萎靡、反应低下、全身无力（弛缓性瘫痪、呼吸肌无力）、腱反射减弱或消失、腹胀、肠鸣音减弱或消失；②心脏损害：如心率增快、心肌收缩无力、心音低钝、血压降低、心脏扩大、心律失常、心衰、猝死等，心电图显示S-T段下降、T波低平、Q-T间期延长、出现U波、室上性或室性心动过速、室颤，亦可发生心动过缓和房室传导阻滞、阿-斯综合征等；③肾脏损害：浓缩功能减低，出现多尿、夜尿、口渴、多饮等；肾小管泌 H^+ 和回吸收 HCO_3^- 增加，氯的回吸收减少，发生低钾、低氯性碱中毒时伴反常性酸性尿。

（3）治疗要点：主要治疗原发病和补充钾盐。一般每日可给钾3mmol/kg，严重低钾者每日4~6mmol/kg。补钾常以静脉输入，但如患儿情况许可，口服缓慢补钾更安全；静脉点滴时液体中钾的浓度不能超过0.3%，速度小于每小时0.3mmol/kg，静滴时间不应短于8h，切忌静脉推注，以免发生心肌抑制而导致死亡。原则为见尿补钾，一般补钾需持续4~6d，能经口进食时，应将静脉补钾改为口服补钾。补钾时应监测血清钾水平，有条件时给予心电监护。

2. 高钾血症（hyperkalemia）

（1）常见原因：①摄入过多：如静脉输液注入钾过多过快，静脉输入大量青霉素钾盐或库存过久的全血；②排钾减少：如肾功能衰竭、长期使用潴钾利尿剂；③钾分布异常：钾由细胞内转移到细胞外，如严重溶血、缺氧、休克、代谢性酸中毒和严重组织创伤等。

（2）临床表现：①神经、肌肉兴奋性降低：如精神萎靡、嗜睡、反应低下、全身无力、腱反射减弱或消失，严重者呈弛缓性瘫痪，但脑神经支配的肌肉和呼吸肌一般不受累；②心脏损害：如心率缓慢、心肌收缩无力、心音低钝、心律失常，早期血压偏高，晚期常降低，心电图显示 T 波高尖等；③消化系统症状：常有恶心、呕吐、腹痛等。

（3）治疗要点：积极治疗原发病，停用含钾药物和食物，供应足够的能量以防止内源性蛋白质分解释放钾，同时应用 10% 葡萄糖酸钙、5% 碳酸氢钠、胰岛素、呋塞米等拮抗高钾，碱化细胞外液，促进蛋白质和糖原合成加速排钾，在用药过程中应注意监测心电图。病情严重者可采用阳离子交换树脂、腹膜透析或血液透析。

（三）酸碱平衡紊乱

正常血液 pH 值为 7.35~7.45，主要通过体液的缓冲系统及肺、肾的调节作用，肺通过排出或者保留 CO_2 来调节血液中碳酸的浓度，而肾脏则负责排酸保钠，从而维持酸碱平衡，保证机体的生理功能。HCO_3^- 与 H_2CO_3 是血液中最重要的一对缓冲物质，两者比值为 20/1，它们在维持细胞外液 pH 值中起决定作用。如某种因素使两者的比值发生变化，pH 值也随之改变，即出现酸碱平衡紊乱的情况。此时机体如能通过调节使血 pH 值保持在正常范围内，称为代偿性酸中毒或代偿性碱中毒，反之称为失代偿性酸中毒或碱中毒。由于代谢因素引起者称为代谢性酸中毒或碱中毒，由肺部排出 CO_2 减少或过多引起者称为呼吸性酸中毒或碱中毒。常见的酸碱平衡紊乱为单纯性，有时可出现混合性。

1. 代谢性酸中毒（metabolic acidosis）　是儿童最常见的酸碱平衡紊乱类型，主要是由于细胞外液中 H^+ 增加或 HCO_3^- 丢失所致。

（1）常见原因：①呕吐、腹泻丢失大量碱性物质；②摄入热量不足引起体内脂肪分解增加，产生大量酮体；③血容量减少，血液浓缩，血流缓慢，使组织灌注不良、缺氧和乳酸堆积；④肾血流量不足，尿量减少，引起酸性代谢产物堆积体内等；⑤氯化钙、氯化镁等酸性物质摄入过多等。

（2）临床表现：根据血 HCO_3^- 的测定结果，将酸中毒分为轻度（18~13mmol/L）、中度（13~9mmol/L）和重度（<9mmol/L）。轻度酸中毒症状、体征不明显；中度酸中毒即可出现精神萎靡、嗜睡或烦躁不安，呼吸深长，口唇呈樱桃红色等典型症状；重度酸中毒症状、体征进一步加重，恶心呕吐，呼气有酮味，心率加快，昏睡或昏迷。新生儿及小婴儿则表现为面色苍白、拒食、精神萎靡等，而呼吸改变并不典型。

（3）治疗要点：积极治疗缺氧、组织低灌注、腹泻原发疾病。中、重度酸中毒或经补液后仍有酸中毒症状者，医嘱应补充碱性药物。一般主张 pH<7.3 时用碱性药物，首选 5% 碳酸氢钠，临床应用时一般应加 5% 或 10% 葡萄糖稀释 3.5 倍呈等张液体（1.4% 碳酸氢钠），所需 5% 碳酸氢钠的毫升数 = -BE（剩余碱）×0.5×体重（kg），一般先给予计算量的 1/2，复查血气后调整剂量。纠正酸中毒后，钾离子进入细胞内使血清钾降低，游离钙也减少，故应注意补钾、补钙。

2. 代谢性碱中毒（metabolic alkalosis）　是由于体内 H^+ 丢失或 HCO_3^- 蓄积所致。

（1）常见原因：严重呕吐、低血钾、使用过量的碱性药物等。

（2）临床表现：典型表现为呼吸慢而浅，头痛、烦躁、手足麻木、低钾血症，血清游离钙降低而导致手足抽搐。

（3）治疗要点：去除病因，停用碱性药物，纠正水、电解质平衡失调。轻症可用 0.9% 氯化钠溶液，严重者可给予氯化铵治疗。

3. 呼吸性酸中毒（respiratory acidosis）　因通气障碍致体内 CO_2 潴留和 H_2CO_3 增高而引起。

（1）常见原因：呼吸道阻塞、肺部和胸腔疾病、呼吸中枢抑制、呼吸肌麻痹或痉挛、呼吸机使用不

Note:

当等。

（2）临床表现：常伴有低氧血症和呼吸困难。高碳酸血症可引起血管扩张、颅内出血、颅内血流增加，致头痛及颅内压增高。

（3）治疗要点：主要治疗原发病，改善通气和换气功能，解除呼吸道阻塞，重症患儿行气管插管或气管切开、人工辅助通气、低流量氧气吸入。有呼吸中枢抑制者酌情使用呼吸兴奋剂。镇静剂可抑制呼吸，一般禁用。

4. 呼吸性碱中毒（respiratory alkalosis）　因通气过度致体内 CO_2 过度减少，H_2CO_3 下降而引起。

（1）常见原因：剧烈啼哭、高热、中枢神经系统疾病、水杨酸制剂中毒及肺炎等所致的通气过度，均可使血中 CO_2 过度减少。

（2）临床表现：典型表现为呼吸深快，其他症状与代谢性碱中毒相似。

（3）治疗要点：去除病因，碱中毒可随呼吸改善而逐渐恢复。对伴有其他电解质紊乱者应采取相应措施，予以纠正。

5. 混合性酸碱平衡紊乱　当有两种或以上的酸碱紊乱分别作用于呼吸或代谢系统时称为混合性酸碱平衡紊乱。呼吸性酸中毒合并代谢性酸中毒是混合性酸中毒（mixed acidosis）中较常见者，此时既有 HCO_3^- 降低，又有 CO_2 潴留，血 pH 值明显下降。治疗应积极去除病因，同时保持呼吸道通畅，必要时使用呼吸机加速潴留 CO_2 的排出。

三、液体疗法

（一）常用溶液

1. 非电解质溶液　常用5%和10%葡萄糖液，5%葡萄糖液为等渗液，10%葡萄糖液为高渗液。但葡萄糖输入体内后很快被氧化成二氧化碳和水，失去其渗透压的作用，主要用以补充水分和部分热量，故视为无张力溶液。

2. 电解质溶液　主要用于补充损失的液体和所需的电解质，纠正体液的渗透压和酸碱平衡失调。

（1）生理盐水（0.9%氯化钠溶液）和复方氯化钠溶液：均为等渗液。生理盐水含 Na^+ 和 Cl^- 均为154mmol/L，Na^+ 接近于血浆浓度（142mmol/L），而 Cl^- 比血浆浓度（103mmol/L）高，故输入过多可使血氯过高，有造成高氯性酸中毒的危险。因此，临床常以 2 份生理盐水和 1 份 1.4%碳酸氢钠混合，使其钠与氯之比为 3∶2，与血浆中钠氯之比相近。

（2）碱性溶液：用于快速纠正酸中毒。①碳酸氢钠溶液：1.4%碳酸氢钠为等渗液；5%碳酸氢钠为高渗液，可用5%或10%葡萄糖稀释3.5倍即为等渗液。在抢救重度酸中毒时，可不稀释而直接静脉注射，但不宜多用；②乳酸钠溶液：需在有氧条件下，经肝脏代谢产生 HCO_3^- 而起作用，显效缓慢，因此在肝功能不全、缺氧、休克、新生儿期以及乳酸潴留性酸中毒时，不宜使用。1.87%乳酸钠为等渗液；11.2%乳酸钠为高渗液，稀释 6 倍即为等渗液。

（3）氯化钾溶液：用于纠正低钾血症，常用 10%氯化钾溶液，静脉滴注时需稀释成 0.2%~0.3%浓度，禁止直接静脉推注，以免发生心肌抑制而导致死亡。

3. 混合溶液　临床应用液体疗法时，常将几种溶液按一定比例配成不同的混合液，以满足患儿不同病情时输液的需要。几种常用混合液的简便配制见表 5-10。

4. 口服补液盐（oral rehydration salts，ORS）　是 WHO 推荐用以治疗急性腹泻合并脱水的一种溶液，经临床应用已取得良好效果。ORS 有多种配方，2006 年 WHO 推荐使用的新配方是氯化钠2.6g，枸橼酸钠2.9g，氯化钾1.5g，葡萄糖13.5g，总渗透压为245mOsm/L，是一种低渗透压口服补盐液配方，用前以温开水 1 000ml 溶解。一般适用于轻度或中度脱水无严重呕吐者。具体用法：轻度脱水50ml/kg、中度脱水 100ml/kg，4h 内用完；继续补充量根据腹泻的继续丢失量而定。患儿极度疲劳、昏迷或昏睡、腹胀者不宜用 ORS。市面上有 ORS 小型包装专供儿童服用。在用于补充继续损失量和生理需要量时需适当稀释。

表 5-10 几种常用混合溶液的简便配制

混合溶液	含义				加入溶液/ml		
	0.9%氯化钠	5%或10%葡萄糖	1.4%碳酸氢钠(1.87%乳酸钠)	张力	10%氯化钠	5%或10%葡萄糖	5%碳酸氢钠(11.2%乳酸钠)
2:1含钠液	2 份	—	1 份	1	30	加至 500	47(30)
1:1含钠液	1 份	1 份	—	1/2	20	加至 500	—
1:2含钠液	1 份	2 份	—	1/3	15	加至 500	—
1:4含钠液	1 份	4 份	—	1/5	10	加至 500	—
2:3:1含钠液	2 份	3 份	1 份	1/2	15	加至 500	24(15)
4:3:2含钠液	4 份	3 份	2 份	2/3	20	加至 500	33(20)

注:市面上也有已配好的各种溶液,以方便临床使用。

(二)液体疗法的实施

液体疗法是儿科护理的重要组成部分,其目的是纠正水、电解质和酸碱平衡失调,以恢复机体的正常生理功能。补液时应确定补液的总量、性质和速度,同时应遵循"先盐后糖、先浓后淡(指电解质浓度)、先快后慢、见尿补钾、抽搐补钙"的补液原则。第一天补液总量应包括累积损失量、继续损失量及生理需要量三个部分(表 5-11)。

表 5-11 液体疗法的定量、定性与定时

		累积损失量	继续损失量		生理需要量**
定量	轻度脱水 中度脱水 *重度脱水	30~50ml/kg 50~100ml/kg 100~120ml/kg	10~40ml/kg (30ml/kg)	0~10kg 11~20kg >20kg	100ml/(kg·d) 1 000ml+超过 10kg 体重数×50ml/(kg·d) 1 500ml+超过 20kg 体重数×20ml/(kg·d)
定性	低渗性脱水 等渗性脱水 高渗性脱水	2/3 张 1/2 张 1/3~1/5 张	1/3~1/2 张	1/4~1/5 张	
定时		于 8~12h 内输入 8~10ml/(kg·h)	在补完累积损失量后的 12~16h 内输入 5ml/(kg·h)		

注:*重度脱水时应先扩容。**生理需要量:100/50/20 法,依据患儿不同体重估计。

1. 累积损失量 指发病后至补液时所损失的水和电解质量。

(1) 补液量:根据脱水程度及性质而定,即轻度脱水 30~50ml/kg,中度脱水 50~100ml/kg,重度脱水 100~120ml/kg。

(2) 补液种类:根据脱水性质而定,一般低渗性脱水补给 2/3 张液体,等渗性脱水补给 1/2 张液体,高渗性脱水补给 1/3~1/5 张液体。对于高渗性脱水,纠正高钠血症须缓慢(每 24h 血钠下降小于 10mmol/L),有时需用张力较高甚至等张液体,用以防止血钠迅速下降而导致脑水肿的出现。若临床判断脱水性质有困难,可先按等渗性脱水处理。

(3) 补液速度:取决于脱水程度,原则上应先快后慢。对伴有周围循环不良和休克的重度脱水患儿,应快速输入等张含钠液(2:1液),按 20ml/kg,总量不超过 300ml,于 30~60min 内静脉推注或快速滴入。其余累积损失量常在 8~12h 内完成,每小时 8~10ml/kg。在循环改善出现排尿后应及时补钾。

2. **继续损失量**　指补液开始后,因呕吐、腹泻、胃肠引流等继续损失的液体量。此部分应按实际损失量补充,即"丢多少、补多少"。但腹泻患儿的大便量较难准确计算,一般按每日 10~40ml/kg 估计,适当增减。常用 1/3 张~1/2 张液体,此部分损失量连同生理需要量于补完累积损失量后 12~16h 内均匀滴入,约每小时 5ml/kg。

3. **生理需要量**　指补充基础代谢所需的量,涉及热量、水和电解质,有不同的估计方法,如按体重估计的 100/50/20 法(表 5-11)。这部分液体应尽量口服补充,口服有困难者,补给 1/4~1/5 张液体,补液速度同继续损失量。

综合以上三部分,第 1d 的补液总量为:轻度脱水 90~120ml/kg,中度脱水 120~150ml/kg,重度脱水 150~180ml/kg。第 2d 以后的补液,一般只补继续损失量和生理需要量,于 12~24h 内均匀输入,能口服者应尽量口服。

(三)补液护理

1. **补液前的准备阶段**　应全面了解患儿的病史、病情、补液目的及其临床意义;应以高度责任心、迅速认真地做好补液的各项准备工作。向家长解释补液目的,以取得配合;同时也要做好年长患儿的解释和鼓励工作,以消除其恐惧心理,不合作患儿加以适当约束或给予镇静剂。

2. **输液过程中注意事项**

(1)按医嘱要求全面安排 24h 的液体总量,并遵循"补液原则"分期分批输入。

(2)严格掌握输液速度,明确每小时输入量,计算出每分钟输液滴数,防止输液速度过快或过缓。有条件者最好使用输液泵,以便更精确地控制输液速度。

(3)密切观察病情变化

1)观察生命体征及一般情况,警惕心力衰竭和肺水肿的发生。

2)注意是否有输液反应,若发现应及时与医生联系,并寻找原因和采取措施。

3)观察静脉点滴是否通畅,有无堵塞、肿胀及漏出血管外等。

4)观察脱水是否改善及尿量情况,比较输液前后的变化,判断输液效果。

5)观察酸中毒表现,注意酸中毒纠正后,有无出现低钙惊厥。补充碱性液体时勿漏出血管外,以免引起局部组织坏死。

6)观察低血钾表现,并按照"见尿补钾"的原则,严格掌握补钾的浓度和速度,绝不可直接静脉推注。

(4)记录 24h 出入量。液体入量包括口服液体量、静脉输液量和食物中含水量。液体出量包括尿量、呕吐和大便丢失的水量、不显性失水量。婴幼儿大小便不易收集,可用"秤尿布法"计算液体排出量。

(张　慧)

━━━━━━━━━━━　思　考　题　━━━━━━━━━━━

1. 患儿,男,3 岁 10 个月,因摔倒致右手疼痛,不能高举 2h 就诊。医生诊断为"右手桡骨骨折",行急诊手术。术后 4h,患儿表现烦躁,哭泣,诉伤口疼痛。

请思考:

(1)如何评估该患儿的疼痛程度?用何种工具?如何缓解?

(2)父母离开病房后该患儿哭闹不止,该患儿主要的心理反应是什么?

(3)如何对该患儿进行心理护理?

2. 患儿,男,11 个月,因腹泻伴发热 3d 入院。患儿每日大便 10 余次,蛋花汤样便,精神萎靡,烦躁不安,皮肤干燥,弹性差,眼窝及前囟凹陷,口唇樱桃红色,尿量明显减少,心肺无异常,腹部稍凹陷,柔软,肠鸣音亢进,四肢稍凉。

请思考：

（1）如何评估该患儿脱水的程度？

（2）根据该患儿情况,如何实施液体疗法？

（3）补液过程中应注意哪些事项？

URSING

第六章

儿科常用护理技术

06章 数字内容

───── 学 习 目 标 ─────

知识目标：

1. 掌握儿科常用护理技术的操作目的。

2. 熟悉约束保护法、静脉留置管术、外周导入中心静脉置管、植入式静脉输液港、股静脉穿刺法及换血疗法的操作步骤。

3. 了解儿科常用护理技术的操作注意事项。

能力目标：

能为儿童正确实施更换尿布、沐浴、抚触、管饲喂养、奶瓶喂养、头皮静脉输液、灌肠、应用温箱以及光照疗法。

素质目标：

具备实施儿科常用护理技术所需的爱伤观念、慎独精神及评判性思维能力。

第一节　皮肤护理

一、更换尿布法

【目的】

保持臀部皮肤清洁、干燥、舒适,防止尿液、粪便等因素对皮肤长时间的刺激,预防尿布皮炎(diaper rash)的发生或使原有的尿布皮炎逐步痊愈。

【评估和准备】

1. 评估婴儿情况,观察臀部皮肤状况。

2. **准备**

(1) 环境准备:调节室温至 26~28℃。

(2) 物品准备:尿布、尿布桶、护臀霜或鞣酸软膏、小毛巾、温水或湿纸巾。

(3) 婴儿准备:进食前或空腹。

(4) 护士准备:操作前洗手、戴口罩。

【操作步骤】

1. 核对婴儿信息,向家长解释更换尿布的目的。

2. 解开包被,拉高婴儿的上衣,避免被排泄物污湿。

3. 解开尿布,一只手抓住患儿双脚轻轻提起,另一只手用尿布的前半部分较洁净处从前向后擦拭婴儿的会阴部和臀部,并将此部分遮盖尿布的污湿部分后垫于婴儿臀下。

4. 用湿纸巾或蘸温水的小毛巾从前向后擦净臀部皮肤,注意擦净皮肤的皱褶部分并晾干。如果臀部皮肤发红,温水清洗后用小毛巾轻轻蘸干。

5. 将预防尿布炎或治疗尿布炎的软膏、药物涂抹于臀部,注意涂抹易于接触排泄物或皮肤发红的部位。

6. 一只手提起婴儿双脚,抬高臀部,另一只手撤去脏尿布。

7. 将清洁的尿布垫于腰下,放下婴儿双脚,系好尿布,大小、松紧适宜。新生儿脐带未脱落时,需将尿布前部的上端向下折,保持脐带残端处于暴露状态。

8. 拉平衣服,包好包被,再次核对患儿信息。

9. 观察排泄物性状,或根据需要称量尿布。

10. 清理用物,洗手,记录观察内容。

【注意事项】

1. 用物携带齐全,避免操作中离开婴儿。

2. 禁止将婴儿单独留在操作台上,始终确保一只手与婴儿接触,防止婴儿翻滚坠落。

3. 尿布应透气性好、吸水性强,根据需要可选择一次性尿布或棉质尿布,并应做到勤更换。

4. 注意保暖,房间温度应适宜,操作中减少暴露。

5. 男婴要确保阴茎指向下方,避免尿液从尿布上方漏出。

6. 注意检查尿布是否包扎合适,不可过紧也不可过松,大腿和腰部不能留有明显的缝隙,造成排泄物外溢。

二、婴儿沐浴法

【目的】

保持婴儿皮肤清洁、舒适,协助皮肤排泄和散热。

【评估和准备】

1. 评估婴儿身体情况和皮肤状况。
2. **准备**
（1）环境准备:关闭门窗,调节室温至 26~28℃。
（2）物品准备:婴儿沐浴露、平整的操作台、大小浴巾、面巾、湿纸巾、婴儿尿布及衣服、包被、无菌棉签、棉球、75% 酒精或复合碘皮肤消毒剂、护臀用品(护臀霜或鞣酸软膏等,可根据患儿情况准备)、磅秤、弯盘、水温计、温热水(先放冷水,再放热水,使水温维持在 37~39℃)、指甲刀,必要时备浴盆(内备温热水 2/3 满或 1/2 满)。
（3）婴儿准备:进食后 1~2h 或进食前。
（4）护士准备:操作前洗手。

【操作步骤】

1. 核对婴儿信息,向家长解释沐浴的目的。
2. 用水温计测试水温。
3. 抱婴儿放于操作台上,脱衣服及尿布,擦净臀部,用大浴巾包裹。
4. 左臂及腋下夹住婴儿臀部及下肢,以左前臂托住婴儿背部,左手掌托住头颈部,拇指与中指分别将婴儿双耳郭折向前按住,防止水流入造成内耳感染,将婴儿抱至沐浴处。
5. 将小面巾蘸水拧干,擦拭婴儿前额、双眼(方向由内眦向外眦),接着擦洗婴儿鼻部、口唇四周、面颊及耳部,注意擦洗耳后皮肤皱褶处。然后右手取沐浴露轻柔清洗婴儿头部后用清水洗净(图 6-1),最后用小浴巾擦干头部。
6. 左手握住婴儿左肩及腋窝处,使头颈部枕于操作者左前臂;用右手握住婴儿左腿靠近腹股沟处,轻放婴儿于水中(图 6-2)。

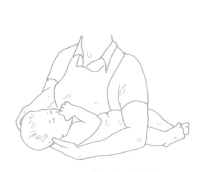

图 6-1　**小婴儿洗头法**

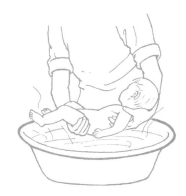

图 6-2　**婴儿入水法**

7. 保持左手的握持,用右手抹沐浴露于颈下、胸、腹、腋下、上肢、手、会阴、下肢、脚,然后用清水冲净。
8. 以右手从婴儿前方握住婴儿左肩及腋窝处,使其头颈部俯于操作者右前臂,左手抹沐浴露清洗婴儿后颈、背部、臀部,然后用清水冲净。

9. 将婴儿从水中按入水的方法抱出,迅速用大毛巾包裹全身并将水分吸干。

10. 脐带未脱落者,用无菌棉签蘸取 75% 酒精或复合碘皮肤消毒剂从脐根部慢慢向外擦拭脐窝,然后擦拭脐带残端和脐周,每个部位重复 2 遍。若脐部有渗血、渗液或脓性分泌物应及时通知医生并遵医嘱给予处理。

11. 擦干臀部,局部涂护臀用品,穿好尿裤。

12. 检查婴儿眼、耳、口、鼻,根据实际情况给予清洁或处理,必要时修剪婴儿指/趾甲。

13. 给婴儿穿衣,核对婴儿信息后放回婴儿床。

14. 清理用物,洗手,记录观察内容。

【注意事项】

1. 沐浴过程中,注意观察婴儿面色、呼吸、皮肤、肢体活动等,如有异常,停止操作,及时报告,遵医嘱给予处理。

2. 注意保暖,避免受凉;注意水温,防止烫伤;不可将婴儿单独留在操作台上,防止坠落伤。

3. 脐带未脱落者,使用脐带贴保护脐部,避免脐部被水浸泡或污水污染。

4. 不可用力去除婴儿头部皮脂结痂,可涂油剂浸润,如液状石蜡、植物油等,待痂皮软化后清洗。

第二节　婴 儿 抚 触

【目的】

促进婴儿与父母的情感交流,促进神经系统的发育,提高免疫力,加快食物的消化和吸收,减少婴儿哭闹,增加睡眠。

【评估和准备】

1. 评估婴儿身体情况。

2. **准备**

(1) 环境准备:关闭门窗,调节室温至 26~28℃,舒适、安静,可播放柔和的音乐。

(2) 物品准备:治疗盘、平整的操作台、温度计、润肤油、湿纸巾、婴儿尿布、衣服及包被。

(3) 婴儿准备:沐浴后或两次喂奶之间。

(4) 护士准备:操作前洗手。

【操作步骤】

1. 核对婴儿信息,向家长解释抚触的目的。

2. 解开婴儿包被和衣服。

3. 将润肤油倒在双手中,揉搓双手温暖后进行抚触。抚触动作开始要轻柔,慢慢增加力度,每个动作重复 4~6 次。抚触的步骤:头面部→胸部→腹部→上肢→下肢→背部。

(1) 头面部(舒缓脸部紧绷)

1) 两拇指指腹从眉间滑向两侧至发际;

2) 两拇指指腹从下颌部中央向两侧向上滑动呈微笑状;

3) 一手轻托婴儿头部,另一手指腹从婴儿一侧前额发际抚向枕后,避开囟门,中指停在耳后乳突部轻压一下;换手,同法抚触另一侧。

(2) 胸部(顺畅呼吸循环):一手指腹从胸部的外下方(肋下缘)向对侧外上方滑行至肩部,避开新生儿的乳头。换手,同法抚触另一侧。

（3）腹部（有助于肠胃活动）：按顺时针方向按摩腹部，两手指腹交替从婴儿右下腹部抚触至左下腹部（避开脐部和膀胱）。

（4）上肢（增加灵活反应）

1）两手呈半圆形交替握住婴儿的上臂向腕部滑行，在滑行过程中，从近端向远端分段挤捏上肢；

2）双手挟着手臂，从近端向远端轻轻搓滚肌肉群至手腕；

3）双拇指指腹从手掌心抚触到手指，从手指两侧轻轻提拉每个手指；同法抚触另一侧。

（5）下肢（增加运动协调功能）

1）两手呈半圆形交替握住婴儿的大腿向脚踝部滑行，在滑行过程中，从近端向远端分段挤捏下肢；

2）双手挟着下肢，从近端向远端轻轻搓滚肌肉群至脚踝；

3）双拇指指腹从脚掌心抚触到脚趾，从脚趾两侧轻轻提拉每个脚趾；同法抚触另一侧。

（6）背部（舒缓背部肌肉）：使婴儿取俯卧位，以脊柱为中线，两手掌分别于脊柱两侧由中央向两侧滑行，从背部上端开始逐渐下移到臀部，最后由头顶沿脊椎抚触至臀部。

4. 核对婴儿信息，包好尿布、穿衣。

5. 清理用物，洗手。

【注意事项】

1. 根据婴儿状态决定抚触时间，避免在饥饿和进食后 1h 内进行，最好在婴儿沐浴后进行，时间10~15min。

2. 抚触过程中注意观察婴儿的反应，如果出现哭闹、肌张力提高、兴奋性增加、肤色改变等，应暂停抚触，并根据患儿情况酌情处理。

3. 抚触时用力适当，注意与婴儿进行语言和目光的交流。

第三节　儿童喂养

一、管饲喂养

【目的】

经口不能摄取食物的患儿，通过胃管灌注流质食物、水分和药物，以维持患儿营养和治疗的需要。

【评估和准备】

1. 评估患儿腹部的症状和体征。

2. **准备**

（1）环境准备：保持适宜的环境温度（26~28℃），保持安静。

（2）物品准备：治疗盘、一次性药碗、纱布 2 块、棉签、无菌手套、治疗巾、等渗氯化钠注射液250ml×1 瓶、20ml 注射器、胶布、胃管、镊子、听诊器、弯盘、别针、记号笔、手电筒、管道标示贴、水杯（内装温开水）、水温计、管饲流质（牛奶或药物）、手消毒液。

（3）患儿准备：更换尿布或上厕所，取舒适体位。

（4）护士准备：洗手、戴口罩。

【操作步骤】

1. 携用物至患儿床前，核对医嘱与患儿信息，向家长解释管饲喂养的目的、过程以取得配合。

2. 检查患儿鼻腔或口腔是否有畸形、破损、息肉等,棉签蘸温开水后清洁患儿鼻腔或口腔,准备胶布。

3. 颌下铺治疗巾、弯盘置患儿下颌角处。

4. 再次核对医嘱与患儿信息。戴无菌手套,取出胃管,测量胃管长度并做好标记。其中,经口插管长度为鼻尖—耳垂—剑突,经鼻插管长度为发际—鼻尖—剑突+1cm。

5. 检查胃管是否通畅,将生理盐水溶液倒于纱布上,润滑胃管前端。

6. 一手持纱布托住胃管,一手持镊子夹住胃管前端沿患儿鼻腔或口腔轻轻插入,待插到咽喉部时嘱患儿深吸气并做吞咽动作。为昏迷患儿或小婴儿插胃管时,应先撤去其枕头,使其头向后仰,当胃管插到咽喉部时,将患儿头部托起,使下颌靠近胸骨柄以增大咽喉部通道的弧度,便于胃管顺利通过会厌部。

7. 插至胃管标记处时,停止送管,检查口腔内有无胃管盘曲及胃管是否在胃内。证实胃管在胃内的方法包括:①抽取胃液;②胃管一端放在水中,无气泡逸出;③用空针将少许空气打入胃管中,听诊有气过水声。

8. 检查胃管在胃内后,用胶布固定胃管于患儿鼻翼及颊部,并在胃管的末端贴上标示贴,注明插管的日期、时间并签名。

9. 注射器抽取少量温开水,连接于胃管末端,为患儿注入。

10. 测试管饲流质温度,用注射器抽取管饲流质,并排尽空气,连接胃管接口,缓慢灌入。管饲速度及管饲量视管饲流质的浓度及患儿情况而定,新生儿及小婴儿管饲时,不宜推注,应撤去针栓,将管饲流质注入空针筒以自然引力灌入胃内。

11. 全部流质食物或者药物管饲完成后,再次注入少量温开水。

12. 管饲完毕,关闭胃管末端或将胃管开口反折、包好夹紧,放于枕边。

13. 核对医嘱与患儿信息,安置患儿。

14. 清理用物,洗手,记录管饲流质的名称、液量及管饲时间。

【注意事项】

1. 根据患儿体重,选择型号合适的胃管。通常情况下,体重为2kg者,选择6F型号;3~9kg者,选择8F型号;10~20kg者,选择10F型号;21~30kg者,选择12F型号;31~50kg者,选择14F型号;>50kg者,选择16F型号。

2. 勿使用液状石蜡润滑胃管,以免误入气管造成坠入性肺炎的危险。

3. 新生儿呼吸以鼻通气为主,鼻腔留置胃管会不同程度地影响呼吸功能,宜选择经口留置胃管。

4. 每次确定管饲前,均需证实胃管在胃内,方可注入。管饲前进行胃潴留的回抽,确定胃内是否有潴留,并记录潴留量。管饲时应根据患儿情况选择补足余量或继续喂养,潴留量大时,应通知医生,是否暂停管饲。

5. 管饲温度38~40℃,避免空气入胃引起腹胀。

6. 管饲流质食物与药物必须分开注入。

7. 长期管饲者,应每日做口腔护理2次,一次性胃管按时更换。

二、奶瓶喂养

【目的】

保证营养及水分的摄入。

【评估和准备】

1. 评估患儿口腔黏膜完整性、腹部的症状和体征。

2. 准备

（1）环境准备：保持适宜的环境温度（26~28℃），保持安静。

（2）物品准备：温好的牛奶、奶瓶、清洁的乳头、小毛巾。

（3）患儿准备：更换尿布。

（4）护士准备：洗手、戴口罩。

【操作步骤】

1. 核对医嘱与患儿信息、牛奶的种类、量及时间，向家长解释奶瓶喂养的目的。

2. 选择合适的乳头套于奶瓶口。

3. 协助患儿取右侧卧位，抬高床头30°；或者操作者斜抱患儿，使其头部枕于操作者肘窝处，呈头高足低位。

4. 将小毛巾围于患儿颈下，再次核对医嘱与患儿信息。

5. 检查奶嘴孔的大小是否合适。

6. 右手将奶瓶倾斜，奶嘴内充满乳液，滴1~2滴于手腕内侧试温。

7. 喂奶。

8. 喂奶完毕，用毛巾一角轻擦患儿口角旁乳液。

9. 竖抱患儿，将患儿头部靠于操作者肩部，轻拍患儿背部以驱除胃内的空气。

10. 协助患儿取右侧卧位，并抬高床头30°。

11. 核对医嘱与患儿信息，清理用物，洗手，记录奶瓶喂养的量与时间。

【注意事项】

1. 检查奶嘴孔的大小是否合适，避免过大或过小。奶嘴孔过大，容易引起呛咳、窒息；奶嘴孔过小，患儿吸吮费力、能量消耗大。3~4个月内的婴儿用的奶嘴孔，以奶瓶倒置时两奶滴之间稍有间隔为宜。4~6个月的婴儿宜用奶液能连续滴出的奶嘴孔。6个月以上的婴儿可用奶液能较快滴出形成"一条直线"的奶嘴孔。

2. 防止喂奶时奶液污染患儿衣服和颈部，避免引起皮肤炎症。

3. 喂奶时操作者需注意力集中，耐心喂养，警惕患儿误咽的发生。故在喂奶时应注意观察患儿吸吮力、面色、呼吸状态，以及有无呛咳、恶心、呕吐等。患儿有咳嗽、面色改变时应将乳头及时拔出，轻拍其背部，待其休息片刻后再喂。

4. 观察喂奶后患儿有无溢乳、呕吐、腹胀等情况，防止呕吐后引起的误吸。

第四节　约束保护法

【目的】

1. 限制患儿活动，便于诊疗。

2. 保护躁动不安的患儿以免发生意外，防止碰伤、抓伤和坠床等意外。

【评估和准备】

1. 评估患儿病情、约束的目的，向家长作好解释工作。

2. 准备

（1）环境准备：保持适宜的环境温度（26~28℃），保持安静。

（2）物品准备：全身约束时方便包裹患儿的物品皆可，如毯子、大毛巾、包被等，根据需要可备绷带。手足约束时需要准备棉垫、绷带或手足约束带。

（3）患儿准备:做好解释,取得合作。

（4）护士准备:洗手。

【操作步骤】

（一）全身约束法

1. 将毯子折叠,宽度相当于患儿肩至踝,长度可以稍长,能包裹患儿两圈半左右。

2. 将患儿平卧于毯子上,用一侧的大毛巾从肩部绕过前胸紧紧包裹患儿身体,至对侧腋窝处掖于身下;再用另一侧毯子绕过前胸包裹身体,将毯子剩余部分塞于身下(图6-3)。

3. 如患儿躁动明显,可用绷带系于毯子外。

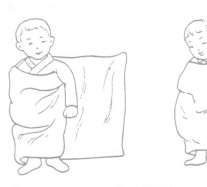

图6-3　全身约束法

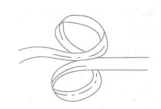

图6-4　双套结

（二）手足约束法

1. **绷带及棉垫法**　用棉垫包裹手足,将绷带打成双套结(图6-4),套在棉垫外拉紧,使肢体不能脱出,但不影响血液循环,将绷带系于床缘。

2. **手足约束带法**　将手足置于约束带甲端(图6-5),位于乙端和丙端之间,然后将乙丙两端绕手腕或踝部系好,使肢体不能脱出,但不影响血液循环,将丁端系于床缘。

【注意事项】

1. 使用约束应具有必要性,并注意向患儿和家长解释。

2. 松紧应适宜(以能伸入1~2手指为宜),定时观察患儿约束部位的肢端循环和局部皮肤、颜色状况。

3. 应每2h解开、放松1次,并协助翻身,必要时进行局部按摩,并做好记录。

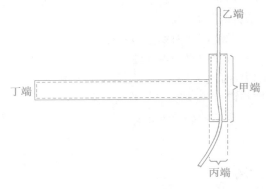

图6-5　手足约束带

第五节　静脉输液

一、静脉留置管术

【目的】

1. 保持静脉通道通畅,便于抢救、给药等。

2. 减轻患儿痛苦。

【评估和准备】

1. 评估患儿身体和用药情况,观察穿刺部位皮肤和静脉情况。

2. 准备

（1）环境准备:保持适宜的环境温度（26~28℃）,保持安静。

（2）物品准备:治疗盘、治疗巾、复合碘消毒棉签或消毒液、无菌棉签、输液器、液体及药物、静脉留置针、肝素帽、透明敷贴、弯盘、止血带、胶布、手表,根据需要备剃刀、固定物。

（3）患儿准备:排空大小便或更换尿布。

（4）护士准备:操作前洗手、戴口罩。

【操作步骤】

1. 检查药液、输液器,按医嘱加入药物,并将输液器针头插入输液瓶塞内,关闭调节器。

2. 携用物至床旁,核对患儿信息与医嘱单,向家长解释静脉留置管术的目的并取得配合。

3. 查对药液,将输液瓶挂于输液架上,打开调节器,使液体缓慢流出,直至排尽输液器和针头内的空气,关闭调节器。检查输液器有无气泡,妥善悬挂于输液架上。

4. 备好胶布,检查留置针型号、有效期以及有无漏气,打开留置针包装、无菌透明敷料外包装放置治疗盘备用。

5. 铺治疗巾于穿刺静脉肢体下面,选择静脉,在静脉穿刺点上方 5~6cm 处扎止血带,消毒皮肤。

6. 取出留置针,将头皮针插入肝素帽内,垂直向上除去护针帽,一手固定导管座,左右转动针芯松动外套管,再次核对患儿信息与医嘱单。

7. 一手拇指及示指持针翼,一手绷紧皮肤,嘱患儿或协助患儿握拳,以 15°~30°穿刺静脉,见回血后降低角度再进入少许以保证外套管在静脉内,然后将针芯退入套管内,将套管针送入血管内,撤出针芯,松开止血带,嘱患儿或协助患儿松拳。

8. 连接输液装置,打开调节器,观察输液是否通畅,用透明敷贴和胶布妥善固定,注明置管时间。

9. 根据患儿的年龄、病情和药物性质调节滴速,安置患儿于舒适体位,最后核对患儿信息与医嘱单,签字并向患儿家长交代注意事项。

10. 清理用物,洗手,记录。

【注意事项】

1. 选择粗直、弹性好、易于固定的静脉,避开关节和静脉瓣。

2. 在满足治疗前提下选用最小型号、最短的留置针。

3. 妥善固定,告知患儿及家长注意不要抓挠留置针,护士应注意观察。

4. 不应在穿刺肢体一侧上端使用血压袖带和止血带。

5. 用药后应正压封管,根据使用说明定期更换透明敷贴和留置针,敷贴如有潮湿、渗血应及时更换,发生留置针相关并发症,应拔管。

二、头皮静脉输液法

婴幼儿头皮静脉丰富、表浅,头皮静脉输液方便患儿肢体活动,但头皮静脉输液一旦发生药物外渗,局部容易出现瘢痕,影响皮肤生长和美观。因此,目前临床上建议儿童不宜首选头皮静脉输液,上肢静脉为首选,其次可以考虑下肢静脉和其他静脉,最后再视情况选择头皮静脉,包括额上静脉、颞浅静脉等。

【目的】

1. 使药物快速进入体内。

Note：

2. 补充液体、营养,维持体内电解质平衡。

【评估和准备】

1. 评估患儿身体,了解用药情况和头皮静脉情况。

2. **准备**

(1) 环境准备:保持适宜的环境温度(26~28℃),保持安静。

(2) 物品准备:治疗盘、输液器(4.5 号、5.0 号或 5.5 号)、液体及药物、5ml 注射器(内装生理盐水)、头皮针、复合碘消毒棉签或消毒液、无菌棉签、弯盘、胶布、治疗巾,根据需要备剃刀、固定物。

(3) 患儿准备:排空大小便或更换尿布。

(4) 护士准备:操作前洗手、戴口罩。

【操作步骤】

1. 检查药液、输液器,按医嘱加入药物,将输液器针头插入输液瓶塞内,关闭调节器。

2. 携用物至床旁,核对患儿信息与医嘱单,向家长解释头皮静脉输液的目的并取得配合。

3. 查对药液,将输液瓶挂于输液架上。打开调节器,使液体缓慢流出,直至排尽输液器和针头内的空气,关闭调节器。检查输液器有无气泡,妥善悬挂于输液架上,备好胶布。

4. 将枕头放于床沿,枕上铺治疗巾,患儿横卧于床中央,头枕于枕上,必要时全身约束法约束患儿;如两人操作,则一人固定患儿头部,另一人立于患儿头端便于操作。

5. 选择静脉,常选用额上静脉、颞浅静脉及耳后静脉等(图 6-6);根据需要剃去穿刺部位的毛发。

6. 常规消毒皮肤,再次核对患儿信息与医嘱单后,操作者左手拇、示指绷紧穿刺点前、后皮肤,右手持针柄在距静脉最清晰点后 0.3cm 处,针头与皮肤成 15°~30°刺入皮肤,沿血管徐徐进针,见

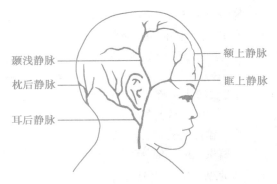

图 6-6　**头皮静脉示意图**

到回血后再进针少许,固定针头。推注生理盐水引导液,确定通畅无渗出后取下注射器,连接输液管,打开调节器,将输液管绕于合适位置,妥善固定。

7. 根据患儿的年龄、病情和药物性质调节滴速,安置患儿于舒适体位。最后核对患儿信息与医嘱单,签字并向患儿家长交代注意事项。

8. 清理用物,洗手,记录。

【注意事项】

1. 注意区分头皮动、静脉。

2. 密切观察输液是否通畅,局部是否肿胀,针头有无移动和脱出,特别是输注刺激性较强的药物时,应注意观察。

3. 头皮针和输液管的固定应牢固,防止头皮针移动脱落。

三、外周导入中心静脉置管

经外周静脉导入中心静脉置管(peripherally inserted central catheter,PICC)是利用导管从外周浅静脉进行穿刺,循静脉走向到达靠近心脏的大静脉的置管技术。PICC 置管成功率高、操作简单、不需局麻,在儿科护理中应用日益广泛。

Note:

【目的】

1. 可以长时间(大约数周或数月)放置在体内以提供长时间给药。

2. 避免重复穿刺静脉。

3. 减少药物对外周静脉的刺激。

【评估和准备】

1. 根据医嘱进行穿刺前教育,征得患儿家长同意并签字;评估患儿身体和用药情况,观察穿刺部位皮肤和静脉情况。

2. **准备**

(1) 环境准备:保持适宜的环境温度(26~28℃),保持安静。

(2) 物品准备:PICC 穿刺包[含外包装可撕裂的套管针、导管(含导丝)、洞巾、治疗巾、5ml 注射器、皮肤消毒剂、敷料、胶布、止血带、纸尺、纱布及镊子]、静脉注射盘、无菌隔离衣×2、无菌手套×4、20ml 注射器×2、无菌治疗巾×4、无菌洞巾×2、0.9%等渗氯化钠注射液 10ml×2、0.9%等渗氯化钠注射液 250ml×2 瓶、肝素×1、安尔碘、酒精棉球、长棉签若干。

(3) 患儿准备:排空大小便或更换尿布,穿单衣或以包单包裹身体。

(4) 护士准备:操作前洗手、戴口罩、戴圆帽。

【操作步骤】

1. 选择穿刺部位,贵要静脉、肘正中静脉、头静脉,以及大隐静脉都可作为穿刺静脉,其中,贵要静脉一般为最佳选择。

2. 患儿仰卧,将手臂外展 90°,测量置管的长度。

3. 测量并记录上臂中段臂围,用于监测可能出现的并发症,如渗漏和栓塞。

4. 打开 PICC 导管包,建立无菌区,戴无菌手套,按无菌技术在患儿手臂下垫治疗巾。

5. 按规定消毒,范围在穿刺部位上、下各 10cm,两侧到臂缘。

6. 更换无菌手套,铺孔巾,检查导管的完整性,冲洗管道。

7. 请助手扎止血带,穿刺,与常规静脉穿刺相同,见回血后再进少许,固定导引套管,让助手松开止血带,示指固定导引套管,中指压在套管尖端所处血管处减少出血,退出穿刺针。

8. 用镊子或手从导引套管轻轻送入 PICC 导管,当导管进入肩部时,让患儿头转向穿刺侧,下颚贴向肩部,避免导管误入颈内静脉。将导管置入到预计刻度后,退出导引套管,同时注意固定导管。

9. 用生理盐水注射器抽吸回血并注入生理盐水,确保管道通畅,无血液残留,连接输液接头,正压封管。

10. 清理穿刺点,再次消毒,固定导管,注明穿刺日期、时间。

11. 操作完毕行 X 线检查,观察导管尖端是否处在预计位置。

12. 确定导管的位置正确后,将输液装置与导管相连,即可输入药物。

13. 安置患儿,向患儿家长交代注意事项,清理用物,洗手,记录置管过程。

【注意事项】

1. 导管送入要轻柔,注意观察患儿反应。

2. 每次静脉输液结束后应及时冲管,减少药物沉淀。

3. 封管时禁用小于 10ml 的注射器,以防压力过大导管断裂,使用静脉输液泵时也应注意防止压力过大。

4. 封管时应采取脉冲方式,并维持导管内正压,如为肝素帽接头,退针时应维持推注,以防止血

Note:＿＿＿＿＿

液回流导致导管堵塞。

5. 指导患儿和家长,切勿进行剧烈活动,特别是穿脱贴身衣物时,应保护导管防止移位或断裂。

6. 穿刺处透明敷贴应在第一个24h更换,以后根据敷料及贴膜的使用情况决定更换频次;敷料潮湿、卷曲、松脱应立即更换。

7. 每天测量上臂中段臂围,注意观察导管置入部位有无液体外渗、炎症等现象。

8. 导管的留置时间应由医生决定。拔除导管时,动作应轻柔平缓,不能过快过猛。导管拔除后,立即压迫止血,创口涂抗菌药膏封闭皮肤创口以防止空气栓塞,用敷料封闭式固定后,每24h换药至创口愈合。应测量拔除导管的长度,观察有无损伤或断裂。

四、植入式静脉输液港

植入式静脉输液港是一种全植入式、埋植于人体内的闭合输液系统,包括一条中央静脉导管、导管末端连接的穿刺座,是目前临床静脉输液系统的最新技术,是需要长期及重复输液患儿的静脉通路选择之一。

【目的】

1. 提供长时间静脉给药管道。

2. 减少患儿频繁穿刺的痛苦。

3. 减少药物对外周静脉的刺激,可经植入式静脉输液港输注药物,接受化疗、输血、营养治疗等。

【评估和准备】

1. 评估患儿身体和用药情况,观察穿刺部位皮肤情况。

2. 准备

(1) 环境准备:保持适宜的环境温度(26~28℃),保持安静。

(2) 物品准备:治疗盘:化疗特制针头,10cm×12cm无菌透明薄膜、肝素帽、无菌手套×2、一次性无菌药碗、0.9%等渗氯化钠注射液若干支、淡肝素液(浓度10~100U/ml)、1%有效碘、70%乙醇、胶布、20ml一次性注射器若干;无菌敷料包:无菌大棉签×6、无菌开口小纱布(2cm×2cm)×2、无菌纱布(4cm×4cm)×2、洞巾、弯盘。

(3) 患儿准备:排空大小便或更换尿布,穿单衣或以包单包裹身体。

(4) 护士准备:操作前洗手、戴口罩。

【操作步骤】

1. 打开无菌敷料包并以无菌方式打开静脉输液港针头、一次性注射器、肝素帽等包装,放于敷料包内;把1%有效碘倒置于一次性无菌药碗内。

2. 戴无菌手套,取20ml一次性注射器抽吸0.9%等渗氯化钠注射液10ml并接静脉输液港针头延长管,排去空气;必要时可另用10ml一次性注射器抽吸淡肝素;放置2块4cm×4cm纱布于弯盘中。

3. 以静脉输液港为中心用1%有效碘由内而外螺旋状消毒皮肤,然后以70%乙醇脱碘×3次。

4. 脱去无菌手套,将70%乙醇倒置于弯盘内浸润纱布,再重新戴上无菌手套。

5. 针刺方法:触诊后,左手以拇指、示指、中指固定静脉输液港(勿过度绷紧皮肤),右手持植入式静脉输液港专用针头,穿过静脉输液港的中心部位,直到针头触及隔膜腔。

6. 回抽见有鲜血时用脉冲法缓慢冲洗10ml 0.9%等渗氯化钠注射液,夹管。

7. 针头下垫无菌开口纱布,确保针头平稳,再用无菌透明薄膜固定。

8. 移去接口处一次性注射器,酒精纱布擦拭接口。

9. 如需静脉用药则换静脉输液器;如无须静脉用药,则:<2 岁,换接含有浓度为 10~100U/ml 肝素液的一次性注射器冲洗 5ml,夹管并换接肝素帽,>2 岁,换接含有浓度为 10~100U/ml 肝素液的一次性注射器冲洗 3ml,夹管并换接肝素帽。

10. 妥善固定延长管,安置患儿。

11. 注明敷料更换的日期、时间。

【注意事项】

1. 必须使用 10ml 或以上一次性注射器冲洗导管,避免压力过大,损坏导管;延长管内必须先排除空气,预防空气栓塞。

2. 消毒后皮肤通常待干需要 20s,消毒范围需大于敷料的大小。

3. 穿刺时必须使用静脉输液港专用针头(直角针头,T 形延长管),忌用一般针头作穿刺;插针前再次检查是否已排尽空气;避免暴力插入;穿刺后不要移动针头,以免损伤泵体。

4. 使用无菌薄膜覆盖纱布、针头及部分延长管,保持局部密封状态。

5. 常规 7d 更换静脉输液港针头、敷料及肝素帽;每班均需进行评估敷料,观察敷料是否干燥及牢固。

第六节　股静脉穿刺法

【目的】

采集血标本。

【评估和准备】

1. 评估患儿身体、检查项目和穿刺部位皮肤情况。

2. 准备

(1) 环境准备:保持适宜的环境温度(26~28℃),保持安静。

(2) 物品准备:治疗盘、注射器、复合碘消毒棉签或消毒液、无菌棉签、采血管、弯盘、棉球。

(3) 患儿准备:排空大小便或更换尿布。

(4) 护士准备:操作前洗手、戴口罩。

【操作步骤】

1. 携用物至床旁,核对患儿信息和医嘱单,向家长解释股静脉穿刺的目的并取得配合。

2. 协助患儿取仰卧位,使患儿大腿外展、膝关节屈曲呈"蛙形",暴露腹股沟穿刺部位(图 6-7),用脱下的一侧裤腿或尿布遮盖会阴部。

3. 消毒患儿穿刺部位及护士左手示指,再次核对患儿信息及医嘱单。

4. 在患儿腹股沟中、内 1/3 交界处,以左手示指触及股动脉搏动处,右手持注射器于股动脉搏动点内侧 0.3~0.5cm 垂直穿刺(或在腹股沟中、内 1/3 交界处的下方 0.5~1cm 处以 30°~45°向搏动点内侧穿刺),进针深度依据患儿腹股沟皮下脂肪厚度而定。然后边缓慢向上提针边抽回血。

5. 见回血后固定针头,抽取所需血量。

6. 拔针,压迫穿刺点 5min 止血。

7. 取下针头,将血液沿采血管壁缓慢注入。

8. 核对患儿信息及医嘱单,清理用物,洗手,记录。

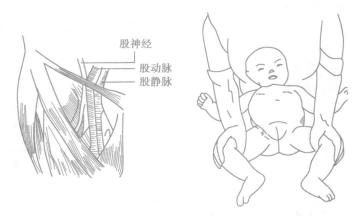

图 6-7　股静脉穿刺部位和固定法

【注意事项】

1. 有出血倾向及血液病患者,严禁股静脉穿刺。
2. 穿刺误入股动脉时应延长加压时间。避免揉搓,以免引起出血或形成血肿。
3. 穿刺过程中注意观察患儿反应,不宜多次反复穿刺,以免局部形成血肿。

第七节　婴幼儿灌肠法

【目的】

1. 促进肠道蠕动,解除便秘,减轻腹胀。
2. 清洁肠道,为检查或手术做准备。
3. 清除肠道有害物质,减轻中毒。
4. 使用镇静剂。

【评估和准备】

1. 评估患儿身体,了解腹胀和排泄情况。
2. 准备

(1) 环境准备:保持适宜的环境温度(26~28℃),保持安静。
(2) 物品准备:治疗盘、灌肠筒、玻璃接头、各种型号的肛管、血管钳、橡胶单、垫巾、弯盘、卫生纸、手套、润滑剂、量杯、水温计、输液架、便盆、尿布,屏风,灌肠液(溶液温度为39~41℃)。
(3) 患儿准备:排便。
(4) 护士准备:操作前洗手、戴口罩。

【操作步骤】

1. 携用物至床旁,核对患儿信息,向家长解释灌肠的目的,关闭门窗,遮挡患儿。
2. 协助患儿取左侧卧位,双腿屈膝,脱裤至膝下,臀部移至床沿,将橡胶单与垫巾置于臀下,弯盘置于臀旁,适当遮盖患儿保暖。保留灌肠时需抬高臀部10cm。
3. 挂灌肠筒于输液架上,液面距肛门40~60cm(小量不保留灌肠用注洗器抽吸灌肠液,若使用小剂量灌肠筒,液面距肛门不超过30cm)。
4. 再次核对患儿信息,戴手套,连接肛管,排尽空气,用止血钳夹管。

Note:

5. 润滑肛管前端,分开臀部,显露肛门,将肛管缓缓插入肛门,插入深度根据灌肠目的以及儿童年龄而定,用手固定。不保留灌肠时,<1 岁插入 2.5cm,1~4 岁者插入 5cm,4~10 岁者插入 7.5cm,≥11 岁者插入 10cm。保留灌肠时,插入 10~15cm。

6. 松开止血钳,使液体缓缓流入,观察灌肠液下降速度和患儿情况。若患儿有便意,嘱其深呼吸,适当放低灌肠筒。

7. 灌肠后夹紧肛管,用卫生纸包裹后轻轻拔出,放入弯盘内。药液保留时间因灌肠目的而定。不保留灌肠时,患儿需保留 5~10min 后再排便;保留灌肠时需尽量保留药液 1h 以上。如果患儿不能配合,可用手夹紧患儿两侧臀部。

8. 擦净臀部,取下弯盘,撤去橡胶单与垫巾,安置患儿,整理床单位。

9. 核对患儿信息,清理用物,洗手,记录。

【注意事项】

1. 婴幼儿需使用等渗液灌肠,灌肠液量遵医嘱而定,一般小于 6 个月的婴儿约为每次 50ml;6 个月~1 岁者约为每次 100ml;1~2 岁者约为每次 200ml;2~3 岁者约为每次 300ml。

2. 灌肠过程中注意保暖,避免受凉。

3. 选择粗细适宜的肛管,动作应轻柔,如溶液注入或排出受阻,可协助患儿更换体位或调整肛管插入的深度,排出不畅时可以按摩腹部,促进排出。

4. 灌肠过程中及灌肠后,应注意观察病情,发现面色苍白、异常哭闹、腹胀或排出液为血性时,应立即停止灌肠,并遵医嘱给予处理。

5. 准确测量灌入量和排出量,达到出入量基本相等或出量大于注入量。

第八节 温箱使用法

【目的】

为新生儿创造一个温度和湿度均相适宜的环境,以保持患儿体温的恒定。

【评估和准备】

1. 评估患儿,测量体温,了解胎龄、出生体重、日龄等;评估温箱是否处于备用状态,电源插头是否与病房内的电源插座吻合。

2. 准备

（1）环境准备:保持适宜的环境温度（26~28℃），保持安静。

（2）物品准备:预先清洁消毒的温箱（图6-8），置于合适位置。

（3）患儿准备:穿单衣,裹尿布。

（4）护士准备:操作前洗手。

【操作步骤】

1. 携用物至床旁,核对患儿信息,向家长解释使用温箱的目的。

2. 检查温箱,温箱水槽内加入蒸馏水至水位指示线,

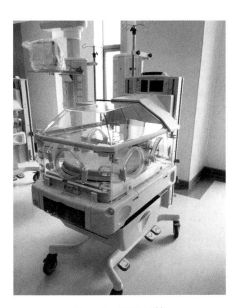

图 6-8 婴儿温箱

铺好床单位。

3. 接通电源,打开电源开关、温箱开关,预热温箱,达到所需的温湿度。一般温箱的温度应根据患儿出生体重及日龄而定(表 6-1),维持在适中温度,暖箱的湿度一般为 60%~80%。如果患儿体温不升,温箱设置的温度应比患儿体温高 1~2℃。预热时间需 30~60min。

表 6-1　不同出生体重早产儿适中温箱温度

出生体重/kg	温箱温度			
	35℃	34℃	33℃	32℃
1.0~	初生 10d 内	10d 后	3 周后	5 周后
1.5~		初生 10d 内	10d 后	4 周后
2.0~		初生 2d 内	2d 后	3 周后
2.5~			初生 2d 内	2d 后

4. 温箱达到预定温度,核对患儿后,患儿入箱,如果使用温箱的肤控模式调节箱温时,应将温度探头置患儿腹部较平坦处,通常用胶布固定探头于上腹部,一般设置控制探头肤温在 36~36.5℃。

5. 在最初 2h,应 30~60min 测量体温 1 次,体温稳定后,1~4h 测体温 1 次,记录箱温和患儿体温。

6. 患儿达到出箱条件时,再次核对患儿,予患儿穿好衣物后出温箱。

7. 关闭温箱开关、电源开关,切断电源,清理用物,对温箱进行终末清洁消毒处理,使温箱处于备用状态。

【入温箱条件】

体重<2 000g 者;体温偏低或不升者,如:硬肿症等;需要保护性隔离者,如剥脱性皮炎等。

【出温箱条件】

体重增加到 2 000g 以上,室温 22~24℃ 时能维持正常体温,一般情况良好,吸吮力良好有力者,可给予出温箱;在温箱中生活 1 个月以上,体重虽然达不到 2 000g,但一般情况良好者,遵医嘱灵活掌握。

【注意事项】

1. 使用肤控模式时应注意探头是否脱落,造成患儿体温不升的假象,导致箱温调节失控。

2. 温箱所在房间室温应维持在 24~26℃,以减少辐射散热,避免放置在阳光直射、有对流风或取暖设备附近,以免影响箱内温度。

3. 操作应尽量在箱内集中进行,如喂奶、更换尿布及检查等,并尽量减少开门次数和时间,以免箱内温度波动。

4. 接触患儿前,必须洗手,防止交叉感染。

5. 注意观察患儿情况和温箱状态,如温箱报警,应及时查找原因,妥善处理,严禁骤然提高温箱温度,以免患儿体温上升造成不良后果。

6. 保持温箱的清洁,每天清洁温箱,并更换蒸馏水,每周更换温箱 1 次,彻底清洁、消毒,定期进行细菌监测。

第九节　光　照　疗　法

光照疗法(phototherapy)又称光疗,是一种降低血清未结合胆红素的简便易行的方法,主要通过一定波长的光线使新生儿血液中脂溶性的未结合胆红素转变为水溶性异构体,易于从胆汁和尿液中排出体外,从而降低胆红素水平。其中以波长 450nm 的蓝光最为有效,绿光、日光灯或太阳光也有此效果,其中双面光优于单面光。光疗按照射时间可分为连续光疗和间断光疗,对于黄疸较重的患儿,一般照射时间较长,但以不超过 4d 为宜。光疗的不良反应有发热、腹泻、皮疹、核黄素(维生素 B_2)缺乏、低血钙、贫血、青铜症等,应注意观察。

知 识 链 接

青 铜 症

青铜症(bronze baby syndrome)是指患儿照射光疗后数小时,皮肤、尿液、泪液呈青铜色。目前发现当血清结合胆红素高于 68.4μmol/L,并且血清谷丙转氨酶、碱性磷酸酶升高时,光疗可使皮肤呈青铜色。

青铜症的原因可能是由于胆汁淤积,胆红素化学反应产物经胆管排泄障碍导致。患儿的铜卟啉浓度明显升高,铜卟啉光疗后容易形成棕褐色物质,患儿的皮肤、血浆、肝、脾呈青铜色,但脑脊液和大脑并不受影响,所以无神经系统损害。

青铜症患儿在光疗前就有肝功能损害,光疗并不损害肝功能,当光疗停止后,青铜症可逐渐消退,没有明显的后遗症,但消退时间较长,需 2~3 周。对于高结合胆红素血症和胆汁淤积症的患儿不宜进行光疗,出现青铜症后应停止光疗,关注患儿肝功能变化,积极治疗原发病,促进肝功能恢复及光氧化产物的排泄。

【目的】

治疗新生儿高胆红素血症,降低血清胆红素浓度。

【评估和准备】

1. 评估患儿,了解孕周、体重、日龄、疾病诊断、胆红素检查结果,观察患儿皮肤黄染程度,测量体温。

2. **准备**

(1) 环境准备:保持适宜的环境温度(26~28℃),保持安静。

(2) 物品准备:遮光眼罩、尿布,袜子,手套,护目眼镜,光疗箱、光疗灯或光疗毯,光疗灯管和反射板应清洁无灰尘,光疗箱需预热至30℃。

(3) 患儿准备:清洁皮肤,剪短指甲。

(4) 护士准备:操作前洗手。

【操作步骤】

1. 携用物至床旁,核对患儿信息与医嘱,向家长解释光照疗法的目的。

2. 将患儿全身裸露,以增加照射皮肤面积。用光疗专用尿布遮盖会阴部,尿布应尽量缩小面积,男婴注意保护阴囊;给患儿四肢骨隆突处用透明薄膜保护性粘贴,防止患儿烦躁引起皮肤抓伤;穿上袜子,戴手套;佩戴遮光眼罩,避免光线损伤患儿的视网膜。光疗箱或光疗灯附近如有其他患儿,也应遮挡设备,避免对其他患儿造成影响(图6-9)。

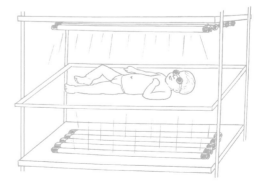

图 6-9 **婴儿光疗**

3. 核对患儿信息与医嘱,将患儿置于光疗箱中央,关上光疗箱箱门,连接心电监护仪,持续进行监护,及时发现病情变化。开启光疗灯,将患儿小床上的床头卡等移至光疗箱上,记录光疗开始时间。

4. 每4h测体温一次,每3h喂乳一次,根据患儿体温调节箱温,维持患儿体温稳定。

5. 每2h更换体位一次,仰卧、俯卧交替。

6. 每小时进行巡视,观察患儿精神反应、呼吸、脉搏、皮肤颜色和完整性、大小便,四肢肌张力有无变化及黄疸进展程度并记录。

7. 保持光疗箱的清洁,以免影响患儿的舒适度和光疗效果。

8. 光疗结束后,关闭光疗灯。取下眼罩、手套及袜子,清洁全身皮肤,并检查皮肤黄染消退的情况。给患儿穿好衣服,解下光疗箱上的床头卡。核对患儿信息与床头卡一致,核对后将床头卡移至小床。抱患儿至床单位,安置患儿。记录光疗后皮肤黄染消退情况,将监护仪移至床旁,继续监护。

9. 记录出光疗箱时间及灯管使用时间。切断光疗箱电源,布类物品统一消毒处理,清洁消毒光疗设备,标记清洁消毒时间与日期。

【注意事项】

1. 患儿入箱前须进行皮肤清洁,禁忌在皮肤上涂粉剂和油类。

2. 患儿光疗时随时观察患儿眼罩、尿布有无脱落,注意皮肤有无破损。

3. 患儿光疗时较烦躁容易移动体位,因此,在光疗过程中,注意观察患儿在光疗箱中的位置,及时纠正不良体位。

4. 患儿光疗时,体温维持在36.5~37.2℃,如体温高于37.8℃或者低于35℃,应暂时停止光疗。

5. 光疗过程中患儿出现烦躁、嗜睡、高热、皮疹、呕吐、拒奶、腹泻及脱水等症状时,及时与医生联系,妥善处理。

6. 光疗超过24h会造成体内核黄素缺乏,一般光疗同时或光疗后应补充核黄素,以防止继发的红细胞谷胱甘肽还原酶活性降低导致的溶血。

7. 保持灯管及反射板的清洁,每日擦拭,防止灰尘影响光照强度。

8. 灯管与患儿的距离需遵照设备说明调节,使用时间达到设备规定时限也必须更换。

第十节 换 血 疗 法

【目的】

1. 降低血中未结合胆红素,防止胆红素脑病的发生。

2. 换出部分血中致敏红细胞和游离抗体,减轻溶血。

3. 纠正贫血,防止心力衰竭。

【评估和准备】

1. 评估患儿身体,了解病史、诊断、日龄、体重、生命体征、黄疸等情况。

2. 准备

(1)环境准备:在手术室或经消毒处理的环境中进行,预热远红外线辐射床,室温保持在26~28℃。

(2)物品准备:葡萄糖液、生理盐水、10%葡萄糖酸钙、1U/ml肝素生理盐水溶液、20%鱼精蛋白、苯巴比妥、地西泮(安定)等,并按需要准备急救药物;套管针2套、20ml注射器4个,10ml注射器若干、三通管4个、换药碗3个、换血塑料导管或硅胶导管2根、弯盘、手套、量杯、心电监护仪、辐射保温床、采血管、绷带、夹板、尿袋、消毒用物、换血记录单等,根据需要可备输液泵或输血泵。

（3）血源选择：Rh 血型不合应采用 Rh 血型与母亲相同，ABO 血型与患儿相同，或抗 A、抗 B 效价不高的 O 型供血者；ABO 血型不合者可用 O 型的红细胞加 AB 型血浆或用抗 A、抗 B 效价不高的 O 型血。根据换血目的决定换血量，新生儿溶血换血量为 150～160ml/kg，约为患儿全身血量的 2 倍，应尽量选用新鲜血，库血不应超过 3d。

（4）护士准备：操作前洗手、戴口罩、戴圆帽、穿隔离衣。

【操作步骤】

1. 患儿换血前停止喂养 1 次，或于换血前抽出胃内容物，以防止换血过程中呕吐和误吸。必要时可于术前 0.5h 肌注苯巴比妥 10mg/kg。

2. 患儿在远红外线辐射床上仰卧，贴上尿袋，固定四肢。

3. 可选择脐静脉插管换血或其他较大静脉进行换血，也可选脐动、静脉或外周动、静脉同步换血。

（1）脐动、静脉插管换血：协助医生消毒皮肤置管，上至剑突，下至耻骨联合，两侧至腋中线，铺巾，将硅胶管插入脐静脉；

（2）外周静脉动、静脉换血：选择合适的动静脉穿刺，动脉首选桡动脉，常规消毒后穿刺。

4. 打开输血加温器并设置温度，连接输血加温器。

5. 连接抽血通路，将 2 个红色三通一端接输液泵管，接空百特袋；另一端接患儿动脉出血处。将输液泵管装上竖泵，百特袋置于秤上称重。

6. 换血皮条末端接蓝色三通，用来抽取血袋内血液，静脉留置针接上另一蓝色三通，输血用。

7. 换血开始前监测生命体征、呼吸、心率、血压、体温，抽取动脉血测血糖、血气分析、血清胆红素、肝肾功能、电解质、凝血全套、血常规，记录抽血量。

8. 双人再次核对血袋及床头卡、腕带，确认无误开始换血。

9. 准确调节出血与输血的速度，并在竖泵上设置好换血总量。

10. 每隔 5min 监测一次无创血压。

11. 换血 5min，测体温、SpO_2 及心率。

12. 保持抽血通路通畅，每抽出 50ml 血 1U/ml 肝素生理盐水溶液 0.5ml 间断正压冲洗动脉留置针，观察血袋、皮条及红色三通内有无血凝血来调节肝素浓度。

13. 监测血糖，每换 100ml 血测一次血糖，维持血糖正常，观察百特袋内重量有无持续增加。

14. 换血至总量的 1/2 时复查血气、血常规、电解质及血清胆红素，记录抽血量。两袋血间以 0.9% 等渗氯化钠注射液冲洗换血皮条及输血通路。

15. 换血结束后，抽血复查血气、血常规、电解质、血糖、凝血全套及血清胆红素，监测血压、心率、SpO_2 及体温。

16. 百特袋秤重以计算换出血量，并记录。

17. 换血后配合医生拔管，结扎缝合，消毒。

18. 记录，监测生命体征、血糖和局部伤口情况，观察心功能情况和低血糖征象。

【注意事项】

1. 脐静脉换血可测定静脉压以决定换血速度，换血速度开始每次 10ml，逐渐增加到每次 20ml，以 2～4ml/（kg·min）速度匀速进行。如果采用外周动静脉同步换血，可用输液泵控制速度。

2. 注意保暖；输入的血液要置于室温下预温，保持在 27～37℃，过低的库血温度可能会导致心律失常，温度过高则会导致溶血。

3. 密切监测心率、呼吸、血压、血氧饱和度及胆红素、血气、血糖变化，换血过程中患儿如有激惹、心电图改变等低钙症状时，应给予 10% 葡萄糖酸钙 1～2ml/kg 缓慢静推。

4. 详细记录每次出量、入量、累积出入量及用药等。

5. 单管换血过程中抽注速度应均匀,注射器内不能有空气。

6. 换血后应继续光疗。

7. 脐静脉换血伤口未拆线前不宜沐浴,防止切口感染。

8. 如情况稳定,换血 6~8h 后可试喂糖水,若无呕吐,可进行正常喂养。

(高海霞)

思 考 题

1. 患儿,女,2d,因吃奶差、呼吸急促而入院。患儿胎龄 35 周,出生体重 1.8kg,体温 35.1℃,听诊双肺呼吸音低。

请思考:

(1) 如果该患儿需要使用温箱保暖,其温箱温度应该设置多少? 其依据是什么?

(2) 如果该患儿需要管饲喂养,宜选择经口还是经鼻留置胃管? 为什么?

2. 患儿,男,5d,因皮肤黄染 2 天而入院。患儿胎龄 36 周,出生体重 2.3kg,体温 36.1℃,听诊双肺呼吸音正常,需要光疗4h。

请思考:

(1) 患儿光疗时需要全身裸露吗?

(2) 患儿在光疗过程中可能会出现哪些不良反应?

新生儿及新生儿疾病患儿的护理

07章 数字内容

— 学 习 目 标 —

知识目标：

1. 掌握新生儿分类、正常足月儿和早产儿的概念及特点、大于胎龄儿及小于胎龄儿的概念及特点、新生儿常见的几种特殊生理状态、新生儿 Apgar 评分法、新生儿复苏方案；新生儿黄疸和新生儿溶血病的定义、临床表现和护理措施；新生儿肺透明膜病的定义、临床表现和护理措施。

2. 熟悉新生儿病房分级；新生儿重症监护的对象及内容；新生儿寒冷损伤综合征、新生儿缺血缺氧性脑病、颅内出血、胎粪吸入综合征、新生儿感染性疾病、新生儿坏死性小肠结肠炎、新生儿出血症、新生儿糖代谢紊乱、新生儿低钙血症的定义、临床表现及护理措施。

3. 了解新生儿缺血缺氧性脑病、颅内出血、胎粪吸入综合征、肺透明膜病、新生儿黄疸、新生儿溶血病、新生儿感染性疾病、新生儿坏死性小肠结肠炎、新生儿出血症、新生儿糖代谢紊乱、新生儿低钙血症的发病机制。

能力目标：

1. 能对正常足月儿和早产儿实施护理，能对大于胎龄儿及小于胎龄儿实施护理。

2. 能配合医生正确进行窒息患儿复苏。

3. 能对新生儿缺血缺氧性脑病、颅内出血、胎粪吸入综合征、新生儿感染性疾病、新生儿寒冷损伤综合征、坏死性小肠结肠炎、新生儿糖代谢紊乱患儿实施护理。

4. 能对缺血缺氧性脑病、颅内出血、胎粪吸入综合征、新生儿感染性疾病、新生儿寒冷损伤综合征、坏死性小肠结肠炎、新生儿糖代谢紊乱患儿家属实施健康教育。

素质目标：

具备人文关怀素质，理解新生儿及其家长的共情能力。

新生儿时期是一生中最重要的发展阶段之一,此期的小儿由宫内生活向宫外生活过渡,生活的方式和环境均发生了巨大变化。此期疾病有其特殊性,医务人员应充分认识新生儿疾病的特点,给予及时正确的治疗和护理,为其一生的健康和发展奠定基础。优良的设施、规范的培训、系统的评估、密切的监护、周密的计划和以家庭为中心的护理模式是提高新生儿护理质量的重要保障。

第一节 新生儿分类

知 识 拓 展

新生儿分类新定义

一直以来,国内外普遍认可胎龄37~42周出生的新生儿属于正常的"足月儿",拥有相对更佳的健康状况。但这一术语目前被美国围产学界重新定义。《美国妇产科杂志》将此时间范围进一步缩短,认为出生于39~41周的新生儿才属于真正意义上的足月儿,而新定义也同时得到了美国妇产科医师协会(American College of Obstetricians and Gynecologists)与母胎医学学会(Society for Maternal-Fetal Medicine)的认可。新定义旨在阻止医生与患者过早(小于39周)进行不必要的引产与剖宫产。

新生儿新定义:

早产儿(pre term):小于37周。

早期儿(early term):37周~38周6d。

足月儿(full term):39周~40周6d。

晚期儿(late term):41周~41周6d。

过期产儿(post term):42周以上。

新定义基于研究得到,相对于来自临床观察的旧定义将更加准确,但旧定义仍然适用。

从脐带结扎至生后满28d称为新生儿期(neonatal period),期间的小儿称为新生儿(neonates,newborns),它是胎儿的延续,又是人类发育的基础阶段。新生儿需完成多方面的生理调整以适应母体外复杂多变的生活环境。

围生期(perinatal period)是指围绕分娩前后的一段特定时期,期间的胎儿和新生儿称为围生儿。目前我国将围生期定义为从妊娠28周(此时胎儿体重约1 000g)至生后1周。国际上常以新生儿死亡率和围生期死亡率作为衡量一个国家卫生保健水平的标准。

新生儿分类有以下几种:

（一）根据胎龄分类

1. 足月儿（full-term infant） 指胎龄满37周至未满42周(259~293d)的新生儿。

2. 早产儿（pre-term infant） 指胎龄<37周(<259d)的新生儿。

3. 过期产儿（post-term infant） 指胎龄≥42周(≥294d)的新生儿。

（二）根据出生体重分类

1. 正常出生体重儿（normal birth weight neonate） 指出生体重为2 500~4 000g的新生儿。

2. 低出生体重儿（low birth weight neonate） 指出生体重<2 500g者。其中,体重<1 500g者又称极低出生体重儿(very low birth weight neonate);体重<1 000g者又称为超低出生体重儿(extremely low birth weight neonate)。低出生体重儿一般为早产儿和小于胎龄儿。

3. 巨大儿（giant neonate）　指出生体重>4 000g者,包括正常和有疾病者。

（三）根据出生体重和胎龄关系分类

1. 适于胎龄儿（appropriate for gestational age，AGA）　指出生体重在同胎龄儿平均体重的第10~90百分位者(图7-1)。

2. 小于胎龄儿（small for gestational age，SGA）　指出生体重在同胎龄儿平均体重的第10百分位以下的新生儿(图7-1)。我国习惯上将胎龄已足月而体重在2 500g以下的新生儿称足月小样儿,是小于胎龄儿中最常见的一种,多由于宫内发育迟缓引起。

3. 大于胎龄儿（large for gestational age，LGA）　指出生体重在同胎龄儿平均体重的第90百分位以上的新生儿(图7-1)。

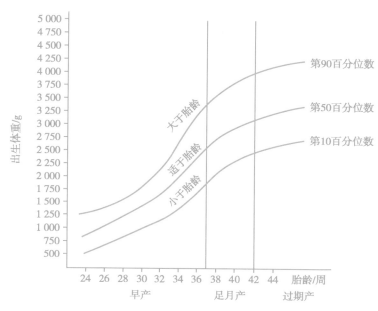

图7-1　新生儿命名与胎龄及出生体重的关系

（四）高危儿

高危儿(high risk neonate)指已发生或有可能发生危重情况而需要密切观察的新生儿。包括以下几种情况:

1. 母亲异常妊娠史的新生儿　母亲有糖尿病、妊高征、先兆子痫、阴道流血、感染、吸烟、酗酒史及母亲为Rh阴性血型等;母亲过去有死胎、死产史等。

2. 异常分娩的新生儿　各种难产如高位产钳、臀位娩出,分娩过程中使用镇静和止痛药物等。

3. 出生时有异常的新生儿　如出生时Apgar评分低于7分、脐带绕颈、各种先天性畸形等,以及早产儿、小于胎龄儿、巨大儿、多产儿等。

（五）新生儿病房分级

根据医护水平及设备条件将新生儿病房分为三级:

Ⅰ级新生儿病房(Level Ⅰ nursery):即普通新生儿室,适于健康新生儿护理,其主要责任是筛查和护理,宜母婴同室,以利于母乳喂养、婴儿评估和指导父母护理技能和方法。

Ⅱ级新生儿病房(Level Ⅱ nursery):即普通新生儿病房,适于胎龄>32周和出生体重>1 500g(发达国家胎龄>30周和出生体重>1 200g)者,有各种疾病如产伤、呼吸窘迫及产科麻醉并发症等而无须循环或呼吸支持及外科手术治疗的新生儿。

Ⅲ级新生儿病房(Level Ⅲ nursery):即新生儿急救中心,应有较高急救水平的医护人员及先进的监护和治疗设备,适于危重新生儿的抢救和治疗,并负责接受Ⅰ、Ⅱ级新生儿病房转入的患儿,配有新生儿急救转运系统,是围产中心的重要组成部分(表7-1)。

表7-1 新生儿病房分级

Ⅰ级新生儿病房(新生儿观察病房)具备下列能力和条件:

(1) 新生儿复苏;

(2) 健康新生儿评估及出院后护理;

(3) 生命体征平稳的轻度外观畸形或有高危因素的足月新生儿的护理和医学观察;

(4) 需要转运的病理新生儿离院前稳定病情。

Ⅱ级新生儿病房(新生儿普通病房)(本级分为2等):

a等:具备Ⅰ级新生儿病房的能力和条件以及下列能力和条件:

(1) 生命体征稳定的出生体重≥2 000g的新生儿或胎龄≥35周的早产儿的医疗护理;

(2) 生命体征稳定的病理新生儿的内科常规医疗护理;

(3) Ⅰ级新生儿病房治疗后恢复期婴儿的医疗护理。

b等:具备Ⅱa新生儿病房的能力和条件以及下列能力和条件:

(1) 生命体征稳定的出生体重≥1 500g的低出生体重儿或胎龄≥32周的早产儿的医疗护理;

(2) 生命体征异常但预计不会发展到脏器功能衰竭的病理新生儿的医疗护理;

(3) 头颅B超床边监测;

(4) 不超过72h的连续呼吸道正压通气(CPAP)或不超过24h的机械通气。

Ⅲ级新生儿病房(NICU)(本级分为3等):

基本要求:具备普通新生儿病房的能力和条件以及下列特殊能力和条件:

(1) 呼吸、心率、血压、凝血、电解质、血气等重要生理功能持续监测;

(2) 长时间辅助通气;

(3) 主要病原学诊断;

(4) 超声心动图检查。

a等:具备下列特殊能力和条件:

(1) 出生体重≥1 000g的低出生体重新生儿或胎龄≥28周的早产儿的医疗护理;

(2) 严重脓毒症和各种脏器功能衰竭内科医疗护理;

(3) 持久提供常规机械通气;

(4) 计算机X线断层扫描术(CT);

(5) 实施脐动、静脉置管和血液置换术等特殊诊疗护理技术。

b等:具备Ⅲ级a等新生儿病房的能力和条件以及下列特殊能力和条件:

(1) 出生体重<1 000g的低出生体质量新生儿或胎龄<28周的早产儿的全面医疗护理;

(2) 磁共振成像(MRI)检查;

(3) 高频通气和NO吸入治疗;

(4) 儿科各亚专业的诊断治疗,包括脑功能监护、支气管镜、胃镜、连续血液净化、早产儿视网膜病治疗、亚低温治疗等;

(5) 实施中、大型外科手术。

c等:具备Ⅲ级a、b等新生儿病房的能力和条件以及下列特殊能力和条件:

(1) 实施有创循环监护;

(2) 实施体外循环支持的严重先天性心脏病修补术;

(3) 实施体外膜肺氧合(ECMO)治疗。

第二节　正常足月儿和早产儿的特点及护理

一、正常足月儿的特点及护理

正常足月儿(normal full-term infant)是指胎龄满 37~42 周出生,出生体重在 2 500~4 000g,无任何畸形和疾病的活产婴儿。

【正常足月儿特点】

（一）外观特点

正常新生儿体重在 2 500g 以上(约 3 000g),身长在 47cm 以上(约 50cm),哭声响亮,肌肉有一定张力,四肢屈曲,皮肤红润,胎毛少,耳壳软骨发育好,指/趾甲达到或超过指/趾端,乳晕清楚,乳头突起,乳房可扪到结节,整个足底有较深的足纹,男婴睾丸下降,女婴大阴唇覆盖小阴唇。

（二）生理特点

1. **呼吸系统**　胎儿在宫内不需要肺的呼吸,但有微弱的呼吸运动。分娩后新生儿在第一次吸气后紧接着啼哭,肺泡张开。由于呼吸中枢发育不成熟,呼吸节律常不规则,频率较快,40 次/min 左右。由于胸腔较小,肋间肌肉较弱,胸廓运动较浅,主要靠膈肌运动,以腹式呼吸为主。

2. **循环系统**　胎儿出生后血液循环发生巨大变化:①脐带结扎,胎盘-脐血循环终止;②随着呼吸建立和肺膨胀,肺血管阻力降低,肺血流增加;③从肺静脉回流到左心房的血量显著增加,压力增高,使卵圆孔功能性关闭;④由于 PaO_2 增高,动脉导管收缩,出现功能性关闭,完成胎儿循环向成人循环的转变。新生儿心率波动较大,100~150 次/min,平均 120~140 次/min,血压平均为 70/50mmHg(9.3/6.7kPa)。

3. **消化系统**　足月儿吞咽功能已经完善,但食管下端括约肌松弛,胃呈水平位,幽门括约肌较发达,易发生溢乳和呕吐。新生儿消化道面积相对较大,有利于吸收。消化道已能分泌大部分消化酶,只是淀粉酶至出生后 4 个月才能达到成人水平。生后 10~12h 开始排胎粪,2~3d 内排完。胎粪由胎儿肠道分泌物、胆汁及咽下的羊水等组成,呈墨绿色,若超过 24h 还未见胎粪排出,应检查是否为肛门闭锁及其他消化道畸形。新生儿肝葡萄糖醛酰基转移酶的活力较低,多数新生儿出现生理性黄疸,同时对某些药物解毒能力低下,易出现药物中毒。

4. **血液系统**　新生儿出生时血液中细胞数较高,血红蛋白中胎儿血红蛋白(HbF)约占 70%,后渐被成人血红蛋白(HbA)替代。由于胎儿血红蛋白对氧有较强的亲和力,氧离曲线左移,不易将氧释放到组织,所以新生儿缺氧时发绀不明显。足月儿刚出生时白细胞较高,第 3d 开始下降。由于胎儿肝脏维生素 K 储存量少,凝血因子活性低,故生后常规注射维生素 K_1。

5. **泌尿系统**　新生儿出生时肾单位数量与成人相当,但其生理功能尚不完善,表现为肾小球滤过率(glomerular filtration rate,GFR)低,浓缩功能差,不能迅速排出过多的溶质,易出现水肿或脱水症状;肾小管对钠的耐受程度低,易出现钠潴留和水肿;处理碱的负荷能力不足,易出现代谢性酸中毒;排磷能力亦差,牛奶喂养的新生儿血磷偏高,使血钙降低,出现低钙血症;肾小管对糖的回吸收能力亦低,尿糖可呈阳性。

女婴尿道短仅 1cm,且接近肛门,易发生细菌感染,而男婴尿道虽长但多有包茎、积垢后也可引起上行感染,此外,泌尿系统的异常都可导致尿路感染的发生。早产儿的发病率要高于足月儿,男婴发病率高于女婴。

新生儿出生后 24h 内开始排尿,正常尿量为每小时 1~3ml/kg,每小时尿量<1.0ml/kg 为少尿,每小时<0.5ml/kg 为无尿。出生前几日的尿放置可有褐色沉淀是由于尿中含尿酸盐较多所致,新生儿尿渗透压平均为 240mmol/L,相对密度为 1.006~1.008。

Note:

6. 神经系统　新生儿脑相对较大，重 300~400g，占体重 10%~20%（成人仅 2%）。脊髓相对较长，大脑皮层兴奋性低，睡眠时间长。新生儿期间视觉、听觉、味觉、触觉、温觉发育良好，痛觉、嗅觉（除对母乳外）相对较差。足月儿出生时已具有原始的神经反射如觅食反射、吸吮反射、握持反射、拥抱反射和交叉伸腿反射。新生儿巴氏征、克氏征、佛斯特征阳性属正常现象。

7. 免疫系统　胎儿可从母体通过胎盘得到免疫球蛋白 IgG，因此，新生儿对一些传染病如麻疹有免疫力而不易感染；而免疫球蛋白 IgA 和 IgM 则不能通过胎盘传给新生儿，因此，新生儿易患呼吸道、消化道感染和大肠埃希菌、金黄色葡萄球菌败血症。新生儿单核吞噬细胞系统和白细胞的吞噬作用较弱，血清补体比成人低，白细胞对真菌的杀灭能力也较低，这是新生儿易患感染的另一原因。人乳的初乳中含较高免疫球蛋白 IgA，应提倡母乳喂养，提高新生儿抵抗力。

8. 体温调节　新生儿体温调节功能差，皮下脂肪较薄，体表面积相对较大，容易散热；产热主要依靠棕色脂肪的代谢。室温过高时足月儿能通过皮肤蒸发和出汗散热，但如体内水分不足，血液浓缩而发热称"脱水热"；室温过低时可引起硬肿症。

由于生后环境温度较宫内低，新生儿出生后 1h 内体温可降 2.5℃，如环境温度适中，体温逐渐回升，并在 36~37℃ 波动。"适中温度"（neutral environment temperature，NET）系指能维持正常体核及皮肤温度的最适宜的环境温度，在此温度下身体耗氧量最少，蒸发散热量最少，新陈代谢最低。新生儿适中温度与胎龄、日龄和出生体重有关。

9. 能量、水和电解质需要量　新生儿总能量的需要为：出生后第 1 周每天 50~75kcal/kg（209.2~313.8kJ/kg），以后逐渐增至每日 100~120kcal/kg（418.4~502.1kJ/kg）。新生儿体液总量占体重的 70%~80%，每日液体维持量为：第 1d 60~80ml/kg，第 2d 80~100ml/kg，第 3d 以后 100~140ml/kg；足月儿每日钠需要量为 1~2mmol/kg，10d 后钾的日需要量为 1~2mmol/kg。新生儿患病时易发生酸碱失衡，特别易发生代谢性酸中毒，需及时纠正。

10. 常见几种特殊生理状态

（1）生理性体重下降：新生儿初生数日内，因丢失水分较多及胎粪排出，出现体重下降，但一般不超过 10%，生后 10d 左右恢复到出生时体重。

（2）生理性黄疸：参见本章第十节。

（3）乳腺肿大：生后第 3~5d，男、女新生儿均可发生乳腺肿大，切勿挤压，以免感染。一般生后 2~3 周内消退。

（4）"马牙"和"螳螂嘴"：新生儿上腭中线和齿龈切缘上常有黄白色小斑点，俗称"马牙"，系上皮细胞堆积或黏液腺分泌物积留所致，于生后数周至数月自行消失。新生儿面颊部有脂肪垫，俗称"螳螂嘴"，对吸乳有利，不应挑割，以免发生感染。

（5）假月经：有些女婴生后 5~7d 阴道可见血性分泌物，可持续 1 周，称假月经。系因妊娠后期母亲雌激素进入胎儿体内，生后突然中断，形成类似月经的出血，一般不必处理。

（6）粟粒疹：新生儿生后 3 周内，可在鼻尖、鼻翼、面颊部长出细小的、白色或黑色的、突出在皮肤表面的皮疹，系新生儿皮脂腺功能未完全发育成熟所致，多自行消退，一般不必处理。

【常见护理诊断/问题】

1. 有窒息的危险　与呛奶、呕吐有关。

2. 有体温异常的危险　与体温调节中枢发育不完善有关。

3. 有感染的危险　与新生儿免疫功能不足及皮肤黏膜屏障功能差有关。

【护理措施】

1. 保持呼吸道通畅　新生儿娩出后，一切护理操作均应在保暖条件下进行。在新生儿开始呼吸前应迅速清除口、鼻部的黏液及羊水，以免引起吸入性肺炎。保持新生儿舒适体位，如仰卧时避免颈部前屈或过度后仰,俯卧时头侧向一侧。专人看护,经常检查鼻孔是否通畅,清除鼻孔内分泌物,避免物品阻挡新生儿口鼻腔或按压其胸部。

2. 维持体温稳定

(1) 保暖:新生儿出生后应立即擦干身体,用温暖的毛巾包裹,以减少辐射、对流及蒸发散热,因地制宜采取不同的保暖措施,使新生儿处于"适中温度"。保暖方法有戴帽、母体胸前怀抱、母亲"袋鼠"式怀抱,应用婴儿暖箱和远红外辐射床等。此外,接触新生儿的手、仪器、物品等均应保持温暖。

(2) 新生儿室条件:新生儿室应安置在阳光充足、空气流通的朝南区域。室内最好备有空调和空气净化设备,保持室温在 22~24℃、相对湿度在 55%~65%。每张床最好拥有 $3m^2$ 的空间,床间距宜 1m 以上。

3. 预防感染

(1) 严格执行消毒隔离制度:接触新生儿前后勤洗手,避免交叉感染。各类医疗器械定期消毒,每季度对工作人员做 1 次咽拭子培养,对患病或带菌者暂调离新生儿室。

(2) 保持脐部清洁干燥:一般在新生儿分娩后立即结扎脐带,消毒处理好残端。脐带脱落前应注意脐部有无渗血,保持脐部不被污染。脐带脱落后应注意脐窝有无分泌物及肉芽,有分泌物者先用 3% 的过氧化氢溶液棉签擦拭,再用 0.2%~0.5% 的碘伏棉签擦拭,并保持干燥。有肉芽组织可用硝酸银烧灼局部。

(3) 做好皮肤护理:足月儿体温稳定后可每天沐浴 1 次,以保持皮肤清洁和促进血液循环。检查脐带、皮肤完整性及有无肛旁脓肿等情况,每次大便后用温水清洗会阴及臀部,以防尿布性皮炎。衣服宽大、质软,不用纽扣。

4. 合理喂养

(1) 喂养:正常足月儿提倡尽早哺乳,一般出生后半小时内即可让母亲怀抱新生儿使其吸吮,以促进乳汁分泌,并可防止低血糖。鼓励按需哺乳。无法母乳喂养者先试喂 5%~10% 葡萄糖水,如无消化道畸形,吸吮吞咽功能良好者可给予配方乳。人工喂养者奶具专用并严格消毒。奶汁流速以连续滴入为宜。奶量以奶后安静、不吐、无腹胀和理想的体重增长(15~30g/d,生理性体重下降期除外)为标准。

(2) 监测体重:定时、定秤测量。每次测量前均要调节磅秤零点,确保测得体重的精确度,为了解营养状况提供可靠依据。

5. 确保安全
避免让新生儿处于危险的环境,如高空台面、可能触及的热源、电源及尖锐物品等。照顾者指甲要短而钝。

6. 健康教育

(1) 促进母婴感情建立:提倡母婴同室和母乳喂养。在母婴情况允许下,应尽早将新生儿安放在母亲身旁,进行皮肤接触,鼓励提早吸吮,促进感情交流,利于新生儿身心发育。母婴同室作为医院一种新的管理制度的建立,使新生儿护理工作由传统的母婴分离、封闭式的集中护理转变为开放性护理方式。新生儿可以在家长的直视下接受医生和护士的治疗与护理,同时根据家长不同的教育文化背景、心理特点等接受母婴相关的专业知识和基本技能的指导和宣教,使家长们也参与其中。这样既可缓解产妇紧张、焦虑心情,亦可增进母婴之间的交流,使新生儿得到舒适、安全的护理,满足其生理和心理的需要,促进身心发展,体现家庭在新生儿护理中的作用。

(2) 宣传有关育儿保健知识:与家长沟通时,介绍喂养、保暖、皮肤护理、预防接种、添加辅食的原则等知识。

(3) 新生儿疾病筛查(neonatal screening):新生儿筛查一般是在婴儿出生 72h 后采取足跟血的纸片法进行,用快速、敏感的实验室方法对新生儿的遗传代谢病、先天性内分泌异常以及某些危害严重的遗传性疾病进行筛查,其目的是对患病的新生儿在临床症状尚未表现之前或表现轻微时给予筛查,得以早期诊断、早期治疗,防止机体组织器官发生不可逆的损伤。避免患儿发生智力低下、严重的疾

Note:

病或死亡。护士应了解新生儿筛查的相关项目,如先天性甲状腺功能减退症、苯丙酮尿症和半乳糖症等,并给予相应的指导。

二、早产儿的特点和护理

知 识 链 接

促进早产儿喂养进程的技巧

（一）环境要求

环境舒缓、安静,灯光幽暗,无打扰。每次喂奶之间保证安静、可休息的环境。

（二）直接护理

1. 每次操作后避免尝试喂奶。选择稍硬的奶头和慢的流速。

2. 温柔唤醒患儿,使之处于觉醒状态。轻柔地使患儿处于屈曲位和中线位,使手能触及面部。

3. 持续观察患儿的生理、行为状态和口部功能。

4. 给患儿足够的休息和呼吸的时间,移去奶头或轻轻倾斜奶瓶。

5. 轻柔而有力的下颌和颊部支持。竖抱患儿,促其打嗝。

6. 意识到早产儿能力的局限性,及时终止喂养。

7. 必要时管饲剩余的奶量。

8. 两次喂养之间给患儿足够的休息时间。

（三）家庭支持和教育

1. 示范正确的喂养技巧。

2. 给父母提供练习喂奶的机会。

3. 告诉父母理解孩子的信号和评估喂养的适度。

【早产儿特点】

（一）外观特点

早产儿体重大多在 2 500g 以下,身长不到 47cm,哭声轻,颈肌软弱,四肢肌张力低下,皮肤红嫩,胎毛多,耳壳软,指/趾甲未达指/趾端,乳晕不清,足底纹少,男婴睾丸未降或未完全下降,女婴大阴唇不能盖住小阴唇。

（二）生理特点

1. **呼吸系统** 早产儿呼吸中枢发育不成熟,呼吸浅表而不规则,常出现呼吸暂停现象。如呼吸停止时间达 15~20s,或虽不到 15s,但伴有心率减慢(<100 次/min)并出现发绀及四肢肌张力的下降称呼吸暂停(apnea)。早产儿的肺发育不成熟,表面活性物质缺乏,易发生肺透明膜病。有宫内窘迫史的早产儿,易发生吸入性肺炎。

2. **循环系统** 早产儿心率快,血压较足月儿低,部分可伴有动脉导管未闭。

3. **消化系统** 早产儿吸吮能力差,吞咽反射弱,容易呛乳而发生乳汁吸入。胃贲门括约肌松、容量小,易发生胃食管反流和溢乳。早产儿各种消化酶不足,尤其是胆酸的分泌较少,对脂肪的消化吸收较差。在缺血、缺氧、喂养不当情况下易发生坏死性小肠炎。此外,由于早产儿的胎粪形成较少和肠蠕动乏力,易发生胎粪延迟排出。

早产儿肝脏不成熟,葡萄糖醛酰转换酶不足,生理性黄疸较重,持续时间长,易引起核黄疸。早产儿肝内储存糖原少,且合成蛋白质的功能不足,易致低血糖和低蛋白血症。同时由于肝功能不完善,

Note:

肝内维生素 K 依赖凝血因子的合成少,易发生出血症。

4. **血液系统**　早产儿血小板数量较足月儿略低,贫血常见;维生素 K、铁及维生素 D 储存较足月儿低,更易发生出血、贫血和佝偻病。

5. **泌尿系统**　早产儿肾脏浓缩功能更差,肾小管对醛固酮反应低下,排钠分数高,易产生低钠血症。葡萄糖阈值低,易发生糖尿。碳酸氢根阈值低、肾小管排酸能力差,在用普通牛奶人工喂养时,因为酪蛋白含量较高,可发生晚期代谢性酸中毒。

6. **神经系统**　神经系统的功能和胎龄有密切关系,胎龄越小,反射越差。早产儿易发生缺氧,导致缺氧缺血性脑病。此外,由于早产儿脑室管膜下存在发达的胚胎生发层组织,因而易导致颅内出血。

7. **免疫系统**　早产儿皮肤娇嫩,屏障功能弱,体液及细胞免疫功能均很不完善,IgG 和补体水平较足月儿更低,极易发生各种感染。

8. **体温调节**　早产儿体温调节功能更差,棕色脂肪少,基础代谢低,产热量少,而体表面积相对大,皮下脂肪少,易散热,同时汗腺发育不成熟和缺乏寒战反应。因此,早产儿的体温易随环境温度变化而变化,且常因寒冷而导致硬肿症的发生。

【常见护理诊断/问题】

1. **体温过低**　与体温调节中枢发育不完善有关。
2. **营养失调:低于机体需要量**　与吸吮、吞咽、消化功能差有关。
3. **自主呼吸受损**　与呼吸中枢不成熟、肺发育不良、呼吸肌无力有关。
4. **有感染的危险**　与免疫功能不足及皮肤黏膜屏障功能差有关。

【护理措施】

1. **维持体温稳定**　根据早产儿的体重、成熟度及病情,给予不同的保暖措施,加强体温监测。一般体重小于 2 000g 者,应尽早置婴儿暖箱保暖。体重大于 2 000g 在箱外保暖者,应给予戴帽保暖,以降低氧耗量和散热量。暴露操作应在远红外辐射床保暖下进行;没有条件的,因地制宜,加强保暖,尽量缩短操作时间。维持室温在 24~26℃、相对湿度在 55%~65%。

2. **合理喂养**　尽早开奶,以防止低血糖。提倡母乳喂养,无法母乳喂养者以早产儿配方乳为宜。喂乳量根据早产儿耐受力而定,以不发生胃潴留及呕吐为原则(表7-2),同时需要结合患儿临床生理特点、病理情况以及喂养耐受情况制订个体化加量方案。吸吮能力差和吞咽不协调者可用间歇管饲喂养、持续管饲喂养,能量不足者以静脉高营养补充并合理安排。每天详细记录出入量、准确测量体重,以便分析、调整喂养方案,满足能量需求。

表 7-2　新生儿肠内营养开始用量和添加速率

单位:ml/(kg·d)

出生体重/g	间隔时间	开始用量	添加速度	最终喂养量
<750	Q2h	<10(1 周)	15	150
750~1 000	Q2h	10	15~20	150
1 001~1 250	Q2h	10	20	150
1 251~1 500	Q3h	20	20	150
1 501~1 800	Q3h	30	30	150
1 801~2 500	Q3h	40	40	165
>2 500	Q3h	50	50	180

　　早产儿缺乏维生素 K 依赖凝血因子,出生后应及时补充维生素 K,预防出血症。除此之外,还应补充维生素 A、维生素 C、维生素 D、维生素 E 和铁剂等物质。

　　3. 维持有效呼吸　保持呼吸道通畅,早产儿仰卧时可在肩下放置小的软枕,避免颈部弯曲、呼吸道梗阻。出现发绀时应查明原因,同时给予吸氧,吸入氧浓度以维持动脉血氧分压 50 ~ 80mmHg(6.7 ~ 10.7kPa)或经皮血氧饱和度在 88% ~ 93% 为宜。一旦症状改善立即停用,预防氧疗并发症。呼吸暂停者给予拍打足底、托背、刺激皮肤等处理,条件允许放置水囊床垫,利用水振动减少呼吸暂停的发生。反复发作者可遵医嘱给予枸橼酸咖啡因静脉输注。

　　4. 密切观察病情　早产儿病情变化快,常出现呼吸暂停等生命体征的改变,除应用监护仪监测体温、脉搏、呼吸等生命体征外,还应注意观察患儿的进食情况、精神反应、哭声、反射、面色、皮肤颜色、肢体末梢的温度等情况。若早产儿摄入量不足或疾病影响需药物治疗及补液时,要加强补液管理。配制液体时,剂量要绝对精确。在输液过程中,最好使用输液泵,严格控制补液速度,定时巡回记录,防止高血糖、低血糖的发生。

　　5. 预防感染　严格执行消毒隔离制度,工作人员相对固定,严格控制入室人数,室内物品定期更换消毒,防止交叉感染。强化洗手意识,每次接触早产儿前后要洗手或用快速消毒液擦拭手部,严格控制医源性感染。

　　6. 健康教育　生育早产儿的母亲往往会有忧郁和罪恶感,接受早产儿需要特殊照顾的观念常需一段时间。早产儿住院时间较长,这使父母无法确切了解孩子的生活,因此应在提供隔离措施的前提下,鼓励父母进入早产儿室,探视和参与照顾患儿的活动:如抱抚、亲自喂奶等。指导父母冲调奶粉、沐浴、预防接种、门诊随访的相关事项等,以使他们得到良好的信息支持并树立照顾患儿的信心。

　　7. 发展性照顾(developmental care)　是以患儿和家长为中心,由专业医师、护理人员、营养师、治疗师等共同参与的医护行为,旨在通过减少医疗环境因素对神经系统发育的不良影响,促进患儿疾病恢复、生长发育、自我协调能力,从而改善患儿的最终预后。当新生儿尤其是早产儿承受压力太大时,会发生呼吸暂停、呼吸急促、肤色改变、颤抖、叹气、肌张力降低、手指张开、双眼凝视等表现。此模式的护理目标是使新生儿所处的环境与子宫内尽可能相似,并帮助新生儿以有限的能力适应宫外的环境。具体内容可能是单一措施或多种措施的综合,包括控制病房光线、减少噪音刺激、为患儿提供舒适和正确的体位、减少疼痛刺激、合理安排操作和护理、鼓励父母参与照顾患儿、协助建立亲子关系等。护士应了解早产儿的特点,尽量减少不良刺激,调暗灯光或者用毯子遮盖暖箱、使新生儿侧卧或者用长条的毛巾环绕新生儿,提供非营养性吸吮、保持安静、集中操作,以促进早产儿体重增长、减少哭闹和呼吸暂停的次数,进而促进体格和精神的正常发育。

知 识 拓 展

新生儿个体发育支持与评估项目

　　基于发展性照顾的理念,很多项目将促进新生儿发育的各种干预措施进行整合,制定出一整套方案,其中最为推崇的是 1986 年 Als 教授制定的"新生儿个体发育支持与评估项目"(Neonatal Individualized Developmeantal Care and Assessment Programs, NIDCAP)。该项目以神经发育和心理发育为基础,强调对患儿的行为反应进行观察评估,采用个体化干预方案。该方案由经专业培训的人员进行,从 5 个方面评估患儿:生理活动、运动功能、状态、注意力、自我调节能力。很多研究显示其有效性,能够缩短机械通气时间,减少对氧的依赖,促进体重增长,缩短住院时间。此外,近年来还提出了以家庭为中心的个体化发育护理(Individualized family-centered Developmeantal Care),此为多学科协作的干预模式,包括医院管理人员、新生儿医务人员、社会工作者、发育学专家等,尤其重视婴儿发育学专家的参与,同时强调家庭成员的重要性,鼓励父母在早期介入新生儿护理,以利于亲子关系建立,减少家庭的压力。

第三节　小于胎龄儿及大于胎龄儿的护理

一、小于胎龄儿及其护理

小于胎龄儿又称宫内生长迟缓儿或小样儿,是指出生体重低于同胎龄儿平均体重的第10百分位数,或低于同胎龄儿平均体重的2个标准差的新生儿。包括早产小样儿、足月小样儿、过期小样儿,一般以足月小样儿多见。

【常见原因】

小于胎龄儿是由宫内生长发育迟缓引起的,其主要影响因素有以下几方面:

1. **胎盘和脐带因素**　胎盘功能不全导致胎儿宫内生长发育迟缓是本病的主要因素。如小胎盘、胎盘血管瘤、胎盘大量梗死区(过期产)、慢性胎盘早剥、脐动脉或脐带附着部位异常等,均可导致胎儿营养和供氧不足,妨碍胎儿生长发育。

2. **母亲因素**　①孕母患妊娠高血压综合征、原发性高血压、晚期糖尿病、慢性肾炎等,导致子宫、胎盘血流减少而影响胎儿生长;②孕母吸烟、吸毒或应用对胎儿有损伤的药物、接触放射线等;③孕母长期营养不良、严重贫血等。

3. **胎儿因素**　①双胎和多胎;②遗传性疾病或多发畸形;③宫内感染,如风疹、疱疹、巨细胞病毒感染等。

4. **其他**　与父母体型有关,父母矮小者小于胎龄儿的发生率高。

【临床特点】

胎儿初期生长是体细胞数目的增长,后期生长主要是体细胞的体积增大。小于胎龄儿的临床表现与影响因素干扰的早晚有关,如影响及干扰因素发生在妊娠的早期,出生时小儿体重、头围和身长都较小,但比较匀称,常伴有先天畸形,称为匀称型;如影响及干扰因素发生在妊娠晚期,胎儿已成形,出生时小儿身长和头围正常,但皮下脂肪少,似营养不良儿,称为非匀称型。

1. **产前情况**　小于胎龄儿在妊娠期间即可以通过观察子宫底高度增长小于预期值而发现。超声波检查可以确定胎儿的具体情况。而胎儿的非应激试验可以了解胎盘功能。

2. **出生后表现**　小儿全身消瘦,通常显得头很大,身体的其他部分脂肪较少而显得瘦小。因为骨骼发育不良,可使颅骨骨缝较大。头发稀疏没有光泽,腹部凹陷,脐带干枯且可能被染成黄色。小儿肝脏较小,这常常导致他们在葡萄糖、蛋白质和胆红素的代谢方面有所异常,易发生低血糖。

3. **常见并发症**　小于胎龄儿在宫内常处于慢性缺氧状态,故易并发围生期窒息、胎粪吸入综合征、红细胞增多症等。

4. **远期问题**

(1) 体格发育:相当一部分SGA体格发育明显落后于足月健康新生儿,SGA生后可出现追赶生长,且多在生后2年内完成,其中大多在生后6个月内达到同龄儿童正常水平。约87%SGA生后第1个月开始出现追赶生长,约13%的患儿追赶生长不明显,到2岁时其身高仍低于健康同龄儿体重的2个标准差。保健的重点在于尽可能发挥SGA的潜能,促进其追赶生长。

(2) 智力的发育:在神经系统发育过程中,SGA不仅在宫内脑的发育受到影响,而且出生后脑和神经系统发育也会落后。与体格发育相比,SGA智能发育低下更为明显,可有不同程度的学习困难。人脑的发育有两个细胞增殖期,第一期约在孕20周左右完成(神经元有丝分裂,神经细胞数量增加),第二期则是在孕25周至生后的2年(神经胶质细胞的增殖,髓鞘形成,树状突分支及突触连接)。因此,尽早采取良好的干预措施特别是在出生后的最初两年,对今后智力发育和发展都至关重要。头颅CT和B超可以早期发现脑发育的异常。

(3) 慢性病趋势:一些成年期慢性病可能起源于胎儿期,有研究显示SGA在1岁以内追赶生长发育对成年的健康是有益的,但在1岁以后即晚期追赶生长者成年后患冠心病的危险增加。婴儿期补充的营养过剩时可造成脂肪的囤积,原就存在胰岛素抵抗到成年后发生胰岛抵抗综合征,加之高热量饮食摄入,易导致肥胖、高血压、冠心病、2型糖尿病的发生。在追赶生长的过程中需避免过多的矫正,以预防或降低这些慢性病的发生。

【常见护理诊断/问题】

1. **有窒息的危险** 与宫内慢性缺氧有关。
2. **体温调节无效** 与皮下脂肪缺乏有关。
3. **营养失调:低于机体需要量** 与宫内营养不良有关。
4. **焦虑（父母）** 与患儿的高危状态和因宫内营养不良引起的认知受损有关。

【护理措施】

1. **积极复苏,密切观察呼吸情况** 由于宫内缺氧,小于胎龄儿有胎粪吸入、引起窒息的危险,同时胸部肌肉发育不成熟使他们不能像正常新生儿一样维持有效的呼吸。因此,大多数小于胎龄儿在出生时都需要复苏,在他们刚出生的几小时内应该严密观察他们的呼吸频率和特征。

2. **维持体温稳定** 调节环境温度至中性温度,加盖棉被或毯子,必要时放入暖箱中,维持体温在正常范围,减少能量消耗。

3. **维持血糖稳定** 尽早开奶。小于胎龄儿生后即应测血糖,偏低者可于生后1~2h内喂糖水或静脉滴注葡萄糖溶液。在治疗过程中,应随时监测血糖。

4. **促进亲子关系** 小于胎龄儿需要在婴儿期获得适当的刺激来达到正常的生长和发育,应帮助父母树立照顾孩子的信心,鼓励他们多花些时间与孩子在一起,创造良好的物理刺激环境,促进孩子的体格生长和智能发育。

二、大于胎龄儿及其护理

大于胎龄儿是指出生体重大于同胎龄儿平均体重的第90百分位,或高于同胎龄儿平均体重的2个标准差的新生儿。凡出生体重>4 000g者称为巨大儿。

【常见原因】

大于胎龄儿可以是生理性的,也有不少是病理性的。

1. **生理性因素** 父母体格高大者新生儿也常巨大,但无疾病。有的孕妇在妊娠期食欲好、进食多,胎儿可能巨大,这些是正常巨大儿,属于生理性。

2. **病理性因素** 孕母患有糖尿病,胎儿血糖也高,促使胎儿胰岛增生,胰岛素分泌增加,加速胎儿的生长。患有Beckwith综合征的新生儿胰岛素分泌也增多,但原因不明。另一个与大于胎龄儿有关的因素是大血管错位。

【临床特点】

1. **产前情况** 孕母的子宫大于同孕周正常子宫的大小往往提示大于胎龄儿的可能性。当胎儿以异常的速度生长时,可给予超声检查以确诊。若在妊娠期间没有发现胎儿过大,在分娩时胎儿不能通过正常骨盆也应该怀疑是否为大于胎龄儿。

2. **产时情况** 由于体格较大,易发生难产而致窒息、颅内出血或各种产伤。可能会造成皮肤的大片淤青或锁骨骨折,或阴道分娩时颈丛神经损伤引起的肌肉瘫痪之类的产伤。因为头部过大,在分娩时会产生过大的压力,导致先锋头、头颅血肿或者头部变形。

3. **出生后表现** 糖尿病母亲的婴儿常表现为肥胖,有时面颊潮红,口唇深红;出生后由于从母体进入的血糖中断,而此时血中胰岛素仍高,故易发生低血糖;婴儿虽然巨大,但组织器官并不成熟,肺表面活性物质不足,肺透明膜病的发生率较正常新生儿高;肝功能不成熟使新生儿出现高胆红素血症,黄疸持续时间较长。患 Beckwith 综合征的新生儿表现体型巨大、突眼、舌大、内脏肿大、脐疝等,有时伴有其他先天畸形,如尿道下裂、腭裂等,易发生低血糖。大血管错位者常有气促、发绀及低氧血症。

【常见护理诊断/问题】

1. **有窒息的危险** 与胎儿过大、难产有关。
2. **营养失调:低于机体需要量** 与糖尿病母亲的婴儿易出现低血糖有关。

【护理措施】

1. **维持呼吸功能** 由于头部较大,出生时颅内压较高,对呼吸中枢产生压迫,使呼吸功能减弱,一些大于胎龄儿在建立呼吸时有一定困难。胎儿分娩时头部过度屈向一边以利双肩娩出,往往会导致颈部神经损伤,引起膈肌麻痹,膈肌麻痹阻碍了受损一侧的肺部主动运动。剖宫产娩出的患儿,会有肺液滞积在肺内,影响气体的有效交换。应密切观察呼吸情况,必要时应予吸氧。

2. **合理喂养** 尽早开奶,及时提供营养,防止低血糖。因为患儿体型较大,所以在母乳喂养后应再增加糖水以提供足够的液体和能量。大于胎龄儿各方面不够成熟,仅靠吸吮还不能摄入足够的奶量,应根据血糖情况,补充液体,以维持血糖浓度大于 45mg/dl。

3. **健康教育** 父母可能会因为孩子的体型较大而低估他们的需要。告诉父母大于胎龄儿的原因及可能的问题,鼓励父母给孩子精心的、温和的照顾,不要因外表的原因而高估了他们的耐受能力。

【预防和预后】

大于胎龄儿有逐年增加的趋势,巨大儿因胎儿期的过度生长,出生时即形成了大量的脂肪细胞,且此种细胞一旦形成不易消失,为以后肥胖发生奠定了基础,其日后发展为肥胖、高血压、糖尿病等慢性疾病的发生率明显高于正常体质儿,并有证据表明其后还有较高的前列腺癌和乳腺癌的死亡率。至此提出预防肥胖应从母孕期开始的理念,孕期血糖水平的控制可显著降低巨大儿或 LGA 的发生,同时加强产检,选择合适的分娩方式,最大程度降低对母婴可能带来的危险。对娩出的 LGA 在接受初期的治疗护理后,也应纳入随访体系中,不要被其假象所迷惑,监控其成长的过程,跟踪随访至成年。

第四节 新生儿重症监护

知 识 链 接

新生儿急性疼痛的表现

生理反应:

1. 生命体征的变化
   心率增快、血压升高、呼吸浅快

2. 氧合情况
   $TcPO_2$ 下降、SaO_2 下降

3. 皮肤改变
   苍白或潮红、出汗、手心有汗

4. 其他方面
   肌张力增加、瞳孔扩大
   迷走神经反应降低、颅内压升高

5. 内分泌改变
   高血糖、pH 降低、皮质类固醇升高

行为反应:

1. 声音
   哭声、呜咽、呻吟

2. 面部表情
   皱眉、面部扭曲、下巴抖动、眼睛紧闭、张口、僵硬

3. 肢体改变
   肢体蜷曲、肢体挥动、肢体僵硬、肢体松弛、紧握拳头

4. 状态改变
   觉醒/睡眠改变、喂养行为改变、易激惹、无精打采

Note:

新生儿重症监护室（neonatal intensive care unit，NICU）是治疗新生儿危重疾病的集中病室，是为了对高危新生儿进行病情的连续监护和及时有效的抢救治疗及护理而建立的，其目的是减少新生儿病死率，促进新生儿的生长发育。

（一）监护对象

1. 需要进行呼吸管理的新生儿，如急慢性呼吸衰竭，需要氧疗、应用辅助通气及拔管后 24h 内的患儿。

2. 病情不稳定、需要急救的新生儿，如重症休克、反复惊厥、重度窒息者。

3. 胎龄<30 周、生后 48h 内，或胎龄<28 周、出生体重<1 500g 的所有新生儿。

4. 大手术后，尤其是术后 24h 内的患儿，如先天性心脏病、食管-气管瘘、膈疝等。

5. 严重器官功能衰竭及需要全胃肠外营养、换血者。

（二）患儿入院前准备及入院时护理

1. **入院前准备**　当接到收治重危患儿通知时，护士应预热辐射台或暖箱，准备好喉镜、气管插管、复苏器、吸引器、呼吸机及各监护设备等，责任护士检查并保证气源负压等各抢救系统运转正常。

2. **入院时处理**　置患儿于预热的辐射台上，连接好监护仪。需紧急处理的患儿，护士应密切配合医生进行心肺复苏、气道吸引，必要时气管插管，放置胸腔引流管，立即建立静脉输液通路等。入院时不需立即抢救的患儿，护士应按常规操作检查，如测量体重、身长、头围、血压，监测血气血糖，必要时留置胃管，做好身份标识，及时处理医嘱并据实记录。患儿入院后不论是否需要紧急处理，所有操作、检查及治疗过程中始终要注意保暖。

（三）监护内容

危重新生儿随时都有生命危险，除须认真细致观察病情外，还应利用各种监护仪器、微量快速的检测手段，进行连续不断的监护，以便及早发现病情变化，给予及时处理。

1. **体温监护**　新生儿出生后由于蒸发散热，体温会迅速下降，因此，需立即包裹新生儿置于已预热的远红外辐射台上或暖箱内，以体温监测仪监测患儿体温。体温监测仪通过预设定理想的皮肤温度反馈式地调节抢救台或暖箱的输出功率，以维持患儿的皮肤温度在设定的范围之内。体温监测的探头务必妥善固定，以防发生烫伤。

2. **氧合状态监护**　氧合状态的监测方法有经皮氧分压、经皮脉氧饱和度、动脉氧分压和动脉血氧饱和度四种。经皮脉氧饱和度（pulse oxygen saturation，SpO_2）监测是临床最常使用的监测氧合状态的方法，通过测量双波长光源和光传感器间氧合和还原血红蛋白的差异得到氧饱和度值。使用 SpO_2 监测应注意：①当患儿有严重水肿、低体温、循环不良、贫血等情况时，所测值会偏低；②不适合用于高氧血症的监测；③患儿肢体过度活动时显示的 SpO_2 及心率常因干扰而不正确，故观察 SpO_2 读数应在安静状态下，当心率显示与心电监护仪所显示心率基本一致时取值；④SpO_2 监护时必须将传感器上光源极与感光极相对，切勿将二极压绕过紧，防止皮肤受损；⑤传感器应避免蓝光直接照射，以免损伤探头。高危新生儿、吸氧的早产儿应注意监测 SpO_2 新生儿保持在88%～93%较为恰当，以避免因用氧过度发生早产儿视网膜病变和肺损伤。

3. **心脏监护**　持续监测危重儿的心电活动，发现心率、心律及波形改变，如心率急剧增加或下降、各种心律失常等。多数采用双极胸前导联，正、负、地极一般以不同颜色来区分，正极粘贴于左胸大肌下，负极粘贴于右锁骨下，地极粘贴于大腿或腋中线下胸部。当患儿心电监护心电图异常时，应结合临床和常规心电图检查进行判断。

4. **血压监护**　包括直接测压法和间接测压法。①直接测压法（创伤性测压法）：是经动脉插入导管，并接通传感器连续显示血压波形及血压平均值。此法较为准确，但操作复杂，并发症多，须密切观察和监测。②间接测压法（无创伤性测压法）：用传统的气囊袖带束缚上臂，接传感器，测出收缩压、舒张压、平均压和心率,能根据需要定时测量,方法简便。临床多采用无创方法进行新生儿血压监测。危重新生儿血压监测一般 2~6h/次,对休克、失血等患儿 1~2h/次,血压测量完毕要及时取下袖带,以免影响被测上肢末梢血液循环。

5. **血糖监测**　新生儿期低血糖是临床最常见问题之一,故应引起临床重视。目前临床低血糖的诊断及治疗多依赖于快速纸片血糖测定法。护士在操作时注意穿刺采血手法,先按摩局部使血液充盈后再消毒,待干后再采血,切勿使用直接消毒穿刺再局部挤压的方式采血,这样会使一部分组织液混入待检血液中,影响血糖监测的准确性;另外要避免在输液侧肢体末梢进行采血。新生儿低血糖的处理阈值为 2.6mmol/L,治疗目标值应设为血糖≥2.8mmol/L。

6. **体液、生化及血气监测**　大多数新生儿生后 24h 内排尿,生后 24h 后未排尿或以后尿量小于 1ml/(kg·h)要注意有无循环或肾功能异常等问题存在。危重新生儿容易发生内环境紊乱,及时监测电解质和血气分析可早期发现病情变化,因此危重新生儿需要每天监测尿量、体重及 24h 出入液量,根据病情决定生化和血气监测的频率。

7. **胸片**　有发绀、呼吸困难的患儿,需摄胸片了解心肺情况,有助于上呼吸道梗阻、胸肺及邻近组织器官病变诊断和动态监测,判断气管插管位置和机械正压通气并发症。摄片通常采用床旁方式,但需注意防护。

8. **机械通气监护**　机械通气的成功很大程度上取决于机械通气的监护和管理。气管导管顶端的理想位置为支气管隆突以上 1~2cm 或胸部 X 线片中第 2 胸椎水平。每班交接要仔细查看插管深度,发现固定不牢时,及时更换胶布重新固定,防止导管脱落。监护时应每 2~4h 更换体位一次,对痰液黏稠者加强气道内湿化和吸痰,做好气道护理,防止肺不张和导管阻塞。

除气道通畅外,应确保呼吸机工作正常。应经常检查湿化瓶温度及水位、供氧压力、通气管路是否漏气等,及时准确处理各种报警。如出现异常应立即寻找和排除故障或更换呼吸机。与机械通气相关的各项操作要严格遵守无菌原则。

9. **神经系统监护**　注意患儿有无窒息、复苏、抽搐等病史。体格检查应注意患儿的意识、哭声、反应、头围、囟门、瞳孔、肌张力、各种反射等。对产伤、窒息、惊厥和极低出生体重儿等,应常规进行头颅 B 超检查和振幅整合脑电图连续监测,并酌情进行头颅 CT/MRI 等检查。

10. **肝脏功能监测**　所有危重儿都需要动态监测肝脏功能。肝功能损害严重时可致多种凝血因子缺乏;胆红素过高时可出现新生儿黄疸或胆红素脑病,经皮胆红素监测无创简便,在临床应用越来越广泛,临床应结合经皮胆红素监测和血清胆红素监测,准确评估胆红素动态变化。

11. **感染指标监测**　新生儿特别是早产儿免疫功能差,易发生感染。发生感染时其临床早期症状、体征常常不典型,且病情发展迅速,一旦失去早期救治的时机,即可导致感染性休克、DIC 等多器官功能衰竭而死亡,早期准确的判断和治疗尤为重要。尤其对存在胎膜早破、窒息、母亲产前发热等病史者,更应密切观察新生儿状态反应、喂养情况、皮肤颜色、末梢循环、体温变化、有无呼吸暂停等,并注意感染指标的监测。

进入 NICU 的危重新生儿往往已处于危重状态或具有多种潜在危险因素,故必须进行临床细致观察,多种仪器监护,实验室监护及其他辅助监护。其目的在于及时了解可能发生的病理情况及程度。通过监护能及时发现病情变化,早期给予干预措施,能终止或减轻病理状态的进一步发展,使机体损害降至最低程度。特别强调医生、护士在床边的直接观察和综合分析是新生儿监护环节中最重要最基本的部分。因为监护仪不能反映患儿机体的某些变化,亦无直接判断能力,只有护士守护在重危患儿身旁,通过动态连续的细致观察,才能全面了解病情,通过全身系统的检查、评估,反馈患儿病情变化,为医生制订各种治疗计划提供依据,才能使各种电子监护设备在治疗危重新生儿中充分发挥作用。

第五节　新生儿窒息

新生儿窒息(asphyxia of newborn)是胎儿因缺氧发生宫内窘迫或娩出过程中引起的呼吸、循环障碍，以致生后 1min 内无自主呼吸或未能建立规律性呼吸，而导致低氧血症和混合性酸中毒。本病是新生儿伤残和死亡的重要原因之一。国内发病率为 5%~10%。

【病因】

凡能造成胎儿或新生儿缺氧的因素均可引起窒息。

1. **孕母因素**　孕母患有全身性疾病如糖尿病、心脏病、严重贫血及肺部疾患等；孕母妊娠期有妊高征；孕母吸毒、吸烟；孕母年龄大于 35 岁或小于 16 岁等。

2. **胎盘和脐带因素**　前置胎盘、胎盘早剥、胎盘老化等；脐带受压、打结、绕颈等。

3. **分娩因素**　难产，手术产如高位产钳；产程中药物(镇静剂、麻醉剂、催产药)使用不当等。

4. **胎儿因素**　早产儿、小于胎龄儿、巨大儿；先天畸形如呼吸道畸形；羊水或胎粪吸入气道；胎儿宫内感染所致神经系统受损等。

【病理生理】

1. **呼吸改变**

(1) 原发性呼吸暂停(primary apnea)　胎儿或新生儿窒息缺氧时，初起 1~2min 呼吸深快，如缺氧未及时纠正，旋即转为呼吸抑制和反射性心率减慢，此为原发性呼吸暂停。此时患儿肌张力存在，血管轻微收缩，血压升高，循环尚好，但有发绀，如及时给氧或予以适当刺激，有时甚至在无外界帮助下仍能恢复呼吸。

(2) 继发性呼吸暂停(secondary apnea)　如缺氧持续存在，则出现喘息样呼吸，心率继续减慢，血压开始下降，肌张力消失，面色苍白，呼吸运动减弱，最终出现一次深度喘息而进入继发性呼吸暂停，如无外界正压呼吸帮助则无法恢复而死亡。

2. **各器官缺血缺氧改变**　窒息开始时，由于低氧血症和酸中毒，引起体内血液重新分布，即各器官间血液分流，肺、肠、肾、肌肉、皮肤等处血管收缩，血流量减少，从而保证生命重要器官如心、脑、肾上腺等处的供血。如缺氧继续，无氧代谢使酸性产物极度增加，导致重度代谢性酸中毒。此时体内储存糖原耗尽，血流代偿机制丧失，心脏功能受损，心率和动脉压下降，重要器官供血减少，脑损伤发生；其他已处于缺血情况下的器官，则因血内含氧量的进一步下降而更易受到缺氧缺血的伤害。

3. **血液生化和代谢改变**　缺氧导致血 $PaCO_2$ 升高，pH 和 PaO_2 值降低。在窒息应激状态时，儿茶酚胺及胰高糖素释放增加，使早期血糖正常或增高；当缺氧情况持续，糖原消耗增加、储存空虚，遂出现低血糖。应激情况下，血游离脂肪酸增加，促进了钙离子与蛋白结合而致低钙血症。此外，窒息酸中毒尚可抑制胆红素与白蛋白的结合，降低肝内酶的活力而致高胆红素血症；亦能引致左心房心钠素分泌增加，造成低钠血症。

【临床表现】

1. **胎儿缺氧（宫内窒息）**　早期有胎动增加，胎儿心率增快，≥160 次/min；晚期胎动减少甚至消失，胎心率变慢或不规则，<100 次/min，羊水被胎粪污染呈黄绿或墨绿色。

2. **Apgar 评分（表 7-3）**　是一种简易的临床上评价新生儿窒息程度的方法。内容包括心率、呼吸、对刺激的反应、肌张力和皮肤颜色 5 项；每项 0~2 分，总共 10 分，8~10 分为正常，4~7 分为轻度窒息，0~3 分为重度窒息。生后 1min 评分可区别窒息程度，5min 及 10min 评分有助于判断复苏效果和预后。

表 7-3　新生儿 Apgar 评分法

体征	评分标准			生后评分	
	0	1	2	1min	5min
皮肤颜色	青紫或苍白	躯干红、四肢青紫	全身红		
心率（次/min）	无	<100	>100		
弹足底或插鼻管反应	无反应	有些动作，如皱眉	哭、喷嚏		
肌肉张力	松弛	四肢略屈曲	四肢能活动		
呼吸	无	慢、不规则	正常，哭声响		

3. **各器官受损表现**　窒息、缺氧缺血造成多器官性损伤，但发生的频率和程度则常有差异。①心血管系统：轻症时有传导系统和心肌受损；严重者出现心源性休克和心衰。②呼吸系统：易发生羊水或胎粪吸入综合征，肺出血和持续肺动脉高压，低体重儿常见肺透明膜病、呼吸暂停等。③泌尿系统：急性肾衰时有尿少、蛋白尿、血尿素氮及肌酐增高，肾静脉栓塞时可见肉眼血尿。④中枢神经系统：主要是缺氧缺血性脑病和颅内出血。⑤代谢方面：常见低血糖，电解质紊乱如低钠血症和低钙血症等。⑥消化系统：有应激性溃疡和坏死性小肠结肠炎等。缺氧还导致肝葡萄糖醛酸转移酶活力降低，酸中毒更可抑制胆红素与白蛋白结合而使黄疸加重。

【辅助检查】

血气分析可显示呼吸性酸中毒或代谢性酸中毒。当胎儿头皮血 pH≤7.25 时提示胎儿有严重缺氧，需准备各种抢救措施。出生后应多次监测 pH、$PaCO_2$ 和 PaO_2，作为应用碱性溶液和供氧的依据。根据病情需要还可选择性监测血糖、血电解质、血尿素氮及肌酐等生化指标。

【治疗要点】

1. 预防及积极治疗孕母疾病。
2. **早期预测**　估计胎儿娩出后有窒息危险时，应充分做好准备工作，包括人员、仪器、物品等。
3. **及时复苏**　按 ABCDE 复苏方案。A（air way）：清理呼吸道；B（breathing）：建立呼吸，增加通气；C（circulation）：维持正常循环，保证足够心搏出量；D（drug）：药物治疗；E（evaluation and environment）：评价和环境（保温）。其中 ABC 三步最为重要，A 是根本，B 是关键，评价和保温贯穿于整个复苏过程。
4. **复苏后处理**　评估和监测呼吸、心率、血压、尿量、肤色、经皮氧饱和度及窒息所致的神经系统症状等，注意维持内环境稳定，控制惊厥，治疗脑水肿。

【常见护理诊断/问题】

1. **自主呼吸受损**　与羊水、气道分泌物吸入导致低氧血症和高碳酸血症有关。
2. **体温过低**　与缺氧以及抢救时暴露过分有关。
3. **焦虑（家长）**　与病情危重及预后不良有关。

【护理措施】

1. **复苏**　新生儿窒息的复苏应由产科及新生儿科医生、护士共同合作进行。
（1）复苏程序：严格按照 A→B→C→D 步骤进行，顺序不能颠倒。复苏过程中严密心电监护。
A 通畅气道（要求在生后 15~20s 内完成）：①新生儿娩出后即置于远红外或其他方法预热的保暖台上；②温热干毛巾揩干头部及全身，减少散热；③摆好体位，肩部以布卷垫高 2~2.5cm，使颈部轻微伸仰；④立即吸净口、咽、鼻黏液，吸引时间不超过 10s，先吸口腔，再吸鼻腔黏液。
B 建立呼吸：①触觉刺激：拍打足底和摩擦婴儿背来促使呼吸出现。婴儿经触觉刺激后，如出现正常呼吸，心率>100 次/min，肤色红润或仅手足青紫者可予观察。②正压通气：触觉刺激如无自主呼吸建立或心率<100 次/min,应立即用复苏器加压给氧;面罩应密闭遮盖下巴尖端、口鼻,但不盖住眼睛;通气频率为 40~60 次/min,吸呼比 1:2,压力以可见胸廓起伏和听诊呼吸音正常为宜。30s 后再评估,如心率>100 次/min,出现自主呼吸可予以观察;如无规律性呼吸,或心率<100 次/min,须进行气管插管正压通气。

C 恢复循环:气管插管正压通气 30s 后,心率<60 次/min,应同时进行胸外心脏按压。可采用双拇指法:操作者双拇指并排或重叠于患儿胸骨体下 1/3 处,其他手指围绕胸廓托在后背;中示指法:操作者一手的中示指按压胸骨体下 1/3 处,另一只手或硬垫支撑患儿背部(图 7-2、图 7-3);按压频率为 90 次/min(每按压 3 次,正压通气 1 次,每个动作周期包括 3 次按压和 1 次人工呼吸,双人配合,耗时约 2s),压下深度为前后胸直径 1/3 左右,按压放松过程中,手指不离开胸壁;按压有效时可摸到股动脉搏动。胸外心脏按压 60s 后评估心率恢复情况。

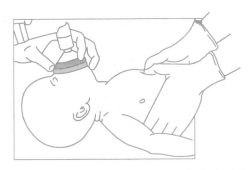

图 7-2　复苏气囊面罩正压通气,双拇指胸外心脏按压

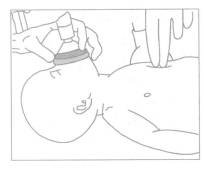

图 7-3　复苏气囊面罩正压通气,示指中指胸外心脏按压

D 药物治疗:①建立有效的静脉通路;②保证药物的应用:胸外心脏按压 60s 不能恢复正常循环时,遵医嘱给予 1:10 000 肾上腺素 0.1~0.3ml/kg 静脉推注,或 0.5~1ml/kg 气管内注入;如心率仍<100 次/min,可根据病情酌情用纠酸、扩容剂,有休克症状者可给多巴胺或多巴酚丁胺;对其母在婴儿出生前 6h 内曾用过麻醉药者,可用纳洛酮静脉或气管内注入。

(2)复苏后监护:监护主要内容为体温、呼吸、心率、血压、尿量、肤色和窒息所导致的神经系统症状;注意酸碱失衡、电解质紊乱、大小便异常、感染和喂养等问题。认真观察并做好相关记录。

2. 保温　整个治疗护理过程中应注意患儿的保温,可将患儿置于远红外保暖床上,病情稳定后置暖箱中保暖或热水袋保暖,使用热水袋保暖时,避免烫伤。维持患儿肛温 36.5~37.5℃。

3. 家庭支持　耐心细致地解答病情,告诉家长患儿目前的情况和可能的预后,帮助家长树立信心,促进父母角色的转变。

学 术 前 沿

2020 版新生儿复苏(NRP)指南的改进或变化

1. 指南里专门增加了一段"10 大知识点"段落,以更好地对 NRP 内容进行总结。

2. 延迟脐带结扎在 2015 年被初次提出,2020 版对这一操作进行了重申。强调了对足月儿和早产儿,在没有禁忌证的情况下,延迟脐带结扎应为常规操作。不同之处在于:对于早产儿(<28 孕周),因为对大脑损伤的担忧,不推荐脐带挤压(cord milking)。

3. 强调肾上腺素经静脉给药的有效性远远优于气管给药。

4. 2015 版指出,如果 Apgar 评分在 10min 为 0 时,应考虑终止复苏。在 2020 版本中,对用词说法进行了修改,不再强调具体的 Apgar 分数和时间,而是提出如果有效复苏已经进行了 20min 后心率仍为 0,应考虑停止复苏。

第六节　新生儿缺氧缺血性脑病

新生儿缺氧缺血性脑病(hypoxic-ischemic encephalopathy,HIE)是由于各种围生期因素引起的缺氧和脑血流减少或暂停而导致胎儿和新生儿的脑损伤,是新生儿窒息后的严重并发症,病情重,病死率高,少数幸存者可产生永久性神经功能缺陷如智力障碍、癫痫、脑性瘫痪等。

【病因】

1. **缺氧**　①围产期窒息;②反复呼吸暂停;③严重的呼吸系统疾病;④右向左分流型先天性心脏病等。其中围产期窒息是引起新生儿缺氧缺血性脑病的主要原因。

2. **缺血**　①心跳停止或严重的心动过缓;②重度心力衰竭或周围循环衰竭。

【发病机制】

缺氧缺血性脑病的发病机制与下列因素有关:

1. **脑血流改变**　当窒息缺氧为不完全性时,体内出现器官间血液重新分布,以保证脑组织血液供应;如缺氧继续存在,这种代偿机制失败,脑血流灌注下降,遂出现第2次血流重新分布,即供应大脑半球的血流减少,以保证丘脑、脑干和小脑的血灌注量(脑内血液分流),此时大脑皮层矢状旁区和其下面的白质(大脑前、中、后动脉灌注的边缘带)最易受损。缺氧及酸中毒还可导致脑血管自主调节功能障碍,形成压力被动性脑血流,当血压升高过大时,可造成脑室周围毛细血管破裂出血;而低血压时脑血流量减少,又可引起缺血性损伤。

2. **脑组织生化代谢改变**　脑所需的能量来源于葡萄糖的氧化过程,缺氧时无氧糖酵解增加、乳酸堆积,导致低血糖和代谢性酸中毒;ATP产生减少,细胞膜钠泵、钙泵功能不足,使钠钙离子进入细胞内,激活某些受其调节的酶,从而进一步破坏脑细胞膜的完整性。

3. **神经病理学改变**　足月儿常见的神经病理学改变是皮质梗死及深部灰质核坏死;早产儿则脑室周围出血和脑室内出血多见,其次是白质病变,包括白质脂类沉着、星形细胞反应性增生和脑室周围白质营养不良,后者发展为囊性改变。

【临床表现】

主要表现为意识改变及肌张力变化,严重者可伴有脑干功能障碍。根据病情不同可分为轻、中、重3度。

1. **轻度**　主要表现为兴奋、激惹,肢体及下颌可出现颤动,吸吮反射正常,拥抱反射活跃,肌张力正常,呼吸平稳,前囟平,一般不出现惊厥。上述症状一般在生后24h内明显,3d内逐渐消失。预后良好。

2. **中度**　表现为嗜睡、反应迟钝,肌张力减低,肢体自发动作减少,可出现惊厥。前囟张力正常或稍高,拥抱反射和吸吮反射减弱,瞳孔缩小,对光反应迟钝。足月儿上肢肌张力减退较下肢重,表明病变累及矢状窦旁区;早产儿表现为下肢肌张力减退比上肢重,则是因脑室周围白质软化所致。症状在生后72h内明显,病情恶化者嗜睡程度加深甚至昏迷,反复抽搐,可留有后遗症。脑电图检查可见癫痫样波或电压改变,诊断常发现异常。

3. **重度**　意识不清,常处于昏迷状态,肌张力低下,肢体自发动作消失,惊厥频繁,反复呼吸暂停,前囟张力高,拥抱反射、吸吮反射消失,瞳孔不等大或瞳孔放大,对光反应差,心率减慢。脑电图及影像学诊断明显异常。脑干诱发电位也异常。重度患儿死亡率高,存活者多数留有后遗症。

【治疗要点】

1. **支持方法**　①供氧:选择适当的给氧方法,保持 $PaO_2 > 50 \sim 70mmHg(6.7 \sim 9.3kPa)$、$PaCO_2 < 40mmHg(5.32kPa)$,但要防止 PaO_2 过高和 $PaCO_2$ 过低;②纠正酸中毒:应改善通气以纠正呼吸性酸

中毒,在此基础上使用碳酸氢钠纠正代谢性酸中毒;③维持血压:保证各脏器的血液灌注,可用多巴胺和多巴酚丁胺;④维持血糖在正常高值:但应注意防止高血糖,因为缺氧脑组织血糖过高所造成的组织酸中毒的危害甚至比低血糖更为严重;⑤补液:每日液量控制在 $60 \sim 80ml/kg$。

2. **控制惊厥** 首选苯巴比妥钠,负荷量为 $20mg/kg$,$15 \sim 30min$ 静脉滴入,若不能控制惊厥,1h 后可加用 $10mg/kg$;每日维持量为 $3 \sim 5mg/kg$。地西泮(安定)的作用时间短,疗效快,在上述药物疗效不明显时可加用,剂量为 $0.1 \sim 0.3mg/kg$,静脉滴注,两药合用时应注意抑制呼吸的可能性。

3. **治疗脑水肿** 出现颅内高压症状可先用呋塞米 $1mg/kg$,静脉推注;也可用甘露醇,首剂 $0.5 \sim 0.75g/kg$ 静脉推注,以后可用 $0.25 \sim 0.5g/kg$,每 $4 \sim 6h$ 1 次。

4. **亚低温治疗** 采用人工诱导方法将体温下降 $2 \sim 4℃$,减少脑组织的基础代谢,保护神经细胞。降温的方式可以采用全身性或选择性头部降温,前者能迅速、稳定地将脑部温度降到预期的温度,但易出现新生儿硬肿症,而后者能避免其缺点,又能发挥脑保护作用。目前亚低温治疗新生儿缺氧缺血性脑病,仅适用于足月儿,对早产儿尚不宜采用。

【常见护理诊断/问题】

1. **低效性呼吸型态** 与缺氧缺血致呼吸中枢损害有关。
2. **潜在并发症**:颅内压升高、呼吸衰竭。
3. **有失用综合征的危险** 与缺氧缺血导致的后遗症有关。

【护理措施】

1. **给氧** 及时清除呼吸道分泌物,保持呼吸道通畅。选择合适的给氧方式,根据患儿缺氧情况,可给予鼻导管吸氧或头罩吸氧,如缺氧严重,可考虑气管插管及机械辅助通气。

2. **监护** 严密监护患儿的呼吸、血压、心率、血氧饱和度等,注意观察患儿的神志、瞳孔、前囟张力及抽搐等症状,观察药物反应。

3. **亚低温治疗的护理**

(1) 降温:亚低温治疗时采用循环水冷却法进行选择性头部降温或全身低温,选择性头部低温使鼻咽部温度维持在 $33.5 \sim 34℃$(目标温度),可接受温度为 $33 \sim 34℃$,同时直肠温度维持在 $34 \sim 34.5℃$。全身亚低温使直肠温度维持在 $33.5 \sim 34℃$(目标温度),可接受温度为 $33 \sim 34℃$。应在 $1 \sim 2h$ 达到低温治疗的目标温度($33.5 \sim 34℃$)。

(2) 维持:达到亚低温治疗的目标温度后转为维持治疗 72h。需要连续监测体温,以了解患儿体温波动情况,维持肛温在目标温度,每 2h 记录一次。如果核心温度 $<33℃$,则需热毯子遮盖患儿胸部/腹部直到温度回升至 $33℃$,再移除毯子。如直肠温度低于 $32℃$,升温的目标温度应不超过实测温度 $1℃$。如果核心温度升高 $>35℃$,可试着打开保温箱或去除遮盖物,避免使用头顶辐射式取暖器作为热源。新生儿体温低于或高于目标温度以上应通知医生,并寻找和排除原因。体温高于目标温度时,检查温度探头位置,是否滑脱或过浅。检查温度探头是否存在误差,可将温度探头放置于已知温度的温水中。检查低温仪是否工作正常。如果都没有发现问题,可将目标温度调低 $0.5℃$。如果低温治疗仪故障或探头出现问题尽快更新设备。

(3) 复温:亚低温治疗结束后,必须给予复温。复温宜缓慢,时间 $>5h$,保证体温上升速度不高于 $0.5℃/h$,避免快速复温引起的低血压,因此复温的过程中仍须肛温监测。体温恢复正常后,须每 4h 测体温 1 次。

(4) 监测:在进行亚低温治疗的过程中,给予持续的动态心电监护、肛温监测、SpO_2 监测、呼吸监测及每小时测量血压,同时观察患儿的面色、反应、末梢循环情况,总结 24h 的出入液量,并作好详细记录。在护理过程中应注意心率的变化,如出现心率过缓或心律失常,及时与医生联系是否停止亚低温的治疗。

4. **早期康复干预** 对疑有功能障碍者,将其肢体固定于功能位。早期给予患儿动作训练和感知刺激的干预措施,促进脑功能的恢复。向患儿家长耐心细致地解答病情,以取得理解;恢复期指导家长掌握康复干预的措施,以得到家长最佳的配合并坚持定期随访。

第七节　新生儿颅内出血

新生儿颅内出血(intracranial hemorrhage of the newborn)主要因缺氧或产伤引起,早产儿发病率较高,是新生儿早期的重要疾病与死亡原因。预后较差。

【病因和发病机制】

1. **产伤性颅内出血**　分娩过程中胎头所受压力过大、局部压力不均或头颅在短时间内变形过速者均可导致大脑镰、小脑幕撕裂而致硬脑膜下出血;脑表面静脉撕裂常伴蛛网膜下腔出血。

2. **缺氧缺血性颅内出血**　①缺氧和酸中毒直接损伤毛细血管内皮细胞,使其通透性增加或破裂出血。②缺氧和酸中毒损伤脑血管自主调节功能,形成压力被动性脑血流,当体循环压力升高时,脑血流量增加而致毛细血管破裂。相反,在血压下降时,脑血流量减少而致缺血性改变,缺血坏死区内可有出血灶。③≤32周早产儿在大脑侧脑室和第四脑室周围的室管膜下以及小脑软脑膜下的外颗粒层均留存有胚胎生发层基质,该组织是一个未成熟的毛细血管网,其血管壁仅有一层内皮细胞,缺乏胶原组织支撑,小毛细管脆弱,当动脉压突然升高时即可导致毛细管破裂出血,室管膜下血液向内可穿破室管膜引起脑室内出血,脑室周围纤溶系统活跃,故向外可扩散到白质致脑实质出血。

3. **其他**　不适当地输注高渗液体、频繁吸引和气胸等均可使血压急剧上升引致脑血流变化而造成颅内出血。新生儿肝功能不成熟,凝血因子不足,也是引起出血的一个原因。此外,一些出血性疾病也可引起新生儿颅内出血。

【临床表现】

(一)　常见症状

颅内出血的症状和体征与出血部位及出血量有关。一般生后 1~2d 内出现。常见症状如下:

1. **意识形态改变**　如激惹、过度兴奋或表情淡漠、嗜睡、昏迷等。

2. **眼症状**　如凝视、斜视、眼球上转困难、眼震颤等。

3. **颅内压增高表现**　如脑性尖叫、前囟隆起、惊厥等。

4. **呼吸改变**　出现呼吸增快、减慢、不规则或暂停等。

5. **肌张力改变**　早期肌张力增高以后减低。

6. **瞳孔**　不对称,对光反应差。

7. **其他**　黄疸和贫血。

(二)　各类型颅内出血的特点

1. **硬脑膜下出血(subdural hemorrhage,SDH)**　多数为产伤所致,天幕、大脑镰撕裂和大脑表浅静脉破裂所造成的急性大量出血,在数分钟或几小时内神经系统症状恶化、呼吸停止而死亡;亚急性者,在出生 24h 后出现症状,以惊厥为主,有局灶性脑征,如偏瘫、眼斜向瘫痪侧等;亦有症状在新生儿期不明显,而在出生数月后产生慢性硬脑膜下积液,有惊厥发作、发育迟缓和贫血等。

2. **原发性蛛网膜下腔出血(primary subarachnoid Hemorrhage,SAH)**　出血起源于蛛网膜下腔内的桥静脉,典型症状是在生后第 2d 发作惊厥,发作间歇情况良好,大多数预后良好,个别病例可因粘连而出现脑积水后遗症。少量出血者可无症状;大量出血者常于短期内死亡。

3. **脑室周围-脑室内出血(periventricular-intraventricular hemorrhage,PVH-IVH)**　多见于早产儿。根据头颅 CT 图像分为 4 级:Ⅰ级:脑室管膜下出血;Ⅱ级:脑室内出血,无脑室扩大;Ⅲ级:脑室内出血伴脑室扩大;Ⅳ级:脑室内出血伴脑实质出血。大部分在出生 3d 内发病,最常见症状为拥抱反射消失,肌张力低下,淡漠及呼吸暂停。小量Ⅰ、Ⅱ级出血可无症状,预后较好;Ⅲ、Ⅳ级出血则神经系统症状进展快,在数分钟到数小时内意识状态从迟钝转为昏迷,瞳孔固定,对光反应消失,惊厥及去大脑强直状态,血压下降,心动过缓,呼吸停止而死亡。部分患儿在病程中有好转间隙,有的患儿病情不再加重。有的经过稳定期后,出现新的症状,存活者常留有脑积水和其他神经系统后遗症。

4. **小脑出血**(intracerebellar hemorrhage,ICH)　多发生在胎龄<32 周的早产儿,常合并肺透明膜病、肺出血,临床症状不典型,大多数有频繁呼吸暂停、心动过缓,最后因呼吸衰竭而死亡。

【辅助检查】

脑脊液检查、影像学检查、CT 和 B 超等有助于诊断和判断预后。

【治疗要点】

1. **止血**　可选择使用维生素 K_1、酚磺乙胺(止血敏)、卡巴克络(安络血)和血凝酶(立止血)等。
2. **镇静、止惊**　选用地西泮、苯巴比妥等。
3. **降低颅内压**　有颅内高压者可选用呋塞米。如有瞳孔不等大、呼吸节律不整、叹息样呼吸或双吸气等,可使用甘露醇,剂量根据病情决定。
4. **应用脑代谢激活剂**　出血停止后,可给予胞二磷胆碱、脑活素静脉滴注,10～14d 为 1 个疗程。恢复期可给吡拉西坦(脑复康)。
5. **外科处理**　足月儿有症状的硬脑膜下出血,可用腰穿针从前囟边缘进针吸出积血。脑积水早期有症状者可行侧脑室穿刺引流,进行性加重者行脑室-腹腔分流。

【常见护理诊断/问题】

1. **潜在并发症**:颅内压升高。
2. **低效性呼吸型态**　与呼吸中枢受损有关。
3. **有窒息的危险**　与惊厥、昏迷有关。
4. **体温调节无效**　与体温调节中枢受损有关。

【护理措施】

1. **密切观察病情,降低颅内压**
(1)严密观察病情,注意生命体征、神态、瞳孔变化。密切观察呼吸型态,及时清除呼吸道分泌物,并避免外界因素阻碍患儿气道的通畅。仔细耐心观察惊厥发生的时间、性质。及时记录阳性体征并与医生取得联系。
(2)保持绝对静卧,抬高头部,减少噪声,一切必要的治疗、护理操作要轻、稳、准,尽量减少对患儿移动和刺激、减少反复穿刺,防止加重颅内出血。

2. **合理用氧**　根据缺氧程度予用氧,注意用氧的方式和浓度,足月儿血氧饱和度维持在 85%～98%,早产儿维持在 88%～93%,防止氧浓度过高或用氧时间过长导致的氧中毒症状。呼吸衰竭或严重的呼吸暂停时需气管插管、机械通气并做好相关护理。

3. **维持体温稳定**　体温过高时应予物理降温,体温过低时用远红外床、暖箱或热水袋保暖。

4. **喂养护理**　出血早期禁止直接哺乳,防止因吸奶用力或呕吐而加重出血。可用奶瓶喂养,当患儿出现恶心、呕吐则提示颅内压增高。注意观察患儿的吃奶情况。因患儿常有呕吐及拒食,甚至吸吮反射、吞咽反射消失,故应观察患儿热量及液体摄入情况,以保证机体生理需要。脱水治疗时应密切观察患儿精神状态、囟门、皮肤弹性、尿量及颜色变化,以防脱水过度导致水电解质平衡失调。

5. **健康教育**　住院期间向家长讲解颅内出血的严重性以及可能会出现的后遗症。解答病情,给予安慰,减轻紧张情绪;如有后遗症,鼓励坚持治疗和随访,教会家长给患儿功能训练的技术,增强战胜疾病的信心。

第八节 新生儿胎粪吸入综合征

胎粪吸入综合征(meconium aspiration syndrome,MAS)是指胎儿在宫内或娩出过程中吸入被胎粪污染的羊水,导致呼吸道和肺泡机械性阻塞和化学性炎症,由于胎儿缺氧,出生后常伴缺氧缺血性脑病、颅内出血等多系统损害。足月儿和过期产儿多见。

【病因和发病机制】

胎儿在宫内或分娩过程中发生窒息和急性或慢性低氧血症时,血流重新分布,肠道与皮肤血流量减少,致使肠壁缺血痉挛、肛门括约肌松弛而排出胎粪。活产儿中胎粪污染羊水的发生率为12%~21.9%。缺氧对胎儿呼吸中枢的刺激使呼吸运动由不规则而逐渐发生强有力的喘息,将胎粪吸入鼻咽及气管内;而胎儿娩出后的有效呼吸,更使上呼吸道内的胎粪吸入肺内。气道内的黏稠胎粪造成机械性梗阻,引起阻塞性肺气肿和肺不张,导致肺泡通气-血流灌注平衡失调;小气道内的活瓣性阻塞更易导致气胸、间质性肺气肿或纵隔气肿,加重通气障碍,产生急性呼吸衰竭。胎粪内胆酸、胆盐、胆绿素、胰酶、肠酸等的刺激作用,以及随后的继发感染均可引起肺组织化学性、感染性炎症反应,产生低氧血症和酸中毒。重症病例由于严重缺氧和酸中毒可导致新生儿持续肺动脉高压。

【临床表现】

患儿病情轻重差异很大。羊水吸入较少者出生时可无症状或症状较轻;胎粪大量吸入者可致死胎或生后不久死亡。分娩时可见羊水中混有胎粪。多数患儿在生后数小时出现呼吸急促(呼吸频率>60次/min)、呼吸困难、鼻翼扇动、呻吟、三凹征、胸廓饱满、发绀。两肺先有鼾音、粗湿啰音,以后出现中、细湿啰音。如临床症状突然恶化则应怀疑气胸的发生,胸部摄片可确诊。严重胎粪吸入和急性缺氧患儿常有意识障碍、颅压增高、惊厥等中枢神经系统症状以及红细胞增多症、低血糖、低钙血症和肺出血等表现。

长期低氧血症和混合性酸中毒使肺动脉阻力增高,右心压力增加,导致卵圆孔水平的右向左分流;同时又可使处于功能性关闭或未闭的动脉导管重新或保持开放,导致动脉导管水平的右向左分流。使低氧血症和混合型酸中毒进一步加重,形成恶性循环,即新生儿持续肺动脉高压。持续性肺动脉高压因有大量右向左分流,除引起严重青紫外,还可出现心脏扩大、肝大等心衰表现。

【治疗要点】

1. **尽快清除吸入物,保持呼吸道通畅** 胎儿娩出立即用喉镜进行气管内插管,并通过气管内导管进行吸引。

2. **对症治疗**

(1)给氧:维持PaO_2在60~80mmHg(7.9~10.6kPa)。根据缺氧程度选择鼻导管、面罩或机械通气。

(2)纠正酸中毒,维持正常循环:用$NaHCO_3$纠正酸中毒,保持动脉血pH>7.4,特别是并发肺动脉高压的新生儿。维持正常血糖与血钙水平。如患儿出现低血压或灌注不良,应予以扩容并静脉点滴多巴胺。对并发脑水肿、肺水肿或心力衰竭者,应限制液体入量。

(3)抗生素使用:有继发细菌感染者,根据血、气管内吸引物细菌培养及药敏结果应用抗生素,不主张预防性应用抗生素。

(4)气胸治疗:并发气胸时作胸腔闭式引流,紧急状态下直接穿刺抽吸。

(5)NO吸入治疗:对于持续性肺动脉高压患儿可选择NO吸入治疗。NO是一种选择性的肺血管扩张剂,能够降低肺动脉高压,同时在不影响全身血压的情况下增加氧合。

Note:

【常见护理诊断/问题】

1. **清理呼吸道无效** 与胎粪吸入有关。
2. **气体交换受损** 与气道阻塞、通气障碍有关。

【护理措施】

1. **清理呼吸道** 患儿入院后必须首先彻底清理呼吸道。先吸尽口鼻腔的污染羊水和黏液,然后经口气管插管,吸出气管内的污染羊水,再通过气管插管从气管内注入 37℃无菌生理盐水 0.5～1ml,加压给氧 30s,变换体位进行背部叩击振动肺部,用吸引器吸出冲洗液,如此反复至冲洗干净。如果尚未清除呼吸道,尽量不予气道加压通气,因为胎粪吸入后先停留在大气道,如果先予正压通气,胎粪会进入小气道,引起气道阻塞及肺内化学性炎症。

2. **NO 吸入的护理** NO 本身为一种自由基,大剂量吸入对肺有直接损伤作用。故 NO 吸入时应持续监测 NO 浓度,并设置高限及低限报警值。由于 NO 吸入时半衰期短,仅数秒钟,故使用时应保持持续吸入。在进行 NO 吸入治疗时,护士应该正确连接呼吸机管路,吸入期间严密监测患儿的心率、心律、呼吸、动脉血压以及血氧饱和度。积极评价 NO 吸入对患儿氧合作用的影响,及时发现 NO 吸入潜在并发症。

3. **机械通气过程的气道护理** 掌握正确的翻身、叩背、吸痰方法。翻身、叩背、吸痰时 2 人同时进行操作配合,注意各管道连接,防止出现导管脱管、移位、打折、堵塞等现象。翻身时动作轻柔,保持头、颈和肩在一条直线上活动,使气道通畅。吸痰前先叩背 2～5min,叩背时用软面罩叩击,叩背同时一手固定患儿头颈部,以减少头部晃动,对于早产儿尽量避免叩背,防止颅内出血等发生。吸痰可采用密闭式吸痰法,此法可以有效地稳定患儿的血氧饱和度,改善缺氧状态,增加患儿对吸痰的耐受性,吸痰时按照"由浅至深,先口后鼻"的原则。吸痰管管径要小于气管插管内径的 1/2,吸痰时间不超过 15s/次,吸引负压不应超过 100mmHg。注意翻身、叩背及吸痰前后提高氧浓度 10%～15%,吸入 30～60s,观察患儿面色及 SaO_2,防止发生缺氧。吸痰后安抚患儿至安静。

4. **病情观察** 使用多功能心电监护仪,监测患儿心率、呼吸、血压、SaO_2 变化。密切观察患儿呼吸频率、节律、深浅度、胸廓起伏状态,自主呼吸与呼吸机是否同步。胎粪吸入合并持续性肺动脉高压患儿由于严重缺氧、酸中毒和正压通气等综合因素使心肌功能受损,易发生低血压甚至休克,因此,除每小时监测生命体征外,需密切观察足背动脉搏动、四肢末梢灌注、尿量等循环系统症状。注意保暖,将患儿放置辐射床上,使体温稳定于 36.5～37.5℃,防止体温波动过大,加重心血管功能紊乱。如患儿出现烦躁不安、心率加快、呼吸急促、肝脏在短时间内迅速增大时,提示可能合并心力衰竭,应立即吸氧,遵医嘱给予强心、利尿药物,控制补液量和补液速度;如患儿突然出现气促、呼吸困难、青紫加重时,有合并气胸或纵隔气肿的可能,应立即做好胸腔穿刺及胸腔闭式引流准备。

5. **健康教育** 向家长讲述疾病的有关知识和护理要点,及时让家长了解患儿的病情,做好家长的心理护理。

第九节　新生儿肺透明膜病

　　　　　　　　　　　　　　　　　　导入情境与思考

患儿,男,早产生后 2^+ 小时入院。

现病史:患儿系 G_3P_2,孕 28 周,因"胎盘脱落、三胎"剖宫产娩出,羊水清,胎盘无异常,无胎膜早破史。Apgar 评分:1min 5 分,5min 8 分,10min 8 分,出生体重:915g。生后予清理气道分泌物,面罩加压给氧约 5min。生后 1h 使用固尔苏 120mg 气管内滴入,家长要求进一步诊治即转我院。

体格检查:早产儿貌,前囟平、张力不高,口唇无青紫,口吐白色泡沫,呻吟、呼吸促,可见三四征,双肺呼吸音粗,未闻及明显干湿啰音,心率 140 次/min,节律齐,未闻及杂音,腹软,脐部无渗液,肝脾未触及,肠鸣音弱。四肢肌张力低,原始反射弱。

辅助检查:血糖:5.6mmol/L,血气分析示 pH:7.221;PCO_2:57.6mmHg;PO_2:48.5mmHg,Lac:1.1mmol/L;BE:−3.8mmol/L;Na^+:140mmol/L;K^+:3.6mmol/L;HCO_3^-:19.8mmol/L。SaO_2:87.9%。

请思考:

1. 患儿最可能的临床诊断是什么?

2. 患儿目前最主要的护理问题是什么?

3. 如何对患儿实施用氧护理?

4. 使用 PS 时应该如何进行护理?

新生儿肺透明膜病(hyaline membrane disease of the newborn,HMD)又称新生儿呼吸窘迫综合征(neonatal respiratory distress syndrome,NRDS)。多见于早产儿,由于缺乏肺表面活性物质(pulmonary surfactant,PS)所致,是新生儿期重要的呼吸系统疾病。临床表现为出生后不久出现进行性加重的呼吸窘迫和呼吸衰竭。肺病理特征为外观暗红,肺泡壁至终末细支气管壁上附有嗜伊红透明膜和肺不张。

【病因和发病机制】

PS 由肺泡 Ⅱ 型上皮细胞合成和分泌,主要成分为磷脂。生理活性为降低肺泡表面张力,保持功能残气量,防止呼气末肺泡萎陷,稳定肺泡内压和减少液体自毛细血管向肺泡渗出。PS 在孕 18~20 周开始产生,缓慢增加,35~36 周迅速增加,故本病在胎龄小于 35 周的早产儿更为多见。此外,糖尿病孕母的新生儿由于血中高浓度胰岛素能拮抗肾上腺皮质激素对 PS 合成的促进作用,故 NRDS 发生率比正常增加 5~6 倍。PS 的合成还受体液 pH 值、体温和肺血流量的影响,因此,围产期窒息,低体温,各种原因所致的胎儿血流量减少,均可诱发 NRDS。

PS 的缺乏使肺泡壁表面张力增高,肺顺应性降低。呼气时功能残气量明显降低,肺泡易于萎陷,吸气时肺泡难以充分扩张,潮气量和肺泡通气量减少,导致缺氧和 CO_2 潴留。由于肺泡通气量较少,而肺泡逐渐萎陷,导致通气不良,出现缺氧发绀。缺氧、酸中毒引起肺血管痉挛,阻力增加,导致在动脉导管、卵圆孔水平亦发生右向左分流,青紫加重,缺氧明显,同时也可导致肺动脉高压。肺灌流量下降使肺组织缺氧更加严重,毛细血管通透性增高,纤维蛋白渗出沉积,透明膜形成,缺氧、酸中毒更加严重,造成恶性循环。

【临床表现】

出生时可以正常,也可无窒息表现。在生后 6h 内出现呼吸窘迫,为代偿性潮气量减少而表现为呼吸急促(>60 次/min)。鼻翼扇动为增加气道横截面积,减少气道阻力。呼气性呻吟是由于呼气时声门不完全开放,使肺内气体潴留产生正压,保留功能残气,防止肺泡萎陷。吸气三四征是呼吸辅助肌参与的结果,以满足增加肺的扩张压。发绀反映氧合不足,提示还原血红蛋白高于 50g/L。呼吸窘迫呈进行性加重是本病特点。可出现肌张力低下,呼吸暂停甚至出现呼吸衰竭。听诊两肺呼吸音降低,早期无啰音,以后可听到细小水泡音,心音减弱,胸骨左缘可闻及收缩期杂音。生后第 2、3d 病情严重,72h 后明显好转。

【辅助检查】

1. 血气分析 示 PaO_2 下降,$PaCO_2$ 升高,pH 降低。

2. 羊水检测 分娩前抽取羊水测磷脂(PL)和鞘磷脂(S)的比值,如低于 2:1,提示胎儿肺发育不成熟。

3. X线检查 有特征性表现,早期两肺野普遍透明度降低,内有散在的细小颗粒和网状阴影;以后出现支气管充气征;重者可整个肺野不充气呈"白肺"(图7-4)。应随访X线的改变。

4. 胃液振荡试验 胃液1ml加95%酒精1ml,振荡15s后静止15min,如果沿管壁有多层泡沫为阳性。阳性者可排除本病。

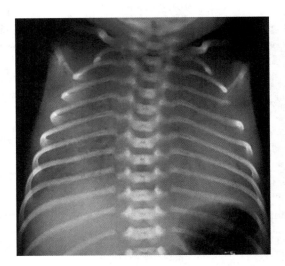

图7-4 NRDS胸片(白肺)

【治疗要点】

1. 纠正缺氧 根据患儿情况可予头罩吸氧、鼻导管吸氧、鼻塞持续气道正压(continuous positive airway pressure,CPAP)吸氧、气管插管给氧。使PaO_2维持在$50\sim70mmHg$($6.7\sim9.3kPa$),SaO_2维持在$85\%\sim95\%$。注意避免氧中毒。

(1)头罩用氧:应选择与患儿大小相适应的头罩型号,头罩过小不利于CO_2排出,头罩过大,氧气易外溢,两者均降低实际吸入氧浓度。用氧流量不少于$5L/min$,以防止CO_2积聚于头罩内。

(2)鼻导管给氧:具有简便方便、价格低廉的特点。氧流量一般较小($0.5\sim1.5L/min$),适用于轻至中度的低氧血症,但是实际吸入的FiO_2不恒定,受通气量和患儿呼吸气流的影响。同时氧流量较大时干燥的氧气可引起鼻黏膜干燥受损,应该注意气流的湿化和温化。

(3)气道内正压通气(CPAP)辅助呼吸:使有自主呼吸的患儿在整个呼吸周期都能接受高于大气压的气体,以增加功能残气量,防止肺泡萎陷。压力一般以$4\sim6cmH_2O$开始,很少超过$8\sim10cmH_2O$,每小时观察CPAP的压力和氧浓度,根据患儿的情况逐渐调低参数。撤离CPAP时应逐渐降低呼气末压力,当氧浓度接近21%,压力$<4cmH_2O$时,需要考虑试停CPAP。

(4)气管插管用氧:整个装置保持密闭状态,防止漏气,保持呼吸道通畅。如用CPAP后,病情仍无好转者,采用间隙正压通气(IPPV)及呼气末正压呼吸(PEEP)。

2. 替代治疗 表面活性物质制剂有3种:天然制剂、人工制剂、混合制剂。天然制剂从羊水或牛、猪肺灌洗液中提取,效果较好。将制剂先溶于生理盐水中,然后从气管中滴入。滴入前要充分吸痰,滴入之后6h内尽量避免吸痰,否则会将药液吸出。第一次给药后如果效果不明显可考虑重复给药。

3. 维持酸碱平衡 呼吸性酸中毒以改善通气为主;代谢性酸中毒用5%碳酸氢钠治疗。剂量根据酸中毒情况而定。

4. 支持治疗 保证液体和营养供给,但补液量不宜过多,以防止动脉导管开放。动脉导管开放发生心力衰竭时,可以应用地高辛、呋塞米或吲哚美辛(消炎痛)。

【常见护理诊断/问题】

1. **自主呼吸受损** 与PS缺乏导致的肺不张、呼吸困难有关。
2. **气体交换受损** 与肺泡缺乏PS、肺泡萎陷及肺透明膜形成有关。
3. **营养失调:低于机体需要量** 与摄入量不足有关。
4. **有感染的危险** 与抵抗力降低有关。
5. **焦虑(家长)** 与母婴分离有关

【预期目标】

1. 患儿能够维持自主呼吸。

2. 患儿能够维持足够营养摄入。

3. 患儿没有发生感染。

4. 家长焦虑情绪得到缓解。

【护理措施】

1. **保持呼吸道通畅** 将患儿头稍后仰,使气道伸直。及时清除呼吸道分泌物,分泌物黏稠时可给予雾化吸入后吸痰。吸痰前需要进行患儿的评估,包括听诊肺部痰鸣音、氧合变差的表现、气管插管管壁分泌物显现、患儿烦躁等。应采用测量法预先确定吸痰管应插入的深度,吸痰管不应插入过深,因为当吸痰管超过气管插管末端时极易损伤气管隆嵴。对于早产儿、吸痰时血氧、血压、心率容易波动的患儿尽可能采用密闭式吸痰法。

2. **用氧护理**

(1) 监测与记录:持续进行血氧饱和度监测,至少每小时记录一次。每次调整呼吸机参数后都需要监测血气分析结果,根据血氧饱和度、动脉血氧分压再进行调整。

(2) CPAP 使用的护理:放置鼻塞时,先清除呼吸道及口腔分泌物,清洁鼻腔。鼻部采用"工"型人工皮保护鼻部皮肤和鼻中隔。在 CPAP 氧疗期间,经常检查装置各连接处是否严密、有无漏气。吸痰时取下鼻塞,检查鼻部有无压迫引起皮肤坏死或鼻中隔破损等。每小时观察 CPAP 的压力和氧浓度。

(3) 机械通气的护理:妥善固定气管插管以避免脱管,每班测量并记录置管长度,检查接头有无松脱漏气、管道有无扭转受压。湿化器内蒸馏水至标准刻度线处,吸入气体要注意加温湿化。每次吸痰操作前后要确认导管固定位置是否正确,听诊呼吸音是否对称,预防气管插管非计划性拔管。

3. **PS 给药护理** 通常于出生后 24h 内给药,用药前彻底清除口、鼻腔及气道内的分泌物,摆好患儿体位,再将 PS 放置暖箱内溶解、滴入,滴完后予复苏气囊加压通气,充分弥散,然后接呼吸机辅助通气,并严密监测血氧饱和度、心率、呼吸和血压变化。若患儿出现呼吸暂停、PaO_2 及心率下降应暂停注药,迅速予复苏囊加压给氧,注意压力不可过大以免发生气胸。重新注药时须确定气管插管位置正确后再操作。呼吸机辅助通气的患儿使用 PS 后需将呼吸机参数适当下调。

4. **保暖** 环境温度维持在 22~24℃,肛温在 36.5~37.5℃,相对湿度在 55%~65%,减少水分损耗。

5. **喂养** 保证营养供给,不能吸吮、吞咽者可用鼻饲法或静脉补充营养。

6. **预防感染** 做好口腔护理,对气管插管患儿可采用1%碳酸氢钠漱口水进行擦拭,每4h 1次。因为 NRDS 的患儿多为早产儿,住院时间较长,抵抗力较差,极易发生院内感染,做好各项消毒隔离工作至关重要。

7. **健康教育** 及时向患儿家属解答病情,缓解其紧张焦虑情绪。让家属了解治疗过程和进展,取得最佳配合,教会父母居家照顾的相关知识,为患儿出院后得到良好的照顾打下基础。

【护理评价】

1. 患儿经治疗、护理后,呼吸窘迫症状是否得到缓解,无辅助通气下能否维持自主呼吸。

2. 患儿能否维持足够的营养摄入。

3. 患儿感染是否得到有效预防。

4. 患儿家长紧张焦虑情绪是否得到缓解。

第十节 新生儿黄疸

 ──────────── 导入情境与思考 ────────────

患儿,女,生后35h,皮肤黄染1d收治入院。

患儿系G_3P_2,孕38^{+2}周,顺产出生,出生体重2 948g。无胎膜早破及宫内窒息史。无窒息抢救史,Apgar评分9~10分,生后2h开奶,人工喂养,吃奶尚可,大小便已排,已接种乙肝疫苗、卡介苗。昨天白天起家长发现患儿皮肤黄疸,巩膜发黄,逐渐加重,无发热,无腹胀、呕吐,无气促、呼吸困难,无青紫。为进一步治疗来我院就诊,遂收住入院。发病以来,患儿精神反应可,无抽搐、激惹等表现。患儿家长对患儿病情十分紧张,担心可能的不良后果。

体格检查:足月儿貌,反应可,全身皮肤严重黄染,巩膜中重度黄染,颈软,双侧瞳孔等圆等大,对光反射灵敏,口唇红润,呼吸平稳,双肺听诊呼吸音粗,未闻及干湿性啰音,心音有力,心率138次/min,心律齐。腹平软。肝脾肋下未及,肠鸣音正常。四肢肌张力正常,原始反射可引出。

辅助检查:总胆红素359.1μmol/L(21mg/dl),直接胆红素21.6μmol/L(1.2mg/dl)。

血常规:WBC $19.8×10^9$/L;HGB 201.1g/L;PLT $196×10^9$/L;N% 60%;L% 30%;RET 6.5%;CPR<8mg/L;血气分析:pH 7.39;PCO_2 36mmHg;PO_2 79mmHg;Na^+ 140mmol/L;K^+ 3.8mmol/L;Glu 4.9mmol/L;ABO血型为A型,Rh血型阳性,母亲血型为O型,抗人球蛋白试验:阳性。

请思考:

1. 患儿最可能的临床诊断是什么?
2. 患儿目前最主要的护理问题是什么?
3. 如何对患儿家长进行健康教育?

新生儿黄疸(neonatal jaundice)是胆红素(大部分为未结合胆红素)在体内积聚而引起,其原因很多,有生理性和病理性之分;重者可致中枢神经系统受损,产生胆红素脑病,引起死亡或严重后遗症,故应加强对新生儿黄疸的临床观察,尽快找出原因,及时治疗,加强护理。

【新生儿胆红素代谢特点】

1. **胆红素生成较多** 新生儿每日生成胆红素约8.8mg/kg,而成人仅为3.8mg/kg。其原因是:①胎儿期处于氧分压偏低的环境,故生成的红细胞数较多,出生后环境氧分压提高,红细胞相对过多、破坏亦多;②胎儿血红蛋白半衰期短,新生儿红细胞寿命比成人短20~40d,形成胆红素的周期缩短;③其他来源的胆红素生成较多,如来自肝脏等器官的血红素蛋白(过氧化氢酶、细胞色素P_{450}等)和骨髓中无效造血(红细胞成熟过程中有少量被破坏)的胆红素前体较多。

2. **运转胆红素的能力不足** 刚娩出的新生儿常有不同程度的酸中毒,影响血中胆红素与白蛋白的联结,早产儿白蛋白的数量较足月儿低,使运送胆红素的能力不足。

3. **肝功能发育未完善** ①新生儿肝细胞内摄取胆红素必需的Y、Z蛋白含量低,5~10d后才达成人水平;②形成结合胆红素的功能差,即肝细胞内脲苷二磷酸葡萄糖醛酸基转移酶(UDPGT)的含量低且活力不足(仅为正常的0~30%),不能有效地将脂溶性未结合胆红素(间接胆红素)与葡萄糖醛酸结合成水溶性结合胆红素(直接胆红素);此酶活性在一周后逐渐正常;③排泄结合胆红素的能力差,易致胆汁淤积。

4. **肠肝循环的特性** 初生婴儿的肠道内细菌量少,不能将肠道内的胆红素还原成粪胆原、尿胆原;肠腔内葡萄糖醛酸酶活性较高,能将结合胆红素水解成葡萄糖醛酸及未结合胆红素,后者又被肠吸收经门脉而达肝脏。

 Note:

由于上述特点,新生儿摄取、结合、排泄胆红素的能力仅为成人的 1% ~ 2%,因此极易出现黄疸,尤其当新生儿处于饥饿、缺氧、胎粪排出延迟、脱水、酸中毒、头颅血肿或颅内出血等状态时黄疸加重。

【新生儿黄疸的分类】

（一）生理性黄疸（physiological jaundice）

其特点为:①一般情况良好。②足月儿生后 2~3d 出现黄疸,4~5d 达高峰,5~7d 消退,最迟不超过 2 周;早产儿黄疸多于生后 3~5d 出现,5~7d 达高峰,7~9d 消退,最长可延迟到 3~4 周。③每日血清胆红素升高<85μmol/L（5mg/dl）或每小时<0.85μmol/L（0.05mg/dl）。

生理性黄疸始终是排除性诊断,判定其是"生理",还是"病理"的血清胆红素最高界值,由于受个体差异、种族、地区、遗传及喂养方式等影响,迄今尚不存在统一标准。通常认为,足月儿<221μmol/L（12.9mg/dl）,早产儿<256μmol/L（15mg/dl）是生理性的,但临床发现,即使早产儿的血清胆红素水平低于此值,也可发生胆红素脑病。因此,采用日龄或小时龄胆红素值进行评估,目前已被多数学者所接受,同时也根据不同胎龄和生后小时龄,以及是否存在高危因素来评估和判断。

（二）病理性黄疸（pathologic jaundice）

常有以下特点:①黄疸在出生后 24h 内出现;②黄疸程度重,血清胆红素>205.2~256.5μmol/L（12~15mg/dl）,或每日上升超过 85μmol/L（5mg/dl）;③黄疸持续时间长（足月儿>2 周,早产儿>4 周）;④黄疸退而复现;⑤血清结合胆红素>34μmol/L（2mg/dl）。对病理性黄疸应积极查找病因,引起病理性黄疸的主要原因有:

1. 感染性

（1）新生儿肝炎,大多为胎儿在宫内由病毒感染所致,以巨细胞病毒最常见,其他为乙型肝炎、风疹、单纯疱疹、梅毒螺旋体、弓形体等。感染可经胎盘传给胎儿或在通过产道分娩时被感染。常在生后 1~3 周或更晚出现黄疸,病重时粪便色浅或灰白,尿色深黄,患儿可有厌食、呕吐、肝轻至中度增大。

（2）新生儿败血症及其他感染,由于细菌毒素的侵入加快红细胞破坏、损坏肝细胞所致。

2. 非感染性

（1）新生儿溶血症。

（2）胆道闭锁:目前已证实本症多数是由于宫内病毒感染所导致的生后进行性胆管炎、胆管纤维化和胆管闭锁。多在出生后 2 周始显黄疸并呈进行性加重;粪色由浅黄转为白色,肝进行性增大,边硬而光滑;肝功改变以结合胆红素增高为主。3 个月后可逐渐发展为肝硬化。

（3）母乳性黄疸:大约 1% 母乳喂养的婴儿可发生母乳性黄疸,其特点是非溶血性未结合胆红素增高,常与生理性黄疸重叠且持续不退,血清胆红素可高达 342μmol/L（20mg/dl）,婴儿一般状态良好,黄疸于 4~12 周后下降,无引起黄疸的其他病因可发现。停止母乳喂养后 3d,如黄疸下降即可确定诊断。目前认为是因为此种母乳内 β-葡萄糖醛酸酶活性过高,使胆红素在肠道内重吸收增加而引起黄疸;也有学者认为是此种母乳喂养患儿肠道内能使胆红素转变为尿、粪胆原的细菌过少所造成。

（4）遗传性疾病:红细胞 6-磷酸葡萄糖脱氢酶（G6PD）缺陷在我国南方多见,核黄疸发生率较高;其他如红细胞丙酮酸激酶缺陷病、球形红细胞增多症、半乳糖血症、α1-抗胰蛋白酶缺乏症、囊性纤维病等。

（5）药物性黄疸:如由维生素 K_3、维生素 K_4、新生霉素等药物引起者。

【治疗要点】

1. 找出引起病理性黄疸的原因,采取相应的措施,治疗基础疾病。

2. 降低血清胆红素,给予蓝光疗法;早期喂养,诱导正常菌群的建立,减少肠肝循环;保持大便通畅,减少肠壁对胆红素的再吸收。

Note:

3. 保护肝脏,不用对肝脏有损害及可能引起溶血、黄疸的药物。

4. 控制感染、注意保暖、供给营养、及时纠正酸中毒和缺氧。

5. 适当用酶诱导剂、输血浆和白蛋白,降低游离胆红素。

【护理评估】

1. **健康史**　了解患儿胎龄、分娩方式、Apgar 评分、母婴血型、体重、喂养及保暖情况;询问患儿体温变化及大便颜色、药物服用情况、有无诱发物接触等。

2. **身体状况**　观察患儿的反应、精神状态、吸吮力、肌张力等情况,监测体温、呼吸、患儿皮肤黄染的部位和范围,注意有无感染灶,有无抽搐等。了解胆红素变化。

3. **心理社会状况**　了解患儿家长心理状况,对本病病因、性质、护理、预后的认识程度,尤其是胆红素脑病患儿家长的心理状况和有无焦虑。

【常见护理诊断/问题】

1. **潜在并发症**:胆红素脑病。

2. **知识缺乏**:患儿家长缺乏黄疸护理的有关知识。

【预期目标】

1. 患儿胆红素脑病的早期征象得到及时发现、及时处理。

2. 患儿家长能根据黄疸的原因,出院后给予正确的护理。

【护理措施】

1. **观察病情,做好相关护理**

(1) 密切观察病情:注意皮肤黏膜、巩膜的色泽,根据患儿皮肤黄染的部位和范围,估计血清胆红素的近似值,评价进展情况。注意神经系统的表现,如患儿出现拒食嗜睡、肌张力减退等胆红素脑病的早期表现,立即通知医生,做好抢救准备。观察大小便次数、量及性质,如存在胎粪延迟排出,应予灌肠处理,促进粪便及胆红素排出。

(2) 喂养:黄疸期间常表现为吸吮无力、食欲缺乏,应耐心喂养,按需调整喂养方式如少量多次、间歇喂养等,保证奶量摄入。

2. **针对病因的护理,预防核黄疸的发生**

(1) 实施光照疗法和换血疗法,并做好相应护理。

(2) 遵医嘱给予白蛋白和酶诱导剂。纠正酸中毒,以利于胆红素和白蛋白的结合,减少胆红素脑病的发生。

(3) 合理安排补液计划,根据不同补液内容调节相应的速度,切忌快速输入高渗性药物,以免血脑屏障暂时开放,使已与白蛋白联结的胆红素进入脑组织。

3. **健康教育**　使家长了解病情,取得家长的配合;若为母乳性黄疸,嘱可继续母乳喂养,如吃母乳后仍出现黄疸,可改为隔次母乳喂养逐步过渡到正常母乳喂养。若黄疸严重,患儿一般情况差,可考虑暂停母乳喂养,黄疸消退后再恢复母乳喂养。若为红细胞 G6PD 缺陷者,需忌食蚕豆及其制品,患儿衣物保管时勿放樟脑丸,并注意药物的选用,以免诱发溶血。发生胆红素脑病者,注意后遗症的出现,给予康复治疗和护理。

【护理评价】

1. 患儿胆红素脑病的早期征象是否得到及时发现、及时处理。

2. 患儿家长能否根据黄疸的原因,出院后给予正确的护理。

Note:

第十一节 新生儿溶血病

新生儿溶血病(hemolytic disease of the newborn)是指母婴血型不合,母血中血型抗体通过胎盘进入胎儿循环,发生同种免疫反应导致胎儿、新生儿红细胞破坏而引起的溶血。

【病因和发病机制】

目前已知血型抗原有160多种,但新生儿溶血病以ABO血型系统不合最为多见,其次是Rh血型系统不合。主要是由于母体存在与胎儿血型不相容的血型抗体(IgG),这种IgG血型抗体可经胎盘进入胎儿循环后,引起胎儿红细胞破坏,出现溶血。ABO溶血病和Rh溶血病鉴别见表7-4。

表7-4 ABO溶血病和Rh溶血病鉴别

类别	Rh溶血	ABO溶血
血型		
母亲	阴性	O
婴儿	阳性	A或B
抗体类型	不完全(IgG)	免疫(IgG)
黄疸	生后24h出现并加重	生后2~3d出现
贫血	重症有严重贫血伴心力衰竭	很少发生严重贫血
肝脾大	不同程度的肝脾大	少数有轻度的肝脾大
胎儿水肿	全身水肿、胸腔积液、腹水、心率快、心音低钝、呼吸困难	很少发生
治疗		
需要产前检查	是	否
光疗的价值	有限	很大
换血的机会	约67%	约1%
晚期贫血的发生率	经常	很少

1. **ABO血型不合** 多为母亲O型,婴儿A型或B型。如母为AB型或婴儿为O型则均不会发生溶血。由于自然界中广泛存在A、B血型物质,因此,O型血妇女通常在孕前已接触过A、B血型物质的抗原物质刺激,其血清中产生了相应的抗A、抗B的IgG,妊娠时经胎盘进入胎儿血循环引起溶血,故ABO血型不合者约50%在第一胎即可发病。

2. **Rh血型不合** Rh血型有6种抗原(C、c;D、d;E、e),其中D抗原最早被发现且抗原性最强,临床上把凡具D抗原者称Rh阳性,反之为阴性。我国汉族人大多为Rh阳性,仅0.34%为Rh阴性。当胎儿红细胞的Rh血型和母亲不合时,若胎儿红细胞所具有的抗原为母体所缺少,一旦胎儿红细胞经胎盘进入母体循环,母体产生相应的血型抗体,由于初次致敏,免疫反应发展缓慢且产生的是不能通过胎盘的IgM弱抗体,到以后产生IgG时胎儿已经娩出,因此Rh溶血病一般不会在第一胎发生。再次怀孕时,即使经胎盘进入母体的胎儿血量很少(0.01~0.1ml),亦能很快地发生次发免疫反应,产生大量IgG,通过胎盘进入胎儿体内引起溶血。因此Rh溶血病症状随胎次增多而越来越严重。极少数未输过血的母亲,其第一胎发生Rh溶血病,这可能与产妇是Rh阴性而产妇的母亲为Rh阳性有关。

Rh血型不合溶血病主要发生在Rh阴性孕妇和Rh阳性胎儿,但也可发生在母婴均为阳性时,这主要是由抗E,抗C或抗e、c等引起。其中以抗E较多见。

【临床表现】

症状的轻重和母亲产生的 IgG 抗体量、抗体与胎儿红细胞结合程度及胎儿代偿能力有关。Rh 溶血症常比 ABO 溶血者严重。

1. **黄疸**　Rh 溶血者大多在 24h 内出现黄疸并迅速加重,而 ABO 溶血大多在出生后 2~3d 出现,血清胆红素以未结合型为主。

2. **贫血**　Rh 溶血者一般贫血出现早且重;ABO 溶血者贫血少,一般到新生儿后期才出现。重症贫血者出生时全身水肿,皮肤苍白,常有胸、腹腔积液,肝脾大及贫血性心衰。

3. **肝脾大**　Rh 溶血病患儿多有不同程度的肝脾大,由于髓外造血活跃所致。ABO 溶血病患儿则不明显。

4. **胎儿水肿**　当胎儿血红蛋白下降至 40g/L 以下时,由于严重缺氧、充血性心力衰竭、肾脏重吸收水盐增加、继发于肝功能损害的低蛋白血症等,可致胎儿水肿。

5. **胆红素脑病**（bilirubin encephalopathy）**（核黄疸）**　一般发生在生后 2~7d,早产儿尤易发生。典型临床表现包括警告期、痉挛期、恢复期及后遗症期（表 7-5）。

表 7-5　胆红素脑病典型表现

分期	表现	持续时间
警告期	反应低下,肌张力下降,吸吮力弱	0.5~1.5d
痉挛期	肌张力增高,发热,抽搐,呼吸不规则	0.5~1.5d
恢复期	肌张力恢复,体温正常,抽搐减少	2 周
后遗症期	听力下降,眼球运动障碍,手足徐动,牙釉质发育不良,智力落后	终身

【辅助检查】

血型检测可见母子血型不合;红细胞、血红蛋白降低及网织红细胞、有核红细胞增多;血清胆红素增高,三项试验（①改良直接抗人球蛋白试验,即改良 Coombs' test 试验;②患儿红细胞抗体释放试验;③患儿血清中游离抗体试验）阳性。

【治疗要点】

1. **产前治疗**　可采用孕妇血浆置换术、宫内输血。

2. **新生儿治疗**　包括换血疗法、光照疗法、纠正贫血及对症治疗（可输血浆、白蛋白,纠正酸中毒、缺氧,加强保暖,避免快速输入高渗性药物）。

【护理措施】

1. **疾病的评估**　严重的胎儿溶血可能会出现胎儿水肿,生后出现全身水肿、苍白、皮肤瘀斑、胸腔积液、腹水、心力衰竭和呼吸窘迫。迅速评估后护士应该积极参与复苏抢救,保证有效通气,抽腹水或胸水,尽快换血。

2. **黄疸的监测及评估**　每 4~6h 监测血清胆红素,判断其发展速度。观察患儿有无胆红素脑病的早期表现。

3. **保证充足的营养供给**　耐心喂养患儿,黄疸期间患儿容易发生吸吮无力、食欲缺乏,护理人员应按需调整喂养方式,保证奶量的摄入。静脉补充液体时要合理安排补液计划,切忌快速输入高渗性药物,以免血脑屏障暂时开放,使已与白蛋白联结的胆红素进入脑组织。

4. **光疗的护理**　光疗时注意保护患儿安全。光疗前给患儿佩戴合适的眼罩,避免光疗对患儿视

Note:

网膜产生毒性作用。注意观察患儿的全身情况,有无抽搐、呼吸暂停等现象的发生;观察患儿的皮肤情况,如出现大面积的光疗皮疹或青铜症,应通知医生考虑暂停光疗。光疗分解物经肠道排出时刺激肠壁引起肠道蠕动增加,因此光疗患儿大便次数增加,应做好臀部护理,预防红臀的发生。

5. **换血的护理**　严格按照新生儿换血指征进行新生儿换血。术前核对换血知情同意书,并有家长签字。选择合适的血源。术前停奶一次,并抽出胃内容物以防止呕吐。选择合适的静动脉通路。换血过程中计算换血量,保证输入量和输出量的一致,注意观察患儿有无抽搐、呼吸暂停、呼吸急促等表现。换血后进行血生化的监测,观察黄疸程度和黄疸症状。

第十二节　新生儿感染性疾病

一、新生儿脐炎

脐炎主要是因为断脐时或出生后处理不当,脐残端被细菌入侵、繁殖所引起的急性炎症,也可由于脐血置管保留导管或换血时被细菌污染而导致发炎。可有任何化脓菌引起,但最常见的是金黄色葡萄球菌,其次为大肠埃希菌、铜绿假单胞菌、溶血性链球菌等。由于目前普遍对脐部的护理、消毒的重视,脐炎的发生率已有明显的下降。

【临床表现】

轻者脐轮与脐周皮肤轻度红肿,可伴少量浆液脓性分泌物,重者脐部及脐周明显红肿发硬,脓性分泌物较多,常有臭味。慢性脐炎常形成脐肉芽肿,表现为一小的樱红色肿物,表面可有脓性溢液,可经久不愈。病情危重者可形成败血症,并有全身中毒症状。可伴发热,吃奶差,精神不好,烦躁不安等。

【诊断检查】

胎儿出生后,脐残端很快就有细菌定植,但由于正常新生儿脐部也会存在多种细菌,不能仅仅依靠培养处定植菌而诊断为脐炎,必须要有脐部的炎症表现。

【治疗要点】

断脐应严格无菌,保持脐部清洁。轻者脐周无扩散者先用3%的过氧化氢(双氧水)棉签擦拭,再用0.2%~0.5%的碘伏棉签擦拭,并保持干燥,每日2~3次。有明显脓液、脐周有扩散或全身症状者,除局部消毒处理外,还需进行抗生素治疗。慢性脐肉芽肿可用硝酸银棒或10%的硝酸银溶液涂擦,大肉芽肿可用电灼、激光治疗或手术切除。

【护理诊断】

1. **皮肤完整性受损**　与脐炎感染性病灶有关。
2. **潜在并发症:**败血症、腹膜炎。

【护理措施】

1. 观察脐带有无潮湿、渗液或脓性分泌物,如有应及时治疗。
2. 向家长宣教正确的消毒方法,必须从脐带的根部由内向外环形彻底清洗消毒。保持局部干燥。
3. 脐带残端脱落后,注意观察脐窝内有无樱红色的肉芽肿增生,应及早处理。
4. 避免大小便污染,最好使用吸水、透气性能好的消毒尿布。

5. 进行婴儿脐部护理时,应先洗手,注意婴儿腹部保暖。

6. 脐带残端长时间不脱落,应观察是否断脐时结扎不牢,应考虑重新结扎。

二、新生儿败血症

新生儿败血症(neonatal septicemia)指细菌侵入血循环并生长繁殖、产生毒素而造成的全身感染。

【病因与发病机制】

1. **自身因素**　新生儿免疫系统功能不完善,屏障功能差,血中补体少,白细胞在应激状态下杀菌力下降,T细胞对特异抗原反应差,细菌一旦侵入易致全身感染。

2. **病原菌**　随地区不同而不同,我国仍以葡萄球菌、大肠埃希菌为主,近年由于极低体重儿的存活率提高和血管导管、气管插管技术的广泛使用,表皮葡萄球菌、克雷伯菌、铜绿假单胞菌等条件致病菌败血症增多。

3. **感染途径**　新生儿败血症感染可以发生在产前、产时或产后。产前感染与孕妇有明显的感染有关,尤其是羊膜腔的感染更易引起发病;产时感染与胎儿通过产道时被细菌感染有关,如胎膜早破、产程延长等;产后感染往往与细菌从脐部、皮肤黏膜损伤处及呼吸道、消化道等侵入有关。近年来医源性感染有增多趋势。

【临床表现】

无特征性表现。出生后7d内出现症状者称为早发型败血症(early-onset sepsis syndrome);7d以后出现者称为迟发型败血症(late-onset sepsis syndrome)。早期表现为精神不佳、食欲不佳、哭声弱、体温异常等,转而发展为精神萎靡、嗜睡、不吃、不哭、不动,面色欠佳和出现病理性黄疸、呼吸异常。少数严重者很快发展循环衰竭、呼吸衰竭、DIC、中毒性肠麻痹、酸碱平衡紊乱和胆红素脑病。常并发化脓性脑膜炎。

【辅助检查】

外周血检测,血培养,直接涂片找细菌,病原菌抗体检测,急相蛋白和血沉检查等有助于明确诊断。

【治疗要点】

1. **选用合适的抗菌药物**　早期、联合、足量、静脉应用抗生素,疗程要足,一般应用10~14d。病原菌已明确者可按药敏试验用药;病原菌尚未明确前,结合当地菌种流行病学特点和耐药菌株情况选择两种抗生素联合使用。

2. **对症、支持治疗**　保暖、供氧、纠正酸中毒及电解质紊乱;及时处理脐炎、脓疱疹等局部病灶;保证能量及水的供给;必要时输注新鲜血、粒细胞、血小板,早产儿可静注免疫球蛋白。

【常见护理诊断/问题】

1. **体温调节无效**　与感染有关。

2. **皮肤完整性受损**　与脐炎、脓疱疹等感染性病灶有关。

3. **营养失调:低于机体需要量**　与吸吮无力、食欲缺乏及摄入不足有关。

【护理措施】

1. **维持体温稳定**　患儿体温易波动,除感染因素外,还易受环境因素影响。当体温低或体温不升时,及时予保暖措施;当体温过高时,予物理降温,一般不予药物降温。

2. **合理用药**　保证抗菌药物有效进入体内,注意药物毒副作用。

3. **及时处理局部病灶**　如脐炎、鹅口疮、脓疱疮、皮肤破损等,促进皮肤早日愈合,防止感染继续蔓延扩散。

4. **保证营养供给**　除经口喂养外,结合病情考虑静脉内营养。

5. **观察病情**　加强巡视,如患儿出现面色青灰、呕吐、脑性尖叫、前囟饱满、两眼凝视提示有脑膜炎的可能;如患儿面色青灰、皮肤发花、四肢厥冷、脉搏细弱、皮肤有出血点等应考虑感染性休克或DIC,应立即与医生联系,积极处理。必要时专人守护。

6. **健康教育**　指导家长正确喂养和护理患儿,保持皮肤的清洁。

三、新生儿感染性肺炎

新生儿感染性肺炎(neonatal infectious pneumonia)是新生儿常见疾病,是新生儿死亡的重要原因之一。病原体的侵入可发生在出生前、出生时及出生后。

【病因】

细菌、病毒、衣原体等都可引起新生儿感染性肺炎。

1. **出生前感染**　胎儿在宫内吸入污染的羊水,或胎膜早破时孕母阴道细菌上行导致感染,或母孕期受病毒、细菌等感染,病原体通过胎盘达胎儿血循环致肺部引起感染。

2. **出生时感染**　因分娩过程中吸入污染的产道分泌物或断脐消毒不严发生血行感染。

3. **出生后感染**　由上呼吸道下行感染肺部或病原体通过血循环直接引起肺部感染。

【临床表现】

出生前感染的新生儿出生时常有窒息史,症状出现较早,多在12~24h出现;产时感染性肺炎要经过一定的潜伏期;产后感染性肺炎则多在生后5~7d发病。患儿一般症状不典型,主要表现为反应差、哭声弱、拒奶、口吐白沫、呼吸浅促、发绀、呼吸不规则、体温不稳定,病情严重者出现点头样呼吸或呼吸暂停;肺部体征不明显,有的表现为双肺呼吸音粗。金黄色葡萄球菌肺炎易并发气胸、脓胸、脓气胸等,病情常较严重。

【辅助检查】

1. **血液检查**　细菌感染者白细胞总数升高;病毒感染者、体弱儿及早产儿白细胞总数多降低。

2. **X线检查**　胸片可显示肺纹理增粗,有点状、片状阴影,有的融合成片;可有肺不张,肺气肿。

3. **病原学检查**　取血液、脓液、气管分泌物做细菌培养、病毒分离;免疫学的方法监测细菌抗原、血清检测病毒抗体及衣原体特异性的IgM等有助诊断。

【治疗要点】

1. 控制感染,针对病原菌选择合适的抗生素;巨细胞病毒性肺炎可用更昔洛韦,单纯疱疹病毒性肺炎可选用阿昔洛韦;衣原体肺炎可选用红霉素。

2. 保持呼吸道通畅,注意保暖、合理喂养和氧疗。

【常见护理诊断/问题】

1. **清理呼吸道无效**　与呼吸急促,患儿咳嗽反射功能不良及无力排痰有关。

2. **气体交换受损**　与肺部炎症有关。

3. **体温调节无效**　与感染后机体免疫反应有关。

4. **营养失调:低于机体需要量**　与摄入困难、消耗增加有关。

Note:

【护理措施】

1. **保持呼吸道通畅** 及时有效清除呼吸道分泌物,分泌物黏稠者应采用雾化吸入,以湿化气道,促进分泌物排出。加强呼吸道管理,定时翻身、拍背、体位引流。

2. **合理用氧,改善呼吸功能** 根据病情和血氧监测情况采用鼻导管、面罩、头罩等方法给氧,使 PaO_2 维持在 60~80mmHg(7.9~10.7kPa);重症并发呼吸衰竭者,给予正压通气。保持室内空气新鲜,温湿度适宜。

3. **维持体温正常** 体温过高时予降温,体温过低时予保暖。遵医嘱应用抗生素、抗病毒药物,并密切观察药物的作用。

4. **供给足够的能量及水分** 少量多餐,细心喂养,喂奶时防止窒息。重者予以鼻饲或由静脉补充营养物质及液体。

5. **密切观察病情** 注意患儿的反应、呼吸、心率等的变化,做好急救准备。

四、新生儿破伤风

新生儿破伤风(neonatal tetanus)是因破伤风梭状杆菌经脐部侵入引起的一种急性严重感染,常在生后七天左右发病。临床上以全身骨骼肌强直性痉挛和牙关紧闭为特征,故有"脐风""七日风""锁口风"之称。新中国成立后由于无菌接生的推广和医疗护理质量提高,其发病率和死亡率明显下降,但尚未完全消灭。

【病因和发病机制】

破伤风杆菌为革兰氏阳性厌氧菌,广泛分布于土壤、尘埃和人畜粪便中。其芽孢抵抗力极强,能耐煮沸 15~60min;需高压消毒、碘酒或双氧乙烷才能将其杀灭。

接生时用未消毒的剪刀、线绳来断脐,结扎或包裹脐端时消毒不严,使破伤风杆菌侵入脐部。坏死的脐残端及其上面的覆盖物可使该处氧化还原电势降低,有利于破伤风杆菌繁殖并产生破伤风痉挛毒素。此毒素沿神经轴逆行至脊髓前角细胞和脑干运动神经核,也可经淋巴、血液至中枢神经系统,与神经苷脂结合,使后者不能释放甘氨酸等抑制性传递介质,导致全身肌肉强烈痉挛。活动频繁的咀嚼肌首先受累,使牙关紧闭而呈苦笑面容;腹背肌肉痉挛,因背肌较强呈角弓反张。此外,毒素可兴奋交感神经,导致心动过速、高血压、出汗等。

【临床表现】

潜伏期大多为 4~8d(3~14d),发病越早,发作期越短、预后越差。起病时,患儿神志清醒,往往哭吵不安,因咀嚼肌首先受累,患儿口张不大,吸吮困难,随后牙关紧闭、面肌痉挛,出现苦笑面容;双拳紧握、上肢过度屈曲、下肢伸直,呈角弓反张。强直性痉挛阵阵发作,间歇期肌强直继续存在,轻微刺激可引起痉挛发作。咽肌痉挛使唾液充满口腔;呼吸肌、喉肌痉挛引起呼吸困难、青紫、窒息;膀胱、直肠括约肌痉挛导致尿潴留和便秘。患儿早期多不发热,以后发热因肌肉痉挛或肺部继发感染所致。

【治疗要点】

1. **中和毒素** 破伤风抗毒素 1 万单位立即肌注或静滴,中和未与神经组织结合的毒素。

2. **控制痉挛** 常需较大剂量药物始能生效。首选地西泮,其次苯巴比妥,10% 水合氯醛等。各药可以交替、联合使用。

3. **控制感染** 选用青霉素、甲硝唑能杀灭破伤风杆菌的抗生素。

4. **保证营养** 根据病情予静脉营养和鼻饲喂养。

5. **对症治疗** 处理脐部、给氧等。

【常见护理诊断/问题】

1. **有窒息的危险**　与呼吸肌、喉肌痉挛有关。
2. **喂养困难**　与面肌痉挛、张口困难有关。
3. **有受伤的危险**　与反复抽搐有关。
4. **体温过高**　与骨骼肌强直性痉挛产热增加、感染有关。

【护理措施】

1. **控制痉挛，保持呼吸道通畅**

（1）药物应用：遵医嘱注射破伤风抗毒素（用前须做皮试）、镇静剂等。

（2）建立静脉通路：尽可能应用留置针，避免反复穿刺给患儿造成不良刺激，保证止痉药物顺利进入体内。

（3）病室环境：患儿应单独安置、专人看护。病室要求避光、隔音。给患儿戴避光眼镜，减少不必要的刺激；必要的操作最好在使用止痉剂后有条理地集中完成。

（4）用氧：有缺氧、发绀者间歇用氧，但避免鼻导管给氧（鼻导管的插入和氧气直接刺激鼻黏膜可使患儿不断受到不良刺激，加剧骨骼肌痉挛），可选用头罩给氧，氧流量至少 5L/min，避免流量过低引起头罩内 CO_2 潴留。当病情好转，缺氧改善后应及时停止用氧，避免氧疗并发症。

（5）密切观察病情变化：除专人护理外，应加强监护；详细记录病情变化，尤其是用止痉药后第一次抽搐发生时间、强度、持续时间和间隔时间，抽搐发生时患儿面色、心率、呼吸及氧饱和度改变，一旦发现异常，及时组织抢救。

2. **保证营养**　早期予静脉营养以保证能量供给。病情允许情况下，给予鼻饲喂养。病情好转后，以奶瓶喂养来训练患儿吸吮力及吞咽功能，最后撤离鼻饲。

3. **防止继发感染和损伤**

（1）口腔护理：患儿唾液未能吞咽而外溢，病情需要处于禁食或鼻饲管喂养期，肌肉痉挛产热增加致体温升高，这些因素都可能使患儿口唇干裂易破，应及时清除分泌物，做好口腔清洁，涂石蜡油等保护口唇。

（2）皮肤护理：由于患儿处于骨骼肌痉挛状态，易发热出汗，因此应适当松包降温，及时擦干汗渍保持患儿皮肤干燥。可在患儿手心放一纱布卷，既可保护掌心皮肤不受损伤，又可保持掌心干燥。定时翻身，预防坠积性肺炎。

（3）脐部护理：用消毒剪刀剪去残留脐带的远端并重新结扎，近端用 3% 过氧化氢（双氧水）或 1∶4 000 高锰酸钾液清洗后涂以碘酒。保持脐部清洁、干燥。遵医嘱用破伤风抗毒素 3 000 单位做脐周封闭，以中和未进入血流的游离毒素。

4. **维持体温正常**　体温过高时予物理降温，根据医嘱使用抗生素。

5. **健康教育**　对患儿家长讲授有关育儿知识，指导家长做好脐部护理。

五、新生儿巨细胞病毒感染

新生儿巨细胞病毒感染是指人巨细胞病毒（human cytomegalovirus，HCMV）引起的胎儿及新生儿全身多个器官损害并出现临床症状，是胎儿及新生儿最为常见的病毒感染疾病之一。人是人巨细胞病毒的唯一感染源和宿主。

【病理生理】

人巨细胞病毒主要存在于宿主咽部、唾液腺、子宫颈、阴道分泌物、尿液、精液、乳液及血液中。孕妇感染人巨细胞病毒后，该病毒潜伏于胎盘绒毛膜组织中，引起胎盘形态学改变，使胎儿生长发育的环境合条件恶化,造成胎儿反复感染。

【临床表现】

本病的临床表现依患儿的感染方式、年龄、免疫状态以及并发症不同而各异。

1. **先天性感染** 受感染的胎儿除流产、死产外,活婴中约有 5% 表现为典型的全身多系统、多脏器受累。另有 5% 表现为非典型的临床表现,其余 90% 均呈亚临床型。新生儿多系统多脏器受累的特征是单核-吞噬细胞系统和中枢神经系统受侵犯,如小于胎龄儿、小头畸形、黄疸、肝脾大、脑积水等。

2. **围生期感染** 出生时多无感染症状,2~4 个月后发病,多为亚临床型,以呼吸道和消化道系统症状为主。本病的病死率可达 30%,肺炎合并呼吸衰竭为主要的直接死因。

【诊断】

能证实孕妇体内有人巨细胞病毒侵入,不论有无症状或病变,均属 HCMV 感染,确诊依靠实验室的病原学和血清学检查。

【治疗要点】

目前本病并没有特效治疗,以对症处理支持治疗为主。更昔洛韦、膦甲酸、西多福韦等抗病毒药物可以用于治疗该病。

【护理诊断】

1. **体温过高** 与感染有关。
2. **营养失调:低于机体需要量** 与摄入不足、消耗增加有关。

【护理措施】

1. **严密观察病情变化** 观察患儿有无呼吸、心率、血压、血氧饱和度、面色以及意识等变化,注意有无体温不升或升高、呼吸暂停、心率减慢等情况的出现。

2. **做好消毒隔离措施,防止交叉感染** 新生儿抵抗力低下,因此加强医护人员消毒隔离意识,避免交叉感染尤为重要。手卫生是防止交叉感染的关键环节,工作人员应严格执行。保持病室内环境安静、清洁、舒适、光线柔和。凡能够开窗通风的环境应在保暖的前提下,每日定时通风,保持室内空气新鲜;有条件的医院可采用层流洁净技术。

3. **加强基础护理** 病房温湿度适宜,足月儿室 22~24℃,早产儿室 24~26℃,湿度 55%~65%,新生儿保温箱内保持适中温度,减少新生儿能量消耗。

4. **合理喂养,保障营养供给** 新生儿应尽早开奶,对喂养不耐受者应根据医嘱提供静脉营养支持,静脉营养可提供患儿生长发育所需热量、液体及营养物质。

5. **保持呼吸道通畅,维持有效呼吸** 使患儿处于鼻吸气位,保持气道通畅,痰多稀薄者,可以翻身拍背、体位引流以利于痰液排出。痰黏稠不易咳出者,给予雾化吸入或支气管灌洗。

6. **健康教育** 向家长讲解病情及治疗近况,减轻紧张情绪。指导其掌握出院后随访方法,了解生长发育及智力发育情况。教会家长简单的患儿功能训练技术,减少患儿后遗症的发生。

六、新生儿梅毒

新生儿梅毒(neonatal syphilis)又称先天性梅毒(congenital syphilis)、胎传梅毒,是梅毒螺旋体由母体经胎盘进入胎儿血液循环所致的感染。受累胎儿约 50% 发生早产、流产、死胎或死产。存活婴儿发病年龄不一,2 岁以内发病者为早期梅毒,2 岁以后为晚期梅毒,晚期梅毒也有 20 年后才发病者。近年来,我国新生儿梅毒发病率已有明显上升趋势。

【临床表现】

大多数早期梅毒患儿出生时无症状,生后2~3周逐渐出现。如母亲在妊娠早期感染梅毒又未及时治疗,则新生儿发病时间早且病情重。

1. **一般症状**　发育差、营养差,皮肤萎缩貌似老人,低热,黄疸,贫血,低血糖,哭声嘶哑,易激惹等。

2. **皮肤黏膜损害**　皮疹常于生后2~3周出现,为多形性,可表现为全身散在斑丘疹、梅毒性天疱疮,最常见于口周、鼻翼和肛周,皮损数月后呈放射状裂痕。梅毒性鼻炎表现为鼻塞、脓血样分泌物,即"涕溢",含有大量病原体,极具传染性,鼻黏膜溃疡累及鼻软骨时形成"鞍鼻",累及喉部引起声音嘶哑。

3. **骨损害**　约占90%,多发生于生后数周,因剧痛而形成"假瘫",X线可见对称性长骨骨骺端横行透亮带。

4. **肝、脾、全身淋巴结肿大**　几乎所有患儿均有肝大,可出现黄疸、肝功能受损。滑车上淋巴结肿大有诊断价值。

5. **中枢神经系统症状**　新生儿罕见,多在生后3~6个月时出现急性化脓性脑膜炎样症状,脑脊液中细胞数增加以淋巴为主,糖正常。

6. **其他**　尚可见视网膜脉络膜炎、胰腺炎、肺炎、心肌炎、肾小球病变等。

【辅助检查】

出生时胎盘大而苍白是宫内感染的指征。性病研究实验室试验(venereal disease research laboratories,VDRL)可作为筛查试验,荧光螺旋体抗体吸附试验(fluorescent treponema antibody-absorption test,FTA-ABS Test)则有助于确诊。

【治疗要点】

1. 强调早期诊断、及时治疗、防止发展至晚期。

2. 抗梅毒治疗。首选青霉素,每次5万U/kg,静脉滴注,12h 1次,7d后改为8h 1次,再用2周。神经梅毒者:240万U/(kg·d),静脉滴注,治疗3周。先天性梅毒常规采用水剂青霉素治疗,青霉素治疗浓度为0.03U/ml,才能确保血液和脑脊液中的螺旋体被杀灭。青霉素过敏者可用红霉素。

【常见护理诊断/问题】

1. **皮肤完整性受损**　与梅毒螺旋体损伤皮肤黏膜有关。
2. **疼痛**　与骨损害有关。
3. **焦虑(家长)**　与对治疗、预后知识缺乏有关。

【护理措施】

1. **心理护理**　治疗新生儿梅毒首先要取得家长的配合。要针对产妇及配偶做好心理护理,大多数产妇及配偶缺乏本病基本知识,多数产妇都有反复流产、早产、死胎等不良生育史,入院后一旦确诊此病即表示怀疑、不能接受事实,因此产生了恐惧、焦虑、急躁、悲观失望的情绪;另外,担心治疗效果及预后对孩子将来健康状况等的影响,而产生自责的心理,处于一种复杂的心态中。因此,做好心理护理取得配合极为重要。多数产妇要求对患儿的病情予以保密,护士应给予理解支持,同时根据家长不同的文化程度,进行有关本病的健康教育,解除其思想顾虑。

2. **消毒隔离**　做好消毒隔离工作,防止交叉感染。认真做好床边隔离,治疗及护理操作应集中进行。在行静脉穿刺时,要注意避开皮肤斑丘疹的部位,动作轻柔,不要碰破皮疹处的皮肤,严格执行

Note:

无菌操作技术,以免发生交叉感染。患儿所用过的衣被,褥套等物品要经过消毒处理后才能进行清洗,暖箱、蓝光箱用后要严格消毒。护士注意自我保护性隔离,操作时戴一次性手套,操作前后均要及时进行手消毒。患儿用过的一次性物品要集中焚烧处理,其他物品均要做好终末消毒工作。

3. 皮肤护理　新生儿梅毒的皮肤护理至关重要,必要时置暖箱、穿单衣以便护理操作。在所有斑丘疹处涂红霉素软膏,之后用单层纱布覆盖创面,每天换药 1 次,注意头发内斑丘疹的涂药。患儿躁动时易擦伤足跟部,要用纱布加以包扎。加强臀部护理,保持全身皮肤清洁干燥,防止皮肤感染。

4. 梅毒假性麻痹护理　90%的患儿有不同程度的骨损害,较严重的出现梅毒假性麻痹,这些患儿四肢呈弯曲状态,张力大,不能自然放松伸直,牵拉时患儿出现尖叫,提示有剧烈的疼痛。因此在治疗护理操作时动作轻柔,不采取强行体位,尽量减轻患儿的疼痛和不必要的刺激。梅毒假性麻痹的患儿常常出现哭闹、烦躁不安,护士必须检查全身情况,发现异常及时处理。

5. 健康教育　经治疗患儿全身症状好转,皮肤斑丘疹完全消失,体检后予以接种乙肝疫苗和卡介苗。指导定期复查,进行追踪观察血清学试验,以保证患儿得到正确的、全程的、彻底的治疗。治疗后 1 个月、2 个月、3 个月、6 个月、12 个月时应进行随访,治疗成功时快速血浆反应素试验(RPR)在 3 月时滴度下降,6~12 月时转阴。若 1 岁时滴度仍未降低或升高,应再次进行正规治疗(10~14d)。神经梅毒患儿应每 6 个月进行脑脊液(CSF)检查直至细胞数正常、VDRL 阴性。6 个月时 CSF 中 VDRL 阳性和/或持续异常细胞数或蛋白至 2 岁,应再次治疗。

第十三节　新生儿寒冷损伤综合征

新生儿寒冷损伤综合征(neonatal cold injure syndrome)简称新生儿冷伤,主要由受寒引起,其临床特征是低体温和多器官功能损伤,严重者出现皮肤和皮下脂肪变硬和水肿,此时又称新生儿硬肿症(sclerema neonatorum,SN)。

【病因和发病机制】

寒冷、早产、感染和窒息为主要病因。

1. 新生儿体温调节与皮下脂肪组成特点　新生儿体温调节功能不足:①体温调节中枢发育不成熟;②皮肤表面积相对较大,血流丰富,易于失热;③能量贮备少,产热不足,尤以早产儿、低出生体重儿和小于胎龄儿为明显;④以棕色脂肪组织的化学产热方式为主,缺乏寒战等物理产热方式。因此,新生儿期易发生低体温;⑤新生儿皮下脂肪组织的饱和脂肪酸比未饱和脂肪酸多,前者熔点高,当受寒或其他原因引起体温降低时,皮脂容易发生硬化,出现硬肿症。

2. 寒冷损伤　寒冷环境或保温不当可使新生儿失热增加,当产热不抵失热时,体温随即下降,继而引起外周小血管收缩,皮肤血流量减少,出现肢端发冷和微循环障碍,更进一步引起心功能低下表现。低体温和低环境温度导致缺氧、各种能量代谢紊乱和代谢性酸中毒,严重时发生多器官功能损坏。

3. 其他　新生儿严重感染(肺炎、败血症、化脓性脑膜炎等)、早产、颅内出血和红细胞增多症等时也易发生体温调节和能量代谢紊乱,出现低体温和硬肿。

【临床表现】

本病多发生在冬、春寒冷季节,以出生 3d 内或早产新生儿多见。发病初期表现体温降低、吮乳差或拒乳、哭声弱等症状;病情加重时发生硬肿和多器官损害体征。

1. 低体温　体核温度(肛门内 5cm 处温度)常降至 35℃ 以下,重症<30℃。新生儿由于腋窝下含有较多棕色脂肪,寒冷时氧化产热,使局部温度升高,此时腋温高于或等于肛温(核心温度)。因此,腋温-肛温差值(腋-肛温差,T_{A-R})可作为判断棕色脂肪产热状态的指标。正常状态下,棕色脂肪不产

热,T_{A-R}<0℃;重症硬肿症,因棕色脂肪耗尽,故 T_{A-R} 也<0℃;新生儿硬肿症初期,棕色脂肪代偿产热增加,则 $T_{A-R} \geq 0$℃。

2. **硬肿**　由皮脂硬化和水肿所形成,其特点为皮肤硬肿,紧贴皮下组织,不能移动,有水肿者压之有轻度凹陷。硬肿发生顺序是:小腿→大腿外侧→整个下肢→臀部→面颊→上肢→全身。硬肿范围可按:头颈部20%,双上肢18%,前胸及腹部14%,背及腰骶部14%,臀部8%,双下肢26%计算。

3. **多器官功能损害**　早期常有心音低钝、心率缓慢、微循环障碍表现;严重时可呈现休克、DIC、急性肾衰竭和肺出血等多器官衰竭(MOF)表现。

4. **病情分度**　根据临床表现,病情可分为轻、中和重3度(表7-6)。

表 7-6　新生儿寒冷损伤综合征的病情分度

分度	肛温	腋-肛温差	硬肿范围	全身情况及器官功能改变
轻度	≥35℃	>0	<20%	无明显改变
中度	<35℃	≥0	25%~50%	反应差、功能明显低下
重度	<30℃	<0	>50%	休克、DIC、肺出血、急性肾衰竭

【治疗要点】

1. **复温**　是低体温患儿治疗的关键。复温原则是逐步复温,循序渐进。

2. **支持疗法**　足够的热量有利于体温恢复,根据患儿情况选择经口喂养或静脉营养。但应注意严格控制输液量及速度。

3. **合理用药**　有感染者选用抗生素。纠正代谢紊乱。有出血倾向者用止血药,高凝状态时考虑用肝素,但 DIC 已发生出血时不宜用肝素。休克时除扩容纠正酸中毒外,可用多巴胺。

【常见护理诊断/问题】

1. **体温过低**　与新生儿体温调节功能低下、寒冷、早产、感染、窒息等有关。
2. **营养失调:低于机体需要量**　与吸吮无力、热量摄入不足有关。
3. **有感染的危险**　与免疫、皮肤黏膜屏障功能低下有关。
4. **皮肤完整性受损**　与皮肤硬肿、水肿有关。
5. **潜在并发症:**肺出血、DIC。
6. **知识缺乏:**患儿家长缺乏正确保暖及育儿知识。

【护理措施】

1. **复温**　目的是在体内产热不足的情况下,通过提高环境温度(减少散热或外加热),以恢复和保持正常体温。

(1) 对于轻、中度寒冷损伤综合征,肛温>30℃,$T_{A-R} \geq 0$,提示体温虽低,但棕色脂肪产热较好,此时可通过减少散热使体温回升。将患儿置于以预热至中性温度的暖箱中,一般在 6~12h 内恢复正常体温。

(2) 当肛温<30℃时,多数患儿 T_{A-R}<0,提示体温很低,棕色脂肪被耗尽,虽少数患儿 $T_{A-R} \geq 0$,但体温过低,靠棕色脂肪自身产热难以恢复正常体温,且易造成多器官损害,所以只要肛温<30℃,一般均应将患儿置于箱温比肛温高 1~2℃的暖箱中进行外加热。每小时提高箱温 1~1.5℃,箱温不超过34℃,在 12~24h 内恢复正常体温。然后根据患儿体温调整暖箱温度。在肛温>30℃,T_{A-R}<0 时,仍提示棕色脂肪不产热,故此时也应采用外加温使体温回升。

(3) 如无上述条件者,可采用温水浴、电热毯或母亲怀抱等方式复温,但要防止烫伤。

Note:

2. **合理喂养** 轻者能吸吮者可经口喂养;吸吮无力者用滴管、管饲或静脉营养保证能量供给。

3. **保证液体供给,严格控制补液速度** 应用输液泵控制。建立输液记录卡,每小时记录输入量及速度,根据病情加以调节,以防止输液速度过快引起心衰和肺出血。

4. **预防感染** 做好消毒隔离,加强皮肤护理,经常更换体位,防止体位性水肿和坠积性肺炎,尽量减少肌内注射,防止皮肤破损引起感染。

5. **观察病情** 注意体温、脉搏、呼吸、硬肿范围及程度、尿量、有无出血症状等,详细记录护理单,备好抢救药物和设备(氧气、吸引器、复苏囊、呼吸器等仪器),一旦发生病情突变,能分秒必争组织有效地抢救。

6. **健康教育** 介绍有关硬肿症的疾病知识,指导患儿家长加强护理,注意保暖,保持适宜的环境温度和湿度,鼓励母乳喂养,保证足够的热量。

第十四节　新生儿坏死性小肠结肠炎

新生儿坏死性小肠结肠炎(neonatal necrotizing enterocolitis,NEC)是围生期的多种致病因素导致的肠道疾病,多在出生后 2 周内发病,严重威胁新生儿的生命。近年来发病率有所增加,常见于未成熟儿。临床上以腹胀、呕吐、便血为主要表现,腹部 X 线平片以肠道充气、肠壁囊样积气为特点。随着对该病认识的加深及静脉营养的应用,死亡率有所下降。

【病因和发病机制】

发病原因至今尚未明了,可能与下列因素有关:

1. **早产** 早产儿肠道功能发育不成熟,胃酸水平低,肠蠕动弱,肠道通透性高,SIgA 低下,利于细菌侵入肠壁繁殖。

2. **肠道缺血和缺氧** 新生儿窒息、缺氧、呼吸窘迫、先天性心脏病、低体温、换血、严重感染、腹泻、血液浓缩以及呼吸衰竭等引起低氧血症或低血容量休克,使血压下降,心搏出量减少。机体为保证脑、心等重要器官的供血,体内血液重新分配,致肠道、皮肤、肾脏供血减少。由于肠道缺血,肠道分泌保护性黏液减少而引起肠黏膜损伤,使肠道内细菌侵入而坏死。

3. **喂养因素** 本病多发生于人工喂养的早产儿。由于免疫球蛋白 A(IgA)主要来自母乳,因此,人工喂养儿肠道黏膜缺乏 IgA 的保护,利于病菌生长与繁殖。另外,人工喂养儿奶配方渗透压高于 460mOsm/L 时,大量的液体必由血循环转入肠腔,影响血容量和肠系膜的灌注,导致肠道缺血,引起肠黏膜的损伤。

4. **感染** 坏死性肠炎与感染有关,病原多为细菌,以产气杆菌、大肠埃希菌、沙门菌、链球菌、金黄色葡萄球菌等为主。另外,临床上也有部分病例在患流行性腹泻时或无任何诱因下发生本病。

【临床表现】

多见于早产儿和小于胎龄儿,常有窒息史。于生后 4~10d 发病,早期出现反应差、拒食、呕吐、腹胀、腹泻和便血等表现。轻症仅有中度腹胀,可无呕吐,大便 2~3 次/d,稀薄,颜色深或带血,隐血试验阳性。重症腹胀明显,可见肠型,大便如果酱样或柏油样,或带鲜血有腥臭味。若不积极治疗,病情急剧恶化,患儿面色苍白、四肢发凉、体温不升、代谢性酸中毒、黄疸加深、呼吸不规则、心率减慢。严重者出现休克、DIC、肠穿孔、腹膜炎等。

【辅助检查】

X 线显示肠道充气(图 7-5),有多个液平面,具有特征性的肠壁囊样积气,肠壁炎症、局限性坏死。

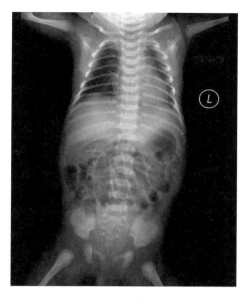

图 7-5　肠道充气

可见多个小气泡或线状气体阴影沿肠管排列。严重病例者门静脉有气体阴影。肠穿孔时可见膈下游离气体形成气腹。

【治疗要点】

1. **禁食**　一经确诊立即禁食，同时进行胃肠减压，定期抽出胃液。轻者禁食 5~7d，重者 10~14d。当腹胀消失，大便隐血试验阴性可试进食。

2. **静脉供给液体和高营养液**　禁食或进食不足时，应补充液体和其他营养液。有条件者可输全血、血浆或白蛋白。根据日龄和失水量补充。热量每日 50~100kcal/kg（209.2~418.4kJ/kg）。在长期补液过程中，根据需要补充钾、钠、氯、钙等电解质。

3. **抗生素**　根据细菌培养和药敏试验选择。

4. **对症治疗**　合并休克、DIC 时，给予相应治疗。

5. **手术治疗**　经内科治疗无效，或有肠穿孔、腹膜炎、明显肠梗阻时，应做手术治疗。

【常见护理诊断/问题】

1. **体温过高**　与细菌毒素有关。
2. **腹胀**　与肠壁组织坏死有关。
3. **腹泻**　与肠道炎症有关。
4. **体液不足**　与液体丢失过多及补充不足有关。

【护理措施】

1. **监测体温**　根据监测的体温结果给予相应的物理降温或药物降温。

2. **减轻腹胀、腹痛，控制腹泻**

（1）立即禁食，肠胀气明显者行胃肠减压，观察腹胀消退情况及引流物色、质、量。观察有无呕吐，呕吐时应头侧向一侧，及时清除呕吐物，保持皮肤及床单元清洁。记录呕吐物的色、质及量。做好口腔护理。

（2）遵医嘱给予抗生素控制感染。

3. **密切观察病情**

（1）当病人表现为脉搏细数、血压下降、末梢循环衰竭等中毒性休克时，立即通知医生组织抢救。迅速补充有效循环量，改善微循环，纠正脱水、电解质紊乱及酸中毒，补充能量及营养。

（2）仔细观察、记录大便的次数、性质、颜色及量，了解大便变化过程。及时、正确留取大便标本送检。每次便后用温水洗净臀部涂油膏等，减少大便对皮肤刺激，保持臀部皮肤的完整性。

4. **补充液体，维持营养**

（1）恢复喂养：禁食期间以静脉维持能量及水电解质平衡。腹胀消失、大便潜血转阴后逐渐恢复饮食。恢复喂养从水开始，开始只喂开水或 5% 葡萄糖水。喂 2~3 次后，如无呕吐或腹胀，再喂乳汁，以母乳为佳，若喂牛乳，从 1:1 浓度开始，初为 3~5ml，以后每次递增 2ml，逐渐增加浓度及奶量。在调整饮食期间继续观察腹胀及大便情况，发现异常立即与医生取得联系。

（2）补液护理：建立良好的静脉通路，合理安排滴速；准确记录 24h 出入量。

5. **健康教育**　帮助家长掌握有关饮食的控制、皮肤和口腔卫生等的护理知识，并使家长了解病情，取得他们的理解和配合。

Note：

第十五节　新生儿出血症

人体凝血系统包括凝血和抗凝血两个方面,两者间的动态平衡是正常机体维持体内血液流动状态和防止血液丢失的关键。机体的正常止凝血,主要依赖于完整的血管壁结构和功能,有效的血小板质量和数量,正常的血浆凝血因子活性。新生儿出血较年长儿多见,是由于新生儿因肝脏与骨髓发育不全,不能生产凝血因子与血小板,从而纤维蛋白原与血小板减少,其他凝血因子活性减低,出现明显的出血倾向,如在感染、低温、酸中毒等危险因子存在下,出血即可发生。其中最严重的是 DIC 与颅内出血,甚至两者并存。

【分类】

1. **维生素 K 缺乏性出血症（vitamin K deficiency bleeding,VKDB）**　是指由于维生素 K 缺乏,体内维生素 K 依赖凝血因子（Ⅱ、Ⅶ、Ⅸ、Ⅹ）活性低下所致的出血性疾病。VKDB 的发生原因包括:①维生素 K 不易通过胎盘;②母乳中维生素 K 含量低;③新生儿肠道菌群未正常建立;④胆道疾病;⑤母孕期用药。临床特点为婴儿突然出血,如头颅血肿、颅内出血、脐带或胃肠道出血等,其他方面正常,无严重的潜在疾病。

2. **血小板减少症**　分为原发性和继发性两类。早期血小板减少原因是血小板生成障碍,宫内生长迟缓或母亲高血压的患儿,特别是早产儿好发,一般为轻到中度,呈自限性,多数无出血表现。出生 72h 内重度血小板减少的最常见原因是同族免疫性血小板减少性紫癜（neonatal alloimmune thrombocytopernic purpura,NAIT）,特别是当新生儿一般状况良好而母亲又无免疫性血小板减少病史时,应考虑此诊断。出生 72h 后出现的重度血小板减少症需注意败血症、坏死性小肠结肠炎、宫内感染或 DIC 的可能。如查体发现患儿存在某些先天缺陷或外观异常,要考虑一些遗传性疾病引起的血小板减少症。排除上述常见原因,还应考虑药物引起的血小板减少、血栓症等。

3. **血友病**　血友病 A 和 B 是最常见的遗传性出血性疾病,血友病 A 缺乏凝血因子Ⅷ,而血友病 B 缺乏凝血因子Ⅸ。血友病患儿的主要症状为出血,多为医源性出血,如在静脉取血或肌注维生素 K 的部位出现渗血或血肿,有时也可见到颅内或颅外较大量出血。因此,对任何出血新生儿均应考虑到血友病的诊断。

【诊断】

1. **病史**　包括家族出血史,母亲患病史(感染、特发性血小板减少性紫癜、红斑狼疮),母亲既往妊娠出血史,母及新生儿用药史(抗惊厥药、抗凝血药、阿司匹林等)。获取这些信息十分重要,通过询问病史,结合有针对性的实验室检查,医生可以做出最迅速准确的诊断。

2. **临床特点**　患儿出生后有自发性反复出血的表现,出血可呈广泛性或局限性,皮肤、黏膜、关节、肌肉等部位为主要发生部位,出血发生时,给予一般止血药物的治疗效果差,但静脉输注含各种凝血因子的血液制品疗效较好。贫血程度与出血量一致,且一般无肝脾及淋巴结肿大。

【治疗要点】

1. **新生儿出血的预防**　新生儿出生后常规肌内注射维生素 K_1;护理新生儿时动作轻柔,避免创伤;避免使用某些易致出、凝血的药物如阿司匹林等;密切观察有无出血体征。

2. **病因治疗**　新生儿出血性疾病治疗主要是针对原发病的治疗和对症支持治疗,有些局部大出血还需要外科治疗。

3. **药物应用**　根据出血病因选择针对性强的药物。DIC 根据病程进展不同在高凝期用肝素,消耗期同时补充凝血因子和加用肝素,纤溶亢进期可在肝素基础上加用抗纤溶制剂。

Note:

4. 替代治疗 新鲜冰冻血浆含有各种符合生理需要的丝氨酸蛋白酶抑制剂、抗凝因子及凝血因子，能恢复血容量及免疫调节，因此对于缺乏凝血因子的患儿有效。冷沉淀中主要含有因子Ⅷ、Fg及血管性血友病因子，故是低纤维蛋白原血症的患儿最好的治疗方法。对于血小板减少症的患儿，血小板输注是目前唯一的特异性对症治疗方法，但是尚无统一的标准。需强调的是，所有替代治疗必须在原发病得到控制的基础上才有效。

5. 其他 如在穿刺部位局部压迫止血，局部置冰袋冷敷使血管收缩以助于止血（但需注意保持正常体温），有伤口的用凝血酶、纤维蛋白原海绵局部敷贴止血。

【常见护理诊断/问题】

1. **组织完整性受损** 与皮肤黏膜出血性损害有关。
2. **潜在并发症**：颅内出血。

【护理措施】

1. 严密观察各种出血症状及紧急处理

（1）消化系统症状：若患儿出现烦躁、哭闹、恶心、腹胀等呕吐的先兆，应尽早留置胃管，胃管插入深度要适当，插管动作要轻快，确认插到胃内。检查胃液颜色、性质、量，抽吸胃液速度缓慢，禁止强行回抽，使用 10ml 以上针筒进行回抽，避免压力过大引起损伤。从胃管内抽出咖啡色液体，提示有消化道出血的可能，及时送检胃液，及时做大便潜血试验，并予生理盐水洗胃。

（2）神经系统症状：若患儿出现激惹、尖叫、吐奶、前囟饱满、张力高等临床体征则提示可能合并颅内出血，予止血、镇静、降低颅内压等治疗，严密观察瞳孔大小及对光反射，注意有无双眼凝视、肢体抖动、惊跳及肌张力变化等神经系统症状。各项治疗护理有计划地集中进行，保持患儿安静，避免头皮静脉穿刺，减少头部活动，严格控制输液速度，抬高头肩 20～30cm，右侧卧位，防止呕吐，保持气道通畅。

（3）呼吸系统症状：早期发现患儿肺部突发密集水泡音，X 线片检查两肺纹理示较粗网状影，分布均匀而广泛。患儿反应差，肤色发绀，呼吸困难，三凹征阳性，气道内吸出血性液体，血氧饱和度出现波动时，应立即通知医师，配合予气管插管，持续正压通气，气管内滴入肾上腺素等处理。

（4）休克症状：如患儿出现肤色苍白、呼吸急促、心率加快、血压下降、皮肤花斑纹、肢端凉等失血性休克的早期征象，应立即通知医师并配合抢救处置，做好输液、输血准备。严密监测生命体征和血氧饱和度，尽早建立有创动脉血压监测。

2. 保暖 新生儿由于体温调节中枢功能不完善，体温易随环境温度改变而改变，且由于失血，可引起体温不升，应给予保暖。

3. 加强基础护理，预防感染 保持病室内温度适宜 22～24℃，湿度适宜 55%～66%，空气清新、清洁，定时消毒，开窗通风，限制探视人数及次数。保持床单清洁平整，保持皮肤清洁，使用棉质的衣物和包被，避免患儿皮肤摩擦及肢体受压。修剪患儿指甲，必要时给予手套，以免抓伤皮肤。用清水擦浴，及时处理渗出的血液及分泌物。经常检查皮肤出血点与瘀斑。加强新生儿口腔、脐部、臀部护理。新生儿的防御机制尚未发育成熟，且发生本病后免疫功能更差，故执行各项操作时，应严格遵守消毒隔离规范，加强手卫生消毒，防止交叉感染，严格无菌操作，必要时实行保护性隔离。

4. 集中操作，减少出血 护理操作集中进行，动作轻柔，减少刺激。减少不必要的穿刺等侵入性操作，尽量避免肌内注射、深部组织穿刺、静脉穿刺、抽血后延长按压时间。尽量避免手术，如需手术，应在术前、术中、术后补充所缺乏的凝血因子。使患儿保持安静，避免剧烈哭吵。

5. 加强宣教 对家长进行宣教，使家长对疾病有所了解，减轻家长的焦虑情绪，积极配合治疗。对于特殊遗传性疾病，指导家长做好优生优育及产前咨询工作。指导家长对患儿病情的观察，包括精神状态、皮肤颜色、生命体征、出血部位、出血程度，如有异常，及时就医。遵医嘱按时正确服药，出院

Note:

后,应定期随访,血液科继续治疗。

第十六节　新生儿糖代谢紊乱

糖代谢紊乱包括低血糖症和高血糖症,在新生儿期极为常见。

一、新生儿低血糖

新生儿低血糖(neonatal hypoglycemia)一般指:足月儿出生 3d 内全血血糖<1.67mmol/L(30mg/dl),3d 后<2.2mmol/L(40mg/dl);低体重儿出生 3d 内<1.1mmol/L(20mg/dl),1 周后<2.2mmol/L(40mg/dl)。目前认为凡全血血糖<2.2mmol/L(40mg/dl)都诊断为新生儿低血糖。

【病因和发病机制】

1. **葡萄糖产生过少和需要量增加**　①早产儿、小于胎龄儿,主要与肝糖原、脂肪、蛋白储存不足和糖原异生功能低下有关;②败血症、寒冷损伤、先天性心脏病,主要由于能量摄入不足,代谢率高,而糖的需要量增加,糖原异生作用低下所致;③先天性内分泌和代谢缺陷病常出现持续顽固的低血糖。

2. **葡萄糖消耗增加**　多见于糖尿病母亲婴儿、Rh 溶血病、Beckwith 综合征、窒息缺氧及婴儿胰岛细胞增生症等,均由高胰岛素血症所致。

【临床表现】

无症状或无特异性症状,表现为反应差或烦躁、喂养困难、哭声异常、肌张力低、激惹、惊厥、呼吸暂停等。经补充葡萄糖后症状消失、血糖恢复正常。如反复发作需考虑糖原贮积症、先天性垂体功能不全和胰高糖素缺乏症等。

【辅助检查】

常用微量纸片法测定血糖,异常者采静脉血测定血糖以明确诊断。对可能发生低血糖者可在生后进行持续血糖监测。对持续顽固性低血糖者,进一步做血胰岛素、胰高糖素、T₄、TSH、生长激素及皮质醇等检查,以明确是否患有先天性内分泌疾病或代谢性缺陷病。

【治疗要点】

无症状低血糖可给予进食葡萄糖,如无效改为静脉输注葡萄糖。对有症状患儿都应静脉输注葡萄糖 6~8mg/(kg·min)。对持续或反复低血糖者除静脉输注葡萄糖外,结合病情予氢化可的松静脉点滴、胰高糖素肌注或泼尼松口服。

【常见护理诊断/问题】

1. **营养失调:低于机体需要量**　与摄入不足、消耗增加有关。
2. **潜在并发症:呼吸暂停**。

【护理措施】

1. **喂养**　生后能进食者尽早喂养,根据病情给予 10%葡萄糖或吸吮母乳。早产儿或窒息儿尽快建立静脉通路,保证葡萄糖输入。
2. **监测**　定期监测血糖,静脉输注葡萄糖时及时调整输注量及速度,用输液泵控制并每小时观察记录 1 次。
3. **观察**　观察病情变化,注意有无震颤、多汗、呼吸暂停等,有呼吸暂停者及时处理。

二、新生儿高血糖

新生儿高血糖(neonatal hyperglycemia)指全血血糖>7.0mmol/L(125mg/dl)或血浆糖>8.12～8.40mmol/L(145～150mg/dl)。

【病因和发病机制】

1. **医源性高血糖**　发生率高,常见于早产儿和极低体重儿。由于输注葡萄糖浓度过高、速率过快或机体不能耐受所致。

2. **用药影响**　治疗呼吸暂停使用氨茶碱时激活了肝糖原分解,抑制糖原合成。

3. **疾病影响**　在窒息、感染、寒冷等应激状态下,肾上腺能受体兴奋,儿茶酚胺释放增加及胰岛反应差均可导致高血糖症。

4. **真性糖尿病**　新生儿期少见。

【临床表现】

轻者可无症状,血糖显著增高者表现为口渴、烦躁、糖尿、多尿、体重下降、惊厥等症状。

【治疗要点】

减少葡萄糖用量和减慢葡萄糖输注速度;治疗原发病,纠正脱水及电解质紊乱;高血糖不易控制者可考虑用胰岛素输注并做血糖监测。

【常见护理诊断/问题】

1. **有体液不足的危险**　与多尿有关。
2. **有皮肤完整性受损的危险**　与多尿、糖尿有关。

【护理措施】

1. **维持血糖稳定**　严格控制输注葡萄糖的量及速度,监测血糖变化。
2. **观察病情**　注意体重和尿量的变化,遵医嘱及时补充电解质溶液,以纠正电解质紊乱。
3. **做好臀部护理**　勤换尿布,保持会阴部清洁干燥。

第十七节　新生儿低钙血症

新生儿低钙血症(neonatal hypocalcemia)是新生儿惊厥的常见原因之一,主要与暂时的生理性甲状旁腺功能低下有关。血清总钙低于1.8mmol/L(7.0mg/dl)或游离钙低于0.9mmol/L(3.5mg/dl)即为低钙血症。

【病因和发病机制】

胎盘能主动向胎儿转运钙,故胎儿通常血钙不低。妊娠晚期母血甲状旁腺激素(PTH)水平高,分娩时脐血总钙和游离钙均高于母血水平(早产儿血钙水平低),故使胎儿及新生儿甲状旁腺功能暂时受到抑制。出生后因源于母亲钙的供应中断,而外源性钙的摄入又不足,加之新生儿PTH水平较低,骨质中钙不能入血,故导致低钙血症。

1. **早期低血钙**　是指发生于生后3d内,多见于早产儿、小于胎龄儿、IDM及母亲患妊娠高血压综合征所生婴儿。

2. **晚期低血钙**　是指发生于生后3d后,高峰在第1周末,多见于牛乳喂养的足月儿。主要是由于牛乳中磷含量高(900~1 000mg/L,人乳150mg/L),钙磷比例不适宜(牛乳1.35∶1,人乳2.25∶1),故不利于钙的吸收。同时新生儿肾小球滤过率低,而肾小管对磷的重吸收能力较强,导致血磷过高、血钙沉积于骨,发生低钙血症。

3. 先天性永久性甲状旁腺功能不全　系由于新生儿甲状旁腺先天缺如或发育不全所致,为X连锁隐性遗传。具有持久的甲状旁腺功能低下和高磷酸盐血症。常合并胸腺缺如、免疫缺陷、小颌畸形和主动脉弓异常,称DiGeorge综合征。

【临床表现】

症状可轻重不同,与血钙浓度不一定平行,多出现于生后5~10d。主要表现为烦躁不安、肌肉抽动及震颤,手腕内屈,踝部伸直,可有惊跳及惊厥等,喉痉挛不常见。惊厥发作时常伴有呼吸暂停和发绀。早产儿生后3d内易出现血钙降低,通常无明显体征,可能与其发育不完善、血浆蛋白低和酸中毒时血清游离钙相对较高等有关。血钙和尿钙检查有助诊断。

【辅助检查】

血清总钙<1.8mmol/L(7mg/dl),血清游离钙<0.9mmol/L(3.5mg/dl),血清磷>2.6mmol/L(8mg/dl),碱性磷酸酶多正常。必要时还应检测母血钙、磷和PTH水平。心电图QT间期延长(早产儿>0.2s,足月儿>0.19s)提示低钙血症。

【治疗要点】

静脉或口服补钙。晚期低血钙患儿应给用母乳或配方乳。甲状旁腺功能不全者除补钙外,加服维生素D。

【常见护理诊断/问题】

1. **有窒息的危险**　与低血钙造成喉痉挛有关。
2. **知识缺乏:**患儿家长缺乏育儿知识。

【护理措施】

1. **遵医嘱补钙**
(1) 10%葡萄糖酸钙静注或静滴时均要用5%~10%葡萄糖液稀释至少一倍,推注要缓慢,经稀释后药液推注速度<1ml/min,并予心电监护,以免注入过快引起呕吐和心脏停止及导致死亡等毒性反应。如心率<80次/min,应停用。
(2) 静脉用药整个过程应确保输液通畅,以免药物外溢而造成局部组织坏死。一旦发现药液外溢,应立即拔针停止注射,同时使用透明质酸酶对症处理。
(3) 口服补钙时,应在两次喂奶间给药,禁忌与牛奶搅拌入一起,影响钙吸收。
(4) 备好吸引器、氧气、气管插管、气管切开等急救物品,一旦发生喉痉挛等紧急情况,便于争分夺秒组织抢救。
2. **健康教育**　介绍育儿知识,鼓励母乳喂养,多晒太阳。在不允许母乳喂养的情况下,应给予母乳化配方奶喂养,保证钙的摄入。或牛奶喂养期间,加服钙剂和维生素D。

第十八节　新生儿产伤性疾病

一、头皮血肿

头皮血肿(cephalohematoma)是常见产伤之一,发生率在0.2%~2.5%,多见于顺产分娩儿在胎头下降过程中受骨盆挤压、摩擦致骨膜下血管破裂,血液蓄积于颅骨与骨膜之间而引起的局部包块。

【病因】

此类患儿产程长,伴难产,常有头位产、产前助产或胎头吸引史,以第一胎第一产患儿多见。

【临床表现】

头皮血肿不应超过骨缝,外观与皮肤颜色一致,触诊肤温正常,有波动感。常在数小时至数天增大,2～3d 达高峰,此后逐渐减小。以顶枕部常见,其次为额部与枕部,可出现在单侧或双侧。

【辅助检查】

1. **透光实验**　通过透光实验与头皮水肿区别,实验阴性者为头皮血肿。
2. **体检**　触诊患儿头部,可在单侧或双侧触及血肿,以顶枕部多见,伴波动感,血肿大小不超过骨缝。
3. **其他**　多不需要头颅 MRI 检查,出血量较大者则可导致贫血、黄疸加重,需进一步完善血常规、凝血功能、胆红素水平等相关实验室检查。

【治疗要点】

1. **一般治疗**　大于80%的新生儿头皮血肿在3～4周内可自然吸收,一般无须特异性治疗,出现血红蛋白降低、胆红素水平增加时应及时对症处理。
2. **手术治疗**　一旦发现头皮血肿外观光整、触之质地坚硬、CT 提示血肿骨化、颅骨破坏,就必须手术治疗,以免日后演变为头颅生长不对称、脑膜脑膨出等。

【护理措施】

1. **体位护理**　每2h 更换体位,以健侧卧位为主,避免将监护仪导线、输液延长管等压在患儿身下或缠绕。观察头部受压部位,大多患处皮肤正常,有时会有破损,破损处予敷料覆盖,头部给予水枕,忌局部按摩或热敷。
2. **病情观察**　每班观察患儿头皮血肿增长或消退的速度,由于血肿吸收,可导致患儿黄疸发生早且重,应密切随访患儿皮肤颜色及胆红素情况。当患儿血肿较大时,应及时随访血红蛋白及凝血功能,出现贫血时予以输血治疗。
3. **术后护理**　一旦患儿发生血肿骨化时,则需在全麻下行骨化血肿剔除、颅骨修复术。术后密切观察患儿生命体征、精神反应、肌张力、伤口等情况,防止颅内出血、低血容量性休克或感染的发生。

二、锁骨骨折

新生儿锁骨骨折(fracture of clavicle)是新生儿产伤性骨折中最常见的一种,常与出生体重、产钳助产、肩难产等高危因素相关,但也有相当比例的骨折(约占41%)发生在无高危因素的正常阴道顺产儿中,大多预后良好。

【病因和发病机制】

新生儿产伤性锁骨骨折多发生在右侧锁骨中段外 1/3 处,与其解剖特点有关。新生儿锁骨位于胸部前上方,有两个生理弯曲,内半段向前突,外半段向后凸,略呈"S"形,内 2/3 较粗,中外 1/3 交界部相对较细,且无肌肉附着,故此处易发生骨折。临床发生肩难产时,胎儿娩出骨盆出口时两肩剧烈向内侧压,S 形锁骨凹面正好卡在母亲耻骨弓下,故容易折断。新生儿骨质含矿物质少,骨强度低,易发生骨折。此外,当新生儿体重过大时,存在胎头大且硬,不易变形等特点,故容易导致难产,从而增加新生儿锁骨骨折的风险。

【临床表现】

急性锁骨骨折患儿典型的表现为患侧上肢或上臂活动障碍,但手或前臂活动正常;轻压患肩时,患儿出现啼哭或痛苦表情;患肩低垂,拥抱反射减弱或消失;局部肿胀隆起,有骨擦音,甚至可扪及骨痂硬块。

【辅助检查】

对新生儿仔细全面的查体是早期发现的有效方法。对新生儿进行常规体检时,发现有难产史、有骨擦音、上肢活动障碍等可疑锁骨骨折的患儿应进行重点检查,必要时进行 X 线摄片以明确诊断。X线检查通常可明确诊断。

【治疗要点】

新生儿锁骨骨折一般不需特殊处理,几乎全部患儿均可自行愈合,一般需 2 周时间。呈青枝骨折与无移位锁骨骨折时,一般予平卧位。早期或有移位时,可用"8"字绷带固定。

【护理措施】

1. **加强宣教,预防为主**　通过门诊宣教,加强对体重增加过快、过多,腹围增加过快,或 B 超提示胎儿双顶径、胸径、腹径、股骨径均偏大产妇的管理,控制其饮食。准确估计胎儿体重,对估计胎儿体重>4.0kg 的产妇,建议剖宫产分娩。正确处理产程,巧妙利用产力,切忌暴力牵引,保护会阴。前肩未充分娩出时,不要过早抬胎儿后肩。

2. **对已确诊的患儿**

(1) 不完全性骨折无须处理,注意保护患处以免再次损伤或增加疼痛。临床应注意肢体保护及病情观察。

(2) 完全性骨折予绷带固定。患儿出院时教会家属相关辅助疗法。遵医嘱用药,并做好家庭用药宣教,患儿出院后促进家庭的随访依从性。

三、臂丛神经损伤

新生儿臂丛神经损伤(brachial plexus injury)即产瘫,是分娩过程中多种原因导致臂丛神经根牵拉性损伤引起的上肢运动障碍,主要是由于胎儿臂丛神经在分娩过程中因牵拉或压迫所致,主要表现为伤侧上肢功能障碍。臂丛神经麻痹的发病率为活产儿中的 0.13‰~3.6‰。

【病理生理】

肩难产和臀位分娩是臂丛神经损伤的主要原因,高危因素为巨大儿、第二产程延长、使用产钳、肩难产、初产、高龄产妇及多胎,损伤机制为肩难产需要头部极度向一侧侧屈及牵拉造成牵拉性损伤。在过度牵拉上肢时,导致颈 5~胸 1 神经根磨损及破裂。

【临床表现】

其临床表现很易被识别,即在引出拥抱反射时患侧肢体不出现主动运动,可伴锁骨上肿胀与锁骨骨折。根据损伤部位及临床表现可分为 3 型:

Ⅰ型:上臂型受累肢体呈现为"服务员指尖"位,肩外展及屈肘不能,肩关节内收及内旋,肘关伸展,前臂旋前,手腕及手指屈曲。二头肌肌腱反射消失,拥抱反射不对称,握持反射存在,可伴有膈神经损伤。

Ⅱ型:较少见,占臂丛神经损伤中的 1%。可累及颈 8 及胸 1,致使手内肌及手腕与长指长屈肌无力。握持反射消失,二头肌肌腱反射能被引出,胸 1 交感神经能纤维损伤时还可导致眼睑下垂、瞳孔缩小及半侧面部无汗。

Ⅲ型:累及全上肢所有臂丛神经。占臂丛神经损伤的 10%。表现为全上肢松弛,反射消失。可同时存在胸锁乳突肌血肿,锁骨或肱骨骨折。

【诊断检查】

依据病史中的肩难产与上肢被牵拉,出生后立即出现一侧上肢部分或完全软瘫的特殊体位,结合神经-肌电图检查结果,一般不难诊断。

【治疗要点】

其治疗方法包括物理保守治疗、显微外科神经功能重建术、继发性骨关节畸形矫形术及肌肉转移性功能重建术。目前新生儿臂丛神经损伤治疗的关键在于如何根据患儿的具体情况实施保守治疗或手术治疗。

【护理措施】

1. **保暖**　臂丛神经损伤时常伴随感觉功能障碍,同时伴有交感神经功能障碍,患侧肢体可出现体温降低现象,应注意肢体保暖,禁忌热水袋、暖宝宝等局部致热物品,以免烫伤发生,必要时可入暖箱、远红外床保暖治疗。

2. **关节被动运动**　初期根据病情固定上肢;待神经水肿消失后遵医嘱行关节被动活动或其他辅助疗法。患儿出院时教会家属相关辅助疗法。

3. **围术期护理**　有手术探查或神经束缝合术患儿,做好术前准备,术后观察伤口渗血及神经肌肉的运动功能恢复情况。

4. **特殊用药护理**　住院期间遵医嘱使用神经营养药物,出院时做好家庭用药宣教,保证神经营养药物的足够疗程,促进神经肌肉恢复。

5. **随访**　患儿常需在出院后进行随访,充分告知患儿家属出院后随访的目的及重要性,促进家庭随访的依从性。

四、皮肤软组织损伤

产伤导致的皮肤软组织损伤可发生于身体任何部位,但以先露部最常见,如头先露软组织损伤在头部,臀先露软组织损伤在臀部。

【病理生理】

由于分娩时先露部位软组织在产道受子宫收缩与产道阻滞两者共同作用,导致软组织受压,呈现静脉淤血、组织水肿及渗出而造成局部皮肤损伤。或由于器械助娩外力作用损伤局部皮肤导致产钳伤。

【临床表现】

由于新生儿凝血功能不完善,先露部位受压时可表现为皮肤瘀点、瘀斑。当损伤严重时,可导致皮肤软组织坏死或组织水肿及渗出。

【诊断检查】

患儿生后即可在先露部位表现出皮肤瘀点、瘀斑;对使用器械助娩儿则在先露部位出现局部皮肤破损,即可诊断。

【治疗要点】

对于产道压迫导致的皮肤瘀点、瘀斑,或皮肤软组织水肿及渗出时,一般无须特殊处理,可在生后数天至数周内自行消退。但当出现皮肤软组织坏死时,则需去除坏死组织,提供湿性愈合环境,从而促进伤口愈合。

【护理措施】

1. **心理护理**　由于产道压迫导致的皮肤瘀点、瘀斑,通常面积较大,易引起家属恐慌,如脐带绕颈导致静脉回流受阻可使整个头面部青紫,但患儿各项生命体征平稳,临床无须特殊处理,患儿可在数周内自行恢复。因此,医务人员应充分告知家属青紫的原因及消退的时间,以消除其不良情绪。

2. **皮肤软组织坏死的护理**　对于皮肤软组织坏死者,通常需清创护理,提供湿性愈合环境,从而促进伤口愈合。

3. **病情观察**　产伤导致的局部组织水肿,一般无须特殊处理,可在数日内自行消退。需与先天性卵巢发育不全导致手背、足背淋巴水肿鉴别。水肿导致的局部受压部位可予以水枕或水床,注意定时翻身,以免压疮的发生。

(张玉侠)

思 考 题

1. 患儿,女,35 周的早产儿,出生体重 2kg,刚开始奶瓶喂养,妈妈诉说孩子需要 20~30min 才能把大约 40ml 奶喝完,而且中间有 1~2 次的呼吸暂停,孩子每天的体重增长为 20~30g,体温正常。

为使妈妈了解早产儿的喂养问题,下列做法正确的是:

(1) 建议妈妈让更有经验的护士来喂孩子,直到妈妈学会正确喂养孩子。

(2) 推荐妈妈更换一个更软些、柔韧性强一些的奶头来喂孩子,使孩子吸吮得更快一些。

(3) 鼓励妈妈继续喂养,喂养期间让孩子多些暂停和休息。

(4) 向妈妈解释孩子需要全管饲喂养,因为孩子太小,又有呼吸暂停。

2. 患儿,男,出生后第 13d,因皮肤发黄 3d,今日拒奶而住院。足月分娩,出生时 Apgar 评分 9 分,出生体重 3.3kg,生后第 2d 皮肤发黄,第 6d 已消退。自出生第 10d 开始皮肤发黄,并逐渐加深,吃奶差,今日拒奶,母妊娠时 HbsAg(-)。体检:体重 3.4kg,体温 35.6℃,心率 120 次/min,呼吸 42 次/min,哭声低,反应差,全身皮肤黄染明显,巩膜发黄,前囟平,心肺(-)。脐部残端有脓性分泌物渗出,腹略胀气,肝肋下 3cm,脾肋下 1cm 可触及,质软。血白细胞 $27×10^9$/L,中性 88%,淋巴 12%。

请思考:

(1) 目前患儿最可能的诊断及诊断依据是什么?

(2) 目前治疗的原则包括哪几方面?

(3) 目前患儿主要护理诊断及护理措施是什么?

3. 患儿,女,系 G_1P_1,孕 33 周出生,顺产,出生体重 2 220g,羊水清,脐带胎盘正常,无胎膜早破,Apgar 评分 1min 6 分,5min 7 分,10min 9 分。因"生后反应差,呼吸困难 2h"转入新生儿科。

血气分析:pH 7.10,PCO_2 61mmHg,PO_2 53mmHg,BE-12.8mmol/L。

Note:

胸片:两肺野透亮度降低,可见毛玻璃样弥漫细颗粒状影。

请思考:

(1) 该患儿可能的临床诊断是什么?

(2) 该患儿目前主要的护理诊断/问题是什么? 应采取哪些护理措施?

NURSING

第八章

营养障碍疾病患儿的护理

08章 数字内容

─── 学 习 目 标 ───

知识目标：

1. 掌握营养性维生素 D 缺乏性佝偻病的定义，佝偻病串珠及郝氏沟、鸡胸、漏斗胸的概念；营养性维生素 D 缺乏性佝偻病的病因、临床表现、治疗和护理措施；维生素 D 缺乏性手足抽搐症的病因、临床表现、急救措施和护理措施。

2. 熟悉蛋白质-能量营养、儿童单纯性肥胖的病因、临床表现、治疗和护理措施；营养性维生素 D 缺乏性佝偻病和手足抽搐症的发病机制。

3. 了解维生素 A 缺乏症、维生素 B_1 缺乏症、维生素 C 缺乏症的病因、临床表现、治疗和护理措施；微量元素障碍的病因、临床表现、治疗和护理措施。

能力目标：

1. 能运用护理程序，制订蛋白质-能量营养不良患儿的护理计划及健康指导计划。

2. 能制订营养性维生素 D 缺乏性佝偻病、维生素 D 缺乏性手足抽搐症患儿的护理计划，并开展健康教育，预防疾病的发生。

素质目标：

关心、爱护患儿，具备良好人文关怀素养；具有与患儿及其家长良好沟通的能力和素养；具有高度的责任感和严谨认真的工作态度。

儿童处于生长发育阶段,所需营养素摄入应均衡适量,才有利于其健康成长,否则易发生营养障碍性疾病。如蛋白质-能量摄入不足可出现蛋白质-能量营养不良;摄入过多的高热量食物可造成儿童单纯性肥胖;当微量营养素不足或过量时均可引发疾病。

第一节　蛋白质-能量营养障碍

 ─────────────── 导入情境与思考 ───────────────

患儿,男,2岁,因"不愿进食伴消瘦1年"入院。

入院前1年患儿反复腹泻,出现食欲差,每日奶量不足200ml,进食量少,生长发育逐渐落后,运动功能发育迟缓,精神萎靡,睡眠不安。

体格检查:T 36℃,P 95次/min,R 35次/min,W 8kg,H 84cm。

患儿精神萎靡,面色苍白,皮肤干燥,头发枯黄,消瘦。头围正常,咽(-),双肺呼吸音清晰,心率95次/min,律齐,未闻及病理性杂音。腹软,肝肋下2cm,剑突下1cm,质中,脾脏未扪及,皮下脂肪几乎完全消失,未见水肿。四肢肌张力低,生理反射存在,病理反射未引出。

辅助检查:血常规示Hb 92g/L,其余正常。尿常规、便常规、肝功均正常。血清铁、锌低于参考值。胸部X线片未见异常。

请思考:

1. 患儿可能的诊断是什么?

2. 针对该患儿应采取哪些护理措施?

一、蛋白质-能量营养不良

蛋白质-能量营养不良(protein-energy malnutrition,PEM)是由于多种原因引起的能量和/或蛋白质长期摄入不足,不能维持正常新陈代谢而导致自身组织消耗的营养缺乏性疾病。多见于3岁以下婴幼儿。主要表现为体重减轻、皮下脂肪减少和皮下水肿,常伴有各器官系统功能紊乱。临床上常见3种类型:以能量供应不足为主的消瘦型;以蛋白质供应不足为主的水肿型以及介于两者之间的消瘦-水肿型。

【病因】

1. 膳食供给不足(原发性营养不足)　可因战争、贫穷、饥荒等原因造成儿童食物匮乏,发生营养不良。我国儿童营养不良主要是因喂养不当所致。如母乳不足,未及时添加其他乳品;奶粉配制过稀;突然停止喂奶未及时引入其他食物;长期以淀粉食品为主食;年长儿的不良饮食习惯,如偏食、挑食、吃零食过多、早餐过于简单或不吃早餐等引起。

2. 疾病因素(继发性营养不足)　消化系统疾病或先天畸形,如过敏性肠炎、唇腭裂等均可影响食物的摄入、消化和吸收。各种急慢性感染及消耗性疾病,如麻疹、肝炎、结核等使消耗增多,从而导致营养不良。

3. 先天不足　早产、双胎及多胎、低体重出生儿,常因先天营养不足,后天生长发育速度较快,营养需要量增加而引起营养不良。

【病理生理】

1. 新陈代谢异常

(1)蛋白质:由于蛋白质摄入不足或蛋白质丢失过多,使体内蛋白质代谢处于负平衡。当血清总蛋白<40g/L、白蛋白<20g/L 时，便可发生低蛋白水肿。

（2）脂肪：体内大量脂肪消耗致血清胆固醇浓度下降。肝脏是脂肪代谢的主要器官，当体内脂肪消耗过多，超过肝脏代谢能力时可造成肝脏细胞脂肪浸润及变性。

（3）碳水化合物：由于摄入不足和消耗增多，致糖原不足和血糖偏低，轻度时症状并不明显，重者可引起低血糖甚至猝死。

（4）水、盐代谢：由于脂肪大量消耗，故细胞外液容量增加，低蛋白血症可进一步加剧而呈现水肿；PEM 时机体 ATP 合成减少可影响细胞膜上钠-钾-ATP 酶的转运，钠在细胞内潴留，细胞外液一般为低渗，易出现低渗性脱水、酸中毒、低血钾、低血钠、低血钙和低血镁症。

（5）体温调节能力下降：由于热能摄入不足，皮下脂肪薄散热快，氧耗量低，脉率和周围血循环量减少，体温偏低。

2. 各系统功能低下

（1）消化系统：由于消化液和酶的分泌减少，酶活性降低，肠蠕动减弱，菌群失调，致消化功能低下，易发生腹泻。

（2）循环系统：心脏收缩力减弱，心排血量减少，血压偏低，脉细弱。

（3）泌尿系统：肾小管吸收功能减低，尿量增加而尿比重下降。

（4）神经系统：神经兴奋性降低，但时有烦躁不安、表情淡漠、反应迟钝、记忆力减退、条件反射不易建立。

（5）免疫功能：非特异性和特异性免疫功能均明显降低，极易并发各种感染。

【临床表现】

营养不良的早期表现是活动减少，精神较差，体重不增，继之出现体重下降，主要表现为消瘦，皮下脂肪逐渐减少以至消失。皮下脂肪层厚度是判断营养不良程度的重要指标之一。皮下脂肪消耗的顺序首先是腹部，其次为躯干、臀部、四肢，最后为面颊。皮下脂肪逐渐减少以至消失，皮肤干燥、苍白渐失去弹性，额部出现皱纹，肌张力渐降低、肌肉松弛、肌肉萎缩呈"皮包骨"时，四肢可有挛缩。

根据营养不良轻度、中度、重度的划分，儿童的临床症状不同。初期营养不良，身高并无影响，但随着病情加重，身高亦低于正常，出现生长迟缓。重度营养不良可有精神萎靡，反应差，抑郁与烦躁交替，食欲低下、腹泻、便秘交替，体温偏低，脉细无力等表现。也可有重要脏器功能损害，如心脏功能下降，出现心音低钝、血压偏低、脉搏变缓、呼吸浅表等。蛋白质严重缺乏时，可有凹陷性水肿（表 8-1）。

表 8-1　婴幼儿不同程度营养不良的临床表现

项目	Ⅰ度（轻度）	Ⅱ度（中度）	Ⅲ度（重度）
实际体重为理想体重的百分比	80%~89%	70%~79%	<70%
腹部皮下脂肪厚度	0.4~0.8cm	<0.4cm	消失
肌张力	正常	降低、肌肉松弛	低下、肌肉萎缩
身长（高）	正常	低于正常	明显低于正常
精神状态	无明显变化	烦躁	萎靡、抑制与烦躁交替
水肿	无	无	有

根据患儿体重及身高（长）减少情况，5 岁以下儿童营养不良的分型和分度如下：

1. **体重低下（underweight）**　体重低于同年龄、同性别参照人群值的均值减 2SD 为体重低下。体重为均值减 2~3SD 或中位数的 70%~79% 为中度；低于均值减 3SD 或 <中位数的 70% 为重度。此项指标主要反映患儿有慢性或急性营养不良，但单凭此项指标不能区别急性还是慢性营养不良。

2. **生长迟缓（stunting）**　身高（长）低于同年龄、同性别参照人群值的均值减 2SD 为生长迟缓。身高（长）为均值减 2~3SD 或中位数的 85%~89% 为中度；低于均值减 3SD 或 <中位数的 85% 为重度。此项指标主要反映慢性长期营养不良。

3. **消瘦（wasting）**　体重低于同性别、同身高（长）参照人群值的均值减 2SD 为消瘦。体重为均值减 2~3SD 或中位数的 70%~79% 为中度；低于均数减 3SD 或 <中位数的 70% 为重度。此项指标主要反映近期、急性营养不良。

【并发症】

1. **营养性贫血**　主要与铁、叶酸、维生素 B_{12}、蛋白质等造血原料缺乏有关。以缺铁性贫血最常见，巨幼细胞贫血也可出现或两者兼有。

2. **感染**　由于免疫功能低下，易患各种感染，如上呼吸道感染、支气管肺炎、鹅口疮、结核病、中耳炎、尿路感染等，以呼吸道和消化道的感染最常见，特别是婴儿腹泻，可迁延不愈，加重营养不良，形成恶性循环。

3. **多种维生素及微量元素的缺乏**　以维生素 A 缺乏最常见，如出现干眼症、口腔炎、末梢神经炎。还可伴 B 族维生素、维生素 C、维生素 D 及钙、镁、锌、铜和硒等缺乏。

4. **自发性低血糖**　常出现在夜间或清晨，是重度营养不良患儿死亡的重要原因。患儿突然出现面色苍白、神志不清、呼吸暂停、脉搏缓慢、体温不升，若不及时诊治可致死亡。应立即静脉推注 25%~50% 的葡萄糖。

【辅助检查】

1. **血清蛋白测定**　血清白蛋白浓度降低是特征性改变，但其半衰期较长（19~21d）故不够灵敏。视黄醇结合蛋白（半衰期 10h）、前白蛋白（半衰期 1.9d）、甲状腺结合前白蛋白（半衰期 2d）和转铁蛋白（半衰期 3d）等代谢周期较短的血浆蛋白质具有早期诊断价值。

2. **胰岛素样生长因子 1(IGF-1)**　IGF-1 水平下降，由于其不仅反映灵敏而且受其他因素影响较少，被认为是早期诊断灵敏可靠指标。

3. **酶活性测定**　血清淀粉酶、脂肪酶、胆碱酯酶、转氨酶、碱性磷酸酶、胰酶和黄嘌呤氧化酶等活力下降，经治疗可迅速恢复正常。

4. **其他**　胆固醇、各种电解质及微量元素浓度皆可下降，生长激素水平升高。

【治疗要点】

轻、中度营养不良不需住院，只需对症处理，改善肠道功能，调整饮食，加强营养。重度营养不良需要住院治疗，治疗原则是积极处理各种危及生命的合并症、去除病因、调整饮食、促进消化功能等。

1. **处理并发症**　严重营养不良常发生危及生命的并发症，如腹泻导致严重脱水和电解质紊乱、酸中毒、休克、肾衰竭、自发性低血糖等，应积极治疗。继发感染或维生素 A 缺乏所致的眼部损害要及时抗感染及相应的对症处理。

2. **去除病因**　要查明病因，积极治疗原发病，如及早纠正先天畸形，控制感染性疾病，根治各种消耗性疾病等。

3. **调整饮食**　强调个体化，勿操之过急。营养不良患儿的消化道因长期摄入过少，已经适应低营养的摄入，如过快增加摄食量易引起消化不良、腹泻等，故饮食调整的内容和量应根据营养不良的程度、实际消化能力和对食物的耐受情况循序渐进完成。

4. 促进消化 可给予 B 族维生素和胃蛋白酶、胰酶等以助消化。此外,还可用苯丙酸诺龙(促进蛋白质合成,增加食欲)、胰岛素(降低血糖,增加饥饿感以提高食欲)、锌制剂(增加食欲)等。

5. 其他 对于病情严重、伴明显低蛋白血症或严重贫血的患儿,可考虑成分输血。酌情选用葡萄糖、高能量脂肪乳剂、多种氨基酸等静脉点滴输液。

【护理评估】

1. **健康史** 了解患儿的喂养史、患病史及生长发育史。注意是否存在母乳不足,喂养不当以及不良的饮食习惯;是否有消化道解剖或功能上的异常;是否为早产或双胎等。

2. **身体状况** 测量患儿身高(长)、体重并与同年龄、同性别健康儿童正常标准相比较,判断有无营养不良及其程度;测量皮下脂肪厚度;检查有无精神改变、水肿、肌张力下降等情况。分析血清总蛋白、白蛋白、维生素及微量元素等浓度有无下降,有无血清酶活性、血浆胆固醇减低。

3. **心理-社会状况** 了解患儿的心理个性发育情况,家庭亲子关系,家庭经济状况及父母角色是否称职;了解父母的育儿知识水平以及对疾病的认识程度。

【常见护理诊断/问题】

1. **营养失调:低于机体需要量** 与能量、蛋白质摄入不足和/或需要、消耗过多有关。
2. **有感染的危险** 与机体免疫功能低下有关。
3. **生长发育迟缓** 与营养物质缺乏,不能满足生长发育的需要有关。
4. **潜在并发症:** 营养性缺铁性贫血、低血糖、维生素 A 缺乏。
5. **知识缺乏:** 患儿家长缺乏营养知识及育儿经验。

【预期目标】

1. 遵循饮食调整原则,增加能量及营养素的摄入,体重逐渐增加。
2. 患儿不发生感染。
3. 患儿的体重、身高等体格发育指标能达到同年龄、同性别正常儿童的水平。
4. 患儿不发生并发症或发生时被及时发现并得到及时适当的处理。
5. 家长了解营养不良的原因,能正确选择合适的婴幼儿食品,合理喂养儿童,能够采取预防感染措施。

【护理措施】

1. **一般护理** 提供舒适的环境,减少不良刺激,根据病情合理安排休息和活动。保持患儿精神愉快,保证患儿足够的睡眠充足,让患儿适当进行户外锻炼。

2. **调整饮食,补充营养物质** 营养不良患儿由于长期摄食量少,消化道已适应低摄食量的状况,如果过快增加摄食量易出现消化不良、腹泻,故饮食调整的量和内容应根据营养不良的程度、消化能力和对食物的耐受情况逐步完成,不可急于求成,其饮食调整的原则是:由少到多、由稀到稠、循序渐进,逐渐增加饮食,直至恢复正常。

(1) 能量的供给:①对于轻度营养不良患儿,开始每日可供给能量 250~330kJ/kg(60~80kcal/kg),以后逐渐递增。当能量供给达每日 585kJ/kg(140kcal/kg)时,体重一般可获满意增长。待体重接近正常后,恢复供给正常需要量。②对于中重度营养不良患儿,能量供给从每日 165~230kJ/kg(45~55kcal/kg)开始,逐步少量增加;若消化吸收能力较好,可逐渐增加到每日 500~727kJ/kg(120~170kcal/kg),并按实际体重计算所需能量。待体重恢复,体重与身高(长)比例接近正常后,恢复供给正常需要量。

(2) 蛋白质的供给:蛋白质摄入量从每日 1.5~2.0g/kg 开始,逐步增加到 3.0~4.5g/kg,过早给予高蛋白食物可引起腹胀、肝大。食品除乳制品外,可给予蛋类、肝泥、肉末、鱼粉等高蛋白食物,必要时也可添加酪蛋白水解物、氨基酸混合液或要素饮食。轻度营养不良患儿可从牛奶开始,逐渐过渡到带有肉末的食物;中、重度营养不良患儿可先喂以稀释奶或脱脂奶,再给全奶,然后才能给带有肉末的食物。

（3）维生素及微量元素的补充:食物中应富含维生素和微量元素,一般采用每日给予新鲜蔬菜和水果的方式,应从少量逐渐增多,以免引起腹泻。

（4）尽量保证母乳喂养:对还能母乳喂养的儿童,要特别注意尽量母乳喂养,所增加的补充食品最好是半流质和固体食物。

（5）选择合适的补充途径:如果胃肠道功能好,要尽量选择口服补充的方法;如果患儿食欲差、吞咽困难、吸吮力弱,可选择鼻胃管喂养;如果肠内营养明显不足或胃肠道功能严重障碍,则应选静脉营养。

（6）建立良好的饮食习惯:帮助患儿建立良好的饮食习惯,小学生早餐要吃饱,午餐应保证供给足够的能量和蛋白质。

3. **促进消化、改善食欲**　遵医嘱给予各种消化酶和 B 族维生素口服;给予蛋白同化类固醇制剂,如苯丙酸诺龙,可促进蛋白质合成,增加食欲,每次肌注 10~25mg,每周 1~2 次,连续 2~3 周;对食欲差的患儿可给予胰岛素注射,增加饥饿感以提高食欲,每日一次皮下注射 2~3IU,注射前先服葡萄糖 20~30g,每1~2 周为一疗程;给予锌制剂,每日口服元素锌 0.5~1mg/kg,可提高味觉敏感度,增加食欲。

4. **预防感染**　保持皮肤清洁、干燥,防止皮肤破损;做好口腔护理,保持生活环境舒适卫生,注意做好保护性隔离,防止交叉感染。

5. **观察病情**　密切观察患儿的病情变化。观察有无低血糖、维生素 A 缺乏、酸中毒等临床表现并及时报告,做好急症抢救准备。治疗及护理开始后应每日记录进食情况,定期测量体重、身高(身长)及皮下脂肪厚度,以判断治疗效果。

6. **健康教育**　向患儿家长介绍科学育儿知识,纠正患儿不良的饮食习惯;保证充足睡眠,坚持户外活动;预防感染;按时进行预防接种;先天畸形患儿应及时手术治疗;做好发育监测。

【护理评价】

1. 通过治疗与护理,患儿是否遵循饮食调整原则,体重是否逐渐增加。
2. 患儿感染是否得到有效预防。
3. 患儿体重、身高等体格发育指标是否达到正常儿童的水平。
4. 患儿并发症是否得到有效预防,或并发症是否被及时发现并得到适当的处理。
5. 家长是否了解营养不良的相关知识。

知 识 链 接

营养不良的五阶梯治疗

营养不良无论在住院患者、还是社区人群都是一个严重问题,老年人、恶性肿瘤及其他良性慢性消耗性疾病患者是营养不良的高发人群。营养不良的严重后果众所周知,而营养不良的规范治疗仍然是一个有待讨论的问题。营养不良治疗的基本要求应该是满足能量、蛋白质、液体及微量营养素的目标需要量,即要求四达标;最高目标是调节异常代谢、改善免疫功能、控制疾病(如肿瘤)、提高生活质量、延长生存时间。营养不良的规范治疗应该遵循五阶梯治疗原则(图8-1):首先选择营养教育,然后依次向上晋级选择口服营养补充(oral nutritional supplements,ONS)、全肠内营养(total enteral nutrition,TEN)、部分肠内营养(partial enteral nutrition,PEN)+部分肠外营养(partial parenteral nutrition,PPN)、全肠外营养(total parenteral nutrition,TPN)。当下一阶梯不能满足60%目标能量需求 3~5d 时,应该选择上一阶梯。

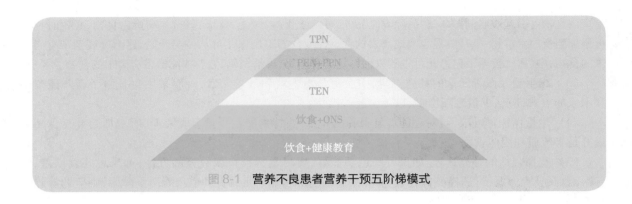

图 8-1　营养不良患者营养干预五阶梯模式

二、单纯性肥胖

儿童肥胖症可分为单纯性和继发性两大类。儿童单纯性肥胖症(obesity)是由于长期能量摄入超过人体的消耗,使体内脂肪过度积聚、体重超过一定范围的一种营养障碍性疾病。而继发性肥胖症是指继发于神经-内分泌-代谢紊乱基础上的肥胖症,95%～97%肥胖患儿为单纯性肥胖,不伴有明显的内分泌和代谢性疾病。近年来,儿童肥胖症的发病率在我国呈逐渐上升趋势,目前发病率为5%～8%。肥胖不仅影响儿童的健康,儿童期肥胖还可延续至成年,增加患高血压、糖尿病、冠心病、胆石症、痛风等疾病的风险,故应重视对本病的防治。

【病因】

单纯性肥胖的发病主要与以下因素有关:

1. **能量摄入过多**　为本病的主要原因。长期摄入的营养超过机体代谢需要,剩余的能量便转化为脂肪贮积于体内。

2. **活动量过少**　活动过少和缺乏适当的体育锻炼是发生肥胖的重要因素,即使摄食不多,也可引起肥胖。

3. **遗传因素**　肥胖有高度遗传性。目前认为,肥胖的家族性与多基因遗传有关。肥胖双亲的后代发生肥胖者高达70%～80%;双亲之一尤其是母亲肥胖者,其后代肥胖发生率为40%～50%;双亲正常的后代发生肥胖者仅10%～14%。

4. **其他**　如进食过快,或饱食中枢和饥饿中枢调节失衡以致多食;精神创伤以及心理异常等因素亦可致儿童过量进食。

【病理生理】

引起肥胖的原因为脂肪细胞数目增多或体积增大。人体脂肪细胞数量的增多主要在生后3个月内、生后第1年和青春期三个阶段。若肥胖发生在这三个时期,即可引起脂肪细胞数目增多性肥胖,治疗较困难,易复发。

肥胖患儿可有下列代谢及内分泌改变:①对环境温度的变化反应不敏感,用于产热的能量消耗少,有低体温倾向。②常有血浆胆固醇、甘油三酯、极低密度脂蛋白及游离脂肪酸增加,但高密度脂蛋白减少。故以后易并发动脉硬化、冠心病、高血压、胆石症等疾病。③嘌呤代谢异常,血尿酸增高,易发生痛风。④内分泌异常亦常见,其血清PTH、25-(OH)D$_3$、24,25-(OH)$_2$D$_3$水平升高;生长激素减少,睡眠时生长激素高峰消失,但胰岛素样生长因子1(IGF-1)分泌正常,胰岛素分泌增加,故肥胖儿童无明显生长发育障碍。男性雌激素增高,可有轻度性功能低下;女性雌激素水平升高,可有月经不调和不孕。肥胖者有高胰岛素血症的同时又存在胰岛素抵抗,导致糖代谢异常,可出现糖耐量减低或

Note:

糖尿病。

【临床表现】

肥胖可发生于任何年龄,但常见于婴儿期、5~6岁和青春期。患儿食欲旺盛且喜吃甜食和高脂肪食物。轻度肥胖症多无症状,仅表现为体重增加、腰围增加、体脂率增加超过诊断标准。较为严重的肥胖症患者可以有胸闷、气急、胃纳亢进、便秘腹胀、关节痛、肌肉酸痛、易疲劳、倦怠以及焦虑、抑郁等。严重肥胖者可因脂肪过度堆积而限制胸廓扩展及膈肌运动,导致肺通气不良,引起低氧血症、红细胞增多、发绀,严重时心脏扩大、心力衰竭甚至死亡,称肥胖-换气不良综合征(pickwickian syndrome)。患儿常合并血脂异常、脂肪肝、高血压、糖耐量异常或糖尿病等疾病。

体格检查可见患儿皮下脂肪丰满,但分布均匀。严重肥胖者胸腹、臀部及大腿皮肤出现皮纹,两下肢负荷过重可致膝外翻和扁平足。女孩胸部脂肪堆积应与乳房发育鉴别。男性肥胖儿阴茎可隐匿在阴阜脂肪垫中而被误诊为阴茎发育不良。肥胖儿童性发育较早,故最终身高略低于正常儿童。因怕人讥笑常有自卑、胆怯、孤独等心理障碍。

儿童肥胖的诊断以体重超过同性别、同身高参照人群均值10%~19%者为超重,超过20%以上者为肥胖。其中超过20%~29%者为轻度肥胖;超过30%~49%者为中度肥胖;超过50%者为重度肥胖。

体质指数(body mass index,BMI)是评价肥胖的另一种指标,指体重(kg)/身高(长)的平方(m^2)。$18.5kg/m^2 \leqslant BMI < 24kg/m^2$ 为正常;$BMI \geqslant 28kg/m^2$ 或>同年龄、同性别的第95百分位数可诊断为肥胖;当BMI为 $24~27.9kg/m^2$ 或在第85~95百分位数为超重,并具有肥胖的风险。各年龄组儿童BMI的百分位数(图8-2)。

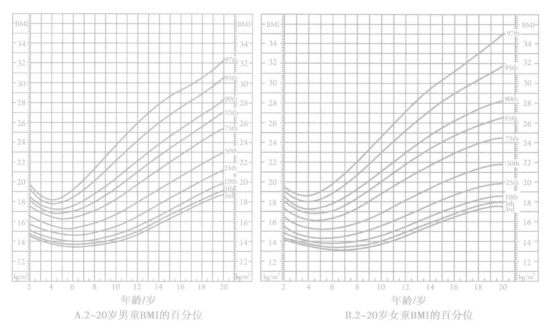

A.2~20岁男童BMI的百分位   B.2~20岁女童BMI的百分位

图 8-2 2~20 岁儿童 BMI 的百分位数

【辅助检查】

肥胖儿童甘油三酯、胆固醇大多增高,严重患儿血清 β 白蛋白也增高;常有高胰岛素血症,血生长激素水平减低,生长激素刺激试验的峰值也较正常儿童为低。肝脏超声检查常有脂肪肝。

【治疗要点】

采取控制饮食,适量运动,消除心理障碍,配合药物治疗等综合措施来减轻体重。饮食治疗和运动疗法是主要干预措施。药物应慎用;外科手术并发症严重,不宜用于儿童。

【常见护理诊断/问题】

1. **营养失调:高于机体需要量** 与摄入高能量食物过多和/或运动过少有关。
2. **体像紊乱** 与肥胖引起自身形体改变有关。
3. **社交障碍** 与肥胖造成心理障碍有关。
4. **潜在并发症:**高血压、高血脂、糖尿病。
5. **知识缺乏:**患儿及家长缺乏合理营养知识。

【护理措施】

1. **一般护理** 合理限制患儿饮食,适当增加患儿活动量,促进脂肪分解。
2. **饮食管理** 以低能量、低脂、适量蛋白饮食,限制热量摄入、长期平衡膳食、个体化为饮食原则。在满足儿童基本营养及生长发育需要,避免影响其生长发育的前提下,为了达到减重的目的,患儿每日摄入的能量必须低于机体消耗的总能量。超重和肥胖的患儿需要调整其膳食以达到减少热量摄入的目的。合理的饮食方案包括合理的膳食结构和摄入量。减重膳食构成的基本原则为低能量、低脂肪、适量蛋白质、含复杂糖类(如谷类),增加新鲜蔬菜和水果在膳食中的比重,避免进食油炸食物,尽量采用蒸、煮、炖的烹调方法,避免加餐、饮用含糖饮料。
3. **运动疗法** 运动是减重治疗中不可或缺的一部分,能促进脂肪分解,减少胰岛素分泌,使脂肪合成减少,蛋白质合成增加,促进肌肉发育。长期规律运动有利于减轻肥胖,控制血压,进而降低心血管疾病风险。运动项目的选择应结合患儿的兴趣爱好,并与患儿的年龄和身体承受能力相适应。可选择既有效又易于坚持的运动,如晨间跑步、爬楼梯、跳绳、游泳等,每日坚持运动,活动量以运动后轻松愉快、不感到疲劳为度。运动量和强度可以逐渐递增,保证每周运动150min以上,每周运动3~5d。
4. **行为矫正和心理支持** 行为疗法在控制体重方面效果显著。对肥胖患儿的行为治疗,家庭的参与至关重要。应经常鼓励患儿坚持控制饮食及加强锻炼,增强减重信心。鼓励患儿多参加集体活动,改变其孤僻、自卑的心理,帮助患儿建立健康的生活方式,提升自我管理的能力。
5. **健康教育** 向家长讲述科学喂养知识,培养儿童良好的饮食习惯,改变家长"越胖越健康"的陈旧观念。对患儿实施生长发育监测,定期门诊观察。

第二节 维生素营养障碍

一、营养性维生素 D 缺乏性佝偻病

 ———————————————— 导入情境与思考 ————————————————

患儿,女,10个月,因"哭闹、多汗1个月,至今不能扶站"入院。

入院前1个月家长发现患儿经常无诱因的出现哭闹,夜间尤为明显,难于安抚。至今不能扶站。

体格检查:T 36.5℃,P 110次/min,R 32次/min,体重9kg,身高70cm。

发育营养尚可,前囟2cm×1.5cm,枕秃,未出牙,肋缘外翻,肝右肋下1cm,脾(-),轻度"O"形腿。肌张力正常,神经系统未见异常。

辅助检查:血常规示 Hb 115g/L,RBC 4.3×10^{12}/L,WBC 10×10^9/L。大便及尿常规未见异常。血

清钙、磷正常,血碱性磷酸酶升高。腕部正位片示骨骺端钙化带模糊不清,呈杯口状改变。

请思考:

1. 患儿可能的临床诊断什么?依据有哪些?

2. 患儿存在哪些护理诊断/问题?

3. 对患儿应采取哪些护理措施?

营养性维生素 D 缺乏性佝偻病(rickets of vitamin D deficiency)是儿童体内维生素 D 不足引起钙、磷代谢紊乱,产生的一种以骨骼病变为特征的全身慢性营养性疾病。典型的表现是生长中的长骨干骺端和骨组织矿化不全。主要见于 2 岁以下婴幼儿,由于地理位置、气候等因素,北方佝偻病患病率高于南方。近年来,随社会经济文化水平的普遍提高,我国营养性维生素 D 缺乏性佝偻病发病率逐年降低,病情也趋于轻度。

【维生素 D 的来源、生理功能及代谢】

1. 维生素 D 的来源

(1)母体-胎儿的转运:胎儿可通过胎盘从母体获得维生素 D,胎儿体内 25-(OH)D_3 的储存可满足生后一段时间的生长需要。早期新生儿体内维生素 D 水平与母体的维生素 D 的营养状况及胎龄有关。

(2)食物中的维生素 D:天然食物及母乳中含维生素 D 很少。但婴幼儿可从配方奶粉、米粉等维生素 D 强化食品中获得充足的维生素 D。

(3)皮肤的光照合成:人类皮肤中的 7-脱氢胆固醇经日光中紫外线照射后转化为胆骨化醇,即内源性维生素 D_3。皮肤的光照合成是儿童和青少年维生素 D 的主要来源。

2. 维生素 D 的体内活化　维生素 D 是一组具有生物活性的脂溶性类固醇衍生物,包括维生素 D_2(麦角骨化醇)和维生素 D_3(胆骨化醇)。前者存在于植物中,由麦角固醇经紫外线照射后转化而成;后者由人和动物皮肤中 7-脱氢胆固醇经日光中紫外线的光化学作用转变而成。食物中的维生素 D_2 在胆盐作用下,于小肠刷状缘经淋巴管吸收入血液中。这两种形式的维生素 D 在人体均无活性,它们进入血液循环后即与血浆中的维生素 D 结合蛋白(DBP)相结合后被转运、储存于肝脏、脂肪、肌肉等组织。维生素 D 在体内必须经两次羟化作用后才能发挥生物效应。首先经肝细胞发生第一次羟化,生成 25-(OH)D_3,循环中的 25-(OH)D_3 与 α-球蛋白结合被运到肾脏,进行第二次羟化,生成有生物活性的 1,25-(OH)$_2D_3$。

3. 维生素 D 的生理功能　从肝脏释放入血的 25-(OH)D_3 浓度较稳定,可反映体内维生素 D 的营养状况。血循环中的 1,25-(OH)$_2D_3$ 主要与 DBP 相结合,仅 0.4% 以游离形式存在,对靶细胞发挥其生物效应。1,25-(OH)$_2D_3$ 主要通过作用于靶器官(肠、肾、骨)而发挥其抗佝偻病的生理功能:①促进小肠黏膜细胞合成钙结合蛋白,增加钙、磷的吸收,促使骨钙沉积;②增加肾近曲小管对钙、磷的重吸收,特别是磷的重吸收,提高血钙磷浓度,利于骨的矿化作用;③促进成骨细胞增殖和破骨细胞分化,直接影响钙磷在骨的沉积和重吸收。目前研究认为 1,25-(OH)$_2D_3$ 不仅是一种重要的营养成分,也是激素前体,参与多种细胞的增殖、分化和免疫功能的调控过程,对人体有很多其他重要作用。

4. 维生素 D 代谢的调节　机体主要通过控制肾脏-羟化酶活性来调控维生素 D 内分泌系统。1,25-(OH)$_2D_3$、甲状旁腺素(PTH)、降钙素和血清钙、磷浓度是主要调节因子。①当血中 1,25-(OH)$_2D_3$ 浓度过高时可通过负反馈机制抑制 25-(OH)D_3 在肝内羟化和 1,25-(OH)$_2D_3$ 在肾脏羟化过程;②PTH 促进 1-α 羟化过程,增加 1,25-(OH)$_2D_3$ 的合成;③低钙或高钙血症可刺激 PTH 分泌增加或减少而间接促进或抑制合成 1,25-(OH)$_2D_3$;④低血磷可直接增加血浆 1,25-(OH)$_2D_3$ 浓度;⑤生长激素、胰岛素和雌激素等也可促进 1,25-(OH)$_2D_3$ 合成作用。

知 识 链 接

维生素 D 和钙营养状况分级

根据血清 25(OH)D 水平把维生素 D 状况分为 4 个等级:充足、不足、缺乏和中毒。血清 25(OH)D>50~250nmol/L 为充足;30~50nmol/L 为不足;<30nmol/L 为缺乏;>250nmol/L 为中毒。

根据膳食钙摄入量,将钙营养状况分为 3 种状况:缺乏<300mg/d;不足 300~500mg/d;充足>500mg/d。2011 年,美国医学研究院(IOM)推荐的 0~6 个月和 6~12 个月婴儿钙适宜摄入量分别是 200mg/d 和 260mg/d,1~18 岁人群的钙推荐量为 700~1 300mg/d。我国 2013 年版《中国居民膳食营养素参考摄入量》中钙推荐摄入量为 0~6 个月和 6~12 个月的婴儿适宜摄入量分别是 200mg/d 和 250mg/d,满足 1~18 岁 98% 人群钙推荐摄入量为 600~1 000mg/d。

【病因】

1. **围生期维生素 D 不足** 母亲妊娠期特别是妊娠后期维生素 D 营养不足,如母亲严重营养不良、肝肾疾病、慢性腹泻,以及早产、双胎均可导致婴儿体内维生素 D 储存不足。

2. **日光照射不足** 因紫外线不能透过玻璃,婴幼儿缺乏户外活动,可使内源性维生素 D 不足。城市高大建筑、烟雾、尘埃、气候等因素,均影响内源性维生素 D 的生成。

3. **需要量增加** 骨骼生长速度与维生素 D 和钙的需要量成正比。早产或双胎婴儿体内储存的维生素 D 不足,且出生后生长速度较足月儿快,易发生本病。

4. **摄入不足** 因天然食物及母乳中含维生素 D 较少,婴儿若户外活动少,缺乏阳光照射也易引起体内维生素 D 缺乏而导致佝偻病的发生。

5. **疾病及药物影响** 胃肠道或肝胆疾病影响维生素 D 吸收;肝肾严重损害可致维生素 D 羟化障碍。长期服用抗惊厥药物如苯巴比妥、苯妥英钠,可刺激肝细胞微粒体的氧化酶系统活性增加,使体内 25-(OH)D_3 加速分解,导致维生素 D 不足。糖皮质激素有对抗维生素 D 对钙的转运作用,长期使用激素的儿童可引起体内维生素 D 水平严重下降。

【发病机制】

维生素 D 缺乏性佝偻病可以看成是机体为维持血钙水平而对骨骼造成的损害。长期严重维生素 D 缺乏造成肠道吸收钙、磷减少,血钙水平降低,PTH 分泌增加以动员骨释放钙、磷,使血钙浓度维持正常或接近正常。但 PTH 同时也抑制肾小管重吸收磷,使尿磷排除增加、血磷降低。当血清钙、磷浓度不足时,骺软骨正常生长和钙化受阻,软骨细胞失去增殖、分化和凋亡的正常程序,骨基质不能正常矿化,成骨细胞代偿增生,碱性磷酸酶分泌增加,骨骺端临时钙化带被新形成、未钙化的骨样组织沉积,失去正常的形态,成为参差不齐的阔带,骨骺端增厚,向两侧膨出,形成临床所见的肋骨"串珠"和"手、足镯"等体征,出现骨的生长停滞。扁骨和长骨骨膜下的骨质也矿化不全,骨皮质渐为不坚硬的骨样组织代替,骨膜增厚,骨质疏松,容易受肌肉牵拉和重力影响而发生弯曲变形,甚至病理性骨折;颅骨骨化障碍表现为颅骨变薄和软化、颅骨骨样组织堆积出现"方颅"。发病机制见图 8-3。

【临床表现】

本病最常见于 3 月龄~2 岁的婴幼儿,主要表现为生长最快部位的骨骼改变、肌肉松弛及神经兴奋性改变。因此,年龄不同,临床表现也不同。佝偻病的骨骼改变常在维生素 D 缺乏数月后出现,围生期维生素 D 缺乏的婴儿佝偻病出现较早。重症佝偻病患儿还可有消化和心肺功能障碍,可影响其免疫功能。临床上分期如下:

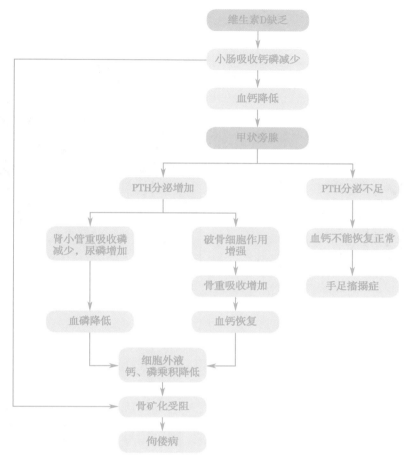

图 8-3　维生素 D 缺乏性佝偻病及手足搐搦症的发病机制

1. **初期（早期）**　多见于婴儿（特别是 6 个月内）。主要表现为神经兴奋性增高，如夜惊、易激惹、烦躁不安、常与室温季节无关的多汗，尤其头部多汗而刺激头皮，致婴儿摇头擦枕，出现枕秃。骨骼改变并不明显，可有病理性颅骨软化。

2. **激期（活动期）**　常见于 3 个月至 2 岁的婴幼儿，此期主要为骨骼改变和运动功能发育迟缓。

（1）骨骼改变

1）头部：6 个月以内的婴儿可见颅骨软化，即用手固定婴儿头部，指尖略用力压顶骨后部或枕骨中央部，可有压乒乓球的感觉，故称"乒乓头"；7~8 月龄时，变成"方盒样"头型（从上向下），即额骨和顶骨双侧骨样组织增生呈对称性隆起（图 8-4），严重时呈马鞍状或十字状头型。患儿前囟闭合延迟，出牙迟，牙釉质缺乏并易患龋齿。

2）胸部：胸廓畸形多见于 1 岁左右婴儿。肋骨与肋软骨交界处因骨样组织堆积而膨大呈钝圆形隆起，上下排列如串珠状，称为佝偻病串珠（rachitic rosary）；膈肌附着部位的肋骨长期受膈肌牵拉而内陷，形成一条沿肋骨走向的横沟，称为肋膈沟或郝氏沟（Harrison groove）；第 7、8、9 肋骨与胸骨相连处软化内陷，致胸骨柄前突，形成鸡胸（pigeon chest）（图 8-5，见文末彩图）；如胸骨剑突部向内陷，可形成漏斗胸（funnel chest）（图 8-6，见文末彩图）。这些胸廓畸形均可影响呼吸功能，导致并发呼吸道感染，甚至肺不张。

3）四肢：6 个月以上患儿腕、踝部肥厚的骨骺形成钝圆形环状隆起，称佝偻病手、足镯（图 8-7）；能站立或会行走的 1 岁左右患儿，由于骨质软化与肌肉关节松弛，双下肢因负重可出现下肢弯曲，形成严重的膝内翻（O 形腿）、膝外翻（X 形腿）畸形（图 8-8、图 8-9）。

Note：

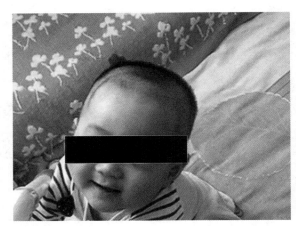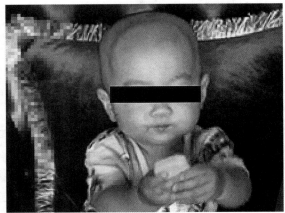

图 8-4　方颅

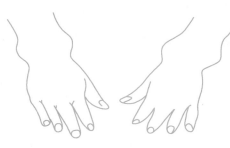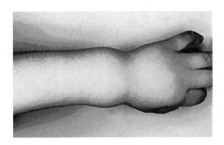

图 8-7　佝偻病手镯

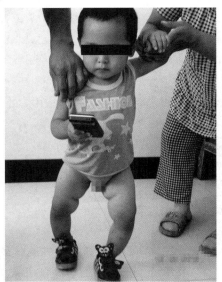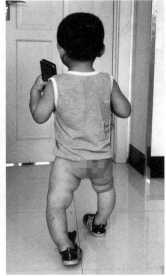

图 8-8　"O"形腿

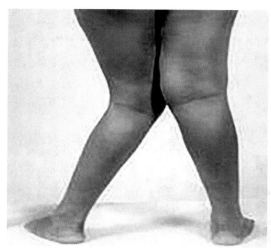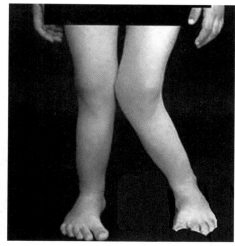

图 8-9 "X"形腿

4）脊柱：婴幼儿会坐或站立后，因韧带松弛可致脊柱后凸或侧凸畸形。

5）骨盆：严重者可致骨盆畸形，形成扁平骨盆，成年后女性可致难产。

（2）运动功能发育迟缓：由于低血磷致肌肉糖代谢障碍，使全身肌肉松弛，肌张力降低和肌力减弱，坐、立、行等运动功能发育落后，腹肌张力低下、腹部膨隆如蛙腹。

（3）神经、精神发育迟缓：重症患儿神经系统发育迟缓，表情淡漠，语言发育落后，条件反射形成缓慢；免疫力低下，易合并感染及贫血。

3. **恢复期** 患儿经治疗及日光照射后，临床症状和体征逐渐减轻或消失。

4. **后遗症期** 因婴幼儿期严重佝偻病，残留不同程度的骨骼畸形，或运动功能障碍。多见于 2 岁以后的儿童。临床症状消失。

营养性维生素 D 缺乏性佝偻病临床四期的特点见表 8-2。

表 8-2 营养性维生素 D 缺乏性佝偻病临床四期的特点

	初期	激期	恢复期	后遗症期
发病年龄	3 个月左右	>3 个月		多>2 岁
症状	非特异性神经精神症状	骨骼改变和运动功能发育迟缓	症状减轻或接近消失	一般无
体征	枕秃	生长发育最快部位骨骼改变，肌肉松弛	骨骼改变或无	骨骼改变或无
血钙	正常或稍低	稍降低	数天内恢复正常	正常
血磷	降低	明显降低	数天内恢复正常	正常
AKP	升高或正常	明显升高	1~2 个月逐渐正常	正常
25-(OH)D_3	下降	<12ng/ml（<30nmol/L）可诊断	数天内恢复正常	正常
骨 X 线	多正常	骨骺端钙化带消失，呈杯口状、毛刷状改变，骨骺软骨带增宽（>2mm），骨质疏松，骨皮质变薄	长骨干骺端临时钙化带重现、增宽、密度增加、骨骺软骨盘增宽（<2mm）	干骺端病变消失

Note：

【辅助检查】

1. **X 线检查** 初期常无骨骼表现,X 线检查可正常或钙化带稍模糊。激期 X 线长骨片显示钙化带消失,干骺端呈毛刷样、杯口状改变,骨骺软骨盘增宽(>2mm),骨密度减低,骨皮质变薄(图 8-10);可有骨干弯曲畸形或青枝骨折,骨折可无临床症状。治疗 2~3 周后骨骼 X 线改变有所改善,出现不规则的钙化线,以后钙化带致密增厚,骨骺软骨盘<2mm,骨质密度逐渐恢复正常。后遗症期 X 线检查骨骼干骺端病变消失。

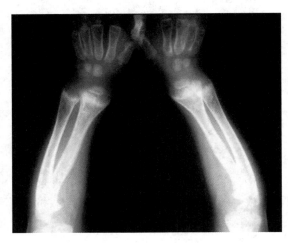

图 8-10　佝偻病 X 线表现

2. **血生化检查** 初期血清 25-(OH)D₃ 下降,PTH 升高,血钙下降,血磷降低,碱性磷酸酶正常或稍高。激期除血清钙稍低外,其余指标改变更加明显。恢复期血钙、磷逐渐恢复正常,碱性磷酸酶需 1~2 个月降至正常。后遗症期血生化正常。

【治疗要点】

1. **一般疗法** 加强护理,给予佝偻病患儿合理饮食,坚持经常晒太阳,增加户外活动时间(6 个月以下避免直晒)。

2. **药物治疗** 维生素 D 2 000IU/d(50μg)为最小治疗剂量,强调同时补钙,疗程至少 3 个月,根据年龄不同,剂量有差异,具体见表 8-3。维生素 D 在剂量上,可予每日疗法或大剂量冲击疗法;在剂型上,可选用口服法或肌内注射法。每日口服疗法为首选治疗方法,可采用每日疗法或大剂量冲击疗法。肌内注射法采用大剂量冲击疗法,优先选择使用维生素 D₃。维生素 D 疗程至少 12 周或更长,之后再以维生素 D 400~600IU/d 剂量维持。补钙方式可从膳食摄取或额外口服补充钙剂,钙元素推荐量为 500mg/d。

表 8-3　营养性佝偻病的维生素 D 治疗量

年龄	每日剂量 持续 90d	单次剂量	每日维持剂量
<3 个月	2 000IU/d	不宜采用	400IU/d
3~12 个月	2 000IU/d	50 000IU	400IU/d
12~144 个月	3 000~6 000IU/d	150 000IU	600IU/d
>144 个月	6 000IU/d	300 000IU	600IU/d

注:治疗 3 个月后,评估治疗反应,以决定是否需要进一步治疗;确保钙最低摄入量为 500mg/d。

知 识 拓 展

常用的钙剂

1. **乳酸钙** 来源于奶制品,不良反应少。其溶解度大,吸收较好,是理想的补钙制品。

2. **活性钙** 是以天然牡蛎科动物的贝壳煅烧并添加辅料而成。是氧化钙、苯酚钙、磷酸氢钙的混合物。活性钙吸收差,易引起消化道反应。

3. **苯酚钙** 优点是钙的含量高,钙提取简单。但其溶解度差,且在胃中难于消化,耗费大量的胃酸,从而促进胃酸分泌,导致胃溃疡。不良反应是消化道症状,严重影响食欲。

4. 维丁胶性钙　含有苯酚氢钙、维生素 D_2 等,钙的吸收较好。缺点是钙与维生素 D 同时补充,长期服用易发生维生素 D 中毒。

5. 醋酸钙　钙含量高,易溶于水,是较好的补钙产品。

6. 枸橼酸钙　可溶性强,遇胃酸不形成二氧化碳气体引起腹胀,可运用于结石患者的治疗,能预防结石的形成。

3. 其他治疗

（1）微量营养素补充:维生素 D 缺乏性佝偻病多伴有锌、铁等微量元素的降低,及时适量地补充微量元素,有利于儿童骨骼健康成长,也是防治佝偻病的重要措施之一。

（2）外科手术:严重的骨骼畸形可采取外科手术矫正畸形。

【护理评估】

1. **健康史**　了解患儿母亲孕期健康状况及患儿出生史、喂养史、生活习惯、患病史及用药史等。母亲妊娠期,特别是妊娠后期是否存在有营养不良、肝肾疾病、慢性腹泻,以及患儿是否为早产、双胎;患儿是否有胃肠道疾病、肾脏疾病;日照是否充足等。

2. **身体状况**　评估患儿神经精神症状,测量患儿身高（长）、体重并与同年龄、同性别健康儿童正常参照值相比较,判断有无生长发育迟缓、神经系统发育迟缓、是否有骨骼畸形、免疫力低下等,了解患儿血生化和 X 线检查改变。

3. **心理-社会状况**　3 岁以上出现骨骼畸形,对自身形象和运动能力的认识以及与同龄儿产生的差异,容易引起自卑等不良心理活动,影响其心理健康及社会交往。患儿家长因担心骨骼畸形而焦虑。

【常见护理诊断/问题】

1. **营养失调：低于机体需要**　与日光照射不足和维生素 D 摄入不足有关。

2. **生长发育迟缓**　与钙磷代谢异常致骨骼、神经发育迟缓有关。

3. **有感染的危险**　与免疫功能低下有关。

4. **潜在并发症**：骨骼畸形、药物副作用。

5. **知识缺乏**：患儿家长缺乏佝偻病的预防及护理知识。

【预期目标】

1. 患儿能获得足量的维生素 D,佝偻病症状逐渐改善。

2. 患儿生长发育达正常标准。

3. 患儿不发生感染或发生感染后能得到及时处理。

4. 患儿不发生维生素 D 中毒及骨骼畸形或发生后能及时处理。

5. 患儿家长能说出佝偻病的预防和护理要点。

【护理措施】

1. **户外活动**　指导家长每日带患儿进行一定时间的户外活动。生后 2~3 周即可带婴儿户外活动,冬季也要保证每日 1~2h 户外活动时间。夏季气温太高,可在阴凉处活动,尽量暴露皮肤。冬季室内活动时开窗,让紫外线能够透过。

2. **补充维生素 D**

（1）按时引入换乳期食物,给予富含维生素 D、钙、磷和蛋白质的食物。

（2）遵医嘱供给维生素 D 制剂,注意维生素 D 过量的中毒表现,如出现厌食、恶心、烦躁不安、体重下降和顽固性便秘等表现,应立即停用维生素D,并立即通知医生。

3. 加强生活护理,预防感染 保持室内空气清新,温湿度适宜,阳光充足,避免交叉感染。

4. 预防骨骼畸形和骨折 衣着柔软、宽松,床铺松软,避免早坐、久坐、早站、久站和早行走,以防骨骼畸形。严重佝偻病患儿肋骨、长骨易发生骨折,护理操作时应避免重压和强力牵拉。

5. 加强体格锻炼 对已有骨骼畸形的患儿可采取主动和被动的方法矫正。如胸廓畸形,可作俯卧位抬头展胸运动;下肢畸形可施行肌肉按摩,"O"形腿可以按摩外侧肌,"X"形腿可按摩内侧肌。对于行外科手术矫治者,指导家长正确使用矫形器具。

6. 健康教育 给孕妇及患儿父母讲述有关疾病的预防、护理知识,鼓励孕妇多进行户外活动,选择富含维生素D、钙、磷和蛋白质的食物,指导家长进行户外活动和调整饮食的方法。为预防佝偻病,无论何种喂养方式的婴儿均需补充维生素D 400IU/d;12月龄以上儿童至少需要维生素D 600IU/d。含钙丰富的辅食添加不晚于26周。告知家属维生素D缺乏高危因素,主要包括母亲缺乏、长期母乳喂养而未及时添加含钙食物、冬春季节高纬度居住、深色皮肤和/或阳光暴露受限(如室内活动为主、残疾、污染、云量)以及低维生素D膳食。针对高危因素可采取主动阳光照射、维生素D补充、食物强化等方法提高维生素D摄入量。低钙饮食是导致营养性佝偻病的重要原因。自然界含钙食物丰富,提倡儿童天然食物补钙,乳品是最好钙源。在预防用药的同时,告知家长避免过量服用,注意观察有无维生素D中毒的表现。夏秋季节多晒太阳是防治佝偻病的简便有效措施,建议每天平均户外活动时间在1~2h。

【护理评价】

1. 患儿经治疗、护理后,佝偻病症状是否减轻或消失,实验室检查是否恢复正常。
2. 患儿生长发育是否接近或达到正常标准。
3. 患儿是否发生感染、维生素D中毒、骨骼畸形骨折等并发症和发生后是否得到及时救治。
4. 患儿家长能否说出佝偻病的预防与护理要点。

知 识 链 接

儿童维生素D缺乏诊断标准

维生素D缺乏需依据其高危因素、临床表现、相关影像学检查结果等综合判断,确诊需根据血清25-(OH)D水平。

1. **高危因素** 日照不足,缺乏阳光照射;未预防性补充维生素D。

2. **临床表现** 维生素D不足甚至轻度缺乏无特异性临床表现。少数患儿可能表现为易激惹、烦躁不安、哭闹不止等非特异性神经精神症状。

3. **实验室检查** 血清25-(OH)D水平是维生素D营养状况的最佳指标,是维生素D缺乏和佝偻病早期诊断的主要依据,应逐步开展。目前,将血清维生素D水平达到50~250nmol/L(20~100μg/L)认定为适宜的维生素D营养状况。

二、维生素D缺乏性手足搐搦症

 ———————————————— 导入情境与思考 ————————————————

患儿,女,1岁3个月,因"抽搐20min,不伴意识丧失"为主诉入院,患儿于1d前突然出现抽搐,持续20min,后自行缓解,发作时未见意识丧失。

体格检查:T 37.4℃,P 132次/min,R 35次/min,BP 85/55mmHg,体重6kg。营养不良外观,头发稀疏,鸡胸,双侧肋骨向内凹陷,可见肋膈沟,脊柱外形后凸,双上肢肌力正常,双下肢肌力三级,双下肢肌张力减低,不能独立站立,膝反射存在,踝反射存在,神经系统未见阳性体征。

辅助检查:血常规示血红蛋白 107g/L,血钙 1.26mmol/L,血磷 0.71mmol/L,甲状旁腺(PTH) 194pg/ml。X 线显示:长骨钙化带消失,干骺端呈杯口样改变,左胫腓骨可见向内后侧弯曲,双侧股骨中段可见骨折征象。

请思考:

1. 该患儿可能的诊断是什么?

2. 该患儿存在哪些护理诊断及医护合作性问题?

3. 紧急处理措施是什么?

维生素 D 缺乏性手足搐搦症(tetany of vitamin D deficiency)是由于维生素 D 缺乏致血钙降低,而出现惊厥、手足肌肉抽搐或喉痉挛等神经肌肉兴奋性增高症状,多见于 6 个月以下小婴儿。目前由于维生素 D 缺乏预防工作普及,该病发病率已逐年降低。

【病因和发病机制】

维生素 D 缺乏时,血钙下降而甲状旁腺不能代偿性分泌增加,则低血钙不能恢复,一般血清总钙量<1.75~1.88mmol/L(7~7.5mg/dl)或钙离子<1.0mmol/L(4mg/dl)时即可导致神经肌肉兴奋性增高,出现手足抽搐、喉痉挛,甚至全身性惊厥的症状。

维生素 D 缺乏时,机体出现甲状旁腺功能低下的原因推测为婴儿体内维生素 D 缺乏的早期,甲状旁腺急剧代偿分泌增加,以维持血钙正常水平;当维生素 D 继续缺乏,甲状旁腺功能反应过度而疲惫,出现血钙降低。因此,本病患儿同时存在甲状旁腺功能亢进所产生的佝偻病的表现和甲状旁腺功能低下的低血钙所致的临床表现。

【临床表现】

主要为惊厥、喉痉挛和手足搐搦,并有不同程度的活动性佝偻病表现。

1. **隐匿型**　血清钙多在 1.75~1.88mmol/L,没有典型发作症状,但可通过刺激神经肌肉引出下列体征:①面神经征(Chvostek sign):以指尖或叩诊锤轻叩患儿颧弓与口角间的面颊部,引起眼睑和口角抽动者为阳性,新生儿期可呈假阳性;②腓反射(peroneal reflex):以叩诊锤叩击膝下外侧腓骨小头处的腓神经,引起足向外展者为阳性;③陶瑟征(Trousseau sign):以血压计袖带包裹上臂,充气使血压维持在收缩压与舒张压之间,5min 之内出现手痉挛症状者为阳性。

2. **典型发作**　血清钙低于 1.75mmol/L 时可出现惊厥、喉痉挛和手足搐搦。①惊厥:多见于婴儿期,突然发作,表现为四肢抽动,两眼上翻,面肌颤动,神志不清,发作时间可短至数秒钟,或长达数分钟。发作时间长者可伴口周发绀。缓解后多入睡,醒后活泼如常。发作次数可数日 1 次或 1d 数次。一般不发热,发作轻时仅有短暂的眼球上窜和面肌抽动,神志清楚。②手足搐搦:多见较大婴幼儿,发作时手足痉挛呈弓状,双手腕部屈曲,手指强直,拇指向掌心内收;足部踝关节伸直,足趾同时向下弯曲呈"芭蕾舞足"。③喉痉挛:婴儿多见,喉部肌肉及声门突发痉挛,呼吸困难,有时可突然发生窒息,甚至死亡。三种症状以无热惊厥最常见。

【治疗要点】

1. **急救处理**　立即吸氧,保持呼吸道通畅;迅速控制惊厥或喉痉挛。喉痉挛者须立即将舌头拉出口外,并进行口对口呼吸或加压给氧,必要时作气管切开以保证呼吸道通畅。控制惊厥或喉痉挛可用 10% 水合氯醛保留灌肠,每次 40~50mg/kg;或地西泮每次 0.1~0.3mg/kg 肌注或缓慢静脉注射。

2. **钙剂治疗**　尽快给予 10% 葡萄糖酸钙 5~10ml 加入 10% 葡萄糖液 5~20ml 中,缓慢静脉注射 (>10min)或滴注。惊厥反复发作时,可每日注射 2~3 次,不可皮下或肌注钙剂以免造成局部坏死。惊厥停止后改口服钙剂。

Note:

3. **维生素 D 治疗**　急诊情况控制后,按维生素 D 缺乏性佝偻病治疗方法采用维生素 D 治疗。

【常见护理诊断/问题】

1. **有窒息的危险**　与惊厥发作及喉痉挛有关。
2. **有受伤的危险**　与惊厥发作及手足搐搦有关。
3. **营养失调:低于机体需要量**　与维生素 D 缺乏有关。
4. **知识缺乏**:家长缺乏有关惊厥及喉痉挛的护理知识。

【护理措施】

1. **控制惊厥及喉痉挛**　遵医嘱立即给予镇静剂、钙剂。静脉注射钙剂时需缓慢推注(10min 以上)或滴注,并监测心率,以免血钙骤升,发生呕吐甚至心搏骤停;避免药液外渗,不可皮下或肌内注射,以免造成局部坏死。

2. **防止窒息**　出现惊厥或喉痉挛者立即吸氧,做好气管插管或气管切开前准备。喉痉挛者立即将舌头拉出口外,同时将患儿头偏向一侧,清除口鼻分泌物,保持呼吸道通畅,避免吸入窒息;对已出牙的患儿,应在上、下门齿间放置牙垫,避免舌被咬伤,必要时行气管插管或气管切开。

3. **定期户外活动,补充维生素 D**

4. **健康教育**　指导家长合理喂养,教会家长惊厥、喉痉挛发作的处理方法,如使患儿平卧,松开衣领,颈部伸直,头后仰,以保持呼吸道通畅,同时呼叫医护人员。

知识拓展

维生素 D 中毒

维生素 D 摄入过量可引起中毒。维生素 D 中毒剂量的个体差异大。儿童每日服用 2 万~5 万 IU,或每日 2 000IU/kg,连续数周或数月即可发生中毒。敏感儿童每日 4 000IU,连续 1~3 个月即可中毒。

【发病机制】

维生素 D 摄入过量,可使体内维生素 D 反馈作用失调,血清 $1,25\text{-}(OH)2D_3$ 浓度增加,肠吸收钙、磷增加,血钙浓度过高,降钙素调节使血钙沉积于骨与其他器官组织,影响其功能。如钙盐沉积于肾脏可产生肾小管坏死和肾钙化,严重时可发生肾萎缩、慢性肾功能损害;钙盐沉积于小支气管与肺泡,损害呼吸道上皮引起溃疡或钙化灶;如在中枢神经系统、心血管等重要器官组织出现较多钙化灶,则可产生不可逆的严重损害。

【临床表现】

早期症状为厌食、恶心、倦怠、烦躁不安、低热,继而出现呕吐、顽固性便秘,体重下降。重症出现惊厥、血压升高、烦渴、尿频、夜尿,甚至脱水、酸中毒;尿中出现蛋白质、红细胞、管型等改变,继而发生慢性肾衰竭。

早期血钙增高>3mmol/L(12mg/dl),尿钙强阳性(Sulkowitch 反应),尿常规可异常。X 线检查可见长骨干骺端钙化带增宽(>1mm),致密,骨干皮质增厚,骨质疏松或骨硬化;颅骨增厚,呈现环形密度增深带;重症时大脑、心、肾、大血管、皮肤等有钙化灶。可出现氮质血症、脱水和电解质紊乱。肾脏 B 超示肾萎缩。

【治疗要点】

1. 立即停用维生素 D 和钙剂,限制钙盐和富含钙的食物摄入。

2. 加速钙的排泄,口服氢氧化铝或依地酸二钠减少肠钙吸收,使钙从肠道排出;口服泼尼松抑制肠内钙结合蛋白生成而降低肠钙的吸收;亦可试用降钙素。注意保持水、电解质的平衡。

【预防】

严格掌握维生素 D 的用量,必要时先检查血清钙、磷、碱性磷酸酶,再决定是否需要用维生素 D。

三、其他维生素营养障碍

(一)维生素 A 缺乏症

维生素 A 缺乏症(vitamin A deficiency)是指体内维生素 A 缺乏所致的以眼和皮肤黏膜病变为主的全身性疾病,多见于 1~4 岁儿童。轻度维生素 A 缺乏时,仅表现为免疫功能下降而无典型的临床表现,又称"亚临床状态维生素 A 缺乏"。近年来,我国严重维生素 A 缺乏已不多见,但在边远农村地区仍有群体流行,亚临床状态缺乏现象仍相当普遍。

【维生素 A 的来源、代谢及生理功能】

维生素 A 的化学名为视黄醇,在动物食物如乳类、蛋类和动物内脏中含量丰富。植物来源的胡萝卜素也是维生素 A 的重要供应来源,其在深色蔬菜中含量高,其中 β-胡萝卜素最具有维生素 A 生物活性。但胡萝卜素在肠道吸收率很低。

无论维生素 A 还是胡萝卜素,在小肠细胞中转化成棕榈酸酯后与乳糜颗粒结合,通过淋巴系统入血转运至肝脏,在肝脏中再酯化储存。当周围靶器官组织需要维生素 A 时,肝脏中的维生素 A 棕榈酸酯经酯酶水解为醇式后,与视黄醇结合蛋白结合,再与前白蛋白结合,形成复合体后释放入血,经血行转运至靶组织。维生素 A 在体内氧化后转变为视黄酸,视黄酸是维生素 A 在体内发生多种生物作用的重要活性形式。

维生素 A 的生理功能有:①维持皮肤黏膜层的完整性;②构成视觉细胞内的感光物质;③促进生长发育和维护生殖功能;④维持和促进免疫功能;⑤参与铁代谢,影响造血功能。

【病因】

1. **先天储备不足** 维生素 A 不易通过胎盘,故胎儿的血清维生素 A 储备不足。如婴儿生后不给予充足的维生素 A 极易出现缺乏。

2. **利用与排泄增加** 腹泻、发热等疾病时维生素 A 需要量及排泄量增加,而吸收量减少;严重营养不良时视黄醇蛋白合成减少不能与肝内维生素 A 结合释放入血;锌和铁缺乏可影响视黄醇的利用与转运等。

3. **摄入不足或吸收障碍** 维生素 A 为脂溶性维生素,膳食中脂肪含量过低易发生维生素 A 缺乏;一些消化道疾病均可影响维生素 A 的消化吸收。甲状腺功能低下及糖尿病时,胡萝卜素转变视黄醇障碍导致维生素 A 缺乏。

【临床表现】

1. **典型维生素 A 缺乏** 多见于婴幼儿,常与营养不良及其他维生素缺乏同时发生。

(1)眼部病变:是维生素 A 缺乏的早期表现。初为暗适应时间延长,随后在暗光下视力减退,黄昏时视物不清,继之发生夜盲症(night blindness);上述症状持续数周后,由于杯状细胞分泌黏液减少以及脱落的上皮细胞堵塞泪腺管,出现眼结膜、角膜干燥等眼干不适,故本病又称眼干燥症(xerophthalmia)(图 8-11)。眼结膜和角膜失去光泽和弹性,眼球向两侧转动时可见球结膜皱褶,形成与角膜同心的皱纹圈,在近角膜旁有泡沫状银灰色斑块,即毕脱斑(Bitot spot)(图 8-12);角膜因干燥、混浊而软化,即角膜软化症(keratomalacia)(图8-13),甚至形成溃疡,易继发感染,愈合后可留下白斑,影响视力;重者可发生角膜穿孔、虹膜脱出以致失明。

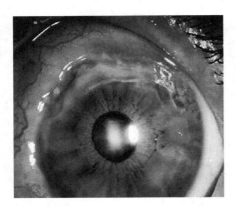 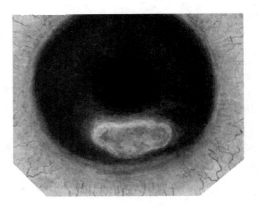

图 8-11　结膜干燥症　　　　　　　　　　　　　　图 8-12　毕脱斑

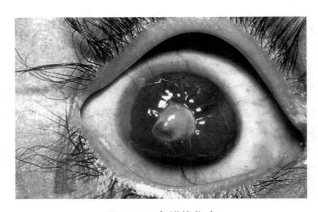

图 8-13　角膜软化症

(2) 皮肤、黏膜表现:黏膜上皮可发生变性,易反复发生呼吸道及泌尿道感染。皮肤干燥、毛囊角化,触之如粗砂样,以四肢伸面、肩部多见。毛发无光泽易脱落。指/趾甲薄脆多纹,易折断。

(3) 生长发育障碍:严重、长期维生素 A 缺乏可致体格、智能发育落后。

2. 亚临床维生素 A 缺乏　无维生素 A 缺乏的典型临床症状,以免疫功能低下为主要表现。

【治疗要点】

1. 调整饮食,去除病因　调节膳食,提供富含维生素 A 的动物性食物或含胡萝卜素较多的深色蔬菜,有条件的可采用维生素 A 强化食品。此外,应重视原发病的治疗。

2. 维生素 A 治疗　轻症给予维生素 A 制剂口服,每日 7 500~15 000μg(2.5 万~5 万 IU),分 2~3次服用,2d 后减至每天 1 500μg。病情严重者如有角膜病变或有慢性腹泻或肠道吸收障碍者可深部肌注维生素 A 和维生素 D 注射剂(每支含维生素 A 7 500μg 和维生素 D 62.5μg)0.5~1ml,每日一次,连用 3~5d。病情好转后改为口服。

3. 眼睛局部治疗　为预防结膜和角膜继发感染,局部可用抗生素眼药水或眼膏治疗,每日 3~4次。如出现角膜软化或溃疡,可用抗生素眼药水与消毒鱼肝油交替滴眼。

【常见护理/问题】

1. 营养失调:低于机体需要量　与维生素 A 摄入不足和/或吸收障碍有关。

2. 有感染的危险　与维生素 A 缺乏所致免疫功能降低以及角膜溃疡有关。

【护理措施】

1. **调节膳食**　供给富含维生素 A 的食品。鼓励母乳喂养,及时添加含维生素 A 辅食,如蛋、肝及水果等,以保证机体需要。

2. **补充维生素 A**　遵医嘱给予维生素 A 口服或肌注,注意观察治疗效果,防止维生素 A 中毒。

3. **保护眼睛,防止视觉障碍**　用消毒鱼肝油滴双眼,促进上皮细胞修复;有角膜软化、溃疡者用 0.25% 氯霉素滴眼液,或 0.5% 红霉素,或金霉素眼药膏,防止继发感染;用 1% 阿托品散瞳,防止虹膜粘连。实施眼部护理时力争患儿合作,动作轻柔,切勿压迫眼球,以免角膜穿孔。

4. **预防感染**　注意保护性隔离,预防呼吸道感染及其他感染的发生。

5. **健康教育**　指导患儿家长合理喂养,注意补充维生素 A,及时治疗感染、腹泻及其他消耗性疾病;在预防的同时要防止长期、大量补充维生素 A 所致维生素 A 过量。

知 识 拓 展

维生素 A 过多症和胡萝卜素血症

维生素 A 摄入过多可引起维生素 A 过多症(hypervitaminosis A)。中国营养学会规定维生素 A 的可耐受最高摄入量为 2 000μg RE(6 667IU),因个人耐受力不同及体内原储备量的差异,维生素 A 中毒量有一定的差异。

【发病机制】

维生素 A 过量可降低细胞膜和溶酶体膜的稳定性,导致细胞膜受损,组织酶释放,引起皮肤、骨骼、脑、肝等多种器官组织的病变。脑受损可使颅压升高;骨组织变性引起骨质吸收、变形、骨膜下新骨形成、血钙和尿钙升高;肝组织受损引起肝脏肿大,肝功能改变。

【临床表现】

根据维生素 A 摄入的量和时间,临床表现分急性型和慢性型两种。

1. **急性型**　多因短时间内大量维生素 A 摄入所致。可在摄入后 6～8h 出现症状。以颅内高压为主要特征,婴幼儿嗜睡或过度兴奋,囟门未闭者前囟隆起;年长儿诉头痛、呕吐等。

2. **慢性型**　多因不遵医嘱长期摄入过量维生素 A 制剂引起。临床表现多样,起病缓慢,一般为食欲缺乏,易激惹,可有低热,消化紊乱;皮肤干、薄发亮,可有斑丘疹、瘙痒、脱皮和色素沉着;口角常有皲裂易出血,毛发稀少、干枯、易脱发;常有长骨肌肉连接处疼痛伴肿胀。体检可见贫血、肝脾大。脑脊液检查可有压力增高。肝功能可出现异常。

3. **胡萝卜素血症**　因摄入富含胡萝卜素的食物过多,以致大量胡萝卜素不能迅速在小肠黏膜中转化为维生素 A 而引起。虽然 β-胡萝卜素在体内可转化为维生素 A,但其摄入量最后仅有 1/6 发挥维生素 A 的作用,故不会出现维生素 A 过多症,只会发生胡萝卜素血症。表现为皮肤黄染,以鼻尖、鼻唇皱襞、前额、手掌和足底部位明显,巩膜不黄,一般没有生命危险,无须特殊治疗。

【治疗和预防】

立即停服维生素 A 制剂和富含维生素 A 的食物。

应用浓鱼肝油或维生素 A 制剂时,不可超过需要量。必须用大剂量时,严格限制用药时间。加强用药管理,维生素 AD 制剂应放置远离儿童可取之处,以防误服。

（二）维生素 B~1~ 缺乏症

维生素 B~1~ 缺乏症(vitamin B~1~ deficiency)又称脚气病,是由于体内缺乏维生素 B~1~ 所致的一种以消化系统、神经系统及心血管系统的症状为主要临床表现的疾病。在我国南方本病发病率较高,主要由于这些地区以精米为主食,且气候炎热潮湿,汗液中丢失的维生素 B_1 较多。

【维生素 B_1 的来源及生理功能】

维生素 B_1(硫胺素)是水溶性维生素,广泛存在于谷类(胚芽、糠麸)、豆类、坚果、酵母、肝、鱼、肉中。米、面加工过细,淘米过度、烹调加热时间过长、加入苏打等均可造成其丢失或破坏。硫胺素在体内先经磷酸化成焦磷酸硫胺素,后者作为辅酶参与糖代谢。硫胺素缺乏不仅影响糖代谢,亦涉及脂肪酸及能量代谢,使组织中出现丙酮酸、乳酸的堆积,造成主要由葡萄糖供能的神经组织及骨骼肌、心肌等受损,从而引起相应的临床症状。

【病因】

1. **摄入不足** 单纯母乳喂养未引入换乳期食物,而乳母又缺乏维生素 B_1 时,则婴儿易患本病。米谷类加工或烹饪不当,以及长期偏食可出现维生素 B_1 缺乏。

2. **需要量或消耗量增加** 长期发热、消耗性疾病、高温作业、妊娠、哺乳、糖尿病、尿崩症等情况可致维生素 B_1 缺乏。

3. **吸收利用障碍** 胃肠道及肝胆疾病如慢性腹泻、吸收不良综合征、慢性肝炎等可使维生素 B_1 吸收或利用障碍从而导致缺乏。

4. **抗硫胺素因子** 有些食物含有抗硫胺素因子(antithiamine factor,ATF),可使硫胺素变构而降低其生物活性。ATF 分耐热和不耐热两种。存在于贝类、虾、蕨类植物等食物中的不耐热 ATF,经加热可破坏;如进食富含耐热 ATF 食物(蕨类植物、茶、槟榔等),即使维生素 B_1 达到推荐摄入量,亦可导致缺乏。

【临床表现】

婴儿常突然发病,以神经系统症状为主要表现者称脑型;以心力衰竭为主要表现者称心型。年长患儿的症状近似成人,以水肿和周围神经炎为主。

1. **消化系统症状** 常有乏力、倦怠、食欲缺乏、呕吐、腹泻或便秘,伴腹痛、腹胀、体重减轻等。

2. **神经系统症状** 常先表现烦躁不安,继而神情淡漠、反应迟钝,软弱无力,腱反射减低。婴儿常累及喉返神经,出现哭声嘶哑。严重时出现颅压增高,昏迷惊厥,甚至死亡。年长儿多发性周围神经病变较突出,常由下肢开始,呈上升性、对称性发展,先知觉过敏,后麻木,蚁走样感觉,肌无力,行走困难,蹲下后不易起立。

3. **心血管系统症状** 常突发心力衰竭,婴儿烦躁不安、气促、唇指青紫,出现奔马律、心脏扩大,两肺满布湿啰音,肝脾进行性肿大,可有全身皮肤发绀、水肿,重症迅速死亡。

4. **先天性脚气病** 孕母缺乏维生素 B_1,新生儿可患先天性脚气病,表现为哭声无力、精神萎靡、吸吮无力、频吐、水肿、嗜睡。喂健康人乳或牛乳后症状可逐渐消失。

【治疗要点】

维生素 B_1 治疗,婴儿每日口服 10~30mg,母乳喂养者,乳母每日口服 100mg,持续 1 个月。重症患儿及消化吸收障碍者可肌注维生素 B_1 10mg,每日 2 次,2d 后改为口服,连用数周。因常合并其他 B 族维生素缺乏,故应同时口服复合维生素 B。

【常见护理诊断/问题】

1. **营养失调:低于机体需要量** 与维生素 B_1 摄入不足和/或吸收利用障碍有关。

2. **潜在并发症**：心功能不全、惊厥发作。

【护理措施】

1. **改善营养**　供给富含维生素 B_1 的食物。婴儿及时添加换乳期食物。养成儿童不挑食的习惯。乳母补充维生素 B_1。

2. **补充维生素 B_1**　遵医嘱给予维生素 B_1 制剂。

3. **病情观察**　对重症患儿应密切观察呼吸、脉搏、心率、心律及神志等变化，一旦出现心力衰竭立即抢救。

4. **健康教育**　指导孕母、乳母加强营养，合理喂养儿童，按时添加换乳期食物，多进食粗杂粮，改进烹调方法。

（三）维生素 C 缺乏症

维生素 C 缺乏症（vitamin C deficiency），又称坏血病，是由于长期缺乏维生素 C 引起的营养性缺乏性疾病。临床上典型表现为出血和骨骼病变。目前，大规模的维生素 C 缺乏病已少见，但在婴幼儿及老年人仍有发生。

【维生素 C 的来源及生理功能】

婴儿除出生时有适宜的维生素 C 储备外，人体内维生素 C 均来自新鲜水果、绿叶蔬菜、母乳等食物。如孕母饮食缺乏维生素 C，新生儿也可患坏血病。母乳中维生素 C 含量与乳母摄入量成正比。牛乳中含量低，谷类更少，经煮烧后损失，所存无几。

维生素 C 是胶原生物合成的辅酶，具有氧化还原能力，其生理功能有：①参与和调节体内大量氧化还原过程及羟化作用；②使叶酸转变为四氢叶酸，从而促进红细胞合成；③将三价铁还原为二价铁，利于肠道对铁的吸收及血红蛋白的合成；④促进某些肾上腺及垂体激素、免疫球蛋白及神经递质的合成；⑤促进胶原蛋白合成。缺乏时毛细血管通透性增加，引起各部位出血，并阻碍骨化过程。

【病因】

1. **摄入不足**　食物中缺乏新鲜蔬菜和水果，或食物加工不当致维生素 C 破坏过多；乳母膳食长期缺乏维生素 C，或以牛奶、单纯谷类食物长期人工喂养儿，而未及时添加富含维生素 C 的食物，易出现维生素 C 缺乏。

2. **需要量和消耗量增加**　生长发育快，患感染等慢性消耗性疾病、严重创伤等需要量或消耗量增加，如摄入不足易出现缺乏。

3. **吸收利用障碍**　慢性消化功能紊乱，长期腹泻等可致吸收减少。

4. **药物影响**　肾上腺皮质激素、降钙素、阿司匹林、雌激素等药物可影响维生素 C 的代谢，出现维生素 C 缺乏。

【临床表现】

本病多见于 6 个月～2 岁儿童。3 个月以下的婴儿有宫内储存的维生素 C 可供使用，除非孕母严重缺乏维生素 C，否则极少出现缺乏。

1. **一般症状**　起病缓慢。最初有面色苍白、倦怠、厌食、体重减轻，可有易激惹、低热、呕吐、腹泻等。

2. **出血症状**　皮肤瘀点为较突出的表现，牙龈出血及肿胀，牙齿松动、脱落。重者可有消化道出血、血尿、关节腔出血及颅内出血。

3. **贫血**　婴儿常伴有巨幼细胞贫血,可能同时也缺乏叶酸;因影响铁的吸收与利用,亦可合并缺铁性贫血。

4. **骨骼症状**　常出现长骨骨膜下出血或骨干骺端脱位,可引起患肢疼痛,导致假性瘫痪。在婴儿早期症状之一是四肢疼痛呈蛙状体位,患肢肿胀、压痛明显。少数患儿在肋骨、软骨交界处因骨干骺端半脱位隆起为"坏血病串珠"。

【辅助检查】

血浆及尿液中维生素 C 浓度均降低,毛细血管脆性试验阳性。骨骼 X 线检查可见干骺端临时钙化带增厚,其下有一条透亮的骨质疏松带,称"坏血病线";骨骺分离、脱位;骨膜下可见血肿;骨皮质变薄。

【治疗要点】

大量补充维生素 C 治疗,轻症每日给维生素 C 100~300mg 口服,连用 2~3 周;胃肠功能紊乱和重症患儿每日给 500~1 000mg 静脉注射,4~5d 后改为口服,每日 300~500mg。

【常见护理诊断/问题】

1. **营养失调:低于机体需要量**　与维生素 C 摄入不足和/或吸收利用障碍有关。
2. **疼痛**　与骨膜下出血、关节出血有关。
3. **躯体活动障碍**　与骨膜下出血所致运动肢体产生疼痛有关。

【护理措施】

1. **调节膳食**　提供富含维生素 C 的食物。注意食品加工方法,减少维生素 C 的破坏。纠正偏食,及时添加辅食。
2. **补充维生素 C**　遵医嘱给予维生素 C 口服或静脉注射。
3. **减轻疼痛**　保持安静、少动,护理中动作轻柔,避免不必要的移动患肢,以免疼痛加剧和发生骨折、骨干骺脱位。
4. **观察生命体征**　密切观察患儿神志、呼吸、脉搏、血压及瞳孔变化,及早发现颅内出血先兆。
5. **预防感染**　注意口腔卫生,避免牙龈出血部位继发感染。注意保护隔离,避免交叉感染。
6. **健康教育**　指导孕母和乳母多食富含维生素 C 的食物,必要时每日补充维生素 C 制剂;指导家长合理喂养儿童,按时添加果汁、蔬菜,改进烹饪方法;纠正儿童偏食习惯。

第三节　微量元素缺乏

微量元素定义为构成人体体重低于 0.01% 的矿物质,或者说是一种成年人每天需求量在 1~100mg 营养素。人体必需微量元素包括铁、碘、锌、铬、硒、镁、钼和铜等,除铁外,锌和碘缺乏也是儿童时期较为常见的疾病。

一、锌缺乏

锌缺乏(zinc deficiency)是指体内因长期缺乏微量元素锌所引起的以食欲减低、生长发育迟缓、异食癖以及皮炎为主的临床表现。

【病因】

1. **摄入不足**　动物性食物不仅含锌丰富而且易于吸收,坚果类(核桃、板栗、花生等)含锌也不低,其他植物性食物含锌少,故素食者易缺锌。

2. **吸收障碍** 各种原因所致腹泻皆可妨碍锌的吸收。谷类食物中的植酸和粗纤维妨碍锌吸收。牛乳锌含量与母乳相似,但吸收率低,长期纯牛奶喂养易缺锌。肠病性肢端皮炎因小肠缺乏吸收锌的载体,可表现为严重缺锌。

3. **需要量增加** 生长发育迅速的婴儿;组织修复过程中、或营养不良恢复期等状态下,机体对锌需要量增多,如未及时补充,可发生锌缺乏。

4. **丢失过多** 如反复出血、溶血、大面积烧伤、慢性肾脏疾病、长期透析、蛋白尿以及应用金属螯合剂(如青霉胺)等均因锌丢失过多而导致锌缺乏。

【临床表现】

1. **食欲减退** 人味觉细胞上的味觉素每分子含2个锌离子,锌缺乏使细胞转换率很高的味蕾易于受累,舌和唾液腺的碳酸酐酶活性降低,味觉敏感性下降、食欲缺乏。

2. **生长发育落后** 缺锌可妨碍生长激素轴功能以及性腺轴的成熟,表现为生长发育迟缓、体格矮小、性发育延迟和性腺功能减退。

3. **蛋白质代谢障碍** 锌的生理功能主要与人体内80多种含锌酶的功能有关,如DNA聚合酶、RNA聚合酶等,当锌缺乏时可使核酸、蛋白质合成障碍,出现伤口不愈合、毛发干枯易脱落、皮炎等。

4. **免疫功能降低** 缺锌可导致T淋巴细胞功能损伤而容易感染。

5. **神经系统受损** 现已认为锌为一种神经递质,参与脑发育。长期缺锌可影响儿童行为、智力发育,可出现注意力不集中、学习困难、智力发育迟滞等。补锌后行为异常等可恢复。

6. **其他** 如地图舌、反复口腔溃疡、视黄醇结合蛋白减少而出现夜盲、贫血等。

餐后血清锌浓度反应试验(PICR)较一次血清锌测定准确,若PICR>15%提示缺锌。

【治疗要点】

针对病因,治疗原发病;给予含锌量较多的食物;口服锌制剂,常用葡萄糖酸锌,每日剂量为锌元素0.5~1mg/kg(相当于葡萄糖酸锌3.5~7mg/kg),连服2~3个月。

【常见护理诊断/问题】

1. **营养失调:低于机体需要量** 与锌摄入不足、需要量增加、吸收障碍、丢失增多有关。
2. **有感染的危险** 与锌缺乏导致免疫功能低下有关。
3. **生长发育迟缓** 与锌缺乏影响核酸及蛋白质合成、生长激素分泌减低有关。
4. **知识缺乏:**患儿家长缺乏营养知识及儿童喂养知识。

【护理措施】

1. **改善营养、促进生长发育** 供给富含锌的食物如肝、鱼、瘦肉等。母乳是新生儿最为理想的食物,出生之后,应尽量给新生儿喂养母乳。合理引入换乳期食物,培养儿童不偏食、不挑食,养成良好饮食习惯。

2. **避免感染** 保持室内空气清新,注意口腔护理,防止交叉感染。

3. **健康教育** 让家长了解导致患儿缺锌的原因,以配合治疗和护理。

二、碘缺乏症

碘缺乏症(iodine deficiency disorders,IDD)是由于自然环境中碘缺乏造成机体碘营养不良所表现的一组有关联的疾病总称,包括地方性甲状腺肿、甲状腺功能减退、亚临床甲状腺功能减退、单纯性聋哑、胎儿流产、早产、死产和先天畸形等。

【病因和发病机制】

环境缺碘是儿童发生碘缺乏的高危因素。碘缺乏使甲状腺合成障碍而影响机体生长发育。

【临床表现】

缺碘主要的危害是影响脑发育,导致儿童智力损伤和体格发育障碍,表现为以智能障碍为主要特征的精神-神经-甲减综合征,其严重程度取决于碘缺乏的程度、持续的时间和碘缺乏时机体所处的发育阶段。

胎儿期缺碘可引起早产、死产及先天畸形;新生儿期缺碘则表现为甲状腺功能低下;胎儿期和婴儿期严重缺碘可造成克汀病;儿童和青春期缺碘则可引起甲状腺肿、甲状腺功能低下、智能低下。

儿童期轻度缺碘可出现亚临床型甲状腺功能减低症(亚临床克汀病),常伴有体格生长落后。

【辅助检查】

血清总 T_3、T_4 或游离 T_3、T_4 降低,而 TSH 增高;尿碘降低。

【治疗要点】

给予富含碘的食物;给予碘剂、甲状腺素治疗。

【常见护理诊断/问题】

1. **营养失调:低于机体需要量** 与碘摄入不足有关。
2. **生长发育迟缓** 与碘缺乏影响甲状腺素合成有关。
3. **知识缺乏**:患儿家长缺乏营养知识及儿童喂养知识。

【护理措施】

1. **改善营养** 食用海带、紫菜等海产品以补充碘;在缺碘地区可采用碘化食盐、碘化水等方法补充碘。
2. **补充碘剂、甲状腺素制剂** 遵医嘱给予复方碘溶液和碘化钾及甲状腺素制剂。
3. **健康教育** 让家长了解导致患儿缺碘的原因,正确选择含碘丰富的食物。

(沈 曲)

思 考 题

1. 患儿,男,3岁,自幼人工喂养,食欲极差,有时腹泻,身高85cm,体重10 500g,皮肤干燥、苍白,腹部皮下脂肪厚度约0.2cm,脉搏缓慢,心音较低钝,患儿清晨突然面色苍白、神志不清、体温不升、呼吸暂停。

请思考:

(1) 该患儿主要诊断是什么?

(2) 患儿清晨突然面色苍白、神志不清、体温不升、呼吸暂停,首先应考虑最可能的原因是什么?

(3) 应采取的哪些护理措施?

Note:

2. 患儿,女,11 个月,冬季出生。因近日睡眠不安、多汗、夜惊、烦躁不安,来院就诊,查体可见明显方颅、串珠肋、郝氏沟。

请思考:

(1) 写出该患儿的临床诊断。

(2) 列出主要的护理诊断。

(3) 概述应采取的护理措施。

消化系统疾病患儿的护理

09章 数字内容

─── 学习目标 ───

- 知识目标:
  1. 掌握口炎的护理;腹泻病的临床表现(轻型、重型)、治疗要点、常见护理诊断及护理措施;轮状病毒肠炎的临床特点。
  2. 熟悉鹅口疮、疱疹性口炎的病因及临床特点;腹泻病的病因及发病机制;迁延性腹泻、慢性腹泻、生理性腹泻等临床特点。
  3. 了解儿童消化系统解剖生理特点。
- 能力目标:
  1. 能观察鹅口疮及疱疹性口炎临床异同点。
  2. 能辨别轻型腹泻与重型腹泻的临床特点。
  3. 能描述胃食管反流、肠套叠、先天性巨结肠的临床特点。
- 素质目标:
  具备对消化系统疾病患儿的初步评估能力和评判性思维能力,具有良好的人文关怀理念。

消化系统疾病是儿童最常见的疾病之一，此类疾病往往对营养物质的摄取、消化和吸收造成影响。由于儿童消化功能尚不完善，易发生消化紊乱、水电解质和酸碱平衡失调，从而造成慢性营养障碍而影响儿童的生长和发育，同时也会造成儿童机体抵抗力下降而导致感染。因此，护士应全面评估消化系统疾病对消化系统功能以及儿童身心方面的影响。

第一节　儿童消化系统解剖生理特点

（一）口腔

足月新生儿在出生时已具有较好的吸吮和吞咽功能，两颊脂肪垫发育良好，有助于吸吮活动，生后即可开奶；早产儿吸吮和吞咽功能则较差。婴幼儿唾液腺发育不够完善，唾液分泌少，口腔黏膜干燥，以及口腔黏膜薄嫩，血管丰富，因此容易损伤而引起局部感染；3个月以内婴儿因唾液中淀粉酶含量低，故不宜喂淀粉类食物；3~4个月婴儿唾液分泌开始增加，5~6个月时明显增多，但由于婴儿口底浅，不能及时吞咽所分泌的全部唾液，易出现生理性流涎。

（二）食管

食管长度在新生儿为8~10cm，1岁时为12cm，5岁时为16cm，学龄期儿童为20~25cm，成人为25~30cm。婴儿的食管呈漏斗状，黏膜薄嫩、腺体缺乏、弹力组织和肌层不发达，食管下端贲门括约肌发育不成熟，控制能力差，常发生胃食管反流，一般在8~10个月时症状消失。婴儿吸奶时常因吞咽过多空气，而易发生溢奶。

（三）胃

婴儿胃呈水平位，当开始行走后渐变为垂直位。贲门和胃底部肌张力低，幽门括约肌发育较好，故易发生幽门痉挛而出现呕吐。新生儿胃容量为30~60ml，1~3个月为90~150ml，1岁时为250~300ml，5岁时为700~850ml，成人约为2 000ml。哺乳后不久幽门即开放，胃内容物逐渐流入十二指肠，故实际哺乳量常超过上述胃容量。胃排空时间因食物种类不同而异，水1.5~2h，母乳2~3h，牛乳3~4h。早产儿胃排空慢，易发生胃潴留。

（四）肠

儿童肠管相对比成人长，一般为身长的5~7倍（成人仅为4倍），黏膜血管丰富，小肠绒毛发育较好，有利于消化吸收。但肠黏膜肌层发育差，肠系膜柔软而长，固定差，易发生肠套叠和肠扭转。肠壁薄，通透性高，屏障功能差，故肠内毒素、消化不全产物及过敏原等易通过肠黏膜吸收进入体内，引起全身性感染和变态反应性疾病。婴儿由于大脑皮质功能发育不完善，进食时常引起胃-结肠反射，产生便意，所以大便次数较成人多。

（五）肝

年龄越小，肝相对越大，新生儿约为体重的4%（成人约为2%）。儿童肝的上、下界随年龄而异，正常儿童肝上界在右锁骨中线第5肋间（婴儿在第4肋间），婴幼儿肝在右肋下可触及，6~7岁后则不易触及。婴儿肝血管丰富，肝细胞再生能力强，但肝功能不成熟，解毒能力差，故在感染、缺氧、中毒等情况下易发生肝大和变性。此外，婴儿胆汁分泌较少，故对脂肪的消化和吸收功能较差。

（六）胰腺

出生时胰液分泌量少，3~4个月时随着胰腺的发育而随之增多，但6个月以内胰淀粉酶活性较低，1岁后才接近成人。新生儿胰液中所含脂肪酶活性不高，直到2~3岁时才接近成人水平，故对脂肪的消化和吸收不完善，易发生消化不良。婴幼儿时期胰液及其消化酶的分泌易受炎热天气和各种疾病的影响而被抑制，发生消化不良。

（七）肠道细菌

在母体内，胎儿肠道内无细菌，出生后数小时细菌即从口、鼻、肛门侵入肠道，主要分布在结肠及直肠。肠道菌群受食物成分影响，单纯母乳喂养儿以双歧杆菌占绝对优势；人工喂养和部分母乳喂养儿肠内的大肠埃希菌、嗜酸杆菌、双歧杆菌及肠球菌所占比例几乎相等。正常肠道菌群对侵入肠道的致病菌有一定的拮抗作用,而婴幼儿肠道正常菌群脆弱,易受许多内外因素的影响而致菌群失调,导致消化道功能紊乱。

（八）健康儿童粪便

食物进入消化道至粪便排出时间因年龄及喂养方式而异,母乳喂养儿平均为13h,人工喂养儿平均为15h,成人平均为18~24h。

1. **母乳喂养儿粪便**　呈黄色或金黄色、糊状、偶有细小乳凝块,或较稀薄、绿色、不臭,呈酸性反应(pH 4.7~5.1)。每日排便2~4次,一般在添加换乳期食物后次数即减少。

2. **人工喂养儿粪便**　呈淡黄色或灰黄色,较干稠,有臭味,呈中性或碱性反应(pH 6~8),每日排便1~2次,易发生便秘。

3. **部分母乳喂养儿粪便**　与人工喂养儿粪便相似,但较软、黄色。添加谷类、蛋、肉、蔬菜、水果等食物后,粪便性状逐渐接近成人,每日排便1次。

第二节　口　炎

口炎(stomatitis)是指口腔黏膜的炎症,若病变仅局限于舌、齿龈、口角亦可称为舌炎、齿龈炎或口角炎,多由病毒、真菌、细菌引起。全年可发病,多见于婴幼儿。本病可单独发生,亦可继发于全身性疾病,如急性感染、腹泻、营养不良、久病体弱和维生素B、维生素C缺乏等。食具消毒不严、口腔卫生不良或各种疾病导致机体抵抗力下降均有利于口炎发生。目前细菌感染性口炎已经很少见,但病毒及真菌感染引起的口炎仍较常见。

一、鹅口疮

鹅口疮(thrush,oral candidiasis)又名雪口病,为白色念珠菌感染所致,本病特征是口腔黏膜表面形成白色乳凝块样物。多见于新生儿和婴幼儿,营养不良、腹泻、长期应用广谱抗生素或激素的患儿易患此病。新生儿多由产道感染,或因哺乳时奶头不洁及使用污染的奶具而感染。

【临床表现】

患儿口腔黏膜表面出现白色或灰白色乳凝块样小点或小片状物,可逐渐融合成大片,不易拭去,若强行擦拭剥离后,局部黏膜潮红、粗糙、可有溢血。患处不痛、不流涎、不影响吃奶,一般无全身症状。以颊黏膜最常见,其次是舌、齿龈及上腭,重者整个口腔均被白色斑膜覆盖,甚至可蔓延至咽、喉、食管、气管和肺等处,出现呕吐、吞咽困难、声音嘶哑或呼吸困难。

【治疗要点】

1. **保持口腔清洁**　可用2%碳酸氢钠溶液于哺乳前后清洁口腔。

2. **局部用药**　局部涂抹10万~20万U/ml制霉菌素鱼肝油混悬溶液,每日2~3次,直至白色斑块消失后数日,10~14d。

二、疱疹性口炎

疱疹性口炎(herpetic stomatitis)由单纯疱疹病毒Ⅰ型感染所致,多见于婴幼儿,无明显季节性,传染性强,可在集体托幼机构引起小流行。

【临床表现】

起病时发热,体温达38~40℃,齿龈红肿,触之易出血,继而在口腔黏膜上出现单个或成簇的小疱疹,直径约2mm,周围有红晕,迅速破溃后形成浅表溃疡,有黄白色纤维素性分泌物覆盖,多个小溃疡可融合成不规则的大溃疡。疱疹常见于齿龈、口唇、舌和颊黏膜,有时累及上腭及咽部。由于疼痛明显,患儿可表现拒食、流涎、烦躁,常有颌下淋巴结肿大。体温在3~5d后恢复正常,病程1~2周,淋巴结肿大可持续2~3周。

本病须与疱疹性咽峡炎鉴别,后者由柯萨奇病毒引起,多发生于夏秋季,疱疹主要在咽部和软腭,有时可见于舌,但不累及齿龈和颊黏膜,颌下淋巴结常无肿大。

【治疗要点】

1. **保持口腔清洁**　多饮水,可用3%过氧化氢溶液清洗口腔,避免刺激性食物。
2. **局部用药**　局部可涂碘苷(疱疹净)抑制病毒,亦可喷西瓜霜、锡类散等。为预防继发感染可涂2.5%~5%金霉素鱼肝油。疼痛严重者可在进食前用2%利多卡因涂局部。
3. **对症处理**　发热者给予物理或药物降温,补充足够的营养和水分;有继发感染时按医嘱使用抗生素治疗。

三、溃疡性口炎

溃疡性口炎(ulcerative stomatitis)主要由链球菌、金黄色葡萄球菌、肺炎链球菌、铜绿假单胞菌或大肠埃希菌等引起,多见于婴幼儿,常发生于感染、长期腹泻等机体抵抗力下降时,口腔不洁更有利于细菌繁殖而致病。

【临床表现】

口腔各部位均可发生,常见于舌、唇内及颊黏膜处,可蔓延到唇及咽喉部。开始时口腔黏膜充血水肿,随后形成大小不等的糜烂或溃疡,上有纤维素性炎性分泌物形成的假膜,呈灰白色或黄色,边界清楚,易拭去,露出溢血的创面,但不久又被假膜覆盖,涂片染色可见大量细菌。局部疼痛、流涎、拒食、烦躁,常有发热,体温可达39~40℃,局部淋巴结肿大,全身症状轻者1周左右体温恢复正常,溃疡逐渐愈合;严重者可出现脱水和酸中毒。

血常规:白细胞总数和中性粒细胞增多。

【治疗要点】

1. **控制感染**　选用有效抗生素。
2. **保持口腔清洁**　可用3%过氧化氢溶液或0.1%依沙吖啶(利凡诺)溶液清洁口腔。
3. **局部用药**　溃疡面涂5%金霉素鱼肝油、锡类散等。
4. **补充水分和营养**

四、口炎护理

【常见护理诊断/问题】

1. **口腔黏膜受损**　与口腔感染有关。
2. **体温过高**　与口腔炎症有关。
3. **疼痛**　与口腔黏膜糜烂、溃疡有关。
4. **营养失调:低于机体需要量**　与疼痛引起无法进食有关。
5. **知识缺乏**:患儿及家长缺乏本病的预防及护理知识。

【护理措施】

1. **口腔护理**　根据不同病因选择不同溶液清洁口腔后涂药,年长儿可用含漱剂。鼓励患儿多饮水,进食后漱口,以保持口腔黏膜湿润和清洁。对流涎者,及时清除分泌物,保持皮肤干燥、清洁,避免引起皮肤湿疹及糜烂。

2. **正确涂药** 为确保局部用药达到目的,涂药前应先将纱布或干棉球放在颊黏膜腮腺管口处或舌系带两侧,以隔断唾液,防止药物被冲掉;然后再用干棉球将病变部位表面吸干后再涂药;涂药后嘱患儿闭口 10min 后取出纱布或棉球,并嘱患儿不可立即漱口、饮水或进食。

3. **发热护理** 密切监测患儿的体温变化,根据具体情况选择合适的降温措施。

4. **饮食护理** 供给高热量、富含维生素的温凉流质或半流质食物,避免摄入酸辣或粗硬食物。对因口腔黏膜糜烂、溃疡引起疼痛影响进食者,可在进食前局部涂 2% 利多卡因;对不能进者,可管饲喂养或肠外营养,以确保能量与液体的供给。

5. **健康教育** 教育患儿养成良好的卫生习惯,纠正吮指、不刷牙等不良习惯;年长儿应教导其进食后漱口,避免用力或粗暴擦伤口腔黏膜。宣传均衡饮食对提高机体抵抗力的重要性,避免偏食、挑食,培养良好的饮食习惯。指导家长食具专用,患儿使用过的食具应煮沸消毒或压力灭菌消毒。

第三节 腹 泻 病

导入情境与思考

患儿,女,8 个月。因"腹泻伴发热 2d"入院。

患儿于入院前 2d 开始腹泻,呈黄色稀水样便,每日 10 余次,量中等。有时呕吐,为胃内容物,呈非喷射状,量少。伴发热,体温波动于 38~39℃。发病后患儿食欲减退,精神萎靡,尿量稍少。

体格检查:T 38.5℃,P 138 次/min,R 38 次/min,精神萎靡,皮肤干燥,弹性差,前囟和眼窝凹陷,口腔黏膜干燥,咽红,腹稍胀,肠鸣音 2 次/min,四肢稍凉,膝腱反射正常,肛周皮肤发红。

辅助检查:血钾 3.2mmol/L,血钠 132mmol/L,血 HCO_3^- 16mmol/L。

请思考:

1. 该患儿发生腹泻的可能原因是什么?

2. 儿童腹泻的临床表现有哪些?该患儿属于轻型腹泻还是重型腹泻?

3. 该患儿是否需要补液?在补液过程中,尤应注意观察哪些内容?

腹泻病(diarrhea)是一组由多种病原、多种因素引起的,以大便次数增多和大便性状改变为特点的消化道综合征,严重者可引起水、电解质和酸碱平衡紊乱。发病年龄以 6 个月~2 岁多见,其中 1 岁以内者约占半数,是造成儿童营养不良、生长发育障碍的主要原因之一。一年四季均可发病,但夏秋季发病率较高。

【病因】

(一)易感因素

1. **消化系统发育不成熟** 胃酸和消化酶分泌不足,消化酶活性低,对食物质和量变化的耐受性差。

2. **生长发育快** 对营养物质的需求相对较多,消化道负担较重。

3. **机体防御功能差** 婴儿血液中免疫球蛋白、胃肠道 SIgA 及胃内酸度均较低,对感染的防御能力差。

4. **肠道菌群失调** 新生儿出生后尚未建立正常肠道菌群,或因使用抗生素等导致肠道菌群失调,使正常菌群对入侵肠道致病微生物的拮抗作用丧失,而引起肠道感染。

5. **人工喂养** 母乳中含有大量体液因子(如 SIgA、乳铁蛋白)、巨噬细胞和粒细胞、溶菌酶、溶酶体等,有很强的抗肠道感染作用。人工喂养代乳品中虽有某些上述成分,但在加热过程中被破坏,而且人工喂养的食物和食具易受污染,故人工喂养儿肠道感染发生率明显高于母乳喂养儿。

（二）感染因素

1. **肠道内感染** 可由病毒、细菌、真菌、寄生虫引起,尤以病毒和细菌多见。

（1）病毒感染:寒冷季节的婴幼儿腹泻 80% 由病毒感染引起,以轮状病毒引起的秋冬季腹泻较为常见,其他如诺如病毒、星状病毒和肠道病毒(包括柯萨奇病毒、埃可病毒、肠道腺病毒等)。

（2）细菌感染(不包括法定传染病):以致腹泻大肠埃希菌为主,包括致病性大肠埃希菌(EPEC)、产毒性大肠埃希菌(ETEC)、侵袭性大肠埃希菌(EIEC)、出血性大肠埃希菌(EGEC)和黏附-集聚性大肠埃希菌(EAEC)五大组。其次是空肠弯曲菌和耶尔森菌等。

（3）真菌感染:以白色念珠菌多见,其次是曲菌和毛霉菌等。

（4）寄生虫感染:常见有蓝氏贾第鞭毛虫、阿米巴原虫和隐孢子虫等。

2. **肠道外感染** 因发热及病原体毒素作用使消化功能紊乱,或肠道外感染的病原体(主要是病毒)同时感染肠道,故当患中耳炎、肺炎、上呼吸道、泌尿道及皮肤感染时可伴有腹泻。

（三）非感染因素

1. **饮食因素**

（1）喂养不当:喂养不定时、食物的质和量不适宜、过早给予淀粉类或脂肪类食物等均可引起腹泻;给予含高果糖或山梨醇的果汁,可产生高渗性腹泻;给予肠道刺激物如调料或富含纤维素的食物等也可引起腹泻。

（2）过敏因素:个别婴儿对牛奶、大豆(豆浆)及某些食物成分过敏或不耐受而引起腹泻。

（3）其他因素:包括原发性或继发性双糖酶缺乏,乳糖酶的活力降低,肠道对糖的消化吸收不良而引起腹泻。

2. **气候因素** 气候突然变冷、腹部受凉使肠蠕动增加;天气过热致消化液分泌减少或口渴饮奶过多,都可诱发消化功能紊乱而引起腹泻。

【发病机制】

导致腹泻发生的机制包括:肠腔内存在大量不能吸收的具有渗透活性的物质(渗透性腹泻)、肠腔内电解质分泌过多(分泌性腹泻)、炎症所致的液体大量渗出(渗出性腹泻)及肠道运动功能异常(肠道功能异常性腹泻)等。但临床上大部分腹泻并非由某种单一机制引起,而是多种机制共同作用的结果。

（一）感染性腹泻

大多数病原微生物通过污染的食物、水,或通过污染的手、玩具及日用品,或带菌者传播进入消化道。当机体的防御功能下降、大量的微生物侵袭并产生毒力时可引起腹泻。

1. **病毒性肠炎** 病毒侵入肠道后,在小肠绒毛顶端的柱状上皮细胞上复制,使小肠绒毛细胞受损,受累的肠黏膜上皮细胞脱落而遗留不规则的裸露病变,导致小肠黏膜回吸收水、电解质能力下降,肠液在肠腔内大量集聚而引起腹泻;同时,发生病变的肠黏膜细胞分泌双糖酶不足且活性低,使肠腔内的糖类消化不完全并被肠道内细菌分解成小分子的短链有机酸,使肠腔的渗透压增高;微绒毛破坏亦造成载体减少,上皮细胞钠转运功能障碍,进一步造成水和电解质的丧失,加重腹泻(图 9-1)。

2. **细菌性肠炎** 肠道感染的病原体不同,其发病机制亦不相同。

（1）肠毒素性肠炎:如产毒性大肠埃希菌和霍乱弧菌等,虽不直接侵袭破坏肠黏膜,但能分泌肠毒素,包括不耐热肠毒素(LT)和耐热肠毒素(ST),两者最终通过抑制小肠绒毛上皮细胞吸收 Na^+、Cl^- 和水,促进肠腺分泌 Cl^-,使小肠液量增多,超过结肠吸收限度而发生腹泻,排出大量水样便,导致患儿脱水和电解质紊乱(图 9-2)。

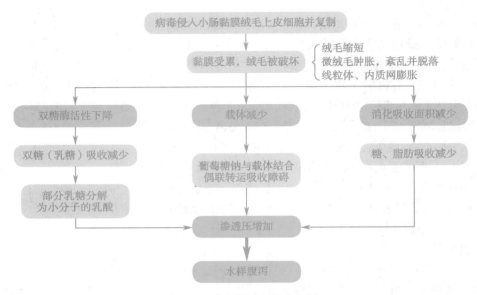

图 9-1 病毒性肠炎发病机制

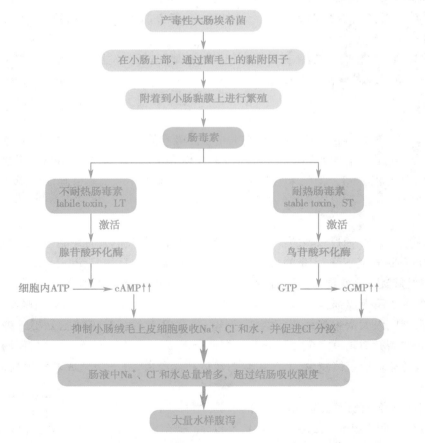

图 9-2 肠毒素引起的肠炎发病机制（以产毒性大肠埃希菌为例）

（2）侵袭性肠炎：如志贺菌属、沙门菌、侵袭性大肠埃希菌等可直接侵入小肠或结肠肠壁，引起肠黏膜充血、水肿、炎症细胞浸润、溃疡和渗出等病变，产生广泛的炎性反应，患儿排出含有大量白细胞和红细胞的菌痢样大便。结肠由于炎症病变而不能充分吸收来自小肠的液体，且某些致病菌还会产生肠毒素，故亦可发生水泻。

（二）非感染性腹泻

主要是由饮食不当引起。当摄入食物的质和量突然改变并超过消化道的承受能力时，食物不能被充分消化和吸收而积滞于小肠上部，使肠腔局部酸度减低，有利于肠道下部细菌上移和繁殖，使食物发酵和腐败而产生短链有机酸，致肠腔的渗透压增高，并协同腐败性毒性产物刺激肠壁致肠蠕动增加，引起腹泻，进而发生脱水和电解质紊乱（图 9-3）。

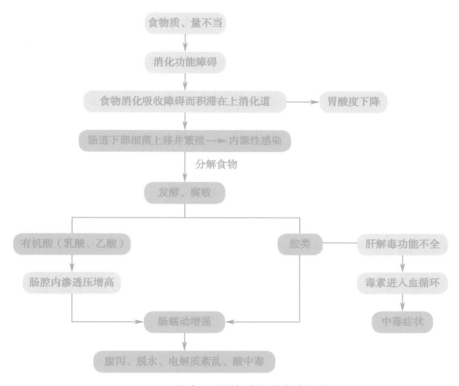

图 9-3 **饮食不当引起腹泻的发病机制**

【临床表现】

不同病因引起的腹泻常具有不同临床过程。急性腹泻指病程在 2 周以内的腹泻；迁延性腹泻指病程在 2 周至 2 个月之间的腹泻；慢性腹泻指病程超过 2 个月的腹泻。

（一）急性腹泻

不同病因引起的腹泻常具相似的临床表现，同时各有其特点。

1. 腹泻的共同临床表现

（1）轻型腹泻：多由饮食因素或肠道外感染引起。起病可急可缓，以胃肠道症状为主，表现为食欲不振，偶有溢奶或呕吐，大便次数增多，一般每天多在十次以内，每次大便量不多，稀薄或带水，呈黄色或黄绿色，有酸味，粪质不多，常见白色或黄白色奶瓣和泡沫。一般无脱水及全身中毒症状，多在数日内痊愈。

（2）重型腹泻：多由肠道内感染引起，起病常较急；也可由轻型逐渐加重而致。除有较重的胃肠道症状外，还有明显的脱水、电解质紊乱及全身中毒症状。

1）胃肠道症状：腹泻频繁，每日大便从十余次到数十次；除了腹泻外，常伴有呕吐（严重者可呕吐出咖啡样物）、腹胀、腹痛、食欲不振等。大便呈黄绿色水样或蛋花汤样、量多，含水分多，可有少量黏液，少数患儿也可有少量血便。

2）水、电解质和酸碱平衡紊乱症状：有脱水、代谢性酸中毒、低钾血症、低钙血症、低镁血症等（参见第五章第九节）。

3）全身中毒症状：如发热，体温可达 40℃，精神烦躁或萎靡、嗜睡，面色苍白、意识模糊，甚至昏迷、休克等。

2. 几种常见类型肠炎的临床特点

（1）轮状病毒肠炎：好发于秋、冬季，以秋季流行为主，故又称秋季腹泻。呈散发或小流行，经粪-口传播，也可通过气溶胶形式经呼吸道感染而致病。多见于 6 个月~2 岁的婴幼儿，潜伏期 1~3d。起病急，常伴有发热和上呼吸道感染症状，多无明显中毒症状。病初即出现呕吐，大便次数多，量多，呈黄色或淡黄色，水样或蛋花汤样，无腥臭味，大便镜检偶有少量白细胞。常并发脱水、酸中毒及电解质紊乱。本病为自限性疾病，自然病程 3~8d，少数较长。近年报道，轮状病毒感染也可侵犯多个脏器，如中枢神经系统、心肌等。

（2）诺如病毒肠炎：全年散发，暴发高峰多见于寒冷季节（11 月至次年 2 月）。在轮状病毒疫苗高普及的国家，诺如病毒甚至超过轮状病毒成为儿童急性胃肠炎的首要元凶。该病毒是集体机构急性暴发性胃肠炎的首要致病原，发生诺如病毒感染最常见的场所是餐馆、托幼机构、医院、学校等地点，因为常呈暴发性，从而造成突发公共卫生问题。感染后潜伏期多为 12~36h，急性起病。首发症状多为阵发性腹痛、恶心、呕吐和腹泻，全身症状有畏寒、发热、头痛、乏力和肌痛等。可有呼吸道症状。吐泻频繁者可发生脱水、酸中毒及低钾血症。本病为自限性疾病，症状持续 12~72h。粪便及周围血象检查一般无特殊发现。

（3）产毒性细菌引起的肠炎：多发生在夏季。潜伏期 1~2d，起病较急。轻症仅大便次数稍增，性状轻微改变。重症腹泻频繁，量多，呈水样或蛋花汤样，混有黏液，镜检无白细胞。常伴呕吐，严重者可伴发热、脱水、电解质和酸碱平衡紊乱。本病为自限性疾病，自然病程 3~7d 或较长。

（4）侵袭性细菌性的肠炎：全年均可发病，潜伏期长短不等。常引起志贺杆菌性痢疾样病变。起病急，高热甚至可以发生热惊厥。腹泻频繁，大便呈黏液状，带脓血，有腥臭味。常伴恶心、呕吐、腹痛和里急后重，严重时可出现严重的全身中毒症状甚至休克。大便镜检有大量白细胞及数量不等的红细胞。粪便细菌培养可找到相应的致病菌。其中空肠弯曲菌肠炎多发生在夏季，常侵犯空肠和回肠，有脓血便，腹痛剧烈；耶尔森菌小肠结肠炎多发生在冬春季节，可引起淋巴结肿大，亦可产生肠系膜淋巴结炎，严重病例可产生肠穿孔和腹膜炎。以上两者均需与阑尾炎鉴别。鼠伤寒沙门菌小肠结肠炎有胃肠炎型和败血症型，夏季发病率高，新生儿和 1 岁以内的婴儿尤易感染，新生儿多为败血症型，常引起暴发流行，可排深绿色黏液脓便或白色胶冻样便，有特殊臭味。

（5）出血性大肠埃希菌肠炎：大便开始呈黄色水样便，后转为血水便，有特殊臭味，常伴腹痛，大便镜检有大量红细胞，一般无白细胞。

（6）抗生素相关性腹泻（antibiotic-associated diarrhea，AAD）：是指应用抗生素后发生的、与抗生素有关的腹泻。除一些抗生素可降低碳水化合物的运转和乳糖酶水平外，多数研究者认为，抗生素的使用破坏了肠道正常菌群，是引起腹泻最主要的病因。①金黄色葡萄球菌肠炎：多继发于使用大量抗生素后，与菌群失调有关。表现为发热、呕吐、腹泻，不同程度中毒症状、脱水和电解质紊乱，甚至发生休克。典型大便暗绿色，量多，带黏液，少数为血便。大便镜检有大量脓细胞和成簇的 G⁺球菌，培养有葡萄球菌生长。②伪膜性小肠结肠炎：由难辨梭状芽孢杆菌引起，主要症状为腹泻，轻者每日数次，停用抗生素后很快痊愈；重者腹泻频繁，呈黄绿色水样便，可有毒素致肠黏膜坏死所形成的伪膜排出，大便厌氧菌培养、组织培养法检测细胞毒素可协助诊断。③真菌性肠炎：多为白色念珠菌感染所致，常并发于其他感染如鹅口疮，大便次数增多，黄色稀便，泡沫较多带黏液，有时可见豆腐渣样细块（菌落）。大便镜检有真菌孢子和菌丝。

（二）迁延性腹泻和慢性腹泻

迁延性腹泻和慢性腹泻多与营养不良和急性期治疗不彻底有关，以人工喂养、营养不良的小儿多见。表现为腹泻迁延不愈，病情反复，大便次数和性质不稳定，严重时可出现水、电解质紊乱。由于营养不良的小儿腹泻时易迁延不愈，持续腹泻又加重了营养不良，两者可互为因果，形成恶性循环，最终引起免疫功能低下，继发感染，导致多脏器功能异常。

（三）生理性腹泻

生理性腹泻（physiological diarrhea）多见于 6 个月以内的婴儿，外观虚胖，常有湿疹，表现为生后不久即出现腹泻，但除大便次数增多外，无其他症状，食欲好，不影响生长发育，添加换乳期食物后，大便即逐渐转为正常。有学者认为此类腹泻可能为乳糖不耐受的一种特殊类型，或为食物过敏相关。

知 识 链 接

乳糖不耐受症

乳糖不耐受症又称乳糖消化不良或乳糖吸收不良。由于乳糖酶分泌少，不能完全消化分解母乳或牛乳中的乳糖而引起的非感染性腹泻，又称乳糖酶缺乏症。婴幼儿腹泻后因肠道黏膜受损，会使小肠黏膜上的乳糖酶遭到破坏，导致奶中乳糖消化不良，引起乳糖不耐受性腹泻。特别是轮状病毒性肠炎后，容易继发乳糖不耐受。

母乳和牛乳中的糖类主要是乳糖，小肠尤其是空肠黏膜表面绒毛的顶端乳糖酶的分泌量减少或活性不高就不能完全消化和分解乳汁中乳糖，部分乳糖被结肠菌群酵解成乳酸、氢气、甲烷和二氧化碳。乳酸刺激肠壁，增加肠蠕动而出现腹泻。二氧化碳在肠道内产生胀气和增加肠蠕动，使儿童表现不安，偶尔还可能诱发肠痉挛出现肠绞痛。

乳糖不耐受患儿食用含双糖（包括乳糖、蔗糖、麦芽糖）的饮食可使腹泻加重，所以应采用无乳糖配方奶粉。

【辅助检查】

1. **血常规**　细菌感染时白细胞总数及中性粒细胞增多；寄生虫感染和过敏性腹泻时嗜酸性粒细胞增多。

2. **大便常规**　肉眼检查大便的性状如外观、颜色、是否有黏液脓血等；大便镜检有无脂肪球、白细胞、红细胞等。

3. **病原学检查**　细菌性肠炎大便培养可检出致病菌；真菌性肠炎，大便镜检可见真菌孢子和菌丝；病毒性肠炎可做病毒分离等检查。

4. **血液生化**　血钠测定可了解脱水的性质；血钾测定可了解有无低钾血症；碳酸氢盐测定可了解体内酸碱平衡失调的性质及程度。

【治疗要点】

腹泻的治疗原则为调整饮食，预防和纠正脱水；合理用药，控制感染，预防并发症的发生。不同时期的腹泻病治疗重点各有侧重，急性腹泻多注意维持水电解质平衡；迁延性和慢性腹泻应注意肠道菌群失调及饮食治疗。

1. **调整饮食（见饮食护理部分）**　根据疾病的特殊病理生理状况、个体消化吸收功能和平时的饮食习惯等合理调整饮食，以满足生理需要，补充疾病消耗，缩短腹泻后的康复时间。

2. **纠正水电解质及酸碱平衡紊乱（参见第五章第九节）**　口服补液（ORS）可用于预防脱水及

纠正轻、中度脱水,中、重度脱水伴周围循环衰竭者需静脉补液。重度酸中毒或经补液后仍有酸中毒症状者,给予 5%碳酸氢钠纠正酸中毒;有低钾血症者遵循"见尿补钾"的原则,可口服或静脉补充,但静脉补钾浓度不超过 0.3%,且不可推注。

3. **药物治疗**

(1) 控制感染:病毒性肠炎以饮食疗法和支持疗法为主,一般不用抗生素。其他肠炎应对因选药,如大肠埃希菌肠炎可选用抗 G^- 杆菌抗生素;抗生素诱发性肠炎应停用原使用的抗生素,可选用万古霉素、新青霉素、抗真菌药物等;寄生虫性肠炎可选用甲硝唑、大蒜素等。

(2) 肠道微生态疗法:有助于恢复肠道正常菌群的生态平衡,抵御病原菌侵袭,控制腹泻,常用双歧杆菌、嗜酸乳杆菌等制剂。

(3) 肠黏膜保护剂:能吸附病原体和毒素,维持肠细胞的吸收和分泌功能,与肠黏膜糖蛋白相互作用,增强其屏障功能,阻止病原微生物的攻击,常用蒙脱石粉。

(4) 抗分泌治疗:脑啡肽酶抑制剂消旋卡多曲可以通过加强内源性脑啡肽来抑制肠道水电解质的分泌,可以用于治疗分泌性腹泻。

(5) 补锌治疗:补锌能加速肠黏膜再生,提高肠道功能,缓解腹泻症状,缩短腹泻病程。对于急性腹泻患儿,年龄>6 个月者,应每日给予元素锌 20mg;年龄<6 个月者,应每日给予元素锌 10mg。疗程 10~14d,可缩短病程。

(6) 对症治疗:腹泻一般不宜用止泻剂,因止泻会增加毒素的吸收。腹胀明显者可肌内注射新斯的明或肛管排气;呕吐严重者可肌内注射氯丙嗪或针刺足三里等。

4. **预防并发症**迁延性、慢性腹泻常伴营养不良或其他并发症,病情复杂,必须采取综合治疗措施。

【护理评估】

1. **健康史** 评估喂养史,如喂养方式、喂何种乳品、冲调浓度、喂哺次数及每次量、添加换乳期食物及断奶情况;注意有无不洁饮食史、食物过敏、腹部受凉或过热致饮水过多;询问患儿粪便长时期的性状变化情况,腹泻开始时间、次数、颜色、性状、量、气味,有无呕吐、腹胀、腹痛、里急后重等不适,仔细观察粪便性状;了解是否有上呼吸道感染、肺炎等肠道外感染病史;既往有无腹泻史,有无其他疾病及长期使用抗生素病史。

2. **身体状况** 评估患儿生命征如神志、体温、脉搏、呼吸、血压等;评估患儿体重、前囟、眼窝、皮肤黏膜、循环状况和尿量等;评估脱水程度和性质,有无低钾血症和代谢性酸中毒等症状;检查肛周皮肤有无发红、糜烂、破损。

了解血常规、大便常规、致病菌培养、血液生化等检查结果及临床意义。

3. **心理-社会状况** 评估家长对疾病的心理反应及认识程度、文化程度、喂养及护理知识等;评估患儿家庭的居住环境、经济状况、卫生习惯等。

【常见护理诊断/问题】

1. **腹泻** 与感染、喂养不当、肠道功能紊乱等有关。

2. **体液不足** 与腹泻、呕吐致体液丢失过多和摄入不足有关。

3. **营养失调:低于机体需要量** 与腹泻、呕吐丢失过多和摄入不足有关。

4. **体温过高** 与肠道感染有关。

5. **有皮肤完整性受损的危险** 与大便刺激臀部皮肤有关。

【预期目标】

1. 患儿腹泻、呕吐次数逐渐减少至停止,大便性状正常。

2. 患儿脱水和电解质紊乱得以纠正。

3. 家长能对儿童进行合理喂养,体重恢复正常。

4. 患儿体温逐渐恢复正常。

5. 患儿臀部皮肤保持完整、无破损。

【护理措施】

1. **饮食护理**　限制饮食过严或禁食过久常造成营养不良,并发酸中毒,造成病情迁延不愈而影响生长发育。母乳喂养者可继续哺乳,减少哺乳次数,缩短每次哺乳时间,暂停换乳期食物添加;人工喂养者可喂米汤、酸奶、脱脂奶等,待腹泻次数减少后给予流质或半流质饮食如粥、面条,少量多餐,随着病情稳定和好转,逐步过渡到正常饮食。呕吐严重者,可暂时禁食 4~6h(不禁水),待好转后继续进食,由少到多,由稀到稠。病毒性肠炎可能有继发性双糖酶(主要是乳糖酶)缺乏,对疑似病例可以改喂淀粉类食物,或去乳糖配方奶粉以减轻腹泻,缩短病程。腹泻停止后逐渐恢复营养丰富的饮食,并每日加餐 1 次,共 2 周。对少数严重病例口服营养物质不能耐受者,应加强支持疗法,必要时全静脉营养。

2. **维持水、电解质及酸碱平衡**(参见第五章第九节)

(1) 口服补液:ORS 用于腹泻时预防脱水及纠正轻、中度脱水。轻度脱水需 50~80ml/kg,中度脱水需 80~100ml/kg,于 8~12h 内将累积损失量补足;脱水纠正后,可将 ORS 用等量水稀释按病情需要随时口服。有明显腹胀、休克、心功能不全或其他严重并发症者及新生儿不宜口服补液。

(2) 静脉补液:用于中、重度脱水或吐泻严重或腹胀的患儿。根据不同的脱水程度和性质,结合患儿年龄、营养状况、自身调节功能,决定补给溶液的总量、种类和输液速度。

1) 第 1d 补液:①输液总量:包括累积损失量、继续损失量和生理需要量。对于营养不良以及心、肺、肾功能不全的患儿应根据具体病情分别进行精确计算;②输液种类:根据脱水性质而定,若临床判断脱水性质有困难时,可先按等渗性脱水处理;③输液速度:主要取决于累积损失量(脱水程度)和继续损失量,遵循"先快后慢"的原则,若呕吐、腹泻缓解,可酌情减少补液量或改为口服补液。

2) 第 2d 及以后补液:此时脱水和电解质紊乱已基本纠正,一般只补继续损失量和生理需要量,于 12~24h 内均匀输入,能口服者应尽量口服。

3. **控制感染**　按医嘱选用针对病原菌的抗生素以控制感染。严格执行消毒隔离,感染性腹泻与非感染性腹泻患儿应分室居住,护理患儿前后认真洗手,腹泻患儿用过的尿布、便盆应分类消毒,以防交叉感染。发热的患儿,根据情况给予物理降温或药物降温。

4. **保持皮肤完整性(尿布皮炎的护理)**　选用吸水性强、柔软布质或纸质尿布,勤更换,避免使用不透气塑料布或橡皮布;每次便后用温水清洗臀部并擦干,以保持皮肤清洁、干燥;局部皮肤发红处涂以 5% 鞣酸软膏或 40% 氧化锌油并按摩片刻,促进局部血液循环;局部皮肤糜烂或溃疡者,可采用暴露法,臀下仅垫尿布,不加包扎,使臀部皮肤暴露于空气中或阳光下。女婴尿道口接近肛门,应注意会阴部的清洁,预防上行性尿路感染。

知 识 链 接

尿布皮炎的分度

尿布皮炎是指婴儿皮肤长期受尿液、粪便及漂洗不干净的湿尿布刺激、摩擦或局部湿热如用塑料膜、橡胶布等引起皮肤潮红、溃破甚至糜烂及表皮剥脱,多发生于肛门附近、臀部、会阴部等处,有散在斑丘疹或疱疹,俗称臀红。轻度尿布皮炎主要表现为皮肤的血管充血,发红;重度尿布皮炎根据其皮肤损害程度再分为三度,Ⅰ度主要表现为局部潮红并伴有少量皮疹;Ⅱ度主要表现为皮疹破溃并伴有脱皮;Ⅲ度主要表现为皮肤局部发生较大面积糜烂或表皮部分脱落,皮疹的面积也会增加,严重时会扩展到大腿及腹壁等部位。皮肤糜烂和表皮脱落部位容易使细菌繁殖,引起感染,甚至会导致败血症。

5. 密切观察病情

（1）监测生命体征：如体温、脉搏、呼吸、血压等。体温过高时应给患儿多饮水、擦干汗液、及时更换汗湿的衣服，并根据具体情况选择合适的降温措施。

（2）观察大便情况：观察并记录大便次数、颜色、气味、性状、量，做好动态比较，为输液方案和治疗提供可靠依据。

（3）观察全身中毒症状：如发热、精神萎靡、嗜睡、烦躁等。

（4）观察水、电解质和酸碱平衡紊乱症状：如脱水情况及其程度、代谢性酸中毒表现、低钾血症表现等。

6. 健康教育

（1）指导护理：向家长解释腹泻的病因、潜在并发症以及相关的治疗措施；指导家长正确洗手并做好污染尿布及衣物的处理、出入量的监测以及脱水表现的观察；说明调整饮食的重要性；指导家长配制和使用 ORS 溶液，强调应少量多次饮用，呕吐不是禁忌证。

（2）做好预防：①指导合理喂养，提倡母乳喂养，避免在夏季断奶，按时逐步添加换乳期食物，每次限一种，防止过食、偏食及饮食结构突然变动。②注意饮食卫生，食物要新鲜，注意乳品的保存和奶具、食具、便器、玩具等的定期消毒。教育儿童饭前便后洗手，勤剪指甲，培养良好的卫生习惯。③加强体格锻炼，适当户外活动；注意气候变化，防止受凉或过热。④对于感染性腹泻患儿（尤其传染性强的腹泻），集体机构如有流行，应积极治疗，做好消毒隔离工作，防止交叉感染。⑤避免长期滥用广谱抗生素，对于即使没有消化道症状的婴幼儿，在因败血症、肺炎等肠道外感染必须使用抗生素，特别是广谱抗生素时，亦应加用微生态制剂，防止由于肠道菌群失调所致的难治性腹泻。

【护理评价】

1. 患儿大便次数是否减少。
2. 患儿脱水、电解质及酸碱平衡紊乱是否得到纠正，尿量有无增加。
3. 患儿体重是否恢复正常；家长能否掌握儿童喂养知识及腹泻的预防、护理知识。
4. 患儿体温是否恢复正常。
5. 患儿臀部皮肤是否保持完整、无破损。

第四节　胃食管反流

胃食管反流（gastroesophageal reflux，GER）是指胃内容物，包括从十二指肠流入胃的胆盐和胰酶等反流入食管甚至口咽部，分生理性和病理性两种。生理情况下，由于小婴儿食管下端括约肌（lower esophageal sphincter，LES）发育不成熟或神经肌肉协调功能差，可出现反流，往往出现于日间餐时或餐后，又称"溢乳"。病理性反流即胃食管反流病（gastroesophageal reflux disease，GERD），是由于 LES 的功能障碍和/或与其功能有关的组织结构异常，以至 LES 压力低下而出现的反流，常常发生于睡眠、仰卧位及空腹时，引起一系列临床症状和并发症。随着直立体位时间和固体饮食的增多，约 60% 患儿到 2 岁时症状可自行缓解，部分患儿症状可持续到 4 岁以后。脑性瘫痪、21-三体综合征以及其他原因所致的发育迟缓患儿，GER 发生率较高。

【病因和发病机制】

1. 抗反流屏障功能低下

（1）LES 压力降低：是引起 GER 的主要原因。正常吞咽时 LES 反射性松弛，压力下降，通过食管蠕动推动食物进入胃内，然后压力又恢复到正常水平，并出现一个反应性的压力增高以防止食物反流。当胃内压和腹内压升高时，LES 会发生反应性主动收缩使其压力超过增高的胃内压，起到抗反流作用。如因某种因素使上述正常功能发生紊乱时,LES 短暂性松弛即可导致胃内容物反流入食管。

(2) LES 周围组织薄弱或缺陷:例如缺少腹腔段食管,致使腹内压增高时不能将其传导至 LES 使之收缩达到抗反流的作用;小婴儿食管角(由食管和胃贲门形成的夹角,即 His 角,正常为 30°～50°)较大;膈肌食管裂孔钳夹作用减弱;膈食管韧带和食管下端黏膜瓣解剖结构存在器质性或功能性病变;胃压低、腹内压增高等,均可破坏正常的抗反流作用。

2. 食管廓清能力降低 正常情况下,食管廓清能力是依靠食管的推动性蠕动、唾液的冲洗、对酸的中和作用、食丸的重力和食管黏膜细胞分泌的碳酸氢盐等多种因素完成对反流物的清除,以缩短反流物和食管黏膜的接触时间。当食管蠕动减弱、消失、或出现病理性蠕动时,食管清除反流物的能力下降,这样就延长了有害的反流物质在食管内停留时间,增加了对黏膜的损伤。

3. 食管黏膜的屏障功能破坏 屏障作用是由黏液层、细胞内的缓冲液、细胞代谢及血液供应共同构成。反流物中的某些物质,如胃酸、胃蛋白酶以及从十二指肠反流入胃的胆盐和胰酶使食管黏膜的屏障功能受损,引起食管黏膜炎症。

4. 胃、十二指肠功能失常 胃排空能力低下,使胃内容物及其压力增加,当胃内压增高超过 LES 压力时可使 LES 开放。胃容量增加又导致胃扩张,致贲门食管段缩短,使其抗反流屏障功能降低。十二指肠病变时,幽门括约肌关闭不全则导致十二指肠胃反流。

【临床表现】

食管上皮细胞暴露于反流的胃内容物中,是产生症状和体征的主要原因。临床症状轻重不一,与反流强度、持续时间、有无并发症以及患儿的年龄有关。

1. 呕吐 新生儿和婴幼儿以呕吐为主要表现。约 85% 患儿于生后第 1 周即出现呕吐,而约 10% 患儿于生后 6 周内出现呕吐。呕吐程度轻重不一,多数发生在进食后,有时在夜间或空腹时,可表现为溢乳、反刍或吐泡沫,严重者呈喷射状。呕吐物为胃内容物,有时含少量胆汁。年长儿以反胃、反酸、嗳气等症状多见。

2. 反流性食管炎 常见症状有:①胃烧灼感:见于有表达能力的年长儿,位于胸骨下端,饮用酸性饮料可使症状加重,服用抗酸剂症状减轻;②吞咽疼痛:婴幼儿表现为喂奶困难、烦躁、拒食,年长儿诉吞咽时疼痛,如并发食管狭窄则出现严重呕吐和持续性咽下困难;③呕血和便血:食管炎严重者可发生糜烂或溃疡,出现呕血或黑便症状。严重的反流性食管炎可发生缺铁性贫血。

3. Barrette 食管 由于慢性 GER,食管下端的鳞状上皮被增生的柱状上皮所替代,抗酸能力增强,但更易发生食管溃疡、狭窄和腺癌。溃疡较深者可发生食管气管瘘。

知 识 链 接

Barrette 食管

Barrett 食管是食管下段的鳞状上皮细胞被胃的柱状上皮细胞所取代的一种病理现象,是反流性食管炎的并发症之一。其诊断主要依赖于内镜和病理学检查:内镜下,在苍白色食管黏膜的背景下出现舌状或岛状的扁平红色柔软光滑的组织,或表现为红色柔软光滑的环状黏膜带。病理学检查发现食管鳞状上皮被含有杯状细胞的柱状上皮取代。Barrett 食管是一种癌前病变,有文献报道 8%～15% 的 Barrett 食管发生食管腺癌。通常,Barrett 食管区域越大,发生癌的危险也越大。如发现有重度异型增生或早期癌变,应手术治疗,其他非手术疗法包括激光消融术、电凝疗法、光动力学疗法等。

4. 食管外症状

(1) 呼吸系统症状:①呼吸道感染:反流物直接或间接引发反复呼吸道感染;②哮喘:反流物刺

激食管黏膜感受器反射性地引起支气管痉挛而出现哮喘。部分病例发病早、抗哮喘治疗无效,无特异体质家族史者更可能由 GERD 引起;③窒息和呼吸暂停:多见于小婴儿和早产儿,表现为面色青紫或苍白、心动过缓,甚至发生婴儿猝死综合征。

(2) 营养不良:因呕吐和食管炎引起喂食困难导致营养摄取不足。见于约 80% 的患儿,主要表现为体重不增和生长发育迟缓、贫血。

(3) 其他:如声音嘶哑、中耳炎、鼻窦炎、反复口腔溃疡、龋齿等。部分患儿可出现精神、神经症状,包括:①sandifer 综合征:是指病理性 GER 患儿出现类似斜颈样一种特殊"公鸡头样"的姿势,此为一种保护性机制,以期保持气道通畅或减轻胃酸反流所致的疼痛,同时伴有杵状指、蛋白丢失性肠病及贫血。②婴儿哭吵综合征:表现为易激惹、夜惊、进食时哭闹等。

【辅助检查】

1. **食管钡餐造影**　可对食管形态、运动状况、钡剂的反流、食管与胃连接部的组织结构做出判断,还可观察到是否存在食管裂孔疝等先天性疾病以及严重病例的食管黏膜炎症改变。

2. **食管 pH 值动态监测**　24h 连续监测食管下端 pH 值,通过计算机软件进行分析,可区分生理性或病理性反流,是目前最可靠的诊断方法。

3. **其他检查**　如食管胆汁反流动态监测、食管动力功能检查、食管内镜检查及黏膜活体组织检查等均有助于诊断。

【治疗要点】

包括体位治疗、饮食治疗、药物治疗和外科治疗,其中体位治疗和饮食治疗参见护理措施部分。

1. **药物治疗**　主要作用是降低胃内容物酸度和促进上消化道动力。包括:

(1) 促胃肠动力药:疗程 4 周。能提高 LES 张力,增加食管和胃蠕动,提高食管廓清能力,促进胃排空,从而减少反流和反流物在食管内的停流。如多巴胺受体拮抗剂有多潘立酮(domperidone),每日 3 次,饭前半小时及睡前口服。

(2) 抑酸和抗酸药:疗程 8~12 周。主要作用为抑制酸分泌、中和胃酸以减少反流物对食管黏膜的损伤,提高 LES 张力。①抑酸药:有 H_2 受体拮抗剂,如西咪替丁(cimetidine)和质子泵抑制剂如奥美拉唑(omeprazol)等;②中和胃酸药:有氢氧化铝凝胶,多用于年长儿。

(3) 黏膜保护剂:疗程 4~8 周,可选用硫糖铝、硅酸铝盐、磷酸铝等。

2. **手术治疗**　手术指征:①经内科治疗 6~8 周无效,有严重并发症;②严重食管炎伴溃疡、狭窄或发现有食管裂孔疝者;③有严重的呼吸道并发症,如呼吸道梗阻、反复发作吸入性肺炎或窒息、伴支气管肺发育不良者;④合并严重神经系统疾病。

【常见护理诊断/问题】

1. **有窒息的危险**　与溢奶和呕吐有关。
2. **营养失调:低于机体需要量**　与反复呕吐致能量和各种营养素摄入不足或丢失过多有关。
3. **疼痛**　与胃内容物反流致反流性食管炎有关。
4. **知识缺乏**:患儿家长缺乏本病护理的相关知识。

【护理措施】

1. **保持适宜体位**　将床头抬高 30°,新生儿和小婴儿以前倾俯卧位为最佳,但为防止婴儿猝死综合征的发生,睡眠时宜采取左侧卧位;年长儿在清醒状态下以直立位和坐位为最佳,睡眠时宜采取左侧卧位,将床头抬高 20~30cm,以促进胃排空,减少反流频率及反流物误吸,有研究显示左侧卧位能够显著降低短暂性的下食管括约肌松弛次数的发生,而右侧卧位增加松弛次数和液体反流。

2. **饮食护理**　以稠厚饮食为主,少量多餐。母乳喂养儿增加哺乳次数,人工喂养儿可在牛奶中加入糕干粉、米粉或进食谷类食品。年长儿以高蛋白低脂肪饮食为主,睡前 2h 不予进食,保持胃处于非充盈状态,避免食用降低 LES 张力和增加胃酸分泌的食物,如碳酸饮料、高脂饮食、巧克力和辛辣食品。此外,应控制肥胖,不吸烟及避免被动吸烟。

3. **用药护理**　按医嘱给药并观察药物疗效和副作用,注意用法和剂量,不能吞服时应将药片研碎;多潘立酮应饭前 0.5h 或睡前口服;服用西沙必利时,不能同时饮用橘子汁,同时加强观察心率和心律的变化,出现心率加快或心律不齐时应及时联系医生进行处理;西咪替丁应在进餐时或睡前服用效果好。

4. **手术护理**　GER 患儿术前术后护理与其他腹部手术相似。术前配合做好各项检查和支持疗法;术后根据手术方式做好术后护理,应保持胃肠减压,做好引流管护理,注意观察有无腹部切口裂开、穿孔、大出血等并发症。

5. **健康教育**　对新生儿和小婴儿,告知家长体位及饮食护理的方法、重要性和长期性。指导家长观察患儿有无发绀,判断患儿反应状况和喂养是否耐受,新生儿每日监测体重。带药出院时,详细说明用药方法和注意事项,尤其是用药剂量和不良反应。

第五节　肠　套　叠

肠套叠(intussusception)是指部分肠管及其肠系膜套入邻近肠腔内造成的一种绞窄性肠梗阻,是婴幼儿时期常见的急腹症之一。约 60% 的患儿年龄在 1 岁以内,约 80% 患儿年龄在 2 岁以内,但新生儿罕见;男孩发病率多于女孩,为 3:1~2:1,健康肥胖儿多见。

【病因和发病机制】

分为原发性和继发性两种。95% 为原发性,多见婴幼儿,病因尚未完全明了。有人认为与婴儿回盲部系膜固定未完善、活动度大有关;约 5% 为继发性,多为年长儿,发生肠套叠的肠管可见明显的机械原因,如与肠息肉、肠肿瘤等牵拉有关。此外,饮食改变、腹泻及其病毒感染等导致肠蠕动紊乱,从而诱发肠套叠。

【病理生理】

肠套叠多为近端肠管套入远端肠腔内,根据套入部分的不同分为回盲型、回结型、回回结型、小肠型、结肠型和多发型。其中回盲型最常见,占总数的 50%~60%;其次为回结型,约占 30%;回回结型约占 10%;多发型为回结肠套叠和小肠套叠合并存在。肠套叠多为顺行性套叠,与肠蠕动方向一致,套入部随肠蠕动逐渐向远端推进,套入肠管不断增长。肠套叠时,由于鞘层肠管的持续痉挛,挤压套入肠管,牵拉和压迫肠系膜,使静脉和淋巴回流受阻,套入部肠管淤血、水肿,肠壁增厚、颜色变紫,并有血性渗液及腺体黏液分泌增加,进入肠腔内,产生典型的果酱样血便。随着肠壁水肿、静脉回流障碍加重,从而引起动脉供血不足,最终导致肠壁缺血性坏死并出现全身中毒症状,严重者可并发肠穿孔和腹膜炎。

【临床表现】

分急性肠套叠和慢性肠套叠,2 岁以下婴幼儿多为急性发病。

（一）急性肠套叠

1. **腹痛**　由于肠系膜受牵拉和外层肠管发生强烈收缩所致。患儿突然发生剧烈的阵发性肠绞痛,哭闹不安,屈膝缩腹,面色苍白,出汗,拒食。持续数分钟后腹痛缓解,可安静或入睡,间歇 10~20min 又反复发作。

2. **呕吐**　在腹痛后数小时发生。早期为反射性呕吐(因肠系膜受牵拉所致),呕吐物为胃内容物,初为乳汁、乳块或食物残渣,后可含胆汁;晚期为梗阻性呕吐,可吐出粪便样液体。

3. **血便**　为重要症状,约85%病例在发病后6~12h发生,呈果酱样黏液血便,或作直肠指检时发现血便。

4. **腹部包块**　多数病例在右上腹部触及腊肠样肿块,表面光滑,略有弹性,稍可移动。晚期发生肠坏死或腹膜炎时,可出现腹胀、腹水、腹肌紧张及压痛,不易扪及肿块。

5. **全身情况**　患儿在早期一般状况尚好,体温正常,无全身中毒症状。随着病程延长,病情加重,并发肠坏死或腹膜炎时,全身情况恶化,常有严重脱水、高热、嗜睡、昏迷及休克等中毒症状。

(二) 慢性肠套叠

以阵发性腹痛为主要表现,腹痛时上腹或脐周可触及肿块,缓解期腹部平坦柔软无包块,病程有时长达十余日。由于年长儿肠腔较宽阔可无梗阻现象,肠管也不易坏死。呕吐少见,血便发生也较晚。

【辅助检查】

1. **腹部B超**　在套叠部位横断扫描可见"同心圆"或"靶环状"肿块图像,纵断扫描可见"套筒征"。

2. **B超监视下水压灌肠**　可见靶环状肿块影退至回盲部,"半岛征"由大到小,最后消失,诊断治疗同时完成。

3. **空气灌肠**　可见杯口阴影,能清楚看见套叠头的块影,并可同时进行复位治疗。

4. **钡剂灌肠**　可见套叠部位充盈缺损和钡剂前端的杯口影,以及钡剂进入鞘部与套入部之间呈现的线条状或弹簧状阴影。只用于慢性肠套叠的疑难病例。

【治疗要点】

急性肠套叠是急症,其复位是紧急的治疗措施,一旦确诊需立即进行。

1. **非手术治疗**　灌肠疗法适用于病程在48h以内,全身情况良好,无腹胀、明显脱水及电解质紊乱者。包括B超监视下水压灌肠、空气灌肠、钡剂灌肠复位3种,首选空气灌肠。

2. **手术疗法**　用于灌肠不能复位的失败病例、肠套叠超过48~72h、疑有肠坏死或肠穿孔以及小肠型肠套叠的病例。手术方法包括单纯手法复位、肠切除吻合术或肠造瘘术等。

【常见护理诊断/问题】

1. **疼痛**　与肠系膜受牵拉和肠管强烈收缩有关。

2. **知识缺乏**:患儿家长缺乏有关疾病护理的相关知识。

【护理措施】

1. **密切观察病情**　健康婴幼儿突然发生阵发性腹痛、呕吐、便血和腹部扪及腊肠样肿块时可确诊肠套叠,应密切观察腹痛的特点及部位,以助于诊断。

2. **非手术治疗效果观察**　密切观察患儿腹痛、呕吐、腹部包块情况。灌肠复位成功的表现:①拔出肛管后排出大量带臭味的黏液血便或黄色粪水;②患儿安静入睡,不再哭闹及呕吐;③腹部平软,触不到原有的包块;④复位后给予口服0.5~1g活性炭,6~8h后可见大便内炭末排出。如患儿仍然烦躁不安,阵发性哭闹,腹部包块仍存,应怀疑是否套叠还未复位或又重新发生套叠,应立即通知医生做进一步处理。

3. **手术护理**　术前密切观察生命体征、意识状态,特别注意有无水电解质紊乱、出血及腹膜炎等征象,做好术前准备;向家长说明选择治疗方法的目的,消除其心理负担,争取对治疗和护理的支持与配合。对于术后患儿,注意维持胃肠减压功能,保持胃肠道通畅,预防感染及吻合口瘘。患儿排气、排便后可拔除胃肠引流管,逐渐恢复由口进食。

第六节　先天性巨结肠

先天性巨结肠(congenital megacolon)又称先天性无神经节细胞症(aganglionosis)或赫什朋病(Hirschsprung disease,HD),是由于直肠或结肠远端的肠管持续痉挛,粪便淤滞在近端结肠而使该段肠管肥厚、扩张。本病是较常见的先天性肠道发育畸形,发病率为 1/5 000~1/2 000,男女比为 4:1~3:1,有遗传倾向。

【病因和病理生理】

目前认为本病是多基因遗传和环境因素共同作用的结果。其基本病理变化是局部肠壁肌间和黏膜下神经丛缺乏神经节细胞,致该段肠管收缩狭窄呈持续痉挛状态,痉挛肠管的近端因肠内容物堆积而扩张,在形态上可分为痉挛段、移行段和扩张段 3 部分。根据病变肠管痉挛段的长度,可分为常见型(病变自肛门向上达乙状结肠远端,约占 85%)、短段型(病变局限于直肠下端,约占 10%)、长段型(病变肠段延伸至降结肠以上,约占 4%)、全结肠型(约占 1%)和全胃肠型(罕见)。

【临床表现】

1. **胎粪排出延迟、顽固性便秘和腹胀**　患儿生后 24~48h 内多无胎便或仅有少量胎便排出,生后 2~3d 出现腹胀、拒食、呕吐等急性低位性肠梗阻表现,以后逐渐出现顽固性便秘。患儿数日甚至 1~2 周以上排便一次,腹胀明显,可见肠型和蠕动波,经灌肠排出奇臭粪便和气体后症状好转,后又反复,严重者必须依赖灌肠才能排便。

2. **呕吐、营养不良、发育迟缓**　由于功能性肠梗阻,可出现呕吐,量不多,呕吐物含少量胆汁,严重者可见粪液。由于腹胀、呕吐、便秘使患儿食欲下降,影响营养吸收致营养不良、发育迟缓。

3. **直肠指检**　直肠壶腹部空虚,拔指后由于近端肠管内积存大量粪便,可排除恶臭气体及大便。

4. **并发症**　患儿常并发小肠结肠炎、肠穿孔及继发感染。

【辅助检查】

1. **X 线检查**　腹部平片多提示低位结肠梗阻,近端结肠扩张,盆腔无气体;钡剂灌肠检查可显示痉挛段及其上方的扩张肠管,排钡功能差。

2. **直肠肛门测压**　测定直肠、肛门内外括约肌的反射性压力变化,患儿内括约肌反射性松弛过程消失,直肠肛门抑制反射阴性,出生 2 周内的新生儿可出现假阴性,故不适用。

3. **活体组织检查**　取直肠黏膜或直肠壁肌层组织检查,多提示无神经节细胞。

4. **肌电图检查**　可见低矮波形,频率低,不规则,峰波消失。

【治疗要点】

少部分慢性以及轻症患儿可选用灌肠等保守治疗;对于体重>3kg、全身情况较好者,尽早施行根治术,即切除无神经节细胞肠段和部分扩张结肠;对于新生儿,年龄稍大但全身情况较差,或并发小肠结肠炎的患儿,先行结肠造瘘术,待全身情况、肠梗阻及小肠结肠炎症状缓解后再行根治手术。施行根治术前应清洁灌肠,纠正脱水、电解质紊乱及酸碱平衡失调,加强支持疗法,改善全身状况。

【常见护理诊断/问题】

1. **便秘**　与远端肠段痉挛、低位性肠梗阻有关。

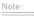

2. **营养失调：低于机体需要量** 与便秘、腹胀引起食欲减退有关。

3. **生长发育迟缓** 与腹胀、呕吐、便秘使患儿食欲减退，影响营养物质吸收有关。

4. **知识缺乏**：家长缺乏疾病治疗及护理的相关知识。

【护理措施】

（一）术前护理

1. **清洁肠道、解除便秘** 口服缓泻剂、润滑剂，帮助排便；使用开塞露、扩肛等刺激括约肌，诱发排便；部分患儿需用生理盐水进行清洁灌肠，每日 1 次，肛管插入深度要超过狭窄段肠管，忌用清水灌肠，以免发生水中毒。

2. **改善营养** 对存在营养不良、低蛋白血症者应加强支持疗法。

3. **观察病情** 特别注意有无小肠结肠炎的征象，如高热、腹泻、排出奇臭粪液，伴腹胀、脱水、电解质紊乱等，并做好术前准备。

4. **做好术前准备** 清洁肠道；术前 2d 按医嘱口服抗生素，检查脏器功能并作相应处理。

5. **健康教育** 向家长说明选择治疗方法的目的，消除其心理负担，争取对治疗和护理的支持与配合。

（二）术后护理

1. **常规护理** 禁食至肠蠕动功能恢复；胃肠减压防止腹胀；记尿量；更换伤口敷料以防感染；按医嘱应用抗生素。

2. **观察病情** 观察体温、大便情况，如体温升高、大便次数增多，肛门处有脓液流出，直肠指检可扪得吻合口裂隙，表示盆腔感染；如术后仍有腹胀，并且无排气、排便，可能与病变肠段切除不彻底或吻合口狭窄有关，均应及时报告医生进行处理。

3. **健康教育** 指导家长术后 2 周左右开始每天扩肛 1 次，坚持 3~6 个月，同时训练排便习惯，以改善排便功能，如不能奏效，应进一步检查和处理；定期随诊，确定是否有吻合口狭窄。

第七节　先天性胆道疾病

一、先天性胆道闭锁

先天性胆道闭锁（congenital biliary atresia）是先天性胆道发育障碍导致胆道梗阻，是新生儿胆汁淤积最常见的原因。在亚洲，尤其是我国和日本发病率较高，女孩发病率高于男孩，约 3∶2。

【病因和病理生理】

本病病因尚未完全明了，主要有两种学说：①先天性发育畸形学说：胚胎期 2~3 个月时发育障碍，胆管无空泡化或空泡化不完全，则造成胆道全部或部分闭锁。②病毒感染学说：胚胎后期或出生早期患病毒感染，引起胆管上皮损伤、胆管周围炎及纤维性变等而引起胆道部分或完全闭锁。

肝内和/或肝外各级胆管闭锁所致的进行性胆汁性肝硬化是本病的特点。由于胆汁排出受阻，肝脏体积逐渐增大为正常的 1~2 倍，质地坚硬、结节状、暗绿色。大体类型主要分为 3 型：Ⅰ 型为胆总管闭锁，肝管未闭锁，占 5%~10%；Ⅱ 型为肝管闭锁，而胆囊及胆总管存在，称为胆总管未闭锁型胆道闭锁；Ⅲ 型为肝门部闭锁，此型肝门部虽然闭锁，但多数肝内胆管有发育，而肝外胆道结构几乎完全不存在，呈闭锁形态，这类型最常见，约占 85%（图 9-4）。

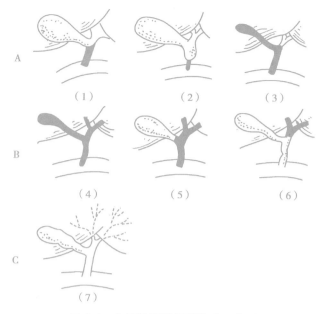

图 9-4　先天性胆道闭锁的病理分型
A. 胆总管闭锁；B. 肝管闭锁；C. 肝门部闭锁。

【临床表现】

1. **黄疸**　为本病特征性表现。一般出生时并无黄疸,1~2 周后出现,呈进行性加重,巩膜、皮肤由黄色转为暗绿色,皮肤瘙痒严重。粪便渐成白陶土样;尿色随黄疸加深而呈浓茶样。

2. **肝脾大**　腹部逐渐膨隆,肝脏随病情发展而呈进行性肿大,质地由软变硬,2~3 个月即可发展为胆汁性肝硬化及门静脉高压。

3. **发育迟缓**　未及时治疗者 3 个月后发育渐显迟缓,可维持 8~12 个月,终因营养不良、感染、门静脉高压、出血、肝功能衰竭、肝性脑病而死亡。

【辅助检查】

1. **血液生化检查**　①血清直接胆红素持续升高;②谷丙转氨酶、谷草转氨酶、碱性磷酸酶均增高,γ-谷氨酰转肽酶亦可升高;③血浆低密度脂蛋白-X(LP-X),>5 000mg/L 则胆道闭锁可能性大。

2. **超声显像检查**　若未见胆囊或见有小胆囊(1.5cm 以下)则疑为胆道闭锁,但如探得胆囊也不能完全排除胆道闭锁。

3. **放射性核素检查**　肠道不显影。

4. **其他**　CT、MRCP、肝脏活检等,均有助于诊断。

【治疗要点及预后】

手术治疗是胆道闭锁唯一的有效治疗方法。Kasai 根治术(肝门-空肠吻合术)仍然是胆道闭锁的首选手术方法,而肝移植适用于晚期病例和 Kasai 根治术失败的患儿。Kasai 根治术强调早期诊断和治疗,手术争取在出生后 2 个月进行,最迟不超过 3 个月,以避免发展为不可逆性肝硬化。

早期诊断、早期治疗者预后较好。

二、先天性胆管扩张症

先天性胆管扩张症(congenital biliary dilatation,CBD)是胆总管和胰管连接部发育异常导致的先天性胆道畸形,是临床上最常见的一种先天性胆道畸形。一般认为亚洲人群发病率较欧美高,女孩发病率高于男孩,4:1~3:1,约80%病例在儿童期发病。

【病因和病理生理】

病因未完全明了。胆管壁先天性发育不良及胆管末端狭窄或闭锁是发生本病的基本因素,可能的原因有:①先天性胰胆管合流异常:胰胆管共同通道过长,达2~3cm,胆总管与胰管未正常分离或呈直角汇入胰管。因胰管内压力较胆总管内压力高,胰液可反流入胆总管,破坏其黏膜、管壁平滑肌和弹性纤维,使管壁失去张力,而发生扩张。②先天性胆道发育不良:胚胎发育过程中,原始胆管充实期后的空泡化再贯通过程发生障碍,远端出现狭窄,近端则发生扩张而形成本病。③遗传因素:女孩发病率高于男孩,可能与性染色体异常有关。

由于胆总管远端狭窄,致近端胆总管呈球囊状或梭状扩张,其内常因胆汁潴留而并发反复感染,致管壁增厚、纤维结缔组织增生、弹性纤维破坏、黏膜内皮消失,严重者可发生溃疡、甚至恶变;至成人期癌变率可达10%以上。扩张胆管内亦常并发结石。

根据胆管扩张的部位、范围和形态,分为Ⅰ型(囊状扩张型)、Ⅱ型(憩室型)、Ⅲ型(胆总管囊性脱垂型)、Ⅳ型(肝内外胆管扩张型)、Ⅴ型(单纯性肝内胆管扩张型)5种类型,其中囊状扩张型最常见,占90%(图9-5)。

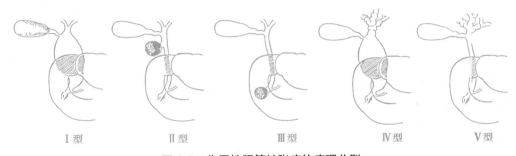

Ⅰ型　　　　Ⅱ型　　　　Ⅲ型　　　　Ⅳ型　　　　Ⅴ型

图9-5　先天性胆管扩张症的病理分型

【临床表现】

典型临床表现为腹痛、黄疸和腹部包块3个基本症状,呈间歇性发作。

1. 腹痛　以右上腹多见,多为钝痛,严重者出现绞痛,间歇性发作,患儿常屈膝俯卧位。

2. 黄疸　轻者临床上可无黄疸,随腹痛、发热后出现黄疸,多呈间歇性发生,严重者粪便变灰白,小便赤黄。

3. 腹部肿块　约80%年长患儿的右上腹可触及表面光滑的囊性肿块。腹痛发作并发感染、黄疸时,肿块可增大可有压痛;症状缓解后肿块可缩小。

4. 其他　合并急性感染时可有畏寒、发热等表现。晚期可出现胆汁性肝硬化和门脉高压的临床表现。

【辅助检查】

生化检查肝脏、胰脏功能,有助于对黄疸的监测和鉴别;B超检查或放射性核素扫描可检出绝大多数囊肿,经皮肝穿刺胆管造影(PTC)、纤维内镜下逆行胰胆管造影(ERCP)等检查均对确诊有帮助。

【治疗要点】

本病一经确诊应及早手术,完全囊肿切除术和胆肠Roux-Y吻合术是治疗本病的主要手段,疗效好。对于并发严重感染或穿孔等病情危重者,可先行囊肿造瘘外引流术,待感染控制、全身情况改善

Note:

后再行胆道重建术。如肝内胆管扩张病变累及全肝或已并发肝硬化,考虑施行肝移植手术。

三、先天性胆道疾病患儿的护理

【常见护理诊断/问题】

1. **营养失调:低于机体需要量**　与肝功能受损有关。
2. **生长发育迟缓**　与肝功能受损致消化吸收功能障碍有关。
3. **疼痛**　与胆管扩张胰胆液反流有关。
4. **有感染的危险**　与肝功能受损致机体抵抗力下降有关。

【护理措施】

（一）术前护理

1. **改善营养状况**　由于肝功能受损,术前应积极纠正贫血、低蛋白血症、电解质及酸碱平衡紊乱。按医嘱静脉输注白蛋白、全血、血浆、脂肪乳或氨基酸以改善患儿营养状况及贫血。
2. **做好肠道术前准备。**
3. **心理护理**　向家长介绍预后及手术的必要性,使其对患儿的疾病及病情有所了解,增强对手术的信心,并能积极配合疾病的治疗和病情的观察。

（二）术后护理

1. **常规护理**　监测生命体征,麻醉清醒后即取头高位或半卧位。
2. **保持引流通畅**　①适当约束患儿,妥善固定导管,严防脱出;②妥善连接导管与各型引流收集器具,维持其重力引流或负压引流状态;③观察并记录引流液量和性状,若有异常,应立即联系医生;④保持导管通畅,必要时按无菌原则疏通管腔;⑤如果发生导管脱出,应立即报告医生,不可试行重新置入,防止损伤吻合口或脏器,导致出血、感染或吻合口瘘;⑥加强导管周围皮肤护理,可涂氧化锌软膏,及时更换敷料;⑦拔除导管时间须待组织愈合,或在体腔内导管周围形成纤维包绕,或经造影检查确定。
3. **饮食护理**　术后应尽早恢复母乳喂养。指导产妇定时哺乳或挤出奶汁喂养婴儿,是保证妇婴健康的最佳选择。对贫血、低蛋白血症或术后并发胆瘘、肠瘘等患儿,应给予静脉补液,或短期实施胃肠外营养支持。
4. **并发症护理**　胆瘘及腹部切口裂开是术后主要的并发症,术后腹胀导致腹内压过高是切口裂开的直接原因,多发生在术后3~7d。患儿突然哭闹不安、腹肌紧张并有压痛、切口有胃肠液、胆汁样液溢出,应警惕胆、肠瘘,应立即报告医生。持续胃管、肛管减压,能促进肠蠕动尽早恢复;腹带保护等是减轻腹胀,防止切口裂开的有效方法。
5. **心理护理**　给家长以心理上支持,鼓励家长参与护理过程。治疗和护理按计划按时集中进行,保证患儿充分的睡眠。

第八节　先天性直肠肛管畸形

先天性直肠肛管畸形(congenital anorectal malformation)是新生儿常见病,居消化道畸形第一位,我国的发病率约为1:4 000,男女孩发病率大致相等,但仍以男孩稍多。先天性直肠肛管畸形常伴发心血管、消化道、肢体等其他畸形,畸形并存率高达50%。

【病因和病理生理】

直肠肛管畸形的发生是正常胚胎发育期发生障碍的结果。引起直肠肛管发育障碍的原因尚不清楚。

胚胎 4~5 周,后肠与尿囊构成共同的泄殖腔,并向原肛移行。第 5 周,后肠与泄殖腔接合处的中胚层下移形成泄殖腔隔。第 7 周,后肠末端形成直肠与前方的尿生殖道完全分开。第 8 周,原始肛凹陷向头端发育与直肠末端相接,肛膜破裂,形成肛门。若发生泄殖腔分隔过程的障碍,则可形成直肠肛管与前方阴道、尿路之间异常的各型瘘管;若肛门开通过程发生异常,则可形成各型闭锁、狭窄及异位肛门等畸形。

由于先天性发育障碍,造成排便功能不同程度的异常或失控。若未及时发现和处理,新生儿可死于完全性低位肠梗阻。另外,直肠肛管畸形多伴发骶管发育不全或脊柱裂,可导致或加重排便功能障碍。

【临床表现】

由于在正常位置没有肛门,绝大多数直肠肛管畸形患儿易被发现。

1. 一般表现　出生后 24h 无胎粪排出,或仅有少量胎粪从尿道、会阴口排出,正常肛门位置无肛门开口。患儿早期即有恶心、呕吐,呕吐物初为胆汁,以后为粪便样物。2~3d 后腹部膨隆,可见腹壁肠蠕动,出现低位肠梗阻症状。

2. 无瘘型表现　闭锁位置较低者,如肛门膜状闭锁在原肛门位置有薄膜覆盖,通过薄膜隐约可见胎粪存在,啼哭时隔膜向外膨出。偶有薄膜部分穿破,但破口直径仅有 2~3mm,排便仍不通畅,排便时婴儿哭闹。针刺肛门皮肤可见括约肌收缩。闭锁位置较高者,在原正常肛门位置皮肤略显凹陷,色泽较深,婴儿啼哭时局部无膨隆,用手指触摸无冲击感。

3. 有瘘型表现　有瘘型瘘口狭小者,可少量胎粪排出,但随着喂养,逐渐出现腹胀和呕吐,甚至粪样呕吐等低位肠梗阻症状;有瘘型瘘口较大者,排便困难等肠梗阻症状出现较晚,可延迟数月时被发现。高位直肠闭锁,虽有肛门但无胎粪排出。男婴约 5% 为高位型畸形,且多伴有泌尿系瘘,由尿道排出胎粪及气体。女婴约 8% 为中间位或低位型畸形,多伴有阴道或前庭瘘。低位皮肤瘘口多位于会阴、阴囊中缝处,可见含有胎粪的瘘管通入狭窄的肛门。

【辅助检查】

1. 发现无肛门或异位瘘口即可确诊　直肠闭锁者,需肛门指诊确定。测定直肠盲端与肛痕皮肤间距,可采用穿刺法,有瘘者可用探针测试。间距较小者,患儿哭闹时,肛痕处有冲动感。

2. 影像学检查　①X 线检查:为常用方法。采用倒置位摄片法,可判断畸形位置高低。②B 超:可测出直肠盲端与肛痕皮肤间距。③CT 或 MRI:可显示直肠肛管畸形与邻近盆腔脏器及周围组织的关系。

【治疗要点】

除少数肛门狭窄患儿可用扩肛疗法外,多数应经手术重建肛门位置和功能。低位闭锁型须争取在出生后 24h 内急诊行肛门成形术;高位闭锁型可先行结肠造瘘,6 个月后再行肛门成形术。有瘘型,瘘管较粗,出生后排便无明显困难者可择期手术;有直肠、泌尿系瘘者,因有逆行感染的危险,应尽早手术。手术大致可分为经会阴肛门成形术、骶会阴肛门成形术和腹骶会阴肛门成形术。

【常见护理诊断/问题】

1. 排便异常　与直肠肛管畸形有关。
2. 有感染的危险　与粪便经异常瘘口,造成逆行感染有关。

【护理措施】

1. 术前按腹部手术常规护理　禁食,建立静脉通道,纠正水电解质、酸碱失衡,腹胀明显给予胃肠减压;向家长说明选择治疗方法的目的,消除其心理负担,争取对治疗和护理的支持与配合。

2. **术后护理** 参见本章第六节。

（林晓云）

思 考 题

1. 比较鹅口疮与疱疹性口炎的临床特点的异同。

2. 作为责任护士,在腹泻患儿输液过程中,应如何观察病情?

3. 患儿,男,10 个月,因发热、腹泻 2d,精神萎靡,尿量减少 4h 为主诉就诊。问诊:母乳喂养,已添加辅食;查体:患儿体温 38℃,脉搏 124 次/min;大便呈蛋花汤样,眼窝凹陷,口唇干燥,肛周皮肤发红。

请思考:

（1）引起患儿腹泻最可能的原因是什么?

（2）患儿静脉补液 6h 后,尿量增多,但眼窝凹陷没有减轻,应考虑何种原因所致?

（3）如何保持该患儿臀部皮肤的完整性?

URSING

第十章

呼吸系统疾病患儿的护理

10 章 数字内容

学习目标

- **知识目标：**
  1. 掌握儿童呼吸系统解剖生理特点；急性上呼吸道感染、急性支气管炎、肺炎和支气管哮喘临床表现、护理诊断及护理措施。
  2. 熟悉急性上呼吸道感染、急性支气管炎、肺炎及支气管哮喘的发病机制和治疗原则；常见病原体所致肺炎的特点。
  3. 了解急性上呼吸道感染、急性支气管炎、肺炎和支气管肺炎的病因。
- **能力目标：**
  1. 能解释儿童易患呼吸系统感染性疾病的原因。
  2. 能正确评估肺炎和支气管哮喘患儿情况，并应用所学知识为患儿提供整体护理。
  3. 能为哮喘持续状态的患儿提供急救措施。
- **素质目标：**
  具备良好的人文关怀精神和儿科护士职业素养，具备对呼吸系统疾病患儿的整体评估和初步的评判性思维能力。

呼吸系统疾病是儿童常见病,其中上呼吸道感染、支气管炎、支气管肺炎最为多见。但各年龄阶段的发病情况不尽相同,年龄越小,病情越重,并发症越多,死亡率也越高。在门诊患儿中急性上呼吸道感染最为常见,约占门诊患儿的 60% 以上。在住院患儿中,呼吸道感染疾病占 60% 以上,其中绝大部分为肺炎。

第一节　儿童呼吸系统解剖生理特点

（一）解剖特点

呼吸系统以环状软骨为界划分为上、下呼吸道。上呼吸道包括鼻、鼻窦、咽、咽鼓管、会厌、喉;下呼吸道包括气管、支气管、毛细支气管、呼吸性细支气管、肺泡管及肺泡。

1. **上呼吸道**　婴幼儿鼻根扁而宽,鼻腔相对较短,后鼻道狭窄,黏膜柔嫩,血管丰富,无鼻毛,因此易受感染;感染后鼻腔易堵塞而致呼吸困难和吸吮困难。同时由于鼻窦黏膜与鼻腔黏膜相延续,故急性鼻炎可累及鼻窦,其中以上颌窦和筛窦最易感染。咽扁桃体生后 6 个月已发育,腭扁桃体 1 岁末才逐渐增大,在 4~10 岁时发育达高峰,14~15 岁时又逐渐退化,因此扁桃体炎常见于年长儿。婴幼儿咽部富有淋巴组织,鼻咽和咽部相对窄小且垂直,当咽后壁淋巴组织感染时,可发生咽后壁脓肿。婴幼儿咽鼓管宽、直、短,呈水平位,故鼻咽炎时易致中耳炎。儿童喉部呈漏斗形,相对较窄,软骨柔软,黏膜柔嫩,富有血管及淋巴组织,故感染后易发生充血、水肿,引起喉头狭窄,出现声音嘶哑和吸气性呼吸困难。

2. **下呼吸道**　婴幼儿气管和支气管的管腔相对狭窄;软骨柔软,缺乏弹力组织,支撑作用小;黏膜血管丰富,黏液腺分泌不足,气道较干燥,纤毛运动差,清除能力弱,因此易发生感染导致呼吸道阻塞。儿童右侧支气管粗短,走向垂直,是主支气的直接延伸,因此异物易进入右侧支气管。儿童肺泡数量较少,肺的弹力纤维发育差,血管丰富,间质发育旺盛,使肺含血量丰富而含气量相对较少,故易发生肺部感染,引起间质性炎症、肺不张或肺气肿等。肺门处有大量的淋巴结与肺脏各部分相联系,肺部炎症可引起肺部淋巴结反应。

3. **胸廓和纵隔**　婴幼儿胸廓上下径较短,前后径相对较长,圆桶状;肋骨呈水平位,膈肌位置较高;呼吸肌发育差。呼吸时胸廓运动幅度小,肺不能充分扩张、通气和换气,易因缺氧和二氧化碳潴留而出现青紫。婴儿胸壁柔软,很难抵抗胸腔内负压增加所造成的胸廓塌陷,因而肺的扩张受限。婴儿膈肌和肋间肌中耐疲劳的肌纤维数量少,新生儿仅有 25%,3 个月时亦只有 40%,1 岁时达成人水平（50%~60%）,故易引起呼吸衰竭。儿童的纵隔相对较成人大,在胸腔内占有较大的空间,因而肺的扩张易受到限制。纵隔周围组织松软,富有弹性,在气胸或胸腔积液时易发生纵隔移位。

（二）生理特点

1. **呼吸频率和节律**　儿童年龄越小,呼吸频率越快（表 10-1）。婴儿尤其是早产儿、新生儿,由于呼吸中枢发育尚未完全成熟,呼吸调节功能不完善,易出现呼吸节律不齐,甚至呼吸暂停。

表 10-1　不同年龄儿童呼吸频率

单位：次/min

年龄	新生儿	1 个月~1 岁	1~3 岁	4~7 岁	8~14 岁
呼吸频率	40~45	30~40	25~30	20~25	18~20

儿童呼吸频率受诸多因素影响,如激动、哭闹、活动、发热、贫血、呼吸系统和循环系统的疾病等,均可使呼吸增快。因此,须在儿童安静或睡眠时测量呼吸频率。

2. **呼吸类型**　婴幼儿呼吸肌发育不全,胸廓活动范围小,呈腹式呼吸。随着年龄增长,呼吸肌逐

Note：

渐发育,膈肌下降,肋骨逐渐变为斜位,开始出现胸式呼吸。7岁以后以混合式呼吸为主。

3. 呼吸功能　儿童各项呼吸功能储备能力均较差,患呼吸系统疾病时易发生呼吸功能不全。

儿童肺活量小,50~70ml/kg。在安静情况下,年长儿仅用肺活量的12.5%进行呼吸,而婴幼儿则需用30%左右,因此婴幼儿的呼吸储备量较小,当发生呼吸功能障碍时,其代偿呼吸量最大不超过正常的2.5倍,而成人可达10倍,因此儿童易发生呼吸衰竭。

儿童年龄愈小,肺容量愈小,潮气量也愈小。儿童的潮气量为6~10ml/kg,1岁以内儿童潮气量平均42ml,约为成人1/12,按体表面积计算亦仅为40%左右。但因正常婴幼儿呼吸频率较快,若按体表面积计算,其每分通气量与成人相近。儿童肺脏较小,肺泡毛细血管总面积和总容量均较成人小,故气体总弥散量也小,但若以单位肺容量计算则与成人相似。

儿童气道管腔小,阻力大于成人,因此小儿发生喘息的机会较多。随着年龄增大,气道管径逐渐增大,阻力逐渐降低。

（三）免疫特点

儿童呼吸道的非特异性免疫功能和特异性免疫功能均较差。如咳嗽反射及纤毛的运动功能差,有效清除吸入的尘埃和异物的能力较低。婴幼儿肺泡巨噬细胞功能不足,SIgA、IgA、IgG和IgG亚类含量较低,乳铁蛋白、溶菌酶、干扰素、补体等的数量和活性不足,故易患呼吸道感染。

（四）呼吸系统检查时的重要体征

1. 呼吸频率　呼吸频率加快是婴儿呼吸困难的第一征象,年龄越小越明显。WHO儿童急性呼吸道感染防治规划特别强调呼吸增快是儿童肺炎的主要表现。呼吸急促指婴幼儿<2个月,呼吸≥60次/min;2~12月龄,呼吸≥50次/min;1~5岁以下,呼吸≥40次/min。在呼吸系统疾病过程中,出现呼吸频率减慢或呼吸节律不规则也是危险征象,需特别注意。

2. 呼吸音　儿童特别是小婴儿由于胸壁薄,容易听到呼吸音。严重气道梗阻时,几乎听不到呼吸音,称闭锁肺(silent lung),是病情危重的征象。

3. 发绀　为血氧下降的重要表现,是毛细血管床还原血红蛋白增加所致。末梢性发绀指血流较慢且动、静脉氧差较大部位(如肢端)的发绀;中心性发绀常发生在舌、黏膜等血流较快的部位,其发生较末梢性发绀晚。

4. 吸气时胸廓凹陷　婴幼儿上呼吸道梗阻或肺实变时,由于胸廓软弱,用力吸气时胸腔内负压增加,可引起胸骨上窝、锁骨上窝及肋间凹陷,即"三凹征",形成呼吸矛盾,增加了呼吸肌能量的消耗,但未能增加通气量。

5. 吸气喘鸣　常伴吸气延长,是上呼吸道梗阻的表现。

6. 呼气呻吟　是小婴儿呼吸道梗阻和肺扩张不良的表现,常见于新生儿呼吸窘迫综合征。

（五）常用实验室检查及辅助检查

1. 血气分析　新生儿和婴幼儿的肺功能检查难以进行,但可进行血气分析了解血氧饱和度水平和血液酸碱平衡状态,为诊断和治疗提供依据。儿童血气分析正常值见表10-2。

表10-2　儿童血气分析正常值

项目	新生儿	~2岁	>2岁
pH	7.35~7.45	7.35~7.45	7.35~7.45
PaO_2	8~12kPa	10.6~13.3kPa	10.6~13.3kPa
$PaCO_2$	4.00~4.67kPa	4.00~4.67kPa	4.67~6.00kPa
HCO_3	20~22mmol/L	20~22mmol/L	22~24mmol/L
BE	−6~+2mmol/L	−6~+2mmol/L	−4~+2mmol/L
SaO_2	0.90~0.97	0.95~0.97	0.96~0.98

2. **胸部影像学** 胸部 X 线检查依然是呼吸系统疾病影像学检查的基础。CT 特别是高分辨 CT 可发现间质性肺疾病的一些特征性表现。磁共振成像(MRI)在显示肿块与肺门、纵隔血管关系方面优于 CT,适合肺门及纵隔肿块或转移淋巴结的检查。

3. **儿童支气管镜检查** 利用纤维支气管镜和电子支气管镜可以直视气管和支气管内的各种病变,还可以进行活体组织检查,支气管镜下的介入治疗也已逐渐应用于儿科临床。支气管镜检查有利于提高儿童呼吸系统疾病的诊断水平和治疗效果。

4. **肺功能检查** 肺功能检查是呼吸系统疾病的必要检查之一,5 岁以上的儿童可以进行比较全面的肺功能检查。目前儿童肺功能检查有:婴幼儿肺功能仪测定潮气呼吸肺功能,学龄期及少年儿童测定呼气流速-容积曲线。儿童肺功能检查对哮喘的诊断、鉴别诊断、病情严重程度的评价、疗效判断及预后起着重要作用。

第二节　急性上呼吸道感染

急性上呼吸道感染(acute upper respiratory infection,AURI)指由于各种病原体引起的上呼吸道的急性感染,俗称"感冒"。本病是儿童时期最常见的急性呼吸道感染性疾病,根据主要感染部位的不同,常诊断为急性鼻炎、急性咽炎、急性扁桃体炎等。该病一年四季均可发生,在北方寒冷多变的冬春季节,南方湿度较大的夏秋雨季更容易造成流行。主要是空气飞沫传播。一次患病后产生的免疫力不足,故可反复患病。

【病因】

各种病毒和细菌均可引起,但 90% 以上为病毒所致,主要有鼻病毒、呼吸道合胞病毒、流感病毒、副流感病毒、腺病毒、柯萨奇病毒、埃可病毒、冠状病毒、单纯疱疹病毒、EB 病毒等。病毒感染后可继发细菌感染,最常见的是溶血性链球菌,其次为肺炎球菌、流感嗜血杆菌等。肺炎支原体也可引起感染。

由于儿童呼吸道的解剖生理和免疫特点,婴幼儿易患上呼吸道感染。营养不良、缺乏锻炼或过度疲劳以及有过敏体质的儿童,由于身体抵抗能力下降,易反复发生上呼吸道感染或使病情迁延。

【临床表现】

临床症状轻重不一,与年龄、病原体及机体抵抗力不同有关。年长儿症状较轻,以局部症状为主;婴儿病情大多较重,常有明显的全身症状。

(一) 一般类型上感

1. **潜伏期** 常于劳累、受凉后 1~3d 出现症状。

2. **轻症** 患儿只有局部症状和体征,主要表现为鼻咽部症状,如鼻塞、流涕、喷嚏、干咳、咽痒、咽痛等,多于 3~4d 自然痊愈。新生儿和小婴儿可因鼻塞而出现张口呼吸或拒乳。体检可见咽部充血、扁桃体可肿大、充血并有渗出物,颌下淋巴结肿大、触痛。肠道病毒引起者可出现不同形态的皮疹。肺部听诊一般正常。

3. **重症** 表现为全身症状重,尤其婴幼儿起病急,多有高热,体温可高达 39~40℃,常持续 2~3d 至 1 周左右,常伴有呕吐、腹泻、烦躁不安,甚至高热惊厥。年长儿也表现为发热、头痛、全身不适、乏力等。部分患儿发病早期,可有阵发性脐周疼痛,有的类似急腹症,与发热所致肠痉挛或肠系膜淋巴结炎有关。

(二) 流行性感冒

由流感病毒、副流感病毒引起,简称流感,有明显的流行病学史,潜伏期一般 1~3d,起病初期传染性最强。典型流感,呼吸道症状可不明显,而全身症状重,如发热、头痛、咽痛、肌肉酸痛、全身乏力等,有的可引起支气管炎、中耳炎、肺炎等并发症及恶心、呕吐等呼吸道外的各种病症。

（三）两种特殊类型上感

1. **疱疹性咽峡炎（herpangina）** 病原体为柯萨奇病毒 A 组，好发于夏秋季。起病急，临床表现为高热、咽痛、流涎、拒食、呕吐等。体检可见咽部充血，咽腭弓、悬雍垂、软腭等处黏膜可见多个 2~4mm 大小灰白色的疱疹，周围有红晕，疱疹破溃后形成小溃疡。病程 1 周左右。

2. **咽-结合膜热（pharyngo-conjunctival fever）** 病原体为由腺病毒 3、7 型，常发生于春夏季，散发或发生小流行。以发热、咽炎、结合膜炎为特征。临床主要表现为高热、咽痛、眼部刺痛、咽部充血，一侧或双侧滤泡性眼结合膜炎，颈部、耳后淋巴结肿大，有的伴胃肠道症状。病程 1~2 周。

【并发症】

以婴幼儿多见，上呼吸道感染可并发鼻窦炎、中耳炎、喉炎、咽后壁脓肿、颈淋巴结炎、支气管炎、支气管肺炎等，其中肺炎是婴幼儿时期最严重的并发症。年长儿若患 A 组 β 溶血性链球菌咽峡炎可引起急性肾小球肾炎、风湿热等。

【辅助检查】

病毒感染时白细胞计数偏低或正常，中性粒细胞减少，淋巴细胞计数相对增高。病毒分离和血清学检查可明确病原菌。

细菌感染时白细胞计数和中性粒细胞增高，咽拭子培养可发现致病菌。C-反应蛋白升高。

【治疗要点】

1. **一般治疗** 病毒性上呼吸道感染为自限性疾病，无须特殊治疗。注意休息、多饮水、居室通风，做好呼吸道隔离，预防交叉感染和并发症的发生。

2. **抗感染治疗**

（1）抗病毒药物：普通感冒目前尚无特异性抗病毒药物。若为流行性感冒病毒感染，可在病初（症状出现 48h 内）应用磷酸奥司他韦（oseltamivir）口服，对甲、乙型流感病毒均有效，每次 2mg/kg，每日两次，口服，疗程 5d。病毒性结合膜炎可用 0.1% 阿昔洛韦滴眼，每 1~2h 一次。

（2）抗菌药物：常用青霉素类、头孢菌素类及大环内酯类抗生素，疗程 3~5d。如为链球菌感染或既往有肾炎或风湿热病史者，青霉素疗程应为 10~14d。

3. **对症治疗** 高热者给予物理降温或药物降温，高热惊厥者给予镇静、止惊处理；咽痛者可含服咽喉片。

【常见护理诊断/问题】

1. **舒适度减弱：咽痛、鼻塞** 与上呼吸道炎症有关。
2. **体温过高** 与上呼吸道感染有关。
3. **潜在并发症：热性惊厥。**

【护理措施】

1. **一般护理** 注意休息，减少活动。采取分室居住和佩戴口罩等方式进行呼吸道隔离。保持室内空气清新，但应避免空气对流。

2. **促进舒适** 保持室温 18~22℃，湿度 50%~60%，以减少空气对呼吸道黏膜的刺激。保持口腔清洁，婴幼儿饭后喂少量的温开水以清洗口腔，年长儿饭后漱口，口唇涂油类以免干燥。及时清除鼻腔及咽喉部分泌物和干痂，保持鼻孔周围的清洁，并用凡士林、液状石蜡等涂抹鼻翼部的黏膜及鼻下皮肤，以减轻分泌物的刺激。嘱患儿不要用力擤鼻，以免炎症经咽鼓管向中耳发展引起中耳炎。如婴儿因鼻塞而妨碍吸吮,可在哺乳前 15min 用 0.5% 麻黄碱液滴鼻,使鼻腔通畅,保证吸吮。咽部不适时可给予润喉含片或雾化吸入。

3. 发热的护理　卧床休息,保持室内安静、温度适中、通风良好。衣被不可过厚,以免影响机体散热。保持皮肤清洁,及时更换被汗液浸湿的衣被。加强口腔护理。根据患儿的舒适感受选择物理降温或遵医嘱给予药物降温方式,若有高热惊厥病史者则应及早给予处置。退热处置 30min 至 1h 后复测体温,并随时注意有无新的症状或体征出现,以防惊厥发生或体温骤降。

4. 保证充足的营养和水分　给予富含营养、易消化的饮食。有呼吸困难者,应少食多餐。婴儿哺乳时取头高位或抱起,呛咳重者用滴管或小勺慢慢喂,以免进食用力或呛咳加重病情。因发热、呼吸增快会增加水分消耗,所以要注意保证充足的水分摄入,入量不足者必要时可进行静脉补液。

5. 病情观察　密切观察病情变化,注意咳嗽的性质、神经系统症状、口腔黏膜改变及皮肤有无皮疹等,以便早期发现麻疹、猩红热、手足口病、流行性脑脊髓膜炎等急性传染病。注意观察咽部充血、水肿、化脓情况,疑有咽后壁脓肿时,应及时报告医师,同时要注意防止脓肿破溃后脓液流入气管引起窒息。有可能发生惊厥的患儿应加强巡视,密切观察体温变化,床边设置床挡,以防患儿坠床,备好急救物品和药品。

6. 用药护理　使用解热剂后应注意多饮水,以免大量出汗引起虚脱;高热惊厥的患儿使用镇静剂时,应注意观察止惊的效果及药物的不良反应;使用青霉素等抗生素时,应注意观察有无过敏反应的发生。

7. 健康教育

（1）儿童居室应宽敞、整洁、采光好。室内应采取湿式清扫,经常开窗通气,成人应避免在儿童居室内吸烟,保持室内的空气新鲜。

（2）合理喂养儿童,婴儿提倡母乳喂养,及时添加换乳期食物,保证摄入足量的蛋白质及维生素;要营养平衡,纠正偏食。

（3）多进行户外活动,多晒太阳,预防佝偻病的发生。加强体格锻炼,增强体质,加强呼吸肌的肌力与耐力,提高呼吸系统的抵抗力与适应环境的能力。

（4）在气候骤变时,应及时增减衣服,注意保暖。出汗后及时更换衣物。

（5）在上呼吸道感染的高发季节,避免带儿童去人多拥挤空气不流通的公共场所。体弱儿童建议注射流感疫苗。

第三节　急性支气管炎

急性支气管炎(acute bronchitis)是指各种病原体引起的支气管黏膜感染,因气管常同时受累,故又称为急性气管支气管炎(acute tracheobronchitis)。本病是儿童时期常见的呼吸道疾病,婴幼儿多见,常并发或继发于呼吸道其他部位感染,或为麻疹、百日咳等急性传染病的一种临床表现。

【病因】

病原体为各种病毒、肺炎支原体、细菌或混合感染。凡能引起上呼吸道感染的病原体皆可引起支气管炎,而以病毒为主要病因。免疫功能失调、营养不良、佝偻病及支气管局部的结构异常等均为本病的危险因素。

【临床表现】

起病可急可缓,大多先有上呼吸道感染的症状,之后以咳嗽为主要表现。初为刺激性干咳,1~2d后有痰液咳出。婴幼儿症状较重,常有发热,可伴有呕吐、腹泻等消化道症状。一般全身症状不明显。肺部听诊呼吸音粗糙,可有不固定的散在干啰音和粗中湿啰音。啰音的特点是易变,常在体位改变或咳嗽后减少甚至消失。一般无气促和发绀。

【辅助检查】

1. 胸部 X 线检查无异常改变或有肺纹理增粗。
2. 血常规检查白细胞正常或稍高,合并细菌感染时,可明显增高。

【治疗要点】

主要是对症治疗和控制感染。

1. **一般治疗** 同上呼吸道感染。经常变化体位,多饮水,适当气道湿化,利于呼吸道分泌物咳出。
2. **控制感染** 怀疑细菌感染时,可适当选用抗生素,如青霉素类、大环内酯类等。
3. **对症治疗** 除频繁咳嗽影响患儿休息外,一般不用镇咳剂或镇静剂,以免抑制其自然排痰。痰液黏稠时可用 N-乙酰半胱氨酸、氨溴索口服稀释痰液。喘憋严重者可用支气管扩张剂或糖皮质激素等药物雾化吸入。

【常见护理诊断/问题】

1. **体温过高** 与病毒或细菌感染有关。
2. **清理呼吸道无效** 与痰液黏稠不易咳出有关。
3. **舒适度减弱:咳嗽、胸痛** 与支气管炎症有关。

【护理措施】

1. **一般护理** 保持室内空气新鲜,温湿度适宜(温度 20℃ 左右,湿度 60% 左右)。患儿应注意休息,避免剧烈的活动及游戏,以防咳嗽加重。卧床时须经常更换体位,使呼吸道分泌物易于排出。鼓励患儿多饮水,使痰液稀释易于咳出。给营养丰富、易消化的饮食,鼓励患儿进食,但应少量多餐,以免因咳嗽引起呕吐。由于患儿发热、咳嗽、痰多且黏稠,咳嗽剧烈时常引起呕吐等,故要保持口腔卫生,以增加舒适感。婴幼儿可在进食后喂适量温开水,以清洁口腔。年长儿在晨起、餐后、睡前漱口。
2. **发热的护理** 同本章第二节急性上呼吸道感染。
3. **保持呼吸道通畅** 观察咳嗽、咳痰的性质,指导并鼓励患儿有效咳嗽;对咳嗽无力的患儿,经常更换体位,拍背,促使呼吸道分泌物的排出及炎症消散;痰液黏稠可适当提高室内湿度,以湿化空气,湿润呼吸道,也可采用雾化吸入治疗;如果分泌物多影响呼吸时,可吸痰以保持呼吸道通畅。
4. **病情观察** 注意观察呼吸变化,若有呼吸困难、发绀,应给予吸氧,并协助医生积极处理。
5. **用药护理** 注意观察药物的疗效及不良反应。口服止咳糖浆后不要立即大量喝水,以使药物更好地发挥疗效。
6. **健康教育** 加强营养,增强体质。积极开展户外活动,进行体格锻炼,增强机体对气温变化的适应能力。积极预防营养不良、佝偻病、贫血和各种传染病,按时预防接种,增强机体免疫力。

第四节 肺 炎

导入情境与思考

患儿,男,6 个月,因"发热、咳嗽 4d,气促 1d"入院。

患儿 4d 前无明显诱因出现发热、咳嗽,体温波动在 38.6~39.1℃,咳嗽呈阵发性,有痰不易咳出,伴有流涕、鼻塞。在当地医院诊断为"上感",给予感冒冲剂口服和退热处理。近 1d 来,患儿咳嗽渐加重,伴有喘憋,咳嗽时有痰液咳出,痰液黏稠色黄。

体格检查:T 39.5℃,P 160 次/min,R 60 次/min,BP 70/45mmHg,体重8kg,身长68cm。面色略苍白,精神萎靡,咽部充血,口周发绀,鼻翼扇动,有轻度的三四征。心音低钝,律齐,腹平软,肝肋下2cm。听诊双肺可闻及较密集中细湿啰音,肠鸣音正常。

辅助检查:WBC $14×10^9$/L,N 0.80,L 0.20。胸片显示:双肺下野点片状阴影。

请思考:

1. 该患儿病情观察的重点有哪些?

2. 该患儿目前主要的护理诊断/问题是什么?

3. 应采取哪些护理措施?

肺炎(pneumonia)是指不同病原体及其他因素(如吸入羊水、过敏等)所引起的肺部炎症。临床上以发热、咳嗽、气促、呼吸困难和肺部固定湿啰音为主要表现。严重者可出现循环系统、神经系统、消化系统的相应症状。

肺炎是婴幼儿时期的常见病,一年四季均可发生,以冬春寒冷季节及气候骤变时多见,多由急性上呼吸道感染或支气管炎向下蔓延所致。随着社会经济发展、预防性干预措施的增加、医疗服务的改善以及医院的护理质量提高,在全球范围内,儿童临床肺炎发作人次从2000年的1.78亿(95% UI:1.10亿~2.89亿)下降至2015年的1.38亿(95% UI:0.86亿~2.26亿),下降了22%。5岁以下儿童的肺炎死亡人数从2000年的170万(95% UI:170万~200万)下降至2015年的90万(95% UI:80万~110万)。发病率下降了30%,死亡率下降了51%。但早产并发症和肺炎依然是5岁以下儿童死亡的首要原因。

【分类】

肺炎的临床分类主要依据病理形态、病原体和病程等,目前常用分类法如下:

1. **按病理分类**　支气管肺炎、大叶性肺炎和间质性肺炎等。

2. **按病原体分类**　感染性肺炎,如病毒性肺炎、细菌性肺炎、支原体肺炎、衣原体肺炎、原虫性肺炎、真菌性肺炎等。非感染因素引起的肺炎如吸入性肺炎、坠积性肺炎、嗜酸性粒细胞肺炎等。

3. **按病程分类**　大部分肺炎为急性过程,发病时间在1个月以内称为急性肺炎。有营养不良、佝偻病等并发症及免疫缺陷的患儿,病情容易迁延,病程在1~3个月者,称为迁延性肺炎;超过3个月者称为慢性肺炎。

4. **按病情分类**　轻症肺炎(以呼吸系统症状为主,无全身中毒症状)、重症肺炎(除呼吸系统严重受累外,其他系统也受累,全身中毒症状明显)。

5. **按临床表现典型与否分类**　典型肺炎(肺炎链球菌、金黄色葡萄球菌、肺炎杆菌、流感嗜血杆菌、大肠埃希菌等引起的肺炎);非典型肺炎(常见病原体为肺炎支原体、衣原体、军团菌、病毒等)。2002年冬季和2003年春季我国发生传染性非典型性肺炎(infectious atypical pneumonia),经认定是新型冠状病毒引起,WHO将其命名为严重急性呼吸道综合征(severe acute respiratory syndrome,SARS)。近年也有高致病性禽流感病毒所致的肺炎。

6. **按肺炎发生的地区分类**　社区获得性肺炎(community acquired pneumonia,CAP),指无明显免疫抑制的患儿在院外或住院48h内发生的肺炎;院内获得性肺炎(hospital acquired pneumonia,HAP),指住院48h后发生的肺炎,又称医院内肺炎(nosocomial pneumonia,NP)。

本节重点讨论支气管肺炎。

一、支气管肺炎

支气管肺炎(bronchopneumonia)为儿童时期最常见的肺炎。以2岁以下儿童最多见。起病急,四

Note:

季均可发病,以冬、春寒冷季节及气候骤变时多见。居室拥挤、通风不良、空气污浊等均可使机体的抵抗力降低,易患肺炎。低出生体重儿以及合并营养不良、维生素 D 缺乏性佝偻病、先天性心脏病的患儿病情严重,常迁延不愈,病死率较高。

【病因】

常见的病原体为病毒和细菌。病毒以呼吸道合胞病毒最多见,其次是人鼻病毒、副流感病毒等;细菌以肺炎链球菌多见,其他有流感嗜血杆菌、金黄色葡萄球菌、表皮葡萄球菌等。近年来,肺炎支原体、衣原体及流感嗜血杆菌肺炎日见增多。肺炎链球菌、金黄色葡萄球菌和流感嗜血杆菌是重症肺炎的主要病因。目前发达国家儿童肺炎以病毒感染为主,发展中国家以细菌为主。

【病理生理】

病原体常由呼吸道入侵,少数由血行入肺。

病原体侵入肺部后,引起支气管黏膜水肿,管腔狭窄;肺泡壁充血、水肿,肺泡腔内充满炎性渗出物,从而影响肺通气和肺换气。通气不足引起 PaO_2 和 SaO_2 降低(低氧血症)及 $PaCO_2$ 增高(高碳酸血症);换气功能障碍则主要引起低氧血症。为代偿缺氧,患儿出现呼吸与心率增快;为增加呼吸深度,呼吸辅助肌也参与活动,出现鼻翼扇动和三凹征。重症者可产生呼吸衰竭。缺氧、二氧化碳潴留及病原体毒素和炎症产物吸收产生的毒血症,可导致循环系统、消化系统、神经系统的一系列改变以及酸碱平衡失调和电解质紊乱(图 10-1)。

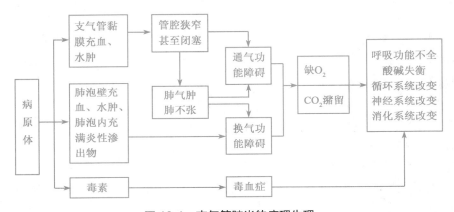

图 10-1　支气管肺炎的病理生理

1. **循环系统**　病原体和毒素作用于心肌可引起中毒性心肌炎。低氧血症和 CO_2 潴留,可引起肺小动脉反射性收缩,使肺循环的阻力增高,形成肺动脉高压,右心的负担加重。肺动脉高压和中毒性心肌炎是诱发心力衰竭的主要原因。重症患儿可出现微循环障碍、休克、弥散性血管内凝血。

2. **神经系统**　缺氧和 CO_2 潴留可使脑毛细血管扩张,血流减慢,血管壁的通透性增加而致脑水肿。严重缺氧使脑细胞无氧代谢增强,乳酸堆积,ATP 生成减少,Na-K-ATP 酶的活性降低,引起脑细胞内钠、水潴留,形成脑细胞水肿。

3. **消化系统**　低氧血症和病原体毒素的作用,使胃肠道黏膜出现糜烂、出血、上皮细胞坏死脱落等,导致黏膜屏障功能破坏,胃肠功能紊乱,出现腹泻、呕吐,严重者出现中毒性肠麻痹和消化道出血。

4. **酸碱平衡失调和水、电解质紊乱**　重症肺炎可出现混合性酸中毒,因为严重缺氧时体内需氧代谢障碍、酸性代谢产物增加,常可引起代谢性酸中毒;而 CO_2 潴留、H_2CO_3 增加又可导致呼吸性酸中毒。缺氧和 CO_2 潴留还可导致肾小动脉痉挛而引起水钠潴留,重症者可造成稀释性低钠血症。

Note:

【临床表现】

本病 2 岁以下的婴幼儿多见。起病大多较急,发病前数日多数患儿有上呼吸道感染。

（一）呼吸系统症状和体征

主要表现为发热、咳嗽、气促,肺部固定的中、细湿啰音。

1. **发热**　热型不一,多数为不规则热,亦可为弛张热或稽留热,新生儿、重度营养不良患儿可不发热或体温不升。

2. **咳嗽**　较频繁,初为刺激性干咳,以后咳嗽有痰,新生儿、早产儿可仅表现为口吐白沫。

3. **呼吸增快**　多在发热、咳嗽之后出现。呼吸 40~80 次/min,重者可有鼻翼扇动、点头呼吸、三凹征、唇周发绀。

4. **肺部啰音**　胸部体征早期不明显或仅呼吸音粗糙,以后可听到较固定的中、细湿啰音,以背部两肺下方及脊柱旁较多,深吸气末更为明显。新生儿、小婴儿常不易闻及湿啰音。

除上述症状外,患儿常有精神不振、食欲减退、烦躁不安、轻度腹泻或呕吐等全身症状。重症除全身症状及呼吸系统的症状加重外,常出现循环系统、神经系统、消化系统等功能障碍,出现相应的临床表现。

（二）循环系统表现

轻度缺氧可致心率增快;重症肺炎可合并心肌炎、心力衰竭。心肌炎主要表现为:面色苍白、心动过速、心音低钝、心律不齐及心电图 ST 段下移、T 波平坦或倒置;心力衰竭主要表现为:①安静状态下,呼吸困难加重,呼吸突然加快超过 60 次/min。②安静状态下,心率突然增快超过 180 次/min,与体温升高和呼吸困难不相称。③心音低钝,奔马律。④骤发极度烦躁不安,面色苍白或发灰,指/趾甲微血管充盈时间延长。⑤肝脏迅速增大。⑥尿少或无尿,眼睑或双下肢水肿。重症革兰氏染色阴性杆菌肺炎还可发生微循环衰竭,出现面色灰白、四肢发凉、脉搏细弱等。

（三）神经系统表现

轻度缺氧表现为精神萎靡、烦躁不安或嗜睡;中毒性脑病时,可有以下表现:出现意识障碍、惊厥、前囟膨隆,可有脑膜刺激征,呼吸不规则,瞳孔对光反射迟钝或消失。

（四）消化系统表现

轻者常有食欲减退、吐泻、腹胀等;重者可发生中毒性肠麻痹,因严重的腹胀,使膈肌抬高,呼吸困难加重。有消化道出血时,可吐咖啡渣样物,大便潜血试验阳性或柏油样便。

（五）弥散性血管内凝血

重症患儿可出现弥散性血管内凝血(DIC),表现为血压下降,四肢凉,脉细数,皮肤、黏膜及胃肠道出血。

若延误诊断或病原体致病力强者,可引起脓胸、脓气胸及肺大疱等并发症。

知识拓展

肺炎严重程度评估

WHO 推荐 2 月龄~5 岁儿童出现胸壁吸气性凹陷或鼻翼扇动或呻吟之一表现者,提示有低氧血症,为重度肺炎;如果出现中心性发绀、严重呼吸窘迫、拒食或脱水征、意识障碍(嗜睡、昏迷、惊厥)之一表现者为极重度肺炎,这是重度肺炎的简易判断标准,适用于发展中国家及基层地区。对于住院患儿或条件较好地区,社区获得性肺炎(CAP)严重程度评估还应依据肺部病变范围、有无低氧血症以及有无肺内外并发症等表现判断。

【辅助检查】

1. **外周血检查**　病毒性肺炎白细胞大多正常或降低;细菌性肺炎白细胞总数及中性粒细胞常增高,并有核左移,胞浆中可见中毒颗粒。细菌感染时血清 C-反应蛋白(CRP)浓度升高,非细菌感染时 CRP 上升不明显。

2. **病原学检查**　采集痰液、血液、气管分泌物、胸腔穿刺液、肺穿刺液等作细菌培养和鉴定;鼻咽拭子或气管分泌物做病毒分离鉴定;免疫学方法进行病原特异性抗原检测;冷凝集试验、病原特异性抗体测定、聚合酶链反应或特异性的基因探针检测病原体的 DNA。

3. **胸部 X 线检查**　早期可见肺纹理增粗,以后出现大小不等的斑片状阴影,可融合成片,以双肺下野、中内带多见。可有肺气肿及肺不张。

【治疗要点】

采用综合的治疗措施,原则是控制炎症,改善通气功能,对症治疗,治疗和预防并发症。

1. **控制感染**　明确为细菌感染或病毒感染继发细菌感染者,根据不同病原体选择抗生素。使用原则:根据病原菌选用敏感药物;早期治疗;联合用药;选用渗入下呼吸道浓度高的药物;足量、足疗程。重症宜静脉给药。

根据不同病原选择抗菌药物:

(1) 肺炎链球菌:青霉素敏感者首选青霉素或阿莫西林;青霉素中介者,首选大剂量青霉素或阿莫西林;耐药者首选头孢曲松、头孢噻肟、万古霉素;青霉素过敏者选用大环内酯类抗生素,如红霉素等。

(2) 金黄色葡萄球菌:甲氧西林敏感者首选苯唑西林钠或氯唑西林,耐药者选用万古霉素或联用利福平。

(3) 流感嗜血杆菌:首选阿莫西林/克拉维酸、氨苄西林/舒巴坦。

(4) 大肠埃希菌和肺炎克雷伯菌:不产超广谱 β 内酰胺酶(ESBLs)菌首选头孢他啶、头孢哌酮;产 ESBLs 菌首选亚胺培南、美罗培南。

(5) 铜绿假单胞菌(铜绿假单胞菌):首选替卡西林/克拉维酸。

(6) 肺炎支原体和衣原体:首选大环内酯类抗生素,如阿奇霉素、红霉素及罗红霉素。

用药时间:一般用至热退且平稳、全身症状明显改善、呼吸道症状改善后 3~5d。一般肺炎链球菌肺炎疗程 7~10d,支原体肺炎、衣原体肺炎疗程平均 10~14d,个别严重者可适当延长。葡萄球菌肺炎在体温正常后 2~3 周可停药,一般总疗程≥6 周。

抗病毒治疗:目前有肯定疗效的抗病毒药物很少,加之副作用大,使得抗病毒治疗受到很大制约。若为流感病毒感染,可用磷酸奥司他韦口服。

2. **对症治疗**　有缺氧症状时应及时吸氧;发热、咳嗽、咳痰者,给予退热、祛痰、止咳,保持呼吸道通畅;喘憋严重者可用支气管解痉剂;腹胀伴低钾者及时补钾,中毒性肠麻痹者,应禁食和胃肠减压,也可使用酚妥拉明静脉注射等;纠正水、电解质、酸碱平衡紊乱。

3. **其他**　中毒症状明显或严重喘憋、脑水肿、感染性休克、呼吸衰竭者,可短期应用糖皮质激素。防治心力衰竭、中毒性肠麻痹、中毒性脑病等,积极治疗脓胸、脓气胸等并发症。

【护理评估】

1. **健康史**　详细询问发病情况,了解有无反复呼吸道感染史,发病前是否有麻疹、百日咳等呼吸道传染病;询问出生时是否足月顺产,有无窒息史;生后是否按时接种疫苗,患儿生长发育是否正常,家庭成员是否有呼吸道疾病病史。

2. **身体状况**　评估患儿有无发热、咳嗽、咳痰的情况,体温增高的程度、热型,咳嗽、咳痰的性质;

有无呼吸增快、心率增快、肺部啰音;有无气促,端坐呼吸、鼻翼扇动、三凹征及唇周发绀等症状和体征;有无循环、神经、消化系统受累的临床表现。评估血常规、胸部 X 线、病原学等检查结果。

3. **心理-社会状况**　了解患儿既往是否有住院的经历,家庭经济情况如何,父母的文化程度、对本病的认识程度等。评估患儿是否有因发热、缺氧等不适及环境陌生产生焦虑和恐惧,是否有哭闹、易激惹等表现。评估家长的心理状态,患儿家长是否有因患儿住院时间长、知识缺乏等产生的焦虑不安、抱怨的情绪。

【常见护理诊断/问题】

1. **气体交换受损**　与肺部炎症有关。
2. **清理呼吸道无效**　与呼吸道分泌物过多、黏稠,患儿体弱、无力排痰有关。
3. **体温过高**　与肺部感染有关。
4. **营养失调:低于机体需要量**　与摄入不足、消耗增加有关。
5. **潜在并发症:心力衰竭、中毒性脑病、中毒性肠麻痹。**

【预期目标】

1. 患儿气促、发绀症状逐渐改善以至消失,呼吸平稳。
2. 患儿能顺利有效地咳出痰液,呼吸道通畅。
3. 患儿体温恢复正常。
4. 患儿住院期间能得到充足的营养。
5. 患儿不发生并发症或发生时得到及时发现和处理。

【护理措施】

1. **改善呼吸功能**

(1) 休息:保持室内空气清新,室温控制在 18~20℃、湿度 60%。嘱患儿卧床休息,减少活动。注意被褥要轻暖,穿衣不要过多,以免引起不安和出汗;内衣应宽松,以免影响呼吸;勤换尿布,保持皮肤清洁,使患儿感觉舒适,以利于休息。治疗护理应集中进行,尽量使患儿安静,以减少机体的耗氧量。

(2) 氧疗:烦躁、口唇发绀等缺氧表现的患儿应及早给氧,以改善低氧血症。一般采用鼻前庭导管给氧,氧流量为 0.5~1L/min,氧浓度不超过 40%;缺氧明显者用面罩或头罩给氧,氧流量为 2~4L/min,氧浓度不超过 50%~60%。出现呼吸衰竭时,应使用人工呼吸器。吸氧过程中应经常检查导管是否通畅,患儿缺氧症状是否改善,发现异常及时处理。

(3) 遵医嘱给予抗生素治疗,促进气体交换。

2. **保持呼吸道通畅**　及时清除患儿口鼻分泌物;经常变换体位,以减少肺部淤血,促进炎症吸收。根据病情采用相应的体位,以利于肺的扩张及呼吸道分泌物的排除。指导患儿进行有效地咳嗽,排痰前协助转换体位,帮助清除呼吸道分泌物。必要时,可进行雾化吸入使痰液变稀薄利于咳出。用上述方法不能有效咳出痰液者,可用吸痰器吸出痰液。但吸痰不能过频,否则可刺激黏液产生过多。密切监测生命体征和呼吸窘迫程度以帮助了解疾病的发展情况。

3. **降低体温**　密切监测体温变化,采取相应的护理措施。参见本章第二节急性上呼吸道感染。

4. **补充营养及水分**　给予足量的维生素和蛋白质,少量多餐。婴儿哺喂时应耐心,每次喂食须将头部抬高或抱起,以免呛入气管发生窒息。进食确有困难者,可按医嘱静脉补充营养。鼓励患儿多饮水使呼吸道黏膜湿润,以利于痰液的咳出,并助于黏膜病变的修复,同时防止发热导致的脱水。对重症患儿应准确记录 24h 出入量。要严格控制静脉点滴速度,最好使用输液泵,保持液体均匀输入,以免发生心力衰竭。

Note:

5. 密切观察病情

（1）注意观察患儿神志、面色、呼吸、心音、心率等变化。当患儿出现烦躁不安、面色苍白、呼吸加快>60 次/min、心率>180 次/min、心音低钝、奔马律、肝在短时间内急剧增大时，是心力衰竭的表现；若患儿咳粉红色泡沫样痰为急性肺水肿的表现；均应及时报告医师，并减慢输液速度，为患儿摇高床头，给予氧气吸入，准备强心剂、利尿剂，做好抢救的准备。

（2）密切观察意识、瞳孔、囟门及肌张力等变化，若有烦躁或嗜睡、惊厥、昏迷、呼吸不规则、肌张力增高等颅内高压表现时，应立即报告医师，并共同抢救。

（3）观察有无腹胀、肠鸣音是否减弱或消失、呕吐的性质、是否有便血等，以便及时发现中毒性肠麻痹及胃肠道出血。

（4）如患儿病情突然加重，出现剧烈咳嗽、呼吸困难、烦躁不安、面色青紫、胸痛及一侧呼吸运动受限等，提示出现了脓胸、脓气胸，应及时报告医师并配合胸穿或胸腔闭式引流。

6. 健康教育　指导家长加强患儿的营养，培养良好的饮食和卫生习惯。从小养成锻炼身体的好习惯，经常户外活动，增强体质，改善呼吸功能。婴幼儿应少去人多的公共场所，尽可能避免接触呼吸道感染患者。有营养不良、佝偻病、贫血及先天性心脏病的患儿应积极治疗，增强抵抗力，减少呼吸道感染的发生。教会家长处理呼吸道感染的方法，使患儿在疾病早期能得到及时控制。定期健康检查，按时预防接种。

【护理评价】

1. 患儿能否顺利有效地咳出痰液，呼吸道是否通畅；气促、发绀症状是否逐渐改善以至消失，呼吸平稳。

2. 患儿住院期间体温及其他生命体征是否恢复正常。

3. 患儿能否得到充足的营养。

4. 患儿并发症是否得到有效预防；已发生的并发症是否得到及时发现和处理。

二、几种不同病原体所致肺炎的特点

1. 呼吸道合胞病毒肺炎（respiratory syncytial virus pneumonia）　呼吸道合胞病毒（RSV）感染所致，是造成 5 岁以下儿童急性下呼吸感染的最常见的病因。其发病机制一般认为是 RSV 直接侵害肺引起肺间质炎症。本病多见于 3 岁以下婴幼儿，尤以 1 岁以内的婴儿多见，重症患儿主要见于 6 个月以下。主要症状为咳嗽、喘息、气促。轻者发热及呼吸困难等症状不显著，中重症患儿有明显的呼吸困难、喘憋、口周发绀、鼻翼扇动、三凹征及不同程度的发热（低、中或高热）。肺部听诊多有细小或粗、中湿啰音，约 2/3 患儿有喘鸣音。叩诊一般无浊音。X 线表现为两肺可见小点片状、斑片状阴影，部分患儿有不同程度的肺气肿。白细胞总数大多正常。

2. 腺病毒肺炎（adenovirus pneumonia）　腺病毒（ADV）感染引起，多见于 6 个月~2 岁婴幼儿，冬、春季多发，病死率较高，是婴幼儿肺炎中最严重的类型之一。临床主要特点为急骤发热，高热持续时间长，中毒症状重。多呈稽留热，体温在 1~2d 之内即可达到 39℃ 以上，可持续 2~3 周。起病时即有咳嗽，咳嗽较剧，频咳或阵咳，第 3~6d 逐渐出现呼吸困难、发绀等表现。本病早期出现精神萎靡、嗜睡、烦躁、面色苍白等全身中毒症状。肺部啰音出现较晚，在发病 3~4d 后才开始出现，并经常有肺气肿征象。肺部 X 线改变较肺部体征早，可见大小不等的片状阴影或融合成大病灶，故强调早期摄片。病灶吸收较缓慢，需数周至数月。部分 ADV 肺炎可发展为闭塞性细支气管炎，导致反复喘息。

3. 金黄色葡萄球菌肺炎（staphylococcal pneumonia）　多见于新生儿及婴幼儿，冬、春季多发，本病大多并发于葡萄球菌败血症，病原体可由呼吸道侵入或经血行播散入肺。新生儿免疫功能不全是金黄色葡萄球菌感染的重要易感因素。金葡菌能产生多种毒素与酶，使肺部发生广泛性出血、坏死和多发性小脓肿，并可引起迁徙化脓性病变。本病临床起病急，病情重，进展快，中毒症状明显。多呈弛张热。患儿烦躁不安,咳嗽、呻吟、呼吸困难,面色苍白,时有呕吐、腹胀,皮肤可见猩红热样皮疹或荨麻疹样皮疹,严重者出现惊厥甚至休克。肺部体征出现较早,早期呼吸音减低,双肺可闻及散在中、细湿啰音,在发展过程中迅速出现肺脓肿,脓胸和脓气胸是本病的特点。外周血白细胞数明显增高,一般超过(15~30)×10⁹/L,中性粒细胞增高,有核左移并有中毒颗粒。小婴儿及体弱儿白细胞数可正常或偏低,但中性粒细胞的比例仍高。胸部 X 线表现依病变不同,可出现小片浸润影、小脓肿、肺大疱或胸腔积液等。

4. 流感嗜血杆菌肺炎(hemophilus influenza pneumonia)　由流感嗜血杆菌引起,4 岁以下儿童多见,常并发于流感病毒或葡萄球菌感染时。近年,由于大量使用广谱抗生素、免疫抑制剂及院内感染等原因,发病有上升趋势。临床起病较缓慢,病程呈亚急性,但全身中毒症状明显,表现为发热、精神萎靡、面色苍白、痉挛性咳嗽、呼吸困难、发绀、鼻翼扇动和三凹征等。肺部有湿啰音或实变体征。易并发脓胸、脑膜炎、败血症、心包炎、化脓性关节炎、中耳炎等。外周血白细胞数明显增高。胸部 X 线表现多种多样,可为支气管肺炎征象或大叶性肺炎阴影,常伴胸腔积液。

5. 肺炎支原体肺炎(mycoplasma pneumoniae pneumonia)　又称原发性非典型肺炎,是学龄儿童和青少年常见的一种肺炎,由肺炎支原体(MP)感染所致。本病全年均可发生,各年龄段的儿童均可发病,占儿童肺炎的 20%~30%。起病缓慢,潜伏期 2~3 周。大多起病不甚急,病初有全身不适、乏力、头痛等症状,2~3d 后出现发热,体温常达 39℃ 左右,可持续 1~3 周。常伴有咽痛和肌肉酸痛。咳嗽为本病突出的症状,一般发病后 2~3d 开始,初为干咳,后转为顽固性剧咳,常有黏稠痰,甚至带血丝,可持续 1~4 周。一般无呼吸困难的表现。有些患儿有胸痛、食欲缺乏、恶心、呕吐、腹泻等症状。肺部体征常不明显,少数可听到干、湿啰音。婴幼儿起病急、病程长、病情重,以呼吸困难、喘憋和双肺哮鸣音较突出,可闻湿啰音。部分患儿可出现多系统的损害,如心肌炎、肝炎、脑膜炎、肾炎等。胸部 X线改变大体分为 4 种:①肺门阴影增浓为突出表现;②支气管肺炎改变;③间质性肺炎改变;④均一的片状影。X 线阴影消失缓慢,比症状消失晚 2~3 周。体征轻微而胸片阴影显著是本病特征之一。支原体肺炎首选大环内酯类抗生素,目前临床上以阿奇霉素为首选药物,剂量 5~10mg/(kg·d),每日一次,疗程 10~14d。

6. 衣原体肺炎(chlamydial pneumonia)　由衣原体感染引起。①沙眼衣原体肺炎:沙眼衣原体是引起 6 个月以下婴儿肺炎的重要病因,主要通过母婴垂直传播。起病缓慢,多不发热或仅有低热。开始可有鼻塞、流涕等上感症状,后出现气促和频繁咳嗽,有的类似百日咳样阵咳,但无回声。偶见呼吸暂停或呼气喘鸣。肺部有湿啰音。胸部 X 线可见弥漫性间质或小片状浸润,双肺过度充气。②肺炎衣原体肺炎:多见于 5 岁以上儿童,多为轻症,发病隐匿,无特异性临床表现。早期为上感症状,1~2 周后上感症状逐渐消退,而咳嗽逐渐加重,可持续 1~2 个月。两肺部可闻干湿啰音。胸部 X 线可见肺炎病灶,多为单侧肺下叶浸润,少数呈广泛单侧或双侧性病灶。衣原体肺炎首先大环内酯类抗生素。

第五节　支气管哮喘

导入情境与思考

患儿,男,4 岁,因"咳嗽、咳痰 1d,喘息 3h"入院。

患儿 1d 前无明显的诱因出现打喷嚏、流眼泪、咳嗽、咳白色黏痰,未引起家长注意。3h 前在咳嗽后出现喘息,遂到医院门诊就诊。门诊以"儿童支气管哮喘"收治入院。

患儿婴儿期有湿疹史;既往有反复咳嗽、喘息史,以冬春季节多发。

体格检查:T36.8℃,P110 次/min,R36 次/min。患儿精神状态尚可,胸廓饱满,叩诊呈鼓音,听诊两肺呼吸音减弱,可闻及广泛呼气相哮鸣音。

辅助检查:WBC 10×10⁹/L,N 0.75,E 0.06。胸片显示:双肺透亮度增加。

请思考：

1. 该患儿哪些症状、体征和辅助检查提示支气管哮喘的可能？
2. 该患儿目前存在的主要护理诊断/问题是什么？
3. 针对该患儿应采取哪些护理措施？

支气管哮喘（bronchial asthma）简称哮喘，是由嗜酸性粒细胞、肥大细胞和 T 淋巴细胞等多种细胞和细胞组分共同参与的气道慢性炎症性疾病。这种慢性炎症导致易感个体气道高反应性，当接触物理、化学、生物等刺激因素时，发生广泛多变的可逆性气流受限，从而引起反复发作的喘息、咳嗽、气促、胸闷等症状，常在夜间和/或清晨发作或加剧，多数患儿可经治疗缓解或自行缓解。儿童哮喘如诊治不及时，随病程延长可产生气道不可逆性狭窄和气道重塑，因此早期防治至关重要。

我国完成的 3 次全国性 0~14 岁城市儿童哮喘流行病学调查结果显示，从 1990 年至 2010 年的 20 年间，城市儿童哮喘患病率从 1990 年的 1%左右上升至 2010 年的 3.02%，个别地区的患病率已高达 7.57%，接近了发达国家的水平。

【病因及发病机制】

尚未完全清楚。遗传过敏体质（特异反应性体质）与本病有密切的关系，多数患儿有婴儿湿疹、过敏性鼻炎和/或食物（药物）过敏史，部分患儿伴有轻度免疫缺陷。本病为多基因遗传病，80%~90%患儿发病于 5 岁以前，25%~50%的患儿有家族史，同时哮喘的形成和反复发作又受环境因素的综合作用。目前认为哮喘的发病机制与免疫、神经、精神、内分泌因素和遗传因素等密切相关。可诱发哮喘症状的常见危险因素包括：

1. **室内变应原** 包括尘螨、动物变应原、蟑螂变应原和真菌。室内地毯、空调及或加湿器等成为变应原的理想栖息地。

2. **室外变应原** 主要包括花粉和真菌。其中蒿草为我国强致敏花粉，可引起较重的季节性过敏性鼻炎和哮喘发作。

3. **食入过敏原** 异体蛋白的摄入，如鱼、虾、蛋、奶和花生等。

4. **药物** 阿司匹林和其他非甾体类抗炎药物是引起哮喘的危险因素。

5. **呼吸道感染病原体** 呼吸道病毒感染是诱发儿童反复哮喘的重要病因。肺炎支原体和肺炎衣原体感染也与哮喘发作密切相关。

6. **运动** 运动可引起哮喘儿童气流受限而有哮喘症状的短暂发作，是哮喘最常见的触发因素。

7. **情绪激动** 大哭、大笑、生气或惊恐等极度情绪表达可引起过度通气，是哮喘发作的触发因素。

8. **其他** 空气寒冷、干燥、强烈气味（被动吸烟）、化学制剂、职业粉尘和气体、呼吸道疾病（鼻窦炎、鼻息肉）等，都与哮喘发作有关。

【病理生理】

哮喘的发病机制复杂，主要为慢性气道炎症、气流受限及气道高反应性。气道的慢性炎症是哮喘的本质，以肥大细胞的激活、嗜酸细胞与活化 T 淋巴细胞浸润、多种炎性介质产生为特点。哮喘发作时有 4 种原因致气流受限，即急性支气管痉挛、气道壁肿胀、慢性黏液栓形成、气道壁重塑。

有过敏体质的人接触抗原后，在 B 细胞介导下，浆细胞产生 IgE，后者附着在肥大细胞上。当再次接触抗原时，钙离子进入肥大细胞内，细胞释放组胺、嗜酸性粒细胞趋化因子（ECF）等，使平滑肌立即发生痉挛，此为速发性哮喘反应。更常见的是部分患儿在接触抗原数小时乃至数十小时后方始发作哮喘，称为迟发性哮喘反应，是气道变应性炎症的结果。此时，支气管壁内（以及支气管肺泡灌洗液内）有大量炎性细胞（巨噬细胞、嗜酸性粒细胞、中性粒细胞等），释放出多种炎性介质，如白三烯、前列腺素、血栓素及血小板活化因子等,引起微小血管渗漏、支气管黏膜水肿、腺体分泌增加,以及渗出物阻塞气道,有的甚至形成黏液栓,导致通气障碍和气道高反应性。气道变应性炎症还表现在气道上皮损伤,神经末梢暴露,受炎性因子作用后,释放神经肽、P 物质等,进一步加重黏膜水肿、腺体分泌和支气管平滑肌痉挛。

气道高反应性是哮喘的基本特征之一,指气道对多种刺激因素,如过敏原、理化因素、运动和药物等呈现高度敏感状态,在一定程度上反映了气道炎症的严重性。气道炎症通过气道上皮损伤、细胞因子和炎症介质的作用引起气道高反应性。

【临床表现】

哮喘的典型症状是反复喘息、气促、胸闷或咳嗽,呈阵发性反复发作,以夜间和/或晨起为重。婴幼儿起病较缓,发病前 1~2d 常有上呼吸道感染;年长儿大多起病较急,且多在夜间发作。发作前常有刺激性干咳、喷嚏、流泪、胸闷等先兆症状,随后出现咳嗽、喘息,接着咳大量白色黏痰,伴有呼气性呼吸困难和喘鸣声。重者烦躁不安,面色苍白,鼻翼扇动,口唇及指甲发绀,呼吸困难,甚至大汗淋漓,被迫采取端坐位。体检可见桶状胸、三凹征,同时颈静脉显著怒张。叩诊如呈鼓音,并有膈肌下移,心浊音界缩小,提示已发生肺气肿;听诊呼吸音减弱,全肺可闻哮鸣音及干性啰音。发作间歇期多数患儿可无任何症状和体征。

不典型症状可表现为运动或体力劳动时乏力、气促或胸闷。婴幼儿在哭闹或玩闹后出现喘息或喘鸣音,或仅有夜间和清晨的咳嗽。儿童慢性或反复咳嗽有时可能是支气管哮喘的唯一症状,即咳嗽变异性哮喘(cough variant asthma,CVA),常在夜间和清晨发作,运动可加重咳嗽。

哮喘发作一般可自行缓解或用平喘药物后缓解。若哮喘严重发作,经合理应用缓解药物后仍有严重或进行性呼吸困难者,称作哮喘危重状态(哮喘持续状态)。此时,由于通气量减少,两肺几乎听不到呼吸音,称"闭锁肺",是支气管哮喘最危险的体征。随着病情变化,患儿由呼吸严重困难的挣扎状态转为软弱无力,甚至死于急性呼吸衰竭。反复发作者,常伴营养障碍和生长发育落后。

【预后】

本病预后较好,70%~80%病例到成年期后症状体征完全消失,部分可留有轻度肺功能障碍。

【辅助检查】

1. **外周血** 嗜酸性粒细胞可增高在 6% 以上,直接计数在 $(0.40~0.60)\times10^9/L$。

2. **肺功能测定** 适用于 5 岁以上患儿,第一秒用力呼气量(FEV_1)及呼气峰流速(PEF)值均降低。FEV_1<70%~75%提示气流受限,比值越低受限程度越重。若 FEV_1 测定有气流受限,吸入支气管扩张剂 15~20min 后 FEV_1 增加 12% 或更多,表明可逆性气流受限,是诊断支气管哮喘的有利依据。呼气峰流速(PEF)的日间变异率是诊断哮喘及判断严重程度的重要指标,如 PEF 日间变异率≥13%有助于确诊为哮喘。

3. **胸部 X 线检查** 无合并症的患儿 X 线大多无特殊表现。重症哮喘或婴幼儿哮喘急性发作时,可见两肺透亮度增加或肺气肿表现。

4. **特异性过敏原诊断** 用变应原做皮肤试验有助于明确过敏原,是诊断变态反应的首要手段。血清特异性 IgE 测定可了解患儿过敏状态。痰或鼻分泌物查找嗜酸细胞可作为哮喘气道炎症指标。

【诊断标准】

1. **儿童哮喘诊断标准**

(1)反复发作喘息、咳嗽、气促、胸闷,多与接触变应原、冷空气、物理、化学性刺激、呼吸道感染以及运动等有关,常在夜间和/或清晨发作或加剧。

（2）发作时在双肺可闻及散在或弥漫性,以呼吸相为主的哮鸣音,呼气相延长。

（3）上述症状和体征经抗哮喘治疗有效或自行缓解。

（4）除外其他疾病所致的喘息、咳嗽、气促和胸闷。

（5）临床表现不典型者(如无明显喘息或哮鸣音),应至少具备以下1项:

1）证实存在可逆性气流受限:①支气管舒张试验阳性:吸入速效 β_2 受体激动剂(如沙丁胺醇)15min 后 FEV_1 增加 ≥12%;②抗感染治疗后肺通气功能改善:给予吸入性糖皮质激素和/或抗白三烯药物治疗 4~8 周后,FEV_1 增加 ≥12%。

2）支气管激发试验或运动激发试验阳性。

3）PEF 日间变异率(连续监测 2 周)≥13%。

符合第(1)~(4)条或第(4)、(5)条者,可以诊断为哮喘。

2. 咳嗽变异性哮喘诊断标准　咳嗽变异性哮喘(CVA)是儿童慢性咳嗽最常见原因之一,以咳嗽为唯一或主要表现,不伴有明显喘息。诊断依据为:

（1）咳嗽持续 >4 周,常在夜间和/或清晨发作或加重,以干咳为主,不伴有喘息。

（2）临床上无感染征象,或经较长时间抗生素治疗无效。

（3）抗哮喘药物诊断性治疗有效。

（4）排除其他原因引起的慢性咳嗽。

（5）支气管激发试验阳性和/或 PEF 每日变异率(连续监测 1~2 周)≥13%。

（6）个人或一、二级亲属特应性疾病史,或变应原检测阳性。

以上(1)~(4)项为诊断基本条件。

【分期】

哮喘可分为急性发作期、慢性持续期和临床缓解期三期。急性发作期是指突然发生喘息、咳嗽、气促、胸闷等症状,或原有症状急剧加重;慢性持续期是指近 3 个月内不同频度和/或不同程度地出现过喘息、咳嗽、气促、胸闷等症状;临床缓解期系指经过治疗或未经治疗症状、体征消失,肺功能恢复到急性发作前水平,并维持 3 个月以上。

【治疗要点】

治疗原则:坚持长期、持续、规范、个体化的治疗原则。急性发作期:重点是抗炎、平喘,以便快速缓解症状;慢性持续期和临床缓解期:防止症状加重和预防复发,如避免触发因素、抗炎、降低气道高反应性、防止气道重塑,并做好自我管理。注重药物治疗和非药物治疗相结合,应重视哮喘防治教育、避免接触变应原、患儿心理问题的处理、生命质量的提高、药物经济学等方面在哮喘长期管理中的作用。

治疗目标:①达到并维持症状的控制;②维持正常活动,包括运动能力;③使肺功能水平尽量接近正常;④预防哮喘急性发作;⑤避免因哮喘药物治疗导致的不良反应;⑥预防哮喘导致的死亡。

（一）去除病因

避免接触过敏原,去除各种诱发因素,积极治疗和清除感染病灶。

（二）急性发作期治疗

主要是解痉和抗感染治疗。用药物缓解支气管痉挛,减轻气道黏膜水肿和炎症,减少黏痰分泌。

1. β_2 受体激动剂　β_2 受体激动剂是目前最有效、临床应用最广的支气管舒张剂。根据起作用的快慢分为速效和缓慢起效两大类,根据维持时间长短可分为短效和长效两大类。吸入型速效 β_2 受体激动剂可维持 4~6h,是缓解哮喘急性症状的首选药物。严重发作时可第 1h 每 20min 吸入 1 次,以后每 2~4h 重复吸入。常用药物有沙丁胺醇(salbutamol,舒喘灵)、特布他林(terbutaline,喘康速)等。

知 识 链 接

吸入型药物装置的选择

吸入型药物装置的正确选择可使吸入药物以较高浓度迅速到达病变部位,因此起效迅速,且因所用药物剂量较小,即使有极少量药物进入血液循环,也可在肝脏迅速灭活,全身不良反应较轻,是哮喘治疗的最有效药物,适用于任何年龄患儿。其治疗效应与吸入器的选择和儿童正确使用的能力有关。吸入方法因年龄而异,医护人员应依据患儿的年龄选用适合的吸入器具,并训练指导患儿正确掌握吸入技术,以确保药效。

<2 岁:用气流量≥6L/min 的氧气或压缩空气作动力,通过雾化器吸入雾化溶液。

2~5 岁:除应用雾化吸入外亦可采用带有活瓣的面罩储雾罐或气雾吸入器辅助吸入压力定量气雾剂。

6~7 岁:亦可用旋碟式吸入器、涡流式吸入器或旋转吸入器吸入干粉。

>7 岁:已能使用 PMDI 但常有技术错误,用时指导吸入方法十分重要。

2. **糖皮质激素** 病情较重的急性病例应给予口服泼尼松或泼尼松龙短程治疗 1~7d。严重哮喘发作时,可静脉应用琥珀酸氢化可的松或氢化可的松,或甲泼尼龙,一般糖皮质激素静脉给药 1~7d,症状缓解后即停止静脉用药。极严重病例需在短期内(3~5d)使用较大剂量糖皮质激素,最好应用琥珀酸氢化可的松或甲泼尼龙。一般不主张长期口服糖皮质激素治疗儿童哮喘。

3. **茶碱类药物** 可舒张支气管平滑肌,并可强心、利尿、扩张冠状动脉。静脉滴注氨茶碱可作为缓解药物用于哮喘急性发作的治疗,而不单独用于治疗哮喘。茶碱类药物滴注速度不能太快,以免引起心律失常、血压下降等不良反应。需检测茶碱的血药浓度,注意其不良反应。

4. **抗胆碱药物** 抑制迷走神经释放乙酰胆碱,使呼吸道平滑肌松弛。常用的吸入型抗胆碱药如溴化异丙托品,其不良反应少,长期使用不易产生耐药,但比 β_2 受体激动剂的作用弱,起效慢。可与 β_2 受体激动剂联合吸入。

（三）哮喘慢性持续期治疗

1. **吸入型糖皮质激素** 局部吸入糖皮质激素是目前哮喘长期控制的首选药,也是最有效的抗炎药物。通过吸入,药物直接作用于气道黏膜,局部抗炎作用强,不良反应少。通常需长期规范吸入 1~3 年甚至更长的时间才能起到治疗作用。临床常用的有布地奈德、丙酸倍氯米松、丙酸氟替卡松。每 3 个月应评估病情对治疗方案进行调整。

2. **白三烯调节剂** 具有舒张支气管平滑肌,预防和减轻黏膜炎性细胞浸润等作用。常用的有孟鲁司特和扎鲁司特。该药耐受性好,副作用少,服用方便。

3. **缓释茶碱** 主要是协助吸入型糖皮质激素抗炎。口服茶碱与糖皮质激素、抗胆碱药有协同作用,但须慎与口服 β_2 受体激动剂联合应用,因易诱发心律失常,如欲两药合用应减少剂量。

4. **长效 β_2 受体激动剂** 常用的有福莫特罗、沙美特罗、班布特罗等。

5. **肥大细胞膜稳定剂** 常用的药物是色甘酸钠,用于预防运动及其他刺激诱发的哮喘,副作用少。

6. **全身性糖皮质激素** 仅在哮喘慢性持续期分级为重度持续患儿、长期综合治疗效果不佳的情况下短期使用。

（四）哮喘持续状态的治疗

给氧、补液、纠正酸中毒。早期、较大剂量全身应用糖皮质激素可在 2~3d 内控制气道炎症。亦可静脉滴注氨茶碱、吸入 β_2 受体激动剂、肾上腺素皮下注射,以缓解支气管痉挛。严重的持续性呼吸困难者可给予机械呼吸。

（五）预防复发

应避免接触过敏原,积极治疗和清除感染灶,去除各种诱发因素。吸入维持量糖皮质激素,控制气道反应性炎症,是预防复发的关键。此外,特异性的免疫治疗,可使机体对过敏原产生耐受性。

【常见护理诊断/问题】

1. **低效性呼吸型态**　与支气管痉挛、气道阻力增加有关。
2. **清理呼吸道无效**　与呼吸道分泌物黏稠、体弱无力排痰有关。
3. **焦虑**　与哮喘反复发作有关。
4. **知识缺乏**：缺乏有关哮喘的防护知识。

【护理措施】

慢性持续期主要是教育患儿及家长掌握哮喘的基本防治知识,提高用药的依从性,避免各诱发因素,巩固治疗效果。急性期的护理措施如下:

1. **环境与休息**　保持室内空气清新,温湿度适宜,避免有害气味及强光的刺激。给患儿提供一个安静、舒适的环境以利于休息,护理操作应尽可能集中进行。

2. **维持气道通畅,缓解呼吸困难**

（1）使患儿采取坐位或半卧位,以利于呼吸;给予鼻导管或面罩吸氧,定时进行血气分析,及时调整氧流量,保持 PaO_2 在 $70\sim90mmHg$（$9.3\sim12.0kPa$）。

（2）遵医嘱给予支气管扩张剂和糖皮质激素,观察其效果和副作用。

（3）给予雾化吸入,以促进分泌物的排出;对痰液多而无力咳出者,及时吸痰。

（4）保证患儿摄入足够的水分,以降低分泌物的黏稠度,防止痰栓形成。

（5）有感染者,遵医嘱给予抗生素。

（6）教会并鼓励患儿作深而慢的呼吸运动。

3. **密切观察病情变化**　监测生命体征,注意呼吸困难的表现及病情变化。若出现意识障碍、呼吸衰竭等及时给予机械呼吸。若患儿出现发绀、大汗、心率增快、血压下降、呼吸音减弱等表现,应及时报告医生并共同抢救。

4. **心理护理**　哮喘发作时,守护并安抚患儿,鼓励患儿将不适及时告诉医护人员,尽量满足患儿合理的要求。允许患儿及家长表达感情;向患儿家长解释哮喘的诱因、治疗过程及预后,指导他们以正确的态度对待患儿,并发挥患儿的主观能动性。采取措施缓解患儿的恐惧心理。

5. **健康教育**

（1）指导呼吸运动,以加强呼吸肌的功能:在执行呼吸运动前,应先清除呼吸道分泌物。①腹部呼吸运动方法:平躺,双手平放在身体两侧,膝弯曲,脚平放;用鼻连续吸气并放松上腹部,但胸部不扩张;缩紧双唇,慢慢吐气直到吐完;重复以上动作 10 次。②向前弯曲运动方法:坐在椅上,背伸直,头向前向下低至膝部,使腹肌收缩;慢慢上升躯干并由鼻吸气,扩张上腹部;胸部保持直立不动,由口将气慢慢吹出。③胸部扩张运动:坐在椅上,将手掌放在左右两侧的最下肋骨上;吸气,扩张下肋骨,然后由口吐气,收缩上胸部和下胸部;用手掌下压肋骨,可将肺底部的空气排出;重复以上动作 10 次。

（2）介绍预防知识及用药方法:指导家长给患儿增加营养,多进行户外活动,多晒太阳,增强体质,预防呼吸道感染;指导患儿及家长确认哮喘发作的诱因,避免接触可能的过敏原,去除各种诱发因素（如避免寒冷刺激、避免食入鱼虾等易致过敏的蛋白质等）;教会患儿及家长对病情进行监测,辨认哮喘发作的早期征象、发作表现及掌握适当的处理方法;教会患儿及家长遵医嘱用药,掌握正确、安全用药方法（特别是吸入技术）,掌握不良反应的预防和处理对策;在适当时候及时就医,以控制哮喘严重发作。

哮喘对患者、患者家庭及社会有很大的影响。但通过有效的哮喘防治教育与管理,建立医患之间

Note:

的伙伴关系,可以实现哮喘临床控制。哮喘防治教育是达到哮喘良好控制目标最基本的环节。

（陈　华）

思　考　题

1. 患儿,女,1 岁,咳嗽 1 周,呼吸略促,精神正常,食欲尚可,无明显异物史。查体:体温 37.8℃,双肺呼吸音粗糙,有不固定的干湿啰音。胸部 X 线显示,肺纹理增粗。

请思考:

（1）患儿最可能的临床诊断是什么?

（2）患儿目前存在的主要护理诊断/问题是什么?

（3）针对该患儿应采取哪些护理措施?

2. 患儿男,6 个月,3d 前因"肺炎"诊断收入院。今日患儿突然烦躁不安,呼吸困难加重,呼吸 70 次/min,口周发绀,心率 190 次/min,心音低钝,双肺布满细啰音,肝肋下 3cm,心电图 T 波低平。

请思考:

（1）患儿可能同时合并了什么并发症?

（2）护士此时应立刻采取哪些护理措施?

URSING

第十一章

心血管系统疾病患儿的护理

11章　数字内容

学 习 目 标

- **知识目标:**
  1. 掌握儿童心率、血压的正常值范围;先天性心脏病的分类;常见先天性心脏病的临床表现和护理措施;病毒性心肌炎的临床表现和护理措施。
  2. 熟悉胎儿血液循环和出生后的改变;常见先天性心脏病的病理生理、治疗要点及预后;病毒性心肌炎的治疗要点及预后。
  3. 了解心脏的胚胎发育;常见先天性心脏病的病因、发病机制、辅助检查;病毒性心肌炎的病因、发病机制、病理生理、辅助检查。
- **能力目标:**
  1. 能将先天性心脏病和病毒性心肌炎的护理知识灵活应用到临床护理实践。
  2. 能对先天性心脏病和病毒性心肌炎患儿和/或家长进行活动指导。
- **素质目标:**
  具备运用科学的临床思维对患儿进行评估、分析以及处理的能力;树立敬畏生命、关爱生命的职业精神。

先天性心脏病是儿童时期比较严重的先天畸形,也是最常见的心血管系统疾病。随着对胎儿疾病筛查的普及,先天性心脏病的发病率大大降低。据估计我国每年新出生的各种类型的先天性心脏病患儿达 15 万左右,若不及时治疗,患儿约 1/3 死于新生儿期,1/2 死于婴儿期,是我国婴儿死亡的主要原因之一。本章主要介绍儿童时期最常见的各类先天性心脏病的病因、病理生理、临床表现、辅助检查、治疗要点和护理措施,以及发病率逐年增多的病毒性心肌炎的病因、临床表现及护理措施。

第一节　儿童心血管系统解剖生理特点

一、心脏的胚胎发育

胚胎第 2 周开始形成原始心脏,原始心脏是一个纵直管道,由外表收缩环把它分为心房、心室、心球三部分。胚胎第 4 周时心房和心室是共腔的,房和室的划分最早是在房室交界处的背、腹面各长出一心内膜垫,最后两垫相接将心脏分为心房和心室。心球以后逐渐形成心室的流出道。心脏在胚胎第 4 周开始有循环作用,胚胎第 8 周房室中隔完全形成,即成为具有四腔的心脏。因此心脏胚胎发育的关键时期是胚胎 2~8 周,在此期间如受到某些物理、化学和生物因素的影响,则易引起心血管发育畸形。

二、胎儿血液循环和出生后的改变

（一）正常胎儿的血液循环

胎儿循环与成人循环在许多方面是不同的,主要是由于气体交换的部位不同引起的。胎儿由于不存在有效的呼吸运动,故肺的循环血量很少,且卵圆孔和动脉导管开放,几乎左右心都经主动脉向全身输送血液。胎儿时期的营养代谢和气体交换通过脐血管和胎盘与母体之间以弥散的方式进行,含氧量较高的动脉血经脐静脉进入胎儿体内,在肝脏下缘分流为两支:一支入肝脏与门静脉汇合后经肝静脉进入下腔静脉;另一支经静脉导管直接进入下腔静脉,与来自下半身的静脉血混合,流入右心房。来自下腔静脉的血液(以动脉血为主)进入右心房后,1/3 血量经卵圆孔流入左心房,再经左心室流入升主动脉,主要供应心脏、头部和上肢(上半身);2/3 血量流入右心室。从上腔静脉回流的、来自上半身的静脉血,进入右心房后,绝大部分流入右心室,再转入肺动脉。由于胎儿肺脏无呼吸功能,肺血管阻力高,故肺动脉的血只有少量流入肺,大部分进入右心室的血液经动脉导管流入降主动脉回到胎盘,再次进行营养与气体交换。由此可见胎儿期供应脑、心、肝和上肢的血液的氧气含量远比下半身高(图 11-1)

（二）出生后血液循环的改变

出生后血液循环的主要改变是胎盘血液循环停止而肺循环建立,血液气体交换由胎盘转移至肺。

1. 肺循环阻力下降　出生后脐血管剪断结扎,呼吸建立,在肺脏开始进行气体交换,肺小动脉管壁肌层逐渐退化、管壁变薄、扩张,肺循环压力降低,故肺血流量明显增多。

2. 卵圆孔关闭　肺膨胀后肺血流量明显增多,由肺静脉回流到左心房的血液增多,左心房压力因而也增高,当左心房压力超过右心房压力时,卵圆孔发生功能上的关闭,生后 5~7 个月时,卵圆孔解剖

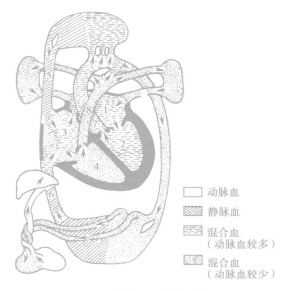

动脉血
静脉血
混合血
(动脉血较多)
混合血
(动脉血较少)

图 11-1　正常胎儿血液循环特点

Note:

上大多闭合,15%~20%的人可保留卵圆孔,但没有左向右的血液分流。

3. 动脉导管关闭　自主呼吸使体循环血氧饱和度增高,直接促使动脉导管壁平滑肌收缩,前列腺素 E 浓度下降(前列腺素 E 是维持胎儿动脉导管开放的重要因素),故导管逐渐闭塞,动脉导管形成功能性关闭。生后 3~4 个月 80% 婴儿、1 岁时 95% 婴儿形成解剖上的闭合。

三、正常各年龄儿童心脏、心率、血压的特点

1. 心脏大小和位置　儿童心脏体积相对比成人大,随着年龄的增长,心脏重量与体重的比值下降,且左、右心室增长不平衡。胎儿的右心室负荷比左心室大,出生时两侧心室壁厚度几乎相等,随着儿童的生长发育,体循环量日趋扩大,左心室负荷明显增加,而肺循环的阻力在生后明显下降,故左心室壁较右心室壁增厚更快。儿童心脏在胸腔的位置随年龄而改变。新生儿和小于 2 岁的婴幼儿的心脏多呈横位,心尖搏动位于左侧第 4 肋间、锁骨中线外侧,心尖部主要为右心室;以后心脏逐渐由横位转为斜位,3~7 岁心尖搏动已位于左侧第 5 肋间、锁骨中线处,左心室形成心尖部;7 岁以后心尖位置逐渐移到锁骨中线以内 0.5~1cm。

2. 心率　由于儿童新陈代谢旺盛和交感神经兴奋性较高,故心率较快。随年龄增长心率逐渐减慢,新生儿平均 120~140 次/min,1 岁以内 110~130 次/min,2~3 岁 100~120 次/min,4~7 岁 80~100 次/min,8~14 岁 70~90 次/min。

进食、活动、哭闹和发热可影响儿童心率,因此,应在儿童安静或睡眠时测量心率和脉搏。一般体温每升高 1℃,心率增加 10~15 次/min。凡脉搏显著增快,而且在睡眠时不见减慢者,应怀疑有器质性心脏病。

3. 血压　新生儿由于心搏出量较少,动脉壁的弹性较好和血管口径相对较大,血压偏低,但随着年龄的增长血压逐渐升高。新生儿收缩压平均 60~70mmHg(8.0~9.3kPa),1 岁时 70~80mmHg(9.3~10.7kPa),2 岁以后收缩压可按公式计算,收缩压(mmHg)= 年龄×2+80mmHg(年龄×0.26+10.7kPa)。收缩压的 2/3 为舒张压。收缩压高于此标准 20mmHg(2.6kPa)为高血压,低于此标准 20mmHg(2.6kPa)为低血压。正常情况下,下肢的血压比上肢高约 20mmHg(2.6kPa)。

第二节　先天性心脏病

一、概述

先天性心脏病(congenital heart disease,CHD)简称先心病,是胎儿时期心脏血管发育异常而导致的心血管畸形,是儿童最常见的心脏病,在早产儿中的发生率为足月儿的 2~3 倍,在死胎中的发生率为活产儿的 10 倍。近些年来,由于心导管检查、心血管造影术和超声心动图等的应用,介入性导管术及在低温麻醉和体外循环下心脏直视手术的发展,术后监护技术的提高,许多常见的先心病得到准确的诊断,多数患儿获得根治,先心病的预后大为改观。但先心病仍为儿童因先天发育异常致死的重要原因。

【病因与发病机制】

任何影响胎儿心脏发育的因素都可以使心脏的某一部分出现发育停滞和异常。先天性心脏病的病因尚未完全明确,目前认为心血管畸形的发生主要由遗传和环境因素及其相互作用所致。

1. 遗传因素　主要包括染色体易位与畸形、单一基因突变、多基因病变和先天性代谢紊乱。

2. 环境因素　主要是孕早期宫内感染,如风疹、流行性感冒、流行性腮腺炎和柯萨奇病毒感染等;孕妇与大剂量的放射线接触和服药史,如抗肿瘤药、甲苯磺丁脲;孕妇患代谢紊乱性疾病,如糖尿病、高钙血症等;引起子宫内缺氧的慢性疾病;妊娠早期饮酒、吸食毒品等。

虽然引起先天性心脏病的病因尚未完全明确，对孕妇加强保健工作，特别是在妊娠早期积极预防风疹、流感等病毒性疾病和避免与发病有关的高危因素接触，慎用药物，对预防先天性心脏病很重要。

【分类】

根据左右心腔或大血管间有无直接分流和临床有无青紫，可分为3种类型：

1. 左向右分流型（left-to-right shunt lesions）（潜伏青紫型）　在左、右心之间或主动脉与肺动脉之间有异常通路，正常情况下，由于体循环压力高于肺循环，所以血液从左向右分流而不出现青紫。当屏气、剧烈哭闹或任何病理情况致肺动脉和右心室压力增高并超过左心压力时，则可使氧含量低的血液自右向左分流而出现暂时性青紫，故此型又称为潜伏青紫型。常见的有室间隔缺损、房间隔缺损和动脉导管未闭等。

2. 右向左分流型（right-to-left shunt lesions）（青紫型）　为先天性心脏病中最严重的一组，由于畸形的存在，导致右心压力增高并超过左心而使血液从右向左分流；或大动脉起源异常时，导致大量回心静脉血进入体循环，引起全身持续性青紫。常见的有法洛四联症和大动脉错位等。

3. 无分流型（non-shunt lesions）（无青紫型）　在心脏左、右两侧或动、静脉之间没有异常分流或交通存在，故无青紫现象，只在发生心衰时才发生青紫，如主动脉缩窄和肺动脉狭窄等。

二、临床常见的先天性心脏病

导入情境与思考

患儿，男，1岁，生后3个月起青紫渐明显，活动后气急，患儿常喜竖抱时将双膝屈曲，大腿贴腹部。患儿入院当天吃奶时出现阵发性呼吸困难、烦躁和青紫加重，进而晕厥。

体格检查：T 36.5℃，P 120次/min，R 30次/min，BP 70/50mmHg，W7.0kg。生长发育明显落后，口唇、鼻尖、耳垂、指/趾青紫明显，伴杵状指/趾，双肺呼吸音清，胸骨左缘闻及Ⅲ级收缩期杂音，肺动脉瓣第二心音减弱，腹软，肝脾未及，神经系统（-）。

辅助检查：血常规：RBC 7.2×10¹²/L，HGB 190g/L，WBC 8.3×10⁹/L，PLT 356×10⁹/L。胸部X线显示心影呈靴形，双肺纹理减少，心电图提示右心室肥大。

请思考：

1. 血常规结果显示患儿易合并何种并发症？

2. 患儿吃奶时出现阵发性呼吸困难、烦躁和青紫加重，进而晕厥。如何处理？

儿童先天性心脏病以室间隔缺损、房间隔缺损、动脉导管未闭、肺动脉狭窄、法洛四联症和大动脉错位等常见，其中室间隔缺损是最常见的先天性心脏病。

（一）房间隔缺损

房间隔缺损（atrial septal defect，ASD）是在胚胎发育过程中房间隔发育不良、吸收过度或心内膜垫发育障碍，导致两心房之间存在通路的先天性心脏病。根据解剖病变的不同可分为原发孔型缺损（占5%~10%）、继发孔型缺损（约占70%）和静脉窦型缺损（较少见）。卵圆孔不闭合并不发生左向右分流，不能称为缺损。儿童时期症状较轻，不少患者到成年后才被发现。

【病理生理】

出生后随着肺循环血量的增加，左心房压力超过右心房压力，分流自左向右，分流量的大小取决于缺损的大小和两侧心室顺应性。新生儿及婴儿早期，由于左、右两侧心室充盈压相似，通过房间隔缺损的分流量受到限制。随年龄增长，体循环压力增高，肺阻力及右心室压力降低，心房水平自左向

Note：

右的分流增加。分流造成右心房和右心室负荷过重而产生右心房和右心室增大、肺循环血量增多和体循环血量减少。分流量大时可产生肺动脉压力升高,晚期当右心房压力大于左心房压力时,则可产生右向左分流,出现持续性青紫。原发孔型缺损伴有二尖瓣关闭不全时,左心室也增大(图11-2)。

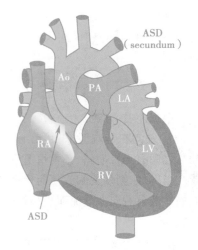

图 11-2　房间隔缺损血流动力学改变示意图

【临床表现】

房间隔缺损的症状因缺损的大小而不同。缺损小者可无症状,仅在体检时发现胸骨左缘第2~3肋间有收缩期杂音。缺损大者由于分流量大,使体循环血量减少而表现为易感乏力、体型瘦长、面色苍白,由于肺循环血量的增多使肺充血,患儿活动后气促、易患呼吸道感染,当哭闹、患肺炎或心力衰竭时,右心房压力可超过左心房,出现暂时性青紫。

体格检查可见体格发育落后、消瘦,心前区隆起,心尖搏动弥散,心浊音界扩大,胸骨左缘2~3肋间可闻及Ⅱ~Ⅲ级收缩期喷射性杂音(肺动脉瓣相对狭窄),肺动脉瓣区第二心音增强或亢进,并呈不受呼吸影响的固定分裂(肺动脉瓣延迟关闭)。分流量大时,胸骨左缘下方可闻及舒张期隆隆样杂音(三尖瓣相对狭窄)。

常见的并发症为肺炎,至青中年期可合并心律失常、肺动脉高压和心力衰竭。

【辅助检查】

1. **心电图**　典型心电图表现为电轴右偏和不完全性右束支传导阻滞,部分病例尚有右心房和右心室肥大。原发孔型缺损伴二尖瓣关闭不全者,则左心室亦增大。

2. **胸部X线检查**　心脏外形呈轻度至中度扩大,以右心房、右心室增大为主,肺动脉段突出,肺门血管影增粗,肺野充血,主动脉影缩小。透视下可见肺门肺动脉总干及分支随心脏搏动而一明一暗的"肺门舞蹈"征。

3. **超声心动图**　显示右心房和右心室内径增大。二维超声心动图可见房间隔回声中断,并可显示缺损的位置和大小。多普勒彩色血流显像可观察到分流的位置、方向且能估测分流的大小。

4. **心导管检查**　疑有肺动脉高压存在,可做心导管检查。右心导管检查可发现右心房血氧含量高于上、下腔静脉平均血氧含量。心导管可由右心房通过缺损进入左心房。

5. **心血管造影**　临床表现与无创性检查能确诊者,心导管检查可省略。导管造影显示造影剂注入右上肺静脉,可见其通过房间隔缺损迅速由左心房进入右心房。

【治疗要点及预后】

1. **介入性心导管术**　在排除其他合并畸形、严格掌握指征的情况下,可通过介入性心导管用扣式双盘堵塞装置、蚌状伞或蘑菇伞关闭缺损。目前适用于年龄大于2岁患儿,缺损周围有足够房间隔边缘者。

2. **手术治疗**　1岁以内患儿分流量小,无症状,有自行闭合的可能,一般不主张手术治疗;1岁以上者只要明确诊断,即可手术修补治疗。最佳手术年龄3~5岁。房间隔缺损患者唯一的手术禁忌证就是不可逆性肺动脉高压,当静息时肺血管阻力升高到$8~12U/m^2$以上,使用肺血管扩张剂也不能下降至$7U/m^2$以下,即为手术禁忌证。

3. **预后**　本病一般预后较好,小型房间隔缺损在1岁内有自然闭合的可能,1岁以上自然闭合的可能性很小。

先天性心脏病四维超声筛查

超声诊断是胎儿期先天性心脏病的主要筛查技术。随着诊断技术的不断发展,四维超声已在临床广泛应用。四维超声是在三维超声的基础上,加上时间要素,形成连续且动态的立体结构图,为疾病诊断提供更加清晰的影像学图像,从而方便疾病诊断和治疗。四维超声技术充分利用三维数据采集功能,并且与视像信息充分结合,从而获得更加清晰的诊断图像。四维超声的这种时空关联成像技术,不仅具有采集功能,还可在采集胎儿心脏数据前与彩色多普勒技术充分结合,通过相应处理后进行成像,成像模式包括表面成像、断层超声显像、反转成像等,能够清晰展现胎儿先天性心脏畸形情况,为先天性心脏疾病诊断提供更多信息支撑。

（二）室间隔缺损

室间隔缺损（ventricular septal defect，VSD）是最常见的先天性心脏病,是由于心脏胚胎发育异常而形成左右心室间的异常通道,它可单独存在,也可与其他心脏畸形同时存在。根据缺损位置的不同,可分为3种类型:①膜周部缺损:是缺损最常见的部位,占60%~70%,又分为单纯膜部缺损、嵴下型缺损、隔瓣后型缺损。②漏斗部缺损:又分为干下型缺损和嵴内型缺损。③肌部缺损:较少见。缺损可以只有一个,也可同时存在几个缺损。根据缺损的大小可分为:小型缺损（缺损<0.5cm）,中型缺损（缺损为0.5~1.0cm）,大型缺损（缺损>1.0cm）。

【病理生理】

室间隔缺损主要是左、右心室之间有一异常通道。由于左心室压力高于右心室,室间隔缺损所引起的分流是自左向右,所以一般无青紫。分流致肺循环血量增加,回流至左心房和左心室的血量增多,使左心房和左心室的负荷加重,导致左心房和左心室肥大（图11-3）。随着病情的发展或分流量大时,可产生肺动脉高压。此时自左向右分流量减少,最后出现双向分流或反向分流而呈现青紫。当肺动脉高压显著,产生自右向左分流时,临床出现持久性青紫,即称艾森曼格综合征（Eisenmenger syndrome）。

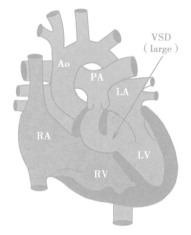

图 11-3 **室间隔缺损血流动力学改变示意图**

【临床表现】

临床表现取决于缺损的大小和肺循环的阻力。小型室间隔缺损,患儿无明显症状,生长发育正常,胸廓无畸形,临床上多于体检时发现杂音,为胸骨左缘第3~4肋间听到响亮粗糙的全收缩期杂音,肺动脉第二心音正常或稍异常。大、中型室间隔缺损在新生儿后期及婴儿期即可出现症状,表现为喂养困难,吸吮时常因气急而中断,面色苍白,多汗,生长发育落后,反复出现肺部感染及充血性心力衰竭。长期肺动脉高压的患儿多有活动能力的下降、青紫和杵状指。

体格检查可见心前区隆起,心界向左下扩大,胸骨左缘第3~4肋间可闻及Ⅲ~Ⅴ级粗糙的全收缩期杂音,向心前区广泛传导,并可在杂音最响处触及收缩期震颤,肺动脉第二心音增强。明显肺动脉高压者,肺动脉第二心音显著亢进而心脏杂音较轻,此时右心室肥大较明显,左向右分流减少,当出现右向左分流时,患儿呈现青紫。

室间隔缺损易并发支气管炎、支气管肺炎、充血性心力衰竭、肺水肿和感染性心内膜炎。

【辅助检查】

1. **心电图**　小型室间隔缺损者心电图基本正常。中型缺损者左心室肥大,大型缺损者有左、右心室肥大。

2. **胸部 X 线检查**　小型缺损者无明显改变。中、大型缺损者肺血增多,心影增大,肺动脉段凸出,搏动强烈,肺门阴影扩大,心脏以左心室增大为主,左心房也常增大,晚期可出现右心室增大。

3. **超声心动图**　可见左心室、左心房和右心室内径增大,主动脉内径缩小。二维超声心动图可显示室间隔回声中断,并可提示缺损的位置和大小。多普勒彩色血流显像可直接见到分流的位置、方向和区别分流的大小,还能确诊多个缺损的存在。

4. **心导管检查**　近年来非侵入性检查如超声心动图等可对多数室间隔缺损做出诊断,而小型缺损心电图和 X 线检查基本正常亦无手术指征,都不必进行创伤性心导管检查和心血管造影。如合并重度肺动脉高压、其他心脏畸形或对解剖有疑点,须做右心导管造影,可发现右心室血氧含量明显高于右心房,右心室和肺动脉压力升高。

【治疗要点及预后】

1. **内科治疗**
（1）防治并发症:主要防治感染性心内膜炎、肺部感染和心力衰竭。为预防感染性心内膜炎,应在拔牙、做扁桃体或其他咽部手术时预防性使用抗生素;可选用地高辛、利尿剂等控制心力衰竭。
（2）介入性心导管术:通过介入性心导管术封堵室间隔缺损是可行的,但难度较大。

2. **手术治疗**
（1）膜部小型室间隔缺损:左向右分流量小,可以随访观察,一般不主张过早手术;但是有发生细菌性心内膜炎的潜在危险。在随访过程中如果不能自然闭合,可在学龄前期手术。
（2）小婴儿大型室间隔缺损:大量左向右分流伴心脏明显增大,反复肺炎、心衰,内科治疗无效者,宜及时行室间隔缺损修补术,可防止心肌损害和不可逆性的肺血管病变产生。
（3）婴幼儿大型室间隔缺损伴有动脉导管未闭或主动脉缩窄:持续性充血性心衰、反复呼吸道感染、肺动脉高压及生长发育不良者应尽早手术。
（4）肺动脉瓣下型室间隔缺损:自愈倾向低,且易主动脉瓣右窦脱垂形成关闭不全者应及时手术。

3. **预后**　室间隔缺损的自然病程取决于缺损的大小。小型缺损预后良好,膜周部和肌部的室间隔缺损自然闭合率高（25%～40%）,大部分在 3 岁以内关闭,尤其是 1 岁以内。小型缺损即使不闭亦无碍,一般不致发生心衰或肺动脉高压。大型室间隔缺损在婴儿期易出现心衰,甚至死亡,年长后可发展成梗阻型肺动脉高压,错失手术的时机。

（三）动脉导管未闭

动脉导管未闭（patent ductus arteriosus,PDA）在女孩中比男孩多见,比例为（2～3）:1。动脉导管是胎儿时期肺动脉与主动脉间的正常通道,是胎儿循环的重要途径。出生后,随着呼吸的开始,肺循环压力降低,血氧分压提高,动脉导管于生后数小时至数天在功能上关闭。根据未闭的动脉导管大小、长短和形态不一,一般分为 3 型:管型、漏斗型和窗型。

【病理生理】

动脉导管的开放使主动脉和肺动脉之间存在通路,分流量的大小与导管的粗细及主、肺动脉之间的压差有关,由于主动脉压力高于肺动脉压力,故无论收缩期或舒张期血液均自主动脉向肺动脉分流,肺循环血量增加,回流至左心房和左心室的血量增加,致左心房和左心室压力和负荷加重而肥厚扩大,甚至出现左心功能衰竭。长期的左向右分流,刺激肺小动脉痉挛,肺循环压力升高,致右心室负

Note:

荷加重,右心室逐渐肥大。如肺循环持续高压则由功能性转变为器质性肺动脉高压。当肺动脉压力超过主动脉时,即产生右向左分流,患儿呈现下半身青紫,左上肢轻度青紫,右上肢正常,称为差异性发绀(differential cyanosis)。由于主动脉血在舒张期亦流入肺动脉,故周围动脉舒张压下降而致脉压增大(图 11-4)。

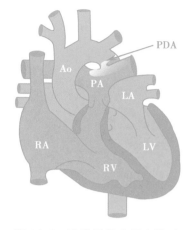

【临床表现】

临床症状取决于动脉导管的粗细和肺动脉压力的大小。导管口径较细者,分流量小及肺动脉压力正常,临床可无症状,仅在体检时发现心脏杂音。导管粗大者,分流量大影响生长发育,患儿活动后气急、疲劳、多汗,易发生反复呼吸道感染及充血性心力衰竭。如合并重度肺动脉高压,即出现青紫,偶因扩大的肺动脉压迫喉返神经而引起声音嘶哑。

图 11-4　动脉导管未闭血流动力学改变示意图

体格检查多数患儿消瘦,轻度胸廓畸形,心前区隆起,心尖搏动增强,胸骨左缘第 2~3 肋间可闻及粗糙响亮的连续性机器样杂音,占据整个收缩期和舒张期,向左上和腋下传导,可伴有震颤,肺动脉瓣区第二心音增强或亢进。婴幼儿期及合并肺动脉高压或心力衰竭时,主动脉与肺动脉舒张期压力差很小,可仅有收缩期杂音。由于肺动脉分流使动脉舒张压降低,收缩压多正常,脉压多大于 40mmHg(5.3kPa),可有水冲脉、毛细血管搏动和股动脉枪击音等周围血管征。伴有显著肺动脉高压者可出现差异性青紫,多限于左上肢及下半身青紫。

常见充血性心力衰竭、感染性心内膜炎、肺血管病变等并发症。

【辅助检查】

1. **心电图**　导管细、分流量小者心电图正常,导管粗和分流量大的可有左心室肥大和左心房肥大,合并肺动脉高压时右心室肥大。

2. **胸部 X 线检查**　导管口径较细、分流量小者可无异常发现。导管粗、分流量大者有左心室和左心房增大,肺动脉段凸出,肺门血管影增粗,肺野充血。有肺动脉高压时,右心室亦增大,主动脉弓往往有所增大。

3. **超声心动图**　显示左心房和左心室内径增宽,主动脉内径增宽。二维超声心动图可直接显示肺动脉与降主动脉之间有导管的存在,并显示导管的管径和长度。多普勒彩色血流显像可直接见到分流的方向和大小。

4. **心导管检查**　多数患儿不需心导管检查,早产儿禁忌。如有肺动脉高压或伴发其他畸形者进行心导管检查。右心导管检查显示肺动脉血氧含量高于右心室,说明肺动脉部位有左向右的分流。肺动脉和右心室的压力可正常或不同程度升高。部分患者心导管可通过未闭的动脉导管,由肺动脉进入降主动脉。

【治疗要点及预后】

1. **内科治疗**
(1)早产儿动脉导管未闭的治疗:可用吲哚美辛或布洛芬口服,以抑制前列腺素合成,促使导管平滑肌收缩而关闭导管。但对足月儿无效,不应使用。
(2)介入性心导管术:近年来介入性治疗已成为动脉导管未闭首选治疗方法,可采用微型弹簧圈或蘑菇伞堵塞动脉导管。

2. **手术治疗**　凡确诊动脉导管未闭的患儿,原则上都应手术治疗。早治愈可防止心衰及感染性心内膜炎的发生。一旦发生心内膜炎,应正规抗感染治疗,愈后 3 个月再手术。合并肺动脉高压时应及早手术,术前可使用药物降低肺血管压力。如果已有右向左分流,出现差异性发绀则为手术禁忌。如伴有法洛四联症、主动脉弓中断、肺动脉瓣闭锁、三尖瓣闭锁等肺血流减少的复杂先心病,在根治术前不能先单独闭合导管。反复发生呼吸道感染、难以控制的心衰患儿,包括吲哚美辛无效或禁忌的早产儿,均应即刻手术。

3. 预后 足月婴儿和儿童的动脉导管未闭通常不会自然关闭。其预后与导管的粗细及分流量的大小有关。导管口径较细、分流量较小者,预后良好。导管口径较粗、分流量较大者,婴儿期易患肺部感染及心力衰竭,是本病死亡的常见原因。若不予治疗,最终因严重的肺动脉高压,出现反流及右心衰竭而于成人期死亡。

(四) 肺动脉狭窄

肺动脉狭窄(pulmonary stenosis,PS)为右室流出道梗阻的先天性心脏病,按狭窄部位的不同,可分为肺动脉瓣狭窄、漏斗部狭窄、肺动脉干及肺动脉分支狭窄,其中以肺动脉瓣狭窄最常见。

【病理生理】

由于肺动脉狭窄,右心室排出受阻,收缩期负荷加重,压力升高,导致右心室肥厚。当右心室失代偿时,右心房压力也升高,出现右心衰竭。如伴有房间隔缺损或卵圆孔未闭,可产生右向左分流而出现青紫(图11-5)。

【临床表现】

轻度肺动脉狭窄一般无症状,只有在体检时才发现。狭窄程度越重,症状越明显,主要为活动后有气急、乏力和心悸,生长发育落后。重症肺动脉狭窄婴儿期即可发生青紫及右心衰竭,青紫主要为通过未闭的卵圆孔右向左分流所致。发生心力衰竭前,生长发育尚可。

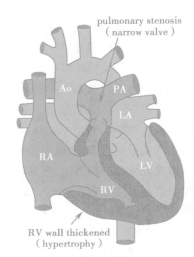

图 11-5 **肺动脉狭窄血流动力学改变示意图**

体格检查可见心前区隆起,胸骨左缘搏动较强。肺动脉瓣区可触及收缩期震颤,并可闻及响亮的喷射性全收缩期杂音,向颈部传导。轻、中度狭窄杂音为 Ⅱ ~ Ⅳ 级,重度狭窄可达 Ⅴ 级,但极重度狭窄时杂音反而减轻。杂音部位与狭窄的类型有关,瓣膜型以第 2 肋间最响,漏斗部狭窄以第 3、4 肋间最响。如右心室代偿失调而扩大,则于三尖瓣区可闻及收缩期吹风样杂音,同时可有颈静脉怒张、肝大、下肢水肿等右心衰竭表现。

【辅助检查】

1. **心电图** 轻者正常。中度以上狭窄者,显示不同程度的电轴右偏,右心室肥大,部分患者有右心房肥大。

2. **胸部 X 线检查** 肺野清晰,肺纹理减少。右心室扩大,有时右心房亦扩大,肺动脉段明显凸出。

3. **超声心动图** 右心室和右心房内径增宽,右心室前壁和室间隔增厚。扇形切面显像可见肺动脉瓣增厚和活动受限。漏斗部狭窄可见右心室流出道狭小。多普勒超声检查可估测跨瓣压差。

4. **心导管检查** 右心导管显示右心室收缩压增高,而肺动脉收缩压降低。导管从肺动脉拉到右心室的同时进行连续测压,可记录到肺动脉和右心室之间的压力阶差,一般大于 15mmHg(2kPa)。根据连续压力曲线变化可判断狭窄类型和程度。

【治疗要点及预后】

1. **内科治疗**

(1) 药物治疗:严重肺动脉狭窄并伴有发绀的新生儿可应用前列环素 E_1 开放动脉导管,或其他措施缓解缺氧。

（2）介入性心导管术：经皮穿刺心导管球囊扩张成形术目前在临床应用广泛，是治疗肺动脉瓣狭窄的首选，多数效果良好。

2. 手术治疗 如果出现下列情况，应尽早采取手术治疗。

（1）活动后有气短、心悸，或有右心衰竭及发绀表现者，或临床症状不明显，但有右心室肥大伴劳损者。

（2）休息时右心室收缩压>60mmHg；或肺动脉-右心室压差>30mmHg。

（3）肺动脉瓣口面积<0.5cm²。

3. 预后 本病的预后与肺动脉狭窄的严重程度、并发症及手术的早晚有关。

（五）法洛四联症

随着孕产期疾病筛查的普及，先天性心脏病的发病率，尤其是法洛四联症和大动脉转位等复杂的先天性心脏病的发病率已经大大降低。法洛四联症（tetralogy of Fallot，TOF）是最常见的青紫型先天性心脏病，男女发病比例接近。主要由以下4种畸形组成：①肺动脉狭窄：以漏斗部狭窄多见。②室间隔缺损。③主动脉骑跨：主动脉骑跨于室间隔之上。④右心室肥厚：为肺动脉狭窄后右心室负荷增加的结果。以上4种畸形中以肺动脉狭窄最重要，对患儿的病理生理和临床表现有重要影响。

【病理生理】

病理生理主要取决于肺动脉狭窄的程度。由于肺动脉狭窄，血液进入肺循环受阻，右心室压力增高，引起右心室代偿性肥厚。狭窄严重时，右心室压力超过左心室，此时出现右向左分流，血液大部分进入骑跨的主动脉。由于主动脉骑跨于两心室之上，主动脉除接受左心室的血液外，还直接接受一部分来自右心室的静脉血，因而出现青紫。另外由于肺动脉狭窄，肺循环进行气体交换的血流减少，更加重了青紫的程度。在动脉导管关闭前，肺循环血流量减少的程度轻，随着动脉导管关闭和漏斗部狭窄逐渐加重，青紫日益明显（图11-6）。

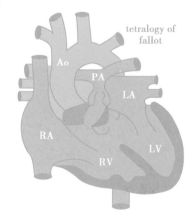

图 11-6 法洛四联症血流动力学改变示意图

【临床表现】

1. 青紫 青紫严重程度及出现的早晚与肺动脉狭窄程度成正比。一般出生时青紫多不明显，3~6个月后逐渐明显，并随年龄的增加而加重。肺动脉狭窄严重或闭锁的患儿，在生后不久即有青紫。青紫常于唇、球结合膜、口腔黏膜、耳垂、指/趾等毛细血管丰富的部位明显。由于血氧含量下降致患儿活动耐力差，稍一活动，如吃奶、哭闹、走动等，即出现呼吸急促和青紫加重。

2. 缺氧发作 2岁以下的患儿多有缺氧发作，常在晨起吃奶时或大便、哭闹后出现阵发性呼吸困难、烦躁、青紫加重，严重者可引起突然昏厥、抽搐或脑血管意外，这是由于在肺动脉漏斗部狭窄的基础上，突然发生该处肌肉痉挛，引起一时性肺动脉梗阻，使脑缺氧加重所致。每次发作可持续数分钟至数小时，常能自行缓解。年长儿常诉头晕、头痛。

3. 蹲踞 蹲踞是法洛四联症患儿活动后常见的症状。蹲踞时下肢屈曲，使静脉回心血量减少，减轻了心脏负荷，同时下肢动脉受压，体循环阻力增加，使右向左分流减少，可使肺血流量增加，从而缺氧症状暂时得以缓解。婴儿常喜竖抱时将双膝屈曲，大腿贴腹部，侧卧时双膝屈曲。年长儿常将双腿交叉，坐时更喜屈膝，每于行走、活动或站立过久时，因气急而主动下蹲片刻再行走，为一种无意识的自我缓解缺氧和疲劳的体位。

4. 杵状指/趾 由于患儿长期缺氧，致使指/趾端毛细血管扩张增生，局部软组织和骨组织也增生肥大,随后指/趾末端膨大如鼓槌状,形成杵状指/趾。

体格检查可见患儿生长发育迟缓、青紫、杵状指/趾、心前区可稍隆起,胸骨左缘第2~4肋间可闻及Ⅱ~Ⅲ级喷射性收缩期杂音,一般以第3肋间最响,其响度取决于肺动脉狭窄程度。狭窄重,流经肺动脉的血液少,则杂音轻而短。肺动脉第二心音减弱或消失。

长期缺氧、红细胞增加、血液黏稠度高,血流变慢会引起脑血栓,若为细菌性血栓,则易形成脑脓肿。常见并发症还有亚急性细菌性心内膜炎。

【辅助检查】

1. **实验室检查** 周围血红细胞计数增多,血红蛋白和血细胞比容增高。

2. **心电图** 心电轴右偏,右心室肥大,也可有右心房肥大。

3. **胸部X线检查** 心脏大小正常或稍增大。典型者心影呈"靴形",系由于右心室肥大使心尖圆钝上翘和漏斗部狭窄使心腰凹陷所致。肺门血管影缩小,肺纹理减少,透亮度增加。

4. **超声心动图** 二维超声心动图可显示主动脉内径增宽并向右移位。右心室内径增大,流出道狭窄。左心室内径缩小。多普勒彩色血流显像可见右心室直接将血液注入骑跨的主动脉。

5. **心导管检查** 导管较易从右心室进入主动脉,有时能从右心室进入左心室。心导管从肺动脉向右心室退出时,可记录到肺动脉和右心室之间的压力差。根据压力曲线可判断肺动脉狭窄的类型。股动脉血氧饱和度降低,证明有右向左的分流所在。

6. **心血管造影** 造影剂注入右心室,可见主动脉和肺动脉几乎同时显影。主动脉影增粗且位置偏前、稍偏右。此外,尚可显示肺动脉狭窄的部位、程度和肺血管的情况。

【治疗要点及预后】

1. **内科治疗** 及时治疗呼吸道感染,防治感染性心内膜炎,预防脱水及并发症。缺氧发作时的处理:①轻者置患儿于膝胸卧位可缓解。②及时吸氧并保持患儿安静。③重者可静脉缓慢注射β受体阻滞剂普萘洛尔(心得安)减慢心率,缓解发作。④必要时,皮下注射吗啡0.1~0.2mg/kg,可抑制呼吸中枢和消除呼吸急促。⑤静脉应用碳酸氢钠,纠正代谢性酸中毒。以往有缺氧发作时,可口服普萘洛尔预防再次缺氧发作。

2. **外科治疗** 法洛四联症患者右室流出道狭窄的部位和程度有很大差别,包括肺动脉瓣与瓣上狭窄,左右肺动脉及其远端狭窄。单纯型法洛四联症首选一期根治手术,一般典型的四联症患者,即使病情较重均可行一期根治术,但也有一些特殊情况。对右室流出道狭窄严重且肺动脉远端严重发育不良,或肺动脉缺失伴有较大的体肺侧支,以及婴儿冠状动脉畸形难以施行右心室流出道补片扩大,不宜施行心外管道者或一个半心室矫治者应先做姑息手术,其基本原理是先建立体-肺动脉分流,增加肺动脉内血流,待肺动脉发育改善后作二期根治术。对有缺氧发作的重症法洛四联症患儿应在婴儿期尽早手术,频繁发作者应急诊手术。

3. **预后** 本病的预后与肺动脉狭窄的严重程度、并发症及手术的早晚有关,若不手术,其自然生存率平均10年左右。

三、先天性心脏病患儿的护理

(一)一般护理

【护理评估】

1. **健康史** 了解母亲妊娠史,尤其妊娠初期2~3个月内有无感染史、用药史、吸烟史以及饮酒史。母亲是否患有代谢性疾病,家族中是否有先天性心脏病患者。了解发现患儿心脏病的时间,详细询问有无青紫、出现青紫的时间。儿童发育的情况,体重的增加情况,与同龄儿相比活动耐力是否下降,有无喂养困难、声音嘶哑、苍白多汗、反复呼吸道感染,是否喜欢蹲踞、有无阵发性呼吸困难或突然昏厥发作。

2. 身体情况 体检注意患儿精神状态、生长发育的情况,皮肤黏膜有无发绀及其程度,有无周围血管征,检查有无呼吸急促、心率加快、鼻翼扇动,以及肺部啰音、肝脏增大等心力衰竭的表现。有无杵状指/趾,胸廓有无畸形,有无震颤,听诊心脏杂音位置、时间、性质和程度,特别注意肺动脉瓣区第二心音是增强还是减弱,是否有分裂。

了解 X 线、心电图、超声心动图、血液检查的结果和临床意义。较复杂的畸形还应该取得心导管检查和心血管造影的诊断资料。

3. 心理-社会情况 评估患儿是否因患先天性心脏病生长发育落后,正常活动、游戏、学习受到不同程度的限制和影响而出现抑郁、焦虑、自卑、恐惧等心理。了解家长是否因本病的检查和治疗比较复杂、风险较大、预后难于预测、费用高而出现焦虑和恐惧等。

【**常见护理诊断/问题**】

1. **活动无耐力** 与体循环血量减少或血氧饱和度下降有关。
2. **营养失调：低于机体需要量** 与喂养困难及体循环血量减少、组织缺氧有关。
3. **生长发育迟缓** 与体循环血量减少或血氧下降影响生长发育有关。
4. **有感染的危险** 与肺血增多及心内缺损易致心内膜损伤有关。
5. **潜在并发症：心力衰竭、感染性心内膜炎、脑血栓。**
6. **焦虑（家长）** 与疾病的威胁、对检查手术担忧有关。

【**预期目标**】

1. 患儿活动量得到适当的限制,能满足基本生活所需。
2. 患儿获得充足的营养,满足生长发育的需要。
3. 患儿不发生感染。
4. 患儿不发生并发症或发生时能被及时发现,得到及时适当的处理。
5. 家长能获得本病的有关知识,患儿和家长得到心理支持,较好的配合诊断检查和手术治疗。

【**护理措施**】

1. 建立合理的生活制度 安排好患儿作息时间,保证睡眠、休息,根据病情安排适当活动量,减少心脏负担。治疗和护理尽量集中完成,尽量减少搬动和刺激患儿,避免引起情绪激动和大哭大闹。有心功能不全的患儿应绝对卧床休息,恢复期限制活动3~6个月。

2. 供给充足营养 注意营养搭配,供给充足能量、蛋白质和维生素,保证营养需要,以增强体质,提高对手术的耐受。对喂养困难的儿童要耐心喂养,可少量多餐,避免呛咳和呼吸困难,必要时让家长陪护。心功能不全时有水钠潴留者,应根据病情,采用无盐饮食或低盐饮食。保持大便通畅,必要时给开塞露塞肛或灌肠。

3. 预防感染 注意体温变化,按气温改变及时加减衣服,避免受凉引起呼吸系统感染。注意保护性隔离,以免交叉感染。做各种口腔小手术时,应给予抗生素预防感染,防止感染性心内膜炎发生,一旦发生感染应积极治疗。

4. 严格控制输液速度和量 用输液泵控制滴速,防止发生心衰或加重心衰。

5. 注意观察病情,防止并发症发生

（1）注意体温、脉搏、呼吸、心率、血压变化,测心率、脉搏时要测足 1min,脉搏短绌者注意有无面色苍白、青紫、呼吸困难、心率增快、血压下降、呼吸下降、呼吸增快、末梢循环不良等心源性休克或心衰表现,发现异常,及时通知医生,配合抢救。

（2）注意观察，及时发现法洛四联症患儿因活动、哭闹、便秘引起缺氧发作。一旦发生应将儿童置于膝胸卧位，此体位可增加体循环阻力，使右向左分流减少，同时给予吸氧，并与医生合作给予吗啡及普萘洛尔抢救治疗。

（3）法洛四联症患儿血液黏稠度高，发热、出汗、吐泻时，体液量减少，加重血液浓缩易形成血栓，因此要注意供给充足液体，必要时可静脉输液。

（4）观察有无心率增快、呼吸困难、端坐呼吸、吐泡沫样痰、水肿、肝大等心力衰竭的表现，如出现上述表现，立即置患儿于半卧位，给予吸氧，及时与医生取得联系，并按心衰护理。缺氧或呼吸困难者，必要时喂奶前后吸氧。肺水肿患儿氧气湿化瓶中加入 20%~30% 酒精。酒精湿化可以降低肺泡内泡沫的张力，使堆积在肺泡内的泡沫破裂，能够改善通气状态，扩张支气管。心衰者还要详细记录出入量，水肿者每周测体重 2 次。

6. 观察药物反应

（1）使用洋地黄药物时，应密切观察疗效、副作用及毒性反应。给药前数心率或脉搏，年长儿<60 次/min，幼儿<80 次/min，婴儿<100 次/min 或患儿出现恶心、呕吐、心律失常等症状，应及时与医生联系停药。

（2）使用利尿剂时，应注意观察尿量及有无乏力、精神萎靡、表情淡漠等水、电解质紊乱的表现。

（3）使用血管活性药物时，应注意观察血压改变，出现血压过低，应立即报告医生。密切观察输液局部有无红肿，防止药物外漏。

（4）使用抗心律失常药物，注意心率、心律有无改变，有无低血压及休克发生。

7. 心理护理 对患儿关心爱护、态度和蔼，建立良好的护患关系，消除患儿的紧张，避免情绪激动、烦躁，安慰患儿，给予抚爱或哄抱，减少刺激。向家长解释病情和检查、治疗经过，取得他们的理解和配合。

8. 健康教育 指导家长掌握先天性心脏病的日常护理，建立合理的生活制度，合理用药，预防感染和其他并发症。定期复查，调整心功能到最好状态，使患儿能安全到达手术年龄，安度手术关。

【护理评价】

1. 患儿活动耐力是否增加，能否满足基本生活所需。
2. 患儿能否获得充足的营养，以满足生长发育的需要。
3. 患儿有无发生感染；并发症是否得到有效预防，或发生时能否被及时发现，得到及时适当的处理。
4. 患儿和家长是否了解本病的有关知识，是否积极配合诊疗和护理。

（二）心导管检查和介入治疗的护理

【术前护理】

1. 协助患者完成心脏彩超、心电图、胸片、交叉合血等各种化验检查。
2. 术前一天清洁手术区皮肤。做好青霉素皮试及碘过敏试验。
3. 建立静脉通道，行外周静脉留置针，术前遵医嘱予抗生素静脉点滴。
4. 术前禁食 6h，以免术中呕吐引起窒息。对青紫型先天性心脏病患儿，因容易出现血液浓缩，引起血栓，必要时可静脉补液。
5. 如术中进行附加药物试验时，应准备好药品。
6. 对年幼儿，体重较轻，又需做左、右心导管检查，估计用血量和失血量总和超过患儿血容量的 10% 者，应查血型备血，以供必要时用。

【术后护理】

1. 患儿回病房后，让其去枕平卧 6h，股静脉穿刺者应卧床 12h，股动脉穿刺者需卧床 24h 以上，以防局部形成血肿。在敷料外点式压迫 2h,检查伤口有无渗血,如有渗血应请医生重新止血、包扎。

2. 定时测量心率、心律、血压、呼吸、经皮血氧饱和度,观察足背动脉搏动情况,注意穿刺侧与对侧比较是否有搏动减弱和肢体温度的变化。

3. 按医嘱输液给药,尤其对青紫型先天性心脏病患儿应补足液量,防止血液浓缩。

4. 术后禁食 6h,或麻醉完全清醒后才能进食,进食前先喂少许温开水,无呛咳和呕吐发生方可进食。

5. 注意并发症的观察。并发症较少见,有残余分流、封堵器脱落、心律失常、血栓形成等。

6. 嘱家长坚持给患儿口服小剂量阿司匹林 6 个月至封堵器完全内皮化,出院后定期门诊复查。介入治疗后 1 个月、3 个月、6 个月、12 个月来院复查心电图、胸片和心脏彩超。术后 1 个月内避免剧烈活动及剧烈哭闹。3 个月内应避免特别剧烈活动和胸骨撞击。半年后可以完全和正常人一样运动。

（三）心内直视手术的护理

【术前护理】

1. **心理护理**　患儿及家属对手术存有恐惧感,担心预后。护士应详细讲解有关知识,说明治疗目的、方法和效果,消除其恐惧焦虑心理,增强信心,使其配合治疗。

2. **饮食护理**　术前进食高蛋白、高维生素、易消化的少盐饮食。法洛四联症患儿平时多饮水,预防血栓形成,尤其是重症发绀患儿,必要时遵医嘱静脉输液稀释血液,以防止脱水诱发缺氧发作。

3. **预防术前感染**　注意保暖,预防感冒和呼吸道感染,避免去公共场所,病室内限制探视。3 岁以上患儿做深呼吸和咳嗽训练,并用通俗易懂的语言向患儿及家长交代术前准备。同时要注意口腔黏膜感染、牙龈炎、扁桃体炎、气管炎等感染病灶的治疗,预防感染性心内膜炎的发生。

4. **限制活动**　适当限制患儿活动量,并加强巡视,及时发现心衰、咯血、低氧性脑病发作等,并报告医生协助处理。重症患儿应绝对卧床休息,降低耗氧量。

5. 肺动脉狭窄患儿安置舒适的头高脚低位或半坐位,以减少静脉回流,减轻心脏的容量负荷和肺淤血。

6. 术前遵医嘱间歇或持续低流量吸氧,以提高动脉血氧分压,改善心肌营养及组织器官缺氧状态,提高手术耐受性。尤其是重症法洛四联症患儿禁忌高浓度吸氧,因这样的患儿尤其依赖动脉导管开放维持肺循环血流,高浓度氧吸入会促使动脉导管收缩,减少肺血流量而无助于改善缺氧。

7. 积极协助完成各种术前检查。及时纠正酸中毒、肾功能不全及全身营养不良等。

【术后护理】

1. 手术患儿返回病房,护士协助将患儿安置于床上,测量血压、脉搏、呼吸,与麻醉医师做好病情、输液等交接班工作。

2. 认真做好术后首诊护理记录。

3. 麻醉未清醒前取去枕平卧(儿童可酌情于肩背部垫软枕,使头后仰)、头偏向一侧位,以防止分泌物或呕吐物误吸入呼吸道。

4. 病情稳定后取半卧位,注意安全,防止坠床。

5. 遵医嘱输血或血浆,应用洋地黄类药物、利尿剂、多巴胺、多巴酚丁胺等药物,并密切观察用药前后反应。

6. 密切监测血氧饱和度、血压、心率、心律、瞳孔、神志等,观察肢体活动情况,监测中心静脉压、血流动力学等。观察法洛四联症患儿术后有无急性进行性呼吸困难、发绀、喷射性血痰或血水样痰和难以纠正的低氧症等灌注肺的临床表现,有异常立即通知医生给予处理。动脉导管未闭患儿术后观察有无声音嘶哑、进水呛咳等喉返神经损伤现象,有异常立即通知医生给予处理。

7. 呼吸机辅助呼吸,加强呼吸道管理,保持呼吸道通畅,监测血氧饱和度。定时给患者翻身拍背,协助患者咳嗽排痰,吸痰次数不应过频,防止患儿躁动。

8. 记录24h出入量和每小时尿量,根据中心静脉压和出入液量调节输液量和输液速度,观察尿液颜色和测定尿液酸碱度,按医嘱使用碳酸氢钠、利尿剂等治疗。

9. 观察伤口敷料有否渗血、渗液、污染等,如有上述情况及时向医生反映,更换敷料,注意保持衣裤、被褥干净。

10. 观察术后体温变化,酌情复温、保温或降温。

11. 保持胸腔引流通畅。每1h记录引流液的颜色、量及性质。当出现血性引流量大于4ml/(kg·h),或胸腔引流突然终止等情况时,及时告知医生。

12. 神志完全清醒且无呕吐,肠蠕动恢复后进高蛋白、高营养、高维生素、低盐、易消化的食物。避免过饱及饮水量过多。

13. 加强基础护理。保持大小便通畅,3d未解大便者,应用缓泻剂。定时翻身,按摩受压部位,保持皮肤及床铺清洁,预防压疮、泌尿道和肺部并发症。

【出院指导】

1. 告知家长正确、耐心、细致的教育和照顾患儿。保证足够的休息,强调活动循序渐进,术后近期内避免剧烈活动和重体力劳动。

2. 强调遵医嘱按时、准确服药的重要性。教会患儿或家属观察用药后反应,如尿量、脉搏、体温、皮肤颜色有无改变等。

3. 注意气候变化,避免去公共场所,避免呼吸道感染。

4. 加强营养供给,多进食高蛋白、高热量、高维生素饮食。少量多餐低盐饮食,食量不可过饱,不可暴饮暴食。养成规律排便习惯,避免便秘发生。

5. 定时复诊,如有不适及时来院就诊,并告知复诊时间及所带资料。

第三节 病毒性心肌炎

病毒性心肌炎(viral myocarditis)是指病毒侵犯心肌,引起心肌细胞变性、坏死和间质炎性。除心肌炎外,部分病例可伴有心包炎和心内膜炎。本病临床表现轻重不一,轻者预后大多良好,重者可发生心力衰竭、心源性休克,甚至猝死。近年统计,儿童病毒性心肌炎的发病率在上升,但重症患儿仍占少数。

【病因与发病机制】

很多病毒感染可引起心肌炎,主要是肠道病毒和呼吸道病毒,尤其是柯萨奇病毒$V_{1~6}$型最常见,约占半数以上,其次为埃可病毒。其他病毒如腺病毒、脊髓灰质炎病毒、流感和副流感病毒、单纯疱疹病毒、腮腺炎病毒均可引起心肌炎。轮状病毒是婴幼儿秋季腹泻的病原体,也可引起心肌的损害。本病发病机制尚不完全清楚,一般认为与病毒及其毒素早期经血液循环直接侵犯心肌细胞有关,另外,病毒感染后的变态反应和自身免疫也与发病有关。

【病理生理】

病变分布可为局灶性、散在性或弥漫性,多以心肌间质组织和附近血管周围单核细胞、淋巴细胞和中性粒细胞浸润为主,少数为心肌变性,包括肿胀、断裂、溶解和坏死等变化。慢性病例多有心脏扩大、心肌间质炎症浸润和心肌纤维化形成的瘢痕组织。心包可有浆液渗出,个别发生粘连。病变可波及传导系统,甚至导致终身心律失常。

Note:

【临床表现】

1. **前驱症状**　在起病前数日或 1~3 周多有上呼吸道或肠道等前驱病毒感染史,常伴有发热、全身不适、咽痛、肌痛、腹痛、腹泻和皮疹等症状。

2. **心肌炎表现**　轻症患儿可无自觉症状,仅表现心电图的异常。一般病例患儿表现为精神萎靡、疲乏无力、食欲缺乏、恶心呕吐、腹痛、气促、心悸和心前区不适或胸痛。重症者则暴发心源性休克、急性心力衰竭,可在数小时或数天内死亡。

体格检查:显示心脏大小正常或扩大,第一心音低钝,出现奔马律,安静时心动过速,伴心包炎者可听到心包摩擦音。严重时甚至血压下降,发展为充血性心力衰竭或心源性休克。

分期:

(1)急性期:新发病,症状及检查阳性发现明显且多变,一般病程在半年以内。

(2)迁延期:临床症状反复出现,客观检查指标迁延不愈,病程多在半年至 1 年。

(3)慢性期:进行性心脏增大,反复心力衰竭或心律失常,病情时轻时重,病程在 1 年以上。

【辅助检查】

1. **实验室检查**

(1)血象及血沉:急性期白细胞总数轻度增高,以中性粒细胞为主。部分病例血沉轻度或中度增快。

(2)血清心肌酶谱测定:病程早期血清肌酸激酶(CK)及其同工酶(CK-MB)、乳酸脱氢酶(LDH)及其同工酶(LDH_1)、血清谷草转氨酶(SGOT)均增高。心肌肌钙蛋白 T(cTnT)升高,具有高度的特异性。恢复期血清中检测相应抗体,病程中多有抗心肌抗体增高。

(3)病毒学诊断:疾病早期可从咽拭子、粪便、血液、心包液或心肌中分离出病毒,但需结合血清抗体测定才更有意义。

2. **X 线检查**　透视下心搏动减弱,胸片示心影正常或增大,合并大量心包积液时心影显著增大。心功能不全时两肺呈淤血表现。

3. **心电图检查**　呈持续性心动过速,多导联 ST 段偏移和 T 波低平、双向或倒置,QT 间期延长,QRS 波群低电压。心律失常以期前收缩多见,尚可见到部分性或完全性窦房、房室或室内传导阻滞。

【治疗要点及预后】

本病为自限性疾病,目前尚无特效治疗,主要是减轻心脏负担,改善心肌代谢和心功能促进心肌修复。

1. **休息**　减轻心脏负担。

2. **保护心肌和清除自由基的药物治疗**

(1)大剂量维生素 C 和能量合剂:维生素 C 有清除自由基的作用,可改善心肌代谢及促进心肌恢复,对心肌炎有一定疗效。剂量为每日 100~200mg/kg,以葡萄糖稀释成 10%~25%溶液静脉注射,每日 1 次,疗程 3~4 周。病情好转可改为维生素 C 口服。能量合剂有加强心肌营养、改善心肌功能的作用,常用三磷酸腺苷 20mg、辅酶 A 50U、胰岛素 4~6U 及 10%氯化钾 8ml 溶于 10%葡萄糖液 250ml 中静脉滴注,每日或隔日 1 次。

(2)辅酶 Q_{10}:有保护心肌和清除自由基的作用,剂量 1mg/(kg·d),分两次口服,疗程 3 个月以上。

(3)1,6-二磷酸果糖(FDP):可改善心肌细胞代谢,促进受损细胞修复,150~250mg/(kg·d)静脉滴注,疗程 1~3 周。

(4)中药:在常规治疗的基础上加用丹参或黄芪等中药。

3. **应用肾上腺皮质激素**　激素有改善心肌功能、减轻心肌炎症反应和抗休克作用,一般病程早期和轻症者不用,多用于急重病例,常用泼尼松,每日 1~1.5mg/kg 口服,共 2~3 周,症状缓解后逐渐减量至停药。对于急症抢救病例可采用静脉滴注,如地塞米松每日 0.2~0.4mg/kg,或氢化可的松每日 15~20mg/kg。

4. **应用丙种球蛋白**　丙种球蛋白用于重症病例,2g/kg,单剂 24h 静脉缓慢滴注。

5. **控制心力衰竭**　强心药常用地高辛或毛花苷 C,由于心肌炎患者对洋地黄制剂比较敏感,容易中毒,故剂量应偏小,一般用有效剂量 2/3 即可。重症患儿加用利尿剂时,尤应注意电解质平衡,以免引起心律失常。

6. **救治心源性休克**　静脉大剂量滴注肾上腺皮质激素或静脉推注大剂量维生素 C 常可取得较好的效果,如效果不满意可应用调节血管紧张度的药物如多巴胺、异丙肾上腺素和间羟胺等加强心肌收缩、维持血压和改善微循环。

多数患儿预后良好,病死率不高。半数经数周或数月后痊愈。少数重症暴发病例,因心源性休克、急性心力衰竭或严重心律失常在数小时或数天内死亡。部分病例可迁延数年,仅表现为心电图或超声心动图改变。

【常见护理诊断/问题】

1. **活动无耐力**　与心肌收缩力下降,组织供氧不足有关。
2. **潜在并发症**:心律失常、心力衰竭、心源性休克。

【护理措施】

1. **休息**　急性期卧床休息,至体温消退后 3~4 周,症状基本恢复正常时逐渐增加活动量。恢复期继续限制活动量至少 3 个月,一般总休息时间不少于 6 个月。重症患儿心脏扩大者、有心力衰竭者,应延长卧床时间,待心衰控制、心脏情况好转后再逐渐开始活动。

2. **严密观察病情,及时发现和处理并发症**

(1) 密切观察和记录患儿精神状态、面色、心率、心律、呼吸、体温和血压变化。有明显心律失常者应进行连续心电监护,发现多源性期前收缩、频发室性期前收缩、高度或完全性房室传导阻滞、心动过速、心动过缓应立即报告医生,采取紧急处理措施。

(2) 胸闷、气促、心悸时应休息,必要时给予吸氧。烦躁不安者可根据医嘱给予镇静剂。有心力衰竭时置患儿于半卧位,尽量保持其安静,静脉给药应注意点滴的速度不要过快,以免加重心脏负担。使用洋地黄时剂量应偏小,注意观察有无心率过慢,出现新的心律失常和恶心、呕吐等消化系统症状,如有上述症状暂停用药并及时与医生联系处理,避免洋地黄中毒。

(3) 心源性休克使用血管活性药物和扩张血管药时,要准确控制滴速,最好能使用输液泵,以避免血压过大的波动。

3. **健康教育**　对患儿及家长介绍本病的治疗过程和预后,减少患儿和家长的焦虑和恐惧心理。强调休息对心肌炎恢复的重要性,使其能自觉配合治疗。告知他们预防呼吸道感染和消化道感染的常识,疾病流行期间尽量避免去公共场所。带抗心律失常药物出院的患儿,应让患儿和家长了解药物的名称、剂量、用药方法及其副作用。嘱咐患儿出院后定期到门诊复查。

(陈　慧)

思　考　题

1. 患儿,男,6 岁,出生后不久发现心脏杂音,哺乳期喂养困难,体重增加缓慢、多汗。平时稍一活动或上二楼即感气急、乏力。反复急性上呼吸道感染和肺炎且迁延不愈。近 2 个月嗓音嘶哑,无青紫出现。患儿为第二胎,第二产,足月顺产,无窒息抢救史。出生体重 3.1kg,母乳喂养。其母妊娠 2 个月曾患急性上呼吸道感染。否认妊娠最初 3 个月有接触放射线及药物应用史。

体格检查:全身皮肤和黏膜未见青紫,胸骨左缘第 3~4 肋间闻及粗糙响亮Ⅲ级全收缩期杂音,肺动脉瓣区第二心音明显亢进。

请思考:

（1）患儿最可能的临床诊断是什么?

（2）患儿目前存在的主要护理诊断/问题是什么?

（3）针对该患儿应采取哪些护理措施?

2. 患儿,男,6 岁,疲乏无力伴心前区不适 2d。患儿 1 周前曾有上呼吸道感染史。体检发现心脏扩大,心率快,140 次/min,有期前收缩,第一心音低钝。心肌酶测定:血清肌酸激酶及其同工酶、心肌肌钙蛋白 T 升高。心电图示心动过速,室性期前收缩,多导联 T 波低平。

请思考:

（1）该患儿可能的诊断是什么?

（2）如何指导患儿的休息?

（3）护理时观察病情的内容包括哪些?

（4）患儿的预后如何?

URSING

第十二章

泌尿系统疾病患儿的护理

12章　数字内容

学 习 目 标

- 知识目标：

1. 掌握儿童正常尿量范围、少尿及无尿判断标准；急性肾炎的病因、临床表现及护理措施；肾病综合征的临床表现、护理诊断及护理措施；儿童泌尿道感染的临床表现、护理诊断及护理措施。

2. 熟悉急性肾炎和肾病综合征的治疗原则；儿童泌尿道感染的病因及治疗原则。

3. 了解急性肾炎及肾病综合征的病理变化及发病机制；常见泌尿道畸形患儿的护理。

- 能力目标：

1. 能判读儿童尿常规检查结果。

2. 能运用护理程序，对急性肾炎、肾病综合征及泌尿道感染患儿进行护理评估，制订护理计划，实施护理措施，评价护理效果。

3. 能对急性肾炎、肾病综合征及泌尿道感染患儿及家属进行健康宣教。

- 素质目标：

具备良好的人文关怀精神和儿科护士职业素养；具备初步的评判性思维，并能应用于泌尿系统疾病患儿的临床护理决策。

泌尿系统疾病是我国儿童的常见病和多发病,常起病隐匿,与成人相比有不同的特点,部分患儿可能病程反复或迁延,发展为成人期终末期肾病的高危人群。临床以急性肾小球肾炎和肾病综合征等肾小球疾病多见,其次为泌尿道感染,近年泌尿系畸形发病率有增加的趋势。本章主要介绍急性肾小球肾炎、肾病综合征、泌尿道感染及儿童泌尿系常见畸形患儿的护理。

第一节　儿童泌尿系统解剖生理特点

（一）解剖特点

1. **肾脏**　肾脏位于腹后壁,脊柱两侧。儿童年龄越小,肾脏相对越重,新生儿两肾重量约为体重的 1/125,而成人两肾重量约为体重的 1/220。婴儿肾脏位置较低,下极可低至髂峰以下第 4 腰椎水平,2 岁以后始达髂峰以上。由于右肾上方有肝脏,故右肾位置稍低于左肾。由于婴儿肾脏相对较大,位置又低,腹壁肌肉薄而松弛,故 2 岁以内健康儿童腹部触诊时容易扪及肾脏。

2. **输尿管**　婴幼儿输尿管长而弯曲,管壁肌肉和弹力纤维发育不良,容易受压及扭曲而导致梗阻,引起尿潴留而诱发感染。

3. **膀胱**　婴儿膀胱位置比年长儿高,尿液充盈时,膀胱顶部常在耻骨联合以上,腹部触诊时容易扪及充盈的膀胱,随年龄增长逐渐下降至盆腔内。

4. **尿道**　新生女婴尿道长仅 1cm(性成熟期 3~5cm),外口暴露且接近肛门,易受细菌污染。男婴尿道虽较长,但常有包茎和包皮过长,尿垢积聚时也易引起上行性细菌感染。

（二）生理特点

肾脏的生理功能主要包括排泄机体的代谢产物、调节机体水电解质和酸碱平衡及内分泌功能。肾脏功能的发育经过未成熟逐渐趋向成熟的过程。

1. **肾小球滤过率（glomerular filtration rate，GFR）**　指每分钟两侧肾生成的超滤液量(原尿量),是评价肾小球滤过功能的主要指标。新生儿出生时肾小球滤过率比较低,为成人的 1/4,早产儿更低,3~6 个月时为成人的 1/2,6~12 个月时为成人的 3/4,故不能有效排出过多的水分和溶质,2 岁时方达成人水平。血清肌酐常作为反映肾小球滤过功能的常用指标,不同年龄阶段其正常参考值不一样(表 12-1)。

表 12-1　儿童血清肌酐参考值

年龄	血清肌酐	
<2 岁	35~40μmol/L	0.4~0.5mg/dl
2~8 岁	40~60μmol/L	0.5~0.7mg/dl
9~18 岁	50~80μmol/L	0.6~0.9mg/dl

2. **肾小管的重吸收及排泄功能**　肾小管对肾小球滤液中的各种溶质选择性吸收,以保持机体内环境稳定。新生儿和婴幼儿肾小管重吸收功能低,对水、钠负荷调节较差,如输入过多钠,容易发生水钠潴留和水肿。新生儿尤其早产儿葡萄糖肾阈较成人低,大量口服或静脉输入葡萄糖时易出现糖尿,新生儿出生后最初 10d,排钾能力较差,故有高钾血症的倾向。

3. **尿的浓缩和稀释功能**　新生儿及幼婴由于髓袢短、尿素形成量少(婴儿蛋白合成代谢旺盛)以及抗利尿激素分泌不足,使浓缩尿液功能不足,在应激状态下保留水分的能力低于年长儿和成人。婴儿每从尿中排出 1mmol 溶质时,需水分 1.4~2.4ml,成人仅需 0.7ml,在体液丢失或入量不足时易发生脱水,甚至诱发急性肾功能不全。新生儿及幼婴尿稀释功能接近成人,可将尿稀释至 40mmol/L,但由于肾小球滤过率较低,大量水负荷或输液过快时易出现水肿。

4. **酸碱平衡**　婴幼儿易发生酸中毒,主要原因包括:①肾保留 HCO_3^- 的能力差,碳酸氢盐的肾阈低,仅为19~22mmol/L;②肾脏分泌NH_3和H^+的能力低;③从尿中排磷酸盐量少,故机体排酸的能力受限,易出现代谢性酸中毒。

5. 内分泌功能　新生儿的肾脏已具有内分泌功能,其血浆肾素、血管紧张素和醛固酮均等于或高于成人,生后数周内逐渐降低。新生儿肾血流量低,因而前列腺素合成速率较低。由于胎儿血氧分压较低,故胎儿时期肾合成促红细胞生成素较多,生后随着血氧分压的增高,促红细胞生成素合成减少。婴儿血清$1,25-(OH)_2D_3$水平高于儿童期。

（三）儿童排尿及尿液特点

1. 排尿次数　93%的新生儿在生后24h内排尿,99%在48h内排尿。生后头几天,因摄入量少,每日排尿仅4~5次;1周后因新陈代谢旺盛,进水量较多而膀胱容量小,排尿突增至每日20~25次;1岁时每日排尿15~16次,至学龄前和学龄期每日6~7次。

2. 排尿控制　正常排尿机制在婴儿期由脊髓反射完成,以后由脑干-大脑皮质控制,一般至3岁时已能控制排尿。在1.5~3岁,儿童主要通过控制尿道外括约肌和会阴肌控制排尿;若3岁后仍保持这种排尿机制,不能控制膀胱逼尿肌收缩,则出现不稳定膀胱,表现为白天尿频、尿急,偶然尿失禁和夜间遗尿。

3. 每日尿量　儿童尿量个体差异较大,新生儿出生后2d内正常尿量一般为$1~3ml/(kg \cdot h)$,平均尿量为30~60ml/d;出生后3~10d,尿量为100~300ml/d,2个月为250~400ml/d,2个月~1岁为400~500ml/d,1~3岁为500~600ml/d,3~5岁为600~700ml/d,5~8岁为600~1 000ml/d,8~14岁为800~1 400ml/d,>14岁为1 000~1 600ml/d。若新生儿尿量<$1.0ml/(kg \cdot h)$为少尿,<$0.5ml/(kg \cdot h)$为无尿。婴幼儿每日尿量少于200ml,学龄前儿童每日尿量少于300ml,学龄期儿童每日尿量少于400ml为少尿;每日尿量少于50ml为无尿。

4. 尿的性质

（1）尿色:出生后头2~3d尿色深,稍混浊,放置后有红褐色沉淀,此为尿酸盐结晶,数日后尿色变淡。正常婴幼儿尿液淡黄透明,但在寒冷季节放置后可有盐类结晶析出而变混浊,尿酸盐加热后、磷酸盐加酸后可溶解,尿液变清,可与脓尿或乳糜尿鉴别。

（2）酸碱度:生后头几日因尿内含尿酸盐多而呈酸性,以后接近中性或弱酸性,pH多为5~7。

（3）尿渗透压和尿比重:新生儿尿渗透压平均为240mmol/L,尿比重为1.006~1.008,随年龄增长逐渐增高;婴儿尿渗透压为50~600mmol/L,1岁后接近成人水平;儿童通常为500~800mmol/L,尿比重范围为1.003~1.030,通常为1.011~1.025。

（4）尿蛋白:正常儿童尿中仅含微量蛋白,通常$\leq 100mg/(m^2 \cdot 24h)$,定性为阴性,随意尿的尿蛋白(mg/dl)/尿肌酐(mg/dl)≤ 0.2。若尿蛋白含量>150mg/d或>$4mg/(m^2 \cdot h)$或>100mg/L、定性检查阳性均为异常。尿蛋白主要来自血浆蛋白,2/3为白蛋白,其余为Tamm-Horsfall蛋白(肾小管髓祥升支及远端小管曲部上皮细胞合成分泌的一种糖蛋白)和球蛋白等。

（5）尿细胞和管型:正常新鲜尿液离心后沉渣显微镜下检查,红细胞<3个/HP,白细胞<5个/HP,偶见透明管型。12h尿细胞计数(Addis count):红细胞<50万、白细胞<100万、管型<5 000个为正常。

第二节　急性肾小球肾炎

————————————————　情境导入与思考　————————————————

患儿,男,6岁,因"眼睑水肿、少尿3d,加重1d"入院。

患儿3d前无明显诱因出现眼睑水肿,尿量减少,未予重视。1d前水肿加重,双下肢亦有水肿,尿量明显减少,未见肉眼血尿。患儿2周前患过"感冒",未经特殊处理自行缓解;起病以来精神欠佳,食欲有所减退,睡眠尚可,活动减少,体重增加,大便无明显改变。

体格检查:体温 38.2℃,心率 100 次/min,呼吸 28 次/min,血压 140/90mmHg,患儿神志清楚,精神稍差,眼睑、颜面及双下肢水肿,呈非凹陷性,呼吸规则,口唇无发绀,双肺未闻及啰音,心律齐,无杂音,腹软,肝脾缘下未触及,移动性浊音阴性。其他未见明显异常。

辅助检查:尿蛋白+,镜下见大量红细胞,WBC 3～5/HP;血常规 RBC 和 Hb 轻度下降,"ASO" 500U,补体 C3 减少;胸片未见异常。

请思考:

1. 该患儿可能的临床诊断是什么?

2. 该患儿目前主要的护理诊断/问题是什么? 应采取哪些护理措施?

急性肾小球肾炎(acute glomerulonephritis,AGN)简称急性肾炎,指一组病因不一,临床表现为急性起病,多有前驱感染,以血尿为主,伴不同程度蛋白尿,可有水肿、高血压或肾功能不全等特点的肾小球疾病。可分为急性链球菌感染后肾小球肾炎和非链球菌感染后肾小球肾炎。

以 5～14 岁儿童多见,小于 2 岁少见,男女之比为 2∶1。

【病因和发病机制】

尽管本病有多种病因,但临床上大多数病例属于乙型溶血性链球菌急性感染后引起的免疫复合物性肾小球肾炎。溶血性链球菌感染后,肾炎的发生率一般在 20% 内。前驱感染中,我国各地区均以上呼吸道感染最常见,皮肤感染次之。

除乙型溶血性链球菌之外,其他细菌如草绿色链球菌、肺炎链球菌、金黄色葡萄球菌、伤寒沙门菌、流感嗜血杆菌等,病毒如柯萨奇病毒 B4 型、埃可(Enteric Cytopathic hu-man orphan,ECHO)病毒 9 型、麻疹病毒、腮腺炎病毒、乙型肝炎病毒、巨细胞病毒、EB 病毒、流感病毒等,还有疟原虫、肺炎支原体、白色念珠菌、丝虫、钩虫、血吸虫、弓形虫、梅毒螺旋体、钩端螺旋体等也可导致急性肾炎。

急性肾炎的发生主要与溶血性链球菌中的致肾炎菌株感染有关。前驱感染后,机体对链球菌的某些抗原成分产生抗体,抗原抗体结合形成循环免疫复合物,此种循环免疫复合物不易被吞噬清除,随血液循环到达肾脏,沉积于肾小球基底膜上并激活补体系统,引起免疫和炎症反应,使肾小球基底膜损伤,血液成分漏出毛细血管,尿中出现蛋白、红细胞、白细胞和各种管型。同时,细胞因子等又能刺激肾小球内皮和系膜细胞肿胀、增生,严重时可有新月体形成,使肾小球滤过率降低,出现少尿、无尿,严重者发生急性肾衰竭。因肾小球滤过率降低,水钠潴留,细胞外液和血容量增多,临床上出现不同程度的水肿,循环充血和高血压,严重者可出现高血压脑病。急性链球菌感染后肾炎的发病机制见图 12-1。

【临床表现】

急性肾炎临床表现轻重悬殊,轻者无临床症状,仅见镜下血尿,重者可呈急进性过程,短期内出现肾功能不全。

（一）前驱感染

90% 的病例有链球菌的前驱感染,以呼吸道及皮肤感染为主。在前驱感染后经 1～3 周无症状的间歇期而急性起病。咽炎引起者 6～12d(平均 10d),皮肤感染引起者 14～28d(平均 20d)。

（二）典型表现

急性期常有全身不适、乏力、食欲减退、恶心、呕吐、发热、头痛、头晕、咳嗽、气急、腰部钝痛等非特异症状。部分患儿尚可见呼吸道或皮肤感染病灶。

1. **水肿**　70% 患儿有水肿,初期多为眼睑及颜面部水肿,逐渐波及躯干、四肢,重者遍及全身,常呈非凹陷性。

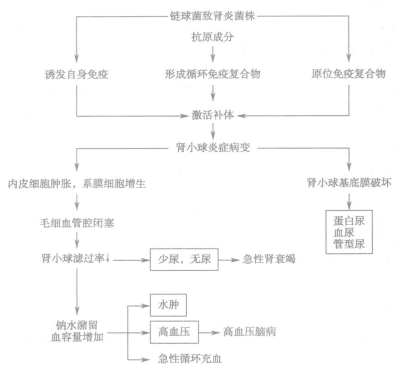

图 12-1 急性链球菌感染后肾炎发病机制示意图

2. **少尿** 患儿水肿的同时常伴尿量减少,严重者可出现无尿。

3. **血尿** 50%~70% 的病例有肉眼血尿,呈茶褐色或烟蒂水样(酸性尿),也可呈洗肉水样(中性或弱碱性尿),一般 1~2 周后转为显微镜下血尿,运动后或并发感染时血尿可暂时加剧。

4. **蛋白尿** 程度不等,约有 20% 病例蛋白尿达肾病综合征水平。

5. **高血压** 30%~80% 病例可有血压增高,学龄前儿童 ≥ 120/80mmHg,学龄儿童 ≥ 130/90mmHg,一般在 1~2 周内随尿量增多而恢复正常。

(三)严重表现

少数患儿在疾病早期(2 周内)可出现下列严重表现:

1. **严重循环充血** 由于水钠潴留,血浆容量增加而出现循环充血,轻者仅有呼吸增快和肺部湿啰音;严重者表现明显气促、端坐呼吸、颈静脉怒张、频繁咳嗽、咳粉红色泡沫痰、两肺布满湿啰音、心脏扩大、心率增快,有时可出现奔马律、肝大而硬,水肿加重可出现胸水和腹水等。少数可突然发生,病情急剧恶化。

2. **高血压脑病** 由于脑血管痉挛,导致缺血、缺氧、血管渗透性增高而发生脑水肿,也有人认为是由脑血管扩张所致。常发生在疾病早期,血压可达(150~160)/(100~110)mmHg 以上。年长儿会主诉剧烈头痛、呕吐、复视或一过性失明,严重者突然出现惊厥、昏迷。

3. **急性肾功能不全** 常发生于疾病初期,出现尿少、无尿等症状,引起暂时性氮质血症、电解质紊乱和代谢性酸中毒,常持续 3~5d,一般不超过 10d。

(四)非典型表现

1. **无症状性急性肾炎** 患儿仅有显微镜下血尿或仅有血清补体 C3 降低而无其他临床表现。

2. **肾外症状性急性肾炎** 患儿水肿、高血压明显,甚至有严重循环充血及高血压脑病,但尿改变轻微或尿常规检查正常,可有链球菌前驱感染和血清 C3 水平明显降低。

3. **以肾病综合征为表现的急性肾炎** 少数患儿以急性肾炎起病,但水肿和蛋白尿突出,伴低蛋白血症和高胆固醇血症,临床表现似肾病综合征。

Note:

【辅助检查】

1. **尿液检查**　镜下除见大量红细胞外,可见透明、颗粒或红细胞管型,尿蛋白+~+++,与血尿程度相平行。疾病早期也可见较多的白细胞和上皮细胞,并非感染所致。

2. **血液检查**

（1）外周血白细胞一般轻度升高或正常,有轻度贫血,血沉增快。

（2）血清抗链球菌抗体(如抗链球菌溶血素O、抗透明质酸酶、抗脱氧核糖核酸酶)升高,提示新近链球菌感染,是诊断链球菌感染后肾炎的依据。

（3）血清总补体(CH50)及C3常在病程早期显著下降,于6~8周恢复正常。

（4）少尿期有轻度氮质血症,尿素氮、肌酐暂时升高。

3. **肾穿刺活检**　对可能为急进性肾炎或临床、实验室检查不典型或病情迁延者进行肾穿刺活体组织检查以确定诊断。

知 识 链 接

儿童肾穿刺活组织检查及护理

肾穿刺活组织检查简称肾活检,主要用于肾脏疾病诊断,探究病因、发病机制及病理分型,了解疾病活动性及肾脏受损程度等,对指导治疗和估计预后起重要作用。但肾活检是一项有创的检查,须严格掌握适应证,防止并发症的发生。

肾穿刺前要解除患儿思想顾虑和恐惧心理,进行必要的体位和呼吸屏气动作训练,即训练患儿在腹部放置沙袋,俯卧位时能用腹式呼吸及听口令做屏气动作,以利术时能很好配合。

肾穿刺后患儿应平卧24h,密切观察面色、尿色,监测呼吸、血压、脉搏;了解有无腹痛、腰痛等现象。不宜起床大小便,血尿明显时尽量不要翻身。遵医嘱给予补液、碱化尿液及止血药治疗。术后24h可撤去腹带,可以起床,但若肉眼血尿明显,应待肉眼血尿消失后才能起床活动。术后观察3~7d方可出院。3个月内应避免剧烈活动。

【治疗要点】

本病无特异性治疗。

1. **一般治疗**　急性期卧床休息,给予低盐饮食,严重水肿或高血压者需无盐饮食。有氮质血症者应限蛋白摄入,有严重循环充血时限制水的摄入。

2. **抗感染**　对仍有咽部、皮肤感染灶者,应给予青霉素治疗10~14d,青霉素过敏者改用红霉素,避免使用肾毒性药物。

3. **对症治疗**

（1）利尿:经控制水、盐入量后仍水肿、少尿者可用氢氯噻嗪1~2mg/(kg·d),分2~3次口服。无效时需用呋塞米(速尿),口服剂量为2~5mg/(kg·d),注射剂量为每次1~2mg/kg,每日1~2次,静脉注射剂量过大时可有一过性耳聋。

（2）降血压:凡经休息、控制水盐摄入及利尿处理而血压仍高者应给予降压药。常用硝苯地平,开始剂量为0.25mg/(kg·d),最大剂量为1mg/(kg·d),分3次口服;或给予卡托普利,初始剂量为0.3~0.5mg/(kg·d),最大剂量为5~6mg/(kg·d),分3次口服,与硝苯地平交替使用降压效果更佳。

4. **严重病例治疗**

（1）严重循环充血的治疗:纠正水钠潴留,恢复正常血容量,可使用呋塞米注射;有急性肺水肿表现时除一般对症治疗外,可加用硝普钠,5~20mg 加入 5% 葡萄糖液 100ml 中,以 1μg/(kg·min)速度静脉滴注,不宜超过 8μg/(kg·min),以防发生低血压;对难治性病例,可采用连续血液净化治疗或透析治疗。

(2)高血压脑病的治疗:宜选用降血压作用强而迅速的药物,首选硝普钠缓慢静脉滴注,方法同上,并严密监测血压;有惊厥者应及时止痉,持续抽搐者首选地西泮,剂量为每次 0.3mg/kg,总量不超过 10mg,缓慢静脉注射。

(3)急性肾衰竭的治疗:控制出入水量,维持水电解质平衡,注意高钾血症和低钠血症的处理,必要时透析治疗(详见第二十章第六节急性肾衰竭)。

【预后】

急性肾炎预后较好。95% 的急性链球菌感染后肾炎病例能完全恢复,小于 5% 的病例可有持续尿异常,死亡病例在 1% 以下。主要死亡原因为急性肾功能衰竭。

【护理评估】

1. **健康史** 了解患儿病前 1~3 周有无上呼吸道或皮肤感染史,目前有无全身不适、乏力、食欲减退、发热、头痛、头晕等全身症状;若主要症状为水肿或血尿,应了解水肿开始时间、持续时间、发生部位、发展顺序及程度;了解患儿排尿次数及尿量、尿色。询问目前药物治疗情况,用药的种类、剂量、疗效及副作用等。

2. **身体状况** 评估患儿目前的体征,包括一般状态,如神志、呼吸、脉搏、血压、体位及体重等。检查水肿的部位、程度及性质,有无颈静脉怒张及肝大,肺部有无啰音,心率是否增快及有无奔马律等。

分析实验室检查结果,注意有无血尿、蛋白尿;有无低补体血症及抗链球菌溶血素 O 增高;有无血浆尿素氮、肌酐升高等。

3. **心理-社会状况** 从家长和患儿两方面进行评估,了解家长是否知晓急性肾炎的诱发因素、急性期休息和饮食的重要性、急性肾炎的预后及是否积极配合治疗和护理等情况,了解家庭结构、经济状况、社会支持及应对方式等,评估家庭成员对急性肾炎的认识程度及有无焦虑和失望等心理;了解患儿对治疗和休息的配合情况,了解年长儿是否因住院打乱了日常生活习惯而出现烦躁或不能上学而担心学习成绩下降等,评估患儿对疾病的认识程度及是否有紧张、忧虑及情绪低落等心理状况。

【常见护理诊断/问题】

1. **体液过多** 与肾小球滤过率下降有关。
2. **活动无耐力** 与水肿、血压升高有关。
3. **潜在并发症**:高血压脑病、严重循环充血、急性肾功能不全。
4. **知识缺乏**:患儿和/或家长缺乏本病的相关知识。

【预期目标】

1. 患儿尿量增加、水肿消退。
2. 患儿乏力有所减轻,活动耐力逐渐增强。
3. 患儿未出现并发症,或出现并发症能得到及时处理。
4. 患儿和/或家长了解急性肾炎的相关知识,积极配合治疗和护理。

【护理措施】

1. **指导休息** 急性期患儿应卧床休息 2~3 周,待水肿消退、血压降至正常、肉眼血尿消失,可下床在室内轻微活动;血沉正常可上学,但应避免体育运动和重体力活动;尿检完全正常后方可恢复体力活动。

2. **饮食管理**　对于水肿、血压高、尿少的患儿,适当限制盐和水的摄入,食盐以<1g/d 或 60mg/(kg·d)为宜,严重水肿或高血压者需无盐饮食,入水量一般以不显性失水加尿量计算;有氮质血症者应适当限制蛋白,可给优质动物蛋白 0.5g/(kg·d),尿量增多、氮质血症消除后尽快恢复蛋白质供给,以保证儿童生长发育的需要。

3. **用药护理**

(1)经控制水和盐摄入后仍有水肿、少尿者遵医嘱给予利尿药,应用利尿药前后,要注意尿量、水肿及体重的变化并随时记录;静脉应用呋塞米后要注意有无脱水、电解质紊乱等现象。

(2)经休息、控制水盐及利尿剂后血压仍高者遵医嘱给予降压药,应用降压药后应监测血压的变化,并避免患儿突然站立,以防直立性低血压的发生。

(3)患儿出现高血压脑病时遵医嘱给予硝普钠治疗,应用硝普钠时要现用现配,整个输液系统要避光,以免药物遇光分解,严格控制输液速度,严密监测血压、心率变化;应用硝普钠后应观察有无恶心、呕吐、头痛、情绪不稳定和肌肉痉挛等副作用。

4. **观察病情**

(1)观察患儿有无咳嗽及粉红色泡沫痰,观察呼吸、心律、心率或脉率变化,警惕严重循环充血的发生。若发生严重循环充血,应将患儿置于半卧位、吸氧,并遵医嘱药物治疗。

(2)观察患儿血压变化,如果突然血压增高,出现剧烈头痛、呕吐、头晕眼花等,提示高血压脑病,立即报告医师并配合抢救,遵医嘱给予镇静剂、脱水剂等药物治疗。

(3)观察患儿水肿有无消退或减轻,每日观察体重有无减轻、腹围有无缩小;观察尿量、尿色,准确记录 24h 出入量,遵医嘱留尿标本送检。患儿尿量增加、肉眼血尿消失,提示病情好转;如尿量持续减少、尿素氮或肌酐升高,出现头痛、恶心、呕吐等,要警惕急性肾功能衰竭的发生,应及时纠正水电解质和酸碱平衡紊乱。

5. **健康教育**

(1)向患儿及家长讲解本病是一种自限性疾病,多数病例能治愈,预后良好。强调急性期休息和限制患儿活动的重要性。告知家长疾病不同时期饮食调整的重要性和必要性,并介绍适合的饮食种类或食谱。

(2)告知患儿及家长,减少链球菌感染是预防的关键,一旦发生上呼吸道感染或皮肤感染等疾病,应及早用抗生素彻底治疗,溶血性链球菌感染后 1~3 周内定期检查尿常规。

(3)指导家长及患儿出院后定期门诊复查。

【护理评价】

1. 患儿尿量是否逐渐增加,水肿是否逐渐消退。
2. 患儿乏力症状是否逐渐减轻,活动耐力是否逐渐增加。
3. 患儿并发症是否得到有效预防;已发生的并发症是否得到及时发现和处理。
4. 患儿和/或家长是否了解急性肾炎的相关知识,积极配合治疗和护理。

知 识 链 接

儿童尿筛查

　　儿童肾脏疾病常起病隐匿,无明显临床症状,部分患者可进行性发展为终末期肾脏疾病。因此在儿童时期对肾脏疾病的早期发现非常重要。

Note:

许多发达国家和地区开展了尿筛查计划,以期早期发现肾脏疾病患儿,我国也进行过大规模的调研。研究显示,尿筛查能从无症状儿童中检出不少相关病例,如尿路感染、急性肾炎、紫癜性肾炎、多囊肾、肾积水和IgA肾病等。

目前各国或地区主要采用尿液试纸法,留取晨尿中段尿标本进行筛查,检测项目主要为血尿、蛋白尿和白细胞尿等。对初次筛查提示潜血、蛋白质、白细胞阳性的儿童,两周后复查。多次检测阳性者前往医院或专科医生处进一步检查以明确诊断。尿筛查操作简便、经济实用、切实有效,可早期发现肾脏疾病。

第三节　肾病综合征

肾病综合征(nephrotic syndrome,NS)简称肾病,是一组多种原因所致肾小球基底膜通透性增高,导致大量血浆蛋白自尿丢失引起的一种临床综合征。临床具有4大特点:①大量蛋白尿;②低蛋白血症;③高胆固醇血症;④明显水肿。以上第①、②两项为诊断必备条件。

肾病综合征在儿童肾脏疾病中发病率仅次于急性肾炎,男女比例为3.7∶1。发病年龄多为学龄前儿童,3~5岁为发病高峰期。

【分类】

1. **按病因**　可分为先天性、原发性和继发性三大类型。原发性肾病病因不明,继发性肾病是指在诊断明确的原发病基础上出现肾病表现,可由免疫性疾病、糖尿病、继发感染、循环系统疾病及药物中毒等引起。先天性肾病我国少见,多于新生儿期或生后6个月内起病。儿童时期的肾病综合征约90%为原发性肾病综合征。故本节主要叙述原发性肾病综合征。

2. **按临床表现**　原发性肾病按其临床表现又分为单纯型肾病和肾炎型肾病,其中以单纯型肾病多见。

3. **按糖皮质激素反应**　①激素敏感型肾病:以泼尼松足量 $2mg/(kg \cdot d)$ 或 $60mg/(m^2 \cdot d)$ 治疗 ≤8周尿蛋白转阴。②激素耐药型肾病:以泼尼松足量治疗>8周尿蛋白仍呈阳性。③激素依赖型肾病:对激素敏感,但连续2次减量或停药2周内复发。④肾病复发与频复发:根据激素治疗好转后又出现肾病表现或治疗过程中病情加重等情况分为肾病复发或频复发,复发是指连续3d,尿蛋白由阴性转为(+++)或(++++),或24h尿蛋白定量≥50mg/kg 或尿蛋白/肌酐(mg/mg)≥2.0;频复发是指肾病病程中半年内复发≥2次,或1年内复发≥3次。

【病因和发病机制】

病因及发病机制目前尚不明确。肾小球基底膜通透性增高可能与下述因素有关:①肾小球毛细血管壁结构或电荷的变化导致蛋白尿,肾小球阴离子丢失增多,导致静电屏障破坏,使大量带负电荷的中分子血浆白蛋白滤出,形成高选择性蛋白尿;也可因分子滤过屏障损伤,尿中丢失多种大中分子蛋白,形成低选择性蛋白尿。②免疫球蛋白和/或补体成分在肾内沉积,局部免疫病理过程损伤滤过膜正常屏障作用而发生蛋白尿。③可能与T细胞免疫功能紊乱有关,还可能与遗传及环境有关。

【病理生理】

基本病变是肾小球通透性增加,导致蛋白尿,而低蛋白血症、水肿和高胆固醇血症是蛋白尿继发的病理生理改变。

1. **蛋白尿**　肾小球毛细血管壁结构改变使血浆中分子量较大的蛋白能经肾小球滤出(非选择性蛋白尿);另一方面由于毛细血管壁电化学改变,即基底膜阴电荷位点和上皮细胞表面的阴电荷减少,使带阴电荷的蛋白(如白蛋白)能大量通过(选择性蛋白尿)。长时间持续大量蛋白尿能促进肾小球系膜硬化和间质病变,可导致肾功能不全。

2. **低蛋白血症**　低蛋白血症是病理生理改变中的关键环节,大量血浆蛋白自尿中丢失是造成低蛋白血症的主要原因,蛋白质分解的增加是次要原因,同时蛋白的丢失超过肝脏合成蛋白的速度也使血浆蛋白减少。血浆白蛋白下降影响机体内环境的稳定,低蛋白血症还影响脂类代谢。

3. **水肿**　水肿的发生是由于:①低蛋白血症使血浆胶体渗透压降低,使水由血管内转移到组织间隙,当血浆白蛋白低于 25g/L 时,液体主要在间质区潴留,低于 15g/L 时可同时形成胸水和腹水。②由于水由血管内转移到组织间隙,有效循环血量减少,肾素-血管紧张素-醛固酮系统激活,使远端肾小管对水、钠的重吸收增多,造成水钠潴留。③低血容量使交感神经兴奋性增高,近端肾小管对钠的重吸收增加。④某些肾内因子改变了肾小管管周平衡机制,使近曲小管对钠离子吸收增加。

4. **高脂血症**　低蛋白血症促进肝合成脂蛋白增加,其中大分子脂蛋白难以从肾排出而蓄积体内,形成高脂血症。患儿血清总胆固醇、低密度脂蛋白升高,而高密度脂蛋白正常或降低,促进了动脉硬化的形成。持续高脂血症,脂质从肾小球滤出,可导致肾小球硬化和肾间质纤维化。

【病理】

原发性肾病综合征可有多种病理改变,最常见类型为微小病变型,约占 76.4%,其他包括局灶性节段性肾小球硬化、膜性增生性肾小球肾炎、单纯性系膜增生、增生性肾小球肾炎、局灶性球性硬化、膜性肾病等。

【临床表现】

1. **单纯型肾病**　发病年龄多为 2~7 岁,男性发病率明显高于女性[(2~4):1]。起病隐匿,常无明显诱因,水肿最常见,开始于眼睑、面部,渐及四肢全身,男孩常有阴囊显著水肿,重者可出现腹水、胸水、心包积液。水肿呈可凹性。病初患儿一般状况尚好,继之出现面色苍白、疲倦、厌食,水肿严重者可有少尿,一般无血尿及高血压。

2. **肾炎型肾病**　除具备肾病四大特征外,凡具有以下 4 项之一或多项者属于肾炎型肾病:①2 周内分别 3 次以上离心尿检查红细胞≥10 个/HP,并证实为肾小球源性血尿者;②反复或持续高血压(≥3 次于不同时间点测量的收缩压和/或舒张压大于同性别、同年龄和身高的儿童青少年血压的第 95 百分位数),并除外糖皮质激素等原因所致;③肾功能不全,并排除由于血容量不足等所致;④持续低补体血症。

3. **并发症**

(1)感染:肾病患儿易患各种感染。常见为呼吸道、皮肤、泌尿道感染和原发性腹膜炎等,其中以上呼吸道感染最多见,占 50%以上。呼吸道感染中病毒感染常见;细菌感染中以肺炎链球菌为主,结核分枝杆菌感染亦应引起重视。肾病患儿易发生医院内感染,以呼吸道感染和泌尿道感染最多见,致病菌以条件致病菌为主。

(2)电解质紊乱和低血容量:常见的电解质紊乱有低钠、低钾及低钙血症。患儿不恰当长期禁用食盐或长期食用不含钠的食盐代用品、过多使用利尿剂以及感染、呕吐、腹泻等因素均可致低钠血症。其临床表现可有厌食、乏力、懒言、嗜睡、血压下降,甚至出现休克、抽搐等。另外,由于低蛋白血症、血浆胶体渗透压下降、显著水肿而常有血容量不足,尤其在各种诱因引起低钠血症时易出现低血容量性休克。

（3）血栓形成和栓塞：肾病综合征高凝状态易致各种动、静脉血栓形成，以肾静脉血栓形成常见，表现为突发腰痛、出现血尿或血尿加重、少尿，甚至发生肾衰竭。除肾静脉血栓形成外，其他部位血栓形成包括：①两侧肢体水肿程度差别固定，不随体位改变而变化，多见下肢深静脉血栓形成；②皮肤突发紫斑并迅速扩大；③阴囊水肿呈紫色；④顽固性腹腔积液；⑤下肢疼痛伴足背动脉搏动消失等症状及体征时，应考虑下肢动脉血栓形成；⑥股动脉血栓形成是儿童肾病综合征并发的急症之一，如不及时溶栓治疗，可导致肢端坏死而需截肢；⑦不明原因的咳嗽、咯血或呼吸困难而无肺部阳性体征时要警惕肺栓塞，其半数可无临床症状；⑧突发的偏瘫、面瘫、失语或神志改变等神经系统症状，在排除高血压脑病、颅内感染性疾病时要考虑脑栓塞。血栓缓慢形成者其临床症状多不明显。

（4）急性肾功能衰竭：多数为起病或复发时低血容量所致的肾前性肾功能衰竭，部分与原因未明的滤过系数降低有关，少数为肾组织严重的增生性病变所致。

（5）生长延迟：主要见于频繁复发和长期接受大剂量皮质激素治疗的患儿。

【辅助检查】

1. **尿液检查**　尿蛋白定性多为+++，大多可见透明管型和颗粒管型，肾炎型肾病患儿尿内红细胞可增多。尿蛋白定量：24h尿蛋白定量≥50mg/（kg·d），随机或晨尿尿蛋白/肌酐（mg/mg）常≥2.0。

2. **血液检查**　血浆总蛋白及白蛋白明显减少，血浆白蛋白低于25g/L，白、球比例（A/G）倒置；胆固醇明显增多>5.7mmol/L；血沉明显增快；肾炎型肾病者可有血清补体（CH50、C3）降低、尿素氮和肌酐升高。

多数原发性肾病患儿都存在不同程度的高凝状态、血小板增多、血小板聚集率增加、血浆纤维蛋白原增加、尿纤维蛋白裂解产物（FDP）增高。

3. **经皮肾穿刺组织病理学检查**　多数儿童肾病综合征不需要进行诊断性肾活体组织检查。肾病综合征肾活体组织检查的指征：①对糖皮质激素治疗耐药或频繁复发者；②临床或实验室证据支持肾炎型肾病或继发性肾病综合征者。

【治疗要点】

1. **一般治疗**　包括休息、合理的饮食、预防感染等方法。

2. **利尿**　对糖皮质激素耐药或未使用糖皮质激素而水肿较重伴尿少者可配合使用利尿剂，但需密切观察出入水量、体重变化及电解质紊乱。

3. **糖皮质激素**　肾病综合征常用的首选药物，初治病例诊断确定后应尽早使用泼尼松治疗，常用治疗方案有：短程疗法（全疗程8周）、中程疗法（全疗程6个月）和长程疗法（全疗程9个月）。复发和糖皮质激素依赖型肾病需要根据情况调整糖皮质激素的剂量和疗程或更换糖皮质激素制剂。

4. **免疫抑制剂**　适用于激素部分敏感、耐药、依赖及复发的病例，在小剂量糖皮质激素隔日使用的同时可选用环磷酰胺（CTX）、环孢素等免疫抑制剂。

5. **抗凝治疗**　应用肝素钠、尿激酶、双嘧达莫等可防治血栓。

6. **其他**　如免疫调节剂、血管紧张素转换酶抑制剂、中医药治疗等。

【预后】

肾病综合征的预后转归与其病理变化和对糖皮质激素治疗的反应关系密切。微小病变型预后最好，局灶节段性肾小球硬化预后最差。90%～95%的微小病变型患儿首次应用糖皮质激素有效，其中85%可有复发，复发在第1年比以后更常见。3～4年未复发者，其后有95%的机会不复发。微小病变型预后较好,但要注意严重感染或糖皮质激素的严重副作用。局灶节段性肾小球硬化者如对糖皮质激素敏感,则预后可改善。

【常见护理诊断/问题】

1. **体液过多** 与蛋白尿引起低蛋白血症导致血浆胶体渗透压下降有关。
2. **营养失调:低于机体需要量** 与大量蛋白自尿中丢失有关。
3. **有感染的危险** 与免疫力低下有关。
4. **潜在并发症:电解质紊乱、血栓形成、药物副作用**。
5. **焦虑** 与病情反复、病程长或担心预后有关。

【护理措施】

1. **适当休息** 一般不需要严格限制活动,无高度水肿、低血容量及感染的患儿不需卧床休息,严重水肿、高血压及低血容量患儿需卧床休息,以减轻心脏和肾脏的负担,卧床时应在床上经常变换体位,以防血管栓塞等并发症,病情缓解后可逐渐增加活动量,但不要过度劳累,以免病情加重。学龄儿童肾病活动期应休学。

2. **营养管理** 一般患儿不需要特别限制饮食,但因消化道黏膜水肿使消化能力减弱,应注意减轻消化道负担,给易消化的饮食,如优质的蛋白(乳类、蛋、鱼、家禽等)、少量脂肪、足量碳水化合物及高维生素饮食;激素治疗过程中食欲增加者应适当控制食量。

(1)热量:总热量依年龄不同而不同。其中糖类占 40%~60%,一般为多糖和纤维,可增加富含可溶性纤维的饮食如燕麦、米糠及豆类等。

(2)脂肪:为减轻高脂血症应少食动物脂肪,以植物性脂肪为宜,脂肪一般 2~4g/(kg·d),植物油占 50%。

(3)蛋白质:大量蛋白尿期间蛋白摄入量不宜过多,高蛋白膳食虽然使体内合成蛋白质增加,但其分解及尿中排出也增加,可能使肾小球硬化,患儿蛋白供给 1.5~2.0g/(kg·d)为宜,三餐中蛋白质的分配宜重点放在晚餐。尿蛋白消失后长期用糖皮质激素治疗期间应多补充蛋白,因糖皮质激素可使机体蛋白质分解代谢增强,易出现负氮平衡。

(4)水和盐:一般不必限制水,但水肿时应限制钠的摄入,一般为 1~2g/d,严重水肿时则应<1g/d,待水肿明显好转应逐渐恢复正常食盐摄入量。

(5)维生素 D 和钙:足量激素治疗期间每天给予维生素 D 400U 及钙 800~1 200mg。

3. **预防感染**

(1)患儿由于免疫力低下易继发感染,而感染常使病情加重或复发,严重感染甚至可危及患儿生命。应向患儿及家长解释预防感染的重要性,尽量避免到人多的公共场所。

(2)做好保护性隔离,肾病患儿与感染性疾病患儿分室收治,病房每日进行空气消毒,减少探视人数。

(3)加强皮肤护理:由于高度水肿至皮肤张力增加,皮下血循环不良,加之营养不良及使用激素等,皮肤容易受损及继发感染,应注意保持皮肤清洁、干燥,及时更换内衣;保持床铺清洁、整齐,被褥松软,经常翻身;水肿严重时,臀部和四肢受压部位垫软垫或用气垫床;可用棉垫或吊带托起水肿的阴囊,皮肤破损可涂碘伏预防感染。

(4)做好会阴部清洁,每日用 3%硼酸坐浴 1~2 次,以预防尿路感染。

(5)严重水肿者应尽量避免肌内注射,以防药液外渗,导致局部潮湿、糜烂或感染。

(6)注意监测体温、血常规等,及时发现感染灶,发生感染者给予抗生素治疗。

4. 用药护理

（1）应用利尿剂时注意观察尿量及尿常规，定期查血钾、血钠，尿量过多时应及时与医生联系，因大量利尿可加重血容量不足，有出现低血容量性休克或静脉血栓形成的危险。

（2）激素治疗期间观察每日尿量、尿蛋白变化及血浆蛋白恢复等情况，观察激素的副作用，如库欣综合征、高血压、消化道溃疡、骨质疏松等。遵医嘱及时补充维生素 D 及钙质，以免发生手足搐搦症。

（3）使用免疫抑制剂（如环磷酰胺）治疗时，注意有无白细胞数下降、脱发、胃肠道反应及出血性膀胱炎等。用药期间多饮水和定期查血常规。

（4）抗凝和溶栓疗法能改善肾病的临床症状，改变患儿对激素的效应，减少血栓形成。在使用此类药物过程中应监测凝血时间及凝血酶原时间，预防出血。

5. 心理支持与健康教育

（1）关心、爱护患儿，多与患儿及其家长交谈，鼓励其说出内心的感受，如害怕、忧虑等，指导家长多给患儿心理支持，使其保持良好情绪；在恢复期可组织一些轻松的娱乐活动，适当安排学习，以增强患儿信心，积极配合治疗；活动时注意安全，避免奔跑、打闹，以防摔伤、骨折等。

（2）讲解激素治疗对本病的重要性，使患儿及家长主动配合与坚持按计划用药；指导家长做好出院后的家庭护理，尽可能达到好的预后。

（3）让患儿及家长了解感染是本病最常见的合并症及复发的诱因，使家长和患儿积极预防感染，尽可能减少复发，缩短病程，提高治疗效果。

> **知 识 链 接**
>
> **儿童肾移植**
>
> 肾移植是终末期肾病患儿的最佳治疗方案。与透析相比，肾移植不仅能提高患儿的远期存活率，更能为其带来良好的生长发育和接近健康儿童的生存质量，最大程度保障患儿的正常学习和生活。儿童肾移植的长期疗效（10 年移植肾存活率）均高于成年和老年受体，可能与儿童的免疫特性和原发疾病不同有关。
>
> 我国肾移植规模和疗效位居全球第二，随着我国全面推行公民身后器官捐献工作，产生了数量众多的儿童供体，此类供肾在解剖、生理等方面最适合匹配儿童受体，通过优化儿童供肾分配策略，儿童肾供体优先分配给儿童，以获得最佳肾移植效果，探索出我国儿童肾移植发展的创新之路。

第四节　泌尿道感染

泌尿道感染（urinary tract infection，UTI）是指病原体直接侵入尿路，在尿液中生长繁殖，并侵犯尿路黏膜或组织而引起损伤。按病原体侵袭的部位不同，分为肾盂肾炎、膀胱炎、尿道炎。肾盂肾炎称为上尿路感染；膀胱炎、尿道炎合称下尿路感染。由于儿童时期感染局限在尿道某一部位者较少，且临床上难以准确定位，故常统称为泌尿道感染。可根据患儿有无临床症状，分为症状性泌尿道感染和无症状性菌尿。

泌尿道感染是儿童泌尿系统常见疾病之一，约占儿童泌尿系统疾病的 12.5%。女孩发病率普遍高于男孩，但新生儿、婴幼儿早期，男孩发病率却高于女孩。新生儿、婴幼儿泌尿道感染的局部症状往往不明显，全身症状较重。易漏诊而延误治疗，使感染持续或反复发作从而影响儿童健康。

无症状性菌尿是儿童泌尿道感染的一个重要组成部分,见于各年龄、性别的儿童,甚至3个月以下的小婴儿,但以学龄期女孩更常见。

【病因】

任何致病菌均可引起泌尿道感染,但绝大多数为革兰氏阴性杆菌,如大肠埃希菌、变形杆菌、肺炎克雷伯菌、铜绿假单胞菌,少数为肠球菌和葡萄球菌。大肠埃希菌是泌尿道感染中最常见的致病菌,占60%~80%。初次患泌尿道感染的新生儿、所有年龄的女孩和1岁以下的男孩,主要的致病菌仍是大肠埃希菌;而在1岁以上男孩主要致病菌多数是变形杆菌;对于10~16岁的女孩,白色葡萄球菌也常见;克雷伯杆菌和肠球菌多见于新生儿泌尿道感染。

【发病机制】

1. 感染途径
（1）上行性感染:致病菌从尿道口上行并进入膀胱,引起膀胱炎,膀胱内的致病菌再经输尿管移行至肾脏,引起肾盂肾炎,是儿童泌尿道感染的最主要途径。
（2）血源性感染:通常可为全身性败血症的一部分,主要见于新生儿和小婴儿,经血源途径侵袭尿路的致病菌主要是金黄色葡萄球菌。
（3）淋巴感染和直接蔓延:结肠内的细菌和盆腔感染可通过淋巴管感染肾脏,肾脏周围邻近器官和组织的感染也可直接蔓延。

2. 易感因素
（1）尿道周围菌种的改变及尿液性状的变化,为致病菌入侵和繁殖创造了条件。
（2）细菌黏附于尿路上皮细胞(定植)是其在泌尿道增殖引起泌尿道感染的先决条件。
（3）泌尿道感染患儿分泌型IgA的产生存在缺陷,使尿中分泌型IgA浓度减低,发生泌尿道感染的机会增加。
（4）先天性或获得性尿路畸形,增加泌尿道感染的危险性。
（5）新生儿和小婴儿抗感染能力差,易患泌尿道感染。尿布、尿道口常受细菌污染,且局部防卫能力差,易致上行性感染。
（6）糖尿病、高钙血症、高血压、慢性肾脏疾病、镰状细胞贫血及长期使用糖皮质激素或免疫抑制剂的患儿,其泌尿道感染的发病率可增高。

3. 细菌毒力　除以上个体因素所起的作用外,对没有泌尿系结构异常的儿童,入侵微生物的毒力是决定细菌能否引起上行性感染的主要因素。

【临床表现】

1. 急性泌尿道感染　临床表现因患儿年龄不同存在较大差异。
（1）新生儿:临床症状极不典型,多以全身症状为主,如发热或体温不升、苍白、吃奶差、呕吐、腹泻等。许多患儿有生长发育停滞,体重增长缓慢或不增,伴有黄疸者较多见。部分患儿可有嗜睡、烦躁甚至惊厥等神经系统症状。新生儿泌尿道感染常伴有败血症,但其局部排尿刺激症状多不明显,30%的患儿血和尿培养出的致病菌一致。
（2）婴幼儿:临床症状也不典型,常以发热最突出。拒食、呕吐、腹泻等全身症状也较明显。局部排尿刺激症状可不明显,但细心观察可发现有排尿时哭闹不安、尿布有臭味和顽固性尿布疹等。
（3）年长儿:以发热、寒战、腹痛等全身症状突出,常伴有腰痛和肾区叩击痛、肋脊角压痛等。同时尿路刺激症状明显,患儿可出现尿频、尿急、尿痛、尿液混浊,偶见肉眼血尿。

Note:

2. 慢性泌尿道感染　病程迁延或反复发作,常伴有贫血、消瘦、生长迟缓、高血压或肾功能不全。

3. 无症状性菌尿　在常规的尿筛查中,可以发现健康儿童存在着有意义的菌尿,但无任何尿路感染症状。这种现象可见于各年龄组,在儿童中以学龄期女孩常见。无症状性菌尿患儿常同时伴有尿路畸形和既往有症状的尿路感染史。病原体多数是大肠埃希菌。

【辅助检查】

1. 尿常规　清洁中段尿离心沉渣中白细胞≥5 个/HP,即可怀疑为尿路感染,血尿也常见。肾盂肾炎患儿有中等蛋白尿、白细胞管型尿及晨尿的比重和渗透压减低。

2. 尿培养细菌学检查　尿细菌培养及菌落计数是诊断泌尿道感染的主要依据。清洁中段尿细菌培养:菌落计数超过 10^5/ml 便可确诊,菌落计数在 $10^4 \sim 10^5$/ml 为可疑,菌落计数少于 10^4/ml 或多种杂菌生长时,则尿液污染的可能性大,应结合患儿性别、有无症状、细菌种类及繁殖力综合评价临床意义;通过耻骨上膀胱穿刺获取的尿培养,只要发现有细菌生长,即有诊断意义。对于伴有严重尿路刺激症状的女孩,如果尿中有较多白细胞,中段尿细菌定量培养≥10^2/ml,且致病菌为大肠埃希菌类或腐物寄生球菌等,也可诊断为泌尿道感染。

3. 影像学检查　影像学检查的目的主要是:①检查泌尿系统有无先天性或获得性畸形;②了解慢性肾损害或瘢痕进展情况;③辅助上尿路感染的诊断。反复感染或迁延不愈者应进行影像学检查,以观察有无泌尿系统畸形和膀胱输尿管反流。常用的有 B 型超声检查、静脉肾盂造影加断层摄片(检查肾瘢痕形成)、排泄性膀胱造影、肾核素造影和 CT 扫描等。

【治疗要点】

1. 一般治疗　急性期应卧床休息,鼓励饮水,勤排尿;女童应注意清洁外阴。加强营养,以增强机体的抵抗力。

2. 对症治疗　对高热、头痛、腰痛的患儿应给予解热镇痛剂缓解症状。对尿路刺激症状明显者,可用阿托品等抗胆碱类药物治疗,也可以给予碳酸氢钠口服碱化尿液,减轻尿路刺激症状。

3. 抗菌治疗　留尿送尿细菌培养后尽早进行抗菌治疗。婴幼儿难以区分感染部位、且有全身症状者均按上尿路感染用药。选用抗生素的原则:①感染部位:对肾盂肾炎应选择血浓度高的药物,对膀胱炎应选择尿浓度高的药物。②感染途径:对发热等全身症状明显或血源性感染者,多选用青霉素类或头孢菌素类药物。③根据尿培养及药物敏感试验结果,同时结合临床疗效选用抗生素。④选用对肾功能损害小的药物。

4. 其他治疗　对有尿路畸形的患儿,应积极矫治泌尿道畸形;对全身给药治疗无效的顽固性慢性膀胱炎患儿,常采用膀胱内药液灌注治疗。

【预后】

急性泌尿道感染经合理抗生素治疗后多于数日内症状消失而治愈,但有近50%的患儿可有复发或再感染,再发病例多伴有尿路畸形。

【常见护理诊断/问题】

1. 体温过高　与细菌感染有关。

2. 排尿异常　与膀胱、尿道炎症有关。

3. 知识缺乏：家长及年长患儿缺乏本病的防护知识。

【护理措施】

1. 维持正常体温

（1）一般护理：调节环境温度和湿度，急性期卧床休息，鼓励患儿大量饮水，通过增加尿量起到冲洗尿道作用，减少细菌在尿道的停留时间，促进细菌和毒素排出；多饮水还可降低肾髓质及乳头部组织的渗透压，阻碍细菌生长繁殖。

（2）降温：监测体温变化，高热或伴不适者给予降温处理。

2. 减轻排尿异常

（1）保持会阴部清洁，便后冲洗外阴，小婴儿勤换尿布，尿布用开水烫洗晒干，或煮沸、高压消毒。

（2）婴幼儿哭闹、尿道刺激症状明显者，遵医嘱应用抗胆碱药或口服碳酸氢钠碱化尿液，减轻尿路刺激症状。

（3）遵医嘱应用抗菌药物，阻碍细菌生长繁殖，用药过程注意药物副作用。

3. 健康教育

（1）向患儿及家长解释本病的护理要点及预防知识，如幼儿不穿开裆裤，为婴儿勤换尿布，便后洗净臀部，保持清洁；女孩清洗外阴时从前向后擦洗，单独使用洁具，防止肠道细菌污染尿道，引起上行性感染；及时发现男孩包茎、女孩处女膜伞、蛲虫前行尿道等情况，并及时处理。

（2）指导按时服药，定期复查，防止复发与再感染。一般急性感染于疗程结束后每月随访一次，除尿常规外，还应做中段尿培养，连续 3 个月，如无复发可认为治愈，反复发作者每 3~6 个月复查一次，共 2 年或更长时间。

第五节　儿童泌尿系统常见异常

一、尿道下裂

尿道下裂（hypospadias）是一种男性的尿道发育畸形，因前尿道发育不全而致尿道开口未能到达正常龟头顶端的位置，而是开口在阴茎腹侧、正常尿道口近端至会阴部的途径上，尿道下裂是儿童泌尿生殖系统最常见的畸形之一。男婴发病率为 1‰~3‰。

【病因】

1. 遗传因素　家族中有尿道下裂者，再生的男婴中患本病的风险至少上升 10%。

2. 内分泌因素　尿道下裂是由于生殖结节腹侧纵向的尿道沟从后向前闭合过程停止所致。尿道沟的正常发育受垂体和睾丸激素的影响，胚胎早期任何原因使睾酮产生的量不足或出现过迟或在转化成双氢睾酮的过程中发生异常，形成尿道下裂。

【临床表现】

尿道下裂的临床表现很典型，主要包括三个方面：

1. 异位尿道口　尿道口可开口于从正常尿道口近端至会阴部的尿道行径的任何部位。按尿道口部位不同分为 4 型：①阴茎头型：尿道口位于包皮系带部；②阴茎型：尿道口位于阴茎体部；③阴囊型：尿道口位于阴茎根部与阴囊交界处；④会阴型：尿道口位于会阴部。阴囊型、会阴型常有阴囊对裂，形似阴唇，若合并隐睾则酷似女性外阴易被误认。因异位尿道口前方有阻碍，站立位排尿易湿裤，患儿多用蹲位排尿。

2. 阴茎下弯 阴茎向腹侧弯曲,主要由于尿道口远端的尿道海绵体和皮下为纤维组织代替,位于阴茎体部的尿道腹侧皮下各层组织缺乏,及阴茎海绵体背、腹两侧不对称。

3. 包皮异常分布 龟头腹侧包皮未能在中线融合,包皮系带缺如,全部包皮集中在龟头背侧呈帽状堆积。

【辅助检查】

当尿道下裂合并双侧隐睾时应鉴别有无性别异常,可进行细胞染色体核型检查及 X 性染色体检查、尿 17 酮类固醇的排泄量测定。

【治疗要点】

手术治疗是最佳治疗方法,手术的目的是矫正阴茎下弯,使尿道口尽量接近正常位置,使患儿可站立位排尿,成年后有生殖能力。手术一般应在学龄前期完成,如阴茎发育不良,可试用 1~2 疗程的绒毛膜促性腺激素治疗,待阴茎增大后再手术。近年来,有主张在 8~18 月龄内完成手术,减少对儿童的心理影响。

手术方法:多主张一期完成阴茎下弯矫正术及尿道成形术,也有分两期或三期完成。

术后并发症:尿瘘形成(5%~30%),尿道口狭窄、尿道吻合口狭窄。

二、隐睾症

隐睾(cryptorchidism)又称睾丸未降。是指睾丸未能按照正常的发育过程从腰部腹膜后经腹股沟管下降达阴囊底部。发病率早产儿为 30%,足月儿为 4%,1 岁时为 0.66%,成人 0.3%。1 岁以内睾丸仍可继续下降,1 岁以后继续下降的机会明显减少。

【病因和病理生理】

隐睾的病因不是很明确,目前认为与下列因素有关:

1. 内分泌失调 促性腺激素刺激睾丸激素的分泌,母孕期促性腺激素刺激不足,影响睾丸激素的产生,可影响睾丸下降的动力。

2. 解剖上的机械障碍 如睾丸与腹膜粘连、精索过短、腹股沟管过窄、皮下环过紧等可使睾丸正常下降受阻。

【临床表现】

隐睾可发生于单侧或双侧,以单侧多见。单侧隐睾中右侧发生率略高于左侧。

患儿一般无自觉症状。主要表现为患侧的阴囊明显发育不良。单侧隐睾者左右侧不对称,双侧者阴囊小而扁平,缺乏皮肤皱褶,色素浅。病变侧阴囊内空虚,检查时不能扪及睾丸。儿童因睾提肌反射相对比较活跃,受到刺激如寒冷或惊吓后,睾提肌收缩可将睾丸上提或进入腹股沟管内,临床表现与隐睾相似,应注意鉴别。

隐睾并发睾丸损伤、扭转及恶变的概率较高,隐睾还可引起不育。有些隐睾患儿认为自己有发育畸形而产生自卑心理。

【辅助检查】

1. B 超、CT 检查 有助于发现未被触到的睾丸。

2. 放射性核素免疫学检查 了解病侧睾丸的内分泌功能。

3. **腹腔镜和睾丸血管造影**　判断患侧有无睾丸和睾丸的位置。

【治疗要点】

治疗隐睾的目的在于尽早促使睾丸降入并固定于阴囊内,有利于睾丸正常发育并获得生育功能。隐睾最佳的治疗年龄在 2 岁以内。

1. **激素疗法**　激素治疗的成功率因睾丸的位置而不同,高位隐睾或摸不到的隐睾一般无效,位于腹股沟外环的隐睾用绒毛膜促性腺激素治疗,可刺激睾丸下降,约 1/3 有效。

2. **手术治疗**　对激素治疗失败的患儿,睾丸固定术是唯一的选择,术中充分松解精索血管和输精管,在无张力的情况下将睾丸放入阴囊内。一般在 1 岁后 2 岁前进行手术为宜。

三、包茎及嵌顿包茎

包茎(phimosis)指包皮口狭小,紧包着阴茎头,不能向上翻开使阴茎头外露。包皮过长(redundant prepuce)指包皮冗长,完全遮盖阴茎头,但可随意上牵及翻转露出阴茎头。包皮过长是正常婴幼儿常有的现象,不能认为是病理性的。

嵌顿包茎(paraphimosis)指包皮被向上翻至阴茎头上后方,未及时予以复位,狭小的包皮环口嵌顿于冠状沟,循环受阻而引起水肿甚至坏死。

【病因】

1. **先天性包茎**　婴儿出生时包皮与阴茎头粘连,为正常的生理现象。出生后数月,这种粘连渐被吸收,包皮就与阴茎头分离。儿童出生后 2~3 年,由于阴茎的发育和勃起,包皮自行向上退缩,露出阴茎头。但有些儿童的包皮口非常细小,使包皮不能向上退缩,形成包茎。

2. **后天性包茎**　多继发于阴茎头和包皮的损伤或炎症。

3. **嵌顿包茎**　其诱因多为儿童出于好奇,上翻包皮后未及时复位,或家长给儿童洗澡时翻洗包皮未及时复位。

【临床表现】

包皮口细小者,排尿时尿流缓慢、歪斜,尿线细,包皮隆起。严重者在排尿时用力或哭闹不安。长期的排尿困难可引起上尿路损害及脱肛。

细小的包皮口可见乳白色豆腐渣样的包皮垢排出,包皮垢也可呈小块状堆积于阴茎头的冠状沟部,隔着包皮似小肿物,常被家长误为肿瘤而就诊。

包皮上翻后未能及时复位,形成嵌顿者,阴茎头及包皮血液回流受阻,水肿的包皮翻在阴茎头的冠状沟上,发生充血、肿大、疼痛。如果不及时处理,嵌顿包皮的狭窄环越来越紧,形成恶性循环,症状更为严重。狭窄的远端可发生糜烂、溃疡。嵌顿日久可发生坏死、脱落。

【治疗要点】

1. 婴幼儿时期的大多数先天性包茎不需治疗,可教家长将包皮重复上翻,以便扩大包皮口,阴茎头露出后,清洁积聚的包皮垢,并涂液体石蜡润滑,然后将包皮复原。

2. 嵌顿包茎先手法复位,手法复位失败,应做包皮背侧切开术。

3. 先天性包茎粘连不能剥离及后天性包茎应做包皮环切术。

四、护理

儿童泌尿系统常见异常主要包括尿道下裂、隐睾、包茎和包皮过长。最常用的治疗方法是手术治疗,需要做好术前护理和术后护理。

（一）术前护理

1. **术前准备**　术前 2d 开始阴茎、阴囊及会阴部的皮肤准备,对包皮长者要翻转清洗,术前备皮,范围包括腹部和两侧大腿皮肤及阴毛。术前 1d 流质饮食,术前晚、术晨给予清洁灌肠,术前 8h 禁食。

2. **心理护理**　外生殖器异常尤其是尿道下裂的患儿往往会存在不同程度的心理障碍,如孤僻、害羞、自卑等,应尊重患儿的自尊心,增强孩子的自信心。向家长说明手术的目的、方法及安全性,此类手术的成功率较高,不会造成患儿成年后的性功能障碍及不育,解除家长及患儿对手术的焦虑、不安和恐惧。并维护其隐私权,为其保守秘密。

（二）术后护理

1. **体位**　患儿麻醉未醒前,应平卧,头偏向一侧,以防呕吐物误吸。麻醉清醒后可取半卧位。

2. **保持尿管通畅**　防止受压、扭曲、滑脱及堵塞,观察并记录尿液的颜色、性状及量。

3. **保持伤口敷料的完整、干燥及清洁**　随时清除排泄物,一旦被污染立即更换。

4. **减轻疼痛**　通常术后 1~3d 最明显,术后可适当给予镇静止痛剂,年长儿常可服用己烯雌酚防止阴茎勃起引起疼痛、出血。在应用药物治疗的同时加强心理支持疗法,避免患儿因紧张、躁动而使疼痛加剧。

5. **保持大便通畅**　避免过度用力,而使腹内压增高,导致伤口裂开或复发,必要时给予开塞露,鼓励患儿食用含纤维素高的食物。

6. **病情观察**　观察阴茎的颜色有无异常变化如变紫、变黑,伤口有无出血;尿道下裂术后龟头有无肿胀、发紫,有无尿瘘、尿道狭窄;睾丸松解术后有无回缩、萎缩等。

7. **健康教育**　帮助家长及年长儿因畸形和矫治术引起的心理障碍;教会家长观察患儿术后排尿、阴囊的触诊等检查技术;术后 1~2 个月内避免剧烈活动;培养良好的卫生习惯,预防泌尿道感染;若患儿出现尿道梗阻、尿道憩室、尿瘘及尿频、尿痛等应及时就诊。

（周乐山）

思　考　题

---

1. 患儿,男,5 岁,因水肿、少尿 3d,加重伴血尿 1d 入院。

患儿 2 周前患过"感冒",未做特殊处理而自行缓解;起病以来精神欠佳,食欲有所减退,睡眠尚可,活动减少,体重增加,大便无明显改变。

体格检查:体温 38.2℃,心率 100 次/min,呼吸 28 次/min,血压 140/90mmHg,患儿神志清楚,精神稍差,眼睑、颜面及双下肢水肿,呈非凹陷性,呼吸规则,口唇无发绀,双肺未闻及啰音,心律齐,无杂音,腹软,肝脾肋缘下未触及,移动性浊音阴性。其他未见明显异常。

辅助检查:尿蛋白+,镜下见大量红细胞,WBC 3~5/HP;血常规 RBC 和 Hb 轻度下降,"ASO"500U,补体 C3 减少;胸片未见异常。

请思考:

（1）该患儿最可能的临床诊断是什么?

（2）该患儿首优的护理诊断/问题是什么? 应采取哪些护理措施?

2. 患儿,女,4 岁,全身水肿两周,尿少 3d 入院。患儿两周前无明显诱因出现水肿,3d 前出现尿量减少,24h 尿量约 200ml,双下肢水肿加重,呈凹陷性,两眼不能睁开,呼吸困难,两肺中下野呼吸音减弱,叩诊呈浊音,腹部移动性浊音(+),尿蛋白(++++)。

请思考:

（1）该患儿最可能的临床诊断是什么?

（2）该患儿水肿的原因是什么?

（3）该患儿首选的治疗药物是什么? 该药物的副作用主要有哪些?

3. 患儿,女,4岁,近日出现发热、排尿哭闹、排尿次数增多而就诊。查:患儿精神状态差,T 39℃,尿液混浊。

请思考:

(1) 该患儿最可能患哪种疾病?

(2) 需要做哪项辅助检查对病情评估最有帮助?

(3) 对患儿家长的健康指导有哪些?

造血系统疾病患儿的护理

13章 数字内容

—— 学 习 目 标 ——

● 知识目标：

1. 掌握骨髓外造血、生理性贫血、缺铁性贫血、营养性巨幼细胞贫血、免疫性血小板减少症、血友病的概念；营养性缺铁性贫血、营养性巨幼细胞贫血、免疫性血小板减少症、血友病的临床表现、护理评估、护理诊断、护理措施。

2. 熟悉儿童贫血的分类与分度；营养性缺铁性贫血、营养性巨幼细胞贫血、免疫性血小板减少症、血友病的病因、发病机制、治疗要点。

3. 了解儿童造血特点及血象特点。

● 能力目标：

1. 能运用所学知识解读造血系统疾病患儿的血象特点。

2. 能应用护理程序对造血系统疾病患儿实施整体护理，并提供有针对性的健康指导。

● 素质目标：

尊重、爱护患儿，具备敬畏生命的职业情感及护理造血系统疾病患儿的临床思维和循证思维。

血液由血浆及悬浮在其中的红细胞、白细胞、血小板三种有形细胞成分组成。造血器官和组织包括骨髓、胸腺、脾、淋巴结、淋巴组织和单核-吞噬细胞系统。造血系统疾病是指原发于造血系统的疾病或影响造血系统伴发血液异常改变的疾病，包括红细胞疾病、白细胞疾病、出血性疾病以及造血系统肿瘤性疾病（见第二十一章）。其临床表现是机体免疫力下降、出凝血功能紊乱、造血器官和组织的结构功能异常及外周血成分的异常。

第一节　儿童造血和血象特点

一、造血特点

儿童时期的造血可分为胚胎期造血及生后造血两个阶段。

（一）胚胎期造血（fetal hematopoiesis）

根据造血组织发育和造血部位发生的先后，可将此期分为三个不同的阶段。

1. **中胚叶造血期（mesoblastic hematopoiesis）**　约自胚胎第3周开始出现卵黄囊造血。之后在中胚叶组织中出现广泛的原始造血成分，其中主要是原始的有核红细胞。在胚胎第6周后，中胚叶造血开始减退。

2. **肝脾造血期（liver-spleen hematopoiesis）**　自胚胎第6~8周开始，肝脏出现活动的造血组织，并成为胎儿中期的主要造血部位，4~5个月时达高峰，6个月后逐渐减退，约于出生时停止。胎肝造血主要产生有核红细胞，并进一步分化为无核红细胞；也产生少量的粒细胞和巨核细胞。

约于胚胎第8周脾脏开始参与造血，以生成红细胞占优势，稍后粒系造血也开始活跃，至12周时出现淋巴细胞和单核细胞。胎儿5个月后，脾脏造红细胞和粒细胞的功能逐渐减退，至出生时成为终身造血淋巴器官。

胸腺是中枢淋巴器官，胚胎第6~7周已出现胸腺，并开始生成淋巴细胞。胚胎期胸腺也有短暂的生成红细胞和粒细胞功能。

自胚胎第11周淋巴结开始生成淋巴细胞，并成为终身造淋巴细胞和浆细胞的器官。胎儿期淋巴结亦有短暂的红系造血功能。

3. **骨髓造血期（medullary hematopoiesis）**　胚胎第6周开始出现骨髓，但至胎儿4个月时才开始造血活动，并迅速成为胎儿后期主要的造血器官，直至出生2~5周后成为唯一的造血器官。

（二）生后造血（postnatal hematopoiesis）

生后造血主要是骨髓造血，生成各种血细胞；淋巴组织产生淋巴细胞；特殊情况下出现骨髓外造血。

1. **骨髓造血**　婴幼儿期骨髓均为红骨髓，全部参与造血，以满足生长发育的需要。5~7岁开始，长骨中的红骨髓逐渐被脂肪组织（黄骨髓）所代替，至成年时红骨髓仅限于颅骨、锁骨、胸骨、肋骨、肩胛骨、脊柱、骨盆等短骨或不规则骨及长骨近端。黄骨髓具有造血潜能，当造血需要增加时，它可转变为红骨髓而恢复造血功能。小儿在出生后的前几年由于缺少黄骨髓，故造血代偿潜力小，当造血需要增加时，就会出现骨髓外造血。

2. **骨髓外造血（extramedullary hematopoiesis）**　在正常情况下，骨髓外造血极少。出生后，尤其是婴儿期，当发生感染性贫血或溶血性贫血等需要增加造血时，肝、脾、淋巴结可恢复到胎儿时期的造血状态，出现肝、脾、淋巴结肿大。同时外周血中可见有核红细胞和/或幼稚中性粒细胞。这是小儿造血器官的一种特殊反应，称为"骨髓外造血"，感染及贫血等纠正后即恢复正常。

二、血象特点

不同年龄阶段儿童的血象有所不同。

（一）红细胞数与血红蛋白量

由于胎儿期处于相对缺氧状态,红细胞生成素合成增加,红细胞数及血红蛋白量较高,出生时红细胞数为$(5.0~7.0)×10^{12}/L$,血红蛋白量为$150~220g/L$。未成熟儿与足月儿基本相等,少数可略低。生后$6~12h$因进食较少及不显性失水,其红细胞数和血红蛋白量往往比出生时高些。出生后随着自主呼吸的建立,血氧含量增加,红细胞生成素减少,骨髓造血功能暂时性下降,网织红细胞减少;胎儿红细胞寿命较短,且破坏较多(生理性溶血);婴儿生长发育迅速,循环血量迅速增加等因素,红细胞数和血红蛋白量逐渐降低,至$2~3$个月时(早产儿较早)红细胞数降至$3.0×10^{12}/L$左右,血红蛋白量降至$100g/L$左右,出现轻度贫血,称为"生理性贫血(physiological anemia)"。"生理性贫血"呈自限性经过,3个月后,红细胞生成素的生成增加,红细胞数和血红蛋白量又逐渐增加,约12岁时达成人水平。

网织红细胞数在初生3d内为$0.04~0.06$,于生后第7d迅速下降至0.02以下,并维持在较低水平,约0.003,以后随生理性贫血恢复而短暂上升,婴儿期以后约与成人相同。

（二）白细胞数与分类

出生时白细胞数为$15×10^9~20×10^9/L$,生后$6~12h$可达$21×10^9~28×10^9/L$,以后逐渐下降,1周时平均为$12×10^9/L$,婴儿期维持在$10×10^9/L$左右,8岁后接近成人水平。

白细胞分类主要是中性粒细胞与淋巴细胞比例的变化。出生时中性粒细胞约占0.65,淋巴细胞约占0.30。随着白细胞总数下降,中性粒细胞比例也相应下降,生后$4~6d$时两者比例约相等;随后淋巴细胞比例逐渐上升,$1~2$岁时淋巴细胞约占0.60,中性粒细胞约占0.35,之后中心粒细胞比例逐渐上升,至$4~6$岁时两者比例又相等;此后以中性粒细胞为主,与成人相似。嗜酸性粒细胞、嗜碱性粒细胞及单核细胞各年龄期差异不大。

（三）血小板数

血小板数为$100×10^9~300×10^9/L$。

（四）血红蛋白种类

出生时,血红蛋白以胎儿血红蛋白(HbF)为主,约占0.70,成人血红蛋白(HbA)约占0.30。出生后HbF迅速被HbA取代,至4月龄时HbF<0.20,1岁时HbF<0.05,2岁时达成人水平,HbF<0.02。

（五）血容量

小儿血容量相对较成人多,新生儿血容量约占体重的10%,平均为300ml;儿童约占体重的8%~10%,成人血容量约占体重的6%~8%。

第二节　贫　　血

一、概述

贫血(anemia)是指外周血中单位容积内的红细胞数或血红蛋白量低于正常,婴儿和儿童的红细胞数和血红蛋白随年龄不同而有差异。根据世界卫生组织资料,$6~59$个月的儿童Hb<110g/L,血细胞比容(HCT)<0.33;$5~11$岁儿童Hb<115g/L,HCT<0.34;$12~14$岁的儿童Hb<120g/L,HCT<0.36,可诊断为贫血。6个月以下的婴儿由于生理性贫血等因素,血红蛋白值变化较大,目前尚无统一标准。我国小儿血液病学会建议:新生儿Hb<145g/L,$1~4$个月婴儿Hb<90g/L,$4~6$个月婴儿Hb<100g/L,诊断为贫血。海拔每升高1 000米,Hb上升约4%。

贫血是儿童时期特别是婴幼儿时期常见的一种症状或综合征,不但影响儿童生长发育,而且是一

Note:

些感染性疾病的诱因。

（一）贫血的分类

1. 按程度分类 根据外周血血红蛋白含量或红细胞数,可将贫血分为 4 度:①血红蛋白从正常下限至 90g/L 为轻度;②60~90g/L 者为中度;③30~60g/L 者为重度;④<30g/L 者为极重度。

新生儿血红蛋白为 120~144g/L 者为轻度,90~120g/L 为中度,60~90g/L 者为重度,<60g/L 者为极重度。

2. 按病因分类 临床最常用。根据导致贫血的原因和发病机制可分为 3 类。

（1）红细胞及血红蛋白生成不足:①造血物质缺乏:如铁缺乏(缺铁性贫血)、维生素 B_{12} 和叶酸缺乏(巨幼细胞贫血)、维生素 A 缺乏、维生素 B_6 缺乏、铜缺乏、维生素 C 缺乏、蛋白质缺乏等。②骨髓造血功能障碍:如再生障碍性贫血、单纯红细胞再生障碍性贫血。③感染性及炎症性贫血:如流感嗜血杆菌、金黄色葡萄球菌、链球菌等感染。④其他:慢性肾病所致贫血、铅中毒所致贫血、癌症性贫血等。

（2）失血性贫血:包括急性失血和慢性失血引起的贫血。

（3）溶血性贫血:可由红细胞内在异常或外在因素导致红细胞破坏过多。

1）红细胞内在异常:①红细胞膜结构缺陷:如遗传性球形红细胞增多症、遗传性椭圆形红细胞增多症、棘状红细胞增多、阵发性睡眠性血红蛋白尿等;②红细胞酶缺乏:如葡萄糖-6-磷酸脱氢酶(G-6-PD)缺乏、丙酮酸激酶(PK)缺乏等;③血红蛋白合成或结构异常:如地中海贫血、血红蛋白病等。

2）红细胞外在因素:①免疫因素:体内存在破坏红细胞的抗体,如新生儿溶血症、自身免疫性溶血性贫血、药物所致的免疫性溶血性贫血等;②非免疫因素:如感染、物理化学因素、毒素、脾功能亢进、弥散性血管内凝血等。

3. 按形态分类 依据平均红细胞容积(MCV)、平均红细胞血红蛋白量(MCH)、平均红细胞血红蛋白浓度(MCHC)直接测定结果或依红细胞数、血细胞比容和血红蛋白含量计算出红细胞指数,将贫血分为 4 类(表 13-1)。

表 13-1 贫血的细胞形态分类

	MCV/fl	MCH/pg	MCHC/(g·L^{-1})
正常值	80~94	28~32	320~380
正细胞性贫血	80~94	28~32	320~380
大细胞性贫血	>94	>32	320~380
单纯小细胞性贫血	<80	<28	320~380
小细胞低色素性贫血	<80	<28	<320

各类贫血形态分类与常见疾病见表 13-2。

表 13-2 形态分类与常见疾病

形态分类	常见疾病
正细胞性贫血	急性失血、感染、肾功能衰竭、结缔组织病、单纯红细胞再生障碍性贫血、骨髓浸润(白血病、恶性肿瘤、骨髓纤维化)、早期缺铁
大细胞性贫血	红系造血增加、切脾后、肝脏病、阻塞性黄疸、再生障碍性贫血、巨幼细胞贫血、甲状腺功能减退、Down 综合征
小细胞低色素性贫血	缺铁性贫血、珠蛋白合成障碍性贫血、铁粒幼红细胞性贫血、铅中毒、慢性感染、慢性失血、维生素 B_6 效应性贫血、缺铜性贫血、严重营养不良

二、营养性缺铁性贫血

 ——————————— 导入情境与思考 ———————————

患儿,男,10个月。因"面色苍白1个月"入院。

患儿1个月前开始脸色渐苍白,不活泼,无发热及出血现象,家人未予重视,患儿近日面色苍白加重,入院就诊。患儿系 G_1P_1,35 周早产,单纯母乳喂养至今。

体格检查:T 36.8℃,P 120次/min,R 32次/min,W 7.5kg。神志清楚,发育正常,精神欠佳。皮肤黏膜色泽苍白,未见皮疹,皮下无出血,无水肿,双颌下淋巴结 0.8cm×0.8cm 大小 2 个,双肺呼吸音清。

辅助检查:RBC $4.08×10^{12}$/L,Hb 46g/L,HCT 0.209L/L。

请思考:

1. 该患儿可能的临床诊断有哪些?

2. 该患儿目前主要的护理诊断/问题有哪些? 应采取哪些护理措施?

缺铁性贫血(iron deficiency anemia,IDA)是体内铁缺乏导致血红蛋白合成减少,临床以小细胞低色素性贫血、血清铁蛋白减少和铁剂治疗有效为特点。本病遍及全球,易发生于婴幼儿,以 6 个月~2 岁发病率最高,严重危害儿童健康,是我国重点防治的儿童常见病之一。

铁缺乏(iron deficiency,ID)是最常见的营养素缺乏症和全球性健康问题,据估计全球 1/3 人口缺铁,6 个月后的婴儿如仅哺喂母乳将会致铁严重缺乏。由于缺铁导致许多含铁酶活性降低,婴幼儿严重缺铁可出现免疫功能、认知、学习能力和行为发育、胃肠道及皮肤黏膜等非血液系统表现。

知 识 链 接

铁营养与儿童大脑发育

铁不仅可以合成机体血红蛋白、肌红蛋白,也是机体内转运氧、呼吸、形成神经递质、激素和 DNA 合成的重要辅助因子,为神经细胞的生长、分化、突触形成和髓鞘化所必需。生命早期对铁的需求是所有年龄中最重要的,因为此期大脑经历关键的发育阶段。大量研究发现,早期铁缺乏可通过影响发育期大脑依赖铁的神经化学、神经代谢和神经解剖,以及基因和蛋白组分改变等途径,而影响感觉运动、认知语言和社会情绪的发育。纵向的随访研究发现,虽然铁剂治疗能纠正贫血,但早期脑发育关键期缺铁所致的大脑认知和行为损害仍可能持续至儿童期甚至青少年期。因此强调生命早期,尤其是孕期和出生后早期铁元素的合理补充,对大脑优化发展极为重要。

【铁的代谢】

1. **铁的来源** 人体所需要的铁有两个来源:①内源性铁:体内红细胞衰老或破坏所释放的血红蛋白铁占人体铁摄入量的 2/3,几乎全部被再利用;②外源性铁:主要来自食物,占人体铁摄入量的 1/3,分为血红素铁和非血红素铁,动物性食物含铁量高且为血红素铁,植物性食物中的铁是非血红素铁,血红素铁吸收率高于非血红素铁。母乳与牛乳含铁量均低,但母乳的铁吸收率比牛乳高 2~3 倍。

2. **铁的吸收与转运** 食物中的铁主要以 Fe^{2+} 的形式在十二指肠和空肠上段被吸收。进入肠黏膜细胞的 Fe^{2+} 被氧化成 Fe^{3+},一部分与细胞内的去铁蛋白结合形成铁蛋白,暂时保存在肠黏膜细胞中;另一部分与细胞质中载体蛋白结合后移出胞外进入血液,与血浆中的转铁蛋白结合,随血液循环将铁运送到需铁和贮铁组织,供给机体利用,红细胞破坏后释放出的铁也同样通过与转铁蛋白结合运送到骨髓等组织,被利用或储存。

3. **铁的利用与储存** 铁到达骨髓造血组织后即进入幼红细胞,在线粒体中与原卟啉结合形成血红素,血红素与珠蛋白结合形成血红蛋白。此外,铁参与肌红蛋白和某些酶(如细胞色素 C、单胺氧化酶、核糖核酸还原酶、琥珀酸脱氢酶等)的合成。在体内未被利用的铁以铁蛋白及含铁血黄素的形式储存。在机体需要铁时,这两种铁均可被利用,通过还原酶的作用,使铁蛋白中的 Fe^{2+} 释放,然后被氧化酶氧化成 Fe^{3+},与转铁蛋白结合后被转运到需铁的组织。

4. **铁的排泄** 小儿每日排出量约为 $15\mu g/kg$,约 2/3 随脱落的肠黏膜细胞、红细胞、胆汁由肠道排出,其他经肾脏和汗腺排出,表皮细胞脱落也失去极微量的铁。

5. **儿童对铁的需要量** 由于生长发育的需要,儿童每日需摄入的铁量相对较成人为多。足月儿自生后 4 个月至 3 岁每天约需铁 1mg/kg;早产儿需铁较多,约达 2mg/kg;各年龄儿童每天摄入总量不宜超过 15mg。

【病因】

1. **先天储铁不足** 胎儿主要通过胎盘的主动转运从母体获得铁元素,60% 来自孕末 3 个月,平均每日约 4mg,出生时机体总铁含量约为 75mg/kg,出生后胎儿红细胞溶解,所释放的铁也储存于机体;延迟脐带结扎 2~3min 可多提供约含 75mg 元素铁的血红蛋白,满足婴儿约 3 个月的铁需求。所以,储备铁一般可满足生后 6 个月内需要。母亲孕期缺铁、胎儿宫内生长迟缓、多胎、早产、低出生体重、胎-胎输血、胎儿-母体输血、出生前或出生时的失血(如胎盘早剥)、脐带结扎过早,均可使婴儿铁储备不足。

2. **铁摄入量不足** 食物铁供应不足是缺铁性贫血的主要原因。约 4 月龄以后,从母体获得的铁逐渐耗尽,婴儿期生长发育迅速,造血活跃,因此对食物中铁的需要增加,而婴儿主食人乳和牛乳的铁含量均低,人乳含铁 0.05mg/100g,吸收率为 50%,牛乳含铁量与人乳相似,但吸收率仅为 10%。婴儿单纯乳类喂养,未及时添加辅食,储存铁耗竭后即发生缺铁,故 6 个月至 2 岁的小儿缺铁性贫血发生率高。

动物性食物中铁的吸收率高,如瘦肉及肝脏的吸收率最高,可达 22%,鸡、鸭、猪血及鱼肉次之。植物性食物中的铁吸收率低,谷类含铁量少,长期用谷物等低铁食品喂养而不及时添加含铁丰富的辅食,婴儿容易发生缺铁性贫血。年长儿偏食、挑食等饮食习惯可导致铁摄入量不足。

3. **生长发育速度快** 婴儿期和青春期生长发育速度较快,血容量增加快。1 岁时血液循环中的血红蛋白增加 2 倍。低出生体重儿、早产儿、宫内生长迟缓因其出生后需要追赶生长,其体重及需要合成的血红蛋白增加的倍数更高,体内总铁含量需求较足月儿增加 3~4 倍,铁缺乏风险增加。足月儿第一年内约需补充外源性铁 200mg,低出生体重儿约需补充 280~350mg,若不及时添加含铁丰富的食物,更易缺铁。

4. **铁吸收障碍** 食物中的铁主要以 Fe^{2+} 的形式在十二指肠和空肠上段被吸收。饮食搭配不合理可影响铁的吸收;维生素 C、稀盐酸、果糖、氨基酸等还原物质等使 Fe^{3+} 变成 Fe^{2+},有利于铁的吸收;磷酸、草酸等可与铁形成不溶性铁酸盐,难于吸收;植物纤维、茶、咖啡、蛋、牛奶、抗酸药物等可抑制铁的吸收。胃肠炎、慢性腹泻可致铁的排泄增加而吸收不良。

5. **铁丢失过多** 婴儿铁丢失以牛奶蛋白过敏并引起肠出血最常见;肠息肉、膈疝、胃肠炎、钩虫病、鼻出血、月经量过多等都可造成长期慢性失血,每失血 1ml,约损失 0.5mg 铁。

【发病机制】

铁缺乏对机体多系统造成影响。

1. **缺铁对造血系统的影响** 铁是合成血红蛋白的原料。铁缺乏时,血红素生成不足,进而使血红蛋白合成减少,导致新生的红细胞内血红蛋白含量不足,细胞质减少,细胞变小;而缺铁对细胞的分裂、增殖影响较小,故红细胞数量减少的程度不如血红蛋白量减少明显,从而形成小细胞低色素性贫血。

缺铁通常经过三个阶段才发生贫血:①铁缺少期(iron depletion,ID):储存铁减少,但供红细胞合成血红蛋白的铁尚未减少;血清铁蛋白(SF)降低,骨髓细胞外铁减少。②红细胞生成缺铁期(iron deficient erythropoiesis,IDE):储存铁进一步耗竭,红细胞生成所需的铁亦不足,但循环中血红蛋白的量尚未减少;血清铁(SI)、骨髓铁减少,SF 降低,红细胞游离原卟啉(FEP)增高,血红蛋白(Hb)不降低。③缺铁性贫血期:除有上述改变外,Hb 降低,出现不同程度的小细胞低色素性贫血。当铁供应不足时,储存铁可被动员利用,供造血所需,故缺铁早期无贫血表现。如铁缺乏进一步加重,使储存铁耗竭时,即出现贫血表现。因此,缺铁性贫血是缺铁的晚期表现。

2. 缺铁对其他系统的影响　缺铁可影响肌红蛋白的合成,并可使多种含铁酶(如细胞色素 C、过氧化氢酶、单胺氧化酶、核糖核苷酸还原酶、琥珀酸脱氢酶、腺苷脱氨酶等)活性减低。这些含铁酶与生物氧化、组织呼吸、胶原合成、卟啉代谢、淋巴细胞和粒细胞功能、神经介质合成与分解、神经组织的发育等有关。因此,当铁缺乏时,造成细胞功能紊乱,尤其是单胺氧化酶的活性降低,造成重要的神经介质,如 5-羟色胺、去甲肾上腺素、肾上腺素及多巴胺发生明显变化,不能正常发挥功能,而出现一系列非造血系统的表现。如体力减弱、易疲劳、表情淡漠、注意力难于集中、注意力减退和智力减低等。缺铁还可引起组织器官的异常,如上皮细胞退变、萎缩,出现口腔炎、舌炎、胃酸缺乏、小肠黏膜变薄致消化吸收功能减退,反甲等;此外,缺铁还可引起细胞免疫功能及中性粒细胞功能下降,机体抗感染能力降低,易患感染性疾病。

【临床表现】

1. 一般表现　皮肤黏膜逐渐苍白,以唇、口腔黏膜和甲床较明显,易疲乏,不爱活动,年长儿可诉头晕、耳鸣、眼前发黑等。体重不增或增长缓慢。

2. 髓外造血表现　肝、脾轻度大;年龄愈小、病程愈长、贫血愈重者,肝脾大愈明显。但肿大程度很少有超过中度者。淋巴结肿大较轻。

3. 非造血系统表现

(1) 消化系统症状:食欲减退,少数有异食癖(如嗜食泥土、煤渣、墙皮等);可有呕吐、腹泻,口腔炎、舌炎或舌乳头萎缩,严重者可出现萎缩性胃炎或吸收不良综合征。

(2) 神经系统症状:常表现为烦躁不安、易激惹或精神不振,注意力不集中,记忆力减退,智力多低于同龄儿。

(3) 心血管系统症状:明显贫血时心率加快,严重者心脏扩大,甚至发生心力衰竭。

(4) 其他表现:如皮肤干燥,毛发枯黄易脱落,反甲,易感染等。

【辅助检查】

1. 外周血象　血红蛋白降低比红细胞数减少明显,平均红细胞容积(MCV)<80fl,平均红细胞血红蛋白量(MCH)<26pg,平均红细胞血红蛋白浓度(MCHC)<310g/L。网织红细胞数正常或轻度减少。红细胞寿命缩短。白细胞、血小板一般无特殊变化。外周血涂片可见红细胞大小不等,以小细胞为多,中央淡染区扩大,呈小细胞低色素性贫血。

2. 骨髓象　显示增生活跃,以中、晚幼红细胞增生为主。各期红细胞均较小,胞质含量少,染色偏蓝,胞质成熟落后于胞核。粒细胞系和巨核细胞系多无明显异常。

3. 铁代谢的检查

(1) 血清铁蛋白(SF):是反映体内储存铁的敏感指标,ID 期已降低,在 IDE 期和 IDA 期降低更明显。SF<12μg/L 时提示缺铁。

(2) 红细胞游离原卟啉(FEP):红细胞内缺铁时 FEP 不能完全与铁结合成血红素,血红素减少又反馈性地使 FEP 合成增多,未被利用的 FEP 在红细胞内堆积,导致 FEP 升高,当 FEP>0.9μmol/L 时提示红细胞内缺铁。如 SF 值降低、FEP 升高而未出现贫血,这是红细胞生成缺铁期(IDE)的典型表现。

(3) 血清铁(SI)、总铁结合力(TIBC)和转铁蛋白饱和度(TS):这三项检查反映血浆中的铁含量,通常在缺铁性贫血期(IDA 期)才出现异常:即 SI 和 TS 降低,TIBC 升高。SI<10.7μmol/L,TS<0.15,TIBC>62.7μmol/L,即可诊断缺铁性贫血。

4. 骨髓可染铁　骨髓铁染色检查细胞外铁减少或消失(0~+),铁粒幼细胞数<15%,提示储存铁减少(细胞内铁减少)。

【**治疗要点**】

1. 一般治疗　加强护理,保证充足睡眠;避免感染,如伴有感染者应积极控制感染;重度贫血者注意保护心脏功能。根据患儿消化能力,适当增加含铁丰富的食物,注意饮食的合理搭配,以增加铁的吸收。

2. 去除病因　如有慢性失血性疾病,如钩虫病、肠息肉或肠道畸形等,应积极治疗。喂养不当者应改善膳食,纠正不良的饮食习惯,合理喂养。

3. 铁剂治疗　铁剂是治疗缺铁性贫血的特效药。

(1) 口服铁剂:若无特殊原因,应采用口服给药。临床一般使用二价铁盐制剂。常用的口服制剂有硫酸亚铁(含元素铁 20%),富马酸亚铁(含元素铁 33%)、葡萄糖酸亚铁(含元素铁 12%)、琥珀酸亚铁(含元素铁 35%)、多糖铁复合物(含元素铁 46%)等。口服铁剂的剂量为元素铁 4~6mg/(kg·d),分 3 次餐间口服。为减少胃肠副作用,可从小剂量开始,如无不良反应,可在 1~2d 内加至足量。牛奶、茶、咖啡及抗酸药等与铁剂同服均会影响铁的吸收。

(2) 注射铁剂:注射铁剂较容易发生不良反应,甚至可发生过敏反应致死,应慎用。其适应证是:①诊断明确,但口服铁剂后无治疗反应者;②口服铁剂后胃肠反应重,经改变制剂种类、调整剂量及给药时间仍不能改善者;③胃肠疾病、胃肠手术后不能应用口服铁剂或口服铁剂吸收不良者。常用肌内注射的铁剂有山梨醇枸橼酸铁复合物;右旋糖酐铁复合物,可供肌内注射或静脉注射;葡萄糖氧化铁供静脉注射用。能用肌内注射者尽量不用静脉注射。

4. 输注红细胞　一般不必输红细胞,输注红细胞的适应证是:①贫血严重,尤其是发生心力衰竭者;②合并感染者;③急需外科手术者。输血时应注意输注的量和速度。贫血越严重,每次输注量应越少。速度宜慢,以免发生心功能不全。Hb 在 30g/L 以下者,应采用等量换血方法;Hb 在 30~60g/L 者,每次可输注红细胞悬液 4~6ml/kg;Hb 在 60g/L 以上者,不必输红细胞。

【**护理评估**】

1. 健康史

(1) 母亲孕产史:婴儿应了解母亲的孕产史,如母亲孕期是否有严重贫血;患儿是否是早产、双胎或多胎之一,是否发生过胎儿期出血等,评估患儿是否有先天储铁不足。

(2) 喂养史:询问患儿的喂养方法和饮食习惯,是否及时添加含铁辅食,食物搭配是否合理,动物性食品是否摄入过少;年长儿是否挑食、偏食、厌食等;有无生长发育过快。

(3) 既往史:是否有慢性疾病如消化道溃疡和畸形、慢性腹泻、肠道寄生虫、吸收不良综合征、反复感染等;青春期少女需了解是否有月经量过多。

2. 身体状况　了解患儿贫血程度,观察皮肤、黏膜颜色及毛发、指甲情况,了解是否有乏力、烦躁或萎靡、记忆力减退、成绩下降等;年长儿是否有头晕、耳鸣、眼前发黑;贫血严重者要注意有无心率增快、心脏扩大及心力衰竭表现;还应了解患儿是否有异食癖、口腔炎、舌炎等情况。了解血液及骨髓检查结果,RBC、Hb、SI 是否下降,红细胞形态及骨髓增生情况。

3. 心理-社会状况　评估患儿及家长的心理状态,对本病的病因及防护知识的了解程度,对健康的需求等。一些病情较重、病程较长的年长儿,由于体格、智力发育受到影响,不能与同龄儿童一样尽情玩耍、游戏,学习时注意力不集中,记忆力、理解力较差,学习成绩很难提高,这些都会造成患儿情绪改变,产生焦虑、抑郁、自卑、厌学等心理。对有异食癖的患儿,家长和社会往往不能正确对待,过多地责备,甚至歧视,会对患儿心理产生不良的影响。

【常见护理诊断/问题】

1. **营养失调:低于机体需要量** 与铁摄入不足、吸收障碍、需求增加、丢失过多有关。
2. **活动无耐力** 与贫血致组织器官缺氧有关。
3. **有感染的危险** 与缺铁导致机体免疫功能低下有关。
4. **潜在并发症:心力衰竭。**
5. **知识缺乏:** 家长及年长患儿缺乏科学喂养知识和本病的防护知识。

【预期目标】

1. 家长能正确选择含铁较多的食物,能遵指导协助患儿正确服用铁剂,保证铁的摄入。
2. 患儿倦怠乏力有所减轻,活动时无明显心悸、气促、无力等不适感觉。
3. 患儿家长能说出预防感染的重要性,减少或避免感染的发生。
4. 患儿治疗期间不发生心衰或发生时能及时发现、处理。
5. 家长及年长患儿能叙述其发病的原因,积极主动配合治疗,纠正不良饮食习惯,合理搭配饮食。

【护理措施】

1. 合理安排饮食

(1) 提供含铁丰富的饮食:提倡母乳喂养,人乳含铁虽少,但吸收率高达 50%,而牛乳中铁的吸收率仅为 10%。对于人工喂养的患儿,应选用强化铁配方奶粉,强化铁配方奶中铁含量为 8~12mg/L,按 150ml/kg 液体摄入量计算,可提供铁 1.2~1.8mg/(kg·d),可以满足婴儿铁需求。婴儿 6 个月后应逐渐减少每日奶类摄入量,按时添加含铁丰富的辅食或补充铁强化食品如铁强化米粉。动物性食物尤其是红肉类、动物肝脏、动物血、牡蛎、贝类等含铁量多,可根据患儿年龄进行相应补充。

(2) 指导合理搭配患儿的饮食:维生素 C、稀盐酸、氨基酸、果糖可促进铁的吸收,可与铁剂或含铁食品同时进食;茶、咖啡、牛奶、蛋类、麦麸、植物纤维、草酸和抗酸药物可抑制铁的吸收,应避免与含铁食品同食。鲜牛奶必须加热处理后喂养婴儿,以减少因过敏而致肠出血。

(3) 增加食欲:贫血患儿多有食欲不振,婴幼儿更甚,所以应采取增加食欲的措施,如创造良好的进食环境,鼓励年长儿主动进食,经常更换饮食品种,注意色、香味的调配,增添新鲜感;根据医嘱给患儿服用助消化药如胃蛋白酶、多酶片等,促进消化、增强食欲;进食前不做引起疲劳的活动,也不进行引起疼痛和不适的检查、治疗及护理。

(4) 早产儿体内总含铁量明显低于足月儿,故早产儿比足月儿更早发生铁耗竭。早产/低出生体重儿喂养时应注意从出生后 2 个月开始对母乳喂养儿补充元素铁 2mg/(kg·d),对配方奶喂养的婴儿补充元素铁 1mg/(kg·d),直至校正年龄 1 岁。

2. 补充铁剂,观察疗效与副作用

(1) 口服铁剂:告知家长服用铁剂的正确剂量和疗程;药物应放在患儿不能触及的地方且不能存放过多,以免误服过量中毒。口服铁剂可致胃肠道反应如恶心、呕吐、腹泻或便秘、厌食、胃部不适及疼痛等,宜从小剂量开始,逐渐增加至全量,在两餐之间服用,避免空腹服用以减少对胃肠道的刺激。铁剂可与维生素 C、果糖等同服,以利吸收;忌与抑制铁吸收的食物如茶、咖啡、牛奶、蛋类、麦麸、植物纤维、草酸和钙片等同服。液体铁剂可使牙齿和舌染黑,可用吸管将药液吸至舌根部咽下,服药后漱口。告知患儿及家长服用铁剂期间,患儿的大便会变成黑色或呈柏油样,是由于铁与肠内的硫化氢作用生成黑色的硫化铁所致,是正常现象,停药后恢复,不必顾虑。

（2）注射铁剂:肌内注射铁剂,应深部肌内注射,抽药和给药必须使用不同的针头,并以"Z"字形注射方式进行,以防铁剂渗入皮下组织,造成注射部位的疼痛及皮肤着色或局部炎症。每次更换注射部位,减少局部刺激。注射铁剂的不良反应除局部肿痛外,尚可发生面部潮红、恶心、头痛、肌肉关节痛、淋巴结炎及荨麻疹等,严重者可发生过敏性休克,注射时最好准备盐酸肾上腺素以便抢救。偶见注射右旋糖酐铁引起过敏性休克,因此,首次注射应至少观察1h。

（3）及时补锌:缺铁性贫血容易合并锌缺乏,锌对于维持食欲非常必要,缺锌使味蕾功能减退,食欲下降。因此,必要时可及时补锌。

（4）疗效观察:服用铁剂12~24h后,细胞内含铁酶开始恢复,烦躁等精神症状减轻,食欲增加。36~48h开始出现红系增生现象。服药2~3d后网织红细胞开始升高,5~7d达高峰,以后逐渐下降,2~3周后降至正常。服药1~2周后血红蛋白开始上升,一般3~4周后达正常。如服药3~4周仍无效,应查找原因,是否有剂量不足、制剂不良、导致铁不足的因素继续存在等。如果治疗效果满意,血红蛋白恢复正常后再继续服用铁剂6~8周,以补足铁的储存量。

3. **休息与活动**　轻、中度缺铁性贫血患儿,不必严格限制日常活动,但应避免剧烈运动,活动间歇充分休息,保证足够睡眠。对重度贫血的患儿,因血红蛋白明显减少造成组织缺氧,可有心悸、气短或活动后症状明显加重,所以应注意休息,特别是活动后出现心悸、气短的患儿应吸氧、卧床休息,减少氧耗。协助患儿的日常生活,应根据其活动耐力下降情况制订活动类型、强度、持续时间,有计划地将各项治疗、护理操作集中进行。

4. **预防感染**　居室应阳光充足、空气新鲜,温、湿度要适宜,根据气温变化及时增减衣服,尽量不到人群集中的公共场所;勿与感染性疾病患儿接触,按时接种各种疫苗;鼓励患儿多饮水,保持口腔清洁,必要时每日进行2次口腔护理,预防舌炎、口腔炎;注意保持皮肤的清洁,勤换内衣裤;观察皮肤、黏膜、呼吸系统等有无感染迹象,及时给予治疗护理。

5. **防止心力衰竭**　密切观察患儿的生命体征,注意心率、呼吸、面色、尿量等变化,若出现心悸、气促、肝脏增大等心力衰竭的症状和体征,应及时通知医生,并按心力衰竭患儿进行护理,如卧床休息、取半卧位、酌情吸氧等。重症贫血患儿输血、输液时要根据病情严格控制输液速度,以防心衰。

6. **健康教育**　向家长及年长患儿讲解疾病的有关知识和护理要点。宣教科学喂养的方法,提倡母乳喂养,及时添加含铁丰富且吸收率高的辅食;注意小儿的饮食搭配,选用富含铁的动物性饮食与富含维生素C的蔬菜搭配以利于铁的吸收。强调贫血纠正后,仍要坚持合理安排小儿饮食,培养良好的饮食习惯,这是防止复发及保证正常生长发育的关键。指导家长及年长儿坚持正确用药,不可随意停药。因缺铁性贫血致智力减低、成绩下降者,应与其父母沟通,使父母了解是由于疾病导致患儿目前状况,与父母和年长儿共同制订学习计划,减轻患儿自卑心理。对有异食癖的患儿,应正确对待,不可过多指责。按时门诊复查血常规、生化、出凝血功能、铁代谢等。

知 识 链 接

儿童缺铁性贫血筛查

IDA是婴幼儿最常见的贫血类型,Hb测定是筛查儿童IDA最简单易行的指标,定期筛查比单次筛查更有效。世界卫生组织(WHO)推荐在儿童人群开展定期的贫血筛查。美国儿科学会提出婴儿在出生1年内普筛一次贫血,具有铁缺乏或IDA风险因素如早产、低出生体重、低铁饮食,应增加筛查次数并进行选择性筛查,如婴儿12月龄内血红蛋白<110g/L,应进一步评估IDA。我国基本公共卫生服务规范要求在6~8月龄、18月龄、30月龄时对婴幼儿各开展一次Hb检测。对于铁缺乏的高危儿童,如早产儿、低出生体重、双胎或多胎者,则应提前并增加检测次数。

【护理评价】

1. 患儿家长能否正确选择含铁丰富的食物,合理安排患儿的饮食;患儿是否正确服用铁剂。
2. 患儿倦怠乏力症状有无减轻,活动耐力是否增强。
3. 患儿治疗期间有无发生感染、心衰等并发症。
4. 家长及年长患儿是否知道本病的发病原因,并主动配合治疗与护理。

三、营养性巨幼细胞贫血

营养性巨幼细胞贫血(nutritional megaloblastic anemia,NMA)是由于维生素 B_{12} 和/或叶酸缺乏所致的一种大细胞性贫血。主要临床特点为贫血、神经精神症状、红细胞胞体变大、骨髓中出现巨幼红细胞,用维生素 B_{12} 和/或叶酸治疗有效。常见于 6~18 个月龄儿,2 岁以上少见。

知 识 链 接

儿童对叶酸和维生素 B_{12} 的需求

人体不能自己合成叶酸,必须依靠消化吸收食物中的叶酸。绿色新鲜蔬菜、水果、酵母、谷类和动物肝、肾等含丰富叶酸,但经加热易被分解破坏。婴儿每天叶酸需要量为 40~60μg,儿童 100μg,正常人干细胞的储存量仅 5~20mg,约供身体 4 个月之需,因此营养性巨幼细胞贫血主要由叶酸缺乏引起。

人体维生素 B_{12} 主要来自动物的肝、肾、心、肌肉组织及蛋类、乳制品,羊乳几乎不含维生素 B_{12} 和叶酸,植物性食物中含量甚少。维生素 B_{12} 每天需要量婴儿期为 0.3μg,儿童和青春期为 0.5~1.0μg,正常人体内储存量可供 3~5 年用,因此单纯食物中含量不足而致维生素 B_{12} 缺乏者罕见。

【病因】

1. 储存不足　胎儿可从母体获得维生素 B_{12},并储存于肝内供生后利用。如孕母缺乏维生素 B_{12},可致婴儿维生素 B_{12} 储存不足。

2. 摄入量不足　各种乳类中含维生素 B_{12} 及叶酸均较少,羊乳中含叶酸更少。长期母乳喂养不及时添加辅食容易发生维生素 B_{12} 缺乏;长期羊乳、奶粉喂养不加辅食易致叶酸缺乏。动物性食物如肉、蛋、肝、肾中含维生素 B_{12} 较多;植物性食物如绿叶菜、水果、谷类中含叶酸较多,但加热后被破坏。若婴幼儿偏食,其饮食中缺乏肉类、动物肝、肾及蔬菜,可致维生素 B_{12} 和叶酸缺乏。

3. 需要量增加　婴幼儿生长发育较快(尤其是早产儿),对维生素 B_{12} 和叶酸的需要量也增加,严重感染者(如肺炎)维生素 B_{12} 的消耗量增加,需要量相应增加。

4. 吸收或代谢障碍　食物中维生素 B_{12} 必须与胃底部壁细胞分泌的糖蛋白结合成复合物才能在末端回肠黏膜吸收,进入血液循环后再与转钴胺素蛋白结合,运送到肝脏。慢性腹泻影响叶酸吸收,先天性叶酸代谢障碍(如小肠吸收叶酸缺陷及叶酸转运功能障碍)也可致叶酸缺乏。

5. 药物作用　长期应用广谱抗生素可抑制肠道细菌结肠合成叶酸;抗叶酸代谢药物(如甲氨蝶呤、巯嘌呤等)抑制了叶酸代谢;长期服用抗癫痫药(如苯妥英钠、苯巴比妥、扑痫酮等)也可导致叶酸缺乏。

【发病机制】

维生素 B_{12} 和叶酸缺乏时,DNA 合成障碍,造血细胞内 DNA 减少使红细胞的分裂延迟,细胞核的

Note:

发育落后于胞浆发育,使红细胞胞体变大,形成巨幼红细胞。由于红细胞生成速度变慢;巨幼红细胞在骨髓内易被破坏;进入血液循环的红细胞寿命也较短,从而出现贫血。

粒细胞核也因 DNA 不足而致成熟障碍,胞体增大,出现巨大幼稚粒细胞和中性粒细胞分叶过多现象,而且亦可使巨核细胞的核发育障碍而致巨大血小板。

维生素 B$_{12}$ 缺乏时还可致中枢和外周神经髓鞘受损,出现神经精神症状;叶酸缺乏主要引起情感改变,偶见深感觉障碍,其机制不清。

维生素 B$_{12}$ 还可使中性粒细胞和巨噬细胞吞噬细菌后的杀灭细菌作用减弱,使组织、血浆及尿液中甲基丙二酸堆积,后者是结核分枝杆菌细胞壁成分的原料,有利于结核分枝杆菌生长,故维生素 B$_{12}$ 缺乏者易伴结核病。

【临床表现】

由于肝脏内储存一定量的维生素 B$_{12}$,因而起病缓慢,多见于婴幼儿,发病患儿低于 2 岁者占 96% 以上。全身症状与贫血不一定成正比。

1. **一般表现** 多呈现虚胖或颜面部轻度水肿,毛发纤细、稀疏、发黄,严重者可有皮肤出血点或瘀斑。

2. **贫血表现** 皮肤常呈蜡黄色,睑结膜、口唇、指甲等处苍白,偶有轻度黄疸;疲乏无力,常有肝脾大;重症者心脏扩大或心力衰竭。

3. **神经精神症状** 患儿可出现烦躁不安、易怒等症状。维生素 B$_{12}$ 缺乏者表现为表情呆滞、目光发直、嗜睡,对外界反应迟钝,少哭不笑,智力及动作发育落后甚至倒退。重症病例可出现不规则震颤、手足无意识运动,甚至抽搐、感觉异常、共济失调、踝阵挛和 Babinski 征阳性等。叶酸缺乏者不发生神经系统症状,但可导致神经精神异常。

4. **消化道症状** 出现较早,常有食欲不振、厌食、恶心、呕吐、腹泻、舌炎、口腔及舌下溃疡等。

【辅助检查】

1. **外周血象** 呈大细胞性贫血,MCV>94fl、MCH>32pg,MCHC 正常。血涂片可见红细胞大小不等,以大细胞为多,中央淡染区不明显,可见巨幼变的有核红细胞、巨大幼稚粒细胞和中性粒细胞呈分叶过多现象。网织红细胞、白细胞、血小板计数常减少。

2. **骨髓象** 增生明显活跃,以红系增生为主,粒系、红系均出现巨幼变,表现为胞体变大、核染色质粗而松、副染色质明显。中性粒细胞的胞浆空泡形成,核分叶过多。巨核细胞的核有过度分叶现象,巨大血小板。

3. **血清维生素 B$_{12}$ 和叶酸测定** 血清维生素 B$_{12}$ 正常值为 200~800ng/L,<100ng/L 为缺乏。血清叶酸水平正常值 5~6μg/L,<3μg/L 为缺乏。

【治疗要点】

1. **一般治疗** 加强营养,及时添加辅食;防治感染。
2. **去除病因** 去除导致维生素 B$_{12}$ 和叶酸缺乏的病因。
3. **维生素 B$_{12}$ 和叶酸治疗** 有神经精神症状者,应以维生素 B$_{12}$ 治疗为主,如单用叶酸反而有加重症状的可能。维生素 B$_{12}$ 500~1 000μg 一次肌内注射;或每次肌内注射维生素 B$_{12}$ 100μg,每周 2~3 次,连用 2~4 周,直至临床症状好转,血象恢复正常为止。当有神经系统受累表现时,可予每日 1mg,连续肌内注射 2 周以上;由于维生素 B$_{12}$ 吸收缺陷所致的患者,每月肌内注射 1mg,长期应用。用维生素 B$_{12}$ 治疗后 6~7h 骨髓内巨幼红细胞可转为正常幼红细胞;一般精神症状 2~4d 后好转;网织红细胞 2~4d 开始增加,6~7d 达高峰,2 周后降至正常;神经、精神症状恢复较慢。

叶酸口服剂量为 5mg,3 次/d,连续数周至临床症状好转、血象恢复正常。同时口服维生素 C 有助于叶酸的吸收。服叶酸 1~2d 后食欲好转,骨髓中巨幼红细胞转为正常;2~4d 网织红细胞增加,4~7d 达高峰;2~6 周红细胞和血红蛋白恢复正常。因使用抗叶酸代谢药物而致病者,可用亚叶酸钙治疗。先天性叶酸吸收障碍者,口服叶酸剂量应增至每日 15~50mg 才有效。

4. 补钾、补铁　严重巨幼细胞贫血患儿在治疗开始 48h 后,血钾可突然下降,加之心肌因慢性贫血缺氧,可发生突然死亡,治疗时同时加用氯化钾 0.25~0.5g,3 次/d,以防低血钾致患儿猝死。恢复期需要大量的铁,要适当加服铁剂以供造血细胞所需。

【常见护理诊断/问题】

1. 营养失调:低于机体需要量　与维生素 B$_{12}$ 和/或叶酸摄入不足、吸收不良、代谢障碍等有关。

2. 活动无耐力　与贫血致组织缺氧有关。

3. 生长发育改变　与营养不足、贫血及维生素 B$_{12}$ 缺乏影响生长发育有关。

【护理措施】

1. 加强营养,指导喂养　改善哺乳母亲营养,及时给患儿添加富含维生素 B$_{12}$ 的食物,如肝、肾、肉类、蛋类、海产品等;添加富含叶酸的食物,如绿色新鲜蔬菜、水果、酵母、谷类和动物肝、肾等。注意饮食均衡,合理搭配。对年幼儿要耐心喂养,少量多餐,改变烹调方法,注意食物的色、香、味、形的调配,以引起患儿食欲;对年长儿要防止偏食、挑食,养成良好的饮食习惯;若患儿舌肌震颤致吮乳或吞咽困难时,需耐心喂养,严重不能吞咽者可改用鼻饲,以保证机体营养需要。

2. 遵医嘱合理用药,观察疗效

(1) 遵医嘱使用维生素 B$_{12}$ 和/或叶酸,一般 2~4d 后网织红细胞开始上升,6~7d 达高峰,2 周后降至正常。2~6 周红细胞和血红蛋白恢复正常,但神经、精神症状恢复较慢,少数患儿须经数月后才完全恢复。

(2) 维生素 C 能促进叶酸利用,同服可提高疗效;恢复期须加用铁剂,防止红细胞生成增加,造成铁的缺乏。

(3) 单纯维生素 B$_{12}$ 缺乏时,不宜加用叶酸治疗,以免加剧神经、精神症状。

(4) 药物不良反应:肌内注射维生素 B$_{12}$,偶有过敏反应,表现为皮疹、药物热,罕见过敏性休克。注射后注意观察患儿反应,当发生过敏时及时处理。

(5) 长期严重维生素 B$_{12}$ 缺乏的患儿可出现局部或全身震颤甚至抽搐、感觉异常、共济失调等,应限制患儿活动,必要时遵医嘱给予镇静剂,以免发生外伤。

3. 注意休息,适当活动　一般不需卧床休息,根据患儿的活动耐受情况,安排休息与活动。严重贫血者适当限制活动,协助满足其日常生活需要。烦躁、震颤、抽搐者遵医嘱用镇静剂,防止外伤。

4. 促进生长发育　评估患儿的体格、智力、运动发育情况,部分患儿可有体格、动作、智能发育落后和倒退现象,需进行监测,并加强护理、耐心教育和训练。如指导患儿及家长做被动体操,逐渐训练坐、立、行等运动功能,并尽早给予药物治疗,以促进动作和智能发育。

5. 健康教育　向家长介绍本病的发病原因、表现特点、治疗方法及预后,提供有关营养方面的知识,说明本病的预防要点是按时添加辅食,饮食要多样化,特别要注意动物性食物的摄入。较大儿童要耐心说服他们克服不良饮食习惯,必要时协助家长制订合适的食谱。积极治疗和去除影响维生素 B$_{12}$ 和叶酸吸收的因素,合理用药。定时门诊复查,监测维生素 B$_{12}$ 及叶酸的浓度,必要时进行调药,出现不适,随时门诊就诊。

其他常见的儿童贫血性疾病见表 13-3。

表 13-3　其他常见的儿童贫血性疾病

疾病	病因	临床表现	实验室检查	治疗	护理
再生障碍性贫血（aplastic anemia，AA）	由化学、物理、生物、药物及不明原因引起骨髓干细胞及造血微环境损伤	进行性贫血、出血、反复感染，肝、脾、淋巴结一般不肿大	全血细胞减少、红细胞和血红蛋白成比例减少，为正细胞正色素性贫血；白细胞总数明显减少，血小板计数减少；骨髓增生低下	激素、输血、抗生素、造血干细胞移植	注意休息，加强营养，防治感染；贫血和出血的护理，去除病因，忌用抑制骨髓的药物
红细胞葡萄糖 6-磷酸脱氢酶缺乏症（G-6-PD 缺乏症）	G-6-P 的基因突变所致	常见于进食蚕豆、蚕豆制品或服用某些有氧化特性的药物而引起急性血管内溶血。有头晕、厌食、恶心、呕吐、疲乏等症状，继而出现黄疸、血红蛋白尿，严重者可出现少尿、无尿酸中毒和急性肾衰竭	红细胞 G-6-PD 活性下降；G-6-PD 基因检测显示突变	去除诱因；溶血期应供给足够水分，口服碳酸氢钠，碱化尿液；严重贫血时，可输 G-6-PD 正常的红细胞；密切注意肾功能。	避免食用蚕豆及其制品，忌服有氧化作用的药物，观察溶血症状，防治感染，高发地区进行 G-6-PD 缺乏症普查
地中海贫血（thalassemia）	珠蛋白基因的缺陷使珠蛋白肽链合成障碍，从而出现慢性溶血性贫血	发病早，慢性进行性贫血、面色苍白、肝脾大、生长发育不良、轻度黄疸、症状随年龄增长而日益明显，常有特殊面容	呈小细胞低色素性贫血，红细胞大小不等，出现异形、靶形、碎片红细胞和有核红细胞等；网织红细胞正常或增高，骨髓红系增生明显活跃，HbF 含量明显增高	输红细胞，应用铁螯合剂除铁治疗，脾切除，造血干细胞移植，基因活化治疗	注意休息与营养，防治感染，开展人群普查与遗传咨询，对孕母采用基因分析法进行产前诊断是目前预防本病最有效的方法
遗传性球形红细胞增多症（hereditary spherocytosis，HS）	常染色体显性遗传，红细胞膜先天性缺陷导致溶血性贫血	贫血、反复出现黄疸、脾大	Hb、RBC 减少，网织红细胞增高，外周血涂片可见球形红细胞增多，红细胞渗透脆性增加	防治感染、高胆红素血症；输注红细胞；脾切除	加强营养，防治感染，注意溶血危象的发生

第三节　出血性疾病

一、免疫性血小板减少症

　　免疫性血小板减少症（immune thrombocytopenia，ITP）是正常血小板被免疫性破坏的自身免疫性疾病，是小儿最常见的出血性疾病，占儿童出血性疾病的 25%～30%。其主要临床特点为皮肤、黏膜

Note：

自发性出血、血小板减少、束臂试验阳性、出血时间延长和血块收缩不良。

【病因及发病机制】

患儿发病前常有病毒感染史。但病毒感染不是导致血小板减少的直接原因,而是由于病毒感染后时机体产生相应的血小板相关抗体(PAIgG),PAIgG与血小板膜发生交叉反应,使血小板受到损伤而被单核-巨噬细胞系统清除。血小板数量减少是导致出血的主要的原因。附着有PAIgG的血小板不同程度功能异常及抗体损伤血管壁致毛细血管脆性和通透性增加,是出血的促进因素。另外,血小板和巨核细胞有共同抗原性,抗血小板抗体同样作用于骨髓中巨核细胞,导致巨核细胞成熟障碍,巨核细胞生成和释放均受到严重影响,使血小板生成进一步减少。

免疫性血小板减少症的发生可以是原发性或继发于其他病症。继发性常见于下列情况:疫苗接种、感染(CMV、Hp、HCV、HIV等)、抗磷脂综合征、SLE、免疫缺陷病、药物、淋巴增殖性病变、骨髓移植的并发症等。

知 识 链 接

感染与免疫性血小板减少症

与ITP发病有关的病毒已知有十余种,以疱疹病毒科病毒、人细小病毒B19和人类免疫缺陷病毒尤为重要,还有腺病毒、EB病毒、巨细胞病毒、麻疹病毒、风疹病毒、腮腺炎病毒、甲型和丙型肝炎病毒、呼吸道合胞病毒和柯萨奇病毒等。疫苗相关ITP发病率为0.87/10万~4/10万,接种次数中位数为2.6,麻疹或风疹自然感染后ITP的发病率为6/10万~1 200/10万。

幽门螺杆菌、支原体感染也与ITP发病相关。ITP患者经根除幽门螺杆菌治疗后,血小板数明显增加,且很少复发。支原体感染引发ITP的机制可能是支原体对人体心、肺、肝、脑、肾及平滑肌等组织存在部分共同抗原,感染后可产生相应组织的自身抗体,形成免疫复合物,导致多系统的免疫损伤,使血小板受损被单核-巨噬细胞系统清除所致。

【临床表现】

本病见于各年龄时期小儿,以1~5岁小儿多见,男女发病数无差异,冬春季发病数较高。新诊断的ITP患儿于发病前1~3周常有急性病毒感染史,如上呼吸道感染、流行性腮腺炎、水痘、风疹、麻疹、传染性单核细胞增多症等,亦偶见于免疫接种后。

大多数患儿发疹前无任何症状,部分可有发热。以自发性皮肤、黏膜出血为突出表现,多为针尖大小的皮内或皮下出血点,或为瘀斑和紫癜,少见皮下血肿。分布不均匀,通常以四肢为多,在易于碰撞的部位更多见。常伴有鼻出血或齿龈出血,胃肠道大出血少见,偶见肉眼血尿。青春期女性患者可有月经过多。少数患儿可有结膜下和视网膜出血。颅内出血少见,一旦发生,则预后不良。出血严重者可致贫血,一般无肝脾大,淋巴结不肿大。部分患儿病程中没有任何出血表现。80%~90%的患儿于发病后1~6个月内痊愈,10%~20%的患儿呈慢性病程。病死率为0.5%~1%,主要致死原因为颅内出血。

美国血液学会(ASH)根据临床病程的长短将ITP分为3型:①新诊断的ITP:确诊后<3个月;②持续性ITP:确诊后3~12个月;③慢性ITP:确诊后>12个月。以上分型不适用于继发性ITP。

ASH还界定:重型ITP:病人发病时有需要紧急处理的出血症状或病程中新的出血症状必须应用提升血小板的药物治疗,包括增加原有药物的剂量。难治性ITP是指脾脏切除术后仍为重型ITP的患儿。

【辅助检查】

1. **外周血象** 血小板计数(PLT)<100×10^9/L,出血轻重与血小板数多少有关,PLT<50×10^9/L时可见自发性出血,PLT<20×10^9/L时出血明显,PLT<10×10^9/L时出血严重。慢性型可见血小板大小不等,染色较浅。失血较多时可致贫血,白细胞数正常。

2. **骨髓象** 在临床表现不典型或对治疗反应差时,骨髓检查是必要的,有时甚至需多次骨穿。新诊断的ITP和持续性ITP骨髓巨核细胞数增多或正常。慢性ITP巨核细胞显著增多,幼稚巨核浆细胞增多,核分叶减少,核-质发育不平衡,产生血小板的巨核细胞明显减少,其细胞质中有空泡形成、颗粒减少和量少等现象。急性型骨髓巨核细胞数正常或增加,成熟障碍,表现为幼稚巨核细胞明显增多。慢性型者巨核细胞数显著增多,包浆呈空泡变性。

3. **血小板相关抗体检测** 可见PAIgG含量明显增高。但PAIgG增高并非ITP的特异性改变,其他免疫性疾病亦可增高。

4. **其他** 血小板减少使毛细血管脆性增加,束臂试验阳性。出血时间延长,凝血时间正常,当血小板数量明显减少时血块收缩不良。血清凝血酶原消耗不良。慢性ITP患者的血小板黏附和聚集功能可以异常。

【治疗要点】

1. **一般治疗** 对于新诊断的ITP病例:①患儿无出血或轻微出血(皮肤出血点或瘀斑)可不考虑血小板计数,严密观察;②鼻出血持续15min或以上,应根据出血状况选择治疗方法。对于血小板计数稳定在30×10^9/L以上的持续性和慢性病例,要充分考虑激素和免疫抑制剂等治疗给患儿带来的风险。在急性出血期间以住院治疗为宜,尽量减少活动,避免外伤,明显出血时应卧床休息。应积极预防及控制感染,避免服用影响血小板功能的药物(如阿司匹林等)。

2. **糖皮质激素** 其主要药理作用是降低毛细血管通透性;抑制血小板抗体产生;抑制单核-吞噬细胞系统破坏有抗体吸附的血小板。常用泼尼松,剂量为1.5~2mg/(kg·d),分3次口服,血小板正常后缓慢减量、停药。激素治疗2~3周无反应者,应迅速减量、停药,查寻病因。出血严重者可用冲击疗法:地塞米松0.5~2mg/(kg·d),或甲泼尼龙20~30mg/(kg·d)静脉滴注,连用3d,症状缓解后改口服泼尼松。用药至血小板数回升至接近正常水平即可逐渐减量,疗程一般不超过4周。停药后如有复发,可再用泼尼松治疗。国际上推荐:儿童慢性型ITP,泼尼松4~5mg/(kg·d),分3次服用,连用3~4d,2~3周为1个疗程,可连续4~5个疗程。

3. **大剂量静脉免疫球蛋白** 单独应用大剂量静脉免疫球蛋白的升血小板效果与糖皮质激素相似,常用剂量为0.4~0.5g/(kg·d),连续5d静脉滴注;或每次1g/kg静脉滴注,必要时次日可再用1次;以后每3~4周1次。副作用少,偶有过敏反应。

4. **血小板输注** 因患儿血液循环中含有大量抗血小板抗体,输入的血小板很快被破坏,故通常不主张输血小板;只有在发生颅内出血或急性内脏大出血危及生命时才输注血小板,并需同时予以肾上腺皮质激素,以减少输入血小板的破坏。

5. **脾切除** 现多主张采用腹腔镜脾切除术。脾切除有效率约为70%,适用于病程超过1年,PLT持续<50×10^9/L(尤其是<20×10^9/L),有较严重的出血症状,内科治疗效果不好者,手术宜在6岁以后进行。10岁以内发病的患儿,其5年自然缓解机会较大,尽可能不做脾切除。术前必须做骨髓检查,巨核细胞数减少者不宜做脾切除。术前PAIgG极度增高者,脾切除的疗效亦较差。

6. **利妥昔单抗** 目前主要用于治疗慢性ITP和难治性ITP。剂量为375mg/m^2,静脉滴注,每周1

次,共4次。一般在首次注射4~8周起效。

7. 血小板生成素（thrombopoietin,TPO）和 TPO 受体激动剂 目前主要用于治疗难治性 ITP。重组 TPO 1μg/(kg·d),连用 14d,不良反应轻微。

8. 免疫抑制剂 目前主要用于治疗慢性 ITP。环孢素 3~5mg/(kg·d),分 2 次口服,开始治疗剂量可稍大,应根据血药浓度调整剂量,疗程 3~4 个月,主要副作用是肝肾功能损害。其他如长春新碱、环磷酰胺静滴,亦可用硫唑嘌呤口服 8~12 周,观察疗效。对儿童慢性 ITP 应用细胞毒药物治疗一定要慎重,对其利弊要做综合评价。

9. 其他 达那唑是一种合成的雄性激素,对部分病例有效。干扰素-a2b 对部分顽固病例有效。

【常见护理诊断/问题】

1. **皮肤黏膜完整性受损** 与血小板减少致皮肤黏膜出血有关。
2. **潜在并发症**：出血。
3. **有感染的危险** 与应用糖皮质激素和/或免疫抑制剂有关。
4. **恐惧** 与严重出血有关。

【护理措施】

1. 密切观察病情,避免损伤出血

（1）密切关注患儿生命体征变化,观察患儿全身皮肤黏膜瘀点（斑）、血小板数量变化,及时发现出血倾向。仔细观察患儿有无鼻出血、血尿、血便、咯血以及烦躁不安、头痛及神志改变。如有上述症状及时告知医师,定时监测血压、脉搏、呼吸、面色的变化,如面色苍白加重,呼吸脉搏增快,出汗、血压下降提示失血性休克。若有烦躁不安、嗜睡、头痛、呕吐甚至惊厥、颈抵抗,提示颅内出血。

（2）避免损伤。急性期应减少活动,避免创伤,尤其是头部外伤,明显出血患儿应卧床休息;为患儿提供安全的环境,床头、床栏及家具的尖角用软物包扎,禁忌玩锋利的玩具,限制剧烈运动,如篮球、足球、爬树等,以免碰伤、刺伤或摔伤;尽量减少肌内注射或深静脉穿刺抽血,必要时应延长压迫时间,以免形成深部血肿;禁食坚硬、过热、油炸、多刺及刺激性的食物,防止损伤口腔黏膜及牙龈出血;刷牙时选用软毛牙刷,或盐水漱口,以保护口腔黏膜;天气干燥时可用液状石蜡油滴鼻,湿润鼻腔,告知患儿及其家属不可用手挖鼻孔,以防鼻出血发生;保持大便通畅,防止用力排便时腹压增高而诱发颅内出血。

2. 出血的护理

（1）消化道出血的护理:消化道少量出血患儿,可进食温凉的流质饮食;大量出血患儿应禁食,待出血停止 24h 后方可给予流质饮食,建立静脉输液通道、配血、做好输血准备,保证液体入量,准确记录出血的量、性质、颜色。

（2）鼻出血的护理:少量出血时可用棉球或吸收性明胶海绵填塞,局部冷敷。出血严重时,尤其是后鼻腔出血可用凡士林油纱条做后鼻孔填塞术。

3. 预防感染 应与感染患儿分室居住;保持出血部位清洁;注意个人卫生;严格无菌技术操作。

4. 消除恐惧心理 出血及止血技术操作均可使患儿产生恐惧心理,表现为不合作、烦躁、哭闹等,安慰患儿避免因情绪过度紧张而加重出血,必要时遵医嘱给予镇静剂。进行各种检查及特殊治疗时,应做好患儿及其家属的解释工作,以取得合作。

5. 用药护理

（1）糖皮质激素：按时按量服用，不可随意加减药量，当服用激素时 PLT 回升至接近正常值时，应遵医嘱逐渐减量，不可突然停药，以免引起不良后果。注意激素不良反应，避免感染。

（2）丙种球蛋白：严格控制输液速度，注意操作流程，输注过程中，密切关注患儿生命体征变化，出现不适应暂停输注，告知医师，给予相应处理后再酌情进行输注。

（3）免疫抑制剂：口服环孢素 A 时，应按时按量口服，不可擅自将药物减停或改量，定期检测血药浓度（200~300ng/ml），疗程 2~3 个月，有效率 60%~80%。口服环孢素 A 前后 1h 内应禁食，不可与其他药物同时服用；观察有无药物不良反应如肝肾功损害、多毛及牙龈增生等。

6. 健康教育

（1）指导预防损伤：不玩尖利的玩具；不使用锐利的工具；不做剧烈、有对抗性的运动；常剪指甲；选用软毛牙刷；饮食上不吃过硬、油炸、过热、刺激性强的食物，避免消化道黏膜损伤出血。

（2）指导进行自我保护：PLT 偏低时需卧床休息，症状缓解后可进行适当运动，增强机体抵抗力。去公共场所时戴口罩，衣着适度，尽量避免感冒，以防加重病情或复发。

（3）用药指导：遵医嘱口服药物，不能擅自停药或改药。大剂量糖皮质激素服用 5~6 周易出现库欣综合征、高血压、感染、血糖增高等，停药后可恢复；定期复查血压、血糖、白细胞计数，及早发现可疑的不良反应；患儿服药期间，不与感染患儿接触，忌用抑制血小板功能的药物加阿司匹林等；服用环孢素 A 的患儿，应定期检测环孢素的血药浓度，服药前后 1h 应禁食，不可与其他药物同时服用。

（4）告知家长密切关注患儿病情变化，关注有无新发出血点，识别出血征象，学会压迫止血的方法，一旦发现出血，立即到医院复查或治疗。

（5）脾切除的患儿易患呼吸道和皮肤化脓性感染，且易发展为败血症。在术后 2 年内，患儿应定期随诊，并遵医嘱应用抗生素和丙种球蛋白，以增强抗感染能力。

二、血友病

血友病（hemophilia）是一组遗传性凝血功能障碍的出血性疾病，临床上分为血友病 A（凝血因子Ⅷ缺陷症）和血友病 B（凝血因子Ⅸ缺陷症）两型，分别由血浆凝血因子Ⅷ（F8）和凝血因子Ⅸ（F9）基因突变所致。在男性患者中，血友病 A 占 80%~85%，血友病 B 占 15%~20%。女性患者罕见。共同特点为终身轻微损伤后发生长时间的出血。

【病因及发病机制】

血友病 A、B 为 X-连锁隐性遗传，凝血因子Ⅷ和凝血因子Ⅸ均位于 X 染色体长臂末端，由女性传递，男性发病。因子Ⅷ、Ⅸ缺乏，均使凝血过程第一阶段中的凝血活酶生成减少，引起血液凝固障碍，导致出血倾向。

血友病的遗传方式：女性携带者与正常男性所生的儿子有 50% 概率为血友病患者，所生的女儿有 50% 概率成为致病基因携带者；男性患者与正常女性所生儿子均为正常，所生女儿均为携带者；女性携带者与男性患者所生的儿子有 50% 概率为血友病患者，所生的女儿致病基因携带者和血友病患者概率各占 50%；男性患者与女性患者所生的儿子和女儿都是患者，但这种情况极为罕见。

【临床表现】

出血症状的轻重及发病的早晚与凝血因子活性水平相关。血友病 A 和 B 大多在 2 岁时发病，亦可在新生儿期即发病。

1. **皮肤、黏膜出血**　由于皮下组织、口腔、齿龈黏膜易于受伤,为出血好发部位。幼儿亦常见于头部碰撞后出血和血肿。多数患儿在 1~2 岁开始爬行、走路后发病,严重病例可在生后 3 周即开始自发性或创伤后出血不止,少数患儿可迟至 5 岁以后发生出血。

2. **关节积血**　是血友病最常见的临床表现之一,多见于膝关节,其次为踝、髋、肘、肩关节等。关节出血可以分为 3 期:①急性期:关节腔内及周围组织出血,引起局部红、肿、热、痛和功能障碍。由于肌肉痉挛,关节多处于屈曲位置。②关节炎期:因反复出血、血液不能完全被吸收,刺激关节组织,形成慢性炎症,滑膜增厚。③后期:关节纤维化、僵硬、畸形、肌肉萎缩、骨质破坏,导致功能丧失。膝关节反复出血,常引起膝屈曲、外翻、腓骨半脱位,形成特征性的血友病步态。

3. **肌肉出血和血肿**　重型血友病 A 常发生肌肉出血和血肿,多发生在创伤或活动过久后,多见于用力的肌群。深部肌肉出血时可形成血肿,导致局部肿痛和活动受限,引起局部缺血性损伤和纤维变性。在前臂可引起手挛缩,小腿可引起跟腱缩短,腰肌痉挛可引起下腹部疼痛。

4. **创伤或手术后出血**　不同程度的创伤、小手术,如拔牙、扁桃体摘除、脓肿切开、肌内注射或针灸等,均可以引起严重的出血。

5. **其他部位的出血**　如鼻出血、咯血、呕血、黑便、血便和血尿等;也可发生颅内出血,是最常见的致死原因之一。

血友病 B 的出血症状与血友病 A 相似,患者多为轻型,出血症状较轻。

【辅助检查】

1. **过筛试验**　血小板计数正常;血浆凝血酶原时间、凝血酶时间正常;纤维蛋白原含量正常;活化部分凝血活酶时间(APTT)延长,轻型患儿仅轻度延长或正常。延长的 APTT 如能被正常新鲜血浆及吸附血浆纠正、不能被血清纠正,即为血友病 A;如能被正常新鲜血浆及血清纠正、不能被硫酸钡吸附血浆纠正,则为血友病 B。

2. **确诊试验**　测定血浆 FⅧ 或 FIX 促凝活性(FⅧ:C 或 FIX:C)减少或极少,有助于判断血友病的类型、病情轻重以及指导治疗。

3. **基因诊断**　可用基因探针、DNA 印迹技术、限制性内切酶片段长度多态性等检出血友病携带者及产前诊断。产前诊断:妊娠第 10 周左右行绒毛膜活检、第 16 周左右行羊水穿刺,通过胎儿的 DNA 检测致病基因。

4. **抑制物检测**　由于血友病 A 患儿缺乏对 FⅧ 的免疫耐受而产生中和性 FⅧ 抗体(抑制物)。25%~30% 的血友病 A 儿童(多见于重度)在替代治疗过程中会产生抑制物,导致后续治疗效果下降甚或无效。血友病 B 患儿很少会产生抑制物。根据抑制物滴度水平,分为低滴度(≤5BU)和高滴度(>5BU)。

【治疗要点】

1. **急性出血的处理**　采用 RICE 原则:休息(rest)、冷敷(ice)、压迫(compression)和抬高患肢(elevation)。对表面创伤、鼻或口腔出血可局部压迫止血,或用纤维蛋白泡沫、吸收性明胶海绵蘸组织凝血活酶或凝血酶敷于伤口处。早期关节出血者,宜卧床休息,并用夹板固定肢体,放于功能位,亦可局部冷敷,并用弹力绷带缠扎。关节出血停止、肿痛消失时,可作适当理疗,以防止关节畸形。严重关节畸形可用手术矫形治疗。

2. **替代治疗**　凝血因子替代治疗是最有效的止血和预防出血的措施。一旦出血,应立即治疗。血友病 A:每输注 FⅧ 1IU/kg 可使体内凝血因子活性(FⅧ:C)提升 2%;血友病 B:每输注 FIX 1IU/kg 可使体内凝血因子活性(FIX:C)提升 1%。常用基因重组 FⅧ/FIX 制品,也可用新鲜冰冻血浆、血浆浓缩 FⅧ/FⅨ物、凝血酶原复合物等。

出血后输注 FⅧ/FⅨ制剂止血称按需治疗,发生出血后 2h 内治疗效果最佳。在患儿发生出血前定期给予凝血因子替代治疗,以达到预防出血的目的,称为预防治疗。标准预防方案:血友病 A 每次 25~40IU/kg,每周 3 次;血友病 B 每次 25~40IU/kg,每周 2 次。

3. **辅助药物治疗**　1-脱氧-8-精氨酸加压素(DDAVP)有提高血浆内因子Ⅷ活性和抗利尿作用,常用于治疗轻型血友病 A 患者,可减轻其出血症状,剂量为 0.2~0.3μg/kg,溶于 20ml 生理盐水中缓慢静注,此药能激活纤溶系统,故需与 6-氨基己酸或氨甲环酸联用。如用滴鼻剂(100μg/ml),0.25ml/次,作用相同。因其抗利尿作用有导致严重低钠血症的可能,故应用过程中需监测血钠水平。

4. **外科治疗**　反复关节出血致关节强直及畸形的患儿,可在补充足量 FⅧ 或 FⅨ 的前提下,行关节成形术或人工关节置换术。

5. **物理治疗和康复训练**　可以促进肌肉和关节积血的吸收,消肿,减轻疼痛,维持和改善关节活动范围。在非出血期,应积极地进行康复训练。物理治疗和康复训练均应在有经验的理疗师指导下进行。

【常见护理诊断/问题】

1. **潜在并发症**:出血。
2. **组织完整性受损**　与凝血因子缺乏致出血有关。
3. **疼痛**　与关节腔出(积)血及皮下、肌肉血肿有关。
4. **躯体活动障碍**　与关节腔积血,肿痛、活动受限及关节畸形、功能丧失有关。
5. **自尊紊乱**　与疾病终身性有关。

【护理措施】

1. **一般护理**
(1)活动与休息:患儿平时在无出血的情况下,做适当的运动,对减少该病复发有利。但有活动性出血时要限制活动,以免加重出血。
(2)饮食:给予患儿清淡易消化的软食,注意营养搭配,少吃热、硬食物,以免损伤牙龈或烫伤口腔黏膜,避免进食辛辣食品和边缘锐利的食物,避免使用吸管。口腔出血吞咽后可引起恶心、呕吐、腹痛等不适,并伴有大便色泽的改变,应密切观察大便的颜色及性状,以评估出血情况。
(3)预防感染:做好口腔护理,进食后予以漱口液漱口,刷牙时使用软毛牙刷。每日给予患儿 3%硼酸坐浴,预防肛周感染。

2. **病情观察**　密切观察患儿生命体征变化、精神反应、有无周身乏力、低血压等症状;关注患儿大小便的改变;观察患儿有无神经、精神症状,瞳孔有无变化,有无头痛、头晕、呕吐等症状,以防颅内出血;若有颅内出血倾向,立即停止活动,禁止搬动患儿,立即告知医生,遵医嘱及时给予患儿心电监护、降颅压、按严重出血剂量输注Ⅷ凝血因子、应用止血药及吸氧。

3. **防治出血**
(1)预防出血:①养成安静的生活习惯,动作轻柔,剪短指甲、衣着宽松,防止外伤及关节损伤;②尽可能采用口服给药,避免或减少肌内注射,必须注射时采用细针头,注射后按压穿刺部位 5min 以上;③避免各种手术。必须手术时,应在术前、术中、术后补充凝血因子;④有出血倾向时应限制活动,卧床休息,出血停止后逐步增加活动量。
(2)遵医嘱输注凝血因子:严密观察有无不良反应,有反应者酌情减慢。
(3)局部止血:①口腔出血时要保持安静,尽量分散患儿的注意力,给予患儿吃些冰冻食品,或用冷敷疗法,用毛巾包裹医用冰袋置于患侧颌面,使局部血管收缩,禁用抗凝及影响血小板功能的药物。②关节出血时的护理:卧床休息,停止活动;早期应局部冰敷并抬高患肢,固定关节并制动,抬高患肢要保持功能体位,以减少疼痛,减轻出血。按医嘱及时补充凝血因子;出血量多必须做穿刺时,注意无菌技术操作;肿胀消退后,逐步帮助恢复关节活动和功能,防止引发关节炎症,导致关节畸形及致残。③消化道出血:早期给予患儿禁食,腹部冰敷,可减轻疼痛、呕吐,减少出血,按医嘱予以输注Ⅷ凝血因子或冷沉淀物。④其他脏器严重出血时应及时补充血容量,补充凝血因子做急救处理。

4. **用药护理**　使用注射用重组人凝血因子Ⅷ时要严格无菌操作,未开盖的稀释液和浓缩剂需要加温,温度不能超过37℃。注射速度应根据患儿的反应,5~10min或更短时间注射完。输冷沉淀物时冷沉淀于37℃水浴(不能超过37℃)进行快速融化,融化后必须在4h内输注完毕。输注的速度以患儿可耐受的最快速度输入。婴幼儿应掌握ABO同型输注。冷沉淀黏度较大,如经静脉推注,最好在注射器内加入少量枸橼酸钠溶液,以免注射时发生凝集而阻塞针头。如若病情许可,每袋可用少量生理盐水(10~15ml)稀释后经输血器静脉输注。输注时要注意预防过敏反应,如荨麻疹、发热、头痛及背痛等。

5. **心理护理**　对因为反复出血,不能根治而悲观、焦虑的患儿及其家属给予安慰和鼓励,分析本次出血的诱发因素及指导实施预防再出血的措施,树立信心,消除消极心理。年长患儿参与自身的护理,如日常生活自理,有利于增强自信心和自我控制感。鼓励年长患儿表达想法,减轻焦虑和挫折感。安排同学、同伴探望,可减轻孤独感。

6. **健康教育**

(1) 增强患儿和家长的保护意识,指导家长保持环境的舒适、安全。加强看护,避免意外伤害,教育年长患儿了解和认识生活中的一些危险因素,避免参加各种剧烈运动;告知患儿的老师和学校卫生员患儿的病情及应限制的活动。

(2) 教会家长及年长患儿判断出血的程度、范围、掌握基本的止血方法,讲解预防出血及恢复期的注意事项,指导必要的应急护理措施如局部止血的方法,以便在家能得到尽快处理。

(3) 培养患儿养成良好生活习惯,避免挖鼻子,如有鼻腔血痂让其自行脱落,不能硬性擦掉。气候干燥时可用温湿毛巾捂住鼻子保持鼻腔湿润。保持口腔清洁卫生,使用软毛牙刷刷牙,进餐后清水漱口,婴幼儿可购买指套式婴儿牙刷或用纱布、清洁软布裹在手指上每日早晚擦拭牙齿,喂奶后再喂少许温开水,以便及时清除牙面堆积的污垢和食物残渣,减少龋齿和牙周疾病的发生。

(4) 告知患儿及家长终身禁用抗凝药物及抑制血小板功能的药物,如阿司匹林、吲哚美辛(消炎痛)、保泰松、双嘧达莫等。

(5) 对家长进行遗传咨询,使其了解本病的遗传规律和筛查基因携带者的重要性。基因携带者孕妇应行产前检查,控制患儿及携带者的出生,以期达到降低人群的发病率,做到优生优育。

(王　茜)

思 考 题

1. 患儿,女,10个月,单纯母乳喂养,近2个月面色、精神差,以"贫血待诊"收住院。查体:面色、口唇苍白,精神萎靡,T 37.8℃,P 140次/min,R 46次/min。血常规:Hb 76g/L,RBC 3.1×10^{12}/L,红细胞大小不等,中央淡染区扩大,WBC和PLT正常。

请思考:

(1) 该患儿是否贫血?属于何种程度?

(2) 该患儿最可能的诊断是什么?

（3）患儿目前主要的护理诊断/护理问题有哪些?

2. 患儿,男,2 岁,因"皮肤、毛发发黄 6 月余,伴烦躁不安、表情呆滞、反应迟钝"入院。入院查体: T 36.5℃,P 120 次/min,R 24 次/min,W 12.5kg,慢性病容,神清,精神较差,抱入病房,面色蜡黄、毛发纤细,查体合作。全身皮肤黏膜无黄染、皮疹及出血点。头形正常,双侧瞳孔等大等圆,对光反射正常,唇、口腔苍白,咽无充血,颈软,颈部淋巴结无肿大。胸廓对称,听诊双肺呼吸音清晰,未闻及明显湿啰音。心界稍大,心率 120 次/min,律齐,心音有力,心脏听诊未闻及明显杂音。腹平软,肝、脾稍大,双肾区无叩痛,移动性浊音(-),肠鸣音正常。甲床苍白,四肢肌力、肌张力正常,神经系统检查无明显异常。

请思考:

（1）该患儿的可能诊断是什么?

（2）如何护理?

神经系统疾病患儿的护理

14章 数字内容

学 习 目 标

- 知识目标：
  1. 掌握急性细菌性脑膜炎、病毒性脑炎及癫痫的概念、临床表现、治疗要点及常见护理诊断/问题。
  2. 熟悉儿童神经系统解剖生理特点。
  3. 了解脑性瘫痪及急性感染性多发性神经根神经炎的临床特点。
- 能力目标：
  1. 能对神经系统常见疾病患儿进行全面评估，并制订护理计划。
  2. 能对癫痫发作患儿提供急救护理。
- 素质目标：
  具备良好人文精神、职业道德和心理素质。护理中体现细心、耐心、爱心、同理心。

神经系统疾病是儿童时期临床常见疾病,以感染引起的各种脑膜炎、脑炎多见,其次是损害神经系统的非感染性疾病,如脑性瘫痪。维持神经系统健康的关键是预防,积极预防控制各种致病因素至关重要。在护理实践中要密切观察、早期发现疾病特征,同时加强神经系统功能的康复训练,促进患儿机体功能的恢复。

第一节　儿童神经系统解剖生理特点

神经系统包括中枢神经系统、周围神经系统和自主神经系统。中枢神经系统由两个大脑半球、小脑、脑干、脊髓及周围的膜构成;周围神经系统由颅神经、脊神经、躯体和内脏的分支组成;自主神经系统包括交感神经和副交感神经。各系统相互协调作用完成对躯体、智力和情绪活动的控制。儿童神经系统发育最早,速度亦快,各年龄阶段具有其特殊的解剖生理特点。

（一）脑

中枢神经系统的核心是脑,其发育是一个连续动态的成熟过程。神经系统是胎儿期最先发育的系统,1 岁时完成脑发育的 50%,3 岁时完成脑发育的 75%,6 岁时完成脑发育的 90%。儿童出生时大脑表面已有较浅而宽的沟回,但脑发育不完善,细胞分化不成熟,脑皮质较薄,髓鞘形成不全,灰质和白质的分界不明显。生后 3 个月时神经纤维髓鞘逐渐形成,但神经活动欠稳定,皮层下中枢兴奋性较高,对外界刺激的反应较慢且易泛化,表现为肌肉张力较高。遇到强刺激时,婴幼儿易发生昏睡或惊厥。在基础代谢状态下,儿童脑耗氧量占机体总耗氧量的 50%,而成人为 20%,所以儿童对缺氧的耐受性较成人差。随着年龄的增长,脑发育逐渐成熟与复杂化。

（二）脊髓

脑部神经冲动上传下递的重要通道是脊髓,其为许多简单反射的中枢。婴儿出生时脊髓重 2~6g,结构已较完善,功能基本成熟,2 岁时其结构已接近成人。脊髓的结构发育与脊柱的发育相对不平衡,胎儿 3 个月时两者等长,新生儿脊髓下端在第 2 腰椎下缘,4 岁时上移至第 1 腰椎,故对婴幼儿行腰椎穿刺的位置要低,以免损伤脊髓,以第 4~5 腰椎间隙为宜,4 岁以后以第 3~4 腰椎间隙为宜。脊髓的功能发育与运动发展相平行,随着年龄的增长,脊髓的功能不断完善,运动功能亦更加成熟。

（三）脑脊液

脑脊液(cerebral spinal fluid,CSF)为无色透明的液体,充满在各脑室、蛛网膜下腔和脊髓中央管内。脑脊液具有一定的化学成分和压力,对维持颅压的相对稳定有重要作用。小儿脑脊液测定正常值见表 14-1。

表 14-1　小儿脑脊液测定正常值

项目	年龄	正常值	
		法定单位	旧制单位
总量	新生儿	5ml	
	儿童	100~150ml	
压力	新生儿	0.29~0.78kPa	30~80mmH$_2$O
	儿童	0.69~1.96kPa	80~200mmH$_2$O
细胞数	新生儿	$(0~34)×10^6$/L	0~34mm^3
	婴儿	$(0~20)×10^6$/L	0~20mm^3
	儿童	$(0~10)×10^6$/L	0~10mm^3
蛋白质总量	新生儿	0.2~1.2g/L	20~120mg/dl
	儿童	0.2~0.4g/L	20~40mg/dl
糖	婴儿	3.9~5.0mmol/L	70~90mg/dl
	儿童	2.8~4.5mmol/L	50~80mg/dl
氯化物	婴儿	110~122mmol/L	650~720mg/dl
	儿童	117~127mmol/L	690~750mg/dl

（四）神经反射

1. 生理反射

（1）终身存在的反射：角膜反射、瞳孔对光反射、结膜反射及吞咽反射等出生时已存在，终身不会消失；腹壁反射、提睾反射及腱反射等，1岁后可引出并较稳定。当神经系统发生病变时，这些反射可减弱或消失。

（2）原始反射：觅食反射、拥抱反射、握持反射、吸吮反射及颈肢反射等婴儿出生时已存在，以后会逐渐消失。觅食反射、拥抱反射、握持反射于生后3~4个月消失，吸吮反射于1岁左右完全消失。当神经系统发生病变时，这些反射存在与消失的时间将会发生改变。

2. 病理反射　病理反射是在正常情况下（除婴儿外）不出现，仅在中枢神经系统损害时才发生的异常反射。儿童3~4个月内Kernig征阳性，2岁以内呈现Babinski征双侧阳性均可为生理现象。若Babinski不对称或2岁以后出现阳性则提示锥体束损害。

第二节　急性细菌性脑膜炎

——————————————— 导入情景与思考 ———————————————

患儿，男，8个月，因发热4d，呕吐2次，伴抽搐1次入院。

患儿4d前开始发热，体温38~40℃，持续不降，伴有流涕、咳嗽，烦躁不安。入院当天突然出现呕吐，伴抽搐，表现为意识丧失、双眼上翻、四肢强直，持续3min。患病以来精神、食欲差，大小便正常。

体格检查：T 39.5℃，R 38次/min，P 145次/min。精神萎靡，嗜睡状态。前囟1.0cm×1.0cm，隆起，瞳孔等大等圆，对光反射迟钝，颈强直。双肺呼吸音粗，心律齐，杂音（−），腹软，肝肋下1.5cm，脾未及。四肢肌张力增高，腱反射活跃，Kernig征（±）、Brudzinski征（±）、Babinski征（+）。

辅助检查：脑脊液压力235mmH$_2$O，外观混浊；白细胞数1 630×10^6/L，多核0.85，单核0.15；蛋白1 100mg/L，糖1.05mmol/L，氯化物100mmol/L。血常规白细胞16×10^9/L。胸片未见异常。

请思考：

1. 患儿最可能的临床诊断是什么？

2. 患儿有哪些护理诊断/问题？

3. 护士应采取哪些护理措施？

———————————————————————————————

急性细菌性脑膜炎（acute bacterial meningitis）也称为化脓性脑膜炎（purulent meningitis，PM），临床简称化脑，是由各种化脓性细菌感染引起的急性脑膜炎症。本病是儿童，尤其婴幼儿时期常见的中枢神经系统感染性疾病，临床上以急性发热、惊厥、意识障碍、颅内压增高和脑膜刺激征及脑脊液脓性改变为特征，如不及时治疗可遗留各种神经系统后遗症。

【病因与发病机制】

1. 致病菌的侵袭　化脑可由多种化脓性细菌引起，但致病菌类型与患儿年龄有密切关系。0~3个月婴儿以肠道革兰氏阴性杆菌和金黄色葡萄球菌多见；3个月~3岁婴幼儿以流感嗜血杆菌、肺炎链球菌和脑膜炎双球菌多见；学龄前和学龄期儿童以脑膜炎双球菌、肺炎链球菌、流感嗜血杆菌和金黄色葡萄球菌多见。

2. 机体免疫状态　不同患者的感染程度与机体的免疫状态密切相关，儿童机体免疫能力较弱，血-脑屏障功能较差，致病菌容易侵入机体引起化脓性脑膜炎。新生儿血清中的IgM含量低，故易患革兰氏阴性杆菌感染，尤其是易患大肠埃希菌败血症。新生儿、婴幼儿血清中分泌型IgA（SIgA）含量较低，易患呼吸道和胃肠道感染所致的化脓性脑膜炎。

3. 发病机制　致病菌可通过多种途径侵入脑膜:最常见的途径是通过血流入侵,致病菌通过体内感染灶(上呼吸道、胃肠道黏膜、皮肤、脐部等)侵入,经过血流、血脑屏障后到达脑膜;还可通过邻近组织器官感染(鼻窦炎、中耳炎、乳突炎等),再扩散波及脑膜;也可通过与颅腔存在的直接通道(颅骨骨折、神经外科手术、皮肤窦道、脑脊液膨出),细菌直接进入蛛网膜下腔。在细菌毒素和多种炎症相关细胞因子作用下,形成以软脑膜、蛛网膜和表层脑组织为主的炎症反应,表现为广泛性血管充血、大量中性粒细胞清润和纤维蛋白渗出,伴有弥漫性血管源性和细胞毒性脑水肿。

【临床表现】

本病多见于 5 岁以下儿童,2 岁以内发病者占 75%。大多急性起病,患病前多有上呼吸道或消化道感染病史,致病菌类型与季节相关。

1. 典型表现

(1)感染中毒症状:发热、烦躁不安、面色灰白。脑膜炎双球菌感染常有瘀点、瘀斑和休克。

(2)急性脑功能障碍症状:进行性的意识障碍,逐渐从精神萎靡、嗜睡、昏睡、昏迷到深度昏迷,部分患儿有反复惊厥发作。

知 识 链 接

儿童昏迷量表

儿童昏迷量表是根据儿童睁眼和运动反应以及对听觉刺激的反应等来对患儿的意识进行评分。总分 15 分表示意识正常;≤7 分表示昏迷;3 分通常表示脑死亡。

检测	患儿反应	得分
最佳睁眼反应	自动张开	4
	听到语言指令张开	3
	由于疼痛张开	2
	无反应	1
最佳运动反应	服从语言命令	6
	能够定位疼痛的位置	5
	弯曲缩回	4
	异常弯曲去皮质强直	3
	伸展位,去大脑强直	2
	无反应	1
对听和视觉刺激的最佳反应(>2 岁)	定向	5
	迷惑	4
	不恰当言语	3
	不可理解声音	2
	无反应	1
对听和视觉刺激的最佳反应(<2 岁)	微笑、倾听并跟随指导	5
	哭泣、能被安抚	4
	不恰当的持续哭泣	3
	激怒、不安	2
	无反应	1
可能的总得分		3~15 分

（3）颅内压增高表现：年长儿表现为持续性剧烈头痛、频繁呕吐、畏光等，婴儿表现为易激惹、尖声哭叫、双眼凝视、惊厥等，前囟饱满、张力增高，颅骨缝增宽、头围增大等。病情严重时可合并脑疝，出现呼吸不规则、意识障碍加重、两侧瞳孔大小不等、对光反射减弱或消失。

（4）脑膜刺激征：颈强直最为常见，Kernig 征、Brudzinski 征呈阳性。

2. 非典型表现　起病隐匿者见于 3 个月以下婴儿，其症状不典型。临床表现为体温升高或降低，甚至体温不升，黄疸加重等。但颅内压增高表现不明显，可能仅有吐奶、尖叫或颅缝分离，惊厥症状不典型，仅见面部、肢体轻微抽搐，发作性眨眼、呼吸不规则等。

3. 并发症

（1）脑硬膜下积液：30%～60% 的化脓性脑膜炎并发硬脑膜下积液，多见于 1 岁以下婴儿。经 48～72h 治疗发热不退或退后复升，病情不见好转或病情反复的，首先应考虑并发硬脑膜下积液的可能。头颅透光检查和 CT 扫描可协助诊断，硬膜下穿刺可确诊，同时达到治疗目的。

（2）脑室管膜炎：主要见于治疗延误的婴儿。表现为治疗过程中出现高热不退、前囟饱满、惊厥频繁、呼吸衰竭等病情加重的症状，脑脊液检查始终异常，CT 检查见脑室扩大，需考虑本症，确诊依赖脑室穿刺检查。治疗大多困难，病死率和致残率高。

（3）脑积水：由于脑膜炎症导致脑脊液循环障碍所致，可见婴儿头围迅速增大，颅骨缝裂开、头皮变薄、静脉扩张，患儿额大面小。严重的脑积水由于颅内压增高压迫眼球，形成双目下视，巩膜外露的特殊表情，称"落日眼"（图 14-1）。由于颅骨缝裂开，头颅叩诊可呈"破壶音"。

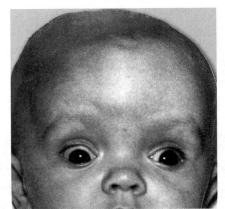

图 14-1　脑积水——"落日眼"

（4）神经功能障碍：部分患儿可有听力丧失、视力损伤、智力障碍、癫痫、脑性瘫痪和行为异常等表现。

【辅助检查】

1. 脑脊液　脑脊液检查为确诊本病的重要依据。对疑似严重颅压增高的患儿，在未有效降低颅内压之前，腰椎穿刺有诱发脑疝的危险，应特别谨慎。脑脊液典型的表现为压力增高，外观混浊似米汤样，白细胞总数明显增多≥1 000×10⁶/L 以上，分类以中性粒细胞为主，糖和氯化物含量显著下降，糖<1.1mmol/L，甚至难以测出，蛋白质明显增高，定量在>1.0g/L。脑脊液培养可明确致病菌，细菌培养阳性者应作药物敏感试验，指导治疗。

2. 血液

（1）血常规：外周血白细胞计数明显增高，为（20～40）×10⁹/L，分类以中性粒细胞增高为主，大于 80%。

（2）血培养：所有疑似病例均应做血培养，病程早期未使用抗生素，血培养阳性率较高，可帮助寻找致病菌。

3. 头颅影像学检查　头颅 MRI 较 CT 更能清晰地反映脑实质病变，可确定脑水肿、脑膜炎、脑室扩大、硬脑膜下积液等病理改变。

早期诊断是保障患儿获得早期治疗的前提。凡急性发热起病，并伴有反复惊厥、意识障碍或颅内压增高的患儿均应考虑患此病的可能性，结合脑脊液检查确诊。对于临床表现不典型及脑脊液改变不明显的婴幼儿及不规则治疗者，诊断时应详细询问病史和仔细进行体格检查，结合脑脊液检查和治疗后病情转变综合分析后确立诊断。

【治疗要点】

1. **抗生素治疗**　选用对病原菌敏感、易透过血脑屏障、毒性低的抗生素,早期、联合、足量、足疗程静脉给药,力求用药 24h 内杀灭脑脊液中的致病菌。推荐头孢曲松 100mg/(kg·d) 或头孢噻肟 200mg/(kg·d) 为初始治疗方案。脑膜炎球菌脑膜炎应给药 7d;肺炎链球菌和流感嗜血杆菌脑膜炎应给药 10~14d;金黄色葡萄球菌和革兰氏阴性菌脑膜炎应给药 21d 以上。伴有并发症或经过不规则治疗的患儿应适当延长疗程。

2. **肾上腺皮质激素治疗**　肾上腺皮质激素可抑制多种炎症因子的产生,降低血管通透性,减轻脑水肿及颅内高压症状。常用地塞米松 0.2~0.6mg/(kg·d),分 4 次静脉给药,一般连续用 2~3d。

3. **对症与支持治疗**　高热时可酌情应用退热药物;颅内压增高应给予 20% 甘露醇降颅压;惊厥发作可使用地西泮、苯巴比妥等镇静止惊剂。注意保证能量摄入,维持水、电解质以及酸碱平衡。

4. **并发症治疗**

(1) 硬脑膜下积液:少量积液无须处理,积液量多、且出现颅内压增高表现时,采取硬膜下穿刺放出积液,放液量每次、每侧小于 15ml,多数患儿的积液可逐渐减少而治愈,个别迁延不愈者需外科手术引流。

(2) 脑室管膜炎:采取侧脑室穿刺引流缓解症状,同时选择适宜抗生素行脑室内注入。

(3) 脑积水:主要采取手术治疗,可行正中孔粘连松解、导水管扩张及脑脊液分流等手术方法进行治疗。

【护理评估】

1. **健康史**　了解患儿前驱是否有呼吸道、消化道或皮肤的感染史。

2. **身体状况**　测量患儿的体温、心率、呼吸、脉搏,评估患儿是否有发热、头痛、呕吐、嗜睡、昏迷等症状。注意观察患儿的神志精神、饮食情况、面色。检查患儿的囟门大小、有无膨隆、张力高低,有无脑膜刺激征。

3. **心理、社会状况**　婴幼儿患化脓性脑膜炎的病死率和后遗症的发生率相对较高,所以要重视评估患儿家长对疾病的认知程度,对治疗、护理知识的掌握程度,焦虑和恐惧的程度以及家庭经济状况和社会支持水平。

【常见护理诊断/问题】

1. **体温过高**　与细菌感染有关。

2. **潜在并发症**:颅内压增高。

3. **有受伤的危险**　与惊厥发作有关。

4. **潜在营养失调:低于机体需要量**　与摄入不足、机体消耗增多有关。

5. **焦虑(家长)**　与疾病预后不良有关。

【护理目标】

1. 患儿体温恢复正常。

2. 患儿颅内压恢复正常。

3. 患儿无受伤情况发生。

4. 患儿能得到充足的营养,满足机体需要。

5. 患儿家长能正确对待疾病,主动配合各项治疗和护理。

【护理措施】

1. 维持正常体温

(1) 物理降温:发热患儿需卧床休息,每 4h 测量体温 1 次,密切观察患儿热型,采取适当物理降温措施,降低脑的耗氧量。

(2) 遵医嘱给予退热药物:了解各种药物的使用配伍要求、适应证及禁忌证,严格掌握用药的精确性和无菌操作规范,注意观察药物的副作用。退热出汗时应及时更换汗湿的衣裤,注意保暖,保持皮肤、床单、被套的干燥清洁,及时记录降温效果。

(3) 保持环境舒适:病室每日开窗通风 3~4 次,保持安静清洁、空气新鲜,维持病室温度为 18~20℃、湿度 50%~60%。

2. 密切观察病情变化

(1) 监测生命体征:密切监测体温、脉搏、呼吸、血压等生命体征,观察患儿的意识状态、面色、神志、瞳孔、囟门等变化,早期预测病情变化。若患儿出现进食困难及吞咽功能障碍,应警惕误吸或窒息的发生;若患儿出现意识障碍、囟门隆起或张力增高、瞳孔改变、躁动不安、频繁呕吐、四肢肌张力增强,应警惕惊厥发作先兆;若呼吸节律深而慢或不规则,瞳孔忽大忽小或两侧不等大,对光反应迟钝,血压升高,应警惕脑疝及呼吸衰竭的发生。

(2) 观察并发症:患儿出现并发症,常预示疾病预后的不良。若婴儿经 48~72h 治疗发热不退或退后复升,并伴有前囟隆起、头围增大、意识改变、惊厥、颅内高压等临床表现,首先应考虑并发硬脑膜下积液的可能。若高热不退、反复惊厥发作、前囟饱满、颅缝裂开、频繁呕吐、出现"落日眼"提示脑积水。

3. 防止外伤、意外

(1) 加强生活护理:保持环境和患儿安静,护理操作集中进行并保持轻柔,修剪患儿指甲以防抓伤,保证专人陪护患儿。协助患儿洗漱、大小便及个人卫生等生活护理,指导患儿漱口,及时清除呕吐物,做好口腔护理,保持口腔清洁。预防压力性损伤的发生应及时清理大小便,保持臀部干燥,必要时在肩胛、臀部使用气垫。

(2) 预防窒息和外伤:对呕吐频繁患儿应使其头偏向一侧,呕吐后要及时清除呕吐物,保持呼吸道通畅,防止窒息。患儿惊厥发作时应使其头偏向一侧,可将纱布包裹的压舌板或开口器放于上下门齿之间以防舌咬伤,拉好床挡,适当约束患儿,避免躁动及惊厥时受伤或坠床。

4. 保证充足营养　给予患儿高热量、高蛋白、高维生素、易消化的流质或半流质饮食,如蛋黄、牛奶、鱼类、水果、蔬菜等。根据病情调整补充营养的方式,对频繁呕吐者,需耐心喂养,少量多餐,防止呕吐发生,必要时给予鼻饲或静脉输液,维持水电解质平衡;对意识障碍者,给予静脉高营养或鼻饲,保证水、电解质平衡。定期测量患儿体重,了解营养状态。

5. 加强心理护理　针对不同年龄的患儿采取不同方式实施心理关怀,并给予家长心理疏导,消除焦虑、恐惧情绪。根据患儿及家长对疾病的接受程度介绍疾病相关知识,使其主动配合,增强战胜疾病的信心。

6. 健康教育　采用各种方式宣传化脓性脑膜炎的预防知识,积极防治上呼吸道、消化道等感染性疾病,预防皮肤外伤和脐部感染。对恢复期和有神经系统后遗症的患儿,应与家属一起根据患儿具体情况制订系统的康复训练方案,促进患儿机体康复。

【护理评价】

通过治疗与护理,患儿是否:

1. 体温控制在正常范围。
2. 颅内压维持在正常范围。
3. 惊厥发作时无外伤、误吸情况。
4. 所需营养物质得到满足,体重维持在正常范围。
5. 患儿家长能正确对待疾病,情绪稳定,掌握康复训练方法。

第三节　病毒性脑炎

病毒性脑炎(viral encephalitis)是指由多种病毒引起的颅内脑实质炎症。若病变主要累及脑膜,则称为病毒性脑膜炎;若病变主要影响大脑实质,则称为病毒性脑炎。由于解剖上两者相邻近,若脑膜和脑实质同时受累,此时称为病毒性脑膜脑炎。大多数病毒性脑炎患儿病程呈自限性。

【病因与发病机制】

1. **病毒感染**　目前仅能在1/4~1/3的中枢神经病毒感染病例中确定其致病病毒,其中80%为肠道病毒,其次为虫媒病毒、腺病毒、单纯疱疹病毒、腮腺炎病毒和其他病毒等。

2. **发病机制**　病毒经肠道(如肠道病毒)或呼吸道(如腺病毒)进入淋巴系统繁殖,然后经血流感染颅外某些脏器,此时患儿可出现发热等全身症状。若病毒在定居脏器内进一步繁殖,即可通过血-脑屏障入侵脑实质或脑膜组织,使其弥漫性充血、水肿,血管周围淋巴细胞浸润,胶质细胞增生,局部组织出血、坏死,从而导致中枢神经症状。

【临床表现】

病情轻重差异很大,取决于脑膜或脑实质受累的相对程度。一般来说,病毒性脑炎的临床症状较脑膜炎严重,重症脑炎更易发生急性期死亡或后遗症。

1. **病毒性脑膜炎**　急性起病,多先有上呼吸道感染或前驱传染性疾病。主要表现为发热、恶心、呕吐、精神差、嗜睡。年长儿表现为头痛,婴儿则烦躁不安,易激惹。可有颈强直等脑膜刺激征。一般很少发生严重意识障碍和惊厥,无局限性神经系统体征。病程大多在1~2周内。

2. **病毒性脑炎**　起病急,其临床表现因脑实质受损部位的病理改变、范围和严重程度而有所不同。

(1) 前驱症状:急性全身感染症状,如发热、头痛、呕吐、腹泻等。

(2) 中枢神经系统症状:①惊厥:多数表现为全身性发作,严重者可呈惊厥持续状态。②意识障碍:轻者反应淡漠、迟钝、嗜睡或烦躁,严重者可有昏睡、昏迷、深度昏迷,甚至去皮质状态等不同程度的意识改变。③颅内压增高:头痛、呕吐,婴儿前囟饱满,严重者可出现呼吸节律不规则或瞳孔不等大的脑疝症状。④运动功能障碍:根据脑组织受损部位不同,可出现不自主运动、偏瘫、面瘫、吞咽障碍等。⑤精神情绪异常:病变累及额叶底部、颞叶边缘系统,可出现躁狂、幻觉、失语,以及定向力、计算力与记忆力障碍等症状。

(3) 病程:一般2~3周,多数患儿可完全恢复,但少数遗留癫痫、肢体瘫痪、智力倒退等后遗症。

知 识 链 接

格拉斯哥预后评分(Glasgow Outcome Scale)

1	死亡	
2	植物状态	无意识,有心跳和呼吸,偶有睁眼,吸吮、哈欠等局部运动反应
3	严重残疾	有意识,但认知、言语和躯体运动有严重残疾,24h 均需他人照料
4	中度残疾	有认知、行为、性格障碍;有轻度偏瘫、共济失调、言语困难等残疾,在日常生活、家庭与社会活动中尚能勉强独立(自理)
5	恢复良好	能重新进入正常社交生活,并能恢复工作、就学,但可有各种轻度后遗症

【辅助检查】

1. **脑电图**　病程早期脑电图以弥漫性或局限性异常慢波背景活动为特征,少数伴有棘波、棘-慢综合波。慢波背景活动只能提示脑功能障碍,不能证实病毒感染性质。部分病毒性脑膜炎患儿脑电图也可正常。

2. **脑脊液检查**　外观清亮,压力正常或增高。白细胞总数轻度增多($<300\times10^6$/L),病程早期以中性粒细胞为主,后期以淋巴细胞为主;蛋白质大多数正常或轻度升高,糖和氯化物含量正常。涂片和培养无细菌发现。

3. **病毒学检查**　部分患儿脑脊液病毒培养及特异性抗体检测阳性。恢复期血清特异性抗体滴度高于急性期 4 倍以上时具有诊断价值。可通过 PCR 检测脑脊液病毒 DNA 或 RNA,帮助明确病原。

4. **神经影像学检查**　MRI 对于显示病变比 CT 更有优势。可发现弥漫性脑水肿,皮质、基底节、脑桥、小脑的局灶性异常。

【治疗要点】

本病无特异性治疗,病程呈自限性,急性期及时支持与对症治疗是保证病情恢复、降低病死率和致残率的关键。

1. **对症治疗与支持疗法**　卧床休息,维持体温正常,保证水、电解质平衡及营养供给,营养状况不良者需给予静脉营养剂或白蛋白。

2. **控制脑水肿和颅内高压**　严格限制液体入量;静脉注射甘露醇降颅压。

3. **控制惊厥发作**　惊厥发作时,可给予地西泮、苯巴比妥等止惊剂。

4. **抗病毒治疗**　对单纯疱疹病毒脑炎可首选阿昔洛韦治疗,对其他病毒感染可酌情选用干扰素、更昔洛韦、利巴韦林。

5. **免疫治疗**　静脉注射免疫球蛋白。

6. **抗生素应用**　对于重症婴幼儿或继发细菌感染者,适当给予抗生素。

【护理评估】

1. **健康史**　了解患儿发病前是否有呼吸道、肠道或前驱感染史。

2. **身体状况**　测量患儿的体温、心率、呼吸、脉搏,评估患儿是否有发热、恶心、头痛、呕吐、惊厥、运动功能障碍、嗜睡、昏迷等症状,并判断症状的严重程度和性质。注意观察患儿的精神状态、饮食情况、面色。检查患儿的囟门大小、有无膨隆、张力高低。有无脑膜刺激征。

3. **心理、社会状况**　病毒性脑炎多数患者可完全恢复,要重视评估患儿家长对疾病的认知程度;对治疗、护理知识的掌握程度;是否有焦虑和恐惧的心理状况;家庭经济状况和社会支持水平。

Note:

【常见护理诊断/问题】

1. **体温过高**　与病毒血症有关。
2. **营养失调：低于机体需要量**　与摄入不足、机体消耗增多有关。
3. **有受伤的危险**　与惊厥有关。
4. **躯体活动障碍**　与昏迷、瘫痪有关。
5. **潜在并发症**：颅内压增高。

【护理措施】

1. **维持体温正常**　监测患儿的体温、热型及伴随症状,给予物理降温,必要时遵医嘱药物降温。
2. **提供充足营养**　评估患儿有无脱水症状,保证摄入足够的液体量,必要时给予鼻饲或静脉输液。
3. **保证患儿安全**　需专人守护,惊厥发作时立即置压舌板或舌垫于上齿与下齿之间、取侧卧位,适当应用约束带。
4. **促进机体康复**　为患儿创造良好的环境,去除影响其情绪的不良因素。针对患儿存在的幻觉、定向力错误的现象采取保护性措施。保持患儿肢体呈功能位置,病情稳定后及早进行肢体的被动或主动功能锻炼。
5. **密切观察病情变化**　观察瞳孔及呼吸变化,保持呼吸道通畅,必要时吸氧,如发现呼吸节律不规则、两侧瞳孔不等大、对光反应迟钝,多提示有脑疝及呼吸衰竭发生。观察意识变化,如患儿出现烦躁不安、意识障碍,应警惕是否存在脑水肿。
6. **健康教育**　主动向患儿和家长介绍病情、用药指导及护理方法,做好患儿及家长的心理护理,指导并鼓励家长坚持对患儿的智力训练和肢体功能锻炼。

第四节　癫痫发作和癫痫

癫痫发作(seizures)是指脑神经元异常放电活动引起的一过性临床症状和/或体征,表现为意识障碍、抽搐、精神行为异常等,多数癫痫发作持续时间短暂呈自限性。癫痫(epilepsy)是一种以具有持久性的产生癫痫发作倾向为特征的慢性脑疾病,临床表现为意识、运动、感觉、精神或自主神经运动障碍,多在儿童期发病。

【病因】

1. **遗传因素**　多数为单基因遗传,病理基因影响到神经细胞膜的离子通道,使癫痫发作阈值降低而发病。
2. **脑内结构异常**　多种先天、后天性脑损伤产生异常放电的致病灶或降低了癫痫发作阈值,如脑发育畸形、宫内感染、脑外伤后遗症等。
3. **诱发因素**　指可能导致癫痫发作的各种体内外因素,常见诱发因素包括饥饿、暴食、饮酒、熬夜、劳累、情绪异常等。

【临床表现】

（一）癫痫发作

癫痫发作的临床表现取决于同步化放电的癫痫灶神经元所在脑部位和痫样放电的扩散途径,分为局灶性发作与全面性发作两大类型。

1. **局灶性发作**　神经元过度放电起源于脑的某一部位,临床症状和脑电图异常均以局部开始,局灶性发作时局部的神经元异常放电可向脑的其他部位扩散,甚至波及全脑而继发全身性发作。局灶性发作根据发作期间意识是否清楚可分为单纯局灶性发作与复杂局灶性发作:

(1) 单纯局灶性发作:临床以局灶性运动性发作最常见,表现为面、颈、四肢某部分的强直或阵挛性抽动,头、眼持续同向偏斜,无意识丧失,发作时间平均 10~20s。部分患儿局灶运动性发作后,抽动部位可出现暂时性瘫痪,称为 Todd 麻痹。

(2) 复杂局灶性发作:意识部分丧失,精神行为异常,如吞咽、咀嚼、摸索、自语等。

2. 全面性发作　神经元过度放电起源于两侧大脑半球,临床症状和脑电图异常均呈双侧异常,发作时常伴意识障碍。

(1) 强直-阵挛发作:临床最常见,发作包括强直期、阵挛期及发作后状态。开始为全身骨骼肌伸肌或屈肌强直性收缩伴意识丧失、呼吸暂停与发绀,即强直期,持续数秒至数十秒;继之全身反复、短促的猛烈屈曲性抽动,即阵挛期,持续 1~5min;发作后昏睡,逐渐醒来的过程中可有自动症、头痛、疲乏等发作后状态。

(2) 强直发作:发作时全身肌肉强烈收缩伴意识丧失,患儿固定于某种姿势,如头眼偏斜、双上肢屈曲或伸直、呼吸暂停、角弓反张等,持续 5~20s 或更长。

(3) 阵挛发作:仅有肢体、躯干或面部肌肉节律性抽动而无强直成分。

(4) 肌阵挛发作:广泛性脑损害的患儿多见。为突发的全身或局部骨骼肌触电样短暂收缩,常表现为突然点头、身体前倾或后仰、两臂快速抬起等,严重者可致跌倒。

(5) 失张力发作:全身或躯体某部分的肌肉张力突然短暂性丧失而引起姿势的改变,表现为头下垂,肩或肢体突然下垂,屈髋屈膝或跌倒。

(6) 失神发作:发作时突然停止正在进行的活动,意识丧失但不摔倒,两眼凝视,持续数秒钟后意识恢复,发作后不能回忆。失神发作频繁,每天可发作数十次,过度换气往往可以诱发其发作。

（二）癫痫综合征

部分患儿具有一组相同的症状与体征,属于同一种特殊癫痫综合征。

1. 良性癫痫　儿童中最常见,占儿童时期癫痫 15%~20%。2~14 岁多见,其中 9~10 岁为发病高峰。多数患儿于入睡后或觉醒前呈局灶性发作,从口面部开始,如喉头发声、唾液增多、面部抽搐等,很快发展至全身强直-阵挛发作,意识丧失。患儿智力发育正常,体格检查无异常发现,常有家族史。本病用药物控制效果良好,一般在 15~19 岁前停止发作。

2. 失神癫痫　起病年龄多见于 3~13 岁,6~7 岁为高峰,女孩多于男孩。经常因为过度换气、情绪及注意力改变而诱发。临床特点为频繁而短暂的失神发作,每日数次甚至数十次,每次发作数秒钟,意识障碍突然发生、突然恢复。发作时不跌倒,发作后患儿不能回忆发作情况、并无头痛嗜睡等症状。体格检查无异常,预后多良好,用药容易控制。

3. 婴儿痉挛　又称 West 综合征。多在婴儿期起病,生后 4~7 个月为发病高峰,男孩多于女孩。频繁的强直痉挛发作,表现为屈曲性、伸展性及混合性三种,其中以屈曲性及混合性发作为多。屈曲性发作时婴儿呈点头、屈腿状;伸展性发作表现为角弓反张,肢体频繁颤动,在入睡不久和刚醒时加重。若患儿病前已有脑损伤,精神运动发育异常,则治疗效果差,多数患儿可能遗留智力障碍;患儿病前无明显脑损伤者,早期接受治疗后,约 40% 患儿的智力与运动发育可基本正常。该病大多数属于难治性癫痫,预后不良。

（三）癫痫持续状态

癫痫一次发作持续 30min 以上,或反复发作间歇期意识不能完全恢复达 30min 以上者,称为癫痫持续状态(status epilepticus,SE)。临床多见强直-阵挛持续状态,颅内、外急性疾病均可引起,为儿科急症。

（四）睡眠障碍

癫痫患儿睡眠习惯多较差,发生睡眠障碍的可能性很大,可能与白天注意力障碍和社会行为异常有关。睡眠障碍可导致睡眠质量减低,影响癫痫的控制及患儿行为、神经心理发育,诊断和解决睡眠问题可促进癫痫发作的控制。

【辅助检查】

1. **脑电图**　是确诊癫痫发作与癫痫最重要的检查手段。典型脑电图可显示棘波、尖波、棘-慢复合波等癫痫样波。因癫痫波多数为间歇发放，单凭一次常规脑电图检查很难做出正确的判断，故需较长时间的描记，才可能获得准确的结果。

2. **影像学检查**　对脑电图提示为局灶性发作或局灶-继发全面性发作的患儿,应进行 CT、MRI 等颅脑影像学检查,此项检查的目的主要是寻找病因。

3. **其他实验室检查**　主要是病因学诊断,必要时根据病情选择,包括遗传代谢病筛查、染色体检查、基因分析、血生化等。

【治疗要点】

积极进行病因治疗,控制癫痫,预防外伤与其他并发症。

1. **病因治疗**　应尽可能进行癫痫的病因学诊断,并进行针对性治疗,例如特殊奶粉治疗苯丙酮尿症,癫痫外科手术切除局灶性皮层发育不良,免疫抑制剂治疗免疫性癫痫等。

2. **抗癫痫药物治疗**　是癫痫的最主要治疗方法。药物治疗的基本原则包括:①充分评估患儿本身及所患癫痫情况,选择合适时机开始抗癫痫药物治疗;②根据发作类型、癫痫综合征等综合考虑;③首选单药治疗,对于治疗困难的病例可在合适时机应用不同作用机制的抗癫痫药联合治疗;④遵循抗癫痫药的药动学服药,应规则、不间断、用药剂量个体化;⑤必要时定期监测血药浓度;⑥如需替换药物,应逐渐过渡;⑦疗程要长,一般需要治疗至少持续 2 年不发作,而且脑电图癫痫样放电完全或基本消失,才能开始逐渐减药;⑧缓慢停药,减停过程一般要求大于 3~6 个月;⑨在治疗过程中应定期随访,监测药物可能出现的不良反应。常用的抗癫痫药物为丙戊酸钠(VPA)、氯硝西泮(CZP)等。新型抗癫痫药左乙拉西坦(LEV)作为添加治疗对 4 岁以上儿童部分性发作和难治性癫痫安全有效。

癫痫持续状态时,可静脉注射足量的地西泮(安定),可于 1~2min 内止惊,必要时 0.5~1h 后重复使用,24h 内可用 2~4 次。用药同时加强支持疗法,维持正常生命功能。发作停止后,立即开始长期抗癫痫治疗。

3. **手术治疗**　首先患儿必须被诊断为抗癫痫药物治疗无效的难治性癫痫,然后在充分进行术前评估的前提下实施手术治疗。如颞叶病灶切除等,可完全治愈或不同程度的改善癫痫症状。但伴有进行性大脑疾病、严重精神智能障碍等患儿禁忌手术。

知 识 链 接

癫痫持续状态处理流程

对任何超过 5min 的全面性惊厥性痫性发作(CCSE)应按以下步骤处理:

0~5min	适当体位,维持气道通畅,监测生命体征,鼻导管吸氧,维持心血管功能,建立静脉通道,抽血进行实验室检查。
5~10min	纠正可能的低血糖,使用抗癫痫的一线药物静脉注射(地西泮或劳拉西泮)。
10~20min	如果第一剂地西泮使用后 5min 仍不能终止,重复静脉注射地西泮;如果发作终止,使用一种二线药物(苯妥英钠或丙戊醇)防止复发。
20~30min	静注负荷苯妥英或丙戊酸。监测心率和血压。
>30min	确诊 SE。几乎都需要气管插管,考虑咪唑西泮和/或异丙嗪,苯巴比妥麻醉,大剂量地西泮或其他全身麻醉药物,根据个人经验调整各种药物,静脉推注或使用静脉泵。

【护理评估】

1. **健康史** 了解患儿是否有家族史、先天或后天性脑损伤。

2. **身体状况** 评估癫痫发病年龄、发作的类型、频率、持续时间、诱因等;评估患儿头面部、皮肤和神经系统的情况;分析脑电图、颅脑影像学的检查结果。

3. **心理、社会状况** 重视评估患儿家长是否有焦虑和恐惧的心理状况,对控制、治疗、护理知识的掌握程度;评估家庭对疾病治疗和护理的经济承受能力和社会的支持水平。

【常见护理诊断/问题】

1. **有窒息的危险** 与喉痉挛、呼吸道分泌物增多有关。
2. **有受伤的危险** 与癫痫发作时抽搐有关。
3. **潜在并发症**:脑水肿、酸中毒、呼吸衰竭、循环衰竭。
4. **知识缺乏**:患儿家长缺乏癫痫发作的急救知识及正确服用抗癫痫药物知识。

【护理措施】

1. **维持气道通畅** 发作时应立即使患儿平卧,头偏向一侧,松解衣领,有舌后坠者可用舌钳将舌拉出,防止窒息;在患儿上、下臼齿之间放置牙垫或厚纱布包裹的压舌板,防止舌被咬伤及舌后坠阻塞呼吸道。保持呼吸道通畅,必要时用吸引器吸出痰液,准备好开口器和气管插管物品,给予低流量持续吸氧。

2. **安全防护** 保持环境安全、舒适,避免强光、强音等刺激性因素,预防癫痫发作。护理操作时勿强行按压肢体,以免引起骨折或脱臼。患儿癫痫发作时要保护患儿肢体,防止抽搐时碰撞造成皮肤破损、骨折或脱臼、坠床。移开患儿周围可能导致受伤的物品,拉紧床挡,专人守护。意识恢复后仍要加强保护措施,以防因身体衰弱或精神恍惚发生意外事故。平时安排好患儿日常生活,适当活动与休息,注意安全,避免情绪紧张、受凉、中暑、感染及各种危险活动等。

3. **病情观察**

（1）观察癫痫发作状态:发作时伴随症状,持续时间;患儿的生命体征、瞳孔大小、对光反射及神志改变。

（2）观察呼吸变化:有无呼吸急促、发绀,监测动脉血气分析,及时发现酸中毒表现并予以纠正。

（3）观察循环衰竭的征象:定时监测患儿心率、血压,备好抢救物品、药品。

（4）观察转归:患儿经抗癫痫治疗后,需注意观察癫痫发作、智力和运动发育等状况的转归。

4. **健康教育**

（1）加强围生期保健:去除导致癫痫发作及癫痫发生的各种因素,如胎儿宫内窘迫等。积极治疗、预防颅内感染等与癫痫发作及癫痫有关的原发疾病。

（2）指导家长合理安排患儿的日常生活:保证患儿充足的睡眠时间,避免情绪激动、受寒、感染,禁止游泳或登高等运动。

（3）指导用药:指导家长抗癫痫药物的使用方法、副作用观察,保证服药依从性。教会家长癫痫发作时的紧急护理处理方法。

（4）心理支持:结合不同年龄患儿的心理状态,有针对性地进行心理疏导,给予关心、爱护,建立战胜疾病的信心,鼓励同伴交流,克服自卑、孤独、退缩等心理行为障碍。

第五节 脑 性 瘫 痪

脑性瘫痪(cerebral palsy,CP)简称脑瘫,是指由于各种原因造成发育期胎儿或婴儿非进行性的脑

损伤,导致持续存在的中枢性运动和姿势发育障碍、活动受限的综合征。我国脑性瘫痪的发病率为
2‰左右,患儿常伴有智力、感觉、认知、行为等异常及癫痫发作。

【病因】

1. **母亲妊娠期各种异常**　孕母的异常均可能导致儿童脑性瘫痪的发生。包括母体感染,尤其是
风疹病毒感染;母亲摄入药物、接触放射线、缺氧和毒血症;母亲患糖尿病和营养不良等疾病;母亲多
胎妊娠;胎儿脑发育异常等都是引起脑性瘫痪的重要原因。

2. **出生时不良因素**　围生期异常和难产增加了儿童脑性瘫痪发生的危险。如缺氧窒息、机械损
伤、新生儿早产、低体重、颅内出血为造成脑性瘫痪的重要原因。

3. **婴儿期感染或创伤**　如婴儿脑部感染、头部创伤和长期缺氧均可导致脑部循环障碍,引发脑
损伤。

目前认为胚胎早期发育异常很可能是导致婴儿早产及围生期缺氧缺血性事件的重要原因。受孕
前后孕母的身体内外环境变化、遗传以及孕期疾病所致妊娠早期胎盘羊膜炎症等均可影响胎儿早期
阶段神经系统发育,以致围生期发生缺氧缺血等危险状况,导致脑性瘫痪。

【临床表现】

1. **运动障碍**　运动障碍是脑瘫患儿最基本的表现,通常在 18 月龄内,其特征是运动发育落后和
瘫痪肢体主动运动减少,肌张力、姿势及神经反射异常。根据运动障碍的性质,临床分为七种类型:

(1) 痉挛型:约占脑瘫的 70%(图 14-2),病变在锥体束。表现为上肢肘、腕关节屈曲,拇指内收,
手紧握拳状,下肢内收交叉呈剪刀腿和尖足。粗大运动功能分级系统(gross motor function classification system, GMFCS)是目前评估脑性瘫痪患儿粗大运动功能情况最常用的方法之一。

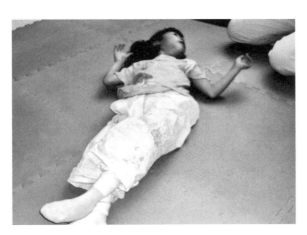

图 14-2　**痉挛型脑瘫**

(2) 手足徐动型:约占脑瘫的 20%(图 14-3),病变在基底神经节。表现为不自主、不协调、无效
的运动状态,紧张时加重、安静时减少、睡眠时消失。面部呈鬼脸表情、吞咽困难和流涎,也可表现为
扭转痉挛或其他锥体外系受累症状。

(3) 肌张力低下型:病变在锥体和锥体外系。多见于婴幼儿期,表现为肢体软瘫,腱反射存在
(图 14-4)。多为暂时阶段,此后多转为痉挛型或手足徐动型。

(4) 强直型:病变在锥体外系。全身肌张力显著增高、僵硬。

(5) 共济失调型:病变在小脑,婴儿期表现为肌张力低下,肌腱反射不易引出。2 岁左右逐渐出
现身体稳定性差,上肢有意向性震颤,肌张力低下,步态蹒跚、摇晃,走路时两足间距加宽,四肢动作不
协调。

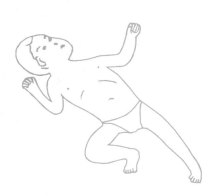

图 14-3 手足徐动型脑瘫

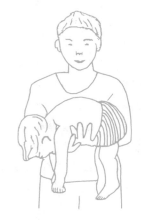

图 14-4 肌张力低下型脑瘫

（6）震颤型：病变在锥体外系，表现为四肢静止性震颤。

（7）混合型：同时具有两种或两种以上类型的表现。临床以手足徐动型与痉挛性并存多见。

2. **伴随症状**　脑性瘫痪患儿约半数以上伴有智力低下，听力、语言、视力障碍，认知和心理行为异常以及癫痫等一系列发育异常的症状。其他如流涎、关节脱位则与脑性瘫痪自身的运动功能障碍相关。

【辅助检查】

1. 发育迟缓筛查。

2. 影像学及脑电图检查，可确定脑损伤的部位。

【治疗要点】

早发现、早干预，促进正常运动发育，依照儿童发育规律采取综合治疗和康复，抑制异常运动和姿势。提倡专业指导和家庭训练相结合，保证患儿得到持续的正确治疗。

1. **功能训练**　包括体能运动训练、技能训练、语言训练等。

2. **物理治疗**　包括针灸、理疗、按摩、推拿，辅助矫形器械或支具等物理学治疗方法。

3. **手术治疗**　主要用于痉挛型脑性瘫痪，目的是矫正肢体畸形，恢复或改善肌力。

4. **其他**　如高压氧、水疗、电疗等对功能训练起到辅助作用。

【护理评估】

1. **健康史**　了解是否有引起脑性瘫痪的危险因素。

2. **身体状况**　评估患儿整体发育水平，是否有智力、运动、听力、语言、视力障碍等症状。分析发育迟缓筛查、影像学及脑电图检查结果。

3. **心理、社会状况**　评估家长是否有焦虑和恐惧的心理状况，以及对患儿康复的预期；家长对治疗、护理知识的需求；家庭对疾病治疗和护理的经济承受能力和社会的支持水平。

【常见护理诊断/问题】

1. **生长发育迟缓**　与脑损伤有关。

2. **有失用综合征的危险**　与肢体痉挛性瘫痪有关。

3. **营养失调：低于机体需要量**　与脑性瘫痪造成的进食困难有关。

4. **知识缺乏**　患儿家长缺乏脑瘫护理知识。

【护理措施】

脑瘫患儿的护理措施主要包括功能训练、安全管理、饮食护理及健康教育。

1. 功能训练

（1）体能运动训练：针对运动障碍和异常姿势采用物理学手段治疗方法。

（2）技能训练：根据患儿年龄制订各种技能训练计划，重点训练患儿上肢和手的精细运动（如用手抓玩具、餐具和翻滚物品，穿脱衣服等），逐步形成与患儿年龄相适应的肢体动作和独立生活能力。选择正确抱患儿的姿势（图14-5），既要使患儿舒服，又要防止肢体畸形和挛缩的发生。

（3）语言训练：对伴有语言障碍者，应制订相应的训练方案，矫正其听力、发音、语言表达等方面的缺陷。

功能训练要从简单到复杂、从被动到主动，以促进肌肉和关节活动，改善肌张力。同时配合针刺、理疗、按摩、推拿和必要的矫形器等，纠正异常姿势，抑制异常反射。

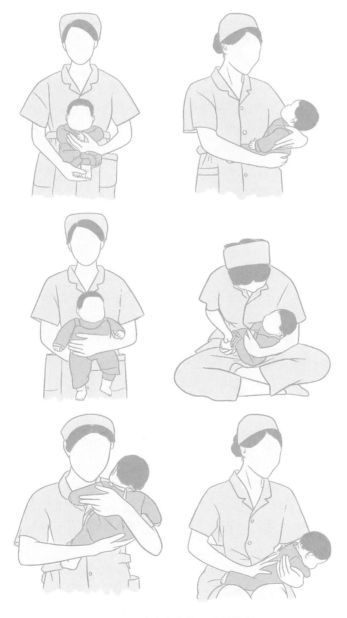

图 14-5　对脑瘫患儿正确的抱姿

Note：

脑性瘫痪物理治疗方法——Bobath 疗法、Vojta 疗法

Bobath 疗法又称神经发育学疗法,是脑性瘫痪患儿康复治疗的主要疗法之一。基本原理是通过反射性抑制异常姿势和运动,促进正确的运动感觉和运动模式。通过对运动模式协调性的促进,抑制原始反射持续存在对脑瘫患儿正常运动发育的影响,从而实现正常运动模式的整合,防止异常模式的形成和固定。其方法以抑制手技(以关键点的控制为主)、促进手技、刺激本体感觉器和体表感觉器手技(以叩击手技为主)等为重点。根据脑性瘫痪的不同类型和临床表现采取不同的手技,适合于各种类型脑瘫患儿的康复治疗。

Vojta 疗法又称诱导疗法,是通过对患儿身体特定部位进行压迫刺激,诱导产生全身性的反射性运动的一种疗法,旨在刺激假设轴向器官(头部和脊椎)和四肢的正确位置,从而产生理想的姿势和运动模式。分为反射性腹爬(R-K)与反射性翻身(R-U)。婴幼儿时期异常姿势和落后的运动发育尚未固定,若能得到外界给予的刺激性治疗及功能训练,可使其学习建立运动模式和功能。正常的 Vojta 疗法对各年龄组脑瘫患儿均有效,但 2 岁前更有效。

2. **安全管理** 保证环境安全,做到专人护理,必要时采取头部护具和垫床垫,防止患儿损伤。

3. **饮食护理** 饮食计划依据患儿年龄及进食困难程度,给予高热量、高蛋白及富有维生素、易消化的食物,鼓励多活动以适应高代谢的需求。鼓励患儿自行进食,饭前先用手在患儿面部两侧咬肌处轻轻按摩或热敷,帮助咀嚼肌松弛便于进食;选择有把手,勺表面浅平,勺柄长的餐具;保证正确的进食姿势,使患儿脊柱伸直,头肩稍前倾,收下颌使其贴近胸部;桌椅高度要合适,使患儿双足能够着地,增加稳定性,尽量抑制异常姿势;饭后清洁口腔。用冰块冷刺激口、唇、舌,进行口唇闭合锻炼,提高下颌随意运动,减少流涎的发生;定时做舌的上下左右运动,促进闭合动作,以减少不随意运动,逐渐形成自我控制。

4. **健康教育** 针对脑性瘫痪患儿治疗、护理任务长期性的特点,健康教育主要以家庭为中心。

(1) 提升家长照顾技能:包括用药管理、身体康复及癫痫发作的处理等。针对患儿所处的年龄阶段进行有重点的训练:婴儿期主要促进正常发育,幼儿期防治各种畸形,随年龄增长可结合功能训练配备支架、夹板和特殊的装置。

(2) 帮助家长制订康复计划:包括儿童刺激计划、残疾患儿康复计划等。寻找社区等社会支持系统,把握训练时机,尽量取得患儿合作,在患儿情绪好、兴趣高时不断强化新的动作。注意每次训练时间适宜,内容有趣。

(3) 促进患儿心理健康:家庭应给患儿更多的关爱与照顾,耐心指导,积极鼓励,注意挖掘其自身潜力,使患儿有成就感并不断进步,切不可歧视或过于偏爱,以免造成性格缺陷。发挥家庭、学校、社会全方位的力量,关爱脑瘫患儿。鼓励患儿参加集体活动,调动其积极性,克服自卑、孤独心理。

(4) 家庭心理健康:对家长进行心理疏导,耐心讲解脑瘫是可以通过康复治疗,药物治疗,手术治疗等方式达到康复目的,以减轻疾病所带来的焦虑,增强战胜疾病的信心。

第六节 吉兰-巴雷综合征

吉兰-巴雷综合征(Guillain-Barre syndrome,GBS),又称急性感染性多发性神经根神经炎(acute infectious polyradiculoneuritis),是儿童最常见的急性周围神经病。主要临床特征为急性进行性对称性弛缓性肢体瘫痪,伴有周围感觉障碍,病程呈自限性,大多在数周内完全恢复,但严重者可引起呼吸肌麻痹而危及生命。

【病因与发病机制】

1. **病因**　病因尚未完全明确。多数学者认为本病是免疫介导的迟发型超敏反应,感染是启动免疫反应的首要因素。最主要的感染因子为空肠弯曲菌、巨细胞病毒、EB 病毒、带状疱疹病毒、肺炎支原体等。

2. **发病机制**　病毒感染、创伤、手术等刺激因素改变机体的免疫系统,导致淋巴细胞对髓鞘敏感,出现髓鞘损伤和神经脱髓鞘的现象,运动、感觉神经冲动传导速度减慢以致停滞。

【临床表现】

任何年龄均可患病,但多见于学龄前和学龄期儿童。发病前 1~3 周多伴有以病毒或空肠弯曲菌为前驱感染引起的呼吸道、胃肠道的感染症状,故农村较城市多见,且夏、秋季发病增多。绝大多数患儿 1~2 周病情达到高峰,2~3 周后病情开始恢复。疾病进展期表现如下:

1. **运动障碍**　呈急性或亚急性起病,进行性肌无力是突出的临床表现。多数患儿自肢体远端开始呈上行性麻痹进展,首先表现为肌张力减退,下肢对称性肌无力,足下垂、行走无力,易跌倒。2~3d扩展到上肢、躯干、胸部、颈部面部、头部,出现手下垂,不能坐起和翻身,对称性、弛缓性肢体瘫痪等,腱反射减弱或消失。急性起病者在 24h 内即可出现严重的肢体瘫痪和呼吸肌麻痹,瘫痪可能在数天或者数周内由下肢向上发展,绝大多数进行性加重不超过 3~4 周。

2. **脑神经麻痹**　可表现为对称或不对称脑神经麻痹,以面神经受损引起的面瘫最常见。当两侧 Ⅸ、Ⅹ、Ⅻ脑神经受累时,可出现进食呛咳、声音低哑、吞咽困难、口腔唾液积聚,易引起吸入性肺炎并加重呼吸困难,危及生命。

3. **感觉障碍**　疾病早期即有肌肉疼痛,下肢远端出现不同程度的感觉异常和麻木感,大多在数日内消失。年长儿可表现为手套或袜套状分布感觉减退。

4. **自主神经功能障碍**　症状较轻微,可出现视物不清、多汗、面色潮红、腹痛、便秘、一过性尿潴留、血压轻度升高或心律失常等。

本病病情发展的速度及神经受累的程度有显著个体差异,大多数患儿的症状经 3~4 周的进行性加重后停止进展,逐渐恢复肌力。一般 3 周~6 个月内完全恢复,少数病例可留有不同程度的肌肉萎缩、肌肉营养障碍、肌肉麻痹后遗症或因合并呼吸衰竭、肺部感染而死亡。

【辅助检查】

1. **脑脊液检查**　绝大多数患儿(80%~90%)出现脑脊液特征性表现:蛋白-细胞分离现象,即发病第 2 周脑脊液蛋白逐渐增高,但白细胞计数正常。

2. **神经肌电检查**　以髓鞘脱失为主者,神经传导速度明显减慢;以轴索变性为主者,神经传导速度正常,运动神经反应电位波幅明显降低。

3. **脊髓磁共振**　有助于对神经电生理检查未发现病变的患者确立诊断,典型患者脊髓 MRI 可显示神经根强化。

【治疗要点】

本病缺少特效治疗,但病程呈自限性,大多可完全恢复,积极的支持治疗和护理是顺利康复的关键。

1. **支持治疗**　保持呼吸道通畅,勤翻身,预防坠积性肺炎和压疮;吞咽困难者给予鼻饲,防止吸入性肺炎;摄入足够的水、电解质及能量,保证机体内环境的稳定;补充 B 族维生素、ATP、辅酶 A、胞磷胆碱及神经生长因子等,以促进神经修复;尽早对瘫痪肌群进行康复训练,配合针刺、理疗等,防止肌肉萎缩,促进肌力恢复。

2. **呼吸肌麻痹的抢救** 呼吸肌麻痹是本病的主要死亡原因。对咳嗽无力、黏稠分泌物聚积、呼吸困难者应及时进行气管切开或插管,必要时使用机械通气以保证有效的通气和换气。

3. **药物应用** 早期(1~2周内)静脉注射大剂量免疫球蛋白400mg/(kg·d),连用5d,能明显延缓本病的进展速度,降低呼吸肌麻痹的发生率,改善预后。

4. **康复治疗** 瘫痪期应介入康复治疗,尽可能将肢体摆放在功能位,或者使用辅助器具,避免出现继发的肢体功能障碍,如足下垂、跟腱挛缩等。病情稳定后,早期进行康复锻炼。

【护理评估】

1. **健康史** 了解小儿是否有前驱感染史。

2. **身体状况** 评估患儿四肢尤其双下肢情况、呼吸状况、注意观察患儿的精神状态、面色。分析脑脊液、脊髓磁共振的检查结果,进行神经传导功能测试。

3. **心理、社会状况** 评估家长是否有焦虑和恐惧的心理状况,以及对治疗、护理知识的掌握程度和需求;评估家庭对疾病治疗和护理的经济承受能力和社会支持水平。

【常见护理诊断/问题】

1. **躯体活动障碍** 与肢体瘫痪、感觉障碍有关。
2. **低效性呼吸型态** 与呼吸肌瘫痪、咳嗽反射消失有关。
3. **营养失调:低于机体需要量** 与吞咽困难影响进食有关。
4. **有皮肤完整性受损的危险** 与肢体瘫痪、感觉异常、长期卧床有关。

【护理措施】

1. **促进肢体功能恢复** 保持肢体于功能位置,防止发生足下垂、爪形手等;帮助患儿做肢体被动运动,轻柔缓慢地进行按摩,幅度由小到大,由大关节到小关节,注意安全;恢复期鼓励、指导、督促患儿自主活动,加强对自理生活能力的训练,注意强度适中、循序渐进、持之以恒。

2. **改善呼吸功能** 保持室内空气新鲜,温湿度适宜,保持呼吸道通畅,观察患儿面色、呼吸、心率、血压及胸廓活动幅度,鼓励患儿咳嗽,及时清理呼吸道的分泌物。呼吸困难者给予低流量氧气吸入,呼吸极度困难、呼吸浅慢、咳嗽无力者应做好气管插管、机械通气准备。对已采取机械通气的患儿,定时拍背、雾化、吸痰,做好呼吸道管理。

3. **维持充足营养** 持续评估患儿的营养状况,给予高蛋白、高能量、高维生素易消化饮食,少量多餐。根据患儿吞咽和咀嚼能力,选择流质或半流质饮食,防止误吸。不能经口进食者给予鼻饲。

4. **皮肤护理** 评估患儿皮肤颜色、受压程度和完整性,保持床单干净、整洁、无渣屑。衣服无皱褶或将衣服里外反穿,保持皮肤清洁,尤其是臀部、皮肤皱褶处。定时翻身,减轻局部皮肤受压。

5. **健康教育** 向家长解释患儿当前的病情、疾病的特点、主要治疗及护理措施及康复训练方法。指导其对卧床患儿定时翻身、更换体位,按摩受压部位,必要时使用保护器具,防止压疮。鼓励恢复期患儿坚持瘫痪肢体的主动锻炼,定期进行门诊复查。做好患儿及家长的心理护理,帮助缓解患儿及家属的不良情绪。

(蒋文慧)

思 考 题

1. 一名患化脓性脑膜炎的患儿在疾病治愈出院前进行听力测试。

请思考:

(1) 听力测试有何必要性?

（2）出院前护士如何进行健康教育？

2. 患儿，女，5岁。1周前发现双下肢无力，走路摔倒，今日坐起困难。查体：患儿双下肢肌力Ⅲ级，肌张力减低，四肢腱反射均未引出。

请思考：

（1）患儿可能的临床诊断是什么？

（2）患儿的护理诊断/问题有哪些？

（3）对患儿应采取哪些护理措施？

3. 患儿，男，8岁。自5岁起每年发生的抽搐大发作6~8次。发生抽搐后在当地医院间断服用中药，药名不详，未见好转。今日生气后突然全身抽搐，意识丧失，压眼眶无反应。

请思考：

（1）患儿抽搐发作时如何急救处理？

（2）患儿的护理诊断/问题有哪些？

（3）对患儿应采取哪些护理措施？

URSING

第十五章

内分泌系统疾病患儿的护理

15章 数字内容

 学 习 目 标

● 知识目标：

1. 掌握先天性甲状腺功能减退症、生长激素缺乏症的概念、临床表现与治疗要点；中枢性尿崩症、性早熟及儿童糖尿病的概念、分类、临床表现与治疗要点。

2. 熟悉先天性甲状腺功能减退症、生长激素缺乏症、中枢性尿崩症、性早熟及儿童糖尿病的病因及辅助检查。

3. 了解性早熟的发病机制，儿童糖尿病的病理生理变化。

● 能力目标：

1. 能为先天性甲状腺功能减退症、生长激素缺乏症、糖尿病患儿制订护理计划，并实施护理。

2. 能运用中枢性尿崩症的相关知识对具体患儿实施护理。

3. 能运用性早熟的相关知识对具体患儿实施护理。

● 素质目标：

具有爱伤观念，体现细心、耐心、爱心、同理心；热爱儿科护理工作，具有高度的责任心和慎独精神；具有浓厚的家国情怀，建设健康中国的使命感。

机体内各种脏器功能的协调和稳定是由神经、内分泌和免疫三个系统共同构成的网络进行调控的。内分泌系统包括神经系统的丘脑下部、脑垂体、松果体、甲状腺、甲状旁腺、肾上腺和性腺等人体内分泌腺，以及某些脏器中的内分泌组织（如胰腺的胰岛、肾脏的肾小球旁器细胞等）组成的一个体液调节系统。内分泌系统的主要功能是促进和协调人体生长、发育、性成熟、生殖和衰老等生命过程。激素（hormone）是内分泌系统调节机体生理代谢活动的化学信使，由一系列高度分化的内分泌细胞所合成和分泌，参与细胞内外联系的内源性信号分子和调控分子，进入血液和细胞之间传递信息，维持机体内环境的相对稳定。在正常生理状态时，各种激素在下丘脑-垂体-靶腺轴的各种反馈机制及其相互之间的调节作用而处于动态平衡状态。因某种原因导致激素的合成、释放、调节及靶细胞的反应出现异常时，均可导致内分泌疾病的发生。由于内分泌系统的功能与胚胎时期器官的形成与成熟以及幼儿青少年时期的生长发育、免疫机制等密切相关，其功能障碍常导致内分泌疾病。常见的内分泌疾病有生长迟缓、性分化异常、性早熟、甲状腺疾病、糖尿病、肾上腺疾病、尿崩症等。生化代谢紊乱和激素功能异常可严重影响儿童体格和智能发育，若未早期诊治，易造成残疾，甚至死亡。因此，对于儿童内分泌疾病应给予及早关注、早期发现、早期诊断、早期治疗，并根据病情变化及生长发育情况及时调整；在诊治过程中，应给予合理的护理并密切随访，以促进患儿正常的生长发育。

第一节　先天性甲状腺功能减退症

先天性甲状腺功能减退症（congenital hypothyroidism）简称甲减或先天性甲减，是因先天性或者遗传因素引起甲状腺发育障碍、激素合成障碍、分泌减少或受体缺陷，导致患儿生长障碍、智能落后，此病又称为呆小病或克汀病，是患儿最常见的先天性内分泌疾病。按病变位置，先天性甲状腺功能减退症可分为原发性甲减和继发性甲减；按病因，可分为散发性和地方性。

【病因与发病机制】

1. 散发性先天性甲减　主要是由于先天性甲状腺发育障碍或甲状腺激素合成途径中酶的缺陷所致，临床较常见。

（1）甲状腺不发育、发育不全或异位：是造成先天性甲状腺功能低下的最主要的原因，约占90%，多见于女孩。患儿在宫内阶段因不明原因造成甲状腺完全缺如，或部分发育不全，或形成异位甲状腺。这类发育不全的甲状腺部分或完全丧失了分泌功能，大多数患儿在出生时即存在甲状腺激素缺乏，仅少数患儿可在出生后数年开始出现甲状腺激素不足的症状。其原因可能与相关基因遗传缺陷和免疫介导机制有关。

（2）甲状腺激素合成途径障碍：亦称家族性甲状腺激素合成障碍。大多为常染色体隐性遗传病，是引起先天性甲状腺功能低下的第2位原因。多由于甲状腺激素合成途径和分泌过程中酶的缺陷，如过氧化物酶、偶联酶、脱碘酶及甲状球蛋白合成酶等，影响了碘的转运和氧化、碘与酪氨酸结合、甲状腺球蛋白的合成和水解、甲状腺素的脱碘等过程，造成甲状腺激素不足。

（3）促甲状腺素（TSH）、促甲状腺激素释放激素（TRH）缺乏：亦称下丘脑-垂体性甲减或中枢性甲减，主要因垂体分泌 TSH 障碍而造成甲状腺功能低下，常见于特发性垂体功能低下或下丘脑、垂体发育缺陷，其中因 TRH 不足所致者较多见。TSH 缺乏常与其他垂体激素如生长激素（GH）、黄体生成素（LH）、催乳素（PRL）等缺乏并存。这是由于基因突变所致，临床上定义为多种垂体激素缺乏症（MPHD）。

（4）母亲因素：亦称暂时性甲减，因母亲在妊娠期服用抗甲状腺药物、母体患有自身免疫性疾病或母体存在抗甲状腺抗体，通过胎盘影响胎儿，造成暂时性甲减，通常可在 3 个月内好转。

（5）甲状腺或靶器官反应性低下：甲状腺反应低下是由于甲状腺细胞质膜上的 Gs α 蛋白缺陷，使 cAMP 生成障碍而对 TSH 不敏感或无反应，与促甲状腺素受体（TSH-R）基因缺陷有关；靶器官反应低下是由于甲状腺激素靶器官对 T_3、T_4 不敏感或无反应所致,与 β-甲状腺素受体基因缺陷有关。

2. **地方性先天性甲减** 多因孕妇饮食中缺碘,致使胎儿在胚胎期即因碘缺乏而导致甲状腺功能低下,从而可造成不可逆的神经系统损害。

【病理生理】

1. **甲状腺激素的合成** 甲状腺的主要功能是合成甲状腺素(T_4)和三碘甲状腺原氨酸(T_3)。甲状腺激素的主要原料为碘和酪氨酸,血液循环中的无机碘被摄取进入甲状腺滤泡上皮细胞。甲状腺滤泡上皮细胞可以合成甲状腺球蛋白(TG)分子,在该分子上碘离子经过甲状腺过氧化氢酶氧化为活性碘,经碘化酶作用并与酪氨酸结合成单碘酪氨酸(MIT)及双碘酪氨酸(DIT),在缩合酶的作用下两分子 DIT 缩合成一分子 T_4,MIT、DIT 各一分子缩合成一分子 T_3,合成的 T_3 和 T_4 都具有生物活性(图15-1)。

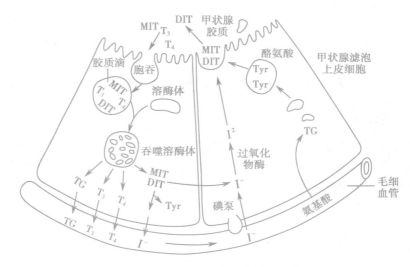

图 15-1 **甲状腺激素的合成与分泌**

2. **甲状腺激素的分泌** 甲状腺激素的分泌先由溶酶体将甲状腺球蛋白(TG)水解,使 T_3、T_4 分离再释放入血。

3. **甲状腺激素合成与分泌的调节过程** 释入血中的 T_3、T_4 约 70% 与血浆中甲状腺结合球蛋白(TBG)相结合,少量与前白蛋白和白蛋白相结合,仅 0.03% 的 T_4 与 0.3% 的 T_3 发挥生理作用。甲状腺激素的合成与分泌受下丘脑分泌的促甲状腺激素释放激素(TRH)和垂体分泌的 TSH 控制,而血清 T_4 则可通过负反馈作用降低垂体对 TRH 的反应性,减少 TSH 的分泌(图15-2)。T_3 的代谢活性为 T_4 的 3~4 倍,T_4 的分泌率则高 $T_3$8~10 倍,机体所需的 T_3 约 80% 是在周围组织中经 5'-脱碘酶的作用下将 T_4 转化而成的,TSH 也可促进这一过程。

4. **甲状腺激素的主要生理作用** 因此,当甲状腺功能不足时,可引起代谢障碍、生理功能低下、生长发育迟缓、智能障碍等。

(1) 对产热与代谢的影响:甲状腺激素加速细胞内氧化过程,增加产热,提高基础代谢率;可促进蛋白质合成,增加酶活性;提高糖的吸收和利用;加速脂肪分解、氧化;增加维生素 B_1、B_2、B_3、C 的需要量;促进胡萝卜素转化为维生素 A,维生素 A 生成视黄醇。

(2) 对生长发育的影响:促进细胞、组织的分化、成熟;促进钙、磷在骨质中的合成代谢和骨、软骨生长。

(3) 对神经系统的影响:促进中枢神经系统的生长发育,调节神经系统功能,胎儿期缺乏甲状腺激素将造成脑组织严重的不可逆损害。

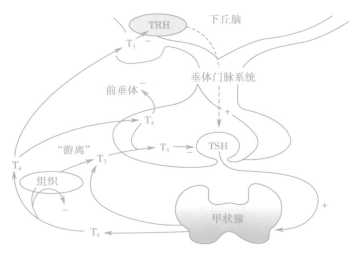

图 15-2　甲状腺激素的分泌调节

（4）对消化系统的影响：甲状腺激素可增加肠蠕动，增进食欲，使排便次数增多。因此，当甲状腺激素缺如时，患儿常表现出食欲缺乏、便秘、腹胀等。

（5）对血液循环的影响：甲状腺激素可增加β-肾上腺素受体对儿茶酚胺的敏感性，使患儿心跳加速、心排血量增加等。

（6）对肌肉的影响：甲亢患儿常发生肌肉神经应激增高，出现肌肉不自主震颤。

【临床表现】

甲状腺功能减低症患儿症状出现的早晚及轻重程度与患儿残留的甲状腺组织的量及其功能低下的程度有关。先天性甲状腺缺如或酶缺陷的患儿，常在婴儿早期即可出现症状。甲状腺异位或发育不良的患儿多于生后 3~6 个月时出现症状，偶亦有数年之后开始出现症状者。主要临床特征为生长发育落后、智能低下、基础代谢率降低。

1. 新生儿甲减　新生儿的症状和体征常缺乏特异性，多表现为：过期产，出生体重大于第 90 百分位，生理性黄疸消退延迟。患儿常处于睡眠状态伴反应迟钝、肌张力差、喂养困难、哭声低、腹胀、便秘、胎便排出延迟、声音嘶哑。常有脐疝、体温低、前囟较大、后囟未闭、末梢循环差、皮肤粗糙、心率缓慢、心音低钝等。

2. 婴幼儿甲减　多数先天性甲减患儿常在出生后数月或 1 岁后因发育落后就诊，此时甲状腺激素已严重缺乏，因而症状常比较典型。

（1）特殊面容：头大，颈短，表情淡漠，皮肤苍黄，干燥，毛发稀少，面部黏液水肿，眼睑水肿，眼距宽，眼裂小，鼻梁宽平，唇厚舌大，舌常伸出口外。

（2）生长发育迟缓：骨龄发育落后，身材矮小，躯干长而四肢短，上部量/下部量>1.5，囟门关闭迟，出牙迟。

（3）心血管功能低下：脉搏弱，心音低钝，心脏扩大，可伴有心包积液、胸腔积液，心电图呈低电压，P-R 延长，传导阻滞等。

（4）消化道功能紊乱：食欲缺乏，腹胀，便秘，大便干燥，胃酸减少，易被误诊为先天性巨结肠。

（5）神经系统功能障碍：智力低下，运动发育障碍，动作发育迟缓，记忆力和注意力降低，听力下降，感觉迟钝。

（6）生理功能低下：嗜睡，声音低哑，体温低而怕冷。

3. 地方性甲减　因胎儿期缺碘而不能合成足量的甲状腺激素，以至影响中枢神经系统的发育。临床表现为两组不同的症候群，有时会交叉重叠。

（1）"神经性"综合征：以共济失调、痉挛性瘫痪、聋哑和智力低下为特征，但身材正常且甲状腺功能正常或仅轻度减低。

（2）"黏液水肿性"综合征：以显著的生长发育和性发育落后、黏液水肿、智能低下为特征，血清 T_4 降低、TSH 增高。约25%患儿甲状腺肿大。

【辅助检查】

1. **新生儿筛查**　目前多采用生后 2~3d 新生儿足跟血干血滴纸片检测 TSH 浓度作为初次筛查，若结果大于 15~20mU/L，则进一步检测 T_4、TSH 以确诊。但该方法只能检测出原发性甲状腺功能低下和高 TSH 血症；对于中枢性甲减以及 TSH 延迟升高的患儿结果为假阴性。因此，对于阴性患儿，若存在临床表现，仍应进行甲状腺功能检查。此外，对于低或极低出生体重患儿可在出生后 2~4 周或体重超过 2.5kg 时重新测定甲状腺功能。

2. **甲状腺功能检查**　测定血清 T_3、T_4、TSH，以反映甲状腺功能。如 T_4 降低，TSH 明显增高即可确诊，T_3 可降低或正常。新生儿出生后需进行甲状腺功能筛查，即采用出生后 2~3d 的新生儿干血滴纸片检查 TSH 浓度作为初筛，结果大于 20mU/L 时，再采集血标本检测血清 T_4 和 TSH 以确诊。

3. **骨龄测定**　骨龄是发育成熟程度的良好指标，可通过 X 线拍片观察手腕、膝关节骨化中心的出现及大小来加以判断。

4. **TRH 刺激试验**　用于鉴别下丘脑或垂体性甲减。若试验前血 TSH 值正常或偏低，在 TRH 刺激后引起血 TSH 峰值升高或出现时间延长，表明病变在下丘脑；若 TRH 刺激后血 TSH 不升高，表明病变在垂体。

5. **甲状腺扫描**　可检查甲状腺先天缺如或异位。

6. **基础代谢率测定**　基础代谢率低下。

7. **核素检查**　为患儿静脉注射 ^{99m}Tc，采用单光子发射计算机体层摄影术（SPECT）检测患儿甲状腺的大小、形状和位置。

【治疗要点】

由于先天性甲减在生命早期对神经系统功能损害重，因此早诊断、早治疗至关重要。一旦确诊，应终身服用甲状腺制剂。

目前临床上治疗先天性甲减的最有效药物是左甲状腺素钠（L-thyroxine，L-T_4），开始剂量应根据病情轻重及年龄大小而不同，并根据甲状腺功能及临床表现随时调整剂量，应使：①TSH 浓度正常，血 T_4 正常或略偏高，以备部分 T_4 转化为 T_3。②每日一次正常大便，食欲好转，腹胀消失，心率维持在儿童 110 次/min、婴儿 140 次/min，智商有进步以及体格发育有改善。一般在出生 3 个月内即开始治疗者，不致遗留神经系统损害。在治疗过程中应进行随访，在治疗初期阶段，每 2 周随访 1 次；血清 TSH 和 T_4 恢复正常水平后，每 3 个月随访 1 次；服用药物 1-2 年后，每 6 个月随访 1 次。在随访过程中根据血清 T_4、TSH 水平，及时调整药物剂量，注意检测智能变化。

【护理评估】

1. **健康史**　了解家族中是否有类似疾病；询问母孕期饮食习惯及是否服用过抗甲状腺药物，患儿是否有智力低下及体格发育较同龄儿落后；评估患儿精神、食欲、活动情况，是否有喂养困难。

2. **身体状况**　观察患儿是否有特殊面容，测量身高、体重、头围、上部量与下部量，检查智力水平，生理功能是否正常。分析手腕、膝关节 X 线片，血清 T_3、T_4、TSH 水平，甲状腺扫描，基础代谢率等检查结果。

3. **心理-社会状况**　注意了解家长是否掌握与本病有关的知识，特别是服药方法和副作用观察，以及对患儿进行智力、体力训练的方法等；家庭经济及环境状况；父母角色是否称职；了解父母心理状况,是否存在焦虑。

【常见护理诊断/问题】

1. **体温过低**　与代谢率低有关。
2. **营养失调:低于机体需要量**　与喂养困难、食欲差有关。
3. **便秘**　与肌张力低下、活动量少、肠蠕动减弱有关。
4. **生长发育迟缓**　与甲状腺素合成不足有关。
5. **知识缺乏:**患儿父母缺乏疾病相关知识。

【护理目标】

1. 患儿体温保持正常。
2. 患儿营养均衡,体重增加。
3. 患儿大便通畅。
4. 患儿能掌握基本生活技能,无意外伤害发生。
5. 患儿及其父母掌握正确服药方法及药效观察。

【护理措施】

1. **注意保暖,防止感染**　由于患儿基础代谢低下,活动量少,体温低且怕冷,应注意保持合适的室内温度,适时增减衣服,避免受凉。由于患儿机体抵抗力较差,易患感染性疾病,应注意环境卫生,避免与感染性或传染性疾病患儿和成人接触,同时应加强个人卫生,勤洗澡,加强皮肤护理,防止感染。冬季注意预防呼吸道感染,夏季注意预防肠道感染。

2. **保证营养供给**　指导家长采取正确的喂养方法,给予患儿高蛋白、高维生素、富含钙及铁剂的易消化食物。服用甲状腺激素时,不能同时服用含有大豆蛋白或铁元素的食物,该类物质可与 T_4 结合并影响 T_4 吸收。对吸吮困难、吞咽缓慢者要耐心喂养,提供充足的进餐时间,必要时用滴管喂或鼻饲,以保证生长发育所需。

3. **保持大便通畅**　指导家长采取正确的防治便秘的措施,包括:①每日早餐前喝一杯温开水,刺激肠道蠕动;②为患儿提供充足液体入量;③给患儿多吃水果、蔬菜等富含粗纤维的食物;④适当增加活动量,促进肠蠕动;⑤每日顺肠蠕动方向按摩腹部数次;⑥养成定时排便的习惯;⑦必要时采用大便缓泻剂、软化剂或灌肠。

4. **加强行为训练,提高自理能力**　指导家长加强训练的方法,并使其充分认识到早期训练的重要性。通过各种方法加强智力、体力、行为训练,以促进生长发育,训练患儿抓、握、爬、立、行等,使其掌握基本生活技能。并加强患儿日常生活护理,防止意外伤害发生。

5. **指导用药**　使家长及患儿了解终身用药的必要性,以坚持长期服药治疗,并掌握药物服用方法及疗效观察。甲状腺制剂作用缓慢,用药 1 周左右方达最佳效力。服药后要密切观察患儿食欲、活动量、排便情况、生长曲线、智商、骨龄,以及血 T_3、T_4 和 TSH 的变化等,随时调整剂量。药量过小,影响智力及体格发育;药量过大,轻则可引起烦躁、多汗、消瘦、神经兴奋性增高;重则可引起呕吐、腹痛、腹泻、高热、脱水,甚至出现痉挛和心力衰竭等症状。因此,在治疗过程中应注意随访,治疗开始时,每 2 周随访 1 次;血清 TSH 和 T_4 正常后,每 3 个月随访 1 次;服药 1~2 年后,每 6 个月随访 1 次。

6. **健康教育**　使家长和较大的患儿能充分了解疾病的病因、表现、治疗、预后及护理方法,尤其是坚持遵医嘱服药的重要性和服药方法,重要体征的监测方法,以及喂养和早期训练方法,并帮助家长和患儿树立战胜疾病的信心。做好饮食喂养宣教,进食高蛋白、高维生素、富含钙及铁剂的易消化食物,并营造良好的进餐环境。同时,由于本病早期诊断、早期治疗至关重要,护理人员应尽力宣传新生儿筛查的重要性,一经诊断,在出生后的 1~2 个月内即开始治疗,可避免严重神经系统功能损害,

Note:

提高患儿的治疗效果。

【护理评价】

1. 经治疗护理后,患儿体温是否保持正常。
2. 患儿营养是否均衡,体重是否增加。
3. 患儿大便是否通畅。
4. 患儿是否能掌握基本生活技能。
5,患儿及其父母是否能掌握正确服药方法及药效观察。

第二节 生长激素缺乏症

 ——————— 导入情景与思考 ———————

患儿,男,12岁。主因生长缓慢6~7年就诊。

患儿为足月顺产。5岁前身高与同龄儿童基本相同。近6~7年来生长发育逐渐落后于同龄儿,平时食欲欠佳,无多饮多尿,学习成绩中等,大便正常。父身高172cm,母身高158cm,家族中无特殊病史。

体格检查:身高136cm,体重26kg,匀称性矮小,体型微胖,娃娃脸,精神反应好,表情自如,心肺未见异常,腹脂堆积,肝脾未触及,外生殖器发育不良,阴茎、睾丸均小。

辅助检查:血尿便常规正常,肝肾功能、空腹血糖正常,甲状腺功能正常,性激素水平正常,骨龄相当于8岁,垂体核磁扫描正常。

请思考:

1. 该患儿最可能的临床诊断是什么?
2. 该患儿目前主要的护理诊断/问题是什么?应采取哪些护理措施?

生长激素缺乏症(growth hormone deficiency,GHD)又称垂体性侏儒症(pituitary dwarfism),是由于垂体前叶合成和分泌的生长激素(GH)部分或完全缺乏,或由于 GH 分子结构异常、受体缺陷等所致的生长发育障碍,致使儿童身高低于同年龄、同性别、同地区正常儿童平均身高2个标准差(-2SD)以上或低于正常儿童生长曲线第3百分位,呈现均匀性身材矮小,但智力发育正常,又称矮小症,是儿科临床常见的内分泌性疾病之一。发生率为20/10万~25/10万,男:女为3:1,大多为散发性,少部分为家族性遗传。

【病因】

导致生长激素缺乏或靶细胞对 GH 无应答反应的原因有原发性、获得性和暂时性三种。

1. 原发性 占极大多数。

(1)遗传因素:按遗传方式不同可分为3种类型:IGHD Ⅰ型(为常染色体隐性遗传)、IGHD Ⅱ型(为常染色体显性遗传)、IGHD Ⅲ型(为 X 连锁遗传)。此外,还有少数患儿由于 GH 分子结构异常、GH 受体缺陷或 IGF 受体缺陷所致,其临床表现与生长激素缺乏症相似,但血清 GH 水平增高,是较为罕见的遗传性疾病。

(2)特发性下丘脑、垂体功能障碍:下丘脑、垂体无明显病灶,但分泌功能不足,这是生长激素缺乏的主要原因。由下丘脑功能缺陷造成的生长激素缺乏症较由垂体功能不足导致者多见。其中,因神经递质-神经激素功能途径的缺陷导致的生长激素释放激素不足,继而引发身材矮小,称为生长激素神经分泌功能障碍(GHND)。

(3)发育异常:垂体不发育、发育异常或空蝶鞍等均可引起生长激素合成和分泌障碍,其中有的

Note:

伴有视中隔发育不全、唇裂、腭裂等畸形,合并有脑发育严重缺陷者常在早年夭折。

2. **获得性（继发性）**　多为器质性,继发于下丘脑、垂体或其他颅内肿瘤、感染、细胞浸润、放射性损伤和头部创伤等。

3. **暂时性**　社会心理性生长抑制、原发性甲状腺功能低下等均可造成暂时性 GH 分泌功能低下,在外界不良因素消除或原发病治疗后可恢复正常。

【发病机制】

人生长激素(hGH)由垂体前叶的生长素细胞分泌和储存,它的释放受下丘脑分泌的生长激素释放激素(GHRH)和生长激素释放抑制激素(GHIH)的调节。GHRH 能刺激垂体释放 hGH,GHIH 对 hGH 的合成和分泌有抑制作用。垂体在这两种激素的交互作用下以脉冲方式释放 hGH。每 2~3h 出现一个峰值,夜间入睡后分泌量增加,与患儿进入深度睡眠有关,白天患儿空腹时或运动后偶尔可见高峰。中枢神经系统则通过多巴胺、5-羟色胺和去甲肾上腺素等神经递质控制下丘脑 GHRH 和 GHIH 的分泌。儿童时期每日 GH 的分泌量超过成人,在青春发育期更为明显。生长激素可以直接作用于细胞发挥其生物效应,但其部分功能需通过胰岛素样生长因子介导发挥。

生长激素的基本功能是促进生长,同时也是体内代谢途径的重要调节因子,调节多种物质代谢。①促生长效应:促进人体各种组织细胞增大和增殖,使骨骼、肌肉和各系统器官生长发育,骨骼的增长即导致个体长高。②促代谢效应:GH 的促生长作用的基础是促合成代谢,可促进各种细胞摄取氨基酸,促进细胞核内 mRNA 的转录,最终使蛋白质合成增加;促进肝糖原分解,同时减少对葡萄糖的利用,降低细胞对胰岛素的敏感性,使血糖升高;促进脂肪组织分解和游离脂肪酸的氧化生酮过程;促进骨骺软骨细胞增殖并合成含有胶原及硫酸黏多糖的基质。当下丘脑、垂体功能障碍或靶细胞对生长激素无反应时均可造成生长落后。

【临床表现】

1. **原发性生长激素缺乏症**

（1）生长障碍:患儿出生时的身高和体重可正常,多数在 1 岁以后呈现生长缓慢,身高落后比体重低下更为显著,身高年增长速度<5cm。随着年龄增长,其外观明显小于实际年龄,头颅呈现圆形,面容幼稚(娃娃脸),脸圆胖,皮肤细腻,头发纤细,手足较小,身高低于正常身高均数−2SD 以下,但上下部量比例正常,体型匀称。

（2）骨成熟延迟:出牙及囟门闭合延迟,由于下颌骨发育欠佳,恒齿排列不整。骨化中心发育迟缓,骨龄小于实际年龄 2 岁以上,但与其身高年龄相仿。

（3）青春发育期推迟。

（4）智力发育正常。

部分患儿同时伴有一种或多种其他垂体激素缺乏,患儿除有生长迟缓外还可伴有其他症状。如伴 TSH 缺乏,可有食欲不振、不爱活动等轻度甲状腺功能不足症状;伴有促肾上性皮质激素缺乏者,易发生低血糖;伴有促性腺激素缺乏者性腺发育不全,至青春期仍无性器官和第二性征发育。

2. **继发性生长激素缺乏症**　可发生于任何年龄,并伴有原发疾病的相应症状,其中由于围生期异常情况导致的常伴有尿崩症。颅内肿瘤多有头痛、呕吐、视野缺损等颅内压增高和视神经受压迫等症状和体征。

【辅助检查】

1. **生长激素刺激试验**　生长激素缺乏症的诊断依靠 GH 水平的测定。正常人体 GH 呈脉冲性释放,故随机采血测 GH 无诊断价值。临床多采用 GH 刺激试验来判断垂体分泌 GH 的功能。GH 刺激试验包括生理性刺激试验和药物刺激试验。生理性刺激试验用于筛查可疑患儿,分为运动试验和睡眠试验两种。药物刺激试验用于确诊 GHD，包括胰岛素、精氨酸、可乐定、左旋多巴试验，至少有两种药物刺激结果不正常方可确诊。各种药物刺激试验均需在用药前（0min）采血测定 GH 基础值。一般认为在试验过程中，GH 峰值<10μg/L 即为分泌功能不正常。生长激素刺激试验的具体方法见表 15-1。

表 15-1　生长激素刺激试验

试验	方法	采血时间
生理性试验		
1. 运动	禁食 4~8h 后，剧烈活动 15~20min	开始运动后 20~40min
2. 睡眠	晚间入睡后用脑电图监护	Ⅲ~Ⅳ期睡眠时
药物刺激试验		
1. 胰岛素	0.05~0.1U/kg，静脉注射	0min、15min、30min、60min、90min 测血糖、GH
2. 精氨酸	0.5g/kg，用注射用水配成 5%~10% 溶液，30min 静脉滴注完	0min、30min、60min、90min、120min 测 GH
3. 可乐定	0.004mg/kg，1 次口服	同上
4. 左旋多巴	10mg/kg，1 次口服	同上

2. **血清 IGF-1 和 IGFBP-3 测定**　血中胰岛素样生长因子（IGF-1）大多与胰岛素样生长因子结合蛋白（IGFBP-3）结合，两者分泌模式与 GH 不同，呈非脉冲分泌，血中浓度稳定，且与 GH 水平一致，一般可作为 5 岁到青春发育前儿童 GHD 筛查检测。

3. **血 24h GH 分泌谱测定**　检测 24h 内 GH 分泌量，以反映体内 GH 分泌情况。对 GHND 患儿，在药物刺激试验时可正常分泌 GH，但其 24h 分泌量则不足，进入睡眠时的 GH 峰值亦较低。

4. **CT 扫描、MRI 检查**　对确诊为 GHD 的儿童，根据需要做头颅侧位摄片、CT 扫描、MRI 检查，以了解下丘脑-垂体有无器质性病变，尤其对检测肿瘤有重要意义。

5. **骨骼 X 线检查及骨龄测定**　常用左手腕、掌、指骨正位片评定骨龄，判断骨发育情况。生长激素缺乏症患儿骨龄常低于实际年龄 2 岁或以上。

6. **染色体检查**　对女性矮小伴青春期发育延迟者应常规做染色体检查，以排除染色体病，如先天性卵巢发育不全（Turner 综合征）等。

7. **基因检测**　利用二代测序及全基因组外显子测序等技术，可进行垂体发育缺陷相关基因和与 GH-IGF-1 轴缺陷相关的基因分析。

8. **其他检查**　根据临床表现可选择性地检测血 TSH、T$_3$、T$_4$、PRL、ACTH、皮质醇、LHRH 激发试验等，以判断有无甲状腺、性腺激素等缺乏。

【治疗要点】

主要采用激素替代治疗。

1. **生长激素替代治疗**　基因重组人生长激素（recombinant hGH，r-hGH）已被广泛应用，目前大多采用 0.1U/kg，每晚临睡前皮下注射一次，6~7 次/周，治疗应持续致骨骺闭合为止。开始治疗的年龄越小，治疗效果越好，第一年效果最好，可增高 10~12cm/年以上，以后增长速率可有下降。治疗过程中需监测甲状腺功能，若有缺乏，应适当加用左甲状腺素维持甲状腺功能。血清 IGF-1 和 IGFBP$_3$ 水平检测可作为 rhGH 疗效和安全性评估的指标。恶性肿瘤或有潜在肿瘤恶变者及严重糖尿病患者禁用。

2. **生长激素释放激素（GHRH）治疗**　用于下丘脑功能缺陷、GHRH 释放不足的 GHD 患儿。

Note:

3. **性激素治疗** 对同时伴有性腺轴功能障碍的 GHD 患儿，在骨龄达 12 岁时即可开始用性激素治疗，以促使第 2 性征发育。男孩用长效庚酸睾酮，每月肌内注射一次，25mg，每 3 个月增加 25mg，直至 100mg。女孩用炔雌醇 1~2μg/d，或妊马雌酮，剂量自 0.3mg/d 起，逐渐增加，同时监测骨龄。

【常见护理诊断/问题】

1. **生长发育迟缓** 与生长激素缺乏有关。
2. **自我形象紊乱** 与生长发育迟缓有关。

【护理措施】

1. **一般护理** 监测患儿身高及体重，依据不同年龄进行相应的智力测定，评价智能发育是否正常。护理人员应熟悉常用的实验室检查项目，为患儿及家长做好健康指导，以配合医师做好诊断。

2. **饮食护理** 激素治疗使患儿生长发育速度加快、食欲增加，应注意及时补充足够的营养物质及维生素，特别注意维生素 D 及铁剂的补充。

3. **症状护理** 继发性生长激素缺乏患儿如出现头痛、呕吐、视野缺损及视神经受压迫的颅内肿瘤的症状时，应及时报告医生，并按颅内高压进行及时护理。

4. **用药护理** 基因重组人生长激素（rhGH）及其他激素的治疗于晚上睡前皮下注射，在用 rhGH 治疗过程中可出现甲状腺素缺乏，故需监测甲状腺功能。少数患儿出现注射局部红肿，与 rhGH 制剂纯度不够以及个体反应有关，停药后可消失。少数患儿注射后数月会产生抗体，但对促生长疗效无显著影响。另外，极少数患儿出现暂时性视盘水肿、颅内高压、股骨头骺部滑出和坏死等副作用。生长激素替代疗法在骨骺愈合以前均有效，应掌握药物的用量。若使用促合成代谢激素时，应注意其毒副作用，此类药物有一定的肝毒性和雄激素作用，有促使骨骺提前愈合而使身高过矮的可能，因此，须定期复查肝功能，严密随访骨龄发育情况。

5. **心理护理** 护理人员应关注患儿的心理状态，运用沟通交流技巧，与患儿及其家长建立良好信任关系。鼓励患儿表达自己的情感和想法，提供其与他人及社会交往的机会，帮助其正确地看待自我形象的改变，树立正向的自我概念。

6. **出院指导** 出院前应对家长及患儿进行用药指导，包括药物的用量、使用方法和不良反应的观察。强调治疗过程中定期随访的重要性，告诉家长每 3 个月为患儿测量身高、体重 1 次，并记录在生长发育曲线上，以观察疗效。用药后患儿生长加速、食欲增加、肌肉容量增加、脂肪减少、体能和认识能力会有所改善。在开始治疗的 1~2 年身高增长很快，以后减速。治疗后能否达到正常成人的高度，与开始治疗的年龄有关。应明确告诉家长替代疗法需坚持规律遵医嘱用药。

第三节 中枢性尿崩症

尿崩症（diabetes insipidus，DI）是一种由于患儿完全或部分丧失尿浓缩功能，临床以多饮、多尿、排出低比重尿为特征的综合征。根据病因可将尿崩症分为中枢性尿崩症（central diabetes insipidus，CDI）、肾性尿崩症（nephrogenic diabetes insipidus，NDI）和精神性烦渴症（psychogenic polydipsia，PP）3 类。中枢性尿崩症较多见，是由于垂体抗利尿激素（antidiuretic hormone，ADH），即精氨酸加压素（arginine vasopressin，AVP）分泌或释放不足引起。

【病因】

中枢性尿崩症的病因分为获得性（继发性）、特发性（原发性）、遗传性 3 类。AVP 基因结构异常、下丘脑及垂体区域因炎症、肿瘤、外伤、手术、自身免疫损伤等原因均能产生中枢性尿崩症。

1. **获得性** 任何侵及下丘脑、垂体柄或垂体后叶的病变均可引起尿崩症状，常见有颅内肿瘤、颅脑外伤、手术损伤、产伤、放射治疗、颅内感染、白血病细胞浸润等。

2. **特发性** 因下丘脑视上核或室旁核神经元发育不全或退行性病变所致,多散发,部分患儿与自身免疫反应有关。

3. **遗传性** 由于编码 AVP 的基因或编码运载蛋白Ⅱ的基因突变引起,呈染色体显性或隐性遗传。

【发病机制】

ADH 由下丘脑视上核及室旁核神经细胞分泌,储存于垂体后叶。ADH 的分泌受多种因素影响,其中最主要的是细胞外液的渗透压和血容量。位于下丘脑视上核和渴觉中枢附近的渗透压感受器同时控制着 ADH 的分泌和饮水行为。血容量的改变则刺激位于颈动脉的压力感受器和左心房的牵张感受器,所产生的神经冲动通过迷走神经传递至下丘脑,使 ADH 的分泌增多或减少。但容量感受器不如渗透压感受器敏感,血容量变动 7%~10% 才能引起 ADH 分泌的改变。

ADH 以游离形态被释放入血,它的抗利尿作用通过远端肾小管对水的通透性的调节来实现。当分泌量增加时,更多的水能渗透到高渗的肾髓质的间质内,进而回收入血,使尿液浓缩、尿量减少。当分泌不足时,肾远曲小管回吸收水分减少,尿液稀释,尿量增多。

【临床表现】

本病可发生于任何年龄,多见于儿童期,且男孩多于女孩。年长儿多突然发病,也可渐进性,主要表现为多尿、多饮和烦渴。婴幼儿患者烦渴时哭闹不安,但饮水后即可安静。儿童期患者常因多尿或遗尿症状被父母早期发现而就诊。患儿每日尿量常在 4L 以上,严重者可达 10L,尿比重低且固定。饮水量大致与尿量相等,如不饮水,烦渴难忍,但尿量不减少。夜尿多,遗尿可为首发症状。患儿甚少出汗,皮肤常干燥苍白,精神不振,食欲低下。由于长期多饮、多尿,影响日常活动和睡眠,可引起营养不良,生长发育障碍。如供水不足则可引起疲倦、头晕、便秘、发热,严重者可引起脑细胞脱水,而发生惊厥、昏迷,造成不可逆损害。如充分饮水,患儿一切情况可正常,无明显临床体征。

【辅助检查】

1. **血液检查** 血渗透压正常或偏高。无法检测血渗透压者,可采用公式推算:渗透压=2×(血钠+血钾)+血糖+血尿素氮,单位 mmol/L。

2. **尿液检查** 尿渗透压<200mmol/L,比重常在 1.001~1.005,每日尿量可达 4~10L,颜色清淡。

3. **禁水试验** 一般用于年长儿,主要用于鉴定尿崩症和精神性烦渴症。目的是观察患儿细胞外液渗透压增高时的尿浓缩能力。试验方法:患儿自试验前一天晚上 7~8 时开始禁食,直至试验结束。试验当日晨 8 时开始禁饮,先排空膀胱,测体重,采血测血清钠和血浆渗透压,然后每小时排尿一次测尿量、渗透压(或尿比重)和体重,直至相邻两次尿渗透压之差连续两次<30mmol/L,即再次采血测血清钠和血浆渗透压。大多数儿童可在 8h 内完成试验。正常儿童禁饮后无脱水症状,每小时尿量逐渐减少,尿比重逐渐上升,尿渗透压可达 800mmol/L 以上,血钠、血渗透压正常。如儿童每小时尿量无明显减少,持续排出低渗尿(尿比重<1.010),而血清钠和血浆渗透压分别上升超过 145mmol/L 和 295mmol/L,体重下降 3%~5%,则应考虑 DI。试验过程中应严密观察,防止高钠血症,如有烦躁、脱水或体重减少>5% 则应立即停止试验。

4. **加压素试验** 用于区分中枢性与肾性尿崩症。在排尿并采血钠后,皮下注射垂体后叶素 5U(或精氨酸加压素 0.1U/kg),注射后 2h 内多次留尿测定渗透压,如尿渗透压上升峰值超过给药前的 50%,则为完全性 CDI;在 9%~50% 者为部分性 CDI;肾性尿崩症患儿渗透压上升不超过 9%。

5. **血浆 AVP 测定** 血浆 AVP 水平对于中枢性尿崩症诊断意义不大,但结合禁水试验有助于部分中枢性尿崩症与肾性尿崩症的鉴别诊断。

6. 影像学检查 进行头颅 X 线平片、CT 或 MRI 检查,以排除颅内肿瘤,明确病因。

【治疗要点】

1. **病因治疗** 特发性中枢性尿崩症,应检查有无垂体及其他激素缺乏情况。渴感正常的患儿应充分饮水,但若有脱水、高钠血症时应缓慢给水,以免造成脑细胞水肿。对获得性尿崩症患儿必须针对病因治疗,肿瘤可手术切除。

2. **药物治疗** 对特发性、遗传性尿崩症患儿,应给予垂体加压素制剂以替代 ADH 的功能。常用药物有:

(1) 鞣酸加压素:即长效尿崩停,用前加温并摇匀,进行深部肌内注射,开始剂量为 0.1~0.2ml,作用时间可维持 3~7d,一般在患儿多尿症状复现时再行给药。用药期间,应注意控制患儿饮水量,以避免水中毒。

(2) 1-脱氨-8-D-精氨酸加压素(DDAVP):为人工合成的 AVP 类似药,有鼻喷剂和口服片剂 2 种,副作用较小。鼻喷剂用量 0.05~0.15ml/d,应用鼻喷剂宜逐渐加量直至效果满意即作为维持量;口服片剂 50~100μg/次,每日 1~2 次应用口服片剂须注意药物敏感度的个体化差异。

(3) 其他药物:部分患儿可选用氯磺丙脲、卡马西平或氯丙丁酯等药物,以增加 ADH 的分泌或增强肾髓质腺苷酸环化酶对 ADH 的反应,目前临床已较少应用。

【常见护理诊断/问题】

1. **排尿异常:多尿** 与抗利尿激素缺乏有关。
2. **有体液不足的危险** 与多尿、供水不足有关。
3. **潜在并发症:药物副作用。**

【护理措施】

1. **加强生活护理、保证患儿休息** 为患儿提供充足的水分,渴感正常的患儿应充分饮水。备好夜用便器,夜间每 2~3h 唤醒患儿排尿。保持皮肤清洁干燥,防止尿频引起的皮肤糜烂。患儿夜间多尿,白天容易疲倦,要注意保持安静舒适的环境,有利于患儿休息。给予患儿营养丰富的低盐饮食,饭前少饮水,以营养丰富的菜汤或饮料代替饮水,但要注意避免少饮水引起的脱水。

2. **观察病情、准确记录出入水量** 监测尿相对密度比重变化、血清钠与钾的水平。观察患儿口渴情况、神志是否清醒,并每天测量体重,以便发现有无体液丢失。为患儿提供充足的饮水,保持床旁有饮料可供随时饮用,注意水的总入量应与尿量相等。如患儿出现意识障碍等高渗脱水表现时,遵医嘱及时给予胃肠外补液或抗利尿激素和相应的护理。

3. **用药护理** 用药期间应注意患儿水摄入量,以防发生水中毒,有脱水、高钠血症时应缓慢给水,以免造成脑水肿。应用鞣酸加压素时,用前需稍加温并摇匀再作深部肌内注射,且每次更换注射部位,以防止皮下硬结形成。同时,用药期间注意观察有无面色苍白、腹痛、恶心等不良反应,一旦出现应立即报告医师,及时给予处理。药物 1-脱氨-8-D-精氨酸加压素,抗利尿作用甚强,效果持久,加压作用弱,为目前首选药物,在应用中应防止水中毒,该药偶可见头痛、血压增高等不良反应。氯磺丙脲、卡马西平、氯贝丁酯等药物有食欲不振、恶心、呕吐、肝功能损坏等不良反应,应注意观察。

4. **心理护理** 尿崩症患儿多饮、烦渴、多尿,易产生疲劳以及精神焦虑,同时要终身用药,患儿及家长常伴有焦虑。护士应了解患儿及家长的心理状态,及时发现问题,并根据患儿病情、性格特点及个人需求爱好采取针对性措施,帮助他们消除不良心理,增强战胜疾病的信心。

5. **健康教育** 向患儿及其家长解释尿崩症及其治疗方案,说明本病需要长期药物替代治疗,教会家长掌握药物的名称、用法、副作用、药物作用、过量或不足症状的观察,定期复查,强调遵医嘱终身用药的重要性,且要求患儿每 6 个月进行 1 次头颅 CT 检查,以便早期发现颅内占位性病变。要求患儿随身携带疾病诊断卡和现用治疗药物,以备紧急状态下使用。由于患儿多尿、多饮,应嘱家长在患儿身边备足温开水。平时注意预防感染,尽量休息,适当活动。

第四节　性　早　熟

—— 导入情景与思考 ——

患儿,女,5 岁,因"双侧乳房发育"就诊。

患儿 1 个月前被发现双侧乳房肿大,有硬块,按压无明显痛感。患儿无月经来潮或不规则阴道出血;无白带;无误服避孕药史。

家族史:无父母近亲婚配史,无家族早发育史。

体格检查:身高 112cm,体重 28kg,无阴毛、腋毛;乳房发育伴乳头色素加深;无大小阴唇发育和着色。

请思考:

1. 该患儿最可能的临床诊断是什么?

2. 该患儿目前主要的护理诊断/问题是什么? 应采取哪些护理措施?

性早熟(precocious puberty)是指女童在 8 岁前、男童在 9 岁以前出现第二性征,或任何性发育特征初现年龄较正常儿童平均年龄提前 2 个标准差以上者。本病女孩多见,男女之比约为 1:4。

【病因和分类】

性早熟的病因很多,可按下丘脑-垂体-性腺轴(HPGA)功能是否提前发动,将性早熟分为中枢性和外周性两类。

1. **中枢性性早熟(central precocious puberty,CPP)**　又称真性或完全性性早熟,是由于下丘脑-垂体-性腺轴功能提前激活,GnRH 脉冲式分泌增强,导致性腺发育和功能成熟。性发育的过程和正常青春期发育的顺序一致,并可具有一定的生育能力。主要包括特发性和继发性性早熟两大类。

(1) 特发性性早熟:又称体质性性早熟,是由于下丘脑对性激素的负反馈的敏感性下降,使促性腺激素释放激素过早分泌所致。女性多见,占女孩 CPP 的 80%~90%,是 CPP 最常见病因。

(2) 继发性性早熟:继发于中枢神经系统的器质性病变,包括下丘脑肿瘤或占位性病变、中枢神经系统感染、外伤、术后、放疗和化疗、先天发育异常等,男孩多见,约占男孩 CPP 的 60%。

(3) 其他疾病:少数原发性甲状腺功能减退症患儿由于未经治疗,可出现中枢性性早熟。

2. **外周性性早熟(peripheral precocious puberty)**　亦称假性或部分性性早熟,是非受控于下丘脑-垂体-性腺轴功能所引起的性早熟,有性激素水平升高,并促使第二性征发育,但下丘脑-垂体-性腺轴不成熟,无性腺发育,无生育能力。包括以下四种情况:

(1) 性腺肿瘤:卵巢颗粒-泡膜细胞瘤、睾丸间质细胞瘤、畸胎瘤等。

(2) 肾上腺疾病:肾上腺肿瘤、肾上腺皮质增生等。

(3) 外源性:含雌激素的药物、食物、化妆品等。

(4) 其他:肝胚细胞瘤、McCune-Albright 综合征等。

3. **部分性性早熟**　单纯乳房早发育、单纯阴毛早现、单纯早初潮等。

【发病机制】

人体生殖系统的发育和功能维持受下丘脑-垂体-性腺轴(HPGA)的控制。下丘脑以脉冲形式分泌促性腺激素释放激素(gonadotropic releasing hormone,GnRH),刺激垂体前叶分泌促性腺激素(gonadotropic hormone，Gn），即黄体生成素（luteinizing hormone，LH）和卵泡刺激素（follicle stimulating hormone，FSH），促进卵巢和睾丸发育，并分泌雌二醇和睾酮。青春期前儿童 HPGA 功能处于较低水平，当青春发育启动后，GnRH 脉冲分泌频率和峰值开始在夜间睡眠时逐渐增加，LH 和 FSH 的脉冲分泌峰也随之增高，并逐渐扩展至 24h，致使性激素水平升高，第二性征呈现和性器官发育。

下丘脑 GnRH 脉冲发生器的兴奋启动受神经内分泌系统的调节机制调控。由于某些原因可使下丘脑神经抑制因子与兴奋因子间的平衡失调，导致下丘脑-垂体-性腺轴提前兴奋，GnRH 脉冲释放明显增强而导致中枢性性早熟。中枢神经系统的器质性病变也会直接扰乱 GnRH 脉冲发生器的调节机制而致病。此外，性早熟的发生还可能与"环境激素污染"问题有关，即一些非甾体类激素物质影响相关激素受体的敏感性，由此干扰人类性腺功能。

知识链接

中枢性性早熟的遗传学研究进展

中枢性性早熟源于下丘脑-垂体-性腺（HPG）轴过早激活，与正常青春期进展顺序一致。目前研究认为遗传学机制可能在该病的发生发展中发挥重要作用。在散发性和家族性病例中已发现 kisspeptin 系统、MKNR3 和 DLK1 基因激活或失活突变。青春期发育由抑制性、刺激性和允许性因子共同协调控制。Kisspeptin 是一种在下丘脑、肾上腺和胰腺中表达的肽激素，是 GnRH 诱导 HPG 轴活动的有力刺激物。MKNR3 对青春期启动有抑制作用，并且其功能丧失将导致过早刺激 GnRH 分泌和青春期发育。DLK1 在垂体细胞类型分化中发挥重要租用，其突变将导致垂体发育障碍。

【临床表现】

中枢性性早熟的临床特征是提前出现的性征发育与正常青春期发育程序相似，女孩发生特发性性早熟约为男孩 9 倍，在青春期的各个年龄都可以发病，症状发展快慢不一。女孩首先表现为乳房发育，男孩首先表现为睾丸增大（≥4ml 容积），但临床变异较大，症状发展快慢不一。有些可在性发育一定程度后停顿一时期再发育，亦有的症状消退后再发育。在性发育的过程中，男孩和女孩皆有骨骼生长加速和骨龄提前，儿童早期身高虽较同龄儿高，但成年后反而较矮小。在青春期成熟后，患儿除身高矮于一般群体外，其余均正常。

外周性性早熟的性发育过程与上述规律迥异。男孩性早熟应注意睾丸的大小。若睾丸容积增大提示中枢性性早熟；如果睾丸未增大，但男性化进行性发展，则提示外周性性早熟，其雄性激素可能来自肾上腺。

颅内肿瘤所致者在病程早期常仅有性早熟表现，后期始见颅内压增高、视野缺损等定位征象，需加以警惕。

【辅助检查】

1. **GnRH 刺激试验**　亦称黄体生成素释放激素（LHRH）刺激试验。静脉注射 LHRH（戈那瑞林），2.5μg/kg（最大剂量≤100μg），于注射前（基础值）和注射后 30min、60min、90min 及 120min 分别采血测定血清 LH 和 FSH。当 LH 峰值>12U/L（女）或>25U/L（男）（放免方法）；LH 峰值>5.0U/L（免疫化学发光法）或 LH/FSH 峰值>0.6~1.0，可以认为其性腺轴功能已经启动。本试验对性腺轴功能已启动而促性腺激素基础值不升高者是重要的诊断手段，对鉴别中枢性与外周性性早熟具有重要意义。

2. **骨龄测定**　根据手和腕部 X 线片评定骨龄，判断骨骼发育是否超前，骨龄超过实际年龄一岁以上可视为提前,发育越早,则骨龄超前越多。

3. **B超检查** 根据需要,选择盆腔B超检查女孩卵巢、子宫的发育情况,男孩注意睾丸、肾上腺皮质等部位。若B超显示患儿卵巢内可见4个以上直径≥4mm的卵泡,则提示已进入青春期;若B超影像显示单个直径>9mm的卵泡,则多为囊肿;若B超影像显示卵巢不大但子宫长度>3.5cm并显示内膜增厚则多为外源性雌激素作用。

4. **CT或MRI检查** 对疑有颅内肿瘤或肾上腺皮质病变患儿应选择进行脑部或腹部扫描,以排除颅内占位病变。

5. **其他检查** 如血清和尿液激素的测定。

【治疗要点】

本病治疗依病因而定,中枢性性早熟的治疗目的:①抑制或减慢第二性征发育,特别是阻止女孩月经来潮;②抑制性激素引起的骨骼成熟,改善成人期最终身高;③预防与性发育有关的精神社会问题。

1. **病因治疗** 肿瘤引起者应手术摘除或进行化疗、放疗;甲状腺功能低下者给予甲状腺素治疗;先天性肾上腺皮质增生者采用皮质激素治疗。

2. **药物治疗**

(1) 促性腺激素释放激素类似物(GnRHa):其作用是竞争性抑制自身分泌的GnRH,减少垂体促性腺激素的分泌,使雌激素恢复到青春期前水平,从而控制性发育,延缓骨骼成熟,改善最终身高。可按0.1mg/kg给药,每4周肌内注射1次。目前推荐GnRHa应用至患者骨龄达11.5岁(女)~12.5岁(男)。本药可延缓骨骺愈合,其作用为可逆性,若能尽早治疗可改善成人期最终身高。目前应用的缓释剂主要有曲普瑞林(triptprelin)和亮丙瑞林(leurorelin)。

(2) 性腺激素:采用大剂量性激素反馈抑制下丘脑-垂体促性腺激素分泌,但不能改善成人期最终身高。如达那唑有抗孕激素和雌激素作用,副作用有声音粗、毛发增多、出现粉刺等,一般不作为首选药物。

【常见护理诊断/问题】

1. **生长发育改变** 与下丘脑-垂体-性腺轴功能失调有关。
2. **自我概念紊乱** 与性早熟有关。

【护理措施】

1. **配合检查,做好会阴部护理** 指导患儿及家属积极配合,做好各项检查前的准备。由专人定期用同一标尺对患儿进行身高测量,以保证其准确性。保持会阴部清洁,指导家长为患儿勤洗外阴,勤换内裤,若外阴有炎症表现,用1∶5 000高锰酸钾溶液坐浴及抗感染治疗。

2. **用药护理** 促性腺激素释放激素类似物治疗可延缓骨骺愈合,应尽早使用,注意掌握药物剂量及副作用。药物注射前轻轻摇动药瓶,抽吸时不要丢失药液以保证剂量,注射时宜选用较大针头并经常更换注射部位,现配现用。在治疗过程中,严密观察患儿用药反应,定期进行GnRH刺激试验,测定LH和FSH,以便根据个体变化及时调整用药剂量。

3. **心理护理** 由于本病的外在表现与患儿的实际年龄不相符,使患儿的心理压力过大,造成患儿孤独、抑郁、自责、焦虑,甚至产生攻击性或破坏性行为,因此对患儿和家属做好心理护理尤为重要。注意倾听患儿及家长的感受,并在治疗过程中多给予鼓励,帮助其处理好心理上的矛盾,增强其信心,解除思想顾虑,积极配合治疗。

4. **健康教育**

(1) 告诫家长避免给患儿购买含有激素的各种保健药和补药,如花粉、蜂王浆、人参、鸡粉等。

同时,注意营养均衡,减少反季节蔬菜和水果、人工养殖虾的过多摄入。尽量避免油炸类食品,特别是炸鸡、炸薯条和炸薯片等食物。

（2）随着性发育征象的出现,患儿的身心将有许多变化,因此,要根据患儿的年龄及所处的文化背景,进行适时、适量、适度的性教育,包括生理特点和性卫生保健知识的宣教,使他们能正确对待自身变化,了解月经期的保健知识。

（3）由于性早熟的发生,患儿容易早恋,提早教育孩子正确处理和应对早恋,恰当进行性教育。

第五节　儿童糖尿病

 ———————————— 导入情景与思考 ————————————

患儿,女,12 岁,以呕吐、腹痛 3d,昏睡 1d 急诊入院。

患儿于入院前 3d 出现呕吐腹痛,呕吐为非喷射性,呕吐物为所进食的食物,每日呕吐 4 次左右,伴有脐周阵发性疼痛,每次持续 20min 左右。当地医院以急性胃肠炎给予治疗,药物不详。患儿病情逐渐加重,昏睡,意识不清,由急诊收入院。患儿自发病以来,精神差,食欲减退,饮水多,尿频,消瘦,无发热、咳嗽等症状。

体格检查:T 36.8℃,P120 次/min,R36 次/min,血压 90/60mmHg,身高 160cm,体重 40kg。神志不清,呼吸深快,呼气有烂苹果味,皮肤黏膜干燥,弹性差。心肺未见异常。

辅助检查:血糖 31mmol/L;尿常规检查显示,尿糖 3+,尿酮体 3+。

请思考:

1. 该患儿最可能的临床诊断是什么?

2. 如何对患儿进行抢救和护理?

糖尿病(diabetes mellitus,DM)是由于胰岛素绝对或相对缺乏引起的糖、脂肪、蛋白质代谢紊乱,致使血糖增高、尿糖增加的一种病症,分为原发性糖尿病和继发性糖尿病两类。

原发性糖尿病可分为:①1 型糖尿病,即胰岛素依赖型(IDDM),该类糖尿病是由于胰岛 β 细胞被破坏,胰岛素无法分泌所导致 98% 儿童期糖尿病属此类型,必须使用胰岛素治疗。②2 型糖尿病,即非胰岛素依赖型(NIDDM),是由于胰岛 β 细胞分泌胰岛素减少或者靶细胞对胰岛素不敏感导致。儿童发病甚少,但由于近年来儿童肥胖症明显增多,于 15 岁前发病者有增加趋势。③其他类型糖尿病:青年成熟期发病型糖尿病,是一种罕见的遗传性 β 细胞功能缺陷症,属于常染色体显性遗传病;新生儿糖尿病,即出生后 6 个月内发生的糖尿病,需要胰岛素治疗,是由于基因突变导致胰岛 β 细胞功能缺陷导致。

继发性糖尿病包括胰腺疾病、药物及化学物质引起的糖尿病和某些遗传综合征伴随的糖尿病等。

儿童糖尿病易并发酮症酸中毒而成为急症之一,其后期伴发的血管病变,常累及眼和肾脏。我国儿童糖尿病发病率为 5.6/10 万,低于欧美国家,但随着我国社会经济发展和生活方式的改变,儿童糖尿病亦有逐年增高趋势。本节重点介绍 1 型糖尿病。

【病因与发病机制】

1 型糖尿病的发病机制迄今尚未完全阐明,目前认为是在遗传易感基因的基础上由外界环境因素的作用引起的自身免疫反应导致了胰岛 β 细胞的损伤和破坏,当胰岛素分泌减少至正常的 10% 时即无法满足机体生理需求,出现临床症状。

1. **遗传易感性**　1 型糖尿病为多基因遗传病,现仅证实位于第 6 号染色体短臂(6p21.3)上的人类白细胞抗原(HLA)的 D 区Ⅱ类抗原基因与这种易感性有关。研究发现携带 HLA-DQA₁52 位精氨酸、HLA-DQB₁57 位非门冬氨酸决定了Ⅰ型糖尿病的易感性；反之，HLA-DQA₁52 位非精氨酸和 HLA-DQB₁57 位门冬氨酸决定了Ⅰ型糖尿病的保护性。但遗传易感基因在不同种族间存在多态性。

2. **自身免疫反应** 近些年的研究发现，1 型糖尿病患儿的胰腺有胰岛炎的病理改变，同时检测到约 90% 的 1 型糖尿病患者在初次诊断时血中出现多种自身抗体，并已证实这类抗体在补体和 T 淋巴细胞的协同下具有的胰岛细胞的毒性作用。新近的研究证实细胞免疫异常在 1 型糖尿病的发病中起重要作用，最终导致胰岛组织 β 细胞的破坏。免疫系统对自身组织的攻击可认为是发生 1 型糖尿病的病理生理基础。

3. **环境因素** 除遗传、自身免疫因素外，尚有外来激发因子的作用，如病毒感染（风疹病毒、腮腺炎病毒、柯萨奇病毒等）、化学毒素（如亚硝胺、链脲菌素等）、饮食中某些成分（如牛奶蛋白）、胰腺遭到缺血损伤等因素的触发。以上因素可能会激发患儿体内免疫功能的变化，产生 β 细胞毒性作用，最后导致 1 型糖尿病。

【病理生理】

1 型糖尿病患儿胰岛 β 细胞被破坏，而分泌胰高血糖素的 α 细胞和其他细胞相对增生，致使胰岛素分泌不足或完全丧失是造成代谢紊乱的主要原因，同时由于胰岛素不足而使反调节激素分泌增加更加剧了代谢紊乱。

1. **糖代谢紊乱** 由于胰岛素分泌减少，使葡萄糖利用减少，糖原合成障碍，同时反调节激素作用增强，致肝糖原分解和糖原异生增加，导致血糖升高。当血糖超过肾糖阈（10mmol/L）时出现糖尿，导致渗透性利尿。临床表现为多尿、脱水、电解质丢失、口渴、多饮等表现。此外，由于组织不能利用葡萄糖，能量不足而饥饿感增强，引起多食。

2. **脂肪代谢紊乱** 由于胰岛素严重不足，使脂肪合成减少、分解增加，患儿出现消瘦。脂肪分解过程中，使血中脂肪酸增高，肌肉和胰岛素依赖性组织即利用脂肪酸供能以弥补细胞内葡萄糖不足，而大量脂肪酸进入肝，生成乙酰辅酶 A。大量乙酰辅酶 A 转化成酮体，超过组织氧化能力时，可发展至糖尿病酮症酸中毒和昏迷。

3. **蛋白质代谢紊乱** 患儿蛋白质合成减少、分解加速，导致负氮平衡，出现乏力、消瘦、体重下降、生长发育障碍或迟缓、免疫力下降，易继发感染。

4. **水、电解质紊乱** 高血糖使血渗透压增高，引起细胞外液高渗、细胞内脱水。渗透性利尿导致水和钠、钾、氯等电解质大量丢失，引起细胞外脱水。患儿本身可能因为厌食、呕吐使电解质摄入不足，排出增加，引起机体电解质平衡紊乱。

【临床表现】

1 型糖尿病起病较急剧，多数患儿常因感染、饮食不当或情绪激惹而诱发。典型症状为多尿、多饮、多食和体重下降，即"三多一少"。但婴儿多饮、多尿不易被察觉，很快可发生脱水和酮症酸中毒。学龄儿可因遗尿或夜尿增多而就诊。年长儿可表现为精神不振、疲乏无力、体重逐渐减轻等。

约有 40% 患儿首次就诊即表现为糖尿病酮症酸中毒，常由于急性感染、过食、诊断延误或突然中断胰岛素治疗等而诱发，且年龄越小者发生率越高。酮症酸中毒患儿除多饮、多尿、体重减少外，还有恶心、呕吐、腹痛、食欲不振，关节或肌肉疼痛迅速出现脱水和酸中毒征象：皮肤黏膜干燥、呼吸深长、呼气中有酮味、口唇樱红、脉搏细速、血压下降，随即可出现嗜睡、昏迷甚至死亡。少数患儿起病缓慢，以体重下降等为主要表现。

体格检查除发现体重减轻、消瘦外，一般无阳性体征。酮症酸中毒时可出现呼吸深长、脱水症和神志改变。病程长，血糖控制不佳，则可出现生长落后、智能发育迟缓、肝大，称为 Mauriac 综合征。晚期可出现蛋白尿、高血压等糖尿病肾病表现，最后致肾功能衰竭，还可导致白内障和视网膜病变，甚至失明。

【辅助检查】

1. 尿液检查

（1）尿糖：尿糖阳性,其呈色强度可粗略估计血糖水平。通常分段收集一定时间内的尿液以了解 24h 内尿糖的动态变化,如晨 8 时至午餐前;午餐后至晚餐前;晚餐后至次晨 8 时等。在空腹时先排空膀胱,半小时后排尿称为"次尿",可作为空腹时血糖的参考;从餐后至下次餐前 1 小时的尿称为"段尿",可作为餐后血糖水平的参考。餐前半小时内的尿糖定性更有助于胰岛素剂量的调整。

（2）尿酮体：尿酮体阳性提示有酮症酸中毒,尿蛋白阳性提示可能有肾脏的继发损害。

（3）尿蛋白：尿中白蛋白的含量可反应肾脏的病变程度。

2. 血液检查

（1）血糖：①空腹静脉血糖≥7.0mmol/L;②随机静脉血糖≥11.1mmol/L。符合其中之一,即可诊断为糖尿病。

（2）糖耐量试验(OGTT)：1 型糖尿病症状典型,一般不需做 OGTT 即可诊断。OGTT 仅用于无明显临床症状、尿糖偶尔阳性而血糖正常或稍增高的患儿。OGTT 2h 血糖≥11.1mmol/L 可诊断为糖尿病。

（3）糖化血红蛋白(HbA_{1C})检测：HbA_{1C} 是血中葡萄糖与血红蛋白非酶性结合而产生,寿命周期与红细胞相同,反映过去 3 个月的血糖平均水平。因此,HbA_{1C} 可作为患儿以往 2~3 个月期间血糖控制指标。根据国际青少年糖尿病联盟(ISPAD)指南,糖尿病患儿 HbA_1c 的控制目标值为<7.0%。

（4）血气分析：酮症酸中毒时,pH<7.30,HCO_3^-<15mmol/L。

（5）血脂：定期检测血清胆固醇、甘油三酯和游离脂肪酸含量,以判断病情控制情况。胆固醇、甘油三酯及游离脂肪酸均增高,胰岛细胞抗体可呈阳性。

（6）血胰岛素和 C 肽：检测患儿血液中胰岛素水平,1 型糖尿病患儿如果已经注射过外源性胰岛素,可通过测定血浆 C-肽的水平了解胰岛 β 细胞分泌胰岛素的功能。

【治疗要点】

对于 1 型糖尿病患儿,常规采用胰岛素替代、饮食控制、运动锻炼、血糖监测、健康教育和心理支持相结合的综合治疗方案。1 型糖尿病的治疗原则：①消除临床症状;②预防糖尿病酮症酸中毒的发生;③避免发生低血糖;④保证患儿正常生长、发育和性成熟,防止肥胖;⑤早期诊断和治疗并发症及伴随疾病;⑥避免和延缓慢性并发症的发生和发展;⑦长期、系统管理和教育,并使患儿和家长学会自我管理,保持健康心理,保证合理的学习和生活能力。

1. 胰岛素治疗　胰岛素是治疗 IDDM 最主要的药物。胰岛素治疗方案及剂量需要个体化,方案的选择根据患儿年龄、病程、生活方式及既往健康状况等因素综合决定。新诊断的患儿,每日胰岛素用量为 0.5~1.0U/kg,但 3 岁以下患儿建议每日胰岛素量从 0.5U/kg 起始。胰岛素的种类及作用时间见表 15-2。一般可根据血糖检测结果调整次日胰岛素的剂量,每次调整的量不超过原量的 10%~15%(不超过 2 单位),观察 2~3d,必要时可再次调量。

表 15-2　胰岛素的种类及作用时间

种类	起效时间	峰浓度时间	持续时间
速效类似物	15~20min	1~3h	3~5h
短效(RI)	0.5~1h	2~4h	5~8h
中效(NPH)	2~4h	4~12h	12~24h
长效(PZI)	2~4h	8~12h	22~24h

2. 饮食治疗　患儿饮食应基于个人口味和嗜好,且必须与胰岛素治疗同步进行,以维持正常血糖和保持理想体重。饮食治疗的原则为:均衡营养、定时定量进餐,适合患儿的生长发育,并控制血糖、血脂水平。

3. 运动治疗　通过运动增加葡萄糖的利用,利于血糖控制。运动前应常规检测血糖,如果血糖水平低于 5.5mmol/L,在运动前应补充糖类。如果患儿在进餐后的 1~3h 进行运动,应在进餐前减少胰岛素剂量。

4. 糖尿病酮症酸中毒治疗

(1) 液体疗法:纠正脱水、酸中毒和电解质紊乱。酮症酸中毒时脱水量约为 100ml/kg,可按此计算输液量,再加继续丢失量后为 24h 总液量。补液开始先给生理盐水 20ml/kg 快速静脉滴入,以扩充血容量,改善微循环,以后根据血钠决定给予 1/2 张或 1/3 张不含糖的液体。要求在开始 8h 输入总液量的一半,余量在此后的 16h 输入,同时见尿补钾。只有当 pH<7.2 时,才用碱性液纠正酸中毒。

(2) 胰岛素应用:采用小剂量胰岛素持续静脉输入,儿童胰岛素用量为每小时 0.1U/kg。每小时检测血糖一次,防止血糖下降过快,血浆渗透压下降过快引起脑水肿。

(3) 控制感染:酮症酸中毒常并发感染,应在急救同时采用有效抗生素治疗。

【护理评估】

1. 健康史　了解患儿有无糖尿病家族史,询问患儿发病前有无遗尿、乏力、消瘦等情况,既往是否诊断过此病,是否进行过糖尿病治疗及相应的用药情况。

2. 身体状况　了解患儿有无多尿、多饮、多食、体重下降等症状,评估患儿有无呼吸深长、呼吸中有无酮味等糖尿病酮症酸中毒的表现,是否有无皮肤弹性差,眼窝凹陷等脱水。了解尿液检查、血糖检测、糖耐量试验、糖化血红蛋白等的检查结果。

3. 心理-社会评估　评估患儿及家长是否了解本病治疗的长期性、艰巨性,及家长是否因担心疾病预后、学习生活、经济情况等问题而有焦虑和恐惧情绪。评估患儿及家长对糖尿病的认识程度和需求。

【常见护理诊断/问题】

1. **营养失调:低于机体需要量**　与胰岛素缺乏所致代谢紊乱有关。
2. **潜在并发症**:酮症酸中毒、低血糖。
3. **有感染的危险**　与蛋白质代谢紊乱所致抵抗力低下有关。
4. **知识缺乏**:患儿及家长缺乏糖尿病控制的有关知识和技能。

【护理目标】

1. 患儿住院期间得到合理、充足的营养。
2. 患儿未发生并发症,或者并发症得到及时发现和处理。
3. 患儿未发生感染。
4. 患儿及家长掌握疾病治疗和护理的知识。

【护理措施】

糖尿病是终身性的疾病,患儿必须学会将饮食控制、运动疗法、血糖监测、胰岛素治疗融入自己的生活,护士应帮助患儿及其家长熟悉各项治疗及护理措施,并提供有效的心理支持。

1. 饮食控制　食物的能量要适合患儿的年龄、生长发育和日常活动的需要,每日所需总热量(kcal)= 1 000+[年龄×(70~100)],饮食的选择应考虑患儿的年龄、体重、运动量及食量等因素。热量成分分配:糖类占总热量的 55%~60%,脂肪占 20%~30%,蛋白质占 15%~20%。全日热量分三餐,早、午、晚分别占 1/5、2/5、2/5,每餐留少量食物作为加餐。进食正餐和加餐的时间要与胰岛素注射时间及作用时间相配合。当患儿游戏增多时可给少量加餐或适当减少胰岛素的用量。食物应富含蛋白质和纤维素,限制纯糖和饱和脂肪酸。每日进食应定时、定量。饮食控制以能保持正常体重,减少血糖波动,维持血脂正常为原则。每日进食应定时,饮食量在一段时间内应固定不变。

2. 运动锻炼 糖尿病患儿应每天做适当运动。运动期间做好胰岛素用量和饮食调节,运动前减少胰岛素用量或加餐,固定运动时间,避免发生低血糖。运动时间以进餐 1h 后、2~3h 以内为宜,不在空腹时运动,运动后有低血糖症状时可加餐。

3. 血糖监测 血糖监测有两种方法:自我血糖监测和持续葡萄糖监测,临床常用的是自我血糖监测。自我血糖监测就是患儿使用家庭式血糖仪在不同的时间检测血糖,查看糖尿病控制情况。监测血糖的常用时间一般选择空腹、餐前、餐后 2h、睡前以及凌晨 2~3 时,通常每天 4~6 次。而持续葡萄糖监测是一种动态的血糖监测手段,每间隔几分钟记录一次血糖,可以全面、客观、真实地反映患儿各时间段的血糖波动特点,准确地记录血糖及低血糖发生的时间、持续时间,更有利于血糖的控制,指导临床治疗。

4. 胰岛素用药护理

(1)胰岛素的注射:近年来胰岛素注射方式已有了较大改进,如注射针、注射笔、无针喷射装置、胰岛素泵等,目前推荐 1 型糖尿病患儿采用胰岛素泵治疗,可以平稳、有效控制血糖,并能减少反复穿刺注射的痛苦。当采用注射针进行胰岛素皮下注射治疗时,每次注射应尽量用同一型号的胰岛素专用注射器以保证剂量的绝对准确,注射部位可选用股前部、腹壁、上臂外侧、臀部,每次注射须更换部位,以免局部皮下脂肪萎缩硬化。

(2)监测用药效果:根据血糖、尿糖监测结果,每 2~3d 调整胰岛素剂量 1 次,直至尿糖不超过"++"。鼓励和指导患儿及家长独立进行血糖和尿糖的监测,教会其血糖测量仪检测末梢血糖值。

(3)胰岛素用药注意事项

1)防止胰岛素过量或不足:胰岛素过量会发生 Somogyi 现象,即在午夜至凌晨时发生低血糖,随即反调节激素分泌增加,使血糖陡升,以致清晨血糖、尿糖异常增高,只需减少胰岛素用量即可消除。当胰岛素用量不足时可发生清晨现象,患儿不发生低血糖,却在清晨 5~9 时呈现血糖和尿糖增高,这是因为晚间胰岛素用量不足所致,可加大晚间胰岛素注射剂量或将注射时间稍往后移即可。

2)根据病情发展调整胰岛素剂量:儿童糖尿病有特殊的临床过程,应在不同病期调整胰岛素用量:①急性代谢紊乱期:自症状初现到临床确诊,约数日至数周,一般不超过 1 个月,除血糖增高、糖尿和酮尿症外,部分患儿表现为酮症酸中毒,需积极治疗。②暂时缓解期:多数患儿经确诊和适当治疗后,临床症状消失、血糖下降、尿糖减少或转阴时,即出现暂时缓解期,此时胰岛 β 细胞恢复分泌少量胰岛素,患儿对外源性胰岛素的需要量减少,这种暂时缓解一般持续数周,最长可达半年以上。③强化期:经过缓解期后,患儿出现血糖增高、尿糖不易控制现象,必须注意随时调整胰岛素用量,直至青春期结束为止。④永久糖尿病期:青春发育期后,病情渐趋稳定,胰岛素用量亦较固定。

知 识 链 接

雾化吸入胰岛素的研究进展

雾化吸入性胰岛素主要通过专用的器械将胰岛素药物溶于对应介质,以雾化的方式随着患者呼吸进入到其气管和肺部,胰岛素药物的有效成分进一步从相关介质中析出,并快速进入到人体血液中,进而发挥降低血糖的目的。由于人体肺部的呼吸面积可达到 $70m^2$ 左右,加之肺泡的通透性较高且含有丰富的血流,因此能够使得该类药物得到快速吸收。

目前临床常用的雾化吸入性胰岛素包括两种类型:可溶性液态剂型、干粉状剂型。雾化吸入性胰岛素适应证包括:①已经接受基础胰岛素治疗且空腹血糖已经达到目标水平,但是糖化血红蛋白仍然高于目标水平的患者;②既往采用胰岛素注射给药,但是注射部位存在大面积皮肤影响或障碍的患者;③有针恐惧症的患者。

5. 症状护理

（1）多尿与烦渴：患儿多尿与烦渴由高渗利尿引起，需详细记录出入水量。对多尿患儿应及时提供便盆并协助排尿，对遗尿儿童夜间定时唤醒排尿。尿糖刺激会阴部可引起瘙痒，需每天2次清洗会阴部，婴儿需及时更换尿布。对烦渴儿童提供足够的饮用水。

（2）酮症酸中毒：密切观察病情变化，监测血气、电解质以及血和尿液中糖和酮体的变化。一旦发现酮症酸中毒，应立即采取措施：①建立2条静脉通路，一条为纠正脱水酸中毒快速输液用，常用生理盐水20ml/kg，在0.5~1h输入，随后根据患儿脱水程度继续输液。另一条静脉通路输入小剂量胰岛素降血糖，最好采用微量输液泵调整滴速，保证胰岛素匀速滴入。②密切观察并详细记录体温、脉搏、呼吸、血压、神志、瞳孔、脱水体征、尿量等。③及时遵医嘱抽血化验血糖、血酮体、血钠、血钾、血气分析。每次排尿均应查尿糖及尿酮。

（3）低血糖：当注射胰岛素过量或注射后进食过少可引起低血糖。表现为突发饥饿感、心慌、软弱、脉速、多汗。严重者出现惊厥、昏迷、休克甚至死亡。低血糖多发生于胰岛素作用最强时，有时可出现somogyi现象（即午夜至凌晨出现低血糖而清晨血糖又增高）。应教会患儿及家长识别低血糖反应，一旦发生立即平卧，进食糖水或糖块，必要时静脉注射10%葡萄糖注射液。

6. 预防感染　保持良好的卫生习惯，避免皮肤的破损，坚持定期进行身体检查，特别是口腔、牙齿的检查，维持良好的血糖水平。

7. 预防合并症　按时做血糖、尿糖测定，根据测定结果调整胰岛素的注射剂量、饮食量及运动量，定期进行全面身体检查。

8. 心理支持　针对患儿不同年龄发展阶段的特征，提供长期的心理支持，帮助患儿保持良好的营养状态、适度的运动、并建立良好的人际关系以减轻心理压力。指导家长避免过于溺爱或干涉患儿的行为，应帮助患儿逐渐学会自我护理，以增强其战胜疾病的自信心。

9. 健康教育　①指导家长及患儿严格控制饮食的方法，解释每天活动锻炼对降低血糖水平、增加胰岛素分泌、降低血脂的重要性。②教会患儿及家长正确抽吸和注射胰岛素的方法，并定期随访以便调整胰岛素用量。③鼓励和指导患儿及家长独立进行血糖和尿糖的检测，教会患儿或家长用纸片法检测末梢血糖值，用班氏试剂或试纸法做尿糖检测。④教育患儿随身携带糖块及卡片，写上姓名、住址、病名、膳食治疗量、胰岛素注射量、医院名称及负责医师，以便任何时候发生并发症可立即救治。

【护理评价】

1. 经治疗护理后，患儿是否得到合理、充足的营养。
2. 患儿是否发生并发症，或者患儿发生并发症后是否得到及时发现和处理。
3. 患儿是否发生感染。
4. 患儿及家长是否掌握了疾病治疗和护理的知识。

（肖　倩）

思　考　题

1. 患儿，男，3岁2个月，因"多尿、多饮和烦渴9d"就诊。患儿近5d出现明显的疲倦、头晕、便秘等症状。查体发现患儿精神不振，皮肤黏膜干燥，体温37.6℃，心率98次/min，呼吸24次/min，心肺未见异常。血常规检查示白细胞$9.1×10^9$/L。尿常规检查示尿比重1.003，尿渗透压132mmol/L，尿蛋白及尿糖均为阴性，肾功能正常。被诊断为中枢性尿崩症。

请思考：

（1）目前，该患儿首要的护理问题是什么？应如何对患儿进行护理？

（2）经治疗，患儿好转，准备出院，应如何对患儿及其家长进行出院指导？

2. 患儿,女,6 岁 1 个月,因"乳房增大及身高增长加速 4 个月"就诊。无阴道出血,否认有误服避孕药史。查体:身高 124cm,体重 26kg,乳房肿大,未见阴毛、腋毛,手腕骨 X 线片示骨龄 8 岁。

请思考:

(1) 患儿最可能的诊断是什么?

(2) 如何对患儿进行护理?

3. 患儿,男,7 个月,表情呆滞,眼距宽,舌常伸出口外,鼻梁宽平,毛发稀少,面部黏液性水肿,皮肤粗糙,躯干长,四肢短。

请思考:

(1) 患儿最可能的诊断是什么? 还应进一步做什么检查?

(2) 如何对患儿进行护理?

4. 患儿,女,6 岁 5 个月,尿糖++,空腹血糖 8.3mmol/L,随机血糖 11.8mmol/L,被诊断为 1 型糖尿病。

请思考:

(1) 如何指导患儿及家长进行胰岛素注射治疗?

(2) 如何指导患儿及其家长进行低血糖的识别与处理?

NURSING

第十六章

免疫性疾病患儿的护理

16章 数字内容

———— 学 习 目 标 ————

知识目标：

1. 掌握风湿热、幼年特发性关节炎、过敏性紫癜、皮肤黏膜淋巴结综合征的临床表现和护理措施。

2. 熟悉风湿热、过敏性紫癜、皮肤黏膜淋巴结综合征的治疗要点。

3. 了解儿童免疫系统发育特点、原发性免疫缺陷病的临床表现和继发性免疫缺陷病的病因。

能力目标：

1. 能运用护理程序，对皮肤黏膜淋巴结综合征的患儿进行评估，并制订相应的护理计划。

2. 能运用所学知识，解答患儿及家长提出的有关过敏性紫癜、风湿热、幼年特发性关节炎和皮肤黏膜淋巴结综合征的健康问题。

素质目标：

具备严肃认真的工作态度，富有责任心、同理心为患儿及家长服务。

免疫(immunity)是机体的一种生理性保护反应,其本质为识别自身,排除异己;其功能包括免疫防御、免疫自稳和免疫监视。免疫防御是抵御病原微生物及毒素侵袭;免疫自稳是清除衰老、损伤或死亡的细胞,稳定机体内环境;免疫监视是识别和清除自身突变细胞和外源性非自身异质性细胞。若免疫功能失调或紊乱,可致异常免疫反应。如免疫反应过低,可发生反复感染和免疫缺陷病;异常过高的免疫反应,则引起变态反应或自身免疫性疾病。

第一节　儿童免疫系统发育特点

一、非特异性免疫

非特异性免疫是人一出生就具有的天然免疫力,是机体在长期的种族进化过程中不断与各种病原体相互斗争而建立起来的一系列防御功能。主要包括:屏障防御机制、细胞吞噬系统、补体系统和其他免疫分子作用。其作为机体的第一道防线,当病原体入侵时首先发挥作用。

（一）屏障防御机制

主要由皮肤-黏膜屏障、血-脑脊液屏障、血-胎盘屏障、淋巴结过滤作用等构成的解剖屏障和由溶菌酶、乳铁蛋白、胃酸等构成的生化屏障。小儿皮肤角质层薄嫩,容易破损,故屏障作用差,对外界刺激的抵抗力弱,易受机械或物理损伤而继发感染;此外,新生儿皮肤较成人偏碱性,易于细菌或真菌的增殖;肠道通透性高,胃酸较少,杀菌力低;血脑屏障、淋巴结功能未发育成熟,以及呼吸道纤毛细胞发育不完善等,均导致新生儿和婴幼儿的非特异性免疫功能较差,随年龄增长而逐步发育健全。

（二）细胞吞噬系统

血液中具有吞噬功能的细胞主要是单核/巨噬细胞和中性粒细胞。在胎龄第9周前后,末梢血中开始出现中性粒细胞。在胎龄34周,中性粒细胞的趋化、吞噬和细胞内杀菌功能已趋成熟。但新生儿的各种吞噬细胞功能可呈暂时性低下,这与新生儿时期缺乏血清补体、调理素、趋化因子等有关。

（三）补体系统

由于母体的补体不能转输给胎儿,故新生儿补体经典途径成分(CH50、C3、C4、C5)活性是其母亲的50%~60%,生后3~6个月达到成人水平;旁路途径的各种成分发育更为落后。未成熟儿补体经典和旁路途径均低于成熟儿。

二、特异性免疫

特异性免疫反应是机体在后天生活过程中与抗原物质接触后产生的,是一种后天获得性免疫,包括细胞免疫和体液免疫。特异性免疫是在非特异性免疫的基础上,由免疫器官和免疫活性细胞完成的。前者包括骨髓、胸腺、脾、淋巴结;后者主要是T淋巴细胞和B淋巴细胞,T淋巴细胞主要参与细胞免疫,B淋巴细胞主要参与体液免疫。

（一）特异性细胞免疫

来自胚肝和骨髓的淋巴样干细胞进入胸腺,在胸腺内继续发育,最终形成成熟的T细胞。在T细胞成熟的过程中,形成了对自身组织的耐受性和对异体物质的反应性。足月新生儿外周血中T细胞绝对数已达到成人水平,但T细胞的分类比例和功能与成人不同。由于从未接触抗原,需在较强抗原刺激下才有反应,随着与多种抗原接触T细胞更趋完善。其中CD_4阳性的T细胞较多,具有抑制/细胞毒作用的CD_8阳性的T细胞相对较少,使CD_4/CD_8的比值高达3~4,以后逐渐下降,2岁时为2,达成人水平。新生儿时期CD_4细胞辅助功能低,而且有较高的抑制活性,可使B细胞产生免疫球蛋白受抑制,一般在6月龄时CD_4辅助功能才趋于正常。新生儿时期T细胞产生的干扰素-γ(IFN-γ)和白细胞介素-4(IL-4)为成人的10%~20%,约3岁达到成人水平。

（二）特异性体液免疫

1. B细胞 与T细胞免疫相比,B细胞免疫的发育较迟缓。胎儿的B细胞在抗原的刺激下,可产生相应的IgM类抗体,而有效的IgG类抗体应答在出生3个月后才能出现。足月新生儿B细胞的数量略高于成人,而小于胎龄儿B细胞的数量则低于成人。B细胞的数量少不利于抗感染的特异性抗体生成,容易发生暂时性的低丙种球蛋白血症。

2. 免疫球蛋白（immunoglobulin,Ig） 具有抗体活性的免疫球蛋白(Ig)是B细胞最终分化为浆细胞的产物,根据理化和免疫性状的不同,可分为IgG、IgA、IgM、IgD及IgE五类。这些免疫球蛋白不仅存在于血液中,也存在于体液、外分泌液和B淋巴细胞的细胞膜上,它们的主要功能是参与体液免疫。正常胎儿无浆细胞,其免疫球蛋白直接由浆细胞的前身B细胞合成。

（1）IgM:在胚胎12周时已能合成IgM,IgM的含量随胎龄的增长而略有增加。正常情况下,因无抗原刺激,胎儿自身产生的IgM很少,又因IgM不能通过胎盘,故胎儿期血液中IgM含量始终较低。出生时若脐血IgM含量增高大于$0.2\sim0.3g/L$,提示有宫内感染。出生后$3\sim4$个月时IgM在血清中的含量为成人的50%,1岁时达成人的75%。IgM是抗革兰氏阴性杆菌的主要抗体,因新生儿血中的含量低,故新生儿易患革兰氏阴性杆菌感染,尤其是易患大肠埃希菌败血症。

（2）IgG:在胚胎12周末时开始合成,但含量不多;IgG是唯一可以通过胎盘的免疫球蛋白。新生儿血液中的IgG主要是通过胎盘从母体获得,它对婴儿生后数月内防御白喉、脊髓灰质炎、麻疹、肺炎双球菌和乙型溶血性链球菌等感染起着重要作用。来自母体的IgG于生后6个月时几乎全部消失,故此时小儿容易发生感染。而自身合成的IgG量从3个月后才逐渐增加,到$6\sim7$岁时在血清中的含量接近成人水平。

（3）IgA:胎儿期不产生IgA,且不能通过胎盘获得IgA,故新生儿血清中IgA量极少。至青春后期或成人期才达成人水平。婴儿出生后可从母亲初乳中获得部分SIgA,在呼吸道、肠道发挥作用。$2\sim4$岁时SIgA达成人水平。而新生儿、婴幼儿含量均较低,因此新生儿和婴幼儿易患呼吸道和胃肠道感染。

（4）IgD和IgE:两者均难以通过胎盘。IgD在新生儿血中含量极少,5岁时达到成人水平的20%,其生物学作用目前尚不清楚。IgE是血清含量最低的一种,约7岁时达到成人水平,主要参与I型超敏反应。

第二节 原发性免疫缺陷病

原发性免疫缺陷病(primary immunodeficiency,PID)是指因免疫细胞和免疫分子发生缺陷引起的免疫反应缺如或降低,导致机体抗感染免疫功能低下的一组临床综合征。主要特征是由于抗感染功能低下而发生反复、严重的感染,同时伴有免疫监视和免疫稳定功能异常,而发生自身免疫性疾病、过敏性疾病和恶性肿瘤。本病有遗传倾向,往往在婴幼儿和儿童期发病。

【病因】

PID的病因目前尚不清楚,可能与以下因素有关:①遗传因素:和遗传性疾病一样,PID也是由于基因突变或基因复制过程中出现异常而引起的。②宫内因素:有报道胎儿受风疹病毒、巨细胞病毒、疱疹病毒等感染后可引起免疫系统发育障碍。

【分类】

1971年WHO和国际免疫协会联合专家每$2\sim3$年进行审定和修改并增加新疾病类型,迄今已进行了10余次。2017年会议对新发现的PID及PID新分类进行了充分讨论。目前PID共分九大类,即联合免疫缺陷、具有综合征特点的联合免疫缺陷、抗体为主的缺陷、免疫失调性疾病、先天性吞噬细胞数量和/或功能缺陷、固有免疫缺陷、自身炎症性疾病、补体缺陷和原发性免疫缺陷拟表型。

Note:

【临床表现】

1. **共同表现**　由于病因不同临床表现而极为复杂,但共同的表现却较为一致,即反复感染、易患肿瘤和自身免疫性疾病。

(1) 反复和慢性感染:感染是免疫缺陷最常见的症状,表现为反复、严重、持久、难治的感染。感染源为不常见和致病力低的细菌。部分患儿需持续使用抗菌药物预防感染。①感染的年龄:1 岁以内占 40%,1~5 岁占 40%,6~16 岁占 15%,成人仅占 5%。②病原体:常见的有化脓性细菌、病毒、结核杆菌、沙门菌属、真菌和原虫感染。其毒力并不强,多为机会性感染。③部位:呼吸道感染最常见,如复发性或慢性中耳炎、鼻窦炎、结膜炎、支气管炎或肺炎;其次为胃肠道和皮肤感染以及全身性感染。④感染过程:常反复发作或迁延不愈,治疗效果欠佳。

(2) 自身免疫性疾病:如未因严重感染死亡者,随年龄增长易发生自身免疫性疾病。

(3) 肿瘤:尤以淋巴系统肿瘤多见。

(4) 其他伴随症状:胸腺发育不全的特殊面容、生长发育迟缓或停滞、卡介苗接种后致疫苗区域性或播散性感染、先天性心脏病、难以控制的低钙惊厥等。

2. **特殊表现**　除反复感染外,不同的免疫缺陷可有不同的临床特征。

(1) X-连锁无丙种球蛋白血症(X-Linked agammaglobulinemia,XLA):仅男孩发病,半数可问及家族史。患儿多于生后 4~12 个月开始出现感染症状,突出症状是反复严重的细菌感染,如呼吸道感染、中耳炎、疖、脑膜炎、败血症等。常见的细菌为溶血性链球菌、嗜血性流感杆菌、金黄色葡萄球菌和假单胞菌属等。其他表现如发生过敏性、风湿性、自身免疫性疾病。体格检查见淋巴结和扁桃体缺如或很小,浅表淋巴结及脾脏均不能触及。近年来早期诊断和常规使用 IVIG 替代治疗使本病的预后大为改观,均能健康存活。

(2) 婴儿暂时性低丙种球蛋白血症:是一种或多种免疫球蛋白浓度暂时性降低,随着年龄的增长可达到或接近正常范围的自限性疾病,偶有家族史。患儿往往因反复感染而就诊,如中耳炎、咽炎、支气管炎等不威胁生命的感染,偶尔会发生黏膜念珠菌病。破伤风和白喉外毒素免疫机体可诱导机体产生抗体反应。实验室检查 B、T 细胞数和 T 细胞增殖反应正常。2~3 岁以后,患儿免疫球蛋白水平达到正常。

(3) 胸腺发育不良(DiGeorge anomaly,DA):本病多为非遗传性,男女均可发生。由于胸腺和甲状旁腺在胚胎的 6~8 周起源于同一组织,因而本病同时有胸腺和甲状旁腺发育不良的表现,而且常出现同时期其他组织结构(如心血管)的异常。临床特点为心脏异常、低钙血症、特殊面容、反复感染、神经精神问题和自身免疫性疾病。

(4) 严重联合免疫缺陷病(severe combined immunodeficiency,SCID)

1) T 细胞缺陷,B 细胞正常(T^+B^-SCID):以 X 连锁遗传最常见,其病因为 IL-2,IL-4,IL-7,IL-9 和 IL-15 的共有受体 γ 链(γc)基因突变所致。生后不久即发生严重细菌或病毒感染,多数病例于婴儿期死亡。

2) T 和 B 细胞均缺如(T^-B^-SCID):均为常染色体隐性遗传。①RAG-1/-2 缺陷:RAG-1 或 RAG-2 基因突变,外周血 T 和 B 细胞计数均明显下降,于婴儿期发病。②腺苷脱氨酶(adenosine deaminase,ADA)缺陷:ADA 基因突变使 ADA 的毒性中间代谢产物累积,抑制 T、B 细胞增殖和分化。多数病例早年发生感染,极少数轻症在年长儿或成人发病。③网状发育不良(reticular dysgenesis):为淋巴干细胞和髓前体细胞发育成熟障碍,外周血淋巴细胞、中性粒细胞和血小板均严重减少,常死于婴儿期。

【辅助检查】

1. **实验室检查**

(1) 迟发皮肤过敏试验和淋巴母细胞转化试验:测定细胞免疫的功能。

（2）血清免疫球蛋白含量的测定：以判断体液免疫功能。

（3）基因突变分析和产前诊断：用于确诊及进行家系调查。基因突变分析也是产前诊断最好的手段。

2. 影像学检查　婴幼儿期胸部 X 线片缺乏胸腺影，提示 T 细胞功能缺陷。

【治疗要点】

1. 一般治疗　包括预防和治疗感染，应有适当的隔离措施，注重营养，加强家庭宣教，增强父母和患儿对抗疾病的信心等。

2. 替代治疗　包括静脉注射免疫球蛋白，高效价免疫血清球蛋白，输注新鲜白细胞、细胞因子。

3. 免疫重建　包括胸腺组织移植、造血干细胞移植。

4. 基因治疗。

【常见护理诊断/问题】

1. 有感染的危险　与免疫功能缺陷有关。

2. 焦虑（年长儿及家长）　与反复感染、预后较差有关。

【护理措施】

反复感染是本病的特征，护理重点是采用多种措施预防感染。

1. 隔离患儿　住院患儿应住单间病室并给予保护性隔离，不与感染性疾病患儿接触；患儿的食具、用具做好消毒处理；工作人员操作前应洗手、戴口罩；禁止呼吸道感染或皮肤感染人员进入隔离区。病室定期消毒，定时通风，保持空气新鲜，但应避免着凉、感冒。

2. 监测病情　密切观察病情变化，抗体缺陷者，几乎终身需要免疫球蛋白维持治疗。用药过程中要密切观察病情变化，防止发生过敏反应而出现意外。定时测量体温，及时发现感染征象。对严重免疫缺陷患儿禁忌接种活疫苗，以免发生疫苗诱导的感染。

3. 生活护理　指导患儿及家长进食易消化、营养丰富的饮食，食物应富含蛋白质和维生素，保证营养摄入，增强机体的抵抗力。同时做好口腔、皮肤护理。

4. 心理护理　年长儿由于自幼多病、反复感染，易产生孤独、焦虑、沮丧、恐惧心理，应经常和患儿及家长交谈，倾听患儿和家长的心声，及时给予心理支持。帮助其克服困难，减轻负性情绪，以利于疾病的康复。并且要评估家长对疾病的认识程度，向他们介绍疾病治疗的相关新进展，以减轻心理负担。

5. 健康教育

（1）向患儿及家长介绍本病的病因、预防感染的卫生知识、疫苗接种的注意事项、主要的治疗方法，做好心理护理，帮助其树立战胜疾病的信心。

（2）做好遗传咨询，检出致病基因携带者。对曾生育过免疫缺陷病的孕妇应做羊水检查，以确定是否终止妊娠。

第三节　继发性免疫缺陷病

一、概述

继发性免疫缺陷病（secondary immunodeficiency diseases，SID）是出生后因不利的环境因素导致免疫系统暂时性的功能障碍，出现免疫功能低下的状态，一旦不利因素得到纠正，免疫功能即可恢复。人的一生中，在某一特定的时期或环境下均可能发生一过性 SID。SID 的发病率远高于 PID，且为可逆性。

【病因】

1. **营养紊乱** 是儿童时期最常见的 SID 的原因,包括蛋白质-热能营养不良、铁缺乏症、锌缺乏症、维生素 A 缺乏症和肥胖症。

2. **免疫抑制剂** 包括放射线、抗体、糖皮质激素、环孢菌素、细胞毒性药物和抗惊厥药物。

3. **遗传性疾病** 染色体异常、染色体不稳定综合征、酶缺陷、血红蛋白病、张力性肌萎缩症、先天性无脾症、骨骼发育不良。

4. **肿瘤和血液病** 组织细胞增生症、类肉瘤病、淋巴系统肿瘤、白血病、霍奇金病、淋巴组织增生性疾病、再生障碍性疾病。

5. **新生儿** 属生理性免疫功能低下。

6. **感染** 细菌、真菌、病毒和寄生虫感染。

7. **其他** 糖尿病、蛋白质丢失性肠病、肾病综合征、尿毒症、外科手术和外伤。

【临床表现】

大多数继发性免疫缺陷病是由其他疾病引起的,故具有相应疾病的临床表现,共同特点是反复感染,且多为机会感染。包括反复上呼吸道感染、支气管炎和肺炎,亦有胃肠道感染者,一般症状较轻,但反复发作。反复感染尤其是胃肠道感染可引起更严重的营养吸收障碍而加重营养不良;感染本身也可直接引起免疫功能的进一步恶化。如此,形成"营养不良—免疫功能下降—感染—加重营养不良"的恶性循环,构成了儿童时期重要的疾病谱。

【治疗要点】

1. 积极防治原发性疾病,去除导致免疫损伤的诱发因素。

2. 对体液免疫缺陷者,肌内注射丙种球蛋白,每月 1 次。

3. 对蛋白质-热能营养不良、补体缺损者,输注新鲜或冷藏血浆。

4. T 细胞功能受损、粒细胞功能缺陷者,口服左旋咪唑、注射胸腺素、转移因子等。

二、获得性免疫缺陷综合征(艾滋病)

获得性免疫缺陷综合征(acquired immunodeficiency syndrome,AIDS),即艾滋病,是由人类免疫缺陷病毒(human immunodeficiency virus,HIV)所引起的一种传播迅速、病死率极高的感染性疾病。

【病因】

HIV 属 RNA 反转录病毒,直径 $100 \sim 200nm$。该病毒对热敏感,$56℃\ 30min$ 可将其灭活,50% 浓度的酒精、0.3% 过氧化氢、0.2% 次氯酸钠及 10% 漂白粉经 10min 能灭活病毒,但对甲醛溶液、紫外线和 γ 射线不敏感。

【流行病学】

本病遍及全世界各大洲,据联合国艾滋病规划署报告,2018 年全世界大约有 170 万人感染艾滋病毒,比 2010 年减少 16%。全球目前约有 3 790 万人感染艾滋病病毒,其中 2 330 万人接受了治疗,创历史最高值。2018 年全球新增 16 万儿童感染艾滋病,虽较 2010 年下降 41%,但与此前制定的每年新增不超过 4 万的目标存在明显差距。

1. **传染源** 患者和无症状病毒携带者是本病的传染源,特别是后者。病毒主要存在于血液、精子、子宫和阴道分泌物中。其他体液如唾液、眼泪和乳汁也含有病毒,均具有传染性。

2. **儿童HIV感染的传播方式**　母婴传播是儿童感染的主要途径。感染本病的孕妇可以通过胎盘、产程中及产后血性分泌物或喂奶等方式传播给婴儿;其次为血源传播:如输血、注射、器官移植等。

【发病机制】

HIV产生的反向转录酶以病毒RNA为模板,使反向转录而产生cDNA,然后整入宿主细胞DNA链中,随着宿主细胞DNA的复制而得以繁殖。病毒感染靶细胞后1~2周内芽生脱落而离开原细胞侵入新靶细胞,使得人体CD4$^+$T淋巴细胞遭受破坏。近年研究发现HIV侵入CD4$^+$T淋巴细胞时,必须借助融合素(fusin),使CD4$^+$T淋巴细胞融合在一起,致未受HIV侵犯的CD4$^+$T淋巴细胞与受害的CD4$^+$T淋巴细胞融合而直接遭受破坏。由于CD4$^+$T淋巴细胞被大量破坏,丧失辅助B淋巴细胞分化的能力,使体液免疫功能亦出现异常,表现为高免疫球蛋白血症、出现自身抗体和对新抗原反应性降低。抗体反应缺陷,使患儿易患严重化脓性病变;细胞免疫功能低或衰竭,引起各种机会性感染,如结核杆菌、卡氏肺囊虫、李斯特菌、巨细胞病毒等感染,常是致死原因。

【临床表现】

儿童HIV感染临床表现差异很大,出生前感染者发病较早,发展较快。而生后感染者,发病较晚,发展较慢。

1. **潜伏期**　2~10年,平均5年。胎内感染者大多在1年内发病,此期无任何临床表现。

2. **发病后的临床表现**

(1) 一般表现:①发热、厌食、多汗、体重减轻和疲乏无力。②慢性腹泻。③口腔真菌感染、中耳炎或上呼吸道感染、全身浅表淋巴结肿大、肝脾大。④生长发育障碍。

(2) 突出表现:主要是感染,可发生反复或持续的病毒、细菌、真菌或寄生虫的感染,尤其是机会性感染。最常见的机会性感染为卡氏肺囊虫肺炎(pneumosystis carinii pneumonia,PCP),典型表现为发热、呼吸困难、缺氧,肺部X线片可见间质浸润或弥漫性肺泡病灶,结节状或大叶浸润等,可导致死亡。

3. **先天性HIV感染**　出生时感染HIV的婴儿,通常为小样儿,可有淋巴结肿大,其余表现不明显,常在出生后9个月左右才能确诊。

4. **其他表现**

(1) HIV脑病:较为常见,表现为生长发育滞后或倒退、智能倒退、脑发育受损、后天性系统性运动功能障碍等。

(2) 淋巴细胞间质性肺炎(lymphocytic interstitial pneumonitis,LIP):在气管、支气管上皮有结节性淋巴结增殖,呈慢性间质性过程,常引起肺泡破裂。患儿出现发作性呼吸困难、缺氧、肺部可闻及啰音等。

(3) 肿瘤:约有2%AIDS患儿可合并恶性病变,如非霍奇金淋巴瘤、多发性软组织瘤、中枢神经系统淋巴瘤等。

【辅助检查】

1. **病毒抗体检测**　是初筛试验的主要手段,包括:①初筛试验:血清或尿的酶联免疫吸附试验,血快速试验。②确认试验:蛋白印迹试验或免疫荧光检测试验。病毒抗体检查对小于1岁半婴幼儿的诊断存在局限性。

2. **抗原检测**　主要是检测病毒核心抗原P_{24},一般在感染后1~2周内即可检出。

3. **病毒核酸检测**　利用PCR或连接酶链反应(LCR)技术,可检出微量病毒核酸。

4. **血淋巴细胞亚群分析**　CD4$^+$/CD8$^+$倒置,自然杀伤细胞活性降低,皮肤迟发性变态反应减退或消失,抗淋巴细胞抗体和抗精子抗体、抗核抗体阳性。$β_2$微球蛋白增高,尿中新蝶呤升高。

Note:

【治疗要点及预后】

1. **抗病毒治疗**　①核苷类反转录酶抑制剂：如齐多夫定（zidovudine，AZT）、二脱氧肌苷（DDI）、拉米夫定（lamivudine，STC）和司坦夫定（stavudine，d4T）。②非核苷类反转录酶抑制剂：如奈韦拉平（nevirapine，NVP），地拉韦定（delavirdine，DLR），其主要作用于 HIV 反转录酶的某个位点，使其失去活性，从而抑制 HIV 复制。③蛋白酶抑制剂：如沙奎那韦（saquinavir）、茚地那韦（indinavir，IDV）、奈非那韦（nelfinavir）和利托那韦（ritonavir）。最佳推荐方案采用 2 种以上药物联合治疗，但药物最佳搭配并无定论。已确诊的 AIDS 患儿应转入指定医院接受治疗。

2. **免疫学治疗**　基因重组 IL-2 与抗病毒药物同时应用对改善免疫功能是有益的，IL-2 是另一个有治疗价值的细胞因子，体外实验表明 IL-2 能增强免疫细胞杀伤被 HIV 感染细胞的能力。

3. **支持及对症治疗**　包括输血及营养支持疗法，补充维生素特别是维生素 B_{12} 和叶酸。

4. **抗感染和抗肿瘤治疗**　发生感染和肿瘤时，应给予相应治疗。

5. **预后**　15%～25%围生期 HIV 感染的婴儿数月内发病，迅速发展为 AIDS，并死于 1～5 岁，少数可存活到 9 岁或更长。最初临床表现的年龄和 CD_4 细胞数是影响预后的主要因素，症状轻、相对稳定在较高水平 CD_4 细胞数的患儿相对较好，而淋巴细胞减少的患儿在 1 岁前表现为 AIDS 性感染者则预后差。总的来说，有效地抗病毒治疗、预防机会感染和良好的护理可延长生命和提高生活质量。

【常见护理诊断/问题】

1. **有感染的危险**　与机体免疫功能缺陷有关。
2. **营养失调：低于机体需要量**　与疾病消耗和感染有关。
3. **恐惧**　与 AIDS 病情重、治疗效果差、预后不良及担心受歧视有关。
4. **社交孤立**　与 AIDS 不易被社会接受有关。

【护理措施】

1. **预防和控制机会性感染**　由于目前 AIDS 无特效药物治疗，因此预防和控制机会性感染是减轻患儿痛苦、缓解病情、延长患儿生命的重要措施。

（1）对患儿采取保护性隔离，以减少感染机会，同时注意观察患儿有无真菌感染或继发性病毒感染。

（2）输注免疫球蛋白，每月 2 次，可以减少感染机会，有利于控制感染。

（3）对于卡氏肺囊虫感染的患儿，要注意保持呼吸道通畅，给予吸氧，协助患儿排痰，安慰患儿并让其学会放松，以减少氧消耗。严密观察患儿呼吸频率、深度的变化，并遵医嘱应用复方新诺明控制感染。

（4）对于腹泻患儿应认真观察患儿肛门周围是否有表皮脱落或发炎。排便后，用温水清洗肛门周围皮肤，用软布轻轻吸干，防止皮肤破裂，并于肛周涂护臀霜防止发生糜烂。腹泻频繁者遵医嘱给予止泻剂。

2. **生活护理**

（1）休息与活动：如病情允许，可以户外活动；病情重或伴有严重并发症时，应限制活动或卧床休息，鼓励患儿深呼吸和咳嗽，必要时吸痰，以保持呼吸道通畅。注意皮肤清洁干燥，及时翻身、按摩，以防压疮的发生。做好安全护理，患儿出现意识障碍时，应防止坠床或受到其他伤害。

（2）饮食：给予患儿习惯的平常饮食，富含维生素和含锌丰富的食物，并且清淡易消化，少量多餐；做好口腔护理，使患儿口腔清洁舒适以增加食欲；不能进食者经静脉补充液体及营养。

3. **监测病情**

（1）观察患儿的一般情况，如精神状态，有无疲乏、消瘦、盗汗等。

（2）每周测量体重 1~2 次,体温、脉搏、呼吸及血压每日测量 2~4 次,如病情发生变化,酌情增加测量次数。

（3）观察皮肤、口腔和生殖道黏膜的病损情况,如口腔黏膜白斑、溃疡,皮肤的斑丘疹、疱疹、瘀点、瘀斑和结节病变的存在与演变情况。

（4）观察患儿有无咳嗽、咳痰、胸痛及呼吸困难等呼吸道症状。注意痰液的性状,认真按规定和要求留取标本。

（5）观察患儿有无头痛、呕吐、意识障碍、痴呆、抽搐等神经系统症状。

（6）了解患儿有无腹泻以及排便的次数、量和性状,并做好粪便标本的留取。

（7）观察有无感染迹象,遵医嘱使用药物,并注意观察药物的不良反应。

4. 用药护理　抗病毒药物齐多夫定临床应用较多,能控制 HIV 的反向转录过程,对本病有一定的治疗作用。但因其毒性副作用较强,约有 30% 的患儿不能耐受药物反应,故使用中要注意骨髓抑制、头痛、恶心等副作用。

5. 心理护理

（1）正确对待患儿,应给予更多的帮助和同情,在严格执行血液/体液隔离措施的前提下,多巡视患儿,多和患儿及其家长交流,了解患儿的需要、困难,尽量满足其合理要求,以减轻其孤独、恐惧感。鼓励患儿面对现实,树立恢复正常生活的信心,调动患儿及家长内在积极因素,解除压抑、沮丧的不良心理状态。

（2）作好患儿家长的工作,要正确对待患儿,尊重患儿的人格,多给予关怀、温暖和同情、帮助解决各种困难,不可歧视、孤立患儿,要注意及时沟通,解决其心理障碍的问题。为患儿提供宽松的治疗环境。

（3）做好母亲的心理护理　若患儿是由于母婴传播引起的,母亲会出现愧疚、罪恶感,应给予母亲心理支持,多与之沟通,倾听其叙述,使不良情绪得以宣泄,缓解其心理压力。

6. 健康教育

（1）广泛开展宣传教育和综合治理,使群众了解 AIDS 的病因和感染途径,采取自我防护措施进行预防,尤其应加强性健康的教育,严禁卖淫、嫖娼、吸毒。

（2）严格血源管理,合理、安全使用血液制品,控制 HIV 的血源传播。注射、手术、拔牙等均应严格无菌操作,对精液及组织器官提供者严格筛查,防止医源性感染。

（3）对 HIV 感染者实施管理,包括:①定期或不定期的访视及医学观察。②适当限制其活动范围,但要保证其工作、生活的权利,不被社会歧视。③严禁献血、献器官、献精液,性生活应使用避孕套。④出现症状、感染或恶性肿瘤者,应住院治疗。

（4）由于免疫功能低下,患儿常死于机会性感染,应向患儿及家长介绍预防和减少感染的措施、感染时的症状及体征、常见的危急症状,以及必要时采取的紧急措施和护理。

（5）慎用血制品及有关的生物制品(Ⅷ因子及免疫球蛋白等)。加强对注射针头的管理。

第四节　风　湿　热

导入情境与思考

患儿,女,8 岁,因"低热 4 周,游走性关节肿痛 3 周"入院。

近半个月因发热、扁桃体肿大去当地医院就诊,诊断为化脓性扁桃体炎治疗好转。近一周来,关节肿痛加重。

体格检查:体温 37.9℃,心率 140 次/min,躯干、四肢可见环形红色斑疹,咽充血,心尖部可闻及Ⅱ级收缩期杂音,主动脉瓣区闻及Ⅱ级舒张期杂音,肝脾肋下未触及。

辅助检查:WBC 12×10^9/L,ASO 800U,血沉 29mm/h,CRP(+),心电图 P-R 间期延长。

请思考:

(1) 该患儿可能的临床诊断是什么?

(2) 该患儿目前主要的护理诊断/问题是什么? 应采取哪些护理措施?

风湿热(rheumatic fever)是一种咽喉部感染 A 族乙型溶血性链球菌后发生的急性或慢性的风湿性疾病。主要累及关节、心脏、皮肤和皮下组织,偶可累及中枢神经系统、血管、浆膜及肺、肾等内脏。临床表现以关节炎和心脏炎为主,可伴有发热、皮疹、皮下结节、舞蹈症等。本病发作呈自限性,急性发作时通常以关节炎较为明显,急性发作后常遗留轻重不等的心脏损害,尤其以瓣膜病变最为显著,形成慢性风湿性心脏病或风湿性心瓣膜病。发病可见于任何年龄,最常见为 5~15 岁的儿童和青少年。一年四季均可发病,以冬春多见;无明显性别差异。

【病因及发病机制】

1. **病因**　风湿热是 A 组乙型溶血性链球菌咽峡炎后的晚期并发症。在该菌引起的咽峡炎患儿中,0.3%~3%于 1~4 周后发生风湿热。皮肤及其他部位 A 组乙型溶血性链球菌感染不会引起风湿热。影响本病发生的因素有:①链球菌在咽峡部存在时间愈长,发病的机会愈大;②特殊的致风湿热 A 组溶血性链球菌株,如 M 血清型(甲组 1~48 型)和黏液样菌株;③患儿的遗传学背景,一些人群具有明显的易感性。

2. **发病机制**　①分子模拟:A 组乙型溶血性链球菌的抗原性复杂,各种抗原分子结构与机体器官抗原存在同源性,机体的抗链球菌免疫反应可与人体组织产生免疫交叉反应,导致器官损害,是风湿热发病的主要机制。②自身免疫反应:人体组织与链球菌的分子模拟导致的自身免疫反应。③遗传背景:有报道 HLA-B35、HLA-DR2、HLA-DR4 和淋巴细胞表面标记 D8/17[+]等与风湿热病有关,但本病是否为多基因遗传病,以及是否存在相关的致病基因,尚待进一步多中心研究证实。④毒素:A 组链球菌还可产生多种外毒素和酶类,可能对人体心肌和关节产生毒性作用,但并未得到确认。

【病理】

病理过程可分为渗出、增生和硬化 3 期,但各期病变可同时存在。

1. **急性渗出期**　受累部位如心脏、关节、皮肤等结缔组织变性和水肿,淋巴细胞和浆细胞浸润;心包膜纤维素性渗出,关节腔内浆液性渗出。本期持续约 1 个月。

2. **增生期**　特点为风湿小体或风湿性肉芽肿的形成。好发部位为心肌、心内膜(包括心瓣膜)。风湿小体还可分布于肌肉和结缔组织,好发部位为关节处皮下组织和腱鞘,形成皮下小结,是诊断风湿热的病理依据,表示风湿活动。本期持续 3~4 个月。

3. **硬化期**　风湿小体中央变性和坏死物质被吸收,炎症细胞减少,纤维组织增生和瘢痕形成。二尖瓣最常累及,其次为主动脉瓣。很少累及三尖瓣。此期持续 2~3 个月。

【临床表现】

急性风湿热发生前 1~6 周常有链球菌感染后的咽峡炎病史,如发热、咽痛、颌下淋巴结肿大、咳嗽等症状。风湿热多呈急性起病。心脏炎及舞蹈症初发时多呈缓慢过程。临床表现轻重不一,取决于疾病侵犯的部位和程度。发热和关节炎是最常见的症状,皮肤和皮下组织的表现不常见。

1. **一般表现**　急性起病者发热在 38~40℃,热型不定,1~2 周后转为低热。其他表现有精神不振、面色苍白、食欲差、多汗、疲倦、关节痛、腹痛等症状,个别有胸膜炎和肺炎。

2. **心脏炎**　是本病最严重的表现,占风湿热患儿的 40%~50%,以心肌炎及心内膜炎多见,亦可发生全心炎。轻者不明显,重者可致心力衰竭,甚至死亡。

(1) 心肌炎:轻者可无症状,重者可伴有不同程度的心力衰竭。常见心率增快与体温升高不成比例;心脏扩大,心尖搏动弥散,心音低钝,可闻奔马律;心尖部可闻及轻度收缩期杂音,75%的初发患儿主动脉瓣区可闻及舒张中期杂音。心电图示 P-R 间期延长,伴有 T 波低平和 ST 段异常或有心律失常。

(2) 心内膜炎:主要侵犯二尖瓣和/或主动脉瓣,造成关闭不全。二尖瓣关闭不全表现为心尖部全收缩期杂音,向腋下传导。主动脉瓣关闭不全时胸骨左缘第三肋间可闻及舒张期杂音。急性期瓣膜损害多为充血水肿,恢复期可渐消失。多次复发可造成心瓣膜形成永久性瘢痕,导致风湿性心瓣膜病。

(3) 心包炎:可有心前区疼痛,有时心底部能听到心包摩擦音,可伴有颈静脉怒张、肝大等心包填塞表现。心包积液量少时,难以发现;心包积液量多时心前区搏动消失,心音遥远。

3. **关节炎**　占风湿热患儿的 50%～60%,以游走性和多发性为特点,常累及膝、踝、肘、腕等大关节,局部出现红、肿、热、痛,活动受限。治疗后关节可不留畸形。

4. **舞蹈症**　占风湿热患儿的 3%～10%,表现为全身或部分肌肉的不自主快速运动,如挤眉弄眼、伸舌努嘴、耸肩缩颈、语言障碍、书写障碍、细微动作不协调等,在兴奋或注意力集中时加剧,入睡后消失。常伴有肌无力和情绪不稳定。舞蹈症常在其他症状出现后数周至数月出现;少数患儿遗留不同程度神经精神后遗症,如性格改变、偏头痛、细微运动不协调等。

5. **皮肤症状**

(1) 皮下小结:常见于复发病例,好发于肘、腕、膝、踝等关节伸侧,呈无痛的结节,皮下小结常与心脏炎并存,为风湿活动的显著标志。

(2) 环形红斑:发生率为 6%～25%。环形或半环形边界明显的淡色红斑,大小不等,中心苍白。出现在躯干和四肢近端,呈一过性,或时隐时现呈迁延性,可持续数周(图 16-1,见文末彩图)。

知 识 链 接

风湿热与风心病的关系

风湿热是与 A 族乙型溶血性链球菌密切相关的免疫性疾病,是导致风心病的直接原因。如果风湿热反复发作侵犯到心脏,引起心脏瓣膜永久性瘢痕从而出现瓣膜狭窄或关闭不全,称为风湿性心脏瓣膜病,简称"风心病"。因此,要预防"风心病",必须要控制风湿热的复发。

【辅助检查】

1. **风湿热活动指标**　白细胞计数和中性粒细胞增高,血沉增快、C-反应蛋白阳性、α2 球蛋白和黏蛋白增高等,但仅能反映疾病的活动情况,对诊断本病无特异性。

2. **链球菌感染证据**　20%～25%患儿咽拭子培养可发现 A 组乙型溶血性链球菌。50%～80%患儿抗链球菌溶血素"O"(ASO)滴度升高,如同时测定抗脱氧核糖核酸酶 B(Anti-DNase B)、抗链激酶(ASK)和抗透明质酸酶(AH)则阳性率可提高到 95%。

【治疗要点】

1. **一般治疗**　包括卧床休息、加强营养,补充维生素等。

2. **清除链球菌感染**　应用青霉素 80 万单位肌注,每日 2 次,持续 2 周,以彻底清除链球菌的感染。青霉素过敏者改用红霉素。

3. **抗风湿热治疗**　心脏炎时早期使用糖皮质激素,总疗程 8～12 周,无心脏炎者使用阿司匹林,总疗程 4~8 周。

4. **对症治疗**　有充血性心力衰竭时及时给予大剂量静脉注射糖皮质激素。舞蹈症时可用苯巴比妥、地西泮等镇静剂,关节肿痛时应给予制动。

【护理评估】

1. **健康史**　询问患儿发病前有无上呼吸道感染的表现,有无发热、关节疼痛,是否伴有皮疹等,有无精神异常或不自主的动作表现。既往有无心脏病或关节炎病史。家庭居住的气候、环境条件如何,家族成员中有无类似的疾病。

2. **身体状况**　测量生命体征,注意心率加速与体温升高是否成比例,听诊有无心音减弱、奔马律及心脏杂音;检查四肢的大、小关节有无红、肿、热、痛表现,有无活动受限;有无皮疹,尤其应注意躯干和关节伸侧。同时了解心电图、实验室检查结果。

3. **心理-社会状况**　因风湿热常反复发作,产生心脏损害,易导致慢性风湿性心脏病,严重地影响患儿的生命质量。所以应注意评估家长有无焦虑,对该病的预后、疾病的护理方法、药物的副作用、复发的预防等知识的认识程度。对年长儿还需注意评估有无因长期休学带来的担忧、由于舞蹈症带来的自卑等。了解患儿家庭环境及家庭经济情况,既往有无住院的经历。

【常见护理诊断/问题】

1. **心排血量减少**　与心脏受损有关。
2. **疼痛**　与关节受累有关。
3. **体温过高**　与感染的病原体毒素有关。
4. **焦虑**　与发生心脏损害有关。

【预期目标】

1. 患儿保持充足的心排血量,表现为生命体征在正常范围。
2. 患儿主诉疼痛减轻并能进行自理活动。
3. 患儿体温恢复正常。
4. 患儿表现出放松和舒适。

【护理措施】

1. **防止发生严重的心功能损害**

(1) 限制活动:发热、关节炎肿痛者,卧床休息至急性症状消失,无心脏炎者 1 个月左右,合并心脏炎者需至少 2~3 个月。心脏炎伴心力衰竭者应绝对卧床至少 6 个月后逐渐恢复正常活动。

(2) 监测病情:注意患儿面色、呼吸、心率、心律及心音的变化,如有烦躁不安、面色苍白、多汗、气急等心力衰竭的表现,应及时处理。

(3) 加强饮食管理:给予易消化、富有蛋白质、糖类及维生素 C 的饮食,有充血性心力衰竭患儿适当地限制盐和水,宜少量多餐,并详细记录出入水量,以及保持大便通畅。

(4) 按医嘱抗风湿治疗,有心力衰竭者加用洋地黄制剂,同时配合吸氧、利尿、维持水电解质平衡等治疗。

2. **缓解关节疼痛**　关节疼痛时,可让患儿保持舒适的体位,避免患肢受压,移动肢体时动作要轻柔,也可用热水袋热敷局部关节止痛。注意患肢保暖,避免寒冷潮湿,并作好皮肤护理。

3. **降低体温**　密切观察体温变化,注意热型。按医嘱抗风湿治疗。

4. **用药护理**　服药期间注意观察药物副作用,如阿司匹林可引起胃肠道反应、肝功能损害和出血,可饭后服药以减少对胃的刺激;密切观察泼尼松使用后引起的副作用,如满月脸、肥胖、消化道溃疼、肾上腺皮质功能不全、精神症状等;发生心肌炎时对洋地黄敏感且易出现中毒,用药期间应注意观察有无恶心、呕吐、心律不齐、心动过缓等副作用。

5. 心理护理　向患儿耐心解释各项检查、治疗、护理措施的意义,以争取其配合。关心爱护患儿,及时解除各种不适感,如发热、出汗、疼痛等,以利于缓解急躁情绪,增强其战胜疾病的信心。

6. 健康教育

(1) 积极锻炼身体,增强体质,预防上呼吸道感染;发生链球菌感染,应及时彻底治疗。

(2) 合理安排患儿的日常生活,避免剧烈的活动,以及防止受凉。讲解疾病的有关知识和护理要点,使家长学会观察病情、预防感染和防止疾病复发的各种措施。

(3) 定期到医院门诊复查,强调预防复发的重要性,预防药物首选长效青霉素120万单位肌内注射,每3~4周1次,至少持续5年,最好持续到25岁,有风湿性心脏病者,宜终身药物预防。对青霉素过敏者可改用红霉素类药物口服,每月口服6~7d,持续时间同前。

【护理评价】

经治疗护理后,患儿是否:

1. 生命体征恢复正常。

2. 疼痛减轻并能进行自理活动。

3. 表现出放松和舒适,积极参与护理计划,配合治疗和护理。

第五节　幼年特发性关节炎

幼年特发性关节炎(juvenile idiopathic arthritis,JIA)是儿童时期常见的风湿性疾病,以慢性关节滑膜炎为主要特征,伴全身多脏器功能损害。是小儿时期残疾或失明的重要原因。多见于16岁以下的儿童,男孩多于女孩。年龄越小,全身症状越重,年长儿则以关节症状为主。

【病因及发病机制】

病因至今尚不明确,可能与感染因素、遗传因素和免疫学因素有关。

1. 感染因素　目前报道多种细菌(链球菌、耶尔森菌、志贺菌、空肠弯曲菌和沙门菌属等)、病毒(细小病毒B19、风疹病毒和EB病毒等)、支原体和衣原体感染与本病有关,但未证实感染是本病发生直接原因。

2. 遗传因素　许多资料证实JIA具有遗传学背景,如单卵双胎的儿童其疾病发生情况高度一致。JIA患儿的一级亲属患自身免疫性疾病的概率远高于正常对照组。JIA的遗传易感性及表型是由多基因决定的。

3. 免疫因素　有许多证明证实JIA为自身免疫性疾病:①部分患儿血清和关节滑膜液中存在类风湿因子(RF)和抗核抗体(ANA)等自身抗体;②关节滑膜液中有IgG和吞噬细胞;③多数患儿的血清IgG、IgM和IgA上升;④外周血CD_4^+T细胞克隆扩增;⑤血清炎性细胞因子明显增高。

JIA的发病机制可能为:各种感染性微生物的特殊成分作为外来抗原,作用于具有遗传学背景的人群,激活免疫细胞,通过直接损伤或分泌细胞因子、自身抗体触发异常免疫反应,引起自身组织的损害和变性。尤其是某些细菌、病毒的特殊成分(如HSP)可作为超抗原,直接与具有特殊可变区β链(νβ)结构的T细胞受体(TCR)结合而激活T细胞,激发免疫损伤。自身组织变性成分(内源性抗原),如变性IgG或变性的胶原蛋白,也可作为抗原引发针对自身组织成分的免疫反应,进一步加重免疫损伤。

【临床表现】

根据关节症状与全身症状分为不同类型,各型表现极为不同。

1. **全身型**　任何年龄皆可发病,但大部分起病于 5 岁以前。以全身症状起病,发热和皮疹为典型症状,每日发热至少 2 周以上,呈弛张高热,每天体温波动在 37~40℃,伴一过性红斑样皮疹,多见于胸部和四肢,随体温升降时隐时现。关节症状主要是关节痛或关节炎,伴四肢肌肉疼痛,常在发热时加剧,热退后减轻或缓解。关节症状既可首发,又可在急性发病数月或数年后出现。胸膜、心包或心肌也可受累。肝、脾、淋巴结常有不同程度肿大。

2. **多关节型**　任何年龄均可发病,但起病有两个高峰,即 1~3 岁和 8~10 岁。女孩多见。发病最初 6 个月受累关节≥5 个,多为对称性,大小关节均可受累,颞颌关节受累时导致张口困难,小颌畸形。晨僵是本型的特点。反复发作者关节发生强直变形,有 10%~15%患儿出现严重关节炎。

3. **少关节型**　是 JIA 最常见亚型,多发生于女童(女性与男性比为 4∶1)。发病高峰在 5 岁前,发病最初 6 个月内 1~4 个关节受累。若病程大于 6 个月关节受累数大于 5 个,定义为扩展型少关节型;病程中受累关节少于 4 个,定义为持续型少关节型。少关节型多为非对称性,以膝、踝、肘大关节为主,多无严重的关节活动障碍。20%~30%患儿发生虹膜睫状体炎而造成视力障碍甚至失明。

4. **与附着点炎症相关的关节炎**　男孩多见,多于 6 岁以上儿童起病,以骶髂关节、脊柱和四肢大关节的慢性炎症为主。此型一个显著特点是附着点炎(肌腱或韧带与骨骼的连接点),关节炎以髋、膝、踝关节为著,表现为关节肿痛和活动受限。患儿还可有反复发作的虹膜睫状体炎和足跟疼痛。

5. **银屑病性关节炎**　1 个或更多的关节炎合并银屑病,或关节炎合并以下任意 2 项:①指/趾炎;②指甲凹陷或指甲脱离;③家族史中一级亲属有银屑病。此型儿童时期罕见,发病以女性占多数,女男之比为 2.5∶1。表现为 1 个或几个关节受累,常为不对称性,约半数以上患儿有远端指间关节受累及指甲凹陷。关节炎可发生于银屑病发病之前或数月、数年后。40%患者有银屑病家族史。

【辅助检查】

1. 实验室检查

（1）血液检查:常见有轻度或中度贫血,外周血白细胞数总数和中性粒细胞增高;血沉明显加快,C 反应蛋白、黏蛋白大多增高。

（2）免疫检测:免疫球蛋白 IgG、IgM、IgA 均增高,部分病例类风湿因子和抗核抗体可为阳性。

2. **影像学检查**　X 线检查早期可见关节附近软组织肿胀,关节周围骨质疏松;晚期可见关节面骨破坏,骨膜反应和关节半脱位。

【治疗要点】

治疗原则:控制病变的活动度,减轻或消除关节疼痛和肿胀,预防感染和关节炎症的加重;预防关节功能不全和残疾,恢复关节功能和生活与劳动能力。

1. **药物疗法**　应用水杨酸制剂与非甾体类抗炎药物(萘普生、布洛芬等)、甲氨蝶呤、羟氯喹、肾上腺皮质激素、免疫抑制剂等进行抗 JIA 治疗。

2. **理疗**　对保持关节活动、肌力强度是极为重要的。所有病例都要尽早开始为保护关节活动及维持肌肉强度所设计的锻炼。如清晨热浴、中药热浴可能减轻病情及晨僵。根据具体情况选择锻炼方式或夹板固定等手段有利于防止发生或纠正关节残疾。

3. **眼科治疗**　与眼科医生一起联合治疗 JIA 患儿虹膜睫状体炎,局部使用肾上腺皮质激素类眼药水点眼,对严重影响视力患儿,除局部点滴肾上腺皮质激素眼药水外,需加用小剂量泼尼松口服。

【常见护理诊断/问题】

1. **体温过高**　与非化脓性炎症有关。
2. **疼痛**　与关节炎症和肿胀有关。
3. **躯体活动障碍**　与关节疼痛、畸形有关。

4. **潜在并发症**：药物副作用。

5. **焦虑**　与发生关节强直畸形有关。

【护理措施】

1. **降低体温**　密切监测体温变化,注意热型。观察有无皮疹、眼部受损及心功能不全的表现,有无脱水体征。及时擦干汗液,更换衣服,以保持皮肤清洁,防止受凉。同时要保证患儿摄入充足水分及热量,给予高热量、高蛋白、高维生素、易消化饮食。

2. **减轻关节疼痛,维护关节的正常功能**

(1) 急性期应卧床休息,并注意观察关节炎症状,如有无晨僵、疼痛、肿胀、热感、运动障碍及畸形。

(2) 可利用夹板、沙袋固定患肢于舒适的位置或用支被架保护患肢不受压等以减轻疼痛。也可教患儿用放松、分散注意力的方法控制疼痛或局部湿热敷止痛。

(3) 急性期过后尽早开始关节的康复治疗,指导家长帮助患儿做关节的被动运动和按摩,同时将治疗性的运动融入游戏中,如游泳、抛球、骑脚踏车、踢球、捻黏土等,以恢复关节功能,防止畸形。若运动后关节疼痛肿胀加重可暂时停止运动。鼓励患儿在日常生活中尽量独立,像正常儿童一样生活。

(4) 对关节畸形的患儿,注意防止外伤。

3. **用药护理**　非甾体抗炎药常见副作用有胃肠道反应,对凝血功能、肝、肾和中枢神经系统也有影响。故长期用药的患儿应每2~3个月检查血象和肝、肾功能;使用免疫抑制剂应注意观察药物副作用,如白细胞数降低等。

4. **心理护理**　关心患儿,多与患儿及家长沟通,了解患儿及其家长的心理感受,并及时给予精神安慰。指导患儿及家长做好受损关节的功能锻炼,帮助患儿克服因慢性病或残疾造成的自卑心理。

5. **健康教育**

(1) 指导父母不要过度保护患儿,多让患儿接触社会,并且多尝试一些新的活动,对其独立性进行奖赏。鼓励患儿参加正常的活动和学习,促进其身心健康的发展。

(2) 广泛宣传引发本病的诱因,如寒冷、潮湿、疲劳、营养不良、外伤、精神因素等,也可介绍本病的治疗进展和有关康复的信息,以提高他们战胜疾病的信心。

第六节　过敏性紫癜

过敏性紫癜(anaphylactoid purpura),又称亨-舒综合征(Henöch-Schönlein syndrome)是以全身小血管炎为主要病变的系统性血管炎。临床表现为血小板不减少性紫癜,伴关节肿痛、腹痛、便血和血尿、蛋白尿等。主要见于2~8岁儿童,男孩多于女孩,四季均有发病,以春秋季多见。

【病因及发病机制】

病因尚不明确,目前认为与某种致敏因素引起的自身免疫反应有关。机制可能是以病原体(细菌、病毒、寄生虫等)、药物(抗生素、磺胺药、解热镇痛剂等)、食物(鱼虾、蛋、牛奶等)及花粉、虫咬、疫苗注射等作为致敏因素,使具有敏感素质的机体产生变态反应,主要是速发型变态反应和抗原抗体复合物反应,从而造成一系列损伤。近年来大量的基础及临床研究发现,本病发病机制可能为各种感染源和过敏原作用于具有遗传背景的个体激发 B 细胞克隆扩增,导致 IgA 介导的系统性血管炎。本病有一定遗传倾向,家族中同胞可同时或先后发病。

【临床表现】

多为急性起病,病前1~3周常有上呼吸道感染史。约半数患儿伴有低热、乏力、食欲缺乏等全身症状。

1. 皮肤紫癜　常为首发症状,反复出现为本病特征,多见于四肢和臀部,以下肢伸面为多,对称分布,严重者累及上肢,面部及躯干少见。初起为紫红色斑丘疹,高出皮肤,压不褪色,数日后转为暗紫色,最终呈棕褐色而消退。少数重症患儿紫癜可融合成大疱伴出血性坏死(图 16-2、图 16-3,见文末彩图)。皮肤紫癜一般在 4~6 周后消退,部分患儿间隔数周、数月后又复发。

2. 胃肠道症状　约见于 2/3 病例。一般以阵发性剧烈腹痛为主,常位于脐周或下腹部,疼痛,可伴呕吐。部分患儿有黑便或血便。偶可发生肠套叠、肠梗阻或肠穿孔者。

3. 关节症状　约 1/3 病例可出现膝、踝、肘、腕等大关节肿痛和活动受限。可在数日内消失,不留后遗症。

4. 肾脏症状　30%~60% 病例有肾脏损害的临床表现。肾脏症状多发生于起病 1 个月内,亦可在病程更晚期,与其他症状消失后发生,少数则以肾炎作为首发症状。症状轻重不一。多数患儿出现血尿、蛋白尿及管型尿,伴血压增高和水肿,称为紫癜性肾炎。少数呈肾病综合征表现。一半患儿肾损害较轻,大多数能完全恢复,少数发展为慢性肾炎,死于慢性肾衰竭。

5. 其他表现　偶可发生颅内出血,导致失语、瘫痪、昏迷、惊厥。出血倾向包括鼻出血、牙龈出血、咯血等。偶尔累及循环系统发生心肌炎和心包炎,累及呼吸系统发生喉头水肿、哮喘、肺出血等。

知 识 链 接

过敏性紫癜的诊断标准(EULAR/PRINTO/PRES,2010)

1. **皮肤紫癜**　分批出现的可触性紫癜,或下肢明显的瘀点,无血小板减少。
2. **腹痛**　急性弥漫性腹痛,可出现肠套叠或胃肠道出血。
3. **组织学检查**　以 IgA 免疫复合物沉积为主的白细胞碎裂性血管炎,或 IgA 沉积为主的增殖性肾小球肾炎。
4. **关节炎或关节痛**　①关节炎:急性关节肿胀或疼痛伴有活动受限。②关节痛:急性关节疼痛不伴有关节肿胀或活动受限。
5. **肾脏受累**　①蛋白尿:>0.3g/24h,或晨尿样本白蛋白肌酐比>30mmol/mg。②血尿,红细胞管型:每高倍视野红细胞>5 个,或尿潜血≥2+,或尿沉渣见红细胞管型。
　　注:其中第一条为必要条件,加上 2~5 中的至少一条即可诊断为 HSP;非典型病例,尤其在皮疹出现之前已出现其他系统症状时易误诊,须注意鉴别诊断。

【辅助检查】

尚无特异性诊断试验,以下试验有助于了解病程和并发症。

1. 周围血象　白细胞正常或增加,中性粒细胞和嗜酸性粒细胞可增高。血小板计数正常甚至升高,出血和凝血时间正常,血块退缩试验正常,部分患儿毛细血管脆性试验阳性。

2. 其他　肾脏受损可有血尿、蛋白尿、管型;血清 IgA 升高,IgG、IgM 水平轻度升高或正常;大便隐血试验阳性。

3. 影像学检查　早期 X 线仅显示软组织肿胀,关节周围骨质疏松,关节附近呈现骨膜炎。晚期可见关节面破坏,以手腕关节多见。腹部超声波检查有利于早期诊断肠套叠。

【治疗要点】

1. **一般治疗**　卧床休息,积极寻找和去除致病因素,如控制感染,补充维生素等。
2. **糖皮质激素和免疫抑制剂**　泼尼松 1~2mg/(kg·d),分次口服,症状缓解后即可停药。重症过敏性紫癜肾炎可加用免疫抑制剂如环磷酰胺等。

3. **抗凝治疗**　应用阻止血小板凝集和血栓形成的药物,阿司匹林 3～5mg/(kg·d);双嘧达莫 3～5mg/(kg·d),分次服用。如伴有明显高凝状态,可选用肝素治疗。

4. **其他**　钙通道拮抗剂如硝苯地平 0.5～1.0mg/(kg·d),分次服用;非甾体抗炎药如萘普生,10～15mg/(kg·d),分次服用,均有利于关节炎的恢复。

【常见护理诊断/问题】

1. **皮肤完整性受损**　与血管炎有关。
2. **疼痛**　与关节肿痛、肠道炎症有关。
3. **潜在并发症**:消化道出血、紫癜性肾炎。

【护理措施】

1. **恢复皮肤的正常形态和功能**

(1) 观察皮疹的形态、颜色、数量、分布,是否反复出现,可绘成人体图形,每日详细记录皮疹变化情况。

(2) 保持皮肤清洁,防擦伤和患儿抓伤,如有破溃及时处理,防止出血和感染。

(3) 患儿衣着应宽松、柔软,保持清洁、干燥。

(4) 避免接触可能的各种致敏原,同时按医嘱使用止血药、脱敏药等。

2. **缓解关节疼痛**　观察患儿关节疼痛及肿胀程度,协助患肢采取不同的功能位置。据病情给予热敷,教会患儿利用放松、娱乐等方法减轻疼痛。患儿腹痛时应卧床休息,尽量在床边守护,并做好日常生活护理。按医嘱使用糖皮质激素,以缓解关节疼痛和解除痉挛性腹痛。

3. **监测病情**

(1) 观察有无腹痛、便血等情况,同时注意腹部体征并及时报告和处理。有消化道出血时,应卧床休息,限制饮食,给予无渣流食,出血量多时要考虑输血并禁食,经静脉补充营养。

(2) 观察尿色、尿量,定时做尿常规检查,若有血尿和蛋白尿,提示紫癜性肾炎,按肾炎护理。

4. **健康教育**

(1) 近年来研究表明 A 组溶血性链球菌感染是导致过敏性紫癜的重要原因,本病以春、秋季好发,故在春、秋季节向小儿及家长宣传预防感染的重要性,避免去人群集中的公共场所,防止受凉。

(2) 过敏性紫癜可反复发作或并发肾损害,给患儿和家长带来不安和痛苦,故应针对具体情况予以解释,帮助其树立战胜疾病的信心。

(3) 指导家长和患儿学会观察病情,合理调配饮食;指导其尽量避免接触各种可能的过敏原以及定期去医院复查。

第七节　川　崎　病

川崎病(Kawasaki disease,KD)又称皮肤黏膜淋巴结综合征(mucocutaneous lymphnode syndrome,MCLS),1967 年日本川崎富作首次报告,15%～20%未经治疗的患儿发生冠状动脉损害。自 1970 年以来,世界各国均有发生,以亚裔人发病率高。已成为我国儿科住院的常见病之一。

【病因及发病机制】

病因不明,可能与立克次体、丙酸杆菌、葡萄球菌、链球菌、反转录病毒、支原体等多种病原体感染有关,但均未能证实。

发病机制尚不清楚。目前认为川崎病是一定易患宿主对多种感染病原触发的一种免疫介导的全

Note:

身性血管炎。

【临床表现】

1. 主要表现

（1）发热：39~40℃，呈稽留热或弛张热，持续 1~2 周，甚至更长，抗生素治疗无效。

（2）皮肤表现：皮疹在发热或发热后出现，呈向心性、多形性，常见为斑丘疹、多形红斑样或猩红热样，无疱疹及结痂，躯干部多见，持续 4~5d 后消退；手足皮肤呈广泛性硬性水肿，手掌和脚底早期出现潮红，恢复期指/趾端膜状脱皮，重者指/趾甲亦可脱落，此为川崎病的典型临床特点（图 16-4、图 16-5，见文末彩图）。肛周皮肤发红、脱皮。

（3）黏膜表现：双眼球结膜充血，于起病后 3~4d 出现，但无脓性分泌物或流泪，热退后消散；口唇潮红、皲裂或出血，口腔黏膜弥漫充血，舌乳头明显突起、充血呈草莓舌。

（4）颈淋巴结肿大：单侧或双侧，质硬有触痛，表面不红无化脓，热退后消散。

2. 心脏表现　可于病后 1~6 周出现心肌炎、心包炎和心内膜炎；冠状动脉瘤常在疾病的第 2~4 周发生，心肌梗死和巨大冠状动脉瘤破裂可导致心源性休克甚至猝死。

3. 其他　可有间质性肺炎、无菌性脑膜炎、消化系统症状（呕吐、腹泻、腹痛、肝大、黄疸等）、关节痛和关节炎。

知 识 链 接

川崎病并发冠状动脉瘤的高危因素

男性，年龄>1 岁；热程大于 16d 或反复发热；白细胞>30×10⁹/L；血沉>101mm/h；血沉和 C 反应蛋白增加大于 30d；血沉和 C 反应蛋白反复增加；心电图异常，表现为 Ⅱ、Ⅲ、aVF 导联和/或心前区导联异常 Q 波；心肌梗死症状体征。

【辅助检查】

1. 实验室检查

（1）血液检查：轻度贫血，周围血白细胞计数升高，以中性粒细胞为主，伴核左移。血沉增快、C-反应蛋白等急性时相蛋白、血浆纤维蛋白原和血浆黏度增高，血清转氨酶升高。

（2）免疫学检查：血清 IgG、IgM、IgA、IgE 和血循环免疫复合物升高，总补体和 C3 正常或增高。

2. 影像学检查

（1）X 线检查：肺纹理增多、模糊或有片状阴影，心影可扩大。

（2）超声心动图：是本病最重要的辅助检查手段。急性期可见心包积液，左室内径增大，二尖瓣、主动脉瓣或三尖瓣反流；可有冠状动脉异常。

（3）冠状动脉造影：冠状动脉造影是诊断冠状动脉病变最精确的方法，进行冠状动脉造影，以观察冠状动脉病变程度，指导治疗。

3. 心电图　心电图早期示非特异性 ST-T 改变，心包炎时可有广泛 ST 段抬高和低电压；心肌梗死时 ST 段明显抬高、T 波倒置及异常 Q 波。

【治疗要点】

1. 控制炎症

（1）阿司匹林：剂量 30~50mg/（kg·d），分 2~3 次服用，热退后 3d 逐渐减量，2 周左右减至 3~5mg/（kg·d），维持 6~8 周。如有冠状动脉病变时，应延长用药时间，直至冠状动脉恢复正常。

（2）静脉注射免疫球蛋白（IVIG）：剂量 1~2g/kg，于 8~12h 静脉缓慢输入，宜于发病早期应用，可迅速退热，预防冠状动脉病变发生。

（3）糖皮质激素：针对 IVIG 治疗无效或存在 IVIG 耐药风险的患儿可考虑早期使用糖皮质激素，可与阿司匹林和双嘧达莫合并应用。醋酸泼尼龙剂量 1~2mg/（kg·d），用药 2~4 周逐渐减量停药。

2. 抗血小板凝聚　除阿司匹林外可加用双嘧达莫。

3. 其他治疗　根据病情对症支持治疗，如补液、保护肝脏、控制心力衰竭、纠正心律失常等；有心肌梗死时及时溶栓治疗。

【常见护理诊断/问题】

1. 体温过高　与感染、免疫反应等因素有关。

2. 皮肤完整性受损　与小血管炎有关。

3. 口腔黏膜受损　与小血管炎有关。

4. 潜在并发症：心脏受损。

【护理措施】

1. 降低体温

（1）急性期患儿应绝对卧床休息。维持病室适当的温湿度。监测体温变化、观察热型及伴随症状，及时采取必要的护理措施。

（2）给予清淡的高热量、高维生素、高蛋白质的流质或半流质饮食。鼓励患儿多饮水，必要时静脉补液。

（3）按医嘱用药并注意观察应用阿司匹林有否出血倾向和静脉注射丙种球蛋白有无过敏反应，一旦发生及时处理。

2. 皮肤护理　保持皮肤清洁，每天清洗患儿皮肤，剪短指甲，以免抓伤和擦伤；衣被质地柔软而清洁，每次便后清洗臀部；对半脱的痂皮用干净剪刀剪除，切忌强行撕脱，防止出血和继发感染。

3. 黏膜护理　评估患儿口腔卫生习惯及进食能力，观察口腔黏膜病损情况，每日晨起、睡前、餐前、餐后漱口，以保持口腔清洁，防止继发感染与增进食欲。口唇干裂者可涂护唇油；禁食生、辛、硬的食物，必要时遵医嘱给予药物涂擦口腔创面；每日用生理盐水洗眼 1~2 次，也可涂眼膏，以保持眼的清洁，预防感染。

4. 监测病情　密切监测患儿有无心血管损害的表现，如面色、精神状态、心率、心律、心音、心电图异常，一旦发现立即进行心电监护，根据心血管损害程度采取相应的护理措施。

5. 心理支持　家长因患儿心血管受损及可能发生猝死而产生不安心理，应及时向家长交代病情，给予心理支持；根据病情患儿需定期做心电图、超声心动图等，应结合患儿年龄进行解释，以取得配合；给患儿安排一些床上娱乐，制订合理的活动与休息，多给其精神安慰，减少各种不良刺激。

6. 健康教育　及时向家长交代病情，并给予心理支持。指导家长观察病情，定期带患儿复查，对于无冠状动脉病变患儿，于出院后 1 个月、3 个月、6 个月及 1 年全面检查 1 次。有冠状动脉损害者密切随访。

（王玉香）

思　考　题

1. 患儿，男，9 岁，因低热 3 周，游走性关节肿痛 2 周入院。家长主诉患儿 10d 前曾患化脓性扁桃体炎。查体：体温 37.8℃，躯干、四肢可见环形红色斑疹，咽充血，心率 138 次/min，心尖部可闻及 Ⅱ 级收缩期杂音，肝脾肋下未触及。

请思考:

(1) 患儿最可能的临床诊断是什么?

(2) 患儿目前存在的主要护理问题有哪些?

(3) 针对该患儿应采取哪些护理措施?

2. 11 岁的男孩,双下肢发现暗红色斑丘疹,高出皮面,压之不褪色 5d,因突然腹痛入院。颈软无抵抗,双肺呼吸音粗,未闻及干湿啰音。

请思考:

(1) 患儿可能是什么疾病?

(2) 此时应采取哪些护理措施?

遗传性疾病患儿的护理

17章 数字内容

学 习 目 标

知识目标：

1. 掌握遗传性疾病的概念及分类；21-三体综合征、苯丙酮尿症和糖原贮积症的定义、临床表现和护理措施。

2. 熟悉遗传性疾病的治疗和预防；21-三体综合征、苯丙酮尿症和糖原贮积症的辅助检查和治疗。

3. 了解遗传性疾病的实验室检查；21-三体综合征、苯丙酮尿症和糖原贮积症的发病机制。

能力目标：

1. 能指导21-三体综合征患儿家长进行居家护理。

2. 能指导苯丙酮尿症和糖原贮积症患儿及家长进行正确的饮食管理。

素质目标：

具备人文关怀素质、理解患儿及其家庭的共情能力和科学探究精神。

遗传性疾病(genetic disease)是指由于遗传物质发生改变而引起的或由致病基因所控制的疾病,具有先天性、终身性和家族性的特征。

遗传性疾病种类繁多,涉及全身各个系统,导致结构畸形、组织和器官功能障碍,病死率和残疾率均较高。尽管随着分子生物技术的进步,5 000 余种遗传性疾病的临床表型和致病基因已经明确,但多数遗传病目前仍然缺乏有效的治疗方法,早期预防、筛查和诊断,具有非常重要的意义。护理人员在协助诊疗、疾病护理和健康指导中为患儿及其家庭提供的专业照护,有助于改善患儿预后,提高其生存质量。

第一节　概　　述

尽管单一遗传病的发病率很低,但各类遗传病在人群中总的发病率高达 20% ~ 25%,是我国出生缺陷的重要组成部分,在儿科疾病中所占比例较高。儿科护理人员在临床工作中遇到越来越多的遗传相关问题,了解遗传学相关知识也有助于工作的开展。

（一）遗传的基本概念和物质基础

各种生物通过生殖产生的子代,其形态结构和生理功能的特点与亲代都很相似的现象,称为遗传。但亲代与子代之间、子代各个体之间不会完全相同而存在一定差异的现象,称为变异。人类的遗传物质包括细胞中的染色体及染色体上的基因,染色体是遗传信息的载体,基因是实现遗传功能的物质基础。

染色体(chromosome,CS)由一条线性的、完整的双螺旋脱氧核糖核酸(DNA)分子和围绕其中的组蛋白和非组蛋白构成,在细胞周期中以不同的形态存在。在细胞分裂时高度螺旋化、紧密盘绕和折叠于细胞核内,在间期则结构较为松散,被称为染色质。正常人体细胞的染色体共 23 对(46 条),每对染色体中一条来自父亲,另一条来自母亲。其中 22 对男女相同,为常染色体(autosome),另一对决定性别,为性染色体(sex chromosome)。正常女性的染色体核型为 46,XX,男性为 46,XY。染色体的数目和形态相对稳定是遗传信息相对稳定的基础。一条完整的染色体包括着丝粒、染色体臂和端粒。染色体臂有短臂(p)和长臂(q)之分,臂分为若干区,区中又分带(如 3q23,即指 3 号染色体长臂 2 区 3 带),各区带中含有众多基因。

基因(gene)是有功能的 DNA 序列,呈线状排列,成对位于相对应的染色体上。人体每个细胞中包含有 2 万~2.5 万个基因,根据功能大致可分为结构基因和调控基因两类。前者编码多肽链,经加工、修饰和形成各种高级结构后执行各种蛋白质的功能,包括结构蛋白、酶、受体及各种转运蛋白等;调控基因不作为合成蛋白质的模板,而只起调控基因表达的作用,包括启动子、增强子和沉默子等。基因表达是 DNA 分子储存的遗传信息经过转录,形成 mRNA,释放入细胞质作为合成蛋白质的模板,由 tRNA 按照密码子选择相应的氨基酸,在核蛋白体上合成蛋白质。基因突变(gene mutation)是指 DNA 序列中的碱基改变。大多数突变可以自发性修复,一些突变导致了疾病的发生,一些突变未发现与疾病有关,而是构成了人类基因的多态性。

（二）遗传病的分类

不同的遗传病其遗传方式不同,根据遗传物质的结构和功能改变的特点,可将遗传性疾病分为 5 大类。

1. **染色体病（chromosome disorders）**　指由于染色体数目和/或结构异常所致的疾病。数目异常是指整条染色体的丢失或者增加,结构异常包括缺失、重复、易位、倒位、插入等改变。可分为常染色体病和性染色体病两大类。常见的如 21-三体综合征、Turner 综合征和 Klinefelter 综合征等。其发病原因与孕母年龄过大、接触有害化学物质、放射线、孕期病毒感染及父母携带异常染色体等因素有关。

2. **单基因遗传病（monogenic diseases）**　是指由单个基因突变所致的遗传性疾病,其遗传

符合孟德尔定律。根据主基因所在的染色体定位和等位基因的显性与隐性特征分为 5 类:

(1) 常染色体显性遗传病:致病基因在常染色体上,亲代只要有 1 个显性致病基因传递给子代,子代就会表现性状。其家系特点是:父母一方患病,子女有 50% 的患病风险率;父母双方患病,子女有 75% 的患病风险率;男女发病机会均等。可表现为完全显性、不完全显性、延迟显性(如遗传性舞蹈症等)。新发突变的常染色体显性遗传病患儿没有可以追溯的家族史。常见疾病如结节性硬化症、神经纤维瘤病、软骨发育不全和成骨不全等。

(2) 常染色体隐性遗传病:致病基因在常染色体上,为一对隐性基因。只有携带 2 个相同的致病基因(纯合子)才发病,只携带 1 个致病基因的个体不发病,为致病基因携带者。其家系特点是:父母均表型正常的携带者,患儿为纯合子或复合杂合子,同胞中 25% 发病,25% 正常,50% 为携带者,近亲婚配其发病风险增高。常见疾病如苯丙酮尿症、白化病等。

(3) X 连锁显性遗传病:致病基因位于 X 染色体上的显性遗传基因。其家系特点是:患儿双亲之一是患儿,男性患儿后代中女性发病,男性正常;女性患儿后代中 50% 发病。女性患儿病情较轻,常见如抗维生素 D 佝偻病等。典型的 X 连锁显性遗传家系常表现为只有男性患儿并且舅舅和外甥同患疾病的情况。

(4) X 连锁隐性遗传病:致病基因位于 X 染色体上,女性为表现正常的致病基因携带者,男性只有一条 X 染色体,隐性基因也会发病。其家系特点是:男性患儿与正常女性婚配,子代中男性正常,女性为致病基因携带者;女性携带者与正常男性婚配,子代中男性 50% 发病,女性 50% 为致病基因携带者。常见疾病如血友病、进行性肌营养不良等。

(5) Y 连锁遗传病:致病基因位于 Y 染色体上,只有男性发病,由父传子,如性反转症、外耳道多毛等,较少见。

3. 多基因遗传病(polygenic diseases) 是多对基因与环境因素共同作用所致的遗传病。如高血压、糖尿病、神经管缺陷、唇裂、腭裂等。

4. 线粒体病(mitochondrial diseases) 由于线粒体 DNA 发生突变所致的疾病,以母系遗传为特征。已发现 60 余种疾病与线粒体基因突变或线粒体结构异常有关,如线粒体肌病、线粒体脑病、视神经疾病等。

5. 基因组印记(genomic imprinting) 又称为遗传印记,是指基因根据来源亲代的不同而有不同的表达。例如,同样是 15 号染色体长臂 15q11~13 缺失患儿,父源性缺失者患 Prader-Willi 综合征,患儿表现为身材矮小、肥胖、智力轻度障碍;母源性缺失者患 Angelman 综合征,患儿表现为智力重度障碍、癫痫和步态异常。基因组印记还影响着某些遗传病的表现度、外显率等。

(三) 遗传病的诊断

遗传病的诊断是开展遗传咨询和进行防治的基础,需要仔细询问病史、评估临床特征和实验室检查,以获得确切的诊断。

1. 病史询问 应仔细评估母亲孕育史:妊娠史、用药史、孕早期感染史、自然流产史,是否近亲婚配;胎儿发育情况、出生史、生长发育情况等。对有先天性畸形、特殊面容、生长发育障碍、智力发育落后、性发育异常或有遗传病家族史者,应做详细的家系调查和家谱分析;特别是有新生儿期出现昏迷、肌张力低下、黄疸不退、易激惹、惊厥、酸中毒、低血糖、腹泻、持续呕吐、肝脏肿大、高氨血症、电解质异常以及特殊体味等表现者,应对患儿的语言、运动和智力发育做详细评估和相关进一步检查,以明确是否有遗传代谢性疾病。

2. 身体评估 遗传代谢性疾病可累及全身多系统,临床特征多样,系统的身体评估可为其诊断提供重要的线索。应仔细观察下列情况:

(1) 头部:有无小头、大头、舟状头、方颅、窄前额、面中部发育不良,发迹高低等。

(2) 眼部:有无眼距宽、眼球内陷或突出、内眦赘皮、小眼球、角膜环、蓝巩膜等。

(3) 耳部:有无低位耳、小耳、大耳、耳郭畸形等。

（4）鼻部：有无鼻梁低平、鼻根宽大、鼻孔前倾等。

（5）颈部：有无颈短、颈蹼等。

（6）注意上部量与下部量比例、手指长度、指距及指纹、外生殖器、脊柱、四肢及关节有无异常。

（7）有无异常的汗味或尿味等。

3. 实验室检查

（1）染色体核型分析（karyotype）：是诊断染色体畸变的重要手段。其方法是取患儿外周血进行淋巴细胞培养制备染色体进行分析，也可采用骨髓细胞或皮肤成纤维细胞进行培养分析。该方法只能检出染色体数目和大片段结构异常；生长发育及智力落后、性发育异常者应进行该项检查。

（2）荧光原位杂交技术（fluorescence in situ hybridization，FISH）：FISH 是用荧光素标记的特定 DNA 作为探针进行原位杂交来检测患儿样本中的目的 DNA 序列。FISH 可以直接在细胞核中或染色体上确定 DNA 序列的有无或相互位置关系，具有安全、快速、敏感度高、探针能长期保存、能同时显示多种颜色等优点，主要用于染色体上的微小缺失或重复，如 DiGeorge 综合征、Williams 综合征等。

（3）微阵列比较基因组杂交技术（array-based comparative genomic hybridization，aCGH）：将 DNA 克隆、cDNA 及寡核苷酸做成微阵列，通过一次杂交实验就能够对全基因组 DNA 拷贝数变异进行高通量、高分辨率分析，又称为"分子核型分析"。在染色体微缺失、微重复检测上具有突出优势，常用于智力障碍、发育迟缓、孤独症和多发畸形的临床诊断。

（4）DNA 测序（DNA sequencing）：能够在基因水平诊断遗传病，也可检测出携带者，是一种快速、灵敏和准确的检测手段。DNA 扩增技术，如聚合酶链反应（polymerase chain reaction，PCR）现已广泛用于目的基因的扩增、基因的体外突变、DNA 的微量分析及 mRNA 含量分析。新一代测序技术能够检测包括点突变、基因拷贝数改变和基因重组（染色体移位）等在内的多种基因改变。

（5）生化学测定：测定血、尿等体液中的生化代谢物质，例如血糖、血氨、电解质、酮体、乳酸/丙酮酸、尿酸等。近年开展的遗传代谢病串联质谱检测技术（MS/MS）、气相色谱质谱技术（GC/MS）已逐步成为遗传代谢病的常规检测工具，特别是串联质谱技术能对微量血一次进行几十种氨基酸、有机酸、脂肪酸代谢性疾病的检测，在临床检验中发挥着重要作用。测定红细胞、白细胞、皮肤成纤维细胞中酶活性是诊断某些遗传代谢病的重要依据。

（6）其他检查：包括病理检查、影像学检查、神经电生理检查等，可以为相关疾病的诊断提供依据。

（四）遗传病的治疗

随着基因治疗和干细胞治疗技术的迅速发展，部分遗传病的治疗有了突破性的进展，使遗传病不再是"不治之症"。目前遗传性疾病治疗的策略包括临床水平的内、外科治疗以及心理治疗等，代谢水平上的代谢底物或产物的控制，蛋白质功能的改善，和基因表达调控或修饰与改善等。

遗传病的治疗往往以多种方法结合进行，需要进行长期的检测和评价。具体方法可分为：

1. 对因治疗　主要通过基因医学技术，找到治疗的靶点，纠正基因缺陷，或者用"好的基因"替代缺陷基因，对患儿进行个性化治疗，从根本上解决问题。

2. 对症治疗　通过改善内、外环境因素如饮食、药物、手术、脏器移植等以纠正代谢紊乱，改善症状，提高患儿的生活质量。常用的治疗方法有酶替代治疗和酶增强型治疗、饮食治疗、药物治疗、手术治疗、免疫治疗和血浆置换等。

3. 姑息治疗　通过多学科团队对那些无法治愈的患儿提供支持性的治疗与护理，以控制患儿的症状，改善心理、社会和精神问题，提升患儿和家属的生活质量等。主要包括症状管理、心理疏导、长程照护和康复理疗等。

（五）遗传病的预防

遗传病是一类严重危害人类身心健康的难治疾患，不仅给家庭及社会带来沉重负担，而且危及子孙后代，直接影响人口素质的提高，因此遗传病的预防尤为重要。建立遗传性疾病三级预防体系，综

Note：

合开展危险因素识别、评估检测以及早期预警和干预,具有重要意义。

1. **一级预防**　即孕前预防。避免近亲婚配,孕前避免接触毒物、放射线等环境因素的危害,孕早期避免风疹、肝炎等病毒感染。对高危人群应进行携带者检测,如夫妇双方或家庭成员患有某种遗传病或先天畸形者;曾生育过遗传病患儿的夫妇;不明原因智力低下或先天畸形患儿的父母;不明原因的反复流产或死胎、死产等情况的夫妇;婚后多年不育的夫妇;35 岁以上的高龄孕妇;常规检查或常见遗传病筛查发现异常者;近亲结婚的夫妇及后代等。检出携带者后,应做好遗传咨询和婚育指导,以尽量减少出生缺陷的发生。

2. **二级预防**　即产前预防。在遗传咨询的基础上进行产前诊断,降低遗传性疾病患儿的出生率。主要针对高危人群进行,如夫妇一方为遗传性疾病患儿;以前曾生育过染色体异常或遗传代谢病患儿的夫妇;双亲之一为平衡易位携带者或某种遗传性疾病的携带者;高龄孕妇等。可采用超声波、绒毛或羊水的染色体或基因检查、外周血生化检测或代谢产物测定、酶活性检测和基因诊断等,在孕早期进行,以检测胎儿是否患病。

3. **三级预防**　即遗传性疾病出生后的早期诊断和治疗。进行新生儿筛查是重要措施之一。目前筛查的病种主要为苯丙酮尿症和先天性甲状腺功能减退症,有的地区含葡萄糖-6-磷酸脱氢酶缺陷及先天性肾上腺皮质增生症。对于筛查阳性的患儿,必须迅速追踪、明确诊断、及时治疗,并进行随访监测和遗传咨询,才能有效地降低遗传代谢病的伤残率和死亡率,并及时检出遗传携带者,做好优生优育,以降低遗传病的负担。

4. **发病前的预防**　对某些需要一定外在条件才导致疾病发生的遗传病,尽量在日常生活中避免接触诱发因素,以减少疾病的发生。如6-磷酸葡萄糖脱氢酶缺乏症患儿,应避免进食蚕豆、解热镇痛药等。

5. **环境保护**　环境污染可导致基因突变、染色体畸变等。胚胎在发育的早期对致畸因素高度敏感,应特别注意避免接触超剂量电离辐射、诱变剂(如亚硝酸盐、着色剂等)、致畸剂等物质。

知 识 链 接

遗 传 咨 询

遗传咨询是由咨询医师和咨询者即遗传病患儿本人、携带者或其家属就某种遗传病在一个家庭的发生、再发风险和防治上所面临的问题进行一系列的交谈和讨论,是家庭预防遗传病患儿出生的最有效方法。

遗传咨询的过程包括收集患儿详细的病史和家族史,以评估疾病发生或复发的可能性;为患儿及家属提供遗传、检测、家庭管理、风险降低、可用资源的教育;促进知情选择和适当干预的咨询等方面的内容。在检测结果处理和决策中,提供准确信息并保证患儿与家庭的自主性至关重要,心理支持也是遗传咨询的基本组成部分。

第二节　21-三体综合征

导入情境与思考

患儿,男,8 个月,因发育迟缓伴面容特殊就诊。

系 G_1P_1 自然受孕,足月顺产,出生体重 2 750g。有"新生儿高胆红素血症"病史、"房间隔缺损"病史。

父母均体健,母亲 35 岁,父亲 38 岁,非近亲婚配,否认家族遗传性疾病史。母孕期正规产检、无特殊。

查体:神清,反应可,前囟平软;特殊面容(眼距宽、鼻梁塌、内眦赘皮);心前区三级收缩期杂音;双手通贯手。

辅助检查:心脏彩超提示房间隔缺损;儿童发育量表结果相当于 3~4 月龄水平。患儿母亲非常焦虑,想知道孩子是否患有严重疾病。

请思考:

1. 患儿最可能的诊断是什么? 需要做什么检查以明确诊断?

2. 患儿主要的护理诊断/问题有哪些?

3. 护士应该怎样帮助患儿母亲减轻焦虑?

21-三体综合征(trisomy 21 syndrome)又称唐氏综合征(Down syndrome,DS),是最常见的常染色体疾病,也是人类最早确诊的染色体疾病。在活产婴儿中的发生率约为 1:1 000~1:600,男女比例为 3:2,发病率随孕妇年龄增大而增加。其主要临床特征为特殊面容、智能落后和生长发育迟缓,并可伴有多种畸形。

知 识 链 接

21-三体综合征的来由

1846 年,Seguim 首先描述该病。1866 年,英国医生 Down 系统报道了其临床特征,故称为唐氏综合征(Down syndrome);1959 年法国细胞遗传学家 Lejeune 等,证实此类患儿细胞中多了一条小的 G 组染色体——21 号染色体,因此,又被称为 21-三体综合征。

【病因及发病机制】

本病的发生主要是由于亲代之一的生殖细胞在减数分裂形成配子时,或受精卵有丝分裂时,21号染色体发生不分离,致使胚胎体细胞内存在一条额外的 21 号染色体。有研究发现 21q22 的部分区域,可能为其临床表现的关键区域。其发生主要原因有:

1. **孕母高龄** 孕母年龄越大,子代发生染色体病的风险越高。孕母年龄在 35 岁及以上时,发病率明显增加,可能与卵子老化有关;也有研究表明,父亲年龄超过 39 岁时,子代患病率增高。

2. **环境因素** 孕期接触如放射线、化学因素(如抗代谢药物、抗癫痫药物、苯、毒物等),以及病毒感染(如 EB 病毒、流行性腮腺炎病毒、风疹病毒及肝炎病毒等),可使胎儿染色体发生畸变。

3. **其他因素** 如遗传因素、自身免疫性疾病,也与疾病的发生有关。

【临床表现】

本病临床特征为智能落后、特殊面容和生长发育迟缓,并可伴有多种畸形。临床表现的严重程度与异常细胞核型所占百分比有关。

1. **智能落后** 本病最突出、最严重的临床表现。绝大部分患儿有不同程度的智能发育障碍,随年龄增长逐渐明显,智商通常在 25~50,抽象思维能力受损最大,语言和生活自理困难。有的嵌合体型患儿智能接近正常,可学会阅读或做简单劳动。

2. **特殊面容** 出生时即有明显的特殊面容(图17-1):表情呆滞;头小而圆,前囟大且闭合延迟;眼距

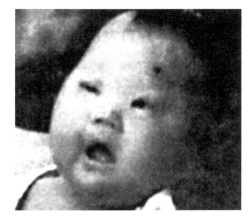

图 17-1 21-三体综合征患儿的面容

宽,眼裂小,双眼外眦上斜,可有内眦赘皮;鼻梁低平,鼻短;耳位低,小而圆;硬腭窄小,唇厚舌大,常张口伸舌,流涎多;颈短而宽。常呈现嗜睡状,可伴有喂养困难。

3. **生长发育迟缓**　身材矮小,头围小于正常,骨龄落后;出牙延迟,且常错位;肌张力低下,腹膨隆,可伴脐疝;四肢短,韧带松弛,关节可过度弯曲;手指粗短,小指向内弯曲;动作发育及性发育均延迟。

4. **皮纹特点**　手掌出现猿线(通贯手),轴三角的 atd 角度一般大于 45°,第 4、5 指桡箕增多(图 17-2)。脚踇趾球胫侧弓形纹和第 5 趾只有一条褶纹等。

5. **伴发畸形**　30%~50%患儿伴有先天性心脏病,其次是消化道畸形,唇、腭裂,多指/趾畸形等。部分男孩有隐睾,成年后多无生育能力。女孩多无月经,仅少数可有生育能力。

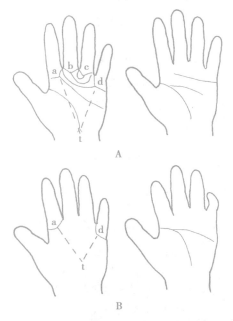

图 17-2　**正常人和 21-三体综合征患儿的皮纹比较**
A. 正常人皮纹;B. 21-三体综合征患儿的皮纹。

【预后】

免疫功能低下,易患各种感染性疾病;白血病的发病率高于正常人群 10~30 倍。如存活至成人期,常在 30 岁以后即出现老年性痴呆症状。

标准型 21-三体综合征的再发风险率为 1%,孕母年龄越大,风险率越高,>35 岁者发病率明显上升。易位型患儿的双亲应进行核型分析,其再发风险为 4%~10%。

【辅助检查】

1. **染色体核型分析**　外周血淋巴细胞或羊水细胞染色体检查,可发现患儿常见核型有:

(1) 标准型:占全部患儿的 95%,体细胞染色体总数为 47 条,核型为 47,XY(或 XX),+21,有一个额外的 21 号染色体。

(2) 易位型:占 2.5%~5%,染色体总数为 46 条,其中一条是额外的 21 号染色体的长臂与一条近端着丝粒染色体长臂形成的易位染色体。有 46,XY(或 XX),−14,+t(14q21q)和 46,XY(或 XX),−21,+t(21q21q)两种核型。

(3) 嵌合型:占 2%~4%。患儿体内有两种或两种以上细胞株(以两种为多见),一株正常,另一株为 21-三体细胞,形成嵌合体,其核型为 46,XY(或 XX)/47,XY(或 XX),+21。

2. **荧光原位杂交**　用荧光素标记的 21 号染色体的相应片段序列作探针,与外周血中的淋巴细胞或羊水细胞进行荧光原位杂交(FISH 技术),在本病患儿的细胞中呈现三个 21 号染色体的荧光信号。

【遗传咨询】

标准型 21-三体综合征的再发风险率为 1%,孕母年龄越大,风险率越高,>35 岁者发病率明显上升。易位型患儿的双亲应进行核型分析,其再发风险为 4%~10%。对于生育过 21-三体综合征患儿的孕妇以及其他高危孕妇(如高龄孕妇),应在怀孕期间进行羊水染色体检查,进行产前诊断。

通过测定孕妇血清中 β-绒毛膜促性腺激素(β-HCG)、甲胎蛋白(AFP)、游离雌三醇(FE₃)浓度,结合其年龄进行孕期筛查,可计算出本病的危险度,将孕妇区分为高危与低危两类。对于高危孕妇进一步进行羊水穿刺作出最终诊断。目前已有无创性产前筛查,通过检测胎儿游离 DNA 用于胎儿染色体异常的筛查。

【治疗要点】

目前无特殊有效治疗方法。注意预防和治疗感染,如伴有先天性心脏病、胃肠道或其他畸形,可考虑手术矫治。综合医疗服务和社会支持,对患儿进行长期教育和培训,掌握一定的工作技能,提高生活自理的能力。

【护理评估】

1. 健康史

（1）一般情况:患儿年龄,是否有智力低下及体格发育较同龄儿落后表现,生活自理能力、生活环境、居住条件、卫生习惯等。

（2）家庭史:家族成员中是否有类似疾病发生,患儿父母是否近亲结婚,母亲妊娠年龄,母孕期是否接触放射线、化学药物及患病毒感染性疾病。

（3）既往史:既往健康状况,近期有无患感染性疾病。

2. 身体状况

（1）评估患儿智能发育及营养状况,有无特殊面容及伴发畸形。

（2）主要症状:表情呆滞,眼距宽,眼裂小,双眼外眦上斜,可有内眦赘皮。鼻梁低平,耳小异形。唇厚舌大,张口伸舌,流涎多;有不同程度的智能发育障碍,随年龄增长逐渐明显,智商通常在 $25 \sim 50$;身材矮小,头围小于正常,骨龄落后;出牙延迟,且常错位;肌张力低下,腹膨隆,可伴脐疝;四肢短,韧带松弛,关节可过度弯曲;手指粗短,小指向内弯曲;通贯手手掌,心脏有杂音等。

（3）辅助检查:染色体核型分析及其他实验室检查结果。

3. 心理-社会状况

（1）患儿及家长的心理状态,对病情、护理方法、遗传病相关知识的了解程度。

（2）家长对患儿的关心程度、父母角色是否称职,家庭的经济承受能力及社会支持系统。

【常见护理诊断/问题】

1. **自理缺陷** 与智能低下有关。
2. **焦虑（家长）** 与患儿患严重疾病有关。
3. **知识缺乏**:患儿家长缺乏疾病的相关认识。
4. **照顾者角色紧张** 与疾病预后及抚养负担有关。
5. **有社交隔离的危险** 与患儿疾病引起的家长病耻感有关。

【预期目标】

1. 患儿逐步自理生活,从事简单劳动。
2. 患儿家长达到良好心理适应,焦虑情绪得以缓解。
3. 患儿家长掌握有关疾病知识及对患儿进行教育、训练的技巧。
4. 患儿家长角色适应良好,获得足够的社会支持。
5. 患儿及家长能逐渐消除病耻感,恢复并维持正常社会交往。

【护理措施】

1. **加强生活护理,培养自理能力** 细心照顾患儿,协助吃饭、穿衣,定期洗澡,并防止意外事故。

（1）帮助母亲制订教育、训练方案,进行示范,指导家长对患儿进行听力、视力、语言训练,认知与动作训练,以及培养孩子的好奇心和自理习惯。使患儿通过训练能逐步生活自理,从事简单劳动。

（2）保持皮肤清洁干燥,患儿长期流涎,应及时擦干,保持下颌及颈部清洁,保持皮肤的润滑,避免皮肤糜烂。

2. 心理护理 当家长得知他们的孩子患有唐氏综合征时,常常难以接受,表现出焦虑、忧伤、自责等复杂心理反应,应评估家长的心理状态,为家长提供情感支持和心理疏导,缓解其负性情绪,必要时转介心理专业人员进行咨询与干预。

3. 健康教育 为家长讲述疾病相关知识及护理要点,使家长掌握居家护理要点。对于生育过21-三体综合征患儿的孕妇以及其他高危孕妇(如高龄孕妇),应在怀孕期间进行羊水染色体检查,进行产前诊断。孕期避免接受 X 线照射,勿滥用药物,预防病毒感染。预防感染保持空气清新,避免接触感染者。注意个人卫生,保持口腔、鼻腔清洁,勤洗手。呼吸道感染者接触患儿需戴口罩。

4. 社会支持与发展性照顾 向家长提供情感支持和信息支持,提供诸如同伴支持、病友会、微信公众号等社会资源消除病耻感,建立和维持正常的社会交往,以给予患儿足够的社会环境刺激,促进其心理社会发展;协助家庭建立与患儿发展水平相一致个性化的养育计划,经常带患儿接触社会和自然环境,让其接受信息、开阔眼界、增长知识、了解社会,使他们能适应疾病带来的影响,获得相应的生长发育。

【护理评价】

1. 患儿能否逐步自理生活,能否从事简单劳动。
2. 患儿家长是否达到良好心理适应,能否缓解焦虑情绪。
3. 患儿家长是否掌握有关疾病知识及对患儿进行教育、训练的技巧。
4. 患儿家长是否能适应照顾者角色。
5. 患儿及家长是否适应并接受了疾病带来的影响,是否能保持正常的社会交往。

第三节 苯丙酮尿症

苯丙酮尿症(phenylketonuria,PKU)是一种常染色体隐性遗传病,是由于苯丙氨酸羟化酶(phenylalanine hydroxylase,PAH)缺乏或其辅酶四氢生物蝶呤(tetrahydrobiopterin,BH$_4$)缺乏,导致血苯丙氨酸(phenylalanine,Phe)增高的一组最常见的氨基酸代谢病,也称高苯丙氨酸血症(hyperphenylalaninemia,HPA)。PKU 是先天性氨基酸代谢障碍中最为常见的一种,临床表现为智力发育落后,皮肤、毛发色素浅淡和鼠尿样体味。其发病率有地区和种族差异,我国发病率为 1:11 000,北方人群高于南方人群。

【病因及发病机制】

苯丙氨酸是人体必需氨基酸,摄入体内的 Phe 一部分用于蛋白质的合成,部分通过苯丙氨酸羟化酶作用转变为酪氨酸,仅有少量的 Phe 经过次要代谢途径,在转氨酶的作用下转变成苯丙酮酸,其代谢途径见图 17-3。

本病按酶缺陷不同可大致分为典型 PKU 和 BH$_4$ 缺乏型 PKU。

1. 典型 PKU 绝大多数患儿为典型病例。由于患儿肝细胞缺乏 PAH,不能将 Phe 转化为酪氨酸,导致 Phe 在血液、脑脊液及各种组织液和尿液中的浓度增高,同时通过旁路代谢产生大量苯丙酮酸、苯乙酸、苯乳酸和对羟基苯乙酸。高浓度的 Phe 及其旁路代谢产物可导致脑损伤。此外,由于酪氨酸生成减少,致使甲状腺素、肾上腺素和黑色素等合成不足。

2. BH$_4$ 缺乏型 PKU 是由鸟苷三磷酸环化水合酶、6-丙酮酰四氢蝶呤合成酶或二氢生物蝶呤还原酶等酶缺乏所致。BH$_4$ 是苯丙氨酸、酪氨酸和色氨酸等芳香氨基酸在羟化过程中所必需的共同的辅酶,BH$_4$ 缺乏时不仅苯丙氨酸不能氧化成酪氨酸,而且造成多巴胺、5-羟色胺等重要神经递质的合成受阻,加重了神经系统的功能损害,故 BH$_4$ 缺乏型 PKU 的临床症状更重,治疗亦不易。我国新生

Note:

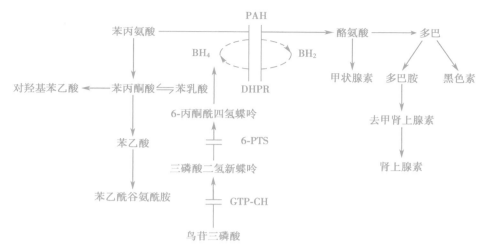

图 17-3 苯丙氨酸主要代谢途径

儿筛查中发现的高苯丙氨酸血症患儿中约 10%~15% 为 BH₄ 缺乏症。

【临床表现】

患儿出生时都正常,一般在 3~6 个月时开始出现症状,后逐渐加重,1 岁时症状明显。

1. **神经系统表现** 以智能发育落后为主,可有表情呆滞、行为异常、多动、肌痉挛或癫痫小发作。少数患儿肌张力增高和腱反射亢进,80% 有脑电图异常。BH₄ 缺乏型 PKU 患儿的神经系统症状出现较早且重,肌张力明显减低,嗜睡或惊厥,智能明显落后。

2. **外貌** 生后数月因黑色素合成不足,毛发由黑变黄,皮肤和虹膜色泽变浅。皮肤干燥,常有湿疹。

3. **体味** 由于尿及汗液中排出较多苯乙酸,有明显的鼠尿样臭味。

4. **其他** 可有呕吐、喂养困难。PKU 母亲在未控制血苯丙氨酸浓度的情况下怀孕,其子女即使不是 PKU,也常伴有小头畸形和智力低下。

【辅助检查】

1. **新生儿筛查** 新生儿哺乳 2~3d 后,采集足跟血液,滴于专用采血滤纸上,晾干后寄送至筛查实验室,进行 Phe 测定。当 Phe 大于切割值时,应进一步检查和确诊。

2. **苯丙氨酸浓度测定** 正常浓度 <120μmol/L(2mg/dl),典型 PKU>1 200μmol/L,轻度 PKU 为 360~1 200μmol/L,轻度 HPA 为 120~360μmol/L。

3. **尿蝶呤图谱分析和 DHPR 活性测定** 主要用于 BH₄ 缺乏症的鉴别诊断。

4. **DNA 分析** 用 DNA 分析方法作基因突变检测,进行基因诊断和产前诊断。

【治疗要点及预后】

疾病一旦确诊,应立即治疗,开始治疗的年龄愈小,效果愈好。开始治疗的理想时间是出生后 1 周内。

1. **低苯丙氨酸饮食** 为主要治疗手段,每日 Phe 按 30~50mg/kg 供给,维持血 Phe 浓度在 120~360μmol/L 为宜,使摄入 Phe 的量能保证生长发育和体内代谢的最低需要。饮食治疗对象包括典型 PKU 和血 Phe 浓度持续超过 360μmol/L 者。对于血 Phe 浓度在 120~360μmol/L 者,目前不主张饮食限制。

血 Phe 理想控制浓度范围为:1 岁以内,120~240μmol/L;1~12 岁,120~360μmol/L;>12 岁,120~

Note:

600μmol/L。

2. **BH₄、5-羟色胺和左旋多巴治疗** 确诊BH₄缺乏型患儿应补充BH₄、5-羟色胺、左旋多巴。BH₄缺乏型PKU患儿神经系统症状出现早而重,如不治疗者,常在幼儿期死亡。

3. **预后** 与疾病轻重、胎儿期脑发育、治疗早晚、血Phe浓度、营养状况、治疗依从性等多种因素有关。经新生儿筛查诊断、在新生儿期即开始治疗的多数患儿,智力及体格发育可以达到或接近正常水平,很多患者能正常上学、就业、结婚、生育。合理的个体化饮食治疗是改善患儿远期预后的关键。但少数患者经治疗后仍存在智能发育落后、认知或精神异常等问题。

【常见护理诊断/问题】

1. **生长发育迟缓** 与高浓度的苯丙氨酸导致脑功能受损有关。
2. **有皮肤完整性受损的危险** 与皮肤异常分泌物的刺激有关。
3. **焦虑(家长)** 与缺乏疾病知识、担心患儿疾病预后有关。
4. **有社交隔离的危险** 与患儿的外观引起的恐惧或窘迫感有关。

【护理措施】

1. **饮食护理** PKU患者PAH酶活性不同,导致对Phe耐受量的个体差异,应根据不同年龄段患儿每日蛋白质需要量、血Phe浓度、Phe的耐受量、饮食嗜好等个体化调整饮食治疗方法。

(1)新生儿及婴儿期:喂养应以乳类为主。经典型PKU患儿可暂停母乳或普通婴儿奶粉,给予无Phe特殊奶粉,治疗3~7d后血Phe浓度下降接近正常后,逐步添加少量天然乳品,首选母乳(母乳中Phe含量仅为牛奶的1/3)。轻度PKU根据血Phe浓度将无Phe特殊奶粉与普通奶粉按3:1或2:1混合配制,并根据血Phe浓度调节饮食搭配。

(2)幼儿及儿童期:为满足蛋白质需要及血Phe浓度控制,可选用无Phe蛋白粉和/或奶粉,并根据个体Phe耐受量,参考常用食物的Phe含量选择不同的天然食物(表17-1)。日常饮食中应避免Phe含量较高的食物(如肉、乳酪、鱼、蛋、面粉、坚果、豆制品),可适当食用Phe含量中等的食物(包括大米、牛奶、早餐麦、土豆、奶油)或Phe含量较低的淀粉类食物、水果、蔬菜等。

(3)青少年及成年期:鼓励该期患者坚持治疗,有效控制血Phe浓度。对PKU女性患者需进行产前遗传咨询,在孕前6个月至整个孕期需要饮食治疗,控制在120~360μmol/L以下直至分娩,以免孕期血Phe浓度增高而导致胎儿脑发育障碍及各种畸形发生。

治疗时应定期监测血中苯丙氨酸浓度,1岁以内每周1次,1~12岁每个月1~2次,12岁后每1~3个月1次,孕期每周2次,同时注意生长发育情况。

表17-1 常用食物的苯丙氨酸含量(每100g食物)

食物	蛋白质/g	苯丙氨酸/mg	食物	蛋白质/g	苯丙氨酸/mg
人奶	1.3	36	藕粉或麦淀粉	0.8	4
牛奶	2.9	113	北豆腐	10.2	507
籼米	7.0	352	南豆腐	5.5	266
小麦粉	10.9	514	豆腐干	15.8	691
小米	9.3	510	瘦猪肉	17.3	805
白薯	1.0	51	瘦牛肉	19.0	700
土豆	2.1	70	鸡蛋	14.7	715
胡萝卜	0.9	17	水果	1.0	—

2. **皮肤护理**　保持皮肤干燥,对皮肤皱褶处特别是腋下、腹股沟应保持清洁,有湿疹时应及时处理。

3. **心理护理**　为患儿家长讲解疾病知识,示范居家照护相关技能。评估家长的心理状态,为家长提供情感支持和心理疏导,缓解其负性情绪,建立照护患儿的信心,获得照护所需能力。

4. **家庭社会支持**　向家长提供诸如同伴支持、病友会、微信公众号等情感和信息支持,鼓励家长建立和维持正常的社会交往,以给予患儿足够的社会环境刺激,促进其心理社会发展。协助家长制订饮食治疗方案,提供遗传咨询;避免近亲结婚,所有新生儿出生数日后作常规筛查;有阳性家族史的新生儿生后应作详细检查;对患儿家族作苯丙氨酸耐量试验,检出杂合子。

第四节　糖原贮积症

糖原贮积症(glycogen storage disease,GSD)是一类由于先天性酶缺陷所造成的糖代谢障碍性遗传病,其共同的生化特征是糖原分解或合成过程中各种酶缺乏,以致结构正常或异常的糖原贮积在肝脏、肌肉、心脏、肾脏等组织而引起一系列的临床症状。根据受累器官和临床表现,分为肝糖原贮积症和肌糖原贮积症。GSD 依据其所缺陷的酶可分为 12 型,除Ⅷ、Ⅸ型为 X 连锁隐性遗传外,其余都是常染色体隐性遗传,发病率为 1:20 000~1:25 000。Ⅰ型糖原贮积症是由于肝、肾等组织中葡萄糖 6-磷酸酶活性缺陷所造成,最为多见,约占总数的 25%。

【病因和发病机制】

糖是主要的供能物质,人体所需能量的 50%~70% 来自糖。糖原是体内糖的储存形式,肝糖原是血糖的重要来源。正常情况下,葡萄糖-6-磷酸酶分解葡萄糖占肝糖原分解所得葡萄糖的 90%,在维持血糖稳定方面起重要作用。该酶缺乏时,糖原分解发生障碍,致使过多的糖原贮积在肝、肾中,导致其体积明显增大和功能受损。

正常人在血糖低时,胰高糖素分泌增加,促进肝糖原分解和葡萄糖异生,使血糖保持稳定。Ⅰ型GSD 患儿由于酶的缺陷,6-磷酸葡萄糖不能进一步水解成葡萄糖。由低血糖刺激分泌的胰高糖素不能提高血糖浓度,而是使大量糖原分解所产生的部分 6-磷酸葡萄糖进入糖酵解途径;同时由于 6-磷酸葡萄糖的贮积,大部分 1-磷酸葡萄糖又重新再合成糖原;而低血糖又引起组织蛋白分解,向肝脏输送葡萄糖异生原料,这些异常代谢又加速了肝糖原的合成。亢进的葡萄糖异生和糖酵解过程不仅使血中丙酮酸和乳酸含量增高导致酸中毒,还造成了甘油三酯和胆固醇等脂质合成旺盛,引起高脂血症和肝脂肪变性。Ⅰ型 GSD 常伴有高尿酸血症,这是由于患儿嘌呤合成代谢亢进所致。

【临床表现】

患儿表现轻重不一,大多数起病隐匿,婴儿期除肝大外,无其他典型表现。重症者在新生儿即发病,表现为严重低血糖(血糖可低至 0.5mmol/L)、酸中毒、呼吸困难和肝大等。主要的临床表现有:

1. **生长发育落后**　由于糖代谢紊乱、慢性酸中毒以及肝脏受损,使蛋白分解过度、合成障碍及生长介质降低,患儿身材矮小,骨龄落后,骨质疏松,身体各部分比例正常和智能正常。

2. **腹部膨隆**　肝脏出现增大而坚实,表面光滑,无触痛,不伴黄疸或脾增大,少数可有肝功能不全表现,如 GPT 增高、低蛋白血症。

3. **饥饿性低血糖**　患儿时有低血糖和腹泻发生。患儿在空腹或饥饿状态下出现出汗、苍白,甚至抽搐、昏迷等严重低血糖发作。随年龄增长,低血糖发作次数减少。

4. **其他**　肌肉松弛,四肢伸侧皮下常可见黄色瘤。患儿常有鼻衄等出血倾向。可有反复间歇性腹泻,便次增多。青春期延迟,视网膜黄斑周围病变等。长期的慢性腹泻可影响铁剂吸收而导致缺铁性贫血等。肾脏肿大,肾功能检查一般正常,但严重患儿可有肾小球滤过率下降,肾小管功能障碍,出现肾小管酸中毒的临床表现。

【辅助检查】

1. **血生化检查** 血糖降低,血乳酸、血脂及尿素升高,肝功能可有异常。

2. **葡萄糖耐量试验** 空腹测定血糖和血乳酸,口服葡萄糖 2.5g/kg 每克加水 2.5ml,3~5min 服完,测 0min、30min、60min、90min、120min、180min 的血糖和血乳酸。大部分患儿糖耐量受损,乳酸峰值比基础值明显升高。

3. **胰高糖素试验** 肌内注射胰高糖素 20μg/kg(最大量 1mg),于 0min、15min、30min、45min、60min、90min、120min 测血糖和血乳酸。正常血糖升高>35mg/dl,患儿血糖不升高或升高但低于正常,部分患儿乳酸水平增高。

4. **肾上腺素试验** 皮下注射 0.1% 肾上腺素 0.01ml/kg,于 0min、10min、30min、60min、90min、120min 测血糖。在餐后 1~3h 进行胰高糖素或肾上腺素试验可使患儿血糖上升,但在饥饿 14h 后进行试验则无效应。

5. **影像学检查** B 超可见肝肾增大,可见肝脏有单个或多个腺瘤;X 线可见骨质疏松、肾脏大;CT 可见肝脏腺瘤。

6. **肝组织病理学** 肝细胞染色变浅、肿胀、脂肪变性,细胞核内糖原贮积。

7. **酶学分析** 特异性酶活性降低。

8. **基因诊断** 外周血白细胞 DNA 分析,进行基因诊断,是 GSD 分型和携带者检出最可靠的证据。

【治疗要点及预后】

治疗的目标是维持血糖正常,抑制低血糖所继发的各种代谢紊乱,延缓并发症的出现。

1. **饮食治疗** 是本病治疗的主要手段,通过制订个体化治疗方案,增加进餐次数,以维持餐前或空腹 3~4h 血糖 3.9~6.1mmol/L 为宜。婴儿期可每 2~3h 母乳或麦芽糊精按需喂养,也可胃管持续鼻饲葡萄糖或者将葡萄糖或葡萄糖聚合物通过胃微造瘘口注入胃肠道,9~12 个月后可逐渐改用生玉米淀粉(uncooked cornstarch,UCS)替代麦芽糊精。幼儿期 UCS 每次 1.6g/kg,学龄前和学龄期 UCS 每次 1.7~2.5g/kg,4~6h 一次。白天可采用多餐饮食法,夜间可口服 2~3 次 UCS。

2. **严重低血糖治疗** 在严重低血糖时,可静脉补充葡萄糖 0.5g/(kg·h)。

3. **其他** 辅助治疗包括补充维生素、钙和铁等。有高乳酸血症、高甘油三酯血症、高尿酸血症者给予相应的治疗。如果患者存在难以控制的低血糖,或出现肝衰竭、肝腺瘤,可行肝移植。酶替代治疗也逐渐进入临床,可帮助患儿延长生存期、改善生存质量。

未经正确治疗的患儿因低血糖和酸中毒发作频繁,常有体格和智力发育障碍。经过正确饮食治疗的患儿,可保持正常生长发育。在治疗反应不理想或者持续矮小的患者可能需要做肝移植或肝肾联合移植。

【常见护理诊断/问题】

1. **活动无耐力** 与酶缺乏致低血糖有关。

2. **生长发育迟缓** 与糖代谢障碍有关。

3. **有感染的危险** 与免疫力低下有关。

4. **有受伤的危险** 与骨质疏松和血小板功能不良有关。

【护理措施】

1. **合理饮食,防止低血糖** 饮食中碳水化合物需占总能量的 60%~65%,蛋白质供能占 10%~

15%,脂肪摄入占 20%~30%,以亚油酸等不饱和脂肪酸为主,避免高蛋白饮食,需补充各种微量元素和矿物质;乳类应根据年龄和病情灵活掌握。应该限制乳糖、果糖、蔗糖等摄入,根据不同年龄和血糖浓度及时调整食物种类,保证必需营养物质供给。避免剧烈运动,以防止低血糖。UCS 必须用冷开水调服,不可煮沸或用开水冲服。

2. 预防酸中毒　低脂肪饮食可减少酮体与血脂的产生,防止酸中毒发生。因患儿有高乳酸血症,故常用碳酸氢钠纠正酸中毒,禁用乳酸钠,用药时应防止外溢,以免引起组织坏死。

3. 预防感染　指导家长给予患儿适度锻炼,增强体质,避免患儿与感染者接触。一旦发现患儿有感染时,及时给予治疗,以免诱发低血糖和酸中毒。

4. 注意安全　婴儿应置于安全环境中,避免坠床,会行走患儿应注意避免各种创伤引起的出血。

(蒋小平)

思 考 题

1. 患儿,女,1 岁 1 个月,因个子矮、伸舌流涎以及尚不能说话就诊。查体:患儿表情呆滞,眼距宽,眼裂小,双眼外眦上斜,可有内眦赘皮。鼻梁低平,耳小异形。唇厚舌大,张口伸舌,流涎多。头小而圆,颈短而宽。常呈现嗜睡状,有喂养困难。

请思考:

(1) 首先应该采用什么辅助检查来明确临床诊断?

(2) 患儿目前存在的主要护理诊断/问题是什么?

(3) 如何帮助患儿家长制订教育计划,培养其自理能力?

2. 患儿,男,8 个月,因反复抽搐、有特殊体味就诊。患儿出生后牛奶喂养,奶量尚可,3 个月后逐渐出现喂养困难,并有间歇性呕吐,易激惹,近 2 个月来反复抽搐发作,头发由黑渐渐变黄,全身及尿液有特殊气味。

请思考:

(1) 患儿最可能的临床诊断是什么?

(2) 患儿应接受的主要治疗是什么?

(3) 护士如何给患儿家长进行饮食指导?

NURSING

第十八章

运动系统畸形患儿的护理

18章 数字内容

学习目标

● 知识目标：
  1. 掌握先天性肌性斜颈、发育性髋关节发育不良和先天性马蹄内翻足的定义、临床表现和护理措施。
  2. 熟悉先天性肌性斜颈、发育性髋关节发育不良和先天性马蹄内翻足的辅助检查和治疗。
  3. 了解先天性肌性斜颈、发育性髋关节发育不良和先天性马蹄内翻足的病理变化。

● 能力目标：
  1. 能指导家长实施先天性肌性斜颈患儿的主动生活矫正。
  2. 能制订发育性髋关节发育不良和先天性马蹄内翻足的护理计划，实施护理措施和健康教育。

● 素质目标：
  具备人文关怀素质、理解患儿及其家庭的共情能力和科学探究精神。

由于骨骼肌肉系统发育缺陷而造成的功能异常,会给儿童的身心发展、社会适应能力带来不良影响,也给家庭和社会带来较大的疾病负担。本章疾病的临床特点和治疗结局与患儿的年龄密切相关,早期发现和早期治疗,让患儿得到正常的发育机会至关重要。护理人员在疾病的预防、筛查、早期评估、协助诊疗和康复护理中提供的专业照护,有利于帮助患儿及其家庭应对疾病进程中的各种问题,建立战胜疾病的信心和勇气,有助于改善患儿结局,提高其生存质量。

第一节　先天性肌性斜颈

先天性肌性斜颈(congenital muscular torticollis,CMT)是指由于一侧胸锁乳突肌挛缩导致的头颈部特殊姿势的先天畸形,其典型特点为头颈偏向患侧,下颌转向健侧。其发病率为 0.1%~0.3%,是小儿常见的先天性畸形之一,以右侧多见。患儿生后 7~14d,一侧胸锁乳突肌出现包块,出现斜颈。包块随月龄增大,3~5 个月后肿块逐渐自行缩小,可出现多种转归。

【病因和病理改变】

病因不明确,存在多种学说与观点。

1. **宫内拥挤学说**　有学者认为产前宫内拥挤,引起胎儿颈部在宫内受到压迫或发生扭转所致。CMT 患儿中 1/3 有难产史,CMT 同时伴有发育性髋关节发育不良者高达 10%。

2. **筋膜间室综合征后遗症学说**　有学者认为该病的发生与出生前或生产时胸锁乳突肌受到挤压、折叠,引起缺血性损伤所致。MRI 发现 CMT 病变的胸锁乳突肌与前臂小腿筋膜间室综合征磁共振信号相似。

3. **胚胎发育异常学说**　有学者认为胸锁乳突肌胚胎发育中出现间充质样细胞残留,出生后增生引起胸锁乳突肌包块。随生长发育,如果以成肌为主,则肿块消失后,临床自愈;如果肿块以纤维化为主,则肿块消失后,胸锁乳突肌出现不同程度挛缩,出现斜颈。

4. **遗传性因素**　有学者报道该病有一定比例的家族史,常常与其他先天性骨骼肌肉畸形同时存在。

5. **其他学说**　诸如炎症学说、血肿学说、胎儿运动学说、胎内负荷学说等。

病理改变依据患儿年龄大小有所不同。在婴儿期,病变常位于胸锁乳突肌中、下 1/3 处,为质硬、圆形或椭圆形的肿块,纤维瘤样大体标本,切面呈白色,未见血肿和出血;在幼儿期,病变胸锁乳突肌较对侧粗,质硬,切面白色纤维或红色肌肉,或两者相间,其韧性增加,病变可以累及胸锁乳突肌的两个头或一个头;在学龄期及以后的儿童,病变的胸锁乳突肌似肌腱条索状,质硬。

本病的发生是先天易感因素与后天环境因素等共同作用所致,胸锁乳突肌纤维化引起的挛缩是主要病理改变,但发病的确切原因及何种因素占主导地位尚需进一步研究。

【临床表现】

临床表现主要为患儿头向患侧偏斜,下颌转向对侧,颈部活动有不同程度受限。

通常在婴儿出生 7~14d,发现一侧颈部胸锁乳突肌中、下 1/3 处有圆形或椭圆形肿块,质硬无压痛,可移动,头颈有偏斜和不同程度活动受限。2~4 周内,肿块逐渐增大如成人拇指末节大小,然后开始退缩,在 2~6 个月内肿块逐渐消失。部分孩子可自愈,即胸锁乳突肌扪诊质软,与对侧相似,头颈活动不受限,无斜颈症状;部分孩子出现坚硬的条索状胸锁乳突肌,头颈斜向患侧,下颌转向对侧,头颈旋转侧屈活动明显受限;同时出现头面不对称,患侧面部发育落后,呈斜头畸形。有的患儿否认颈部肿块史,以头颈偏斜为主诉。

头与面部可产生继发性畸形,患者面部长度变短,面部增宽,患侧眼外眦至口角间的距离比对侧变短,面部的不对称随年龄增加而加重,重者颈椎及上胸椎可出现侧弯畸形。1/3 左右患儿有难产史,少数患儿有家族史。

彩超可发现肿块位于胸锁乳突肌内,与对侧比较有回声增强(肌肉纤维化明显的表现)。

【治疗要点】

治疗越早效果越好,大部分患儿可以通过非手术治疗得到矫正。

1. **非手术疗法** 主要针对婴儿期患儿物理治疗,包括主动生活矫正、按摩、推拿、手法矫治和固定等方法,其中出生后进行主动生活矫正,即在日常生活中利用喂食方式、光线、玩具、卧位姿势等诱使患儿头颈向患侧主动旋转,能使约90%的患儿得到矫正,且安全有效。

2. **手术疗法** 1 岁以后确诊、头斜明显、颈部旋转活动受限,胸锁乳突肌超声强回声者,宜采用手术治疗。其目的是矫正外观畸形、改善颈部活动功能。常用的手术方法是胸锁乳突肌切断和部分切除,术后根据年龄进行矫形器具佩戴,以及康复治疗。

1~3 岁手术,头面部畸形更加容易恢复,效果更好。大龄患儿手术治疗可以改善颈部活动功能,但面部不对称难以恢复。

【常见护理诊断/问题】

1. **运动障碍** 与胸锁乳突肌挛缩/矫形治疗有关。
2. **体像紊乱** 与头颈及面部畸形有关。
3. **社会交往障碍** 与头颈及面部畸形有关。
4. **知识缺乏**:患儿父母缺乏疾病相关知识及照护知识。

【护理措施】

1. **主动生活矫正的护理** 主动生活矫正要依靠患儿的照顾者在日常生活尽可能地使患儿主动牵伸患侧肌肉,达到矫正效果。每次喂奶、饮水时都从患侧方向给予,利用声音和彩色玩具引导患儿主动向患侧转头;坚持健侧靠墙卧位,利用室内环境中家人走动、讲话等声响诱导患儿头转向患侧;待生后 5 个月时,白天让患儿试行俯卧,若能较长时间抬头玩耍,可让患儿在夜间俯卧位睡觉,患儿每次头转向患侧时,就可起到矫正作用。

2. **按摩和热敷的护理** 按摩时用拇指轻轻按摩患侧肿块部位,手法轻柔缓慢,每日多次反复进行;热敷可采用温度不超过45℃的热沙袋置于患处,可达到热敷和固定的作用,但应注意防范局部皮肤烫伤的发生。

3. **手法矫治护理** 手法矫治是被动牵伸患侧胸锁乳突肌的保守治疗方法,可从出生后 2 周开始,具体方法为:固定好患儿肩背部,将患儿的头颈从患侧牵拉至健侧,直到健侧耳郭触及健侧肩部,然后将患儿下颌由健侧转向患侧,尽量对准患侧肩部,可同时进行肿块按摩。注意手法应轻柔,切忌粗暴牵伸造成损伤。

4. **手术治疗护理** 遵照手术前后护理要求,增加患儿的舒适感,观察患儿呼吸及进食情况有无异常。佩戴矫形器具时要保持正确的体位姿势,避免皮肤损伤。

5. **心理护理** 鼓励患儿消除自卑心理,积极配合治疗;鼓励患儿参加社会交往,建立自信心。

6. **健康教育**

(1)向患儿家长讲解疾病相关知识,使其明白早期诊断、坚持治疗的重要性。

(2)对于适合用非手术疗法进行治疗的患儿,应将非手术疗法的具体方法教给患儿家长,坚持不懈的治疗,以取得理想效果。

(3)对于手术治疗的患儿,指导家长佩戴矫形器具,以及居家照护的护理要点。

第二节　发育性髋关节发育不良

导入情境与思考

患儿，女，1 岁 10 个月，因"无痛性跛行半年"就诊。

G_1P_1 自然受孕，足月顺产，出生体重 2 450g。入院前半年，患儿学步时发现其走路不稳，易跌倒，随年龄增长无改善。

查体：T 36.6℃，P 106 次/min，R 24 次/min，神志清楚，反应正常。双下肢等长，髋关节外展受限（<45°），步态不稳，呈鸭步。

辅助检查：骨盆 X 线平片提示左侧股骨头位于髋臼外上方，右侧股骨头位于髋臼窝内，但髋臼浅而斜。

请思考：

1. 患儿最可能的诊断是什么？
2. 患儿主要的护理诊断/问题有哪些？可采取哪些护理措施？

发育性髋关节发育不良（developmental dysplasia of the hip，DDH）是指婴幼儿髋关节发育相关的一系列疾病，包括髋臼和股骨近端的发育异常以及髋关节的力学不稳定。新生儿常出现生理性髋关节松弛及髋臼不成熟，大多数在 2～6 周龄前可自行改善并获得髋关节的正常发育。通过评估危险因素、对髋关节进行连续体格检查以及合理运用影像学检查，大多数髋关节疾病患儿都可得到正确的诊断和治疗，不会产生远期后遗症。若未得到早发现早治疗，则逐渐出现一系列髋关节病症，严重者导致髋关节功能丧失，影响正常的工作和生活。本病的发病率有种族和地区差别，拉普兰人和美国印第安人的发病率高于非洲裔及亚洲裔；国内平均发病率约为 3.9‰，北方比南方多见。

知 识 链 接

从 CDH 到 DDH

一百多年前，因大多数儿童都是在开始走路后才诊断出髋关节异常，并推测为先天性脱位，故称为先天性髋关节脱位（congenital dislocation of the hip，CDH）。随着病因学与病理解剖研究的不断深入，逐渐认识病变的出现和演变与年龄密切相关，是髋关节发育过程中一类疾病的总称，在不同年龄阶段有不同的表现。1992 年，北美小儿矫形外科学会将 CDH 更名为 DDH（developmental dysplasia of the hip，DDH）。随后欧洲、日本和我国的香港地区均已相继更名。20 世纪末我国的小儿骨科医师也普遍接受了这一更名。目前的首选术语为"髋关节发育不良（DDH）"。"发育性"比"先天性"更合适的原因是该病在患者出生时不一定有所表现或能被识别出，而是在儿童早期发生/发展。"发育不良"优于"脱位"的原因是前者包含的股骨头和髋臼形状及位置改变更加广泛。

【病因及发病机制】

本病病因至今尚未完全清楚，更常见于具有某些危险因素的婴儿，如女性、妊娠晚期臀先露胎位、DDH 阳性家族史和婴儿下肢被包裹太紧等。

据估计，女婴中 DDH 的风险为 1.9%。女婴的 DDH 发病率为男婴的 2～3 倍。有人认为女婴发病率较高是因为韧带松弛度暂时升高,这与女婴对母亲释放的松弛素更敏感有关;妊娠晚期臀先露胎位是 DDH 最大的一个危险因素。据估计,臀先露女婴中 DDH 的绝对风险高达 12%,在臀先露男婴中为2.6%;遗传因素在 DDH 的发生中起到了一定作用。在有阳性家族史的婴儿中,发生 DDH 的绝对危险度为 1%~4%。在一对双胞胎其中一人存在 DDH 的情况下,与双卵双胎相比,单卵双胎中另一人发生 DDH 的风险会更大(40% vs 3%);在使用襁褓包裹的人群中,DDH 的发病率有所升高。因为襁褓包裹限制了髋关节的活动度并使髋关节处于内收及伸展位置,增加了发病风险;其他与胎儿活动减少或胎位异常相关的情况也与 DDH 相关,包括斜颈、斜头畸形、跖骨内收畸形、马蹄内翻足、羊水过少、出生体重>4kg 以及多胎妊娠等。

髋关节的正常发育有赖于髋臼与股骨头的同心圆样正常接触,多种遗传因素及环境因素(宫内和出生后)导致的偏心接触,导致了髋关节发育异常。

髋关节在妊娠 11 周时形成,股骨头为球形且深陷于髋臼内。股骨头的生长速度快于髋臼,到妊娠结束时,只有不到 50%的股骨头被髋臼覆盖。在妊娠的最后 4 周内,髋关节易受内收等机械力的影响,使股骨头离开髋臼的中心位置。限制胎儿活动性的因素(包括胎儿臀位)会加强这类机械力,导致股骨头与髋臼偏心接触。

在新生儿期,韧带松弛使正在发育的髋关节易受其他外部机械力的影响。髋关节处于伸直位置(如襁褓包裹)可导致髋关节偏心接触,使股骨头在髋臼内滑行或移动到髋臼外。如果这些因素持续存在,髋关节异常接触将导致解剖结构改变。如果股骨头没有深陷髋臼内,则髋臼盂唇可能外翻并变得扁平,圆韧带也会变长。其结果为髋臼异常骨化及浅髋臼形成。

随着时间的推移,髋关节内结构变得肥大,包括髋臼盂唇、圆韧带,以及股骨头与髋臼之间的纤维脂肪组织。髂腰肌和髋部内收肌群发生挛缩,髋关节下关节囊被拉入空髋臼,进一步降低了股骨头复位进入髋臼的可能性。股骨头与真髋臼上方骨盆侧壁接触的地方可能形成假性髋臼。股骨头未与髋臼接触限制了髋关节的进一步正常发育。

无论是否存在完全性脱位,髋关节都可出现发育不良改变。最常见的结果为浅髋臼,股骨头前侧及外侧的髋臼覆盖度减少。还可出现股骨头变为非球形、颈干角外翻及持续性股骨过度前倾。

DDH 包括了骨骼和软组织两方面的病理变化,随年龄增长而逐渐加重。根据病变的程度、发现病变的年龄,常分为四型:①新生儿髋关节不稳定(neonatal hip instability):出生 7d 内,检查发现髋关节不稳定,6 周后检查没有异常;②髋臼发育不良(hip dysplasia):股骨头与髋臼的位置关系正常,股骨头和髋臼发育差,髋关节呈不稳定状态,早期无症状,部分患儿年长后出现相应症状;③髋关节半脱位(hip subluxation):股骨头向髋臼的外上方移位,但未完全脱离髋臼,保留部分关节面接触,股骨头和髋臼发育较差;④髋关节脱位(hip dislocation):股骨头已明显脱离髋臼,多数向外、上移位,股骨头与关节面无接触。关节造影中盂唇嵌入关节中,使髋臼与股骨头隔离,股骨头无法进入髋臼。

【临床表现】

由于患儿年龄、脱位程度以及单侧或双侧病变的不同,临床表现可以不同。主要的临床表现如下:

1. **婴儿期** 此期患儿髋关节尚未负重及行走,症状并不明显。单侧者,大腿内侧皮纹及臀纹加深上移,双侧者表现为会阴部增宽。患侧肢体缩短,髋关节活动受限,髋关节呈轻度外旋位。

2. **幼儿期及儿童期** 患儿已开始学步并独立行走,主要表现为步态异常,常为患儿就诊的唯一主诉。单侧脱位者,身体向患侧晃动,呈跛行步态;双侧脱位者,左右摇摆,呈明显"鸭步"。单侧者,双下肢不等长,双膝不等高,患髋外展受限。患儿站立时,可以发现腹部前坠、臀部后耸的体态。

3. **体征**(图 18-1)

(1) Ortolani 征:主要适用于新生儿及 3 个月内小婴儿。患儿仰卧,屈髋屈膝 90°,检查者示指和中指沿大转子放置,拇指置于大腿内侧,轻轻抓住大腿。向前上提或挤压大转子,同时将髋关节从内

Note:

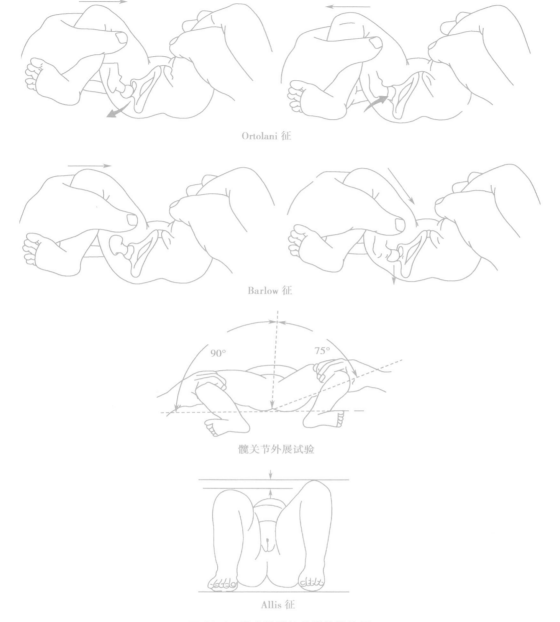

Ortolani 征

Barlow 征

髋关节外展试验

Allis 征

图 18-1　发育性髋关节脱位的体征

收位置轻轻外展。如果髋关节脱位,则 Ortolani 手法可使其复位,并伴随着明显的弹响(弹进)。Ortolani 征阳性说明脱位髋关节是可复位的。

（2）Barlow 征:检查者将示指和中指沿大转子放置,拇指放在大腿内侧,轻轻抓住大腿。将髋部轻柔内收,不施加任何向下的压力,同时触诊股骨头是否从髋臼后方移出。如果髋关节可脱位,则随着股骨头脱出髋臼,可触及后移和沉闷的响声（"弹出"）。髋关节可半脱位的特征是轻微的滑动或者松弛感,就像一个网球在汤碗中移动。Barlow 征阳性说明复位髋关节是不稳定的。

（3）Galeazzi 征或 Allis 征:适用于单侧脱位的患儿。检查时让婴儿仰卧,髋关节屈曲至 90°,膝关节屈曲,双足并拢平放在同一水平面,足跟与臀部靠拢。正常情况下,双膝处于同一水平面。单侧脱位时,大腿因股骨头后移而在功能上缩短,患侧膝平面低于健侧。

（4）外展试验:屈膝和屈髋后,脱位侧髋关节外展角度受限,为外展试验阳性。对于大于 2~3 月龄的患儿,外展受限（<45°）是最可靠的 DDH 体征。婴儿正常髋关节活动度为外展大于 75°,内收至

少越过中线 30°。

（5）Trendelenburg 征：通常情况，当健侧单脚站立时，骨盆保持水平。当患侧单脚站立时，由于患侧臀肌无力，导致对侧骨盆向下倾斜，为阳性。

【预后】

未经治疗的 DDH 的自然病程取决于患者的年龄和 DDH 的严重程度。在出生后不久，随着生理性松弛减轻以及股骨头和髋臼的生长，大部分新生儿的髋关节不稳定会变为稳定。髋关节脱位的婴儿和幼儿很少会显示疼痛征象或其他受限。大部分儿童能在适当时间达到发育标志性事件，通常不会延迟儿童开始走路的年龄。脱位的髋关节可能多年都功能良好。

然而，随着时间的推移，可能出现功能性残疾与疼痛的逐步进展，并有退行性髋关节疾病的加速恶化。单侧脱位患者可能出现腿长不一致、脊柱侧凸和步态障碍。双侧脱位患者还可能发生背部疼痛（可能与腰椎前凸增加相关）。

【辅助检查】

影像学检查有助于 DDH 的诊断和随访。

1. 超声检查　超声是用于评估婴儿髋关节形态学和稳定性的主要影像学技术，它是小于 4~6 月龄婴儿临床评估的重要辅助检查。超声诊断有助于确认体格检查发现以及评估检查正常但有危险因素的婴儿。

2. X 线平片　有助于评估 4~6 月龄后的 DDH。在此之前，X 线平片的价值有限，因为股骨头和髋臼都是软骨、还未骨化。骨化中心出现后，可采用 X 线摄片来帮助诊断和治疗。

3. 其他影像学检查　其他影像学检查方法如关节造影术、CT 及 MRI 等，可用于评估手术后的复位情况。

【治疗要点】

对诊断为 DDH 的病例应早期治疗，其治疗原则包括：①获得中心复位；②维持稳定的复位；③促进髋关节正常生长和发育；④减少并发症。不同年龄段治疗效果明显不同，年龄越小，治疗效果越好，经济花费越小。治疗方法按患儿的年龄以及病理变化的情况而有所不同。

1. 6 个月内婴儿　采用髋关节屈曲外展挽具或支具治疗，最常用的是 Pavlik 挽具（图 18-2），总疗程 3~6 个月。

2. 7~18 个月患儿　在麻醉下轻柔手法复位，必要时行内收肌切断，采用人类位（human position）石膏固定（人类位指髋关节屈曲 95°~100°、外展 40°~50°、旋转中立位）。石膏固定维持 2~3 个月后，可行第二个疗程石膏，或外展支具治疗 6 个月或更长时间。如果闭合复位失败，则要行手术开放复位。

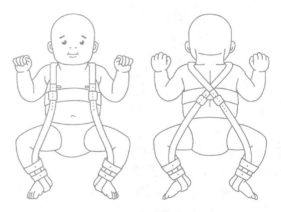

图 18-2　Pavlik 挽具

3. 19~24 个月患儿　对关节松弛、身高矮、体重轻的患儿可试行闭合复位；对不宜闭合复位，或闭合复位失败的患儿，可采用切开复位加截骨矫形手术。如 Salter 截骨术、Pemberton 截骨术、Dega 截骨术。

4. >24 个月患儿　可行切开复位、骨盆截骨、股骨短缩及去旋转截骨手术。2~5 岁的治疗效果更好，>8 岁的孩子，治疗效果较差，选择手术需要慎重。

【护理评估】

1. 健康史

（1）一般情况：患儿年龄、运动功能发育及营养状况，生活环境、居住条件、卫生习惯等。

（2）家庭史：是否有发育性髋关节发育不良的家族史。

（3）既往史：了解患儿分娩时胎位、方式及胎次，有无胎位不正、多胎、难产史等。以及患儿出生后的养育方式，是否采用襁褓包裹等。

2. 身体状况

（1）评估患儿生命体征及发育情况，有无局部疼痛及活动受限。

（2）主要症状：评估双下肢是否等长，大腿内侧皮纹及臀纹是否对称，髋关节活动范围有无受限；有无步态异常，呈跛行步态或"鸭步"。患儿站立时是否呈现腹部前坠、臀部后耸的体态。

（3）辅助检查：Ortolani 征、Barlow 征、Galeazzi 征或 Allis 征、外展试验以及 Trendelenburg 征是否为阳性，髋部 B 超、X 线检查及其他实验室检查结果。

3. 心理-社会状况

（1）患儿及家长的心理状态，对病情、治疗及康复等知识的了解程度。

（2）家长的照护能力、家庭的经济承受能力及社会支持系统。

【常见护理诊断/问题】

1. **躯体活动障碍**　与治疗性固定有关（如 Pavlik 挽具、牵引、石膏、支具等）。
2. **有皮肤完整性受损的危险**　与使用外固定器具及制动有关。
3. **舒适度减弱**　与治疗及固定有关。
4. **有发育迟缓的危险**　与活动受限及刺激减少有关。
5. **知识缺乏**：患儿家长缺乏疾病及照护相关知识。

【预期目标】

1. 患儿能够得到治疗所允许的最大活动，不产生因制动所导致的并发症。
2. 患儿皮肤能够保持完整。
3. 患儿能够获得最大限度的舒适感。
4. 患儿能够获得生长发育所需的养育环境及刺激。
5. 家长能够复述并掌握 DDH 照护相关知识。

【护理措施】

1. 保持有效固定的前提下，促进患儿活动

（1）保持有效固定：髋关节复位后，需要采用外器具进行维持固定，应注意保持髋关节屈曲>90°、外展外旋位。①对行牵引复位的患儿要维持牵引体位正确，不允许随意去除固定装置；②佩戴 Pavlik 挽具患儿进行清洁护理时，勿去掉挽具为宜，但应注意勿使挽具浸湿，保证持续穿戴并定期随访；③用石膏或支具固定时，应注意保持髋关节稳定，变换固定体位时应防止髋关节移动而发生再脱位。

（2）促进患儿活动：在外固定时，要指导患儿主动或被动活动未受影响的肢体或关节，进行呼吸运动，石膏固定患儿每 2h 变换体位一次。指导患儿主动进行外固定限制范围内的肌肉进行等长收缩运动。应尽可能保证每天户外活动 2h，冬季要注意肢体保暖。

2. 做好皮肤护理，防范肢端血供障碍发生

（1）对使用各种外固定器具固定患儿，必须给予合适的衬垫，避免皮肤直接接触外固定器具。

每天至少检查患儿皮肤 2~3 次,观察肢体有无摩擦、卡压等现象,有无皮肤破损或局部肿胀,发现异常,应及时通知医生予以调整。

（2）注意倾听患儿啼哭或主诉,发现异常时,应注意观察肢端血液循环情况,并检查外固定装置,以便及时发现有无异常发生。

（3）保持患儿皮肤清洁,轻柔按摩局部皮肤,避免使用对皮肤有刺激性的清洗剂或扑粉。

3. 减轻痛苦,增进患儿舒适

（1）评估手术患儿伤口疼痛情况,给予相应的镇痛措施等,保障营养供给,及时观察并处理手术及制动所致的相关并发症,促进患儿康复。

（2）保证营养及水分的摄入,预防便秘,注意大小便护理,勤换尿布,保持会阴部清洁,防止大小便污染石膏或支具。

（3）评估患儿的心理社会需求,鼓励患儿父母的陪伴,保证患儿得到年龄相应的娱乐和刺激。

（4）观察患儿一般情况、生命体征及肢端感觉运动情况等,及时观察并处理手术及制动所致的相关并发症,促进患儿康复。

4. 社会支持与发展性照顾　定期评估和监测患儿生长发育情况,指导家长给予患儿生长发展所需的刺激,消除因为治疗措施所致的活动刺激减少所致的影响。向家长提供社会支持和信息支持,提供诸如同伴支持、病友会、微信公众号等社会资源,帮助家长调整家庭照护分工、增强疾病应对能力,使他们能适应疾病带来的影响。指导家长给予患儿生长发育所需的养育照护和足够的社会环境刺激,促进其身心发展。

5. 健康教育

（1）向家长讲解疾病相关知识,教会家长居家照护相关知识和技能,以保障患儿的有效固定,并能观察和报告各种并发症,告知家长不能自行拆除外固定装置,并坚持随访复诊。

（2）加强新生儿出生后的早期体检筛查工作,以提高 DDH 的检出率,进行早期治疗和干预,防止漏诊、误诊。宣传有利于髋关节发育的养育知识,保持髋关节的适度屈曲外展,避免将婴儿双下肢伸直位包裹;新生儿出生后建议穿连体衣裤 4 个月,以利于髋关节的发育。

【护理评价】

1. 患儿是否得到治疗所允许的最大活动,是否产生因制动所导致的并发症。
2. 患儿皮肤是否保持完整。
3. 患儿是否获得最大限度的舒适。
4. 患儿是否获得生长发育所需的养育环境及刺激。
5. 家长是否能够复述并掌握 DDH 照护相关知识。

第三节　先天性马蹄内翻足

先天性马蹄内翻足（congenital clubfoot,CCF）是最常见的足部先天性复杂畸形（图 18-3,见文末彩图）,包括前足内收和内旋,中足内翻和高弓,后足马蹄样畸形,常合并有胫骨内旋。发生率约为 1/1 000,男性多于女性,单侧或双侧均可发病。幼儿期以后,因患足在畸形状态下行走,骨骼随着负重和长期畸形位,而逐渐发生骨骼发育障碍和畸形变。患儿年龄愈大,负重时间愈长,畸形愈严重,手术愈复杂,疗效愈差。

【病因及病理】

先天性马蹄内翻足的病因尚不十分清楚,有多种学说:

1. 遗传因素　发病在种族与性别上有显著差异。患者中 24% 有家族史,第一代中有 CCF,

后代发病率为 2.9%,高出正常 25 倍;第一胎有本畸形的,第二胎患同样畸形的机会较一般人群高 20 倍。

2. **胚胎发育受阻**　在胚胎发育过程中的相关因素导致了畸形的发生,如调控肢体胚芽的形成的 Hox 基因突变;血管发育不良、部分阻塞或缺如,导致缺血缺氧,影响肢芽形成及足的发育;骨软骨原基胚芽原生质的原发性缺陷,导致距骨、跟骨、舟骨的形态异常。

3. **纤维组织挛缩**　有学者研究表明,足内侧韧带中存在肌成纤维细胞的挛缩组织,在韧带和肌腱中,胶原纤维和成纤维细胞增多。患足关节囊、韧带和筋膜等软组织的挛缩,制约了骨间结构关系,成为畸形矫正的内在障碍。

4. **神经肌肉病变**　临床观察随访发现病侧的小腿较正常侧周径小,提出了神经肌肉的异常学说。研究发现足和小腿后内侧肌肉中的Ⅰ型和Ⅱ型肌纤维分布异常。神经电生理研究发现大部分患儿有脊髓和周围神经损伤。

5. **其他**　如血管异常、孕早期羊膜穿刺等也可能与马蹄内翻足有关。

目前多认为是多种因素综合作用,影响了足部软组织和骨骼的发育所致。

在骨骼方面,为骨骼形态异常,骨间关系异常。软组织病变表现为内侧韧带及筋膜挛缩为主,足内外侧肌力不平衡以及皮肤、韧带、关节囊、肌肉肌腱的继发挛缩维持并加重骨间关系的异常。马蹄内翻足畸形主要的病理变化是踝关节跖屈、跟骨内翻和前足内收。马蹄内翻足多伴有不同程度的胫骨内旋。骨的畸形和关节、韧带和筋膜的挛缩随年龄加重。

【临床表现】

患儿于出生后,即新生儿期就表现有不同程度的马蹄内翻畸形,表现为足下垂、前足内收、内翻,畸形程度随病理变化的轻重而异。随患儿年龄的增长,站立、行走时足背外侧负重,骨骼出现变形,足背外侧出现胼胝和滑囊。常合并有胫骨内旋。根据其临床特点可以分为僵硬型和松软型两类。

松软型:畸形程度轻,骨骼无明显畸形变,皮肤、肌腱均不紧,轻轻用手即可矫正恢复至正常位置,但松手后畸形又出现。

僵硬型:畸形程度重而不易改变,骨骼有畸形变,跖面可见一条深的横形皮肤皱褶,皮肤紧绷,跟腱细而紧,呈明显马蹄、内翻、内收畸形,多为双侧。

幼儿期患儿走路推迟。患肢肌肉发育较差,患侧小腿瘦细且有不同程度的内旋,但皮肤感觉正常,也无病理反射出现。

【辅助检查】

X 线检查不是诊断的必需依据,有助于观察患儿足部跗骨的骨化和异常关系及评价治疗效果。MRI 检查脊髓可以发现脊髓栓系,可鉴别畸形性马蹄足。对于就诊晚,需要行跗骨截骨治疗的患儿,CT 扫描已被推荐用于马蹄内翻足畸形术前评估方法,为大龄儿童足部截骨矫形提供依据。

【治疗要点及预后】

治疗目的是矫正畸形,防止足部僵硬,保留其活动度和肌力,恢复足的正常负重区,改善外观,使患儿能正常负重行走。在出生后尽早开始治疗,大多可获满意结果。

1. **非手术治疗**　是指通过拉伸患足短缩的韧带和肌腱来达到矫正畸形的目的,包括序列手法和石膏固定。常用的方法有 Ponseti 方法、Kite 技术和 French 技术等,其中 Ponseti 方法在全世界运用最为广泛。该方法包括手法矫正、系列管型石膏固定、经皮跟腱切断及矫形支具穿戴维持。在生后 7~10d 即可进行,年龄越小矫形效果越好,28 个月内均可采用。其治疗流程为:每周一次手法矫正,然后石膏固定。一般 5~8 周,内翻及内收畸形得到矫正;如果背屈受限、跟腱挛缩者,则行经皮跟腱切断术,术后石膏固定 3 周;然后穿戴足外展支具每天 23h,维持至少 3~4 个月,行走后夜间戴支具,维持到孩子 3~4 岁时。

2. **手术治疗**　适用于就诊晚、已经负重行走后的幼儿,或非手术治疗失败或畸形矫正不满意,或畸形复发者。手术方法有两类:一类是单纯软组织松解术,如 Mckay、Carroll、Turco 等三种常见的松解手术;另一类是截骨手术,3~10 岁患儿,畸形严重,除了广泛软组织松解手术外,针对骨性畸形,可选择行跟骨截骨矫形、骰骨截骨、跟骰关节融合术和三关节融合术等。

【常见的护理诊断/问题】

1. **躯体活动障碍**　与患儿足部畸形、使用矫形器具及手术有关。
2. **有皮肤完整性受损的危险**　与石膏或支具固定有关。
3. **有养育功能障碍的危险**　与家长的病耻感有关。
4. **知识缺乏**:患儿家长缺乏疾病相关知识。

【护理措施】

1. **手法矫正护理**　应在患儿安静舒适的情况下进行,患儿屈髋、屈膝,患肢放松。Ponseti 方法时,操作者拇指顶在距骨头处,背屈第一跖骨使前足置于旋后位,在旋后位外展患足。注意手法及力度应循序渐进,以患儿能耐受为宜。手法应连续、轻柔,防止暴力损伤骨骺及软组织。

2. **石膏固定的护理**　石膏固定前要进行妥善的衬垫,使新固定的石膏尽快干燥,避免按压未干燥的石膏。保持石膏的清洁和干燥,避免大小便时弄脏石膏。避免将石膏兜入尿不湿内,防止尿液浸入长腿石膏内。避免将尖锐物品塞入石膏内,以免形成压伤。对石膏边缘进行适当的包裹,以免锐利的石膏边缘损伤皮肤。腿下垫软枕,抬高肢端高于心脏水平,以防止或减少肿胀。观察石膏有无移位或松动等。

3. **皮肤护理**　检查石膏边缘周围的皮肤是否有摩擦发红、起疱或破溃,并注意观察肢端皮肤温度、色泽及毛细血管再充盈时间有无异常;特别注意患儿有无血供障碍或局部损伤所致的异常哭闹;使用矫形支具患儿,坚持每晚用温热水泡脚并进行足部按摩,注意经常检查双足固定位置有无移动,局部皮肤有无受压及损伤。

4. **家庭支持**　评估家长的照护能力和心理状况,帮助家长调整家庭照护分工,适应疾病带来的影响。向家长提供同伴支持、病友会、微信公众号等社会资源,增强其疾病应对能力,使他们能消除病耻感。指导家长做好治疗期间的生活护理,保证患儿摄入年龄所需的充足营养,和相应的娱乐和刺激,每天户外活动不少于 2h。使患儿能够获得生长发展所需的养育照护和足够的社会环境刺激,促进其身心发展。

5. **健康教育**

(1) 由于本病的非手术疗法时间周期较长,需要反复多次更换矫形石膏及佩戴矫形器具,因此,应使患儿家长掌握居家照护知识,教会家长手法矫正及皮肤护理方法,坚持按时随访复诊。当患儿出现异常哭闹、肢端皮温、色泽异常改变时,应及时到医院就诊。

(2) 指导家长在治疗流程结束、畸形矫正后,还应继续按摩和功能锻炼,并坚持随访复查。

(3) 足二关节或三关节融合术后开始走平路时一般无不适,但在坎坷不平的路面上行走或上下楼梯时则感到不适。应告诉患儿及其家长上述现象是正常的,经过一段时间的锻炼后会逐渐适应。

(4) 使患儿及家长获得疾病和治疗相关信息,建立信心,消除自卑和焦虑心理,明白本病的治疗和功能锻炼的长期性和艰巨性,取得其主动配合和坚持治疗随访,以获得最大程度的康复。

(蒋小平)

思 考 题

患儿,女,2个月,因发现双下肢皮纹不对称就诊。患儿家长在给患儿洗澡时,发现左侧大腿内侧及左臀部皮纹较右侧上移。查体发现,患儿双下肢不等长,左下肢较右下肢短2cm,左侧 Allis 征阳性。

请思考:

(1) 患儿最可能的临床诊断是什么? 还需要做什么辅助检查以明确诊断?

(2) 患儿可能接受的主要治疗是什么?

(3) 护士如何给患儿家长进行居家护理指导?

NURSING
第十九章

感染性疾病患儿的护理

19章 数字内容

学 习 目 标

- 知识目标：
  1. 掌握麻疹、水痘、传染性单核细胞增多症、流行性腮腺炎、手足口病、中毒型细菌性痢疾、猩红热、原发型肺结核、结核性脑膜炎、蛔虫病、蛲虫病的临床表现及护理措施。
  2. 熟悉麻疹、水痘、传染性单核细胞增多症、流行性腮腺炎、手足口病、中毒型细菌性痢疾、猩红热、原发型肺结核、结核性脑膜炎、蛔虫病、蛲虫病的发病机制及防治措施。
  3. 了解儿童麻疹、水痘、传染性单核细胞增多症、流行性腮腺炎、手足口病、中毒型细菌性痢疾、猩红热、原发型肺结核、结核性脑膜炎、蛔虫病、蛲虫病的流行病学特点。
- 能力目标：
  1. 能根据常见感染性疾病患儿的实际情况制订护理计划并实施护理。
  2. 能针对儿童常见感染性疾病进行预防感染传播的管理和健康宣教。
  3. 能鉴别儿童常见出疹性疾病。
- 素质目标：
  具备从事儿童感染性疾病护理工作的科学精神和职业素质，并能积极参与感染性疾病/突发公共卫生事件的处理与预防。

感染性疾病(infectious diseases)是指能在正常或非正常人群中流行的疾病,包括可传播和非传播疾病(communicable and noncommunicable disease),通常由各种病原微生物(病原体)引起。儿童由于免疫功能低下,是感染性疾病的高发人群。儿童患病往往起病急、症状不典型且病情发展迅速,容易发生严重并发症。护理人员有必要掌握儿童常见感染性疾病的临床表现、发病规律及主要防治措施,正确作出护理诊断并采取有效措施,做好护理并参与相关防治管理工作。

第一节　病毒感染

一、麻疹

　　　　　　　　　　　　导入情境与思考

患儿,男,5个月。因"发热5d、皮疹2d"就诊。约1周前有上呼吸道感染史,5d前出现发热,最高39.4℃,口服美林体温可下降,伴咳嗽、喷嚏、结膜充血、呕吐胃内容物等症状,2d前无明显诱因于耳后、头面部、颈部出现皮疹,迅速蔓延至全身。

体检:T 39.6℃,R 48次/min,P 155次/min,右下肺可闻及少量散在湿啰音。前囟稍凹陷,全身皮肤黏膜干燥,全身红色斑丘疹,部分融合成片,疹间可见正常皮肤。

实验室检查:血WBC $8×10^9$/L,其中淋巴细胞占63.8%。

出生史无异常。人工喂养,以配方奶为主食。按时免疫接种。与父母、姐姐(3岁余)同住。

初步诊断为"麻疹"。

请思考:

1. 该患儿目前主要的护理诊断/问题是什么?应采取哪些护理措施?

2. 如何进行居家消毒隔离的健康教育?

麻疹(measles)是由麻疹病毒引起的一种急性传染病,临床上以发热、上呼吸道炎、结膜炎、口腔麻疹黏膜斑(又称柯氏斑 Koplik's spots)、全身斑丘疹及疹退后遗留色素沉着伴糠麸样脱屑为特征。本病传染性强,儿童是主要易感人群,病后大多可获得终身免疫。我国广泛使用麻疹减毒活疫苗后,麻疹的发病率及死亡率已显著下降,但仍是全球年发病数最多的国家之一。

【病原学】

麻疹病毒为 RNA 病毒,属副黏病毒科,仅有一种血清型,抗原性稳定。人是唯一宿主。病毒在外界生存力弱,不耐热,对紫外线和消毒剂均敏感,但耐干燥和寒冷,0℃可存活1个月左右。随飞沫排出的病毒在室内可存活32d以上,而在阳光和流通空气中约半小时即失去活性。

【流行病学】

麻疹患者是唯一的传染源。感染早期病毒在患者呼吸道大量繁殖,通过患者咳嗽、喷嚏或大声说话时产生的飞沫排出体外,经呼吸道进行传播。密切接触者或直接接触患者的鼻咽分泌物亦可传播。麻疹患者出疹前、后的5d均有传染性,有并发症的患者传染性可延长至出疹后10d。6个月到5岁儿童的发病率最高。四季均可发病,以冬春季多见。

【发病机制】

麻疹病毒通过鼻咽部进入人体,在呼吸道上皮细胞和局部淋巴组织中繁殖并有少量病毒侵入血液,通过血液的单核细胞向其他器官传播,如脾、胸腺、肺、肝、肾、消化道黏膜、结膜和皮肤等,引起广泛损伤而出现一系列临床表现。由于免疫反应受到抑制,常并发喉炎、支气管肺炎或导致结核病恶化,特别是营养不良或免疫功能缺陷的患儿,可发生重型麻疹,并发重症肺炎、脑炎等并发症而导致死亡。

【病理】

多核巨细胞及核内外均有病毒集落的嗜酸性包涵体是麻疹的典型病理特征,主要见于皮肤、淋巴组织、呼吸道和肠道黏膜及眼结膜。真皮和黏膜下层毛细血管内皮细胞充血、水肿、增生、单核细胞浸润并有浆液性渗出而形成麻疹皮疹和麻疹黏膜斑。疹退后,表皮细胞坏死、角化形成糠麸样脱屑。由于皮疹处红细胞裂解,疹退后遗留棕色色素沉着。

【临床表现】

1. 典型麻疹

(1) 潜伏期:一般为6~18d,平均10d左右。潜伏期末可有低热、全身不适。

(2) 前驱期:3~4d。主要表现为:①发热:多为中度以上,热型不一;②在发热同时出现咳嗽、喷嚏、咽部充血等症状;其中流涕、结膜充血、眼睑水肿、流泪、畏光等眼鼻卡他症状是本病特点;③麻疹黏膜斑(Koplik斑):是麻疹早期特征性的体征,一般在出疹前1~2d出现于上下磨牙相对的颊黏膜上,为细砂样灰白色小点,周围有红晕,并迅速增多,互相融合,可累及整个颊黏膜及唇部黏膜,于出疹后逐渐消失;④非特异症状,如全身不适、食欲减退、精神不振、呕吐、腹泻等。偶见皮肤荨麻疹、猩红热样皮疹,在出现典型皮疹时消失。

(3) 出疹期:多在发热3~4d后出皮疹。皮疹先出现于耳后、发际,渐及额、面、颈部,自上而下蔓延至躯干、四肢,最后达手掌与足底。皮疹初为红色斑丘疹,以后逐渐融合成片,色加深呈暗红,一般不伴痒感,疹间皮肤正常。全身中毒症状加重,体温可突然高达40℃,咳嗽加剧、呼吸急促、伴嗜睡或烦躁不安,重者有谵妄、抽搐。此期肺部可闻少量干、湿性啰音。

(4) 恢复期:若无并发症,出疹3~4d后皮疹按出疹顺序开始消退,体温逐渐降至正常,全身症状改善。疹退后皮肤有棕色色素沉着伴糠麸样脱屑,一般7~10d痊愈。

2. 非典型麻疹

(1) 轻型麻疹:主要见于体内尚有一部分免疫力者,如潜伏期内接受过丙种球蛋白或出生8个月以内尚有母亲被动抗体的婴儿。主要特点为一过性低热、轻度眼鼻卡他症状,全身情况良好,麻疹黏膜斑不典型或不出现,无并发症。

(2) 重型麻疹:主要见于营养不良、免疫力低下继发严重感染者。体温持续高热,中毒症状重,伴惊厥、昏迷。皮疹密集融合,部分疹出不透、色暗淡,或皮疹骤退、四肢冰冷、血压下降出现循环衰竭表现。此型常有肺炎、心力衰竭等并发症,死亡率高。

(3) 异型麻疹:主要见于接种过麻疹减毒活疫苗而再次感染者。典型症状是持续高热、乏力、肌痛、头痛或伴四肢水肿,皮疹不典型,易发生肺炎。

3. 常见并发症

(1) 肺炎:是麻疹最常见的并发症之一,主要见于重度营养不良或免疫功能低下的儿童,临床症状重、体征明显、预后较差,是麻疹患儿的主要死亡原因。由麻疹病毒本身引起的间质性肺炎常在出疹及体温下降后消退。继发性肺炎病原体多为细菌性,常见金黄色葡萄球菌、肺炎链球菌等,故易并发脓胸和脓气胸。

(2) 喉炎:2~3岁以下儿童多见,继发于细菌感染导致喉部组织水肿,分泌物增多,易引起喉梗阻。临床表现为声音嘶哑、犬吠样咳嗽、呼吸困难、发绀等。

Note:

（3）心肌炎：2 岁以下婴幼儿易致心肌病变，表现为气促、烦躁、面色苍白、发绀，心音低钝、心率增快和心电图的改变。

（4）麻疹脑炎：主要为麻疹病毒直接侵犯脑组织所致。临床表现、脑脊液改变与其他病毒性脑炎相似，可表现为惊厥、发热、易怒、头痛、意识障碍，严重者可发展至深昏迷。麻疹脑炎罕见但后遗症多，死亡率较高。

麻疹应注意与其他出疹性疾病相鉴别。鉴别要点见表 19-1。

表 19-1　儿童常见出疹性疾病的鉴别要点

病名	病原体	全身症状及其他特征	皮疹特点	发热与皮疹关系
麻疹	麻疹病毒	呼吸道卡他性炎症，结膜炎，口腔麻疹黏膜斑	红色斑丘疹，自耳后、发际→额面部→颈部→躯干→四肢，退疹后有色素沉着及细小脱屑	发热 3~4d，出疹期热更高，热退疹渐退
风疹	风疹病毒	全身症状轻，耳后、枕部淋巴结肿大并触痛	斑丘疹，自面部→躯干→四肢，退疹后无色素沉着及脱屑	症状出现后 1~2d 出疹
幼儿急疹	人疱疹病毒6 型	全身症状轻，高热时可有惊厥，耳后枕部淋巴结亦可肿大	红色细小密集斑丘疹，头颈及躯干部多见，1d 出齐，次日开始消退	高热 3~5d，热退疹出
猩红热	乙型溶血性链球菌	发热、咽痛、头痛、呕吐，杨梅舌，环口苍白圈，颈部淋巴结肿大	皮肤弥漫充血，上有密集针尖大小丘疹，全身皮肤可受累，退疹后伴脱皮	发热 1~2d 出疹，出疹时高热
肠道病毒感染	埃可病毒、柯萨奇病毒	发热、咽痛、流涕、结膜炎、腹泻，全身或颈、枕后淋巴结肿大	散在斑疹或斑丘疹，很少融合，1~3d 消退，不脱屑，有时可呈紫癜样或水疱样皮疹	发热时或热退后出疹
药物疹		有服药史，表现为原发病症状	皮疹痒感，摩擦及受压部位多，与用药有关，斑丘疹、疱疹、猩红热样皮疹、荨麻疹	发热多为原发病引起

【辅助检查】

1. **血常规**　血白细胞总数减少，淋巴细胞相对增多。

2. **血清学检查**　多采用酶联免疫吸附试验（ELISA 法）进行麻疹病毒特异性 IgM 抗体检测，出疹早期即可出现阳性。

3. **病原学检查**　取早期患儿眼、鼻、咽分泌物或血、尿标本进行麻疹病毒分离，用免疫荧光或免疫酶法检测麻疹病毒抗原，可帮助早期诊断。上述标本还可见多核巨细胞。采用反转录聚合酶链反应（RT-PCR）从临床标本中扩增麻疹病毒 RNA，是一种敏感度和特异性较高的诊断方法，对免疫功能低下而不能产生特异性抗体的麻疹患儿尤为有价值。

【治疗要点】

治疗原则为对症治疗、加强护理和预防并发症。

Note：

1. **一般治疗** 患儿应单病室按呼吸道传染病隔离。卧床休息,保持室内适当的温湿度。保持水、电解质及酸碱平衡,鼓励多饮水。

2. **对症治疗** 高热时可酌情使用退热剂,但应避免急骤退热,特别在出疹期。咳嗽可用祛痰镇咳药。剧烈咳嗽和烦躁者可适当给予镇静剂。继发细菌感染可用抗生素治疗。必要时可吸氧。出疹期可用中药清热、解毒、透疹。WHO 推荐急性期口服补充大剂量维生素 A。

3. **并发症的治疗** 有并发症者给予相应治疗。继发细菌感染可给予抗生素。

【护理评估】

1. 健康史

(1) 一般情况:患儿的年龄,有无麻疹的接触史及接触方式,有无接种麻疹减毒活疫苗及接种时间等。

(2) 营养状况:进行初步营养评估,注意患儿的饮食习惯,是否存在营养不良等。

(3) 既往史:既往健康状况,近期有无患其他急性传染病等。

2. 身体状况

(1) 生命体征:监测体温、脉搏、呼吸、血压等,了解体温增高的程度、热型,有无气促、心率增快。

(2) 皮疹特征:包括皮疹出现的顺序、性质、颜色及疹间皮肤是否正常,发热与皮疹的关系;出疹前有无发热、咳嗽、喷嚏、畏光、流泪及口腔黏膜改变等。

(3) 其他症状:评估有无神志、情绪等改变,及是否有肺炎、喉炎、脑炎等并发症表现。

(4) 辅助检查:血常规、血清学检查等;有无检测到麻疹病毒特异性 IgM 抗体,或分离出麻疹病毒。

3. 心理-社会状况

(1) 患儿及其家长对疾病的心理反应及应对方式,对疾病的防治是否有积极的态度。

(2) 患儿家庭的居住环境、卫生习惯等,家庭及社区对疾病的认知程度、防治态度及条件。

【常见护理诊断/问题】

1. **体温过高** 与病毒血症、继发感染有关。

2. **皮肤完整性受损** 与麻疹病毒引起的皮疹有关。

3. **营养失调:低于机体需要量** 与食欲下降、高热消耗增加有关。

4. **有感染传播的危险** 与麻疹病毒可经呼吸道或直接接触传播有关。

5. **潜在并发症:**肺炎、喉炎、心肌炎、脑炎等。

【预期目标】

1. 患儿体温在疹退后降至正常。

2. 患儿皮疹消退,皮肤完整、无感染。

3. 患儿住院期间能得到充足的营养。

4. 家长及患儿掌握疾病防治基本知识,密切接触患儿人群无发生感染或得到及时隔离。

5. 患儿不发生并发症或并发症得到及时发现和处理。

【护理措施】

1. **生活护理** 建议卧床休息至皮疹消退、体温正常。保持室内空气清新,温湿度适宜,衣被清洁、合适,及时更换汗湿的衣服。

2. **高热护理** 密切监测体温变化,处理高热时需兼顾透疹,禁用冷敷及酒精擦浴,以免皮肤血管收缩、末梢循环障碍,使皮疹不易透发或突然隐退。高热时可遵医嘱用退热剂,使体温稍降以免惊厥。

3. 保持皮肤黏膜的完整性

（1）皮肤护理：保持皮肤清洁、干燥。剪短指甲，避免因抓伤皮肤引起继发感染。

（2）口、眼、耳、鼻部的护理：常用生理盐水或漱口液洗漱口腔；眼部避免强光刺激；眼痂应用生理盐水洗净后，再滴入抗生素眼药水或眼膏，一日数次，可遵医嘱加服鱼肝油预防干眼症；防止眼泪及呕吐物流入耳道，引起中耳炎；鼻腔分泌物多时易形成鼻痂，可用生理盐水将棉签润湿后，轻轻拭除以保持鼻腔通畅。

4. 保证营养摄入　进行初步营养评估，及时发现营养不良者。给予清淡、易消化、营养丰富的流质饮食或半流质饮食，少量多餐。鼓励多饮水，以利排毒、退热、透疹。恢复期应添加高蛋白、高能量及多种维生素的食物。无须忌口。

5. 预防感染传播

（1）管理传染源：隔离患儿至出疹后 5d，并发肺炎者延长至出疹后 10d。对接触麻疹的易感儿应隔离观察 3 周，并给予被动免疫，被动免疫只能维持 3~8 周，以后应采取主动免疫。

（2）切断传播途径：居室通风换气每日 2 次并消毒，病房保持通风并用紫外线照射消毒；衣物应在阳光下暴晒 2h；减少不必要的探视；接触者离开后立即在阳光下或流动空气中停留 30min；戴口罩，操作前后应洗手、更换隔离衣。

（3）保护易感儿：流行期间易感儿应避免去公共场所，出入戴口罩。8 个月以上未患过麻疹者均应接种麻疹减毒活疫苗，18~24 月龄时进行复种。此外，根据麻疹流行病学情况，在一定范围、短时间内对高发人群开展强化免疫接种。体弱易感儿接触麻疹患者后及早注射免疫血清球蛋白，以预防发病或减轻症状。麻疹暴发期间，WHO 建议基于当地流行病学进行研判，是否在 6 月龄进行第一次接种。

6. 监测病情　密切监测病情，及早发现并发症的表现并立即配合医生进行处理。出现持续高热、咳嗽加剧、呼吸困难及肺部细湿啰音等为并发肺炎的表现；出现声音嘶哑、犬吠样咳嗽、吸气性呼吸困难及三凹征等为并发喉炎的表现；出现心音低钝、心率增快等可能为并发心肌炎的表现；出现抽搐、意识障碍、脑膜刺激征等为并发脑炎的表现。

7. 健康教育　麻疹传染性较强，应加强对疫苗安全性及有效性的宣传，提高疫苗接种率。向患儿家长介绍麻疹的主要临床表现、治疗过程、常见并发症和预后，说明隔离的重要性，使其能积极配合治疗。无并发症的轻症患儿可在家中隔离，居家隔离期间限制探视，指导家长做好消毒隔离、皮肤护理等，防止继发感染。

【护理评价】

1. 患儿体温是否降至正常。
2. 患儿皮疹是否出齐、出透；皮肤是否完整，有无合并其他感染。
3. 患儿营养状况是否得到改善，并能满足机体需要。
4. 家长及患儿是否掌握疾病防治基本知识，密切接触者是否无发生感染或得到及时隔离与处理。
5. 患儿的并发症是否得到有效预防，已发生的并发症是否得到及时发现和处理。

二、水痘

水痘（chickenpox，varicella）是由水痘-带状疱疹病毒（varicella-zoster virus，VZV）引起的一种具有高度传染性的儿童期出疹性疾病。其临床特点为皮肤黏膜相继出现和同时存在斑疹、丘疹、疱疹和结痂等各类皮疹。

【病原学】

水痘-带状疱疹病毒属疱疹病毒科。人是唯一自然宿主。该病毒在体外抵抗力弱，对热、酸和各种有机溶剂敏感,不能在痂皮中存活。

【流行病学】

水痘患者为本病传染源,通过飞沫或接触传播。从出疹前 1~2d 至病损结痂,均有很强的传染性。人群普遍易感,主要见于儿童。2016—2019 年,我国 5~9 岁儿童水痘的发病率达 308.14/10 万。病后可获得持久免疫力,一般不再发生水痘,但病毒可以长期潜伏在体内,多年后仍可发生带状疱疹。水痘与带状疱疹为同一病毒引起的两种不同表现的临床病症,水痘为原发感染。

【发病机制】

病毒经呼吸道黏膜进入人体,在鼻咽部黏膜及淋巴组织内繁殖后侵入血液,形成病毒血症。如机体免疫力不能清除病毒,则病毒可到达单核-吞噬细胞系统内再次增殖后入血,引起各器官病变。主要损害部位在皮肤和黏膜,引起皮疹,偶尔累及内脏。皮疹分批出现与间隙性病毒血症有关。皮疹出现 1~4d 后,产生特异性细胞免疫和抗体,病毒血症消失,症状随之缓解。

【病理】

水痘病变主要发生在皮肤和黏膜,形成多核巨细胞和核内包涵体。皮肤表皮棘状细胞层上皮细胞水肿变性,液化后形成水疱,内含大量病毒,以后液体吸收、结痂。疱疹破裂留下的浅表溃疡能很快愈合。黏膜病变与皮疹类似。免疫功能低下的儿童可发生全身播散性水痘,病变可波及肺、肝、脾、胰、肾、肠等,受累器官可有局灶性坏死、充血、水肿和出血。并发脑炎者,可有脑水肿、充血和点状出血等。

【临床表现】

1. **典型水痘**　出疹前可出现前驱症状,如发热、不适、厌食等,24~48h 出现皮疹。水痘皮疹的特点:①首发于头、面和躯干,继而扩展到四肢,末端稀少,呈向心性分布。②最初的皮疹为红色斑疹和丘疹,继之发展为透明饱满的水疱,周围伴有红晕,约 24h 后水疱混浊并呈中间凹陷,壁薄易破,2~3d 迅速结痂。③皮疹陆续分批出现,伴明显痒感。在疾病高峰期可见到斑疹、丘疹、疱疹和结痂同时存在。④黏膜皮疹还可出现在口腔、眼结膜、生殖器等处,易破溃形成浅溃疡。水痘为自限性疾病,全身症状和皮疹症状较轻,10d 左右痊愈。皮疹结痂后一般不留瘢痕。

2. **重症水痘**　多发生在恶性疾病或免疫功能低下的患儿。持续高热和全身中毒症状明显;皮疹多,分布广泛,可融合成大疱型疱疹或出血性皮疹;如继发感染或伴血小板减少可发生暴发性紫癜。

3. **先天性水痘**　孕妇在妊娠早期感染水痘可导致胎儿多发性先天畸形;若孕母发生水痘数天后分娩可导致新生儿水痘,病死率较高。

4. **并发症**　最常见为皮肤继发感染,甚至由此导致脓毒症等;水痘肺炎主要见于免疫缺陷儿和新生儿;神经系统并发症可见水痘后脑炎、面神经瘫痪等;少数病例可发生心肌炎、关节炎等。

【辅助检查】

1. **血常规**　外周血白细胞总数正常或稍高。

2. **血清学检查**　常用酶联免疫吸附法或补体结合试验检测特异性抗体。补体结合抗体于出疹后 1~4d 出现,2~6 周达高峰。

3. **病原学检查**　取水痘疱疹液、咽部分泌物或血液进行病毒分离。对病变皮肤刮取物,用免疫荧光法检测病毒抗原。用聚合酶链反应(PCR)检测呼吸道上皮细胞和外周血白细胞中的病毒 DNA,是敏感、快速的早期诊断方法。

Note:

【治疗要点】

本病为自限性疾病,无合并症时主要是一般治疗和对症处理。

1. **一般治疗**　隔离患者,支持治疗,减少继发感染等。

2. **对症治疗**　皮肤瘙痒可局部使用炉甘石洗剂,必要时可给少量镇静剂,高热者予以退热剂。继发细菌感染时给予抗生素治疗。

3. **抗病毒治疗**　抗病毒药物首选阿昔洛韦,尽早使用,一般应在皮疹出现的 48h 内开始。口服每天 600~800mg,分次口服,疗程 10d。早期使用 α-干扰素能较快抑制皮疹发展,加速病情好转。皮质激素有可能导致病毒播散,不宜使用。

【常见护理诊断/问题】

1. **皮肤完整性受损**　与水痘-带状疱疹病毒引起的皮疹、瘙痒及继发感染有关。

2. **有感染传播的危险**　与水痘-带状疱疹病毒可经呼吸道或直接接触传播有关。

3. **潜在并发症**:皮肤化脓性感染、丹毒、蜂窝织炎、脓毒症、肺炎、脑炎等。

【护理措施】

1. **生活护理**　保持室内空气新鲜,温湿度适宜。衣被清洁、平整,不宜过厚,以免患儿不适而增加皮肤瘙痒感。

2. **皮肤护理**

(1) 及时更换汗湿衣服,勤换内衣,保持皮肤清洁、干燥。

(2) 剪短指甲,小婴儿可戴连指手套,避免搔破皮疹,引起继发感染。

(3) 为减少皮疹瘙痒,可在疱疹未破溃处涂炉甘石洗剂或 5% 碳酸氢钠溶液;疱疹已破溃、有继发感染者,局部用抗生素软膏,或遵医嘱使用抗生素。

3. **饮食及口腔护理**　给予富含营养的清淡饮食,多饮水,保证机体足够的营养。有口腔黏膜疹者每日用温盐水或复方硼砂溶液进行口腔护理 2~3 次,保持口腔清洁。

4. **预防感染传播**

(1) 管理传染源:隔离患儿至皮疹全部结痂为止,注意休息。易感儿接触后应检疫 3 周。

(2) 切断传播途径:居室定时通风换气并消毒,物品可用煮沸或暴晒等方法消毒,限制探视,病房保持通风并定时紫外线照射消毒;戴口罩,接触患儿前后应洗手。

(3) 保护易感儿:保持室内空气新鲜,托幼机构做好晨间检查、空气消毒。对正在使用大剂量激素、免疫功能受损、恶性病者,接触过患儿的孕妇及患水痘母亲所产新生儿,在接触水痘 72h 内肌内注射水痘-带状疱疹免疫球蛋白,可起到被动免疫作用。水痘减毒活疫苗能有效降低水痘及其并发症的发生,保护率达 85%~95%,可持续 10 年以上。

5. **监测病情**　水痘是自限性疾病,偶可发生播散性水痘,皮疹可并发细菌感染并致脓毒症,可并发肺炎、脑炎等,应注意观察及早发现病情变化,并予以相应的治疗和护理。

6. **健康教育**　水痘传染性强,皮疹瘙痒明显,需向家长介绍水痘皮疹的特点、护理要点及隔离的重要性,以取得家长的配合。对社区人群进行相关知识宣教,重点加强预防知识教育,如及时接种疫苗、流行期间避免易感儿去公共场所。介绍水痘患儿隔离时间,使家长有充分思想准备,以免引起焦虑。无并发症的患儿可在家中隔离治疗,指导家长的隔离知识。指导皮肤护理措施,防止继发感染,并给予患儿足够的水分和营养。

三、传染性单核细胞增多症

传染性单核细胞增多症(infectious mononucleosis,IM)是由 EB 病毒(Eepstein-Barr virus,EBV)感

Note:

染所致的急性感染性疾病,以发热、咽峡炎、淋巴结肿大为典型临床特点,可出现肝脾大,外周血中淋巴细胞增多及异型淋巴细胞等。

【病原学】

EBV 属于疱疹病毒,是一种嗜淋巴细胞的 DNA 病毒。EBV 有 5 种抗原成分,均能产生各自相应的抗体。①衣壳抗原(viral capsid antigen,VCA):可产生 IgM 和 IgG 抗体,VCA-IgM 抗体早期出现,是新近感染的标志;VCA-IgG 出现稍晚,可持续多年或终身,故不能区别新近感染与既往感染。②早期抗原(early antigen,EA):是 EBV 进入增殖性周期初期形成的一种抗原,其中 EA-D 成分为 EBV 活跃增殖的标志。EA-IgG 抗体于病后 3~4 周达高峰,持续 3~6 个月。③核心抗原(nuclear antigen,EBNA):EBNA-IgG 于病后 3~4 周出现,持续终身,是既往感染的标志。④淋巴细胞决定的膜抗原(lymphocyte determinant membrane antigen,LYDMA):带有 LYDMA 的 B 细胞是细胞毒性 T 细胞(Tc)攻击的靶细胞,其抗体为补体结合抗体,出现和持续时间与 EBNA-IgG 相同,也是既往感染的标志。⑤膜抗原(membrane antigen,MA):是中和性抗原,可产生相应中和抗体,其出现和持续时间与 EBNA-IgG 相同。

【流行病学】

EBV 的人群感染率高,人是 EBV 的储存宿主,患者和 EBV 携带者均是传染源。病毒大量存在于唾液腺及唾液中,可持续或间断排毒达数周、数月甚至数年之久。传播途径主要是口-口传播,可经飞沫传播、偶可经输血传播。本病主要见于儿童和青少年,6 岁以下儿童得病后大多表现为隐性或轻型感染,15 岁以后感染者则多呈典型症状。病后可获得较稳固的免疫力,再次发病者极少。全年均有发病,以秋末初春为多。

【发病机制】

本病的发病机制尚未完全阐明。EBV 进入口腔后,首先在咽部淋巴组织内复制,引起渗出性咽扁桃体炎,局部淋巴结肿大,继而进入血液,导致病毒血症,累及全身淋巴系统。病毒还可在腮腺和其他唾液腺上皮细胞中繁殖,并可长期或间歇性向唾液中排放。B 淋巴细胞表面有 EBV 受体,受感染的 B 淋巴细胞表面抗原发生改变,引起 T 淋巴细胞的强烈免疫应答而转化为细胞毒性 T 淋巴细胞。患者血中的大量异常淋巴细胞(又称异型细胞)就是这种具有杀伤能力的 T 细胞。本病的发病机制还包括免疫复合物的沉积、病毒对细胞的直接损害等。婴幼儿时期典型病例很少,主要是因为不能对 EBV 产生充分的免疫应答。

【病理】

淋巴细胞的良性增生是本病的基本病理特征,可见非化脓性淋巴结肿大,淋巴细胞及单核-吞噬细胞高度增生。肝、脾、肾、骨髓、中枢神经等均可受累,表现为异常的淋巴细胞浸润。

【临床表现】

儿童的潜伏期一般为 9~11d。起病急缓不一。部分可出现乏力、头痛、畏寒、鼻塞、恶心、食欲减退、轻度腹泻等前驱症状。发病期典型表现有:

1. **发热**　一般均有发热,体温 38.5~40.0℃,无固定热型,部分伴寒战,热程数天至数周。

2. **咽峡炎**　咽部、扁桃体及悬雍垂充血肿胀,伴有咽痛,部分扁桃体有溃疡,表面可见较厚的奶油色分泌物。咽和鼻黏膜充血水肿,咽部肿胀严重者可出现呼吸及吞咽困难。

3. **淋巴结肿大**　淋巴结肿大在病程第 1 周即可出现,全身浅表淋巴结均可受累,以颈部最为常见,腋下、腹股沟次之。肿大淋巴结直径一般不超过 4cm,中等硬度,无明显压痛和粘连,肠系膜淋巴结肿大可引起腹痛。肿大淋巴结常在热退后数周才消退。

Note:

4. 肝脾大　部分有肝大,可出现肝功能异常。可出现黄疸。约半数患者有轻度脾大,伴疼痛及压痛,偶可发生脾破裂。

5. 皮疹　可出现多形性皮疹,以丘疹及斑丘疹常见,多见于躯干。皮疹大多在病程 1~2 周内出现,持续 3~7d 消退,不脱屑,无色素沉着。

6. 其他　部分可出现眼睑水肿、肝功能受损、咽部继发细菌感染等。可并发神经系统症状,表现为急性无菌性脑膜炎、脑膜脑炎、脑干脑炎、周围神经炎等。急性期偶可发生心包炎、心肌炎等。

【辅助检查】

1. 血常规　外周血象改变是本病的重要特征。早期白细胞总数可正常或偏低,以后逐渐升高。异形淋巴细胞超过 10% 或其绝对值超过 $1.0×10^9/L$ 时具有诊断意义。

2. 血清学检查　嗜异性凝集试验检测效价高于 1:64 有诊断意义。青少年原发性 EBV 感染中其阳性率达 80%~90%,5 岁以下儿童该试验多呈阴性。

3. 病毒核酸检查　实时荧光定量 PCR 检测标本中的 EBV DNA 有较高的敏感性和特异性。EBV DNA 阳性提示体内存在活动性 EBV 感染。

【治疗要点】

本病系自限性疾病,预后大多良好,主要为抗病毒及对症治疗。早期应用更昔洛韦有明确疗效,阿昔洛韦、干扰素也有一定治疗作用。抗菌药物仅用于咽或扁桃体继发链球菌感染时,一般采用青霉素 G,疗程 7~10d。重型患者可短疗程应用肾上腺皮质激素减轻症状。儿童重症患者联合使用抗病毒制剂及人免疫球蛋白,可有效改善症状。若发生脾破裂,应立即输血,并行手术治疗。

【常见护理诊断/问题】

1. **体温过高**　与病毒感染有关。
2. **疼痛**　与咽部炎症有关。
3. **舒适度减弱:淋巴结肿大、肝脾大、眼睑水肿**　与 EB 病毒感染有关。
4. **潜在并发症:肝功能受损。**

【护理措施】

1. 维持正常体温　观察体温变化,高热者遵医嘱给予药物降温。使用药物后注意观察体温、血压、尿量等。出汗多者,应及时更换衣物,保持皮肤清洁,鼓励患儿多饮水,以防虚脱。

2. 局部疼痛护理　及时评估咽部疼痛程度、性质及对患儿的影响。鼓励饮水,加强口腔护理,进食高热量、高蛋白、清淡、富含维生素、易消化食物,少量多餐。给予心理支持,鼓励采用分散注意力的方法缓解疼痛。疼痛严重者遵医嘱采用药物对症治疗。遵医嘱使用抗菌药物。

3. 环境与休息　保持室内空气新鲜,定时通风消毒,适宜温湿度,呼吸道隔离,防止交叉感染。护理操作、体格检查动作轻柔,加强生活护理,保持床单位及衣物整洁。急性期建议卧床休息,避免剧烈活动,以缓解症状。有脾大者 2~3 周内应避免与腹部接触的运动,以防发生脾破裂。

4. 密切观察病情　咽部肿胀严重者可出现呼吸及吞咽困难,应密切观察呼吸、脉搏、血压等,及时发现病情变化,通知医生并配合吸痰,必要时行气管切开。定期监测肝功能检查结果,监测意识、面色、四肢末梢循环等情况。

5. 健康教育　向家长介绍病情、诊疗及护理措施,取得其理解并能积极配合。重症患儿出院后定期门诊复查。加强营养,适当参加体育锻炼,增强体质。

四、流行性腮腺炎

流行性腮腺炎(mumps,epidemic parotitis)是由腮腺炎病毒引起的急性呼吸道传染病,临床上以腮腺非化脓性炎症、腮腺肿痛为特征,各种腺体及器官均可受累。本病传染性较强,主要发生在儿童和青少年。我国 2018—2019 年的报告病例中,5~9 岁年龄组发病率最高,占总病例数的近 40%。一次感染后可获得终身免疫。

【病原学】

腮腺炎病毒属于副黏液病毒科,仅有一个血清型。人是病毒的唯一宿主。病毒对酒精、甲醛敏感,紫外线照射也可将其杀灭,加热至 55~60℃时 10~20min 即可灭活。但耐寒,在 4℃活力可保持约 2 个月。

【流行病学】

腮腺炎患者和隐性感染者是本病的传染源。患者在腮腺肿大前 7d 至肿大后 2 周内均可从唾液中分离出腮腺炎病毒,具高度传染性。主要传播途径为通过飞沫经呼吸道传播,或直接接触被病毒污染的物品传播。妊娠早期可经胎盘传至胚胎导致胎儿发育畸形。人群普遍易感,但 1 岁以内婴儿体内有经胎盘获得的特异性抗体,成人约 80% 曾感染过该病毒而在体内存在一定抗体,一般不出现症状。四季均可发病,以冬春季多见。

【发病机制】

病毒通过口、鼻侵入人体后,在上呼吸道黏膜上皮细胞和淋巴组织中增殖,后进入血液,播散至腮腺和全身各器官,引起腮腺炎等症状。病毒进一步繁殖复制后,再次侵入血流,形成第二次病毒血症,并侵犯第一次病毒血症时未受累的器官,如舌下腺、颌下腺、胰腺、生殖腺等,引起相应临床表现;病毒可侵犯神经系统,可导致脑膜炎等严重病变。

【病理】

腮腺的非化脓性炎症为本病的病理特征,腺体肿胀发红,可见渗出物,出血性病灶和白细胞浸润。腺体导管细胞肿胀,管腔中充满坏死细胞及渗出物,使腺体分泌排出受阻;唾液中的淀粉酶经淋巴系统进入血液,使血、尿淀粉酶增高。

【临床表现】

潜伏期 8~30d,平均 18d。儿童大多无明显前驱期症状。

1. 腮腺肿胀　腮腺肿大、疼痛最具特异性。常先见于一侧,继之对侧也肿大,以耳垂为中心,向前、后、下发展,使下颌骨边缘不清。肿痛明显,触之有弹性感并有轻度触痛;表面发热但多不红;腮腺肿大 2~3d 达高峰,持续 4~5d 后逐渐消退;开口咀嚼或吃酸性食物时胀痛加剧;面部一侧或双侧因肿大而变形。

2. 颌下腺和舌下腺肿胀　在腮腺肿胀时,可见颌下腺和舌下腺明显肿胀,可触及椭圆形腺体;舌下腺肿大时,可出现吞咽困难。

3. 发热　病程中可有不同程度发热,持续时间不一,短者 1~2d,多则 5~7d,亦有体温始终正常者。可伴有头痛、乏力、食欲减退等。

4. 并发症

(1) 脑膜炎和脑炎:约 15% 的病例出现发热、嗜睡和脑膜刺激征等症状,常在腮腺炎高峰时出现,也可出现在腮腺肿大前。症状一般在 1 周内消失,预后一般良好,少数可致耳聋、视力障碍等后遗症。脑脊液白细胞计数主要是淋巴细胞增高。

(2) 睾丸炎:睾丸炎起病急,多为单侧。睾丸局部明显疼痛和肿胀,可并发附睾炎、鞘膜积液和阴囊水肿。可有严重的全身反应,如高热、寒战等。急性症状持续 3~5d 开始消退。部分可发生不同程度的睾丸萎缩,一般不影响生育。

(3) 卵巢炎:约5%的青春期后女性可并发卵巢炎。可出现下腹部疼痛,症状多较轻,一般不影响生育。

(4) 其他并发症:部分患者有上腹部轻度疼痛,可能与病毒累及胰腺有关,合并胰腺炎的发病率低于10%。部分病例可并发心肌炎、乳腺炎、甲状腺炎等。

【辅助检查】

1. **血、尿淀粉酶检测**　90%病例出现血清和尿淀粉酶增高。
2. **血清学检查**　血清中腮腺炎病毒特异性 IgM 抗体阳性提示近期有感染。
3. **病毒分离**　发病早期的唾液、尿液或脑膜炎患者的脑脊液标本可分离出腮腺炎病毒,有助于诊断。

【治疗要点】

无特殊治疗,以对症处理为主。对腮腺肿痛、头痛和并发睾丸炎者给予镇痛药。睾丸肿痛时可局部冷敷并用丁字带托起以减轻疼痛。发病早期可试用利巴韦林 10~15mg/(kg·d) 静滴,疗程 5~7d。重症可短期使用肾上腺激素治疗。高热者应补充水、电解质和能量。

【常见护理诊断/问题】

1. **疼痛**　与腮腺非化脓性炎症有关。
2. **体温过高**　与病毒感染有关。
3. **有感染传播的危险**　与腮腺炎病毒可经呼吸道或直接接触传播有关。
4. **潜在并发症**:脑膜炎、睾丸炎、胰腺炎等。

【护理措施】

1. **局部疼痛护理**
(1) 进行疼痛评估,及时发现疼痛症状,严重者及时采取措施缓解疼痛。
(2) 给予清淡、易消化的半流质或软食,忌酸、硬、辣等刺激性食物,以免因刺激唾液分泌及咀嚼使疼痛加剧。注意保持口腔清洁,进食后用生理盐水或 4% 硼酸溶液漱口,鼓励多饮水,防止继发感染。
(3) 腮腺肿胀处可局部冷敷,以减轻炎症充血及疼痛。亦可用中药湿敷。发生睾丸炎时可用丁字带托起阴囊,局部间歇冷敷以减轻疼痛。
2. **维持正常体温**　发热伴有并发症者建议卧床休息至体温正常。高热者给予物理或药物降温。
3. **预防感染传播**
(1) 管理传染源:按呼吸道传染病隔离患儿至腮腺肿大完全消退后 5d。易感儿接触后应隔离观察 3 周。
(2) 切断传播途径:居室定时通风并进行消毒;物品暴晒消毒;限制探视;接触患儿前后应洗手;流行期间不带易感儿去人多密集的公共场所;发生疫情的学校、幼托机构暂不接纳新生。
(3) 保护易感儿:易感儿可接种腮腺炎减毒活疫苗,接种麻疹-风疹-腮腺炎三联疫苗也具有良好的保护作用。流行期间应加强托幼机构的晨检。
4. **观察病情变化**　注意有无脑膜炎、脑炎、睾丸炎、急性胰腺炎等临床征象,予以相应治疗和护理。
5. **健康教育**　腮腺炎传染性较强,并发症较多,应向家长说明隔离治疗的重要性,使其能积极配合。无并发症者可在家中隔离治疗,指导家长做好隔离、发热、饮食、清洁口腔、用药等护理,学会观察病情,若有并发症表现,应及时送医院就诊。做好患儿和家长的心理护理,介绍减轻疼痛的方法,使其配合治疗。

五、手足口病

手足口病(hand,foot and mouth disease,HFMD)是由肠道病毒引起的急性传染病,临床表现以手、足、口腔等部位皮肤黏膜的皮疹、疱疹、溃疡为典型表现,重者可出现无菌性脑膜炎、脑干脑炎、脑脊髓炎、神经源性肺水肿、循环障碍等严重并发症,并可导致死亡。

【病原体】

手足口病的病原体多样,均为肠道病毒,包括肠道病毒 71 型(EV71)、柯萨奇病毒(Cox)和埃可病毒的某些血清型,其中 EV71 和 CoxA16 最常见。手足口病的病毒对外界抵抗力较强,室温下可存活数日,污水和粪便中可存活数月,不易被胃酸和胆汁灭活,对乙醚、脱氧胆酸盐、去污剂、弱酸等有抵抗力,能抵抗 70% 乙醇和 5% 甲酚皂溶液。耐低温,4℃可存活 1 年,但 50℃可被迅速灭活。不耐强碱,对紫外线及干燥敏感,对高锰酸钾、含氯消毒液、甲醛、碘酒等也较敏感。

【流行病学】

手足口病患者和隐性感染者均为传染源。病毒通过患者的粪便、唾液或口鼻分泌物排出,粪便排出病毒的时间长达 3~5 周。主要通过消化道、呼吸道和密切接触传播。本病多发生于学龄前儿童,3 岁以下儿童发病率最高。感染后可获得免疫力,但持续时间尚不明确。

【发病机制】

手足口病的发病机制尚不完全清楚。肠道病毒由消化道或呼吸道侵入人体,在局部黏膜上皮细胞或淋巴组织中繁殖,并从口咽部的分泌物或粪便排出。继而病毒侵入局部淋巴结,并进入血液导致第一次病毒血症。随后病毒经血液循环侵犯各靶器官,如网状内皮组织、深层淋巴结、肝、脾、骨髓等处并大量复制,再次入血导致第二次病毒血症。最终病毒随血液播散到全身各器官,如皮肤黏膜、中枢神经系统、心脏、肺、肝、脾等处,进一步复制并引起病变而出现相应临床症状。一般情况下人体的正常防御机制能控制感染而成为无症状感染或轻症患者,仅少数患者由于病毒引起细胞病变而成为重症患者。

【临床表现】

手足口病潜伏期多为 2~10d,平均 3~5d。

1. **普通病例**　急性起病,发热,口腔黏膜出现散在疱疹,多见于舌、颊黏膜和硬腭等处,常发生溃疡,可引起疼痛。手、足、臀等部位出现散在斑丘疹、疱疹,偶见于躯干部。疱疹周围可有炎性红晕,疱内液体较少。可伴咳嗽、流涕、食欲不振等症状。部分病例仅表现为皮疹或疱疹性咽峡炎;个别病例可无皮疹。皮疹消退后不留瘢痕,一般 1 周左右痊愈。

2. **重症病例**　少数病例病情进展迅速,可出现脑膜炎、脑炎、脑脊髓炎、肺水肿、循环障碍等,极少数病例病情危重,可致死亡,存活者可留有后遗症。

(1) 神经系统:患儿持续高热,出现中枢神经系统损害表现,如精神差、嗜睡、易惊、头痛、呕吐、谵妄甚至昏迷;肢体抖动,肌阵挛、眼球震颤、共济失调、眼球运动障碍;无力或急性迟缓性麻痹;惊厥等。颈项强直、腱反射减弱或消失,Kerning 征等病理征阳性。

(2) 呼吸系统:呼吸浅促、呼吸困难或呼吸节律改变,口唇发绀,咳嗽加剧,咳白色、粉红色或血性泡沫样痰液,肺部可闻及湿啰音或痰鸣音。

(3) 循环系统:面色苍白,皮肤出现花纹,四肢冷,指/趾端发绀,心动过速或过缓,毛细血管充盈时间延长,可出现持续血压降低。

【辅助检查】

1. **血常规**　白细胞计数正常、降低或轻度增高,病情危重者白细胞计数可明显升高或显著降低。
2. **血生化**　部分病例可见轻度谷丙转氨酶(ALT)、谷草转氨酶(AST)、肌酸激酶同工酶(CK-MB)升高,病情危重者可有肌钙蛋白和血糖升高。
3. **脑脊液检查**　中枢神经系统受累时可表现为外观清亮,压力增高,细胞计数增多,蛋白正常或轻度增多,糖和氯化物正常。
4. **血气分析**　重症患儿呼吸系统受累时可出现动脉血氧分压降低、血氧饱和度下降、二氧化碳分压升高和酸中毒表现。
5. **病原学检查**　急性期与恢复期血清 CoxA16、EV71 等肠道病毒中和抗体有 4 倍以上的升高。咽拭子、肛拭子或粪便、血液等标本肠道病毒特异性核酸阳性或分离到肠道病毒。
6. **影像学检查**　胸部 X 线检查可表现为双肺纹理增多,网格状、斑片状阴影,部分病例初期以单侧病变为主。出现神经源性肺水肿时胸部 CT 检查出现相应异常表现。神经系统受累者磁共振检查表现为脑干、脊髓灰质损害为主的表现。

【治疗要点】

1. **普通病例**　目前尚无特异性治疗措施,主要为对症治疗,注意隔离,避免交叉感染。适当休息,清淡饮食,做好口腔和皮肤护理。可采用广谱抗病毒药物进行治疗。
2. **重症病例**　神经系统受累者,使用甘露醇等降低颅内高压,酌情使用糖皮质激素和免疫球蛋白,给予降温、镇静、止惊等对症治疗。循环、呼吸衰竭者给予吸氧,保持呼吸道通畅;维持血压稳定并适量限制液体入量;及时应用血管活性药物;监测生命体征、血氧饱和度,根据病情应用呼吸机,保护脏器功能等。恢复期给予支持疗法,促进各脏器功能恢复;肢体功能障碍者给予康复治疗。

【常见护理诊断/问题】

1. **体温过高**　与病毒感染有关。
2. **皮肤完整性受损**　与病毒引起的皮肤黏膜损伤有关。
3. **有感染传播的危险**　与肠道病毒可经消化道、呼吸道或直接接触传播有关。
4. **潜在并发症**:脑膜炎、肺水肿、呼吸衰竭、心力衰竭等。

【护理措施】

1. **维持正常体温**　密切监测体温,高热者遵医嘱使用退热剂。加强监测有高热惊厥史患儿的病情,预防惊厥发作。
2. **皮肤护理**　保持室内适宜温湿度,衣被不宜过厚,及时更换汗湿衣被,保持衣被清洁。避免用肥皂、沐浴露清洁皮肤,以免刺激皮肤。剪短指甲以免抓破皮疹。手足部疱疹未破溃处涂炉甘石洗剂、冰硼散、金黄散等;疱疹破溃、有继发感染者,局部用抗生素软膏。臀部有皮疹者,保持臀部清洁干燥,及时清理大小便。
3. **口腔护理**　保持口腔清洁,进食前后用温水或生理盐水漱口。有口腔溃疡者可涂金霉素、鱼肝油。西瓜霜、冰硼散、珠黄散等可促进溃疡面愈合。
4. **饮食护理**　给予营养丰富、易消化、流质或半流质饮食,如牛奶、粥类等。饮食定时定量,少食零食,以减少对口腔黏膜的刺激。因口腔溃疡疼痛拒食、拒水造成脱水、酸中毒者,给予补液以纠正水、电解质紊乱。
5. **消毒隔离**　住院患儿进行床边隔离,轻症患儿居家隔离,隔离至体温正常、皮疹消退,一般 2

周左右。房间每天开窗通风 2 次,并定时空气消毒。接触患儿前后均要消毒双手。用具消毒、暴晒处理,呕吐物及粪便用含氯消毒液处理 2h 后倾倒。尽量减少陪护及探视人员,并做好陪护宣教,要求勤洗手、戴口罩等。

6. 病情观察 密切观察病情,尤其是重症患儿。若出现烦躁不安、嗜睡、肢体抖动、呼吸及心率增快等表现时,提示有神经系统受累或心肺功能衰竭的表现,应立即通知医生,并积极配合治疗,给予相应护理。保持呼吸道通畅,积极控制颅内压;使用脱水剂等药物治疗时,应观察药物的作用及不良反应。

7. 健康教育 向家长介绍手足口病的流行特点、临床表现及预防措施。指导家长培养婴幼儿良好的卫生习惯,饭前、便后洗手;玩具、餐具定期清洗消毒等。确诊者需立即隔离,其中不需住院治疗者可居家隔离,教会家长做好口腔护理、皮肤护理及病情观察,如有病情变化应及时到医院就诊。流行期间不要带孩子到公共场所。指导婴幼儿加强锻炼,增强机体抵抗力。我国研发的 EV-A71 灭活疫苗对 EV-A71 所致的手足口病保护效果不低于 90%,对 EV-A71 所致重症手足口病的保护效果达100%,可达到一定的预防作用。

第二节 细 菌 感 染

一、中毒型细菌性痢疾

细菌性痢疾(bacillary dysentery)是由志贺菌属引起的肠道传染病,以发热、腹痛、腹泻及黏液、脓血便为主要表现。而中毒型细菌性痢疾(bacillary dysentery,toxic type),是细菌性痢疾的一种严重类型。起病急骤,突然畏寒、高热、病势凶险,全身中毒症状严重,可有抽搐、嗜睡、昏迷,迅速发展为循环和呼吸衰竭而死亡。临床以严重毒血症状、休克、中毒性脑病为主,局部肠道症状轻或缺如。

【病原学】

本病的病原体为痢疾杆菌,属肠杆菌科志贺菌属,志贺菌属分为 A、B、C、D 四个血清群(志贺菌、福氏菌、鲍氏菌、宋内菌),我国以福氏和宋内志贺菌占优势。痢疾杆菌对阳光敏感,经照射 30min 即死亡;不耐热,60℃ 加热 10min 可被灭活;对酸和一般消毒剂敏感;在粪便中数小时内死亡,在污染物品及瓜果、蔬菜上可存活 10~20d。

【流行病学】

痢疾患者及带菌者是主要传染源,主要经粪-口途径传播。病菌随粪便排出,通过生活接触、污染的手、食物、水或经苍蝇传播,经口感染。菌痢主要集中发生在发展中国家,尤其是医疗条件差且水源不安全的地区。人群普遍易感,多见于 3~7 岁儿童,志贺菌感染是 5 岁以下儿童腹泻死亡的主要原因之一。病后可获得一定免疫力,但持续时间短,可反复感染。

【发病机制】

志贺菌经口进入消化道,侵袭肠黏膜上皮细胞并在其中繁殖、释放毒素,引起炎症反应和微循环障碍,导致肠黏膜炎症、坏死、溃疡,形成黏液脓血便,并引起脏器功能改变。志贺菌内毒素入血后,引起发热、毒血症及急性微循环衰竭,进而引起感染性休克、DIC 及重要脏器功能衰竭,临床表现为中毒性菌痢。

【临床表现】

潜伏期多数为 1~2d,短者数小时。起病急,发展快,突然高热,体温可达 40℃ 以上(少数不高),

精神萎靡、嗜睡、反复惊厥、昏迷,甚至发生呼吸、循环功能衰竭。肠道症状不明显甚至无腹痛、腹泻,也有在发热、脓血便 2~3d 后开始发展为中毒型。根据全身各脏器微循环障碍程度不同,可分为以下类型:

1. **休克型(皮肤内脏微循环障碍型)**　以皮肤内脏微循环障碍为主,大量血液瘀滞,有效循环血量不足。轻度表现为神志尚清楚,但有烦躁、精神萎靡,面色灰白,唇周青灰,四肢冷,指/趾甲发白,脉细速,心率增快,脉压差小、血压略降低。重度表现为神志模糊或昏迷,末梢循环更差,面色苍灰,口唇发绀,四肢湿冷、皮肤花斑,脉细速或细弱,甚至不能触及,少尿或无尿,血压明显下降或测不出。可同时伴心、肺、肾脏等多器官功能不全的表现。

2. **脑型(脑微循环障碍型)**　以脑微循环障碍为主,脑水肿明显,因脑缺氧、水肿而发生反复惊厥、昏迷和呼吸衰竭。轻度表现为面色发灰,口唇发绀,萎靡、嗜睡、惊厥,呼吸增快。重度表现为昏迷,频繁或持续惊厥,瞳孔大小不等,对光反射消失,呼吸节律不齐,甚至呼吸停止,如不及时抢救,可因突然呼吸停止而死亡。

3. **肺型(肺微循环障碍型)**　又称呼吸窘迫综合征,以肺微循环障碍为主,常在中毒型细菌性痢疾脑型或休克型基础上发展而来,病情危重,病死率高。

4. **混合型**　以上两型或三型同时或先后出现为混合型,是最为凶险的一种,病死率很高。

【辅助检查】

1. **血常规**　白细胞总数大多增高,以中性粒细胞为主,但发热仅数小时的患儿白细胞可以不高。
2. **大便常规**　大便为黏液便、黏液血便、脓血便,镜检可见较多白细胞、红细胞和吞噬细胞。尚无腹泻的早期病例,可用生理盐水灌肠后作粪便检查,必要时复查。
3. **大便培养**　可分离出痢疾杆菌。
4. **免疫学检测**　可早期快速诊断,但特异性有待提高。
5. **特异性核酸检测**　采用核酸杂交或聚合酶链反应可直接检查粪便中的痢疾杆菌核酸,具有灵敏度高、特异性强、快捷方便等优点。

【治疗要点】

病情凶险,早期及时抢救是提高存活率的关键。

1. **降温止惊**　可采用物理、药物降温或亚冬眠疗法。持续惊厥者,可用地西泮 0.3mg/kg 肌内注射或静脉注射(最大剂量 ≤ 每次 10mg);或用水合氯醛 40~60mg/kg 保留灌肠;或苯巴比妥钠肌内注射。

2. **休克型**　扩充血容量,纠正酸中毒,维持水、电解质酸碱平衡;在充分扩容的基础上应用血管活性物质,如山莨菪碱(654-2)、多巴胺等,以改善微循环;保护心、脑、肾等重要脏器功能;可应用糖皮质激素。

3. **脑型**　可给予 20%甘露醇降低颅内压,快速静脉滴注,以减轻脑水肿;应用血管活性药物改善脑部微循环,同时可用肾上腺皮质激素改善病情。保持呼吸道通畅,吸氧,若出现呼吸衰竭应及早使用呼吸机。

4. **控制感染**　可选用环丙沙星、左旋氧氟沙星等喹诺酮类或第三代头孢菌素等药物。

【常见护理诊断/问题】

1. **组织灌注量不足**　与微循环障碍有关。
2. **体温过高**　与毒血症有关。
3. **潜在并发症**:脑水肿、呼吸衰竭等。
4. **有感染传播的危险**　与肠道排出致病菌有关。

5. **焦虑**　与病情危重有关。

【护理措施】

1. **维持有效血液循环**　密切监测生命体征、神志、面色、肢端温度、尿量等变化,有条件者监测中心静脉压。迅速建立并维持静脉通道,扩容同时遵医嘱使用改善微循环及血管活性药物等。患儿取平卧位或头高脚低位,适当保暖,积极配合进行抗休克治疗。记录每日出入量。

2. **高热的护理**　监测体温变化,必要时遵医嘱药物降温或亚冬眠疗法,预防因高热惊厥导致脑缺氧及脑水肿加重。遵医嘱使用抗菌药物。保持室内空气流通,温湿度适宜。

3. **防治脑水肿和呼吸衰竭等**　密切观察病情变化,保持室内安静,减少刺激。遵医嘱使用镇静剂、脱水剂、利尿剂等。抽搐患儿注意安全,防止外伤。保持呼吸道通畅,予以氧气吸入,做好人工呼吸、气管插管、气管切开的准备工作,必要时遵医嘱使用呼吸机治疗。

4. **预防感染传播**

(1) 管理传染源:患儿应给予彻底治疗,消化道隔离至临床症状消失后 1 周或 3 次大便培养阴性。

(2) 切断传播途径:做好消毒隔离,加强患儿粪便、便器、尿布等的消毒及工作人员手的消毒。患儿食具要煮沸消毒 15min,粪便要用 1% 含氯消毒液处理,尿布和衬裤要煮过或用沸水浸泡后再洗。加强饮食、个人及环境卫生管理,培养良好的卫生习惯,如饭前便后洗手,不饮生水,不吃不洁的变质食物等。

(3) 保护易感儿:疾病流行期间,易感儿口服多价痢疾减毒活菌苗,有较好的保护作用。

5. **心理护理**　评估患儿及家长的心理状态,多与家长沟通,提供心理支持。

6. **健康教育**　向患儿及家长讲解疾病的防治知识,如疾病的传播方式、如何预防等。加强卫生宣教,如定期对饮食行业和托幼机构员工进行大便培养,及早发现带菌者并予以治疗。改善环境卫生,加强水源、饮食及粪便管理,积极灭蝇等。

二、猩红热

猩红热(scarlet fever)是一种由 A 组 β 溶血性链球菌所致的急性呼吸道传染病,临床以发热、咽峡炎、全身弥漫性红色皮疹及疹退后皮肤脱屑为特征。多见于 3 岁以上儿童。

【病原学】

病原菌为 A 组 β 型溶血性链球菌,也称化脓链球菌,其致病力来源于细菌本身及其产生的毒素和蛋白酶类。该菌对热及干燥抵抗力不强,56℃处理 30min 及一般消毒剂可将其全部灭活,但在痰和脓液中可存活数周,0℃环境中可存活数月。

【流行病学】

患者和带菌者为主要传染源,主要通过空气飞沫传播,也可经直接密切接触传播。人群普遍易感,冬春季为发病高峰。

【发病机制】

A 组 β 型溶血性链球菌从呼吸道侵入咽、扁桃体,引起局部炎症,表现为咽峡及扁桃体急性充血、水肿,并可向邻近组织器官扩散,亦可通过血源播散使组织坏死。链球菌产生的毒素进入血液循环,引起全身毒血症表现。红疹毒素导致皮肤充血、水肿,上皮细胞增殖,白细胞浸润,以毛囊周围最为明显,形成猩红热皮疹。恢复期表皮细胞角化死亡,并逐渐脱落造成脱皮。舌乳头黏膜充血,红肿突起,形成杨梅舌。淋巴结、肝、脾等有单核细胞浸润,并有不同程度充血和脂肪变性;心肌可发生变性,严重者坏死。部分患儿于2~3周后出现变态反应,主要表现为心、肾及关节滑囊浆液性炎症。

【临床表现】

潜伏期1~7d,平均2~3d。

1. **普通型**　流行期间大多数患者属于此型。典型临床表现为:①持续发热:体温可高达39℃左右,可伴头痛、全身不适等;②咽峡炎:咽痛、吞咽痛,局部充血并可有脓性渗出,颈及颌下淋巴结肿大及压痛;③皮疹:发热24h内出现皮疹,始见于耳后、颈及上胸部,迅速蔓延至全身。皮疹特点为全身皮肤均匀分布弥漫充血性针尖大小的丘疹,高出皮面,有痒感,压之变白,去压后经数秒恢复充血。部分患者可见带黄白色脓头且不易破溃的皮疹,称为"粟粒疹"。面部皮肤充血,但无皮疹,口、鼻周围充血不明显,形成"口周苍白圈"征。在皮肤皱褶处,皮疹密集或因摩擦出血呈紫色线状,形成"线状疹"(又称Pastia线、帕氏线)。病程初期,舌苔厚白,舌乳头红肿凸出于白苔之上,称为"草莓舌",2~3d后白苔消退,舌面光滑呈肉红色,乳头仍凸起,称为"杨梅舌"。一般皮疹于48h达高峰,接着按出疹先后顺序消退,2~3d退尽,重者可持续1周左右。疹退后皮肤脱屑,皮疹愈多,脱屑愈明显。手、足掌、指/趾部大片脱皮,可呈套状,面部、躯干部常为糠屑状。近年来轻症患者较多,常仅有低热、轻度咽痛等症状,皮疹较少,消退较快,脱屑较轻。

2. **脓毒型**　咽峡炎的化脓性炎症,渗出物多,形成脓性假膜,局部黏膜可坏死形成溃疡。细菌扩散后形成化脓性中耳炎、鼻窦炎、颈淋巴结炎等,甚至引起败血症。目前已罕见。

3. **中毒型**　毒血症的临床表现明显。高热、头痛、剧烈呕吐,甚至神志不清、中毒性心肌炎及感染性休克。病死率高,目前已罕见。

【辅助检查】

1. **血常规**　白细胞总数增加,以中性粒细胞为主,严重者可出现中毒颗粒。
2. **血清学检查**　可用免疫荧光法检测咽拭子涂片进行快速诊断。
3. **病原学检查**　从咽拭子或其他病灶内取标本作细菌培养。

【治疗要点】

1. **一般治疗**　急性期卧床休息,呼吸道隔离。供给充分的营养、热量。高热者,可采用药物降温。
2. **抗菌治疗**　青霉素是治疗猩红热的首选药物,早期应用可缩短病程,减少并发症的发生,疗程为5~7d。青霉素过敏者可选用红霉素。

【常见护理诊断/问题】

1. **体温过高**　与毒血症有关。
2. **疼痛**　与炎症反应及皮疹有关。
3. **皮肤完整性受损**　与猩红热皮疹及瘙痒有关。
4. **有感染传播的危险**　与致病菌主要经飞沫传播或直接密切接触传播有关。

【护理措施】

1. **维持正常体温**　监测体温变化,必要时遵医嘱使用退热剂,及时更换汗湿衣物。保持室内空气流通,温湿度适宜。
2. **减轻疼痛**　保持口腔清洁,鼓励患儿多饮水或用温盐水漱口;咽部疼痛明显时,进行疼痛评估,必要时采取措施缓解疼痛;给予富有营养、易消化的流质、半流质或软食,忌酸、辣、干、硬食物。保证患儿有足够的休息时间,可指导患儿通过分散注意力的方式缓解疼痛,如听音乐、看电视等。
3. **皮肤护理**　及时评估患儿出疹情况,保持皮肤清洁,勤换衣服。告知患儿尽量避免抓挠皮肤,勤剪指甲,避免患儿抓伤皮肤引起继发感染。沐浴时避免水温过高,避免使用刺激性强的肥皂或沐浴液,以免加重皮肤瘙痒感。向患儿及家长讲解疾病的一般临床表现及病程;告知患儿在恢复期脱皮时,应待皮屑自然脱落,不宜人为剥离,以免损伤皮肤。

4. 预防感染传播 明确诊断后及时隔离,隔离期限至少为 1 周,至咽拭子培养 3 次阴性。病情不需住院患儿,行居家隔离治疗。对密切接触的易感染者需检疫 1 周,有条件可做咽拭子培养。对可疑病例,应及时采取隔离措施。

5. 健康教育 向患儿及家长讲解疾病的相关知识,如疾病的传播方式、主要临床表现等。加强卫生宣教,平时注意个人卫生,勤晒被褥,注意室内空气流通,流行季节儿童避免去公共场所。

(张利峰)

第三节 结 核 病

一、概述

结核病(tuberculosis)是由结核杆菌引起的慢性感染性疾病。全身各个脏器均可受累,但以肺结核最常见。世界卫生组织《2020 年全球结核病报告》指出目前全球罹患结核病的人数不断下降,但下降速度缓慢,2019 年全球估算新发结核病患者 1 000 万例,其中儿童约占 12%;约 140 万人死于结核病,其中包括 23 万儿童。结核病是全球前十位死因之一,同时居单一传染病死因之首。我国是世界上结核病高负担国家之一,2019 年新发患者数约 83.3 万,居世界第三位。儿童结核病是指 0~14 岁儿童发生的各器官的结核病,儿童时期的结核感染往往是成人结核的诱因。

【病原学】

结核杆菌属于分枝杆菌属,具抗酸性,为需氧菌,革兰氏染色弱阳性,抗酸染色呈红色。其分为 4 型:人型、牛型、鸟型和鼠型,其中人型是人类结核病的主要病原体。结核杆菌的抵抗力较强,在外界环境中可长期存活并保持致病力。在阳光直射下 1~2h 死亡;紫外线照射仅需 10min;湿热 68℃ 20min 可灭活;干热 100℃ 则需 20min 以上才能杀死。痰液中的结核杆菌用 5% 苯酚或 20% 漂白粉须经 24h 处理才能被杀灭。

【流行病学】

1. 传染源 开放性肺结核(open pulmonary tuberculosis)患者是主要传染源,正规化疗 2~4 周后,随着痰菌排量减少而传染性降低。

2. 传播途径 呼吸道为主要传染途径。儿童吸入带结核杆菌的飞沫或尘埃后即可引起感染,形成肺部原发病灶。少数经消化道传染者,产生咽部或肠道原发病灶。经皮肤或胎盘传染者少见。

3. 易感人群 生活贫困、居住拥挤、营养不良、社会经济落后等是人群结核病高发的原因。新生儿对结核杆菌非常易感。儿童发病与否主要取决于:

(1) 结核杆菌的毒力及数量。

(2) 机体抵抗力的强弱:接受免疫抑制剂治疗者,以及患麻疹、百日咳、白血病、淋巴瘤或艾滋病等儿童因免疫功能受抑制而易发生结核病。

(3) 遗传因素:与本病的发生有一定的关系。

【发病机制】

儿童初次接触结核杆菌后是否发展为结核病,主要与机体的免疫力、细菌的毒力和数量有关,尤其与细胞免疫力强弱相关。机体在感染结核杆菌后,在产生免疫力的同时,也产生变态反应,均为致敏 T 细胞介导的,是同一细胞免疫过程的两种不同表现。

1. **细胞介导的免疫反应**　对初次感染结核者具有保护作用,主要表现为淋巴细胞致敏和巨噬细胞的功能增强。巨噬细胞吞噬和消化结核杆菌,并将特异性抗原传递给辅助 T 淋巴细胞(CD4⁺细胞),激活的 CD4⁺细胞可产生 IL-2 和 IFN-γ。IL-2 可促进其他细胞的激活;IFN-γ 可与巨噬细胞上的受体结合,促进对细胞内结核杆菌的杀灭。少数患者的细胞免疫不能控制感染,从而进展为活动性的结核病。

2. **迟发型变态反应**　结核杆菌侵入人体 4～8 周后,机体对结核杆菌及其代谢产物可产生Ⅳ型(迟发型)变态反应。在抗原量少时,迟发型变态反应有利于清除结核杆菌,但由于迟发型变态反应的直接和间接作用,可引起细胞坏死及干酪样改变,或形成空洞。

3. **原发感染与继发感染**　感染结核杆菌后机体可获得免疫力,90% 可终身不发病,5% 因免疫力低下当即发病,为原发性肺结核。另 5% 仅于日后机体免疫力降低时才发病,称为继发性肺结核,是成人肺结核的主要类型。初染结核杆菌除潜匿于胸部淋巴结外,亦可随感染初期菌血症转到其他脏器,并长期潜伏,成为肺外结核(extra pulmonary tuberculosis)发病的来源。

【辅助检查】

（一）结核菌素试验（tuberculin skin test，TST）

儿童受结核感染 4～8 周后,结核菌素试验即呈阳性反应。结核菌素试验反应属于迟发型变态反应。

1. **试验方法**　常用的结核菌素试验为皮内注射 0.1ml 含 5 个结核菌素单位的纯蛋白衍化物(protein purified derivative,PPD)。一般在左前臂掌侧中下 1/3 交界处行皮内注射,使之形成直径为 6～10mm 的皮丘。

若患儿患疱疹性结膜炎、结节性红斑或一过性多发性结核过敏性关节炎等疾病时,宜用 1 个结核菌素单位的 PPD 试验,以防因结核变态反应强烈导致局部的过度反应及可能的病灶反应。

2. **结果判断**　48～72h 后(一般以 72h 为准)观察反应结果。测定局部硬结的直径,取纵、横两者的平均直径来判断其反应强度。硬结平均直径<5mm 为阴性(-),5～9mm 为一般阳性(+),10～19mm 为中度阳性(++),≥20mm 为强阳性(+++);局部除硬结外,还可见水疱、破溃、淋巴管炎及双圈反应等为极强阳性(++++)。

3. **临床意义**

（1）阳性反应见于:①接种卡介苗后;②年长儿无明显临床症状仅呈一般阳性反应者,表示曾感染过结核杆菌;③3 岁以下尤其是 1 岁以内未接种过卡介苗者,中度阳性反应多表示体内有新的结核病灶。年龄愈小,活动性结核的可能性愈大;④强阳性和极强阳性反应者,表示体内有活动性结核病;⑤由阴性反应转为阳性反应,或反应强度由原来小于 10mm 增至大于 10mm,且增幅超过 6mm,表示新近有感染。

接种卡介苗后与自然感染阳性反应的主要区别见表 19-2。

表 19-2　接种卡介苗后与自然感染阳性反应的主要区别

	接种卡介苗后	自然感染
硬结直径	多为 5～9mm	多为 10～15mm
硬结颜色	浅红	深红
硬结质地	较软、边缘不整	较硬、边缘清楚
阳性反应持续时间	较短,2～3d 即消失	较长,可达 7～10d 以上
阳性反应的变化	有较明显的逐年减弱倾向,一般于 3～5 年内逐渐消失	短时间内反应无减弱倾向,可持续若干年,甚至终身

Note：

（2）阴性反应见于：①未感染过结核杆菌；②结核迟发性变态反应前期（初次感染后4~8周内）；③假阴性反应，机体免疫功能低下或受抑制所致，如部分危重结核病，急性传染病如麻疹、水痘、百日咳等；体质极度衰弱如重度营养不良、重度脱水、重度水肿等；原发或继发免疫缺陷病；糖皮质激素或其他免疫抑制剂使用期间等；④技术误差或结核菌素失效。

（二）实验室检查

1. 结核杆菌检查 从痰液、胃液、脑脊液、浆膜腔液中找到结核杆菌是重要的确诊手段。

2. γ-干扰素释放试验（IGRAs） 已辅助用于儿童结核病的临床诊断。

3. 免疫学诊断及分子生物学诊断 如酶联免疫吸附试验（ELISA）、酶联免疫电泳技术（ELIEP）检测抗结核杆菌抗体；DNA探针、聚合酶链反应（PCR）快速检测结核杆菌。

4. 血沉检查 反映结核病的活动性，多增快。

（三）影像学诊断

胸部X线检查是筛查儿童肺结核的重要手段，可检出结核病灶的范围、性质、类型、活动或进展情况。胸部CT检查有利于发现隐蔽病灶。

（四）其他辅助检查

支气管镜检查，有助于支气管内膜结核及支气管淋巴结结核的诊断；周围淋巴结穿刺液涂片检查，可发现特异性结核改变；肺穿刺活检或胸腔镜下肺活检对特殊疑难病例确诊有帮助。

【预防】

1. 管理传染源 结核杆菌涂片阳性患者是儿童结核病的主要传染源。早期发现、合理治疗结核杆菌涂片阳性患者，是预防儿童结核病的根本措施。

2. 普及卡介苗接种 卡介苗接种是预防儿童结核病的有效措施。目前我国计划免疫要求在全国城乡普及新生儿卡介苗接种。

下列情况禁止接种卡介苗：①先天性胸腺发育不全或严重联合免疫缺陷病患者、HIV患者；②急性传染病恢复期；③注射局部有湿疹或患全身性皮肤病者；④结核菌素试验阳性者。

3. 预防性抗结核治疗

（1）目的：预防儿童活动性肺结核、肺外结核病及青春期结核病复燃。

（2）适应证：①密切接触家庭内开放性肺结核者；②3岁以下婴幼儿未接种卡介苗而结核菌素试验阳性者；③结核菌素试验新近由阴性转为阳性者；④结核菌素试验阳性伴结核中毒症状者；⑤结核菌素试验阳性，新患麻疹或百日咳患儿；⑥结核菌素试验阳性患儿需较长期使用糖皮质激素或其他免疫抑制剂者。

（3）方法：异烟肼（isoniazid，INH）每日10mg/kg（≤300mg/d），疗程6~9个月；或INH每日10mg/kg（≤300mg/d）联合利福平（rifampin，RFP）每日10mg/kg（≤300mg/d），疗程3个月。

是否需要预防性化疗，不可仅凭结核菌素试验反应的大小，须结合临床资料综合分析。

【治疗】

（一）一般治疗

注意营养，选用富含蛋白质和维生素的食物。有明显结核中毒症状及高度衰弱者应卧床休息。避免传染麻疹、百日咳等疾病。

（二）抗结核药物治疗

目的主要是杀灭病灶中的结核杆菌，防止血行播散。治疗原则：早期治疗，适宜剂量，联合用药，规律用药，坚持全程、分段治疗。

1. 常用的抗结核药物

（1）杀菌药物：①全杀菌药物：如INH和RFP；②半杀菌药：如链霉素（streptomycin，SM）和吡嗪酰胺（pyrazinamide，PZA）。

Note：

（2）抑菌药物：常用的有乙胺丁醇（ethambutol，EMB）及乙硫异烟胺（ethionamide，ETH）。

2. 针对耐药菌株的几种新型抗结核药

（1）老药的复合剂型：如利福平和异烟肼合剂（rifamate，内含 RFP 300mg 和 INH 150mg）；利福平+吡嗪酰胺+异烟肼合剂（rifater，内含 RFP、PZA 和 INH）。

（2）老药的衍生物：如利福喷汀（rifapentine）。

（3）氟喹诺酮类药物：莫西沙星、左氧氟沙星、氧氟沙星等。

（4）新的化学制剂：如力排肺疾（dipasic）。

3. 儿童抗结核药的使用 见表 19-3。

表 19-3 儿童抗结核药物的使用

药物	剂量	给药途径	主要副作用
异烟肼（INH，H）	10 ~ 15mg/（kg · d）（≤ 300mg/d）	口服或静脉滴注	肝毒性、末梢神经炎、过敏反应
利福平（RFP，R）	10 ~ 20mg/（kg · d）（≤ 600mg/d）	口服	肝毒性、胃肠反应和流感样症状
吡嗪酰胺（PZA，Z）	30 ~ 40mg/（kg · d）（≤ 0.75g/d）	口服	肝毒性、胃肠反应、高尿酸血症、关节痛、发热和过敏反应
乙胺丁醇（EMB，E）	15 ~ 25mg/（kg · d）	口服	视神经炎、皮疹
丙硫异烟胺（PTH）	10 ~ 15mg/（kg · d）	口服	胃肠反应、肝毒性、末梢神经炎、过敏反应
阿米卡星（AMK）	10 ~ 15mg/（kg · d）	肌内注射	Ⅷ脑神经损害、肾毒性

4. 抗结核治疗方案

（1）标准疗法：一般用于无明显自觉症状的原发型肺结核。每日服用 INH、RFP 和/或 EMB，疗程 9~12 个月。

（2）两阶段疗法：用于活动性原发型肺结核、急性粟粒性结核病及结核性脑膜炎。①强化治疗阶段：联用 3~4 种杀菌药物。目的在于迅速杀灭敏感菌、生长繁殖活跃的细菌与代谢低下的细菌，防止或减少耐药菌株的产生，为化疗的关键阶段。在长程化疗时，此阶段一般需要 3~4 个月；短程疗法时一般为 2 个月。②巩固治疗阶段：联用 2 种抗结核药物，目的在于杀灭持续存在的细菌以巩固疗效，防止复发。在长程疗法时，此阶段长达 12~18 个月；短程疗法时，一般为 4 个月。

（3）短程疗法：其作用机制是快速杀灭机体内处于不同繁殖速度的细胞内、外的结核杆菌，使痰菌早期转阴并持久阴性，且病变吸收消散快，远期复发少。可选用以下几种 6~9 个月短程化疗方案：①2HRZ/4HR（数字为月数，以下同）；②2SHRZ/4HR；③2EHRZ/4HR。若无 PZA 则将疗程延长至 9 个月。

知 识 链 接

WHO 推荐儿童结核病治疗方案

2011 年至 2019 年 WHO 发布了多个结核病治疗相关指南。其中，2014 年制定的国家结核病计划——儿童结核病的管理指南（第 2 版）推荐异烟肼、利福平、吡嗪酰胺、乙胺丁醇为治疗儿童结核的一线用药；不推荐链霉素作为治疗儿童肺结核和周围淋巴结结核的一线药物。2019 年 WHO 耐药结核病治疗整合版指南推荐可用于儿童耐药结核病治疗的二线抗结核药物，包括左氧氟沙星（Lfx）、贝达喹啉（Bdq）、利奈唑胺（Lzd）、阿米卡星等，并推荐了针对异烟肼单耐药结核病（如 6REZ-Lfx）、多耐药的利福平敏感结核病（一线抗结核药物联合 2 种或以上二线抗结核药物治疗）、利福平耐药结核病（如 2019 版 18~20 个月长程治疗方案、9~12 个月短程治疗方案）的治疗方案。

二、原发型肺结核

———————————— 导入情境与思考 ————————————

患儿,女,9 岁。因"低热、干咳、食欲减退 3 周"入院。

患儿 3 周前无明显诱因出现低热,最高体温 38.3℃,夜间易出汗,间中咳嗽,无痰,自诉活动后易气促,食欲缺乏。家中母亲有肺结核病史,患儿卡介苗接种史不详。

体格检查:T 37.8℃,P 86 次/min,R 20 次/min,BP 90/60mmHg,身高 138cm,体重 23kg。

辅助检查:胸部 X 线检查在右上肺野外带见斑片密度增高影并向肺门侧延伸变细,右肺门影增大,呈哑铃状改变。结核菌素试验呈强阳性。

患儿及家长表示希望了解疾病治疗相关知识。

请思考:

1. 该患儿最可能的临床诊断及诊断依据是什么?

2. 患儿存在哪些护理诊断/问题?

3. 对患儿应采取哪些护理措施?

4. 该患儿目前能否正常上学? 如何对其进行健康指导?

原发型肺结核(primary pulmonary tuberculosis)为结核杆菌初次侵入肺部后发生的原发感染,是儿童肺结核的主要类型,包括原发综合征(primary complex)与支气管淋巴结结核(tuberculosis of trache-bronchial lymphnodes)。前者由肺原发病灶、局部淋巴结病变和两者相连的淋巴管炎组成;后者以胸腔内肿大淋巴结为主。

【病理】

基本病变为渗出、增殖、坏死。渗出性病变以炎症细胞、单核细胞及纤维蛋白为主要成分;增殖性改变以结核结节及结核性肉芽肿为主;坏死的特征性改变为干酪样改变,常出现于渗出性病变中。结核性炎症的主要特征是上皮样细胞结节及朗格汉斯细胞。三种病变可相互转化、交错存在,常以某种病变为主。

典型的原发综合征呈"双极"病变,即一端为原发病灶,一端为肿大的肺门淋巴结、纵隔淋巴结。儿童由于病灶周围炎症广泛,原发病灶范围扩大到一个肺段甚至一叶。引流淋巴结肿大多为单侧。原发型肺结核的病理转归可为吸收好转、进展或恶化,其中以吸收好转最常见。

【临床表现】

症状轻重不一,轻者可无症状。一般起病缓慢,可有低热、食欲缺乏、身体疲乏、盗汗等结核中毒症状,多见于年龄较大儿童。婴幼儿及症状较重者可急性起病,体温可达 39~40℃,但一般情况尚好,与发热不相称,持续 2~3 周后转为低热,并伴结核中毒症状。干咳和轻度呼吸困难是最常见的症状。婴儿可表现为体重不增或生长发育障碍。部分患儿可出现眼疱疹性结膜炎、皮肤结节性红斑及/或多发性一过性关节炎。当胸内淋巴结高度肿大时,可产生压迫症状,出现喘鸣、声嘶、胸部静脉怒张、类似百日咳样痉挛性咳嗽等。

体检可见周围淋巴结不同程度肿大。肺部体征不明显,与肺内病变不一致。婴儿可伴肝脏肿大。

【辅助检查】

1. **结核菌素试验**　呈强阳性或由阴性转为阳性者,应做进一步检查。

2. **胸部 X 线检查**　可同时做正、侧位胸片检查。局部炎性淋巴结相对较大而肺部的初染灶相对较小是原发性肺结核的特征。儿童原发型肺结核在 X 线胸片上呈现典型哑铃状双极影者已少见。支气管淋巴结结核在儿童原发型肺结核 X 线胸片最为常见,分两种类型:炎症型和结节型。

3. **CT 扫描**　有助于诊断疑诊肺结核但胸部平片正常的病例。

4. **支气管镜检查**　结核病变蔓延至支气管内造成支气管结核时可发现异常。

5. **实验室检查**　见本节概述部分。

【**治疗要点**】

一般治疗及治疗原则见概述。抗结核药物的应用如下:

1. **无明显症状的原发型肺结核**　选用标准疗法,每日服用 INH、RFP 和/或 EMB,疗程 9 ~ 12 个月。

2. **活动性原发型肺结核**　可采用两阶段疗法或直接监督下短程化疗(directly observed treatment, short-course, DOTS)。

知 识 链 接

WHO 结核病控制战略

为了预防和控制结核病的传染与流行,1995 年 WHO 首次提出新的"WHO 结核病控制战略",即"控制传染源"和"直接监督下治疗+短程化疗(directly observed treatment, short-course, DOTS)"。直接监督下治疗是指由一个专业保健机构人员或受训的第三方(非亲属或朋友)介入患者的治疗,直接提供药物给患者,并观察和记录以确保患者服下每一剂药物。

目前,WHO 控制结核病战略包括 6 个组成部分:继续扩大和加强高质量的 DOTS;应对结核病/艾滋病、耐多药结核病及其他挑战;促进加强卫生系统应对策略;动员所有卫生保健工作者参与;增强结核病患者和社区能力;扶持和促进相关研究。

【**护理评估**】

1. **健康史**

(1) 一般情况:患儿年龄,有无与开放性肺结核患者的密切接触史,是否接种过卡介苗,生活环境、居住条件、卫生习惯等。

(2) 家庭史:家庭中有无肺结核患者。

(3) 既往史:既往健康状况,近期有无患其他急性传染病,如麻疹、百日咳等。

2. **身体状况**

(1) 评估患儿营养状况,有无营养不良的表现。

(2) 评估患儿有无发热及热型;检查有无盗汗、午后低热、食欲不佳、消瘦、疲劳等结核中毒症状;有无疱疹性结膜炎、结节性红斑等结核过敏表现;有无类似百日咳样的痉挛性咳嗽等胸内淋巴结高度肿大产生的压迫症状等。

(3) 辅助检查:PPD 试验、胸部 X 线检查及其他实验室检查结果。

3. **心理-社会状况**

(1) 患儿及家长的心理状态,对病情、隔离方法、服药等知识的了解程度。

(2) 家长对患儿的关心程度、家庭的经济承受能力及社会支持系统。

【常见护理诊断/问题】

1. **营养失调：低于机体需要量**　与疾病消耗及食欲下降有关。
2. **活动无耐力**　与结核杆菌感染、机体消耗增加有关。
3. **体温过高**　与结核杆菌感染有关。
4. **潜在并发症**：抗结核药物副作用。
5. **知识缺乏**：家长及患儿缺乏结核病防治的相关知识。

【预期目标】

1. 患儿营养状况得到改善，满足机体需要。
2. 患儿生活规律，适当参加锻炼，活动耐力逐渐增强。
3. 患儿发热、咳嗽等症状逐渐改善直至消失，患儿能正常作息。
4. 患儿无严重药物副作用等并发症发生或发生时得到及时发现与处理。
5. 患儿家长能说出结核病的防治知识，能在医护人员指导下正确护理患儿并坚持治疗。

【护理措施】

1. **保证营养摄入**　鼓励进食，食物应以高热量、高蛋白、高维生素、富含钙质为宜，如牛奶、鸡蛋、瘦肉、鱼、新鲜水果、蔬菜等，以增强抵抗力，促进机体修复和病灶愈合。指导家长为患儿选择每天的食物种类和量，尽量提供患儿喜爱的食品，选择恰当的食物制作方式，增进患儿食欲。服用抗结核药物常见胃肠道不良反应，注意患儿食欲的变化。

2. **建立合理的生活方式**　保持居室空气流通，阳光充足。保证患儿有充足的睡眠时间，适当进行户外活动，增强抵抗力。

3. **监测体温，加强病情观察**　定时测量体温，并准确记录，如有高热症状，遵医嘱对症处理；注意保暖，嘱患儿适当饮水；结核病患儿出汗多，应保持皮肤清洁，及时更换汗湿衣物；指导患儿正确的咳嗽方法，注意观察咳嗽的性质，咽喉部有无充血、化脓等病变，保持呼吸道通畅；根据病情采取合适的体位，避免剧烈活动。

4. **消毒隔离**　结核病活动期应进行呼吸道隔离。对患儿呼吸道分泌物、痰杯、餐具等进行消毒处理；积极防治各种急性传染病，避免受凉引起上呼吸道感染；避免与其他急性传染病患者、开放性结核患者接触，以免加重病情。

5. **指导合理用药**　向患儿及家长讲解抗结核药物的作用及使用方法，遵医嘱合理应用抗结核药物；部分抗结核药物有胃肠道反应及肝、肾毒性，注意患儿食欲变化，观察有无恶心、巩膜黄染等表现，指导患儿定期检查尿常规、肝功能等；患儿如出现不适，需及时就诊；使用链霉素的患儿，需注意有无听神经损害的表现，发现异常及时与医生联系。

6. **健康教育**

（1）向家长和患儿介绍肺结核的病因、传播途径及消毒隔离措施，培养良好的生活习惯，严禁随地吐痰。指导家长对居室、患儿用具进行消毒处理，做好家庭内其他成员的肺结核预防工作。

（2）指导家长观察患儿病情变化，监测体温，观察热型及热度。

（3）指导坚持化疗是治愈肺结核的关键，告知家长治疗期间需坚持全程规律服药；指导观察药物疗效及副作用，发现不良反应及时就诊；注意定期复查，了解疗效及药物使用情况，便于根据病情调整治疗方案。

（4）指导日常生活和饮食护理，加强体格锻炼。

【护理评价】

1. 患儿是否得到充足的营养。
2. 患儿是否生活规律,乏力症状有无减轻,活动耐力是否增强。
3. 患儿发热、咳嗽等症状是否得到改善,能否正常作息。
4. 患儿及家长能否及时发现药物不良反应并积极就诊。
5. 患儿及家长能否掌握疾病防治相关知识,正确进行自我护理并坚持治疗。

三、结核性脑膜炎

结核性脑膜炎(tuberculous meningitis)简称结脑,是儿童结核病中最严重的类型。常在结核原发感染后 1 年内发生,尤其在初染结核 3~6 个月最易发生。多见于 3 岁以内婴幼儿,是儿童结核病致死的主要原因。

【发病机制】

结核性脑膜炎的发生机制随着患者年龄与免疫状态的不同而有所差异。婴幼儿中枢神经发育不成熟、血-脑屏障功能不完善、免疫功能低下与本病的发生密切相关。结核性脑膜炎的发生可能与机体初次感染结核形成菌血症时,结核分枝杆菌种植于脑膜,当感染灶突破至蛛网膜下腔则可引起炎症反应,导致结核性脑膜炎。儿童结核性脑膜炎亦常为全身性粟粒性结核病的一部分,通过血行播散而来,偶见脊椎、颅骨或中耳与乳突的结核灶直接蔓延侵犯脑膜。

【病理】

软脑膜弥漫充血、水肿、炎性渗出,并形成许多结核结节,大量炎性渗出物积聚于脑底部;纤维蛋白渗出物的包围挤压引起脑神经损害,常见面神经、舌下神经、动眼神经、展神经障碍的症状;脑部血管病变早期主要为急性动脉炎,病程较长者可见栓塞性动脉内膜炎,严重者可引起脑组织梗死、缺血、软化而致偏瘫;炎症亦可蔓延至脑实质、室管膜、脉络丛、脊髓等出现相应症状。

【临床表现】

典型结脑起病多较缓慢,病程大致可分为 3 期:

1. **早期(前驱期)**　1~2 周。主要症状为患儿性格改变,如少言、懒动、易倦、烦躁、易怒等,可有发热、全身不适、头痛、食欲缺乏等非特异性症状。年长儿可自诉头痛,多轻微或非持续性。婴儿表现为蹙眉皱额,或凝视、嗜睡,或发育迟滞等。

2. **中期(脑膜刺激期)**　1~2 周。因颅内压增高致剧烈头痛、喷射性呕吐、嗜睡或烦躁不安、惊厥等,出现明显脑膜刺激征。小婴儿则表现为前囟膨隆、颅缝裂开。还可出现脑神经障碍,最常见为面神经瘫痪,其次为动眼神经和展神经瘫痪。部分患儿出现脑炎症状及体征,如定向、运动和/或语言障碍。

3. **晚期(昏迷期)**　1~3 周。上述症状逐渐加重,由意识模糊、浅昏迷继而昏迷。阵挛性或强直性惊厥频繁发作。患儿极度消瘦,呈舟状腹。常出现水、电解质代谢紊乱。病情严重者可因颅内压急剧增高导致脑疝而死亡。

【辅助检查】

1. **脑脊液检查**　对本病的诊断极为重要,主要表现为脑脊液压力增高,呈无色透明或毛玻璃样,亦可呈黄色。静置 12~24h 后,取脑脊液中蜘蛛网状薄膜涂片作抗酸染色,结核杆菌检出率较高。白细胞多为（50~500）×10^6/L,蛋白量增高。糖和氯化物均降低,为结核性脑膜炎的典型改变。脑脊液（5~10ml）沉淀物涂片抗酸染色镜检阳性率可达 30%。

2. **结核菌抗原检测**　ELISA 法检测脑脊液结核分枝杆菌抗原是敏感、快速诊断结脑的辅助方法。

3. **抗结核抗体测定**　结脑患儿脑脊液 PPD-IgM 抗体和 PPD-IgG 抗体水平高于血清中的水平。

4. **腺苷脱氨酶（ADA）活性测定**　大部分结脑患儿 ADA 在发病 1 个月内明显增高（>9U/L）,治疗 3 个月后显著下降。

5. **结核菌素试验**　阳性对诊断有帮助,但约 50% 的患儿可呈阴性反应。

6. **脑脊液结核杆菌培养**　是诊断结脑的可靠依据。

7. **胸部 X 线检查**　约 85% 结脑患儿的胸片有结核病改变,其中 90% 为活动性病变。胸片证明有血行播散性结核病对确诊结脑很有意义。

【治疗要点】

主要包括抗结核治疗和降低颅内压两个重点环节。

1. **抗结核治疗**　联合应用易透过血脑屏障的抗结核杀菌药物,分阶段治疗。

（1）强化治疗阶段:联合使用 INH、RFP、PZA 及 SM。疗程 3~4 个月,其中 INH 15~25mg/（kg·d）,RFP 10~15mg/（kg·d）（<450mg/d）,PZA 20~30mg/（kg·d）（<750mg/d）,SM 15~20mg/（kg·d）（<750mg/d）。开始治疗的 1~2 周,将 INH 全日量的一半加入 10% 葡萄糖中静脉滴注,余量口服,待病情好转后改为全日量口服。

（2）巩固治疗阶段:继续应用 INH、RFP 或 EMB。RFP 或 EMB 9~12 个月。抗结核药物总疗程不少于 12 个月,或待脑脊液恢复正常后继续治疗 6 个月。

2. **降低颅内压**

（1）脱水剂:常用 20% 甘露醇,一般剂量每次 0.5~1g/kg,于 30min 内快速静脉注入,4~6h 一次。脑疝时可加大剂量至每次 2g/kg。2~3d 后逐渐减量,7~10d 后停用。

（2）利尿剂:乙酰唑胺（diamox）一般于停用甘露醇前 1~2d 加用该药,每日 20~40mg/kg（<0.75g/d）。根据颅内压情况,可服用 1~3 个月或更长,每日服或间歇服（服 4d,停 3d）。

（3）其他:根据病情可行侧脑室穿刺引流、腰椎穿刺减压及鞘内注药、侧脑室小脑延髓池分流手术等。

3. **糖皮质激素**　可抑制炎症渗出,降低颅内压,减轻中毒症状及脑膜刺激症状,减轻或防治脑积水的产生,早期使用效果好。一般使用泼尼松,每日 1~2mg/kg（<45mg/d）,1 个月后逐渐减量,疗程 8~12 周。

4. **对症治疗**　如对惊厥者进行止惊治疗,积极纠正水、电解质紊乱等。

5. **随访观察**　停药后随访观察至少 3~5 年,当临床症状消失、脑脊液正常、疗程结束后 2 年无复发者,方可认为治愈。

【常见护理诊断/问题】

1. **潜在并发症**:颅内压增高、脑疝、水电解质紊乱等。
2. **营养失调:低于机体需要量**　与摄入不足、消耗增多有关。
3. **有皮肤完整性受损的危险**　与长期卧床、排泄物刺激有关。
4. **焦虑**　与病情重、病程长、预后差有关。
5. **知识缺乏**:家属缺乏疾病治疗相关知识。

【护理措施】

1. 密切观察病情变化，维持正常生命体征

（1）密切观察体温、脉搏、呼吸、血压、神志、双侧瞳孔大小及对光反射、尿量等，早期发现颅内高压或脑疝，积极采取抢救措施。

（2）患儿绝对卧床休息，保持室内安静，避免一切不必要的刺激，治疗、护理操作尽量集中完成。

（3）惊厥发作时，注意记录具体表现；保持呼吸道通畅，取侧卧位，以免仰卧舌根后坠堵塞喉头，不要向口腔内塞入任何物品，避免窒息及误吸；给予吸氧，必要时吸痰或行人工辅助呼吸；放置床栏，移开患儿周围易致受伤的物品，不要过度用力按压患儿，避免受伤或坠床。

（4）遵医嘱给予脱水剂、利尿剂、肾上腺皮质激素、抗结核药物等，注意药物速度及观察药物疗效、副作用。

（5）必要时配合医生行腰椎穿刺术、侧脑室引流术，做好术后护理。腰椎穿刺术后取去枕平卧位 4~6h。根据医嘱定期复查脑脊液结果。

2. 改善营养状况，保持口腔清洁

（1）饮食护理：评估患儿的进食及营养状况，提供营养丰富、易消化的食物，保证足够的热量、蛋白质及维生素。少量多餐，耐心喂养。清醒患儿采取舒适体位并协助进食；对昏迷、不能吞咽者，可鼻饲和静脉补液，维持水、电解质平衡，鼻饲时压力不宜过大，以免呕吐。

（2）口腔护理：每日清洁口腔 2~3 次，以免因呕吐物致口腔细菌繁殖或并发吸入性肺炎；口唇干裂者可涂液状石蜡或润唇膏。

3. 维持皮肤、黏膜的完整性

（1）皮肤护理：保持皮肤清洁干燥，患儿出汗多时及时更换衣物，及时清除呕吐物和大小便，保持床铺整洁；昏迷和瘫痪患儿，每 2h 翻身、拍背一次，按摩受压部位皮肤，骨隆突处可垫气圈或海绵垫，防止出现压疮。

（2）昏迷不能闭眼患儿，可涂眼膏，用纱布覆盖，保护角膜。

4. 心理护理　加强与患儿及家长的沟通，用通俗易懂的语言讲述疾病的一般知识，评估他们的心理状态，了解其心理需求，关心体贴患儿及家长，给予耐心解释和心理上的支持；及时解除患儿的不适，帮助患儿及家长克服焦虑，保持情绪稳定。

5. 健康教育

（1）向家长解释该病的病因、临床表现、疾病的严重性、坚持长期治疗的重要性，并具体指导家长病情观察要点及遵医嘱用药等；向家长强调消毒隔离措施的必要性，对伴有肺部结核病灶的患儿，采取呼吸道隔离措施，保持室内空气清新，每天通风 2 次，维持合适的温湿度；对患儿呼吸道分泌物、餐具、痰杯等进行消毒处理。

（2）患儿病情好转出院后，应给予家庭护理指导，强调出院后坚持服药、定期到医院复查的重要性。指导患儿及家长严格执行治疗计划，坚持全程、合理用药；指导进行病情及药物毒副作用的观察；介绍结核病复发的时间多发生在停药后 2~3 年，复发的危险因素有营养不良、使用免疫抑制剂等。

（3）与患儿及家长一起讨论建立良好的生活方式，保证足够的休息时间，适当进行户外活动。解释加强营养的重要性。

（4）指导患儿避免与开放性结核患者接触，积极预防和治疗各种急性传染病。

（5）对留有后遗症的患儿，指导家长对瘫痪肢体进行理疗、针灸、被动活动等功能锻炼，促进肢体功能恢复。对失语和智力障碍者，进行语言训练和适当教育。

Note：

第四节 寄 生 虫 病

寄生虫病(parasitic disease)是儿童时期的常见病,对儿童的健康危害大。轻者出现消化不良、营养不良等症状,重者可致生长发育障碍,甚至致残或致命,应重视寄生虫病的防治。

一、蛔虫病

人蛔虫亦称似蛔线虫(ascaris lumbricoides linnaeus),简称蛔虫,成虫寄生于人体小肠,可引起蛔虫病(ascariasis),幼虫能在体内移行引起内脏移行症或眼幼虫移行症。儿童由于食入感染期虫卵而被感染,轻者多无明显症状,异位寄生虫可导致胆道蛔虫病、肠梗阻等严重并发症。

【病原学】

蛔虫为寄生人体肠道中体型最大的线虫,雌雄异体,形似蚯蚓。成虫寄生于人体小肠,雌虫每日产卵约 20 万个,蛔虫卵随粪便排出体外,在适宜环境下 5~10d 发育成熟,具有感染性。蛔虫卵对外界理化因素抵抗力强,在泥土中可生存数月,在 5~10℃ 可生存 2 年。虫卵被吞食后,幼虫破卵侵入肠壁经门静脉系统移行至肝脏,经右心、肺泡腔、支气管、气管到咽部再次被吞咽至小肠并逐步发育为成虫。成虫有向别处移行和钻孔的习性,可引起胆道蛔虫症、蛔虫性肠梗阻等。

【流行病学】

蛔虫病患者是主要的传染源。生吃未经洗净且附有感染性虫卵的食物或用感染的手取食是感染的主要途径,虫卵也可随飞扬的尘土被吸入咽下。蛔虫病的感染率农村高于城市,儿童高于成人。

【临床表现】

1. **幼虫移行引起的临床表现** ①蛔虫移行至肺可引起蛔幼性肺炎或蛔虫性嗜酸粒细胞性肺炎(Loffler 综合征),表现为干咳、胸闷、血丝痰或哮喘样症状,血嗜酸性粒细胞增多,肺部体征不明显,X线胸片可见肺部点状、片状或絮状阴影,但病灶易变或很快消失;②严重感染时,幼虫可侵入脑、肝、脾、肾、甲状腺和眼,引起相应的临床表现。

2. **成虫引起的临床表现** 轻者无任何症状,大量蛔虫感染可引起食欲缺乏或多食易饥,异食癖等;常有腹痛,位于脐周,不剧烈,喜按揉;部分患儿烦躁易惊或萎靡、磨牙;蛔虫的代谢产物可引起荨麻疹、哮喘等过敏症状。感染严重者可造成营养不良,影响生长发育。

3. **并发症**

(1) 胆道蛔虫症(biliary ascariasis):是最常见的并发症,表现为突发剧烈腹部绞痛,以剑突下右侧为主,屈体弯腰、坐卧不安、伴恶心呕吐,可吐出胆汁或蛔虫。腹部检查无明显阳性体征或仅有右上腹压痛。部分患儿可发生胆道感染,出现发热、黄疸、外周血白细胞数增高。还可引起肝脓肿、胆道大出血、胆结石、胆囊破裂、胆汁性腹膜炎、急性出血性坏死性胰腺炎、肠穿孔等。

(2) 蛔虫性肠梗阻:以 2 岁以下儿童发病率最高。因蛔虫扭曲成团堵塞肠管或蛔虫毒素刺激肠壁引起肠蠕动障碍所致。大部分为机械性或不完全性肠梗阻。常起病急骤,表现为脐周或右下腹阵发性剧痛、呕吐、腹胀、腹泻或便秘等症状,肠鸣音亢进,可见肠型和蠕动波,可扪及质软、无痛性、可移动的条索状包块。

(3) 肠穿孔及腹膜炎:表现为突发全腹剧烈绞痛,伴恶心呕吐、进行性腹胀。体检可见明显的腹膜刺激症状。

【辅助检查】

1. **粪便涂片** 找到蛔虫卵即可确诊。
2. **血常规检查** 嗜酸性粒细胞增高有助于诊断。
3. **胸部或腹部X线检查** 蛔幼性肺炎或蛔虫性嗜酸粒细胞性肺炎患儿的X线胸片可见肺部点状、片状或絮状阴影。若出现蛔虫性肠梗阻,腹部X线检查可见肠充气和液平面;出现肠穿孔及腹膜炎者腹部X线检查见膈下游离气体。

【治疗要点】

1. **驱虫治疗** 可选用甲苯达唑、枸橼酸哌嗪、左旋咪唑等驱虫药。
2. **并发症治疗** 胆道蛔虫病的治疗原则为镇痛、解痉、驱虫、控制感染及纠正水、电解质及酸碱平衡紊乱,必要时手术治疗;不完全性肠梗阻先进行禁食、胃肠减压、解痉、止痛等处理,疼痛缓解后可予驱虫治疗;完全性肠梗阻、蛔虫性阑尾炎或腹膜炎应及时手术治疗。

【常见护理诊断/问题】

1. **疼痛** 与蛔虫寄生于体内引起各器官病变有关。
2. **营养失调:低于机体需要量** 与蛔虫吸收肠腔内食物及妨碍正常消化吸收有关。
3. **潜在并发症:** 胆道蛔虫症、蛔虫性肠梗阻、肠穿孔、腹膜炎。
4. **知识缺乏:** 患儿及家长缺乏蛔虫病的有关预防及治疗知识。

【护理措施】

1. **减轻疼痛** ①进行疼痛评估,密切观察腹痛的性质、部位、程度、发作时间及伴随症状,有无压痛及肌紧张。没有急腹症表现时,根据患儿需要,可局部按揉或俯卧位用软枕垫压腹部以缓解疼痛;②遵医嘱使用解痉镇痛药,注意观察疗效。

2. **改善营养状况** ①评估患儿的营养状况及饮食习惯,给予营养丰富且易消化的饮食;根据患儿喜好制作食物,经常变换食物种类,以增进食欲;②遵医嘱使用驱虫药,指导患儿正确服用药物,观察药物疗效及副作用,观察大便有无虫体排出;必要时遵医嘱给予静脉补液,以纠正水、电解质及酸碱平衡紊乱。

3. **密切观察病情变化** 注意观察患儿生命体征及临床症状的变化,预防并及时发现并发症的发生。如患儿表现为突起剑突下偏右侧剧烈绞痛,屈体弯腰,伴恶心呕吐,应警惕胆道蛔虫症的发生,及时报告并遵医嘱予镇痛、解痉、驱虫等治疗,必要时遵医嘱进行术前准备。如患儿突然出现脐周或右下腹阵发性剧痛,呕吐出食物、胆汁、甚至蛔虫,应注意是否发生肠梗阻,遵医嘱予禁食、胃肠减压、解痉、止痛等处理,完全性肠梗阻时积极行术前准备。如患儿有肠穿孔及腹膜炎的表现,应及时通知医生并及早进行术前准备。

4. **健康教育**
(1) 向患儿及家长讲解疾病的防治知识,指导注意饮食卫生及环境卫生,培养儿童良好的个人卫生习惯,如不随地大小便、饭前便后洗手、不吸吮手指、不生食未洗净的瓜果、蔬菜、不饮生水等。
(2) 指导家长做好粪便管理,消灭传染源。
(3) 指导患儿定期随访,首次服药3~6个月后宜再次服药,以防重复感染。

二、蛲虫病

蛲虫病(enterobiasis)是蛲虫(又称蠕形驻肠线虫)寄生于人体小肠下段、盲肠、结肠所致的一种儿

Note:

童常见寄生虫病,尤以幼儿期多见,其临床特征表现为肛门周围、会阴部皮肤瘙痒及睡眠不安。

【病原学】

蛲虫的成虫细小,乳白色线头状。雌雄异体,成虫主要寄生于人体的盲肠、阑尾、结肠、直肠及回肠下段。成虫交配后雄虫不久即死亡,雌虫受精,于夜间人熟睡时从肛门爬出,大量排卵后死亡,少数可再进入肛门、阴道、尿道等处,引起异位损害。虫卵在肛周约6h发育成熟,有感染性,在室内一般可存活3周。

【流行病学】

蛲虫患者是唯一传染源。虫卵可散落在衣裤、被褥、玩具、食物上,经吞食或空气吸入等方式传播。感染率一般城市高于农村,儿童高于成人,此病常在集体儿童机构和家庭中传播流行。

【临床表现】

约1/3的患者无明显症状,部分蛲虫感染可引起局部和全身症状,最常见的症状是肛周、会阴皮肤剧烈瘙痒,以夜间为甚,伴睡眠不安,局部皮肤可发生皮炎和继发感染。全身症状有胃肠激惹现象,如恶心、呕吐、腹痛、腹泻、食欲缺乏等,还可见焦虑不安、失眠、夜惊、易激动、注意力不集中等。偶见蛲虫异位寄生和侵入邻近器官引起阑尾炎、阴道炎、盆腔炎等。

【治疗要点】

1. 驱虫治疗　首选药物为恩波吡维铵(pyrvinium embonate,扑蛲灵),剂量为5mg/kg(最大量0.25g),睡前1次顿服,2~3周后重复治疗一次。还可选用噻嘧啶、甲苯达唑等驱虫药。

2. 局部用药　每晚睡前清洗肛周和会阴,局部涂擦蛲虫软膏(含百部浸膏30%、甲紫0.2%)杀虫止痒;或用噻嘧啶栓剂塞肛,连用3~5d。

【常见护理诊断/问题】

1. 有皮肤完整性受损的危险　与肛周皮肤瘙痒有关。
2. 知识缺乏:患儿及家长缺乏蛲虫病的防治知识。

【护理措施】

1. 减轻或消除肛周及会阴部皮肤瘙痒　每次排便后及每晚睡前,均用温水清洁肛周及会阴部,遵医嘱涂抹蛲虫膏或用栓剂塞肛,连用3~5d。

2. 健康教育

(1) 指导家长进行病情观察,可在夜间患儿入睡后1~3h,观察肛周、会阴部皮肤皱褶处有无乳白色小线虫,并用透明胶纸或蘸过生理盐水的棉花获取虫卵。

(2) 向患儿及家长讲解本病的传播方式、防治知识,强调在药物治疗的同时必须与预防相结合,否则难以彻底治疗,措施主要有:①培养患儿良好的卫生习惯,如饭前便后洗手、勤剪指甲、不吮手指等;提倡儿童穿封裆裤,并注意玩具、图书、用品等的清洗和消毒;②指导家长每日将患儿内衣裤煮沸消毒或开水浸泡、阳光暴晒,可连续10d,以彻底杀灭虫卵。

(王　菊)

思 考 题

1. 患儿,女,6岁。3d前开始发热,伴咳嗽、流涕、结膜充血。今晨发现患儿耳后、发际、颈部有红色斑丘疹,疹间皮肤正常。患儿眼结膜充血,口腔黏膜红,体温40℃,精神差,心、肺听诊正常。

请思考:

（1）患儿最有可能的临床诊断是什么?

（2）患儿主要的护理诊断/问题有哪些?

（3）请列出护理计划。

2. 患儿,男,8岁。诊断为原发型肺结核,采用标准疗法进行治疗。经治疗后病情好转予以带药出院。

请思考:

（1）该患儿目前的护理诊断/问题有哪些?

（2）对患儿及家长进行出院指导的主要内容有哪些?

URSING

第二十章

危重症患儿的护理

20章 数字内容

学 习 目 标

● **知识目标:**

1. 掌握惊厥、脓毒性休克、急性颅内压增高、急性呼吸衰竭、充血性心力衰竭、急性肾衰竭、心跳呼吸骤停的定义和护理措施。

2. 熟悉惊厥、脓毒性休克、急性颅内压增高、急性呼吸衰竭、充血性心力衰竭、急性肾衰竭及心跳呼吸骤停的临床表现、治疗要点。

3. 了解惊厥、脓毒性休克、急性颅内压增高、急性呼吸衰竭、充血性心力衰竭、急性肾衰竭及心跳呼吸骤停的病因、发病机制和辅助检查。

● **能力目标:**

1. 能对惊厥、脓毒性休克、急性颅内压增高、急性呼吸衰竭、充血性心力衰竭、急性肾衰竭的临床案例进行分析,具备提出护理问题和制订护理措施的能力。

2. 具备运用 CPR 技术对心跳呼吸骤停患儿进行心肺复苏的能力。

● **素质目标:**

具有爱伤观念、慎独精神,在危重患儿抢救护理过程中体现人文关怀。

儿童疾病具有起病急、变化快、病死率高等特点,尤其各种危重症对儿童健康危害极大,要求儿科护士掌握危重症知识和技能,应用先进医疗仪器及监护技术,对危重症患儿进行连续、动态的观察和护理。

第一节　惊　　厥

惊厥(convulsion)是神经元功能紊乱引起脑细胞突然异常放电所致的全身或局部肌肉不自主收缩,常伴有意识障碍。惊厥是由原发疾病所引起的一种症状。大约有4%的儿童在15岁以前至少有1次惊厥发作,其中近半数为热性惊厥。

热性惊厥(febrile seizure,FS)是指3个月~5岁儿童,发热初起或体温快速上升期出现的惊厥,排除了颅内感染和其他引起惊厥的原因,既往也没有无热发作史。热性惊厥可分为单纯型和复杂型。FS多发生于6个月~5岁儿童,发病年龄高峰为18个月。6个月~5岁儿童中FS发病率2%~5%,占各类儿童惊厥的30%。热性惊厥多短暂且为自限性,发作超过10min应送急诊。

【病因及分类】

1. 感染性病因

(1) 颅内感染:如各种细菌、病毒、原虫、真菌等引起的脑膜炎、脑炎及脑脓肿。

(2) 颅外感染:各种感染造成的热性惊厥、中毒性脑病、破伤风、Reye综合征等,以热性惊厥最常见。

2. 非感染性病因

(1) 颅内疾病:如新生儿窒息、缺氧缺血性脑病、癫痫、颅脑畸形、颅内占位性病变、神经遗传病、自身免疫性脑病等。

(2) 颅外(全身性)疾病:如急性中毒、代谢紊乱、心脏疾病、肾脏疾病等。

【发病机制】

儿童大脑皮质发育不完善,表现为兴奋性活动为主,分析鉴别及抑制功能较差;神经纤维轴突髓鞘未完全形成,绝缘和保护作用差,较弱刺激即能在大脑皮质形成强烈兴奋灶,使神经细胞突然异常放电并迅速扩散引发惊厥。

【病理生理】

1. 癫痫性发作　各种原因所致脑细胞功能紊乱,大脑神经元兴奋性过高,神经元突然大量异常超同步放电,通过神经下传引起骨骼肌运动性发作。

2. 非痫性发作　脑干、脊髓、神经肌肉接头和肌肉本身的兴奋性增高所致,如钾、钠升高或钙、镁降低等电解质紊乱,也可因癔症等引起情绪改变所致。

【临床表现】

主要表现为突然发生的全身性或局部肌群强直或阵挛性抽动(图20-1),常伴有不同程度的意识改变。发作大多在数秒或几分钟内停止,严重者可持续数10min或反复发作。惊厥停止后大多入睡。新生儿惊厥发作不典型,称为轻微发作,表现为凝视、斜视、眨眼运动,面肌抽动似咀嚼、吸吮动作,单一肢体震颤、固定或四肢踩踏板或划船样运动及呼吸暂停发作等。

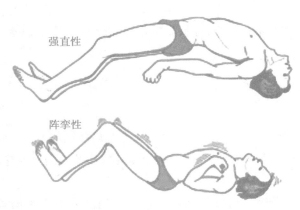

强直性

阵挛性

图 20-1　**强直性和阵挛性惊厥发作**

【辅助检查】

1. **实验室检查**　血、尿、便常规;血液生化检查,如血糖、血钙、血镁、血钠、肌酐及尿素氮等。怀疑颅内感染者需做脑脊液常规、生化及病原学检查。

2. **影像学检查**　所有惊厥患儿应做脑电图检查。怀疑颅内出血、占位性病变和颅脑畸形者可做头颅 CT 及 MRI 检查。头颅 B 超适用于前囟未闭的婴儿,对脑室内出血、脑积水有诊断价值。

【治疗要点】

维持生命体征,控制惊厥发作,治疗惊厥病因,预防惊厥复发。

1. **镇静止惊**

(1) 苯二氮䓬类:控制惊厥的首选药。常用地西泮及咪达唑仑。地西泮 0.3～0.5mg/kg 缓慢静脉注射,推注速度 1～2mg/min。必要时 5～10min 后可重复应用。过量可致呼吸抑制、血压降低。

(2) 苯巴比妥钠:本药肌内注射吸收较慢,不适用于急救。负荷剂量为 10mg/kg,静脉注射,速度<25mg/min。维持剂量为 3～5mg/(kg·d),分两次使用。该药常用于新生儿惊厥的初始治疗。

(3) 10%水合氯醛:每次 0.5ml/kg(50mg/kg),稀释至 3%灌肠。

2. **对症治疗**　高热者予降温。维持内环境稳定。

3. **病因治疗**　针对惊厥的不同病因采取相应治疗措施。

【常见护理诊断/问题】

1. **有误吸的危险**　与意识障碍、咳嗽反射减弱有关。

2. **有受伤的危险**　与意识障碍、惊厥导致不能自主控制有关。

3. **焦虑/恐惧**　与家长担心患儿病情、无法应对惊厥发作有关。

【护理措施】

1. **气道管理**　惊厥发作时将患儿平卧,头偏向一侧(呕吐者可侧卧),解开衣领及时清除呼吸道分泌物及呕吐物。必要时给予氧气吸入。若惊厥停止后自主呼吸未恢复,应实施人工呼吸。备好吸引器、气管插管等急救用物。

2. **预防受伤**　就地抢救,专人守护,防止受伤。移开周围可能伤害患儿的物品,不可移动患儿或强力按压及约束肢体,不可将物品塞入患儿口中或强力撬开紧闭的牙关,惊厥发作未超过 5min 可任其自行停止。注意观察生命体征、意识、行为、瞳孔、面色、惊厥发作类型及持续时间等。指导患儿及家长避免诱发惊厥的因素,如闪烁的灯光、睡眠不足、活动过度等。

3. **心理护理**　患儿惊厥发作时允许家长陪伴。指导患儿家长惊厥发作的急救处理(如体位、安全、保持气道通畅等)。讲解惊厥的病因、治疗、预后等知识。评估患儿家长焦虑及恐惧的程度,指导其减轻焦虑、获取支持和资源的方法。

Note:

第二节　脓毒性休克

脓毒性休克(septic shock)是指脓毒症诱导的组织低灌注和心血管功能障碍。主要为分布异常性休克,在儿童常同时伴低血容量性休克。儿童脓毒性休克早期可表现为血压正常,休克晚期呈难治性低血压。

知 识 拓 展

脓毒性休克相关概念

近20年,国际和国内危重病学家就脓毒症进行了大量研究,提出了全身炎症反应综合征、感染、脓毒症、严重脓毒症、脓毒性休克等概念,并对其发病机制、诊断治疗提出了新指南,改变了人们对感染、炎症反应等概念及本质的认识。

1. 脓毒症(sepsis)　是指感染(可疑或证实)引起的全身炎症反应综合征(SIRS),可发展为严重脓毒症和脓毒性休克。脓毒症不是一种特定的疾病,而是一组综合征。

2. 严重脓毒症(sever sepsis)　是指脓毒症同时存在脓毒症引起的器官功能障碍或组织低灌注。

3. 系统性炎症反应综合征(systemic inflammatory response syndrome,SIRS)　是指机体在各种感染、创伤、缺氧等因素刺激下产生的一种系统性炎症反应。

4. 多脏器功能障碍综合征(multiple organ dysfunction syndrome,MODS)　是指感染或非感染性强烈打击引起的序贯性多个脏器功能不全。

【分型】

根据血流动力学特点可将脓毒性休克分为:

1. **暖休克**　高排低阻型休克。可有意识改变、尿量减少或代谢性酸中毒等,但四肢温暖、脉搏有力、毛细血管再充盈时间(CRT)正常、心率快、血压降低。

2. **冷休克**　低排高阻或低排低阻型休克。除意识改变、尿量减少外,表现为四肢凉、皮肤苍白或花斑纹、外周脉搏快而细弱、CRT延长。休克代偿期血压可正常,失代偿期血压降低。

【病因与发病机制】

1. **病因**　主要包括各种重症传染病和感染性疾病(如甲型 H1N1 流感病毒、禽流感病毒、抗生素耐药的超级细菌和真菌)、外科系统疾病或状态(如创伤烧伤、大手术)、危重症继发医院感染、各种急性综合征(如葡萄球菌烫伤样综合征、吉兰-巴雷综合征、瑞氏综合征、溶血尿毒综合征)、恶性肿瘤、心跳呼吸骤停心肺复苏后伴 MODS、非感染性休克发展为难治性脓毒性休克等。临床上以细菌感染所致较多见,最常见的病因是革兰氏阴性杆菌感染。

2. **发病机制**

(1) 免疫炎症反应失控:是脓毒性休克的始动机制。全身或局部感染时,病原体刺激血管内皮细胞、中性粒细胞、单核巨噬细胞等产生多种促炎和抗炎介质。由于促炎-抗炎平衡失调,发生全身炎症反应综合征(systemic inflammatory response syndrome,SIRS)或代偿性抗炎综合征(compensated anti-inflammatory response syndrome,CARS)。

(2) 神经-内分泌-体液因子机制:神经-体液因子调节紊乱是休克微循环功能障碍的基础。交感-肾上腺系统和肾素-血管紧张素-醛固酮系统兴奋,儿茶酚胺、肾上腺皮质激素等应激激素分泌增加,引起血管舒缩功能障碍,内皮细胞炎症反应使血管通透性增加,心肌抑制,凝血纤溶调节紊乱。

（3）分子生物学研究:在病原体刺激下细胞因子和炎症介质网络调节紊乱,细胞能量代谢障碍、功能障碍甚至结构破坏,细胞凋亡、损伤。休克细胞(shock cell)是器官功能障碍的基础。

【病理生理】

脓毒性休克的病理生理机制复杂,主要表现为有效循环血量减少、心排血量下降、微循环障碍,导致机体代谢改变和继发性器官损害。休克时全身毛细血管发生功能或器质性紊乱,从而形成微循环血液灌注障碍。血液流变学和细胞流变学改变导致血液黏稠度增高,是影响微循环灌流量的重要因素。毛细血管壁通透性增加是各种休克微循环变化最严重的后果之一,是导致休克时血容量减少、组织水肿、DIC形成及各器官缺血缺氧等一系列危及生命的关键因素。微生物只是引起脓毒性休克的间接因素,直接引起休克的因素是机体本身所合成和释放的各种体液因子。此外,休克导致氧代谢异常可出现氧输送减少和氧利用障碍,细胞代谢异常可出现高血糖、高乳酸血症等。如果休克继续加重,可导致多脏器功能衰竭甚至死亡。

【临床表现】

脓毒性休克的发生过程及临床表现差异较大,临床表现因原发病、年龄、感染病原体及治疗干预的不同而异。临床分期如下:

1. **代偿期**　主要为组织低灌注表现。

（1）外周动脉搏动细弱、心率和脉搏增快。

（2）面色苍白或苍灰、皮肤湿冷或大理石花纹(如暖休克可表现为四肢温暖、皮肤干燥)。

（3）CRT延长(>3s),暖休克时CRT可正常。

（4）液体复苏后尿量仍<0.5ml/(kg·h),持续至少2h。

（5）乳酸性酸中毒(除外其他缺血缺氧及代谢因素等),动脉血乳酸>2mmol/L。

（6）休克早期患儿可出现烦躁不安或萎靡、表情淡漠,晚期意识模糊甚至昏迷、惊厥。

患儿感染后出现上述3条或以上组织低灌注表现,若此时血压正常则可诊断脓毒性休克代偿期。各年龄组儿童心率变量及不同年龄儿童低血压标准见表20-1。

表20-1　各年龄组儿童心率变量及低血压标准

年龄组	心率/(次·min⁻¹)		年龄组	收缩压/mmHg
	心动过速	心动过缓		
≤1周	>180	<100	≤1个月	<60
>1周~1个月	>180	<100	>1个月~1岁	<70
>1个月~1岁	>180	<90	>1~9岁	$<[70+(2×岁)]$
>1~6岁	>140	<60	≥10岁	<90
>6~12岁	>130	<60		
>12~18岁	>110	<60		

2. **失代偿期**　代偿期灌注不足表现加重伴血压下降则进展为失代偿期。出现烦躁或意识不清、面色青灰、唇(趾)端明显发绀、皮肤毛细血管再充盈时间>3s、心音低钝、血压下降等,可合并肺水肿、脑水肿、肾衰竭、胃肠功能衰竭等多脏器功能衰竭。

【辅助检查】

1. **实验室检查**　血常规、病原学、尿常规、肾功能检查、血生化及血气分析等。

2. **影像学检查**　按需进行心电图、X 线检查等。

【治疗要点】

1. **初期复苏**　早期识别、及时诊断、及早治疗是改善预后、降低病死率的关键。第一个 6h 内达到：CRT≤2s，血压正常（同等年龄），脉搏正常且外周和中央搏动无差异，肢端温暖，尿量 1ml/（kg·h），意识状态正常。如果有条件进一步监测如下指标并达到：CVP 8~12mmHg，中央静脉混合血氧饱和度≥70%，心脏指数 3.3~6.0L/（min·m^2）。

2. **呼吸及循环支持**　采用 ABC 治疗法则，即开放气道（A）、提供氧气（B）、改善循环（C）。

（1）呼吸支持：确保气道通畅，给予供氧治疗。

（2）循环支持：应用正性肌力药增强心肌收缩力，或应用血管舒缩药物调节适宜的心脏压力负荷。液体治疗：①液体复苏。尽早建立 2 条静脉通路。首剂首选等渗液（常用 0.9%氯化钠）20ml/kg，5~10min 静脉输注。若体循环灌注无明显改善，再予第 2 剂、第 3 剂，可按 10~20ml/kg，并适当减慢输注速度，1h 内液体总量可达 40~60ml/kg。接近成人体重的患儿液体复苏量为每次等渗液 500~1 000ml 于 30min 内输入。②继续和维持输液。可用 1/2~2/3 张液体，根据血电解质测定结果进行调整，6~8h 内输液速度为 5~10ml/（kg·h）。维持输液用 1/3 张液体，24h 内输液速度 2~4ml/（kg·h），24h 后根据情况进行调整。

3. **血管活性药物**　经液体复苏休克难以纠正，仍有低血压、明显灌注不良等表现时可使用血管活性药物，如多巴胺、多巴酚丁胺、肾上腺素、去甲肾上腺素、硝普钠、米力农、酚妥拉明等。

4. **抗感染治疗**　诊断脓毒性休克后的 1h 内应静脉使用有效抗微生物制剂，尽早实行经验性抗微生物治疗。尽可能在应用抗生素前获取血培养或其他感染源培养。尽快确定和去除感染灶，如采取清创术、引流、冲洗、修补、去除感染装置等措施。

5. **控制血糖**　脓毒性休克可诱发应激性高血糖，如连续 2 次血糖超过 10mmol/L（180mg/dl）可予以胰岛素静脉输注，剂量 0.05~0.10IU/（kg·h），血糖控制目标值≤10mmol/L。胰岛素治疗过程中应防止低血糖的发生，开始每 1~2h 测定 1 次血糖，稳定后每 4h 监测 1 次。

6. **抗凝治疗**　高危患儿可使用普通肝素或低分子肝素预防深静脉血栓的发生。如出现血栓性紫癜性疾病可予新鲜冰冻血浆治疗。

7. **其他治疗**　如糖皮质激素、体外膜肺氧合、镇静镇痛、连续血液净化、营养支持等。

【常见护理诊断/问题】

1. **组织灌注量改变**　与微循环障碍、有效循环血量不足等有关。
2. **气体交换受损**　与肺萎缩、通气/血流比例失调、DIC 等有关。
3. **体温过高**　与细菌毒素吸收、感染等有关。
4. **潜在并发症**：多脏器功能衰竭、DIC 等。

【护理措施】

1. **循环管理**　给予休克卧位。建立静脉双通路，若静脉通路无法建立可采取骨髓通路输液，条件允许应放置中心静脉导管。根据患儿心肺功能及血压等情况调整输液速度。遵医嘱应用血管活性药物，注意观察及更换输液部位，防止局部组织坏死。液体复苏期间严密监测患儿对容量的反应性，观察有无容量负荷过度。准确记录出入量，尿量既可反映肾微循环情况，亦可反映重要脏器血流灌注状况。

2. **呼吸管理**　给予高流量鼻导管或面罩氧气吸入，必要时行无创正压通气或气管插管机械通气。保持呼吸道通畅，及时清除气道分泌物。

3. **体温管理**　监测体温，遵医嘱给予抗生素，观察用药效果。做好口腔护理和皮肤护理。

4. **监测病情**　观察意识、生命体征、皮肤颜色、肢端温度、毛细血管充盈、DIC 等。监测呼吸状况、血氧饱和度及动脉血气等。

第三节　急性颅内压增高

---------------- 导入情境与思考 ----------------

患儿,男,4 岁,因右耳流脓 2d 后出现高热、头痛、反复呕吐、抽搐 2 次入院。无特殊服药史,家族史正常。

查体:嗜睡,颈项强直,布氏征(+),克氏征(+)。血常规示 WBC $20×10^9/L$,中性粒细胞 0.88。腰穿 CSF 检查:CSF 压力 320mmH$_2$O(3.14kPa),WBC $400×10^6/L$,蛋白质 0.65g/L,糖 1.8mmol/L。诊断化脓性脑膜炎。

请思考:

1. 该患儿目前主要的护理诊断/问题是什么?

2. 应采取哪些护理措施?

急性颅内压增高(acute increased intracranial pressure)是指由于多种原因引起脑实质和/或颅内液体量增加所致的一系列临床表现。婴儿和儿童的颅内压正常值为 5~10mmHg,颅内压 11~20mmHg 为轻度增高,21~40mmHg 为中度增高,>40mmHg 为重度增高。小儿急性颅内压增高多由脑水肿引起。

【病因与发病机制】

1. **病因**

(1) 急性感染

1) 颅内感染:是引起急性脑水肿最常见的原因。

2) 颅外感染:中毒性痢疾、重症肺炎、脓毒症、急性重型肝炎等。

(2) 脑缺血缺氧:严重缺氧数小时即可发生脑水肿。如颅脑损伤、心搏骤停、窒息、休克、心力衰竭、呼吸衰竭、癫痫持续状态、溺水等均可引起。

(3) 颅内出血:颅内畸形血管或动脉瘤破裂、婴儿维生素 K 缺乏症、血友病、血小板减少性紫癜、再生障碍性贫血等可致颅内出血。

(4) 颅内占位性病变:如颅内出血、外伤致硬膜下或硬膜外血肿、神经胶质瘤等。

(5) 中毒:一氧化碳、氰化物、铅、汞、农药、药物等中毒。

(6) 其他:水电解质紊乱、Reye 综合征等。

2. **发病机制**　颅内压(intracranial pressure,ICP)是指颅内容物对颅腔壁产生的压力,以脑脊液压力为代表。颅腔内是由脑组织(80%)、血液(10%)及脑脊液(10%)组成的有固定容积的密闭腔,其中任何一种内容物容积增加时其他内容物相应减少以维持容量平衡,否则将导致压力改变。允许 ICP 增加的临界容积约 5%,超过此范围 ICP 开始增高。急性颅内压增高的发病机制见图 20-2。

【病理生理】

脑水肿的病理改变主要是充血和水肿。可见脑肿胀、脑膜充血、脑沟回浅平、切面白质和灰质分界不清,白质明显肿胀、灰质受压,侧脑室体积减小或呈裂隙状。组织学改变可见细胞内和细胞外水肿。

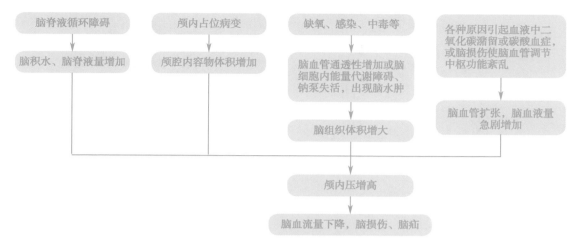

图 20-2 急性颅内压增高的发病机制

【临床表现】

临床表现与发病原因、部位、病情进展速度及合并症等密切相关。早期临床表现复杂多样且缺乏特异性,晚期常合并生命体征改变。

1. **头痛** 脑膜、血管、脑神经受到牵拉及炎性变化刺激神经可出现头痛。开始为阵发性,以后发展为持续性,以前额和双颞侧为主,咳嗽、用力排便或头部位置改变时头痛加剧。婴儿多表现为烦躁不安、尖叫、拍打头部。婴儿因前囟未闭及颅缝裂开可部分缓解颅内高压,故其头痛不如成人严重。头痛、恶心呕吐、视神经盘水肿是颅内高压的三主征。

2. **喷射性呕吐** 颅内高压刺激第四脑室底部及延髓呕吐中枢可引起喷射性呕吐。清晨为重,很少恶心,与饮食无关。

3. **眼部表现** 眼部改变多提示中脑受压。由于第Ⅵ对脑神经麻痹、上丘受压、第三脑室和视交叉受压可出现眼球突出、球结膜充血和水肿、落日眼、瞳孔改变、视神经盘水肿等。

4. **意识障碍** 颅内高压引起大脑皮质广泛损害及脑干上行网状结构损伤,早期出现表情淡漠、反应迟钝、嗜睡或躁动,如不能及时控制脑水肿则可出现昏迷。

5. **头部体征** 婴儿可见前囟饱满及张力增高、颅缝裂开、头围增大等。

6. **生命体征改变** 下丘脑体温调节中枢受压、肌张力增高时产热增加、交感神经受损等可出现高热。延髓血管运动中枢代偿性加压反应使血压升高、脉压增大。脑干受压或轴性移位可引起呼吸节律不齐、呼吸暂停、潮式呼吸等。

7. **惊厥和肌张力增高** 颅内高压压迫大脑皮质、脑干、基底节和小脑锥体外系,可使肌张力明显增高,出现去大脑强直的表现。若中脑受压可出现去皮质强直。脑缺氧或炎症刺激大脑皮质可导致抽搐甚至痫样发作。

8. **脑疝(brain herniation)** 是颅内压增高最严重后果之一。意识障碍、瞳孔扩大、血压升高伴缓脉称为库欣三联征(Cushing triad),为颅内高压危象,常为脑疝的先兆。严重颅内压增高可导致小脑幕切迹疝或枕骨大孔疝(图 20-3、图 20-4),两侧瞳孔不等大是早期诊断小脑幕切迹疝的一项可靠依据。枕骨大孔疝生命体征变化出现较早,瞳孔改变和意识障碍出现较晚,常因中枢性呼吸衰竭而呼吸骤停。

【预后】

弥漫性颅内压增高通常预后良好,压力解除后神经功能恢复较快;局部性颅内压增高压力解除后神经功能恢复较慢。

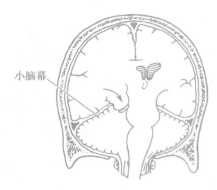

图 20-3　小脑幕切迹疝

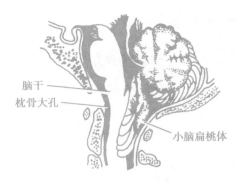

图 20-4　枕骨大孔疝

【辅助检查】

1. **实验室检查**　血、尿、便常规检查,必要时检查血液生化及肝、肾功能。脑脊液检查对颅内感染、颅内出血有诊断价值,疑有颅内高压者腰穿应慎重,以免诱发脑疝。需进行腰椎穿刺以明确诊断者,应术前给予甘露醇,术中控制脑脊液滴速及量。

2. **影像学检查**　增强 CT 扫描可观察局部脑血流情况,显示与解剖异常之间的关系。MRI 检测脑内含液量的变化较 CT 更灵敏,可观察到脑疝的形成。经颅多普勒超声可协助临床判断颅内高压程度、治疗效果及预后。通过脑电图可了解脑功能紊乱情况。

3. **测定颅内压**　利用生物物理学方法直接测量颅内压力,是诊断颅内高压较准确的方法。脑室内监测是 ICP 监测的金标准,前囟测压主要用于新生儿和婴儿。

【治疗要点】

1. **病因治疗**　去除病因、控制病变发展是治疗颅内高压的根本措施。针对原发病积极采取相应治疗,如抗感染、改善通气、清除颅内占位病变等。

2. **对症治疗**　保持正常体温及血压,控制惊厥,纠正酸碱、电解质紊乱等。

3. **降低颅压**　①20%甘露醇:降颅压作用最为有效,0.25～1g/kg 静脉滴注,4～6h/次。一般要求在 20min 内滴完,速度 120～140 滴/min(过快可引起头痛、视力模糊),注意防止外渗以免组织坏死。②呋塞米:每次 0.5～1mg/kg,20ml 液体稀释后静脉注射,2～3 次/d。③其他治疗:如高压氧治疗、过度通气、控制性脑脊液引流等。

4. **低温疗法**　尽早使用亚低温疗法减轻中枢神经功能损害,体温每降低 1℃ 则 ICP 降低 5.5%。一般控制核心体温在 32～34℃。常用药物降温(如氯丙嗪、乙酰氨基酚)及物理降温(如降温毯、亚低温治疗仪、冰帽、血液降温等)。

5. **液体疗法**　目前主张颅内高压患儿液体入量主要根据病情和出入量予以调整。应用脱水剂时可不必过分限制液体入量。

【护理评估】

1. **健康史**　评估患儿有无相关遗传性疾病及家族史。评估 Apgar 评分、发育状况,有无创伤或受伤、急性或慢性疾病、动物或昆虫咬伤、注射或吸入神经毒性物质等。

2. **身体状况**　评估意识状况、生命体征、头部大小及形状、感知、瞳孔、皮肤、行为、肌力、肌张力、姿势、语言反应、运动功能及神经反射等。尿常规、大便常规、血常规、血生化检查、脑电图、CT、MRI、脑脊液检查结果及 ICP 监测情况等。

3. **社会-心理状况**　家长多有焦虑、自责、绝望等心理,担心失去孩子而悲伤。若患儿出现严重脑损伤导致预后不良,家长难以决策是否坚持治疗。患儿因头痛等不适出现恐惧、紧张,因意识改变而出现认知障碍。

【常见护理诊断/问题】

1. **生命体征改变** 与颅高压引起影响延髓、脑干、下丘脑、神经组织等有关。
2. **有误吸的危险** 与呕吐、感知障碍有关。
3. **有受伤的危险** 与颅内压增高引起意识障碍有关。
4. **营养失调：低于机体需要量** 与呕吐、吞咽障碍、进食困难等有关。
5. **焦虑/恐惧** 与患儿父母担心患儿病情及预后有关。
6. **潜在并发症：脑疝**。

【预期目标】

1. 患儿维持正常颅内压。
2. 患儿保持呼吸道通畅。
3. 患儿未受伤。
4. 患儿维持足够营养摄入。
5. 患儿父母心理舒适度提高,能有效应对焦虑及恐惧。

【护理措施】

1. **维持正常颅内压** 保持患儿静卧,减少环境不良刺激,避免躁动、疼痛、情绪激动、咳嗽痰堵、用力排便等引起颅内压升高。抬高床头 30° 有利于控制 ICP 又能维持良好的灌注压,保持头部正中位以利静脉回流及避免颈静脉受压。疑有脑疝时平卧为宜。操作时勿猛力转动患儿头部或按压其腹部和肝脏。遵医嘱应用脱水剂、利尿剂等,观察药物疗效及不良反应。评估生命体征、神经系统症状及体征等。

2. **气道管理** 及时清除呕吐物及气道分泌物,可采用震颤排痰,尽量避免吸引和叩击,如需吸痰应在吸引前给予高浓度氧气吸入。备好氧气、吸引器等物品。

3. **预防受伤** 专人守护,加床挡保护。抽搐发作时勿强力按压或约束患儿肢体,勿将物品放入患儿口中或强力撬开紧闭的牙关。遵医嘱给予镇静止惊药。指导患儿家长掌握预防患儿受伤的护理措施。指导合理休息,协助患儿活动。

4. **营养支持** 评估患儿营养状况及进食情况。提供均衡的营养及促进营养摄入的方法(如体位、饮食种类等),必要时予以管饲或静脉营养支持。

5. **心理护理** 向家长讲解颅内压增高的疾病知识、患儿的病情及预后,鼓励其参与患儿护理。鼓励患儿及家长表达自己的感受,指导减轻焦虑和恐惧的方法。

【护理评价】

1. 患儿颅内压及生命体征是否正常。
2. 患儿有无误吸及受伤的发生,能否保持呼吸道通畅。
3. 患儿能否维持足够的营养摄入。
4. 患儿家长是否掌握疾病相关知识及护理措施,心理舒适度是否得到改善,能否有效应对焦虑和恐惧。

第四节 急性呼吸衰竭

急性呼吸衰竭(acute respiratory failure)是指各种原因导致呼吸功能异常,通气或换气功能严重障碍,出现缺氧或二氧化碳潴留而引起一系列生理功能和代谢紊乱的临床综合征。PaO_2 低于 8.0kPa(60mmHg),$PaCO_2$ 高于 6.7kPa(50mmHg),则诊断呼吸衰竭。

【分型】

根据病变部位可将呼吸衰竭分为中枢性和周围性;根据呼吸功能障碍性质可分为通气功能障碍和换气功能障碍;根据血气分析结果可分为:①低氧血症型呼吸衰竭:又称 I 型呼吸衰竭,因肺通气及血流灌注不匹配而产生,常伴有不同程度肺内分流。特点为低氧血症,$PaO_2<60mmHg$,$PaCO_2$ 正常或降低。②通气功能衰竭:又称 II 型呼吸衰竭,因通气不足无法满足生理需要。特点为高碳酸血症和低氧血症同时存在,$PaO_2<60mmHg$、$PaCO_2>50mmHg$。

【病因】

1. **呼吸道梗阻**　通气障碍为主。

(1) 上呼吸道梗阻:如异物吸入、咽喉壁脓肿、喉气管支气管炎、扁桃体肥大、喉痉挛、喉头水肿、颅面部发育畸形等。

(2) 下呼吸道梗阻:如哮喘急性发作、溺水、支气管软化或狭窄等。

2. **肺实质病变**　换气障碍为主。常见疾病有肺炎、毛细支气管炎、间质性肺疾病等。其他如肺水肿、肺出血、肺栓塞、新生儿呼吸窘迫综合征等。

3. **呼吸泵异常**　引起通气不足,晚期可继发感染、肺不张等肺实质病变。主要包括神经和肌肉病变(重症肌无力、吉兰-巴雷综合征、膈肌麻痹、肉毒中毒)、胸廓外伤或畸形(如肋骨骨折、严重脊柱侧弯、窒息性胸廓发育不良)、胸腔积液、气胸或液气胸、脑和脊髓病变(如癫痫持续状态、脑水肿、脊髓损伤、药物过量引起呼吸抑制、各种原因引起的低通气综合征)。

【病理生理】

缺氧和二氧化碳潴留是呼吸衰竭的基本病理生理改变。呼吸衰竭分为通气障碍和换气障碍,通气障碍使肺泡有效通气量减少,CO_2 排出受阻,肺泡内氧分压降低,故出现低氧血症和高碳酸血症。低氧血症较易于通过吸氧得到纠正。任何原因引起的通气/血流比例失调、氧及 CO_2 弥散障碍或肺内动静脉分流均可引起肺换气功能障碍。由于 CO_2 弥散能力明显高于氧,故 CO_2 排出受阻不明显(血 $PaCO_2$ 正常或稍低),主要表现为低氧血症,低氧血症多不易通过吸氧纠正。

【临床表现】

1. **原发病表现**　根据原发病不同而异。

2. **呼吸系统表现**

(1) 中枢性呼吸衰竭:主要表现为呼吸节律改变,可呈呼吸浅慢,严重时出现周期性呼吸。常见潮式呼吸、抽泣样呼吸、叹息样呼吸、呼吸暂停和下颌式呼吸等。

(2) 周围性呼吸衰竭:主要表现为不同程度的呼吸困难,呼吸做功增加,可见三凹征、鼻翼扇动等。早期呼吸频率多增快,晚期呼吸减慢无力。呼吸频率如减至 8~10 次/min,提示呼吸衰竭严重,如慢至 5~6 次/min 提示呼吸随时可能停止。上呼吸道梗阻以吸气性呼吸困难为主,下呼吸道梗阻以呼气性呼吸困难为主。

3. **低氧血症表现**　缺氧可出现发绀、烦躁、意识模糊甚至昏迷、惊厥,$PaO_2<50mmHg$ 或 $SaO_2<80\%$ 时唇和甲床出现发绀,但贫血时发绀可不明显。循环系统缺氧初期心率增快、血压升高,严重时则血压下降、心率减慢、心音低钝、心律失常、右心功能不全。还可出现多脏器缺氧损害的表现。

4. **高碳酸血症表现**　神经系统表现早期为头痛、淡漠或烦躁、谵妄、肌震颤,严重者出现抽搐、昏迷、颅内压增高甚至脑疝。循环系统除有与缺氧相类似的改变外,可出现毛细血管扩张表现,多汗、皮肤潮红、唇红、球结膜充血及水肿等。

5. 水、电解质及酸碱失衡　血钾升高或降低、低钠血症、低血氯、低血钙、呼吸性或混合性酸中毒等。

【辅助检查】

血气分析测定 PaO_2、$PaCO_2$、SaO_2、动脉血 pH 值、SB、BE、BB 等，以判断呼吸衰竭的类型、程度及酸碱平衡紊乱程度。

【治疗要点】

积极治疗原发病，改善呼吸功能，纠正低氧血症和高碳酸血症，保护重要脏器功能，减少呼吸衰竭并发症。

1. 病因治疗　此为呼吸衰竭治疗的根本。应明确病因，给予针对性治疗。

2. 气道管理　湿化、雾化及排痰。解除支气管痉挛及水肿，如喘乐宁雾化吸入。

3. 呼吸治疗　积极纠正缺氧是治疗的关键环节。根据患儿原发病、病情、缺氧程度选择适宜的氧疗方法。重症呼吸衰竭在常规呼吸支持无效的情况下可予体外膜肺、液体通气、高频通气、NO 吸入治疗等特殊呼吸支持。

4. 营养治疗　患儿常存在能量或蛋白质摄入不足，而发热、呼吸功增加易致低蛋白血症，提高营养摄取可降低死亡率。每日热量为 50kcal/kg，液量为每日 60~80ml/kg。

5. 对症治疗　防治脑水肿及颅内压增高。改善微循环及心功能。纠正水电解质及酸碱失衡，呼吸性酸中毒主要依赖于通气功能改善。混合性酸中毒可在保证通气的情况下酌情给予碱性液，常用 5% 碳酸氢钠溶液，每次 2~5ml/kg，稀释为 1.4% 等渗溶液静脉滴注，根据血气结果随时调整。

【常见护理诊断/问题】

1. 气体交换受损　与肺换气功能障碍有关。

2. 清理呼吸道无效　与呼吸道分泌物黏稠、无力咳痰有关。

3. 营养失调：低于机体需要量　与摄入不足及疾病消耗有关。

4. 潜在并发症：继发感染、多器官功能衰竭等。

【护理措施】

1. 呼吸管理

（1）氧疗：维持 PaO_2 在 8.67~11.33kPa。氧疗方法包括：①鼻导管给氧：儿童的氧流量为 1~2L/min，婴幼儿 0.5~1L/min；②面罩吸氧：儿童的氧流量为 3~5L/min，婴幼儿 2~4L/min；③头罩吸氧：氧浓度可根据需要调节，通常为 4~6L/min；④持续气道正压给氧（CPAP）：新生儿常用经鼻 CPAP，年长儿可用面罩和鼻罩 CPAP。

（2）机械通气的护理：监测呼吸机参数，防止导管脱落及堵塞。观察患儿胸部起伏、面色和周围循环状况。抬高床头 30°~45°，做好呼吸机清洁和消毒，及时更换呼吸机管路及湿化液，预防呼吸机相关性肺炎。根据病情逐步撤离呼吸机，帮助患儿进行呼吸肌功能锻炼。

（3）监测病情：观察呼吸频率和节律、心率、心律、血压、血氧饱和度、意识、皮肤颜色、末梢循环等。

2. 气道管理

（1）湿化气道：采用加温湿化器湿化呼吸道。必要时予雾化吸入治疗。

（2）胸部物理治疗：包括体位引流、翻身、拍背、吸痰等，可减少呼吸道阻力和呼吸做功。对于气管插管者应根据吸痰指征适时吸痰，吸痰前 30~60s 充分给氧（儿童提供 100% 氧、婴儿采用高于基线

10%～20%的氧气吸入），以避免低氧血症的发生。吸痰时依序吸出口、鼻咽部及气管内的分泌物。儿童吸引负压<40kPa，新生儿<13.3kPa，吸引时间<15s，以防损伤气道黏膜。注意观察咳嗽、咳痰性状、呼吸音等。

3. **营养管理** 评估患儿营养状况，给予高热量、高蛋白、易消化和富含维生素饮食。无法进食者可管饲或肠外营养支持。

4. **预防感染** 加强手卫生、皮肤护理、口腔护理，做好病室通风及消毒，观察体温及感染征象。

5. **心理护理** 患儿因气管插管机械通气无法进行语言沟通，可出现焦虑及恐惧心理，应提供有效的沟通方式，如写字板、手势等。患儿家长因担心患儿病情及预后而焦虑，护士应讲解相关疾病知识及治疗，提供心理支持和信息支持。

第五节 充血性心力衰竭

 导入情境与思考

患儿，男，10个月，因咳嗽7d，呼吸困难1d入院。

患儿7d前无明显诱因出现咳嗽、喉中痰鸣，在家服药后不见好转，1d来咳嗽加重，出现呼吸急促，发憋，面色发绀，吃奶差，烦躁哭闹。无发热、呕吐、腹泻等症状。自发病以来，精神欠佳，睡眠差，大小便正常。

既往史：生后1个月时心脏彩超示先天性心脏病-室间隔缺损。既往曾患肺炎1次。

查体：T 37.3，P 176次/min，R 78次/min，BP 70/50mmHg。神志清，反应差，呼吸急促，面色发绀，鼻翼扇动，三凹征(+)。两肺呼吸音粗，可闻及密集的中小水泡音，心音低钝，胸骨左缘3～4肋间可闻及Ⅳ/Ⅵ收缩期吹风样杂音。腹平软，肝肋下3cm，双下肢无水肿。

辅助检查：血常规：WBC $14.8×10^9$/L，GR 0.56，Hb 100g/L，PLT $168×10^9$/L。胸片示：心影增大，肺血增多，双肺内带可见淡片状阴影。

请思考：

1. 该患儿哪些症状、体征和辅助检查提示心衰？

2. 该患儿目前的主要护理问题是什么？

3. 目前应采取哪些护理措施？

充血性心力衰竭(congestive heart failure，CHF)是指心肌收缩或舒张功能下降使心排血量绝对或相对不足，不能满足全身组织代谢需要而引起的一系列临床症状及体征。小儿时期心力衰竭以1岁内发病率最高，尤以先天性心脏病引起者多见。儿童时期以风湿性心脏病和急性肾炎所致心力衰竭多见。

【病因与发病机制】

1. **病因** 根据病理生理变化特点可将心衰病因分为3大类：

(1) 心肌病变：原发性心肌病变，如心肌炎、心肌病、心内膜纤维增生症；心肌代谢障碍，如新生儿重度窒息、休克、严重贫血、高原病、维生素 B_1 缺乏等。

(2) 心室压力负荷过重：左室压力负荷过重可见于主动脉瓣狭窄、主动脉缩窄、高血压等；右室压力负荷过重多见于肺动脉瓣狭窄、肺动脉高压、新生儿持续性肺动脉高压等。

(3) 心室容量负荷过重：左室容量负荷过重可见于动脉导管未闭、室间隔缺损、主动脉瓣或二尖瓣关闭不全等；右室容量负荷过重可见于房间隔缺损、完全性肺静脉异位引流、三尖瓣或肺动脉瓣关闭不全等；严重贫血、甲状腺功能亢进、肾脏疾病等则可引起左右心室容量负荷过重。

此外,感染、过度劳累及情绪激动、心律失常、输液过快或钠摄入量过多、电解质紊乱和酸碱失衡、洋地黄过量或停药过早等均可诱发心衰的发生。

2. **发病机制**　心脏发生心肌病损或长期负荷过重,心肌收缩逐步减退。早期通过加快心率、心肌肥厚和心脏扩大等进行代偿,调整心排血量来满足机体需要,这个阶段为心功能代偿期,临床上不出现症状。后期心功能进一步减退,当代偿措施不能维持足够心排血量时则出现静脉回流受阻、体内水分潴留、脏器淤血等心衰临床表现。

【病理生理】

心力衰竭可分为:①右心衰竭:是指右心室不能有效泵出血液到肺动脉,导致右心房和体循环压力增加,出现肝脾大及水肿;②左心衰竭:左心室不能有效泵出血液进入体循环,导致左心房及肺静脉压力增高,肺淤血引起肺压力升高及肺水肿。如果心衰未及时纠正,将出现心肌损害,心排血量降低。肾血流量不足激发水钠重吸收,血容量过多使心脏负荷加重,导致体循环及肺循环淤血。心力衰竭的病理生理见图 20-5。

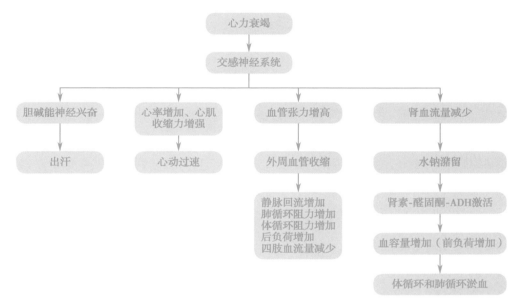

图 20-5　心力衰竭的病理生理

【临床表现】

1. **心肌功能障碍**　①心脏扩大;②心动过速:婴儿心率>160 次/min,学龄儿童>100 次/min,是较早出现的代偿现象;③第一心音低钝,重者可闻及舒张期奔马律,是由于心室突然扩张与快速充盈所致,提示严重心功能不良;④外周灌注不良,脉压窄,部分患儿出现四肢末梢发凉、交替脉,是急性体循环血流量减少的征象。

2. **肺循环淤血**　肺循环淤血多发生在体循环之前,可出现:①呼吸急促:重者有呼吸困难及发绀。婴幼儿以呼吸困难和喂养困难为主要表现,呼吸频率可达 60~100 次/min;青春期以运动后气促和乏力为主要表现;②肺部啰音:肺水肿、肺泡渗出可闻及湿啰音。肺动脉和左心房扩大压迫支气管可出现哮鸣音;③泡沫血痰:系肺泡或支气管黏膜淤血所致,婴幼儿少见。

3. **体循环淤血**　①肝脏肿大:肝大是体循环淤血最早、最常见的体征。正常婴幼儿肝脏可在肋下 2cm 处,若超过此限且边缘较钝应考虑心力衰竭,短时间内肝脏进行性增大更有意义;②颈静脉怒张:可见颈外静脉膨胀(半坐位),肝、颈静脉回流征阳性。婴儿可见头皮静脉怒张等表现;③水肿:小婴儿水肿常为全身性,眼睑和骶尾部较明显,体重较快增长,但极少表现为周围性凹陷性水肿。

知 识 链 接

心力衰竭的临床诊断依据

1. **呼吸急促** 婴儿>60 次/min,幼儿>50 次/min,儿童>30 次/min。
2. **心动过速** 婴儿>160 次/min,幼儿>140 次/min,儿童>120 次/min,不能用发热或缺氧解释。
3. **心脏扩大** 体检、胸片或超声心动证实。
4. 烦躁、喂养困难、体重增加、尿少、水肿、多汗、发绀、呛咳、阵发性呼吸困难(2 项以上)。
5. **肝大** 婴幼儿肋下≥1cm,儿童>1cm;进行性肝大或伴触痛更有意义。
6. 肺水肿。
7. 奔马律。

以上 7 条中,满足 1~4 项可考虑心力衰竭,满足 1~4 项加 5~7 项中的 1 项;或 1~4 项中 2 项加 5~7 项中 2 项即可确诊心力衰竭。

【预后】

心衰是各种心脏病的严重阶段,死亡率高。无症状性心力衰竭给予早期干预可以延缓心衰进展,改善预后。非心血管疾病引起的心衰若能有效控制原发病则心衰随之好转,一般预后较好。

【辅助检查】

1. **实验室检查** 电解质、肝肾功能、甲状腺激素水平及血常规检查有助于评估心衰常见并发症及原发病。脑利钠肽有助于鉴别心衰与非心血管疾病。

2. **影像学检查**

(1) 胸部 X 线检查:有助于确定心脏大小及肺部情况。心胸比例>0.5 提示心脏增大(正常新生儿和婴儿心胸比例可达 0.55)。明显肺淤血、肺水肿提示左心衰。

(2) 心电图:对心律失常及心肌缺血引起的心衰有诊断价值。对应用洋地黄治疗具有指导意义。

(3) 超声心动图:对于病因诊断及治疗前后心功能评估有重要意义。心脏收缩功能指标以射血分数最为常用,射血分数低于 55% 和/或短轴缩短率小于 25% 提示收缩功能障碍。

【治疗要点】

消除病因及诱因,改善血流动力学状况,保护心功能。

1. **病因治疗** 病因对心衰治疗很重要,应予以及时治疗。

2. **对症治疗** 保持患儿安静,烦躁哭闹者可予镇静剂。呼吸困难者给予氧气吸入。维持水电解质及酸碱平衡。限制入量至生理需要量的 80%,以限制水摄入为主。

3. **药物治疗**

(1) 正性肌力药:仅用于紧急情况下改善心排血量。主要包括:

1) 洋地黄类药物:增强心肌收缩力、减慢心率,增加心搏出量,有效改善心脏功能,常用药物有地高辛、毛花苷 C,见表 20-2。洋地黄化后 12h 可开始给予维持量。

2) β受体激动剂:又称儿茶酚胺类药物,适用于心衰患儿对洋地黄制剂疗效不佳或有毒性反应及血压偏低者,常用制剂有多巴胺、多巴酚丁胺,多巴胺常用剂量为 5~10μg/(kg·min),多巴酚丁胺剂量为 5~20μg/(kg·min),由输液泵调控速度。

3) 磷酸二酯酶抑制剂:对心脏病手术后的心衰患儿效果显著,米力农静注首次剂量为 50μg/kg,10min 内给予,以后持续静脉点滴,剂量为 0.25~0.5μg/(kg·min)。

(2) 利尿剂:水、钠潴留为心力衰竭的一个重要病理生理改变。当使用洋地黄类药物不能完全控制心衰或伴显著水肿时宜加用利尿剂。可选用快速强效利尿剂,首选呋塞米,每次 1~2mg/kg,静脉注射。

表 20-2　洋地黄制剂的剂量及用法

制剂	给药途径	负荷量/(mg·kg⁻¹)	维持量/(mg·kg⁻¹)
地高辛	口服 静注	早产儿 0.02 足月儿 0.02~0.03 婴儿及儿童 0.025~0.04 75% 口服量	1/5~1/4 负荷量,分 2 次,Q12h
毛花苷 C(西地兰)	静注	<2 岁 0.03~0.04 >2 岁 0.02~0.03	

【护理评估】

1. **健康史**　询问有无引起心力衰竭的原发疾病和诱因、发现先天性心脏病的时间及诊治情况。了解患儿的饮食、生活方式、活动、尿量等。

2. **身体状况**　测量体重,注意近期有无体重增长过快或体重不增,有无心动过速或心动过缓。监测有无血压下降、皮肤苍白或发绀、盗汗,观察有无四肢水肿、呼吸困难、咳嗽,听诊呼吸音和心音有无异常等。心电图、超声心动图、动态心电图、X 线胸片、血生化检查、肝肾功能等。

3. **社会-心理状况**　年长儿可因心衰发作而产生恐惧心理。患儿家属多有焦虑、恐惧心理,担心患儿病情及预后。

【常见护理诊断/问题】

1. **心排血量减少**　与心肌收缩力降低有关。
2. **体液过多**　与心功能下降、循环淤血有关。
3. **活动无耐力**　与呼吸窘迫及疲乏等有关。
4. **营养失调:低于机体需要量**　与能量代谢增加、喂养困难等有关。
5. **潜在并发症:洋地黄药物毒副作用。**

【预期目标】

1. 患儿能维持足够心排血量。
2. 患儿能维持体液平衡。
3. 患儿能维持足够活动耐力。
4. 患儿能维持足够营养摄入。

【护理措施】

1. **改善心脏功能**　遵医嘱使用洋地黄等药物改善心肌收缩力,观察药物疗效及副作用。保持环境安静,集中护理操作,避免患儿烦躁、哭闹。抬高床头 30°~45°,呼吸困难和发绀时予氧气吸入。每 2~4h 或按需评估血压、心律、心率、心音、皮肤颜色、末梢循环等。每 2~4h 或按需评估呼吸状况、氧饱和度、呼吸音等。

2. **维持体液平衡**　控制水钠入量,给予低盐或无盐饮食,钠盐每日不超过 0.5~1g。每日水分摄入 50~60ml/kg。输液速度<5ml/kg/h。遵医嘱使用利尿剂,观察药物疗效及副作用。记录 24h 出入量,每日定时测量体重。

3. **维持活动耐力**　根据活动耐力限制日常活动量。心衰严重者绝对卧床休息,心衰控制后根据病情逐渐增加活动量,制订个性化的康复方案。向患儿及家长介绍心力衰竭的病因、诱因及防治措施,指导家长及患儿根据病情适当安排休息,避免情绪激动和过度活动。

4. **营养支持**　少量多餐,防止过饱。给予高热量、高维生素、易消化饮食。婴儿每日热量 130~140kcal/kg,可给予高热卡密度的浓缩配方奶,喂奶时所用奶嘴孔宜稍大,吸吮困难者采用滴管或鼻饲。年长儿多吃蔬菜和水果,避免便秘及用力排便。指导患儿家长合理喂养的方法。

5. **用药护理**

(1) 洋地黄制剂:每次应用洋地黄前测量脉搏,必要时听心率。新生儿心率<100 次/min,婴幼儿<90 次/min,儿童<80 次/min,年长儿<60 次/min 需暂停用药一次并报告医生。洋地黄中毒最常见心律失常(如窦性心动过缓、房室传导阻滞、室性期前收缩及阵发性心动过速等),其次为恶心、呕吐等胃肠道反应,神经系统症状较少见。洋地黄中毒时应立即停用洋地黄和利尿剂,同时补充钾盐。

(2) 利尿剂:根据利尿药的作用时间安排给药,尽量在清晨或上午给药,以免夜间多次排尿影响睡眠。定时测体重及记录尿量,观察水肿变化。用药期间进食含钾丰富的食物,如柑橘、牛奶、菠菜、豆类等,以免出现低钾血症而增加洋地黄毒性反应。观察患儿有无四肢软弱无力、腹胀、心音低钝、心律失常等低血钾表现,一经发现应及时处理。

(3) 磷酸二酯酶抑制剂:合用强利尿剂时,易引起水、电解质失衡;与呋塞米混合立即产生沉淀,应避免与呋塞米在同一静脉通路应用。

6. **心理护理**　患儿及家长因病情及预后可产生焦虑和恐惧心理,而应激会加重心脏负担,故护士应稳定患儿情绪,与患儿家长经常交流。由于用药繁多且经常更换,应设法增强患儿治疗依从性。

【护理评价】

1. 患儿能否维持足够心排血量及体液平衡。
2. 患儿呼吸困难及发绀是否缓解,活动耐力是否得到改善。
3. 患儿能否维持足够营养摄入。

第六节　急性肾衰竭

急性肾衰竭(acute renal failure,ARF)是指由多种原因引起的肾功能短期内急剧下降或丧失的临床综合征,表现为氮质血症、水及电解质紊乱和酸碱平衡失调。新生儿期以围生期缺氧、败血症、严重溶血或出血引起者较常见,婴儿期以严重腹泻脱水、重症感染及先天畸形引起者多见,年长儿则多因肾炎、休克所致。为早期诊断、早期干预以争取改善预后,逐渐以急性肾损伤(acute kidney injury,AKI)概念代替急性肾衰竭。

【病因和发病机制】

1. **病因**

(1) 肾前性:任何原因引起血容量减少,导致肾血流量下降,肾小球滤过率降低而出现肾衰竭。常见原因有腹泻、呕吐、脱水、心源性休克、充血性心力衰竭、过敏反应、败血症、烧伤、外科手术大出血等。此型肾实质并无器质性病变,病因消除后肾功能随即恢复。

(2) 肾性:是儿科肾衰最常见的原因,由肾实质损害引起。主要包括:

1) 肾小球疾病:各种肾脏原发性或继发性疾病,如急性肾炎、急进性肾炎、紫癜性肾炎、狼疮性肾炎、溶血尿毒综合征等。

2）肾小管疾病:以急性肾小管坏死最多见,常见原因有肾缺血、肾毒性物质(如汞、砷、氨基苷类药物)。

3）肾间质疾病:主要见于感染和药物过敏引起肾小管和间质损害,如急性间质性肾炎、急性肾盂肾炎等。

4）肾血管性疾病:如血管炎、血管栓塞等。

(3)肾后性:各种原因引起的泌尿道梗阻所致。常见有尿路结石、尿路梗阻致肾盂积水、双侧输尿管连接部狭窄、先天性尿路畸形、肾结核、肿瘤压迫输尿管等。肾后性因素多为可逆性的,及时解除病因则肾功能常可恢复。

2. 发病机制　急性肾衰竭的发病机制尚未完全阐明,主要有以下几种学说:

(1)肾血流减少学说:任何原因引起血管内有效循环量减少,使肾血流减少,均可导致少尿、无尿。

(2)肾小管损伤学说

1）肾小管反漏学说:肾缺血或中毒均可引起肾小管损伤,使肾小管上皮细胞变性、坏死、基膜断裂。肾小管内液反漏入间质,压迫毛细血管,进一步减少肾血流,导致少尿、无尿。

2）肾小管阻塞学说:肾小管上皮受损肿胀,各种管型阻塞、间质水肿压迫,均可填塞肾小管导致少尿、无尿。

(3)缺血再灌注肾损伤学说:由于缺血细胞内钙通道开放,Ca^{2+}细胞内流,细胞内钙超负荷;再灌注后局部产生大量氧自由基,使细胞损伤继续加重,肾小管的可逆性损伤发展为不可逆损伤。

【病理生理】

急性肾衰竭由于病因不同其病理生理也不同。肾血流量明显减少,肾小球滤过率降低,血尿素氮升高。病程差异较大,取决于病因。可逆性 ARF 通常会经历少尿、多尿,然后逐渐恢复到正常尿量。

【临床表现】

根据尿量可分为少尿型肾衰及非少尿型肾衰,临床以前者多见。少尿型肾衰表现为急性肾衰竭伴少尿或无尿,非少尿型肾衰血中尿素氮、肌酐迅速增高,而不伴有少尿表现。少尿型肾衰一般分为以下 3 期:

1. 少尿期　少尿,尿量<250ml/d;无尿,尿量<50ml/d。一般持续 10d 左右,持续 2 周以上或病程中少尿与无尿间歇出现则预后不良。少尿期的主要问题:

(1)水潴留:肾脏排尿减少,大量水分滞留于体内,出现全身水肿、胸腹水、高血压,严重者可发生心力衰竭、肺水肿、脑水肿,是此期死亡重要原因。

(2)电解质紊乱:表现为"三高三低",即高钾、高磷、高镁和低钠、低钙、低氯血症,其中以高钾血症最多见。

(3)代谢性酸中毒:由于肾脏排酸保碱功能障碍所致,具有进行性、不易纠正的特点。表现为精神萎靡、乏力、嗜睡、呼吸深长、面色发灰、口唇樱桃红色,可伴心律不齐。

(4)氮质血症:蛋白质分解代谢增强,代谢产物不能由肾脏充分排出,血中尿素、肌酐等非蛋白含氮物质大量增加。首先出现消化道症状,如食欲减退、恶心、呕吐、腹部不适等,10%~40%有消化道出血。神经系统可出现意识障碍、躁动、谵妄、抽搐、昏迷等症状。血液系统可出现贫血、出血、皮肤瘀斑等。

(5)感染:是 ARF 最常见的并发症,约 70% 的患儿合并感染,以呼吸道和泌尿道感染最常见,约 1/3 死于感染。

2. 多尿期　若能度过少尿期则尿量可突然或逐日增加,5~6d 可达利尿高峰。尿量超过 250ml/d

表示进入多尿期。多尿期一般持续1~2周,部分患儿可长达1~2个月。早期血尿素氮和肌酐可持续上升,后期逐渐恢复。多尿期因大量水和电解质随尿排出,可导致低钾血症、低钠血症及脱水。此期患儿抵抗力低,易并发感染,感染是多尿期患儿死亡的主要原因。

3. **恢复期** 多尿期后肾小管上皮细胞再生、修复,肾功能逐渐恢复(约在病后1个月),血尿素氮及肌酐逐渐恢复正常。肾小球滤过功能恢复较快,而肾小管功能恢复较慢。肾浓缩功能需数月才逐渐恢复正常,少数患儿留有不同程度的肾功能损害或转为慢性。此期患儿体质仍较弱,多有消瘦、营养不良、贫血和免疫功能低下等。

【辅助检查】

1. **实验室检查** 尿液检查测定尿比重、尿渗透压、尿肌酐等。血生化检查监测电解质、血尿素氮和肌酐。

2. **影像学检查** 腹部平片、B超、CT、MRI等可了解肾脏大小、形态、血管及输尿管、膀胱有无梗阻,也可了解肾血流量、肾小球和肾小管功能。

3. **肾活检** 对原因不明的急性肾衰,肾活检是可靠的诊断手段。

【治疗要点】

去除病因,积极治疗原发病,减轻症状,改善肾功能,防止并发症的发生。

1. **少尿期** 重点是去除病因和治疗原发病,纠正水、电解质和酸碱平衡失调,控制氮质血症,供给充足营养。

(1) 病因治疗:肾前性肾衰应及时纠正全身循环血流动力学障碍;避免接触肾毒性物质;密切监测尿量及肾功能变化;控制感染应选择有效、不易产生耐药性、肾毒性小的抗生素,不宜将抗生素用作预防感染。

(2) 控制水钠入量:量出为入。每日液量=尿量+显性失水+不显性失水-内生水。无发热患儿不显性失水为300ml/(m²·d),体温每升高1℃增加75ml/(m²·d)。内生水在非高分解代谢状态约为100ml/(m²·d)计算。所用液体均为非电解质液。

(3) 营养治疗:为了促进蛋白质合成,可用苯丙酸诺龙25mg肌内注射,每周1~2次。高分解状态或不能口服者可予静脉营养支持。

(4) 维持电解质及酸碱平衡:积极纠正高钾血症、低钠血症、低钙血症、高磷血症等。轻症代谢性酸中毒一般无须处理,血浆HCO_3^-<12mmol/L或动脉血pH<7.2时可给予5%碳酸氢钠,纠正酸中毒时注意防止低钙惊厥。

(5) 血液净化:凡上述保守治疗无效者均应尽早进行透析,如血液透析、腹膜透析、连续动静脉血液滤过,婴幼儿常用腹膜透析。

2. **多尿期** 注意监测尿量和血压,积极防治水、电解质紊乱及酸碱失衡。当血肌酐接近正常时应增加饮食中蛋白质的摄入量。

3. **恢复期** 注意休息、加强营养、防治感染。

【常见护理诊断/问题】

1. **体液过多** 与肾小球滤过率降低有关。
2. **营养失调:低于机体需要量** 与摄入不足及丢失过多有关。
3. **有感染的危险** 与免疫力低下有关。
4. **潜在并发症**:心力衰竭、肺水肿、脑水肿等。

【护理措施】

1. **维持体液平衡** 少尿期应限制水、钠、钾、磷摄入。观察生命体征、尿量、尿常规、肾功能等。

记录 24h 出入量,每日监测体重。重点监测水、电解质紊乱。

2. 营养支持 给予高糖、低蛋白、高维生素饮食。供给热量 200~250J/(kg·d),脂肪占总热量的 30%~40%。蛋白质 0.5g/(kg·d),以优质动物蛋白为主(如鸡蛋、肉类、奶类蛋白),少尿期限制蛋白质摄入量,供给足够能量,减少组织蛋白分解。透析治疗时因丢失大量蛋白质,无须限制蛋白质入量。评估患儿营养状况,讲解肾衰竭疾病知识,指导家长为患儿提供合理营养。

3. 预防感染 实行保护性隔离,做好病室清洁和空气净化。指导患儿加强个人清洁卫生,做好皮肤护理及口腔护理。卧床时间视病情而定,一般少尿期、多尿期均应卧床休息,恢复期逐渐增加活动。

4. 心理护理 患儿可因病情、疼痛等出现烦躁不安、恐惧、焦虑等,应为患儿提供舒适护理和心理支持。患儿父母因患儿病情及治疗承受极大压力,应帮助其有效应对,做好沟通和信息支持。

第七节　心跳呼吸骤停

 ────────────── 导入情境与思考 ──────────────

患儿,男,5 岁,因"发热 6d,气促、发绀 1d"就诊于急诊。

患儿 7d 前无明显诱因出现发热、咽痛,体温波动在 38.6~39.4℃,近 1d 患儿出现胸前区疼痛、呼吸费力。

体格检查:T 39.3℃,P 148 次/min,R 45 次/min,BP 71/43mmHg。口周发绀,不能平卧,有轻度的三四征。听诊心音低钝,节律稍不齐;肝脾均明显肿大,边钝质韧。

辅助检查:WBC 12.5×10⁹/L,中性粒细胞百分比 67%,CKMB 40U/L。彩色超声心动图检查:显示左心室增大,二尖瓣轻度关闭不全,心功能低下(左室射血分数 EF 为 33%)。在急诊输液治疗过程中,患儿突然出现意识丧失,心电监护仪显示心电图波形平直,大动脉搏动消失,血压测不出。

请思考:

1. 该患儿可能出现了何种情况?

2. 该患儿应采取哪些急救护理措施?进行此项急救护理措施的关键点有哪些?

心跳呼吸骤停是指患儿突然呼吸及循环功能停止。心肺复苏(cardiopulmonary resuscitation,CPR)是指在心跳呼吸骤停的情况下所采取的一系列急救措施,旨在使心脏、肺脏恢复正常功能,使生命得以维持。随着对保护脑功能和脑复苏重要性认识的深化,更宜将复苏全过程称为心肺脑复苏(cardiopulmonary cerebral resuscitation,CPCR)。

【病因与发病机制】

1. 病因

(1) 心搏骤停的原因:呼吸功能衰竭或呼吸停止的疾患(如肺炎、窒息、溺水、气管异物等)是导致心搏骤停最常见的原因。此外,还包括手术、治疗操作和麻醉意外、外伤及意外、心脏疾病、中毒、低血压、电解质紊乱、婴儿猝死综合征等。

(2) 呼吸骤停的原因:包括呼吸道梗阻、严重肺组织疾患、意外、中毒、中枢神经系统病变、胸廓损伤、肌肉神经疾患(如吉兰-巴雷综合征、晚期皮肌炎)、代谢性疾病(低血糖、甲状腺功能低下)、婴儿猝死综合征等。

2. 发病机制 缺氧、心肌缺血和心律失常是心搏骤停最常见的三种机制。

【病理生理】

心跳呼吸骤停可分为 4 个阶段:

1. **心搏骤停前期** 指在心跳停止之前的一段时间,早期识别、治疗呼吸衰竭和休克可预防发展为心搏呼吸骤停。

2. **无血流灌注期** 心搏停止、未开始 CPR 时,此期血流完全中断。

3. **低血流灌注期** 即 CPR 期间,此期心排血量取决于胸外按压深度和按压频率。

4. **复苏后阶段** 成功复苏后会发生一系列独特而复杂的病理生理过程,如心搏骤停后脑损伤、心肌功能不全、全身性缺血再灌注损伤等。

【临床表现】

1. **突然昏迷** 一般心脏停搏 8~12s 后出现,可有一过性抽搐。
2. **瞳孔扩大** 心脏停搏 30~40s 瞳孔开始扩大,对光反射消失。
3. **大动脉搏动消失** 心搏呼吸骤停后颈动脉、股动脉搏动消失。
4. **心音消失** 心脏停搏时心音消失。
5. **呼吸停止** 心脏停搏 30~40s 后呼吸停止。面色灰暗或发绀。
6. **心电图** 可见等电位线、电机械分离或心室颤动等。

【治疗要点】

凡突然昏迷伴大动脉搏动或心音消失者即可确诊。对于心跳呼吸骤停,现场抢救最重要,强调黄金 4min,即在 4min 内进行基础生命支持,并在 8min 内进行高级生命支持。复苏过程如下:

1. **基础生命支持（basic life support，BLS）**

（1）迅速评估和启动急救医疗服务系统:迅速评估现场对施救者和患儿是否安全。检查患儿反应,无呼吸或仅是喘息、不能在 10s 内明确感觉到脉搏即可确认心搏骤停,应立即启动急救医疗服务系统。

（2）实施 CPR:新生儿心搏骤停多为呼吸因素所致,其 CPR 程序为 A—B—C。婴儿和儿童的 CPR 程序为 C—A—B。

1）胸外心脏按压（chest compression/circulation，C）:将患儿放置于硬板上,对于儿童采用单手或双手按压胸骨下半部（图 20-6、图 20-7）,而婴儿胸外心脏按压可采用双指法（两手指置于乳头连线下方按压胸骨）或双手环抱拇指法（两手掌及四手指托住两侧背部,双手大拇指按压胸骨下 1/3 处）（图 20-8、图 20-9）。按压深度至少为胸廓前后径的 1/3（婴儿约 4cm,儿童约 5cm,不超过 6cm）,按压频率 100~120 次/min。每次按压后使胸廓充分回弹,保持按压连续性（中断时间限制在 10s 以内）。

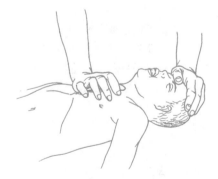

图 20-6 **单手按压法（用于儿童）**

2）开放气道（airway，A）:首先清除口、咽、鼻分泌物、异物或呕吐物。开放气道多采取仰头抬颏法,用一只手的小鱼际（手掌外侧缘）置于患儿前额,另一手的示指和中指置于下颏将下颌骨上提,使下颌角与耳垂的连线和地面垂直。疑有颈椎损伤者使用托颌法,将双手放置于患儿头部两侧,握住下颌角向上托下颌,使头部后仰程度为下颌角与耳垂连线和地面呈 60°（儿童）或 30°（婴儿）（图 20-10、图 20-11）。

3）建立呼吸（breathing/ventilations，B）:口对口人工呼吸适合于现场急救,婴儿采用口对口鼻,儿童采用口对口。条件允许时可采用辅助呼吸的方法,如球囊-面罩通气,常用气囊通气装置为自膨胀气囊（婴儿和低龄儿童容积至少为 450~500ml,年长儿容积为 1 000ml）,可输入空气或氧气,采用 E-C 手法进行通气（图 20-12）。注意观察患儿的胸廓起伏情况,了解辅助通气的效果。单人复苏婴儿和儿童时胸外按压与人工呼吸比例为 30:2,若双人复苏则为 15:2,呼吸频率 8~10 次/min。心肺复苏

Note:

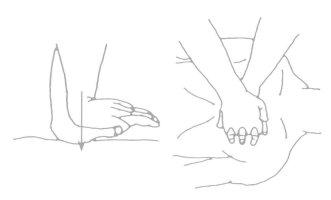

图 20-7　双手按压法（用于儿童和成人）

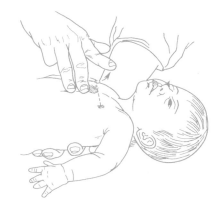

图 20-8　双指按压法（用于新生儿和小婴儿）

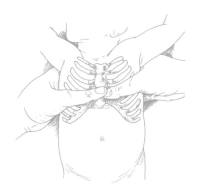

图 20-9　双手环抱拇指按压法（用于新生儿和小婴儿）

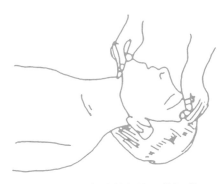

图 20-10　仰头抬颏法开放气道

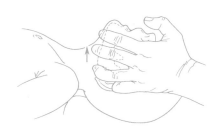

图 20-11　托颌法开放气道

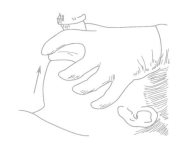

图 20-12　"EC"手法面罩通气

的有效指征包括扪及大动脉搏动、口唇及甲床颜色转红、出现自主呼吸、扩大的瞳孔缩小及对光反射恢复、肌张力恢复。

（3）除颤：在复苏过程中出现心室颤动和无脉性室速（PVT）时可用电击除颤复律。1~8岁儿童使用儿科剂量衰减型自动体外除颤器（automated external defibrillator，AED），婴儿首选手动型除颤仪，如无法获得，可考虑能量衰减型 AED，如两者均无法获得，使用标准型 AED。初始除颤能量 2J/kg，若需第 2 次除颤，则电击能量至少升至 4J/kg，但不超过 10J/kg。除颤后应立即恢复 CPR，2min 后重新评估心律。

2. **高级生命支持（advanced life support，ALS）**

（1）高级气道通气：包括放置口咽或鼻咽气道、喉面罩通气道、气管插管、食管-气管联合导气管等。

（2）供氧：自主循环未恢复前，推荐使用 100% 纯氧。开始自主呼吸后动态检测动脉血氧饱和度，逐步调整供氧，保证动脉血氧饱和度≥94%。

（3）建立静脉通路：首选周围静脉通路，必要时同时建立周围静脉和中心静脉通路。如果静脉通路尝试不成功或不可行,可以考虑改用骨内通路。如果上述通路均无法及时建立,则可采用气管内途径给药。

(4) 药物治疗:主要作用包括抗心律失常、纠正休克、纠正电解质及酸碱失衡、维持心排血量和复苏后稳定等。常用急救药物为肾上腺素,静脉用药剂量为 0.01mg/kg(1:10 000 溶液 0.1ml/kg),最大剂量为 1mg。气管内给药剂量为 0.1mg/kg,最大剂量为 2.5mg。必要时间隔 3~5min 重复 1 次,勿与碱性液体同一管道输注。

目前不主张常规给予碳酸氢钠、阿托品和钙剂。由于高血糖和低血糖均可导致脑损伤,危重患儿应床旁监测血糖浓度,及时给予葡萄糖。其他急救药物还包括纳洛酮、腺苷、碘胺酮等。

3. 延续生命支持(prolonged life support,PLS) 即复苏后稳定处理,旨在保护脑功能,防止继发性器官损害,积极寻找原发病进行病因治疗,力争患儿达到最佳存活状态。主要包括循环系统监护、呼吸系统监护、脑缺氧的监护、肾功能监护、防止继发感染等。

学 科 前 沿

儿童心肺复苏的重要变化

2020 版《美国心脏学会 CPR 和 ECC 指南》对儿童心肺复苏进行了一些更新,主要包括:

1. 如果没有高级气道,应采用 15:2 的按压-通气比率;如果有高级气道,应持续按压,并每 2~3s 给予 1 次人工呼吸(通气 20~30 次/min)。

2. 对于需要插管的任何年龄的患者,建议使用有套囊 ETT,以减少漏气现象及换管需要。

3. 为最大限度增加获得良好复苏预后的几率,应尽早给予肾上腺素。

4. 预防低体温是新生儿复苏的重要关注点。

5. 实施人员对心搏骤停患者首先尝试建立静脉通路进行给药是合理的做法,如果静脉通路尝试不成功或不可行,可以考虑改用骨内通路。新生儿需要血管通路时,应首选脐静脉路径。

6. 建议对儿科心搏骤停存活者进行康复评估,至少在心搏骤停后第一年对儿科存活者进行持续神经系统评估是合理的做法。

(张琳琪)

思 考 题

1. 患儿,男,1 岁,1d 前出现发热、流涕、咳嗽。半小时前突然抽搐 1 次,持续约 5min,为全身性发作。既往体健。查体:神志清楚,一般情况好,T 39.5℃,咽红,呼吸音稍粗,心肺(-),神经系统(-),来院急诊。

请思考:

(1) 该患儿抽搐的原因可能是什么?

(2) 首选何种镇静止惊药物?

(3) 对该患儿应采取哪些护理措施?

2. 患儿,女,11 个月。因发热、咳喘 2d 入院。诊断支气管肺炎。住院后患儿出现烦躁不安,哭声弱,面色发绀,T 39℃,心率 186 次/min,呼吸 62 次/min,心音低钝,肺部可闻及湿啰音,肝肋下 3.5cm,尿少。

请思考:

(1) 该患儿可能发生了何种情况?应如何处理?

(2) 该患儿首选护理诊断是什么?

3. 患儿,女,6岁,有吉兰-巴雷综合征病史,患儿在口腔门诊进行治疗时,突然出现意识丧失,呼之不应,面纯色发绀,触诊颈动脉搏动消失。

请思考:

(1) 患儿最可能出现了何种急危重情况?

(2) 针对该患儿应采取哪些护理措施?

(3) 复苏成功的有效指征包括哪些?

4. 患儿,男,8个月,患有先天性法洛四联症,入院后在体外循环直视下行法洛四联症根治手术,术后转入重症监护室,持续呼吸机辅助呼吸,持续监测生命体征。患儿术后8h,心电图提示出现室颤,有创动脉血压34/15mmHg。

请思考:

(1) 患儿最关键的治疗措施是什么?

(2) 为患儿进行急救处理时,应多久重新评估一次?

(3) 患儿复苏后首要保护的器官是什么?

第二十一章

常见肿瘤患儿的护理

21章 数字内容

───── 学 习 目 标 ─────

● 知识目标：

1. 掌握急性白血病常用的临床表现、常用化疗药物及其毒性作用。

2. 熟悉急性白血病的分类与分型、辅助检查特征、治疗原则；肾母细胞瘤和神经母细胞瘤的临床表现。

3. 了解急性白血病可能的病因、发病机制；霍奇金淋巴瘤和非霍奇金淋巴瘤的病因；肾母细胞瘤和神经母细胞瘤的病因、辅助检查、治疗要点。

● 能力目标：

能观察判断常见肿瘤患儿的病情变化，为患儿实施个性化的整体护理。

● 素质目标：

具备评判性临床思维能力和人文关怀理念，尊重患儿的权利。

　　肿瘤在儿童期的发生率较低,但呈逐年上升的趋势,其中最常见的是白血病,其次是脑肿瘤和淋巴瘤。据统计,0~14 岁儿童恶性肿瘤的发病率为 4.6/10 万。随着医学的发展,尤其是近 30 年来,儿童恶性肿瘤的治疗效果得到很大提高,常见恶性肿瘤的 5 年生存率大多已超过 70%。

第一节　急性白血病

 ———————————————— 导入情境与思考 ————————————————

　　患儿,男,3 岁 2 个月,因发热、面色苍白 1 周入院。

　　患儿 1 周前不明原因发热,体温 37.9~38.6℃,无咳嗽、流涕等症状,精神较差,面色进行性苍白,食欲尚可。足月顺产,生长发育正常,无特殊家族史。

　　体格检查:T 38.3℃,P 124 次/min,R 36 次/min。面色苍白,浅表淋巴结肿大,双下肢有散在的瘀点、瘀斑,胸骨有压痛,肝肋下 3.5cm,质中等。

　　辅助检查:血常规示 Hb 78g/L,WBC $56×10^9$/L,PLT $20×10^9$/L,查见幼稚淋巴细胞;骨髓检查原始和幼稚淋巴细胞占 85%,以小细胞为主,大小一致。

　　请思考:

　　1. 该患儿最可能的临床诊断是什么?

　　2. 该患儿接受治疗前还应做哪些辅助检查?

　　3. 该患儿目前主要的护理问题有哪些?

　　4. 护士应给予该患儿哪些护理措施?

　　白血病(leukemia)是造血组织中某一血细胞系统过度增生、进入血流并浸润到各组织和器官,进而引起一系列临床表现的造血系统恶性疾病。白血病是儿童时期最常见的恶性肿瘤,据调查,我国<10 岁儿童白血病的发病率为 3/10 万~4/10 万,任何年龄均可发病,以学龄前期多见,男性高于女性。儿童以急性白血病多见,占 90%~95%,慢性白血病仅占 3%~5%。

【病因】

尚未完全清楚,可能与以下因素有关:

　　1. **病毒感染**　多年研究已证明,属于 RNA 病毒的反转录病毒与人类 T 淋巴细胞白血病有关。

　　2. **理化因素**　大剂量接受高能电离辐射、放射、核辐射等使儿童发生白血病的几率显著增加。苯及其衍生物、重金属、氯霉素、保泰松、乙双吗啉和细胞毒药物等均可诱发急性白血病。

　　3. **遗传因素**　本病不属于遗传性疾病,但部分患儿与遗传有关。如家族中可有多发性恶性肿瘤情况;患有其他遗传性疾病或严重联合免疫缺陷病的患儿,其白血病的发病率明显高于普通儿童;单卵孪生儿中一个患急性白血病,另一个患白血病的概率也高,比双卵孪生儿的发病率高 12 倍。部分染色体异常的先天性疾病(如 Down 综合征、Bloom 综合征、Fanconi 贫血等)成为罹患白血病的危险因素。

【发病机制】

目前尚未完全明了,下列机制可能是白血病发病的主要原因:

　　1. **原癌基因转化**　人类染色体基因组中存在原癌基因(又称细胞癌基因),其主要功能是参与调控细胞的增殖、分化和衰老、死亡。在致癌基因的作用下,机体原癌基因发生点突变、移码错误及染色体易位或基因扩增,转化为肿瘤基因,从而导致白血病的发生。

　　2. **抑癌基因畸变**　正常人体内存在抑癌基因,如 *RB*、*P53*、*WT1* 等,这些基因发生突变、缺失时,将失去其抑癌活性,使癌细胞异常增殖而发病。

3. **细胞凋亡受抑** 研究发现,急性白血病时抑制细胞凋亡的基因常高表达,而促进凋亡的基因表达降低或突变;特异染色体易位产生的融合基因也可抑制细胞凋亡。

4. **"二次打击"学说** 即患儿具有两个明显的、间隔或大或小的短暂接触窗,一个在子宫内,白血病可有染色体重排;一个在出生后,产生第二次遗传学改变,从而导致白血病的发生。

【分类与分型】

根据增生的白细胞种类不同可分为急性淋巴细胞白血病(acute lymphoblastic leukemia,ALL,简称急淋)和急性非淋巴细胞白血病(acute non-lymphoblastic leukemia,ANLL,简称急非淋)两大类。儿童以急淋发病率最高,占70%~85%。

目前,常采用形态学(M)、免疫学(I)、细胞遗传学(C)和分子生物学(M),即 MICM 综合分型(表21-1),以指导治疗和判断预后。

表21-1　急性白血病的分型

分型方法	急性淋巴细胞白血病	急性非淋巴细胞白血病
形态学分型(FAB分型)	L_1 型:以小细胞为主,约占80%以上 L_2 型:以大细胞为主,细胞大小不一,约占15% L_3 型:以大细胞为主,细胞大小一致,仅占4%以下	M_0:原粒细胞微分化型 M_1:原粒细胞白血病未分化型 M_2:原粒细胞白血病部分分化型 M_3:颗粒增多的早幼粒细胞白血病 M_4:粒-单核细胞白血病 M_5:单核细胞白血病 M_6:红白血病 M_7:急性巨核细胞白血病
免疫学分型	T 系 ALL(T-ALL) B 系 ALL(B-ALL) 伴有髓系标志的 ALL(My$^+$-ALL)	髓系标志中的一项或多项阳性
细胞遗传学改变	染色体数目改变 染色体核型改变	染色体数目改变 染色体核型改变
分子生物学改变	特异性基因重排 ALL 表达相关的融合基因	融合基因
临床分型	高危型(HR-ALL) 中危型(IR-ALL) 低危型(LR-ALL)	高危型 非高危型

【临床表现】

各型急性白血病的临床表现基本相同。大多数起病较急,早期可有面色苍白、精神不振、乏力、食欲低下、鼻出血和/或齿龈出血等症状;少数患儿以发热和类似风湿热的骨、关节疼痛为首发症状。主要表现如下:

1. **发热** 常为首见症状,热型不定,一般不伴寒战。主要原因为白血病性发热,多为低热且抗生素治疗无效;另一原因为感染,常见部位为呼吸道、消化道、皮肤黏膜,甚至败血症,多为高热。

2. **贫血** 出现较早,呈进行性加重,表现为苍白、乏力、活动后气促等。主要原因是骨髓造血干细胞受抑制。

3. **出血** 以皮肤、黏膜出血多见,表现为紫癜、瘀斑、鼻出血、齿龈出血、消化道出血和血尿。偶

Note:

见颅内出血,是白血病患儿死亡的重要原因之一。主要原因是由于白血病细胞浸润骨髓,巨核细胞受抑制,使血小板的生成减少所致。

4. 白血病细胞浸润引起的症状和体征　可浸润机体的各组织器官。

（1）肝、脾、淋巴结浸润:表现为肿大,可有压痛。纵隔淋巴结肿大时可出现呛咳、呼吸困难和静脉回流受阻等压迫症状。

（2）骨、关节浸润:骨和关节疼痛多见于急淋患儿,部分患儿为首发症状。骨痛主要与骨髓腔内白血病细胞大量增生、压迫和破坏邻近骨质及浸润骨膜有关。

（3）中枢神经系统白血病(central nervous system leukemia,CNSL):白血病细胞侵犯脑实质和/或脑膜时即导致,出现头痛、呕吐、嗜睡、视神经盘水肿、惊厥甚至昏迷,脑膜刺激征等表现;浸润脊髓可致截瘫,脑脊液中可发现白血病细胞。

（4）绿色瘤:绿色瘤是急性粒细胞白血病的一种特殊类型。白血病细胞浸润眶骨、颅骨、胸骨、肋骨或肝、肾、肌肉等,在局部形成块状隆起,因肿块切面呈绿色而得名。可能是光紫质或胆绿蛋白的衍生物。

（5）其他组织器官浸润:可浸润皮肤、睾丸、心脏等组织器官而出现相应的症状、体征。

【辅助检查】

1. 血常规　红细胞数及血红蛋白量均减少,多呈正细胞正色素性贫血。网织红细胞数多较低。白细胞数高低不一,增高者约占50%以上,以原始和幼稚细胞为主。血小板数降低。

2. 骨髓检查　骨髓检查是确立诊断和判定疗效的重要根据。典型的骨髓象为白血病原始和幼稚细胞极度增生,幼红细胞和巨核细胞减少,少数患儿表现为骨髓增生低下。

3. 其他检查　如组织化学染色、溶菌酶检查、肝肾功能检查和胸部X线检查等。

【治疗要点】

采用以化疗为主的综合疗法。原则是早诊断、早治疗;严格分型、按分型选方案;采用早期连续适度化疗和分阶段长期规范治疗的方针;早期防治髓外白血病;重视支持治疗;应用造血干细胞移植等。持续完全缓解2~3年者方可停止治疗。停药后尚须继续追踪观察数年。

1. 化学药物治疗（化疗）　目的是杀灭白血病细胞,解除白血病细胞浸润引起的症状,使病情缓解并巩固治疗效果,以至治愈。通常按次序、分阶段进行:

（1）诱导缓解治疗:是患儿能否长期无病生存的关键,需联合数种化疗药物,最大限度地杀灭白血病细胞,使尽快达到完全缓解。

（2）巩固治疗:在完全缓解状态下最大限度杀灭微小残留白血病细胞,防止早期复发.

（3）防治髓外白血病:中枢神经系统白血病和睾丸白血病均会导致骨髓复发、治疗失败,因此,髓外白血病的有效防治是白血病,特别是急淋患儿获得长期生存的关键措施之一。儿童急性白血病常用化疗药物见表21-2。

表21-2　儿童急性白血病常用化疗药物简介

药物	主要作用	给药途径	剂量和用法*	毒性作用
泼尼松(Pred)	溶解淋巴细胞	口服	40~60mg/（m² · d）,分3次	高血压,库欣综合征,骨质疏松,易感染
地塞米松(Dex)	溶解淋巴细胞	口服	6~10mg/（m² · d）,分3次	同上

Note：

续表

药物	主要作用	给药途径	剂量和用法*	毒性作用
6-巯嘌呤(6-MP)	抗嘌呤合成,使 DNA 和 RNA 合成受抑制	口服	每次 50～90mg/m²,每日 1 次	骨髓抑制,肝损害
6-硫鸟嘌呤(6-TG)	同 6-MP	口服	每次 75mg/m²,每日 1 次	同 6-MP
环磷酰胺(CTX)	抑制 DNA 合成,使细胞停止在分裂期,阻止进入 S 期	口服	2～3mg/(kg·d),每日 1 次	骨髓抑制,脱发,出血性膀胱炎,肝损害,口腔溃疡
		静滴	200～400mg/m²,每周 1 次	
甲氨蝶呤(MTX)	抗叶酸代谢,阻止四氢叶酸生成,抑制 DNA 合成	肌注或静滴	每次 15～25mg/m²,每周 1～2 次	骨髓抑制,肝损害,口腔、胃肠道溃疡,恶心、呕吐、巨幼红样变
		鞘内注射(鞘注)	每次 10mg/m²,隔天或 1 周 1 次	
阿糖胞苷(Ara-c)	抗嘧啶代谢,抑制 DNA 合成,作用于 S 期	静滴或肌注	100～200mg/(m²·d),分 2 次	骨髓抑制,脱发,口腔溃疡,恶心、呕吐
		鞘注	每次 30mg/m²,隔日或每周 1 次	
柔红霉素(DNR)	抑制 DNA 和 RNA 合成	静滴	每次 30～40mg/m²,每日 1 次,共 2～4 次	骨髓抑制,心脏损害,胃肠反应,局部刺激
去甲氧柔红霉素(IDA)	抑制 DNA 合成	静滴	每次 10mg/m²,每日 1 次,共 2d	骨髓抑制,心脏毒性,肝损害,胃肠反应
阿霉素(ADM)	抑制 DNA 和 RNA 合成	静注	每次 40mg/m²,每日 1 次,共 3d	骨髓抑制,心脏毒性,脱发,胃肠反应
门冬酰胺酶(ASP)	溶解淋巴细胞,分解门冬酰胺	静滴	0.6 万～1 万 IU/(m²·d),隔日 1 次,共 6～10 次	肝损害,过敏反应,胰腺炎,氮质血症,糖尿,低血浆蛋白
长春新碱(VCR)	抑制 DNA 合成,阻滞细胞分裂	静注	每次 1.5～2mg/m²,每周 1 次	周围神经炎,脱发
三尖杉碱(H)	抑制蛋白质合成,水解门冬酰胺	静滴	每次 4～6mg/m²,每日 1 次,共 5～7d	骨髓抑制,心脏损害,胃肠反应
依托泊苷/足叶乙甙(VP16)	抑制 DNA 和 RNA 合成	静滴	每次 100～150mg/m²,每日 1 次,共 2～3d	骨髓抑制,肝肾损害,胃肠反应
替尼泊苷(VM26)	破坏 DNA,阻断 G₀ 和 M 期	静滴	同 VP16	同 VP16
全反式维 A 酸(ATRT)	诱导分化剂,与 PML/RARa 融合基因结合	口服	每日 30～60mg/m²,分 2～3 次	维 A 酸综合征

* 剂量和用法随方案而不同。

常用的化疗方案:在诱导缓解治疗期,ALL 常用 VDLP 方案,即 VCR+DNR+L-ASP+Pred;而 ANLL 多采用 DA 方案(DNR+Ara-c)或 DAE 方案(DNR+Ara-c+VP16)。在巩固治疗期,ALL 常用 CAM 方案(CTX+Ara-c+6-MP);而 ANLL 常选用有效的原诱导方案治疗 1～2 个疗程。防治髓外白血病 ALL 常选大剂量 MTX 及三联鞘注(MTX+Ara-c+Dex),ANLL 则选三联鞘注。

2. **支持治疗**　包括防治感染、营养支持、成分输血、高尿酸血症的防治及骨髓抑制明显者予以集落刺激因子等。

3. **造血干细胞移植（hematopoietic Stem cell transplantation，HSCT）**　HSCT 不仅可提高患儿的长期生存率，还可能根治白血病。目前 HSCT 多用于 ANLL 和部分高危型 ALL 患儿，标危型 ALL 一般不采用。

知 识 链 接

积极推进非血缘造血干细胞移植的临床应用

HSCT 是治愈多种造血系统良恶性疾病及部分非血液系统疾病的重要手段之一。同胞全合供者是最佳的异基因（allogeneic）HSCT 供源。在同胞全合供者匮乏的背景下，非血缘供者、半相合供者、脐血可作为备选。HSCT 技术进展极大，且呈现稳定增长的态势。

随着移植技术方案的成熟和支持治疗的进步，非血缘全合造血干细胞移植（MUD-HSCT）的疗效已达到了与同胞相合造血干细胞移植（MSD-HSCT）接近的水平，其发展得益于 HLA 配型技术的进步。目前，我国非血缘造血干细胞移植技术的疗效与国际先进水平接近。与血缘相合移植相比，非血缘全合造血干细胞移植相关并发症和死亡率仍较高，急性移植物抗宿主病（GVHD）较低。GVHD、植入失败和疾病复发仍是影响非血缘全合造血干细胞移植疗效和面临的主要困难。随着骨髓库的不断扩容，HLA 高分辨配型、预处理方法、并发症防治和支持治疗手段等移植技术的进步，非血缘造血干细胞移植将有更好的应用前景和疗效。

【**预后**】

近 20 年来，治疗白血病的新药物不断涌现，化疗方案和治疗方法不断改进，急性白血病的预后明显改善。尤其是造血干细胞移植技术和方法的不断改进，移植成功率逐渐增高。目前，儿童 ALL 缓解率可达 95% 以上，5 年无病生存率已达 70%~85%，治愈率已达 80%，ALL 已成为一种可治愈的恶性肿瘤；ANLL 的疗效不及 ALL，完全缓解率达到 70%~85%，5 年无病生存率达 40%~50%。

【**护理评估**】

1. **健康史**　了解患儿的住院史、手术史及感染史等。注意患儿是否有放射线、辐射、重金属等接触史；家族中是否有肿瘤患者及其疾病类别。评估患儿本次发病情况、主要症状和体征等。

2. **身体状况**　评估患儿的生命体征、贫血及其程度；注意有无出血倾向，如瘀点、瘀斑、紫癜及黏膜出血等，肝、脾、淋巴结肿大情况，有无骨痛、关节痛等。评估患儿的血常规、骨髓检查等结果变化。

3. **心理社会状况**　评估患儿及家长的心理状态、对突发事件的应对能力、对病情的认识程度和对护理的要求。评估家庭经济状况及其支持系统。

【**常见护理诊断/问题**】

1. **体温过高**　与大量白血病细胞浸润、坏死和/或感染有关。

2. **活动无耐力**　与贫血致组织缺氧有关。

3. **营养失调：低于机体需要量**　与疾病过程中消耗增加、抗肿瘤治疗致恶心、呕吐、食欲下降以及摄入不足有关。

4. **有感染的危险**　与机体免疫功能低下有关。

5. **潜在并发症**：药物副作用如骨髓抑制、胃肠道反应等。

6. **疼痛**　与白血病细胞浸润有关。

7. **恐惧** 与病情重、侵入性治疗及护理技术操作多、预后不良等有关。

8. **悲伤** 与白血病久治不愈有关。

【预期目标】

1. 患儿体温维持在正常范围。

2. 患儿或家长能合理安排患儿的休息。

3. 患儿摄入足够的能量和营养素,体重无减轻。

4. 患儿在治疗过程中无感染或感染得到及时发现和处理。

5. 患儿不发生并发症或发生时能被及时发现,得到及时适当的处理。

6. 患儿疼痛得到较好控制。

7. 患儿能说出自己的感受,恐惧心理逐渐减轻。

8. 患儿及家长逐渐接受疾病事实,积极配合治疗,有战胜疾病的信心。

【护理措施】

1. **维持正常体温** 监测体温,观察热型及热度。遵医嘱给高热患儿应用退热剂,观察降温效果,防止虚脱。防治感染。

2. **休息** 患儿需卧床休息。长期卧床者,应常更换体位,预防压疮。

3. **加强营养** 给予高蛋白、高维生素、高热量、清淡、易消化的饮食,以半流质为主,少量多餐。鼓励患儿进食;不能进食者,可静脉补充。食物应清洁、卫生,食具应消毒。

4. **防治感染**

(1) 保护性隔离:与其他病种患儿分室居住,防止交叉感染。粒细胞数极低和免疫功能明显低下者应住单间,有条件者住层流室或无菌单人层流床。房间每日消毒。限制探视者人数和次数,感染者禁止探视。接触患儿前认真洗手,必要时进行手消毒。

(2) 注意患儿个人卫生:教会家长及年长患儿正确的洗手方法;保持口腔清洁,进食前后用温开水或漱口液漱口;宜用软毛牙刷或海绵,以免损伤口腔黏膜及牙龈,导致出血和继发感染;有黏膜真菌感染者,可用氟康唑或依曲康唑涂擦患处。勤换衣裤,每日沐浴,以利于汗液排泄,减少皮肤感染。保持大便通畅,便后用温开水或盐水清洁肛周,保持会阴部清洁;预防和治疗肛周脓肿。

(3) 严格执行无菌技术操作,遵守操作规程。

(4) 避免预防接种:免疫功能低下者,暂时避免减毒活疫苗预防接种,以防发病。

(5) 观察感染早期征象:监测生命体征,观察有无牙龈肿痛、咽红、咽痛;皮肤有无破损、红肿;肛周、外阴有无异常等。发现感染先兆,应协助医生做血液、尿液、粪便和/或分泌物的培养,并遵医嘱应用抗生素。监测血常规变化,中性粒细胞数很低者,遵医嘱皮下注射集落刺激因子,使中性粒细胞合成增加,增强机体抵抗力。

5. **应用化疗药物的护理**

(1) 熟悉各种化疗药物的药理作用和特性,了解化疗方案及给药途径,正确给药:①化疗药物多为静脉给药,药液渗漏可致局部疼痛、红肿、甚至坏死。静脉输注前应确认导管通畅并在血管内,输注过程中应密切观察,防止液体渗漏。一旦发生渗漏应立即停止输液,并作局部处理。②某些化疗药物(如 ASP)可致过敏反应,用药前应询问患儿用药史和过敏史,用药过程中要观察有无过敏反应。③光照可使某些化疗药物(如 VP16,VM26)分解,静脉滴注时应避光。④鞘内注射化疗药物时,浓度不宜过大,药量不宜过多,缓慢推入,术后应平卧 4~6h。

(2) 观察及处理化疗药物毒性作用:掌握化疗药物常见的毒副作用和个别药物的特殊毒性作用,加强观察并采取必要的治疗和护理措施。①骨髓抑制:监测血象,及时防治感染;观察有无出血倾向和贫血表现;②恶心、呕吐:用药前半小时可给予止吐药;③口腔溃疡:加强口腔护理;给予清淡、易消化的流质或半流质饮食;疼痛明显者,进食前可给予局麻药或敷以溃疡膜、溃疡糊剂等;④脱发:应用化疗药物前告知年长患儿及家长备好假发、帽子或围巾;⑤出血性膀胱炎:鼓励患儿尤其是应用环磷酰胺者多饮水,遵医嘱水化和碱化尿液;⑥库欣貌及情绪改变:多关心患儿,给予信心和鼓励,告知年长患儿及家长糖皮质激素停药后会消失;⑦其他:如心脏毒性、神经毒性等。

（3）自我防护及环境保护:①化疗药物最好在中央药房集中配制,无条件者应在生物安全柜下配制,减少污染;②操作者应戴手套、口罩、面罩或护目镜;③避免药液/药粉喷洒;④一旦溅在皮肤、黏膜上马上冲洗干净;⑤所有用物应专门处置。

（4）保护患儿血管:有计划地应用血管,采用静脉留置针、经外周穿刺中心静脉置管、植入式静脉输液港等静脉给药技术,以减少穿刺次数及对血管的损伤。输注过程中防止药液渗漏,一旦渗漏,及时处理。

6. **防治出血** 参见第十三章中的免疫性血小板减少症。

7. **正确输血** 白血病患儿常有贫血、出血,在治疗过程中,常需输红细胞制剂、血小板制剂等。输注时应严格执行输血制度,观察疗效及有无输血反应。

8. **减轻疼痛** 尽量减少因诊疗、护理操作而给患儿带来的痛苦。及时评估患儿的疼痛及镇痛需求。各种穿刺前可给予表面麻醉剂减少疼痛,必要时遵医嘱给予止痛剂,并观察止痛效果。

9. **情感支持和心理疏导**

（1）指导坚持定期化疗:解释化疗是儿童白血病首要的治疗方法。提供本病国内外治疗进展信息,帮助年长患儿和家长增强战胜疾病的信心。

（2）重视心理护理与人文关怀:应贯穿于整个治疗、护理和随访全过程,关怀患儿及家长,开展儿童医疗辅导、心理咨询与干预和游戏文艺活动等,做好患儿及家长的健康教育,减轻或消除他们的恐惧心理,积极应对,顺利完成治疗。

（3）搭建相互交流的平台:如定期召开家长座谈会或患友联谊会,相互交流成功经验和体验,共同面对困难。

（4）提供必要的社会支持,建立多学科联合团队,以助其度过难关。

知 识 链 接

儿童医疗辅导

儿童医疗辅导（child life specialist）是最早在美国儿童医院建立的游戏项目,应用治疗性游戏、感觉表达、心理准备、健康教育等方式,对患儿进行干预和指导,帮助医护人员与患儿建立信任关系,缓解患儿医疗恐惧,降低焦虑情绪,提高其治疗依从性和对压力的调适能力,改善就医体验。

儿童医疗辅导基于儿童年龄段的特点,结合患儿即将进行的医疗护理特点,进行游戏设计而开展活动,如假扮自己是护士,游戏者与患儿共同阅读绘本,为患者播放喜好的动画片,通过演示让患儿了解即将进行的治疗过程,模拟操作等;同时做好家长的健康教育,避免对患儿使用恐吓、威胁等语言,为家长讲解治疗过程及注意事项,说明利弊,让家长融入患儿的游戏中。游戏可分为集体游戏和单人游戏两类。

10. **健康教育** 讲解白血病的有关知识。教会家长及患儿如何预防感染和观察感染及出血征象,出现异常如发热、心率及呼吸加快、鼻出血或其他出血征象,及时就诊。指导家长及年长患儿理解定期化疗的重要性。化疗间歇期可酌情参加学校学习,以利其生长发育。鼓励患儿参与体格锻炼,增强抗病能力。定期随访,监测治疗方案执行情况。重视患儿的心理状况并给予正确引导,使患儿在接受治疗的同时,心理社会及智力也得以正常发展。

Note:

【护理评价】

1. 住院期间患儿体温是否正常。

2. 患儿能否得到充分休息。

3. 患儿摄入的能量及营养素是否足够,体重是否有增长。

4. 患儿有无感染的发生。

5. 患儿并发症及药物毒副作用是否及时发现并得到有效控制。

6. 患儿是否有疼痛及疼痛的控制效果。

7. 患儿恐惧心理是否减轻。

8. 患儿的心理及情绪是否平稳,患儿及家长对疾病是否有一定了解,能否积极配合治疗和护理,有无战胜疾病的信心等。

第二节　淋　巴　瘤

淋巴瘤(lymphoma)是一组原发于淋巴结或其他淋巴组织的恶性肿瘤,临床表现为进行性、无痛性淋巴结肿大和局部肿块及其相应组织器官的压迫症状,常伴肝脾大,晚期可有发热、贫血、出血和恶病质表现。淋巴瘤是儿童时期常见的恶性肿瘤,居儿童青少年恶性肿瘤的第 3 位,约占 15%,可发生于身体的任何部位,男孩多于女孩。儿童淋巴瘤分为霍奇金淋巴瘤和非霍奇金淋巴瘤两大类,我国儿童以非霍奇金淋巴瘤多见,占 80%~85%。

一、霍奇金淋巴瘤

霍奇金淋巴瘤(Hodgkin lymphoma,HL)是来源于 B 淋巴细胞的淋巴瘤,主要累及淋巴结、肝、脾和骨髓,特点是进行性无痛性淋巴结肿大,典型的病理特征是肿瘤细胞散在于大量的免疫背景细胞中。其发病率约占全部儿童肿瘤的 5%,男孩更多见,多见于青少年和青年,5 岁以下很少发病。

【病因与发病机制】

尚不清楚,目前认为可能与下列因素有关:

1. **病毒感染**　EB 病毒感染可能与 Burkitt 淋巴瘤发病有密切关系。病毒感染后使淋巴组织持续增生,引起胸腺系统淋巴细胞的表面抗原性改变。这种细胞又与正常 T 淋巴细胞相互作用形成肿瘤性网状细胞和终末期多核巨网细胞(R-S 细胞),使淋巴免疫耗竭而发生肿瘤。HIV 感染者发生霍奇金淋巴瘤的风险是正常人群的 10~20 倍。

2. **其他因素**　遗传易感性、自身免疫性疾病和辐射、药物暴露等使发生霍奇金淋巴瘤的风险增加。

【病理生理与分型】

根据肿瘤细胞的免疫特性分为经典型霍奇金淋巴瘤(classic HL,CHL)和结节性淋巴细胞为主型HL(nodular lymphocyte predominant HL,NLPHL)。

CHL 约占 HL 的 95%,可分为四个亚型:淋巴细胞丰富型、结节硬化型、混合细胞型和淋巴细胞消减型。其病变部位淋巴结肿大,正常结构受破坏。活检可见 R-S 细胞、淋巴细胞、嗜酸粒细胞、中性粒细胞、组织细胞和浆细胞浸润,并可有纤维组织形成。出现 R-S 细胞即可确诊。

霍奇金淋巴瘤转移较慢,首先扩散的部位是邻近淋巴结,然后沿淋巴管扩散,晚期可发生脾、肝、肺和骨髓转移。

【临床分期】

临床分期有助于选定治疗方案和判断预后,通常分为四期(表 21-3)。

表 21-3　霍奇金淋巴瘤的临床分期

分期	病变范围
I	仅限于单个淋巴结区或淋巴样组织或单个淋巴结外器官或部位
II	累及膈肌同侧 2 个或 2 个以上淋巴结区,或外加局限一个淋巴结外器官/部位
III	累及膈肌两侧淋巴结,可能伴有脾受累或外加淋巴结外器官、部位受累
IV	累及淋巴结外的一个或多个器官或组织,同时伴或不伴相关的淋巴结受累肿大

【临床表现】

最早表现为慢性、进行性、无痛性淋巴结肿大,通常在颈部或锁骨上,其次为颌下、腋下、腹股沟等处,肿大淋巴结可粘连融合成块,质硬无压痛。肿大的淋巴结压迫邻近器官引起相应症状,如纵隔淋巴结肿大可致持续性干咳、胸闷、呼吸困难和上腔静脉压迫症,腹腔淋巴结肿大可出现腹痛、甚至肠梗阻等。患儿可有发热、盗汗、恶心、食欲下降、疲乏、消瘦等全身症状。皮肤瘙痒在儿童少见。晚期可见淋巴结外组织及脏器侵犯的表现。

【辅助检查】

1. **影像学检查**　B 超是最普遍实用的检查,可观察淋巴结结构及肿瘤的范围、大小。增强 CT、PET-CT 也可用于临床诊断及评价疗效。

2. **淋巴结活检**　是确诊的依据。为进行临床分期,还需进一步的检查,如:X 线、CT、骨髓检查等。

3. **血常规**　中性粒细胞升高,淋巴细胞减少,单核细胞升高,可有轻至中度贫血。

4. **血液其他检查**　血沉增快,肝功能异常,免疫系统异常等。

【治疗要点】

根据临床分期及危险度评估结果,应用联合化疗伴或不伴受累野的放疗。

常用的化疗药物有:环磷酰胺、氮芥、长春新碱、丙卡巴肼、泼尼松、阿霉素、博来霉素、长春碱、阿糖胞苷、依托泊苷等。化疗疗程及间隔时间根据具体分期而异。

其他如分子靶向治疗、免疫靶向治疗及放射标记的抗体治疗也在进行中。

【预后】

长期生存较好。如果放疗和化疗联合应用,I 期和 II 期患儿的 5 年生存率高达 90%,III 期达 80%,IV 期仅为 25%~50%。但是,治疗可能导致继发肿瘤如白血病和其他实体瘤。

二、非霍奇金淋巴瘤

非霍奇金淋巴瘤(non-Hodgkin lymphoma,NHL)是一组原发于淋巴结外淋巴组织的高恶度、高侵袭性恶性肿瘤。约占儿童所有肿瘤的 6.3%。

【病因】

目前尚未完全清楚,可能与病毒感染、免疫缺陷如患先天性或后天性免疫缺陷综合征、长期接受免疫抑制剂治疗等有关。

其他如环境、遗传因子等因素可能与非霍奇金淋巴瘤的发病有关。

【病理生理】

NHL 是弥漫性、高分化、淋巴结外的肿瘤。肿瘤细胞多在淋巴结和脾脏内,也可累及骨髓和脑脊液,生长迅速并快速广泛地扩散。

分型:病理分型目前普遍采用 WHO 2010 分类法,分为淋巴母细胞淋巴瘤和成熟阶段淋巴细胞淋巴瘤。根据免疫学分类可分为 T 细胞和 B 细胞型。

【临床表现】

主要取决于疾病的部位和程度。一般有发热和体重减轻。前体 T 淋巴母细胞型主要表现为淋巴结肿大,以颈部、锁骨上和腋下多见,胸部、腹部或腹股沟淋巴结也可首先受累。纵隔淋巴结受累,可能会压迫上腔静脉致静脉回流受阻,引起颈面部及上肢水肿;也常累及中枢神经系统。前体 B 淋巴母细胞型常见淋巴结肿大及皮肤、软组织和骨侵犯,也可发生骨髓和中枢神经系统浸润。成熟 B 细胞型以腹腔淋巴结肿大或腹部肿块最常见,出现腹痛、腹水及其他急腹症表现,极易扩散到肝、脾、肾、骨髓及中枢神经系统。

【辅助检查】

受累淋巴结活检和骨髓穿刺是确诊的依据。放射检查如 X 线、CT、MRI 及 B 超检查等可以明确病变的范围和转移的部位。

【治疗要点】

1. 化疗　根据类型选择方案。常用的化疗药物有:环磷酰胺、阿霉素、长春新碱、泼尼松、甲氨蝶呤、阿糖胞苷、依托泊苷等。由于非霍奇金淋巴瘤常累及中枢神经系统,鞘内注射也常采用。

2. 放疗　局部淋巴结放疗。

3. 支持疗法与合并症治疗　注意休息,加强营养,防治感染;早期处理合并症。

【预后】

局灶性病变患儿预后良好,可长期缓解。淋巴母细胞型患儿如果有区域性病变的,其无病生存率为 60%~80%,如果是局灶性的则高达 80%。成熟 B 细胞淋巴瘤预后好,患儿无病生存率为 70%~80%,甚至达 90%;治疗前巨大瘤灶及高肿瘤负荷、进展期伴中枢神经侵犯、早期治疗反应差者预后差。

三、淋巴瘤患儿的护理

【常见护理诊断/问题】

1. 恐惧　与恶性病的诊断及不良预后有关。

2. 有感染的危险　与免疫功能下降有关。

3. 潜在并发症:药物副作用。

【护理措施】

1. 协助家庭成员接受并认识疾病　所有检查都要详细告诉父母,减轻焦虑。关心体贴患儿及家长,鼓励表达其内心感受,提供心理支持。鼓励家长陪伴患儿,尽可能提供一些娱乐活动分散患儿注意力。鼓励患儿多休息,保持愉快的心情。

2. **保证营养**　提供高热量、高蛋白、高维生素食物,鼓励进食,保证营养摄入。

3. **防治感染**　见本章第一节。

4. **用药护理**　观察放疗、化疗的副作用,并予以相应处理。

5. **健康教育**　向家长及患儿讲解疾病相关知识及如何观察放疗、化疗的副作用;鼓励患儿及其父母参与护理计划的制订并实施护理,包括用药护理、日常营养、预防感染等;指导家长及患儿定期化疗或放疗、门诊随访等。

第三节　肾母细胞瘤

肾母细胞瘤(nephroblastoma)又称肾胚胎瘤(renal embryoma),是原发于肾脏的胚胎性恶性混合瘤,婴幼儿最常见的恶性实体瘤之一,约占儿童实体瘤的 8%,多发于 3 岁左右儿童。

【病因】

1. **基因突变**　肿瘤起源于后肾胚基,近年已肯定 *WT1* 和 *WT2* 基因的突变或抑癌基因丢失与肾母细胞瘤的发生有关。也有学者认为还可能与某些先天畸形有关,如虹膜缺如、偏肢体肥大、泌尿生殖系的畸形等。

2. **遗传因素**　部分患儿具有家族史,具有遗传倾向,肿瘤发生更早,更易为双侧性及多中心形式。

【病理】

肾母细胞瘤是边界清晰和有包膜的单个实体瘤,可发生于肾的任何部位。肿瘤剖面呈鱼肉样膨出、灰白色,常有出血及梗死而呈橘黄色或棕色,间有囊腔形成。肿瘤可破坏压迫肾组织或突破肾被膜而广泛浸润周围组织和器官,也可经淋巴和血行转移。

【分型】

肿瘤组织有 3 种结构:间质、上皮和胚芽组织。典型肾母细胞瘤组织中三种基本成分之一占 65%以上则分别定为胚芽型、间叶型和上皮型,如果三种成分均未达到 65% 则为混合型。

【临床表现】

1. **全身症状**　偶见低热,晚期可出现食欲缺乏、体重下降、恶心、呕吐等。

2. **原发灶表现**　腹部肿块是最常见的症状。肿块较小时可无任何症状,多为父母给患儿沐浴更衣时偶然发现。肿块位于上腹季肋部一侧,表面光滑,中等硬度,无压痛,触之不易推动。

3. **局部压迫症状**　巨大肿瘤压迫腹腔脏器或占据腹腔空间,可出现气促、烦躁不安、食欲下降、消瘦等。部分患儿可有腹痛、腹胀。少数患儿可有镜下血尿,肉眼血尿少见。25%~63%的患儿有高血压。

4. **转移症状**　肿瘤主要经血行转移,最常见的是肺部转移,其次是肝,脑部和骨骼转移较少,其他部位转移罕见。转移后患儿咳嗽、咯血、气促、腹痛等表现不明显。因此,临床上对于远处转移灶的诊断,主要通过 CT 检查发现有结节影或异常强化包块影。也可通过淋巴道转移至其他部位。

【辅助检查】

1. **血常规**　正常或红细胞增多。

2. **影像学检查**

(1) 腹部 B 超:可确定是实质性或囊性肿块,肿瘤是否侵入血管。

（2）静脉尿路造影：可发现肾盂肾盏是否被挤压、移位、拉长变形或破坏，破坏严重者肾脏不显影。

（3）CT 或 MRI：可判断肿块的性质、原发瘤的侵犯范围及与周围组织、器官的关系，主动脉旁淋巴结是否受累，有无脏器的转移性病变。

（4）其他：如胸部 X 线检查、骨扫描等。

【治疗要点】

以联合治疗为主，包括手术、化疗、放疗。

1. **手术治疗** 早期经腹切除受累部位。

2. **化疗** 化疗可使肿瘤缩小，以利于手术，也可作为手术后的辅助治疗。常用阿霉素、放线菌素 D、长春新碱等，也可用顺铂、依托泊苷等。

3. **放疗** 该肿瘤对放疗很敏感。肿瘤局限于肾内者不采用，术前放疗用于巨大肾母细胞瘤，术后放疗不宜晚于 10d。

【预后】

影响预后的因素有病理组织类型及分期、有无淋巴及血行转移等。未发生间变者预后良好，约占 90%。治疗后 2 年不复发，即考虑为治愈，治愈率达到 80%～90%。

【常见护理诊断/问题】

1. **营养失调：低于机体需要量** 与疾病过程中消耗增加、抗肿瘤治疗致恶心、呕吐、食欲下降以及摄入不足有关。

2. **潜在并发症**：化疗、放疗的副作用，如骨髓抑制、胃肠道反应等。

3. **预感性悲哀** 与恶性疾病有关。

【护理措施】

1. **合理营养** 鼓励患儿进食，少食多餐，提供高热量、高蛋白、高维生素、易消化的食物，保证营养素的供给，增强机体的抵抗力。

2. **围手术期护理** 手术前，尽量减少触摸肿块，以免过度触摸可能致肿瘤细胞扩散；术后应监测血压和感染的症状，特别是化疗期间，观察并处理毒副反应和并发症。

3. **心理护理** 了解患儿及家长的心理状态，给予心理支持，保持愉快心情，鼓励他们建立战胜疾病的信心，正确面对疾病，主动配合治疗。

4. **健康教育** 讲解疾病相关知识及治疗护理进展；指导患儿休息和营养；指导用药，定期随访，保证疗效；养成良好的卫生习惯，预防感染。

第四节　神经母细胞瘤

神经母细胞瘤（neuroblastoma）是起源于胚胎性交感神经节细胞的恶性肿瘤，可原发于肾上腺髓质或交感神经链的任何部位，发病频度依次为肾上腺、腹膜后脊柱旁、后纵隔、盆腔及颈部。多见于 3～4 岁儿童，男女比例为 1.2∶1。占儿童期肿瘤的 8%，占儿童肿瘤死亡率的 15%。我国的发病率为 5/100 万。

【病因】

尚不清楚。研究发现第一对染色体短臂等位基因（抑癌基因）的缺失和癌基因 *N-myc* 的扩增与

Note:

本病发生有关。

【病理生理】

肿瘤细胞具有低分化、早期转移扩散的特点。50%的神经母细胞瘤原发于肾上腺,20%原发于胸部,淋巴结转移较常见。大体型态呈结节状,可有假包膜,常见出血、坏死及钙化灶。包括神经母细胞瘤、节细胞性神经母细胞瘤和神经节细胞瘤三个基本组织学类型。

【临床表现】

1. **全身症状** 一般症状包括不规则发热、贫血、乏力;食欲缺乏、体重下降、恶心、呕吐;头痛、易激惹、骨痛等。还可有血压升高、多汗、心悸、面部潮红、腹泻等儿茶酚胺增高的表现。

2. **原发灶表现**

(1)腹部原发灶:肿瘤很小时不易被发现。随着肿瘤长大,可在上腹部发现无痛性包块,常迅速增大并越过中线;质硬、不规则。可出现腹痛或便秘,腹部膨隆;压迫肾脏、输尿管或膀胱可以出现尿频或尿潴留。

(2)腹腔外原发灶:盆腔、胸部、纵隔、颈部肿瘤长大时可出现相应的压迫症状。

3. **转移症状**

(1)骨骼转移:最常见,多见于1岁以上儿童,以颅骨、盆骨和四肢长骨转移为多。表现为骨痛、关节痛、步行困难、跛行、局部骨性隆起、突眼、眼周青肿等。

(2)骨髓转移:发生较早。表现为发热、贫血、肝、脾和淋巴结肿大。

(3)肝转移:多见于1岁以内婴儿,肝脏轻至重度肿大,可有黄疸。

(4)皮肤转移:皮下蓝色坚实的结节。

(5)淋巴结转移:淋巴结肿大。

【分期】

美国儿童肿瘤协作组分期系统将神经母细胞瘤分为五期(表21-4):

表21-4 神经母细胞瘤的分期

分期	病变范围
Ⅰ	肿瘤局限于原发组织或器官
Ⅱ	肿瘤超出原发器官,但未超过中线(ⅡA),同侧淋巴结可能受累(ⅡB)
Ⅲ	肿瘤超过中线,双侧淋巴结可能受累
Ⅳ	肿瘤播散到远处组织或淋巴结,骨髓、肝脏或者其他器官(除Ⅳs期所定义的器官之外)
Ⅳs	<1岁,原发灶为Ⅰ、Ⅱ期,但有局限于肝、皮肤、骨髓的转移灶

【辅助检查】

1. **血常规** 不同程度的贫血。

2. **骨髓检查** 活检或涂片发现神经母细胞肿瘤细胞。

3. **活体组织病理检查** 进行组织学诊断。

4. **尿儿茶酚胺代谢产物测定** 香草基杏仁酸(VMA)和高香草酸(HVA)增高。

5. **影像学检查** 可进行X线、B超、CT、MRI和PET-CT检查,确定病灶大小、范围及与周围组织器官的关系。

6. **遗传学检查** 染色体数量和质量的异常。

【治疗要点】

以手术、化疗、放疗等综合治疗为主。

1. **手术治疗**　均需手术治疗。争取切除全部或大部分原发肿瘤。

2. **化疗**　常用环磷酰胺、异环磷酰胺、阿霉素、顺铂、长春新碱、依托泊苷等。

3. **放疗**　手术未完全切除者、高危病例、化疗无效或手术改善症状不良者可放疗。

4. **造血干细胞移植**　以提高无病生存率。

5. **^{131}I-MIBG 放射性核素碘标记的对碘苄胍**　用于其他治疗无效的复发或顽固性神经母细胞瘤的治疗。

6. **诱导分化治疗**　顺式维 A 酸可诱导神经母细胞瘤分化,促神经母细胞的分化作用。达到治疗作用。

【预后】

1 岁以下的患儿预后最好。第 Ⅰ 期和第 Ⅱ 期的患儿 5 年生存率高达 90%。2 岁以上且诊断时就有转移病变的患儿生存率是 10% ~ 20%。

【常见护理诊断/问题】

1. **活动无耐力**　与肿瘤性贫血有关。

2. **营养失调:低于机体需氧量**　与食欲减退、肿瘤消耗等有关。

3. **预感性悲哀**　与疾病的预后不良有关。

4. **潜在并发症:化疗、放疗的副作用如骨髓抑制、胃肠道反应等。**

【护理措施】

1. **休息与活动**　根据病情适当安排患儿活动与休息时间,协助患儿生活护理及个人卫生。

2. **合理营养**　鼓励患儿进食,提供高热量、高蛋白、高维生素、易消化的食物,保证营养素的供给,增强机体的抵抗力。

3. **心理护理**　了解患儿及家长的心理状态,给予心理支持,鼓励他们建立战胜疾病的信心,正确面对疾病,保持愉快心情,主动配合治疗。

4. **化疗的护理**　熟悉各种化疗药物的药理作用和特性,了解化疗方案及给药途径,正确给药,观察并处理药物毒、副作用。

5. **放疗的护理**　向患儿及家长讲解放疗有关的知识,观察有无乏力、头痛、眩晕、恶心等表现,观察局部有无红斑、色素沉着、干性脱皮、纤维性渗出等,发现异常及时报告医生处理。

6. **健康教育**　讲解疾病相关知识及治疗护理进展;指导患儿休息和营养,增强体质;指导用药,定期随访,保证疗效。

（赵秀芳）

思考题

1. 患儿,女,2 岁,因"面色苍白 1 个月,反复低热半个月"入院。入院查体:体温 37.8℃,面色苍白,精神差,双颌下及颈部可触及蚕豆大小淋巴结,下肢散在出血点伴瘀斑,肝肋下 3cm,脾未及。血常规:RBC $1.8×10^{12}$/L,Hb 56g/L,WBC $56×10^{9}$/L,N 11%,L 87%,PLT $20×10^{9}$/L。

请思考:

(1) 患儿可能的诊断是什么?

Note:

（2）为确立诊断还应首先做的检查是什么？

（3）目前患儿主要的护理问题是什么？

（4）患儿最需要的护理措施是什么？

2. 患儿，男，1 岁半，因上腹部肿块入院。查体：消瘦，腹部膨隆，右侧肋缘下一巨大肿物，表面光滑，质中，无压痛，活动性差。家长述患儿近 2 周食欲明显下降，时有呕吐。

请思考：

（1）患儿可能的诊断是什么？

（2）应及时做哪项检查？

（3）最适合该患儿的治疗措施是什么？

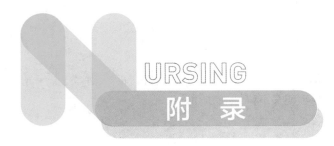

附录1　2015年中国九市儿童体格发育测量值

附表 1-1　2015 年九市 3 岁以下儿童体格发育测量值（$\bar{x} \pm s$）

	年龄/月龄	体重/kg		身长/cm		头围/cm	
		男	女	男	女	男	女
城区	0~<1	3.4±0.4	3.3±0.4	50.4±1.6	49.8±1.6	34.0±1.4	33.7±1.3
	1~<2	5.0±0.6	4.6±0.6	56.3±2.1	55.2±2.0	37.7±1.2	37.0±1.2
	2~<3	6.2±0.7	5.7±0.6	60.2±2.2	58.9±2.1	39.5±1.1	38.6±1.1
	3~<4	7.1±0.8	6.5±0.7	63.4±2.1	61.9±2.2	40.9±1.3	39.9±1.2
	4~<5	7.8±0.9	7.1±0.8	65.8±2.2	64.1±2.1	41.9±1.3	40.9±1.2
	5~<6	8.3±0.9	7.6±0.9	67.7±2.3	66.1±2.3	42.9±1.3	41.8±1.3
	6~<8	8.7±0.9	8.0±0.9	69.5±2.3	67.9±2.3	43.8±1.3	42.6±1.2
	8~<10	9.4±1.0	8.7±1.0	72.5±2.4	70.9±2.6	45.0±1.3	43.9±1.3
	10~<12	9.9±1.1	9.2±1.1	75.1±2.6	73.7±2.7	45.7±1.4	44.7±1.3
	12~<15	10.3±1.1	9.7±1.1	77.6±2.7	76.2±2.7	46.3±1.3	45.3±1.3
	15~<18	11.1±1.2	10.5±1.2	81.4±3.0	80.1±3.0	47.0±1.3	46.1±1.3
	18~<21	11.5±1.3	10.9±1.2	84.0±3.0	82.8±3.0	47.6±1.3	46.6±1.3
	21~<24	12.4±1.4	11.7±1.3	87.3±3.1	86.1±3.1	48.1±1.3	47.1±1.3
	24~<30	13.0±1.5	12.4±1.4	90.6±3.6	89.3±3.6	48.5±1.4	47.5±1.4
	30~<36	14.3±1.7	13.6±1.7	95.6±3.8	94.2±3.8	49.1±1.4	48.2±1.4
郊区	0~<1	—	—	—	—	—	—
	1~<2	5.0±0.6[c]	4.7±0.6[c]	56.3±2.2	55.3±2.1	37.8±1.2[b]	37.1±1.2[c]
	2~<3	6.3±0.8[c]	5.8±0.7[c]	60.5±2.3[c]	59.0±2.2[b]	39.7±1.3[c]	38.8±1.2[c]
	3~<4	7.1±0.8	6.5±0.7	63.3±2.3	61.8±2.2	41.0±1.3	39.9±1.2
	4~<5	7.8±0.9	7.1±0.9	65.6±2.3[b]	64.0±2.2[b]	42.1±1.3[c]	41.0±1.3
	5~<6	8.2±1.0	7.6±0.9	67.5±2.3[b]	65.9±2.3[b]	43.0±1.3	41.9±1.3[c]
	6~<8	8.7±1.1	8.1±1.0	69.4±2.6	67.8±2.5	43.8±1.3	42.8±1.3[c]
	8~<10	9.2±1.1[c]	8.6±1.0[b]	72.2±2.6[c]	70.7±2.5[c]	44.9±1.3	43.8±1.3
	10~<12	9.8±1.1[c]	9.1±1.1[c]	74.8±2.7[c]	73.3±2.6[c]	45.7±1.3	44.6±1.3[b]
	12~<15	10.3±1.2	9.7±1.1	77.5±2.8	76.1±2.7	46.3±1.3	45.2±1.3[c]
	15~<18	10.9±1.2[c]	10.3±1.2[c]	81.1±2.8[c]	79.7±3.0[c]	46.9±1.3	45.9±1.3[c]
	18~<21	11.5±1.3	10.8±1.3[b]	83.6±3.2[c]	82.3±3.1[c]	47.4±1.3[c]	46.4±1.3[c]
	21~<24	12.3±1.4[b]	11.7±1.3[b]	86.7±3.3[c]	85.5±3.2[c]	48.0±1.3[b]	47.0±1.3
	24~<30	13.0±1.5	12.3±1.5	90.6±3.6	89.1±3.5[b]	48.4±1.4[b]	47.4±1.4
	30~<36	14.1±1.7[c]	13.6±1.6	95.1±3.8[c]	94.1±3.7	49.0±1.4[c]	48.1±1.4[b]

注：与城区同年龄同性别比较，[b]p<0.05，[c]p<0.01；—为未测量。

附表 1-2　2015 年九市 3~<7 岁儿童体格发育测量值（$\bar{x}\pm s$）

年龄/岁	体重/kg 男	体重/kg 女	身高/cm 男	身高/cm 女	坐高/cm 男	坐高/cm 女	胸围/cm 男	胸围/cm 女	腰围/cm 男	腰围/cm 女	BMI 男	BMI 女
城区												
3.0~<3.5	15.5±2.0	14.9±1.8[a]	99±4	98±4	58.0±2.5	57.0±2.4	51.1±2.7	50.0±2.5	48.4±3.3	47.6±3.0	15.58±1.35	15.34±1.28
3.5~<4.0	16.6±2.2	16.0±2.0[a]	103±4	102±4	59.6±2.5	58.7±2.4	52.4±2.7	51.0±2.6	49.7±3.4	48.6±3.2	15.57±1.33	15.29±1.30
4.0~<4.5	17.8±2.5	16.9±2.2[a]	107±4	105±4	61.1±2.5	60.1±2.4	53.4±3.0	51.8±2.7	50.7±3.8	49.3±3.3	15.56±1.51	15.18±1.34
4.5~<5.0	19.0±2.8	18.1±2.5[a]	110±5	109±4	62.6±2.6	61.8±2.6	54.6±3.2	52.8±3.1	51.7±4.1	50.0±3.7	15.63±1.57	15.26±1.50
5.0~<5.5	20.4±3.1	19.5±2.9[a]	114±5	113±5[a]	64.2±2.6	63.4±2.5[a]	55.6±3.5	54.0±3.3	52.3±4.3	51.0±4.1	15.57±1.66	15.25±1.62
5.5~<6.0	21.7±3.5	20.7±3.2[a]	117±5	116±5[a]	65.5±2.7	64.8±2.5[a]	56.7±3.8	55.0±3.7	53.4±4.7	51.6±4.4	15.77±1.85	15.35±1.69
6.0~<7.0	23.7±4.0	22.3±3.6[a]	122±5	120±5[a]	67.4±2.8	66.5±2.7	58.3±4.3	56.1±3.9	54.7±5.3	52.5±4.7	15.91±1.98	15.39±1.81
郊区												
3.0~<3.5	15.4±1.9	14.8±1.9	99±4[c]	98±4[c]	57.8±2.5	56.9±2.5	51.2±2.6	49.9±2.5	48.5±3.3	47.7±3.3	15.68±1.30	15.41±1.30
3.5~<4.0	16.5±2.1[b]	15.8±2.0	103±4[c]	102±4[c]	59.4±2.5[c]	58.5±2.4[b]	52.3±2.6	50.9±2.7	49.4±3.3[b]	48.4±3.3	15.58±1.30	15.32±1.30
4.0~<4.5	17.6±2.4[c]	16.9±2.3	106±4[c]	105±4[b]	61.0±2.5[b]	60.0±2.5	53.2±2.9[b]	51.8±2.9	50.4±3.7[b]	49.2±3.6	15.51±1.38	15.27±1.40
4.5~<5.0	18.7±2.8[c]	17.9±2.3[c]	109±5[c]	109±4[c]	62.4±2.6[c]	61.6±2.4	54.2±3.2[c]	52.6±2.8[c]	51.0±4.1[c]	49.7±3.6[c]	15.55±1.52	15.18±1.37
5.0~<5.5	20.0±3.1[c]	19.1±2.7[c]	113±5[c]	112±5[c]	63.8±2.7[c]	63.1±2.5[c]	55.2±3.5[c]	53.5±3.2[c]	51.9±4.6[c]	50.5±4.0[c]	15.58±1.70	15.17±1.52
5.5~<6.0	21.3±3.3[c]	20.3±3.2[c]	116±5[c]	115±5[c]	65.3±2.6[c]	64.4±2.7[c]	56.3±3.6[c]	54.4±3.6[c]	52.8±4.8[c]	51.1±4.5[c]	15.68±1.75	15.25±1.72
6.0~<7.0	23.3±4.0[c]	22.0±3.5[c]	121±5[c]	120±5[c]	67.2±2.8[b]	66.4±2.7	57.9±4.1[c]	55.8±3.7[c]	54.2±5.4[c]	52.0±4.7[c]	15.80±1.96	15.24±1.74

注：男女比较，[a] $p<0.01$；与城区同年龄组比较，[b] $p<0.05$，[c] $p<0.01$。

附录 2　中国儿童膳食营养素参考摄入量

附表 2-1　中国居民膳食能量需要量（EER）

年龄/岁	能量/（kcal·d⁻¹）					
	身体活动水平（轻）		身体活动水平（中）		身体活动水平（重）	
	男	女	男	女	男	女
0~	—[a]	—	90kcal/kg·d	90kcal/kg·d	—	—
0.5~	—	—	80kcal/kg·d	80kcal/kg·d	—	—
1~	—	—	900	800	—	—
2~	—	—	1 100	1 000	—	—
3~	—	—	1 250	1 200	—	—
4~	—	—	1 300	1 250	—	—
5~	—	—	1 400	1 300	—	—
6~	1 400	1 250	1 600	1 450	1 800	1 650
7~	1 500	1 350	1 700	1 550	1 900	1 750
8~	1 650	1 450	1 850	1 700	2 100	1 900
9~	1 750	1 550	2 000	1 800	2 250	2 000
10~	1 800	1 650	2 050	1 900	2 300	2 150
11~	2 050	1 800	2 350	2 050	2 600	2 300
14~17	2 500	2 000	2 850	2 300	3 200	2 550

[a]:未制定参考值者用"—"表示。

附表 2-2　中国居民膳食宏量营养素供能百分比

年龄/岁	总碳水化合物/%E[a]	总脂肪/%E
0~	—[b]	48（AI）
0.5~	—	40（AI）
1~	50~65	35（AI）
4~	50~65	20~30
7~	50~65	20~30
11~	50~65	20~30
14~17	50~65	20~30

[a]:%E 为占能量的百分比。
[b]:未制定参考值者用"—"表示。

附表 2-3　中国居民膳食蛋白质参考摄入量（DRIs）

年龄/岁	EAR/（g·d⁻¹）		RNI/（g·d⁻¹）	
	男	女	男	女
0~	—[a]	—	9（AI）	9（AI）
0.5~	15	15	20	20
1~	20	20	25	25
2~	20	20	25	25

续表

年龄/岁	EAR/(g·d⁻¹)		RNI/(g·d⁻¹)	
	男	女	男	女
3 ~	25	25	30	30
4 ~	25	25	30	30
5 ~	25	25	30	30
6 ~	25	25	35	35
7 ~	30	30	40	40
8 ~	30	30	40	40
9 ~	40	40	45	45
10 ~	40	40	50	50
11 ~	50	45	60	55
14~17	60	50	75	60

ᵃ:未制定参考值者用"—"表示。

附表 2-4　中国居民膳食碳水化合物、脂肪酸参考摄入量（DRIs）

年龄/岁	总碳水化合物/(g·d⁻¹)	亚油酸/%Eᵇ	亚麻酸/%E	EPA+DHA/(g·d⁻¹)
	EAR	AI	AI	AI
0 ~	60(AI)	7.3(0.15gᶜ)	0.87	0.10ᵈ
0.5 ~	85(AI)	6.0	0.66	0.10ᵈ
1 ~	120	4.0	0.60	0.10ᵈ
2 ~	120	4.0	0.60	—ᵃ
3 ~	120	4.0	0.60	—
4 ~	120	4.0	0.60	—
7 ~	120	4.0	0.60	—
11 ~	150	4.0	0.60	—
14~17	150	4.0	0.60	—

ᵃ:未制定参考值者用"—"表示。
ᵇ:%E 为占能量的百分比。
ᶜ:为花生四烯酸。
ᵈ:DHA。

附表 2-5　中国居民膳食中几种常量和微量元素的参考摄入量（DRIs）

年龄/岁	钙/(mg·d⁻¹)		铁/(mg·d⁻¹)			锌/(mg·d⁻¹)			碘/(µg·d)	
	RNI	UL	RNI		ULᵇ	RNI		UL	RNI	UL
			男	女		男	女			
0 ~	200(AI)	1 000	0.3(AI)		—ᵃ	2.0(AI)		—	85(AI)	—
0.5 ~	250(AI)	1 500	10		—	3.5		—	115(AI)	—
1 ~	600	1 500	9		25	4.0		8	90	—
4 ~	800	2 000	10		30	5.5		12	90	200

续表

年龄/岁	钙/(mg·d⁻¹) RNI	钙/(mg·d⁻¹) UL	铁/(mg·d⁻¹) RNI 男	铁/(mg·d⁻¹) RNI 女	铁/(mg·d⁻¹) UL^b	锌/(mg·d⁻¹) RNI 男	锌/(mg·d⁻¹) RNI 女	锌/(mg·d⁻¹) UL	碘/(μg·d) RNI	碘/(μg·d) UL
7~	1 000	2 000	13		35	7.0		19	90	300
11~	1 200	2 000	15	18	40	10.0	9.0	28	110	400
14~17	1 000	2 000	16	18	40	11.5	8.5	35	120	500

a：未制定参考值者用"—"表示。

b：有些营养素未制定可耐受最高摄入量，主要是因为研究资料不充分，并不表示过量摄入没有健康风险。

附表 2-6　中国居民膳食中几种脂溶性和水溶性维生素的参考摄入量（DRIs）

年龄/岁	维生素A/(μgRE·d⁻¹) RNI 男	维生素A/(μgRE·d⁻¹) RNI 女	维生素A/(μgRE·d⁻¹) UL	维生素D/(μg·d⁻¹) RNI	维生素D/(μg·d⁻¹) UL	维生素E/(mg·d⁻¹) AI	维生素E/(mg·d⁻¹) UL^a	维生素B₁/(mg·d⁻¹) RNI 男	维生素B₁/(mg·d⁻¹) RNI 女	维生素B₂/(mg·d⁻¹) RNI 男	维生素B₂/(mg·d⁻¹) RNI 女	维生素B₁₂/(μg·d⁻¹) RNI	维生素C/(mg·d⁻¹) RNI	维生素C/(mg·d⁻¹) UL	叶酸/(μg·d⁻¹)^b RNI	叶酸/(μg·d⁻¹)^b UL^c
0~	300 (AI)		600	10 (AI)	20	3	—^d	0.1 (AI)		0.4 (AI)		0.3 (AI)	40 (AI)	—	65 (AI)	—
0.5~	350 (AI)		600	10 (AI)	20	4	—	0.3		0.5 (AI)		0.6 (AI)	40 (AI)	—	100 (AI)	—
1~	310		700	10	20	6	150	0.6		0.6		1.0	40	400	160	300
4~	360		900	10	30	7	200	0.8		0.7		1.2	50	600	190	400
7~	500		1 500	10	45	9	350	1.0		1.0		1.6	65	1 000	250	600
11~	670	630	2 100	10	50	13	500	1.3	1.1	1.3	1.1	2.1		1 400	350	800
14~17	820	630	2 700	10	50	14	600	1.6	1.3	1.5	1.2	2.4		1 800	400	900

a：有些营养素未制定可耐受最高摄入量，主要是因为研究资料不充分，并不表示过量摄入没有健康风险。

b：膳食叶酸当量（μg）＝天然食物来源叶酸（μg）+1.7×合成叶酸（μg）。

c：指合成叶酸摄入量上限，不包括天然食物来源的叶酸量。

d：未制定参考值者用"—"表示。

附表 2-7　中国居民膳食水适宜摄入量（AI）

年龄/岁	饮水量^a/(L·d⁻¹) 男	饮水量^a/(L·d⁻¹) 女	总摄入量^b/(L·d⁻¹) 男	总摄入量^b/(L·d⁻¹) 女
0~	—^d		0.7^c	
0.5~	—		0.9	
1~	—		1.3	
4~	0.8		1.6	
7~	1.0		1.8	
11~	1.3	1.1	2.3	2.0
14~17	1.4	1.2	2.5	2.2

a：温和气候条件下，轻体力活动水平。如果在高温或进行中等以上身体活动时，应适当增加水摄入量。

b：总摄入量包括食物中的水以及饮水中的水。

c：来自母乳。

d：未制定参考值者用"—"表示。

0~6岁儿童智能发育筛查测验	developmental screening test for child under six,DST	30
21-三体综合征	trisomy 21 syndrome	385
EB病毒	Eepstein-Barr virus,EBV	413
Peabody图片词汇测验	Peabody picture vocabulary test,PPVT	30
X-连锁无丙种球蛋白血症	X-Linked agammaglobulinemia,XLA	363

A

艾森曼格综合征	Eisenmenger syndrome	263

B

白血病	leukemia	463
包茎	phimosis	293
包皮过长	redundant prepuce	293
贝莉婴儿发育量表	Bayley scales of infant development,BSID	32
苯丙酮尿症	phenylketonuria,PKU	388
毕脱斑	Bitot spot	205
闭锁肺	silent lung	240
臂丛神经损伤	brachial plexus injury	182
病毒性脑炎	viral encephalitis	325
病毒性心肌炎	viral myocarditis	272
病理性黄疸	pathologic jaundice	161

C

差异性发绀	differential cyanosis	265
肠套叠	intussusception	229
超低出生体重儿	extremely low birth weight neonate	134
超重/肥胖	overweight/obesity	39
迟发型败血症	late-onset sepsis syndrome	166
持续气道正压	continuous positive airway pressure,CPAP	158
充血性心力衰竭	congestive heart failure,CHF	450
川崎病	Kawasaki disease,KD	376
传染性单核细胞增多症	infectious mononucleosis,IM	413
传染性非典型性肺炎	infectious atypical pneumonia	245
垂体性侏儒症	pituitary dwarfism	344

| 粗大运动功能分级系统 | gross motor function classification system，GMFCS | 331 |

D

大于胎龄儿	large for gestational age，LGA	135
大运动	gross motor	24
代偿性抗炎综合征	compensated anti-inflammatory response syndrome，CARS	441
代谢性碱中毒	metabolic alkalosis	108
代谢性酸中毒	metabolic acidosis	108
丹佛发育筛查测验	denver developmental screening test，DDST	30
单基因遗传病	monogenic diseases	381
胆道蛔虫症	biliary ascariasis	434
胆红素脑病	bilirubin encephalopathy	164
蛋白质-能量营养不良	protein-energy malnutrition，PEM	187
道德发展学说	theory of moral development	38
等渗性脱水	isotonic dehydration	106
低出生体重儿	low birth weight neonate	134
低钾血症	hypokalemia	107
低渗性脱水	hypotonic dehydration	107
低体重	underweight	39
癫痫	epilepsy	327
癫痫持续状态	status epilepticus，SE	328
癫痫发作	seizures	327
碘缺乏症	iodine deficiency disorders，IDD	211
顶臀长	crown-rump length	16
动脉导管未闭	patent ductus arteriosus，PDA	264
多基因遗传病	polygenic diseases	382

E

鹅口疮	thrush，oral candidiasis	216
儿科护理学	pediatric nursing	2
儿童保健	pediatric health care	46

F

发育	development	12
发育性髋关节发育不良	developmental dysplasia of the hip，DDH	397
发展性照顾	developmental care	142
法洛四联症	tetralogy of Fallot，TOF	267
房间隔缺损	atrial septal defect，ASD	261
非霍奇金淋巴瘤	non-Hodgkin lymphoma，NHL	471
肥胖-换气不良综合征	pickwickian syndrome	193
肥胖症	obesity	192
腓反射	peroneal reflex	203
肺表面活性物质	pulmonary surfactant，PS	157
肺动脉狭窄	pulmonary stenosis，PS	266
肺炎	pneumonia	245
肺炎支原体肺炎	mycoplasma pneumoniae pneumonia	251
分离焦虑	separation anxiety	92
腹泻病	diarrhea	218

G

| 盖瑟尔发育量表 | Gesell developmental schedules，GDS | 32 |

肝脾造血期	liver-spleen hematopoiesis	297
感染性疾病	infectious diseases	407
高苯丙氨酸血症	hyperphenylalaninemia, HPA	388
高级生命支持	advanced life support, ALS	459
高钾血症	hyperkalemia	108
高渗性脱水	hypertonic dehydration	107
高危儿	high risk neonate	135
格里菲斯精神发育量表	Griffiths mental development scales, GMDS	32
个性	personality	27
佝偻病串珠	rachitic rosary	197
孤独症(自闭症)谱系障碍	autism spectrum disorder, ASD	41
骨龄	bone age	20
骨髓外造血	extramedullary hematopoiesis	297
骨髓造血期	medullary hematopoiesis	297
光照疗法	phototherapy	128
轨迹	trajectory	13
过敏性紫癜	anaphylactoid purpura	374
过期产儿	post-term infant	134

H

郝氏沟	Harrison groove	197
赫什朋病	Hirschsprung disease, HD	231
亨-舒综合征	Henöch-Schönlein syndrome	374
恒牙	permanent teeth	21
红细胞生成缺铁期	iron deficient erythropoiesis, IDE	302
呼吸道合胞病毒肺炎	respiratory syncytial virus pneumonia	250
呼吸性碱中毒	respiratory alkalosis	109
呼吸性酸中毒	respiratory acidosis	108
呼吸暂停	apnea	140
化脓性脑膜炎	purulent meningitis, PM	320
蛔虫病	ascariasis	434
绘人测验	human figure drawings, HFDs	30
混合性酸中毒	mixed acidosis	109
获得性免疫缺陷综合征	acquired immunodeficiency syndrome, AIDS	365
霍奇金淋巴瘤	Hodgkin lymphoma, HL	470

J

鸡胸	pigeon chest	197
基础代谢率	basal metabolism rate, BMR	66
基础生命支持	basic life support, BLS	458
基因	gene	381
基因突变	gene mutation	381
基因组印记	genomic imprinting	382
激素	hormone	339
吉兰-巴雷综合征	Guillain-Barre syndrome, GBS	334
极低出生体重儿	very low birth weight neonate	135
急性非淋巴细胞白血病	acute non-lymphoblastic leukemia, ANLL	464
急性感染性多发性神经根神经炎	acute infectious polyradiculoneuritis	334
急性呼吸衰竭	acute respiratory failure	447
急性淋巴细胞白血病	acute lymphoblastic leukemia, ALL	464

急性颅内压增高	acute increased intracranial pressure	444
急性气管支气管炎	acute tracheobronchitis	243
急性上呼吸道感染	acute upper respiratory infection，AURI	241
急性肾衰竭	acute renal failure，ARF	454
急性肾小球肾炎	acute glomerulonephritis，AGN	279
急性细菌性脑膜炎	acute bacterial meningitis	320
急性支气管炎	acute bronchitis	243
记忆	memory	26
继发性呼吸暂停	secondary apnea	148
继发性免疫缺陷病	secondary immunodeficiency diseases，SID	364
寄生虫病	parasitic disease	434
焦虑症	anxiety disorder	42
角膜软化症	keratomalacia	206
结核病	tuberculosis	424
结核菌素试验	tuberculin skin test，TST	425
结核性脑膜炎	tuberculous meningitis	431
结节性淋巴细胞为主型 HL	nodular lymphocyte predominant HL，NLPHL	470
金黄色葡萄球菌肺炎	staphylococcal pneumonia	250
进食障碍	eating disorder	43
经典型霍奇金淋巴瘤	classic HL，CHL	470
经外周静脉导入中心静脉置管	peripherally inserted central catheter，PICC	122
惊厥	convulsion	439
精神性烦渴症	psychogenic polydipsia，PP	347
精细运动	fine motor	25
巨大儿	giant neonate	135

K

开放性肺结核	open pulmonary tuberculosis	424
抗生素相关性腹泻	antibiotic-associated diarrhea，AAD	222
柯氏斑	Koplik's spots	407
咳嗽变异性哮喘	cough variant asthma，CVA	253
口服补液盐	oral rehydration salts，ORS	109
口炎	stomatitis	216
库欣三联征	Cushing triad	445
溃疡性口炎	ulcerative stomatitis	217

L

临终关怀	hospice care	96
淋巴瘤	lymphoma	470
磷酸奥司他韦	oseltamivir	242
流感嗜血杆菌肺炎	hemophilus influenza pneumonia	251
流行性腮腺炎	mumps，epidemic parotitis	415
漏斗胸	funnel chest	197
颅内压	intracranial pressure，ICP	444

M

麻疹	measles	407
泌尿道感染	urinary tract infection，UTI	288
免疫规划	programme on immunization	58
免疫球蛋白	immunoglobulin，Ig	362

| 免疫性血小板减少症 | immune thrombocytopenia, ITP | 309 |
| 面神经征 | Chvostek sign | 203 |

N

蛲虫病	enterobiasis	435
脑脊液	cerebral spinal fluid, CSF	319
脑疝	brain herniation	445
脑室周围-脑室内出血	periventricular-intraventricular hemorrhage, PVH-IVH	153
脑性瘫痪	cerebral palsy, CP	330
年龄与发育进程问卷-中文版	age and stages questionnaire-Chinese edition, ASQ-C	30
尿崩症	diabetes insipidus, DI	347
尿布皮炎	diaper rash	114
尿道下裂	hypospadias	291
脓毒性休克	septic shock	441

P

疱疹性口炎	herpetic stomatitis	216
疱疹性咽峡炎	herpangina	242
胚胎期造血	fetal hematopoiesis	297
皮肤黏膜淋巴结综合征	mucocutaneous lymphnode syndrome, MCLS	376
贫血	anemia	298

Q

嵌顿包茎	paraphimosis	293
青春期	adolescence	4
青铜症	bronze baby syndrome	129
情感	feeling	27
情绪	emotion	27
全身炎症反应综合征	systemic inflammatory response syndrome, SIRS	441
缺铁性贫血	iron deficiency anemia, IDA	300

R

染色体	chromosome, CS	381
染色体病	chromosome disorders	381
热性惊厥	febrile seizure, FS	439
人巨细胞病毒	human cytomegalovirus, HCMV	169
人类免疫缺陷病毒	human immunodeficiency virus, HIV	365
认知发展理论	theory of cognitive development	37
乳牙	deciduous teeth/primary teeth	21

S

筛查性测验	screening tests	30
上臂围	upper arm circumference, UAC	17
社会行为	personal-social behavior	28
社区获得性肺炎	community acquired pneumonia, CAP	245
身材矮小	short stature	39
身材过高	tall stature	39
身长	recumbent length	15
身高	height	15
身高增长高峰	peak height velocity, PHV	17

神经母细胞瘤	neuroblastoma	474
神经性贪食症	bulimia nervosa，BN	43
神经性厌食症	anorexia nervosa，AN	43
肾病综合征	nephrotic syndrome，NS	284
肾母细胞瘤	nephroblastoma	473
肾胚胎瘤	renal embryoma	473
肾小球滤过率	glomerular filtration rate，GFR	277
肾性尿崩症	nephrogenic diabetes insipidus，NDI	347
生长	growth	12
生长迟缓	stunting	189
生长激素缺乏症	growth hormone deficiency，GHD	344
生长偏离	growth deviation	39
生长曲线	growth chart	18
生长水平	growth level	19
生长速度	growth velocity	19
生后造血	postnatal hematopoiesis	297
生理性腹泻	physiological diarrhea	223
生理性黄疸	physiological jaundice	161
生理性贫血	physiological anemia	298
生理性体重下降	physiological weight loss	15
生理性厌食	physiologic anorexia	50
失控感	loss of control	92
事故伤害	unintentional injury	56
适于胎龄儿	appropriate for gestational age，AGA	135
适中温度	neutral environment temperature，NET	138
室间隔缺损	ventricular septal defect，VSD	263
手足口病	hand，foot and mouth disease，HFMD	418
水痘	chickenpox，varicella	411
水痘-带状疱疹病毒	varicella-zoster virus，VZV	411
睡眠障碍	sleep disorder，SD	41
思维	thinking	26
斯坦福-比奈智能量表	Standford-Binet intelligence scale，S-B	32
锁骨骨折	fracture of clavicle	181

T

胎儿期	fetal period	3
胎粪吸入综合征	meconium aspiration syndrome，MAS	155
糖尿病	diabetes mellitus，DM	353
糖原贮积症	glycogen storage disease，GSD	391
陶瑟征	Trousseau sign	203
体质指数	body mass index，BMI	193
体重	weight	15
体重低下	underweight	189
铁缺乏	iron deficiency，ID	300
铁缺少期	iron depletion，ID	302
同族免疫性血小板减少性紫癜	neonatal alloimmune thrombocytopernic purpura，NAIT	176
头皮血肿	cephalohematoma	180
头围	head circumference，HC	16
脱水	dehydration	106

W

外周性性早熟	peripheral precocious puberty	350
网络成瘾	internet addiction, IA	43
韦氏儿童智能量表	Wechsler intelligence scale for children, WISC	32
韦氏学前及初小智能量表	Wechsler preschool and primary scale of intelligence, WPPSI	32
围生期	perinatal period	3, 134
维生素 A 过多症	hypervitaminosis A	207
维生素 A 缺乏症	vitamin A deficiency	205
维生素 B_1 缺乏症	vitamin B_1 deficiency	207
维生素 C 缺乏症	vitamin C deficiency	209
维生素 D 缺乏性手足搐搦症	tetany of vitamin D deficiency	203
维生素 K 缺乏性出血症	vitamin K deficiency bleeding, VKDB	176
胃食管反流	gastroesophageal reflux, GER	226
胃食管反流病	gastroesophageal reflux disease, GERD	226
无分流型	non-shunt lesions	261
物质滥用	substance abuse	43

X

细菌性痢疾	bacillary dysentery	420
先天性胆道闭锁	congenital biliary atresia	232
先天性胆管扩张症	congenital biliary dilatation, CBD	233
先天性肌性斜颈	congenital muscular torticollis, CMT	395
先天性甲状腺功能减退症	congenital hypothyroidism	339
先天性巨结肠	congenital megacolon	231
先天性马蹄内翻足	congenital clubfoot, CCF	402
先天性梅毒	congenital syphilis	170
先天性无神经节细胞症	aganglionosis	231
先天性心脏病	congenital heart disease, CHD	260
先天性直肠肛管畸形	congenital anorectal malformation	235
线粒体病	mitochondrial diseases	382
腺病毒肺炎	adenovirus pneumonia	250
想象	imagination	27
消瘦	wasting	189
小脑出血	intracerebellar hemorrhage, ICH	154
小于胎龄儿	small for gestational age, SGA	135
心肺复苏	cardiopulmonary resuscitation, CPR	457
心肺脑复苏	cardiopulmonary cerebral resuscitation, CPCR	457
心理测验	psychometry	30
心理社会发展理论	theory of psychosocial development	36
锌缺乏	zinc deficiency	210
新生儿	neonates, newborns	134
新生儿败血症	neonatal septicemia	166
新生儿低钙血症	neonatal hypocalcemia	179
新生儿低血糖	neonatal hypoglycemia	178
新生儿肺透明膜病	hyaline membrane disease of the newborn, HMD	157
新生儿感染性肺炎	neonatal infectious pneumonia	167
新生儿高血糖	neonatal hyperglycemia	179
新生儿寒冷损伤综合征	neonatal cold injure syndrome	172
新生儿呼吸窘迫综合征	neonatal respiratory distress syndrome, NRDS	157

新生儿坏死性小肠结肠炎	neonatal necrotizing enterocolitis, NEC	174
新生儿黄疸	neonatal jaundice	160
新生儿疾病筛查	neonatal screening	139
新生儿颅内出血	intracranial hemorrhage of the newborn	153
新生儿梅毒	neonatal syphilis	170
新生儿破伤风	neonatal tetanus	168
新生儿期	neonatal period	3, 134
新生儿缺氧缺血性脑病	hypoxic-ischemic encephalopathy, HIE	151
新生儿溶血病	hemolytic disease of the newborn	161
新生儿听力筛查	neonatal hearing screening, NHS	23
新生儿硬肿症	sclerema neonatorum, SN	172
新生儿窒息	asphyxia of newborn	148
新生儿重症监护室	neonatal intensive care unit, NICU	146
猩红热	scarlet fever	422
性发育延迟	delayed puberty	22
性格	character	27
性心理发展理论	theory of psychosexual development	35
性早熟	precocious puberty	22, 350
胸围	chest circumference, CC	17
胸腺发育不良	DiGeorge anomaly, DA	363
学龄期	school age	4
学龄前期	preschool age	4
学习障碍	learning disorder, LD	42
血友病	hemophilia	313

Y

咽-结合膜热	pharyngo-conjunctival fever	242
延续生命支持	prolonged life support, PLS	460
严重急性呼吸道综合征	severe acute respiratory syndrome, SARS	245
严重联合免疫缺陷病	severe combined immunodeficiency, SCID	363
眼干燥症	xerophthalmia	205
夜盲症	night blindness	205
衣原体肺炎	chlamydial pneumonia	251
医院内肺炎	nosocomial pneumonia, NP	245
遗传性疾病	genetic disease	381
遗尿症	enuresis	40
疑似预防接种异常反应	adverse events following immunization, AEFI	63
抑郁症	depression	42
疫苗	vaccine	58
意志	will	27
隐睾	cryptorchidism	292
婴儿期	infant period	3
营养	nutrition	66
营养性巨幼细胞贫血	nutritional megaloblastic anemia, NMA	306
营养性维生素 D 缺乏性佝偻病	rickets of vitamin D deficiency	195
硬脑膜下出血	subdural hemorrhage, SDH	153
右向左分流型	right-to-left shunt lesions	261
幼儿期	toddler age	3
幼年特发性关节炎	juvenile idiopathic arthritis, JIA	372
语言	language	25

原发型肺结核	primary pulmonary tuberculosis	428
原发性呼吸暂停	primary apnea	148
原发性免疫缺陷病	primary immunodeficiency,PID	362
原发性蛛网膜下腔出血	primary subarachnoid Hemorrhage,SAH	153
原发综合征	primary complex	428
院内获得性肺炎	hospital acquired pneumonia,HAP	245
匀称程度	proportion of body	19

Z

早产儿	pre-term infant	134
早发型败血症	early-onset sepsis syndrome	166
造血干细胞移植	hematopoietic Stem cell transplantation,HSCT	467
诊断性测验	diagnostic tests	30
正常出生体重儿	normal birth weight neonate	134
正常足月儿	normal full-term infant	137
支气管肺炎	bronchopneumonia	245
支气管淋巴结结核	tuberculosis of trachebronchial lymphnodes	428
支气管哮喘	bronchial asthma	252
直接监督下短程化疗	directly observed treatment,short-course,DOTS	429
治疗性游戏	therapeutic play	84
中毒型细菌性痢疾	bacillary dysentery,toxic type	420
中胚叶造血期	mesoblastic hematopoiesis	297
中枢神经系统白血病	central nervous system leukemia,CNSL	465
中枢性尿崩症	central diabetes insipidus,CDI	347
中枢性性早熟	central precocious puberty,CPP	350
注意	attention	26
注意缺陷多动障碍	attention deficit hyperactivity disorder,ADHD	41
追赶生长	catch-up growth	19
自控式止痛法	patient controlled analgesia,PCA	100
足月儿	full-term infant	134
左向右分流型	left-to-right shunt lesions	261
坐高	sitting height	16

[1] 陈孝平,汪建平,赵继宗.外科学[M].9版.北京:人民卫生出版社,2018.

[2] 毛萌,江帆.儿童保健学[M].4版.北京:人民卫生出版社,2020.

[3] 申昆玲,姜玉武.儿科学[M].4版.北京:北京大学医学出版社,2019.

[4] 黎海芪.实用儿童保健学手册[M].北京:人民卫生出版社,2018.

[5] 王卫平,孙锟,常立文.儿科学[M].9版.北京:人民卫生出版社,2018.

[6] 崔焱,仰曙芬.儿科护理学[M].6版.北京:人民卫生出版社,2019.

[7] 苏宜香.儿童营养及相关疾病[M].北京:人民卫生出版社,2016.

[8] 王卫平,孙锟,常立文.儿科学[M].9版.北京:人民卫生出版社,2018.

[9] 戴云鹏.实用儿童血液病学.长春:吉林科学技术出版社,2019.

[10] 张瑛,张丽萍.儿科护理学[M].北京:中国医药科技出版社.2016.

[11] 周乐山,崔文香.儿科护理学[M].3版.北京:人民卫生出版社,2020.

[12] 潘少川.实用小儿骨科学[M].3版.北京:人民卫生出版社,2016.

[13] 王朝晖,王玉香.儿童护理[M].3版.北京:高等教育出版社,2019.

[14] 易著文,何庆南.小儿临床肾脏病学.2版.北京:人民卫生出版社,2016.

[15] 张琳琪,王天有.实用儿科护理学[M].北京:人民卫生出版社,2018.

[16] 喻安银.儿科护理学[M].长沙:中南大学出版社,2021.

[17] 邵肖梅,叶鸿瑁,丘小汕.实用新生儿学[M].5版.北京:人民卫生出版社,2019.

[18] 李兰娟,任红.传染病学[M].9版.北京:人民卫生出版社,2018.

[19] 孙锟,沈颖,黄国英.小儿内科学[M].6版.北京:人民卫生出版社,2020.

[20] 蔡威,张潍平,魏光辉.小儿外科学[M].6版.北京:人民卫生出版社,2020.

[21] 董蒨.小儿肝胆外科学[M].2版.北京:人民卫生出版社,2017.

[22] 肖阳,肖浩文.非血缘造血干细胞移植现状、困难及处理策略[J].实用医学杂志,2016,32(1):4-8.

[23] 马晶晶,雷素华,陆凤.儿童医疗辅导游戏对急性白血病患儿社交焦虑的影响[J].卫生职业教育,2019,37(6):152-154.

[24] 阎雪,韩笑,张会丰.2016版"营养性佝偻病防治全球共识"解读[J].中华儿科杂志,2016,54(12):891-895.

[25] 中华医学会.肥胖症基层诊疗指南(实践版·2019)[J].中华全科医师杂志,2020,19(2):102-107.

[26] 黄艳萍,肖湘君,冯慧婷,等.急性早幼粒细胞白血病的发病机制与治疗概述[J].生物学教学,2020,45(3):55-57.

[27] 陈育智,洪建国.我国儿童哮喘诊治规范制定历程回顾[J].中华儿科杂志,2020,58(7):539-540.

[28] 孟淑丛.四维超声在胎儿先天性心脏病诊断中的进展研究.中国医疗器械信息[J].2020,26(14):39.

[29] 何志旭,许威.儿童急性白血病发病机制研究进展[J].实用儿科临床杂志,2011,26(15):1149-1151.

[30] 郭珊珊.应对新冠肺炎疫情设置儿科门诊预检处的作用[J].齐鲁护理杂志,2020,26(14):134-135.

[31] 夜尿症临床诊疗中国专家共识编写组.夜尿症临床诊疗中国专家共识[J].中华泌尿外科杂志,2018,39(8):561-564.

［32］张艳平,王庆伟,窦启锋,等.夜尿症和遗尿症的研究进展[J].中华医学杂志,2019,99(30):2393-2396.

［33］张雷,隋明星,赵闻雨,等.中国儿童肾移植的创新之路:优化儿童供肾分配策略[J].中华器官移植杂志,2020,41(12):709-711.

［34］高怡瑾.儿童和青少年霍奇金淋巴瘤临床研究进展[J].中华实用儿科临床杂志,2016,31(3):161-165.

［35］章逸莉,郑双双,朱柳燕,等.生命早期不同时期铁缺乏对儿童运动发育影响的纵向研究[J].中华儿科杂志,2019,57(3):194-199.

［36］詹建英,邵洁.婴幼儿铁缺乏的早期筛查和干预[J].中华儿科杂志,2019,57(10):813-815.

［37］田增奎.胰岛素雾化吸入用于2型糖尿病治疗研究进展[J].中国处方药,2019,17(6):28-29.

［38］魏莹,周润雪,牛婧娅.中枢性性早熟遗传学研究进展[J].国际内分泌代谢杂志,2020,40(6):416-419.

［39］中国医师协会新生儿科医师分会循证专业委员会,中国医师协会新生儿科医师分会呼吸专业委员会.2020新生儿机械通气时气道内吸引操作指南[J].中国当代儿科杂志,2020,22(6):533-542.

［40］中华医学会儿科学分会呼吸学组,《中华儿科杂志》编辑委员会.儿童支气管哮喘诊断与防治指南(2016年版)[J].中华儿科杂志,2016,54(3):167-181.

［41］王文超,顾莺,杨玉霞.2016版NICE婴儿、儿童及青少年临终关怀的准备与管理指南要点解读[J].上海护理,2019,19(2):1-4.

［42］王文超,张玉侠,顾莺,等.儿童临终关怀的研究进展[J].护理学杂志,2017,32(3):103-106.

［43］李会娜,安红,郭乔智,等.新型冠状病毒肺炎疫情期间综合性医院儿科门急诊预检分诊及病房分区的防控管理[J].中华护理杂志,2020,55(z2):471-473.

［44］李慧.细节管理在儿科急诊规避护理风险中的应用[J].临床研究,2020,28(8):167-169.

［45］焦伟伟,申阿东.儿童结核病药物治疗现状及进展[J].中华实用儿科临床杂志,2020,35(10):753-758.

［46］黄夏莺.应用共情护理模式对高危患儿家属开展心理干预的价值探讨[J].中医药管理杂志,2018,26(20):81-82.

［47］MARK A. Underwood Probiotics and the prevention of necrotizing enterocolitis[J]. JPediatr Surg,2019,54(3):405-412.

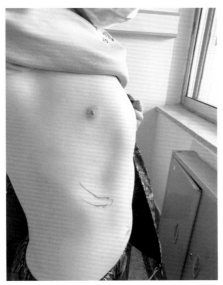 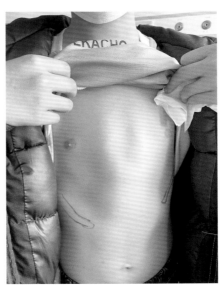

A. 鸡胸侧面　　　　　　　　　　　　　　B. 鸡胸正面

彩图 8-5　佝偻病鸡胸

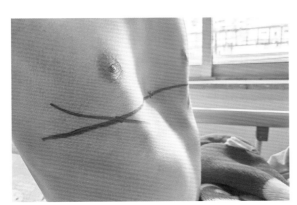 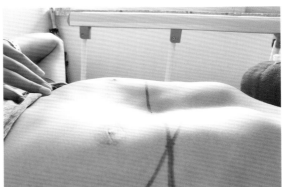

彩图 8-6　佝偻病漏斗胸

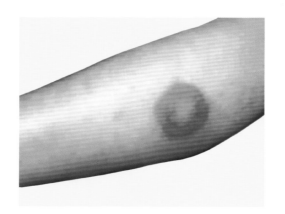

彩图 16-1　皮肤症状之环形红斑

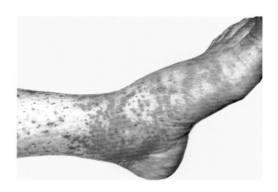

彩图 16-2　皮肤紫癜

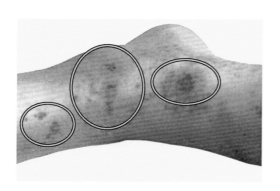

彩图 16-3　紫癜融合形成大疱伴出血性坏死

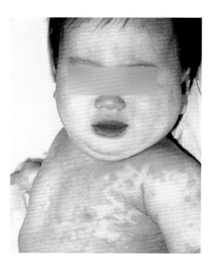

彩图 16-4　皮疹

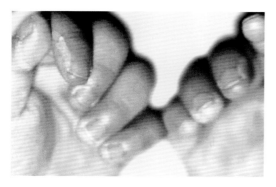

彩图 16-5　指端膜状脱皮

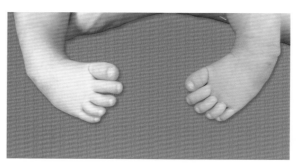

彩图 18-3　先天性马蹄内翻足

79格